JN435962

정신종양학

Textbook of PSYCHO-ONCOLOGY

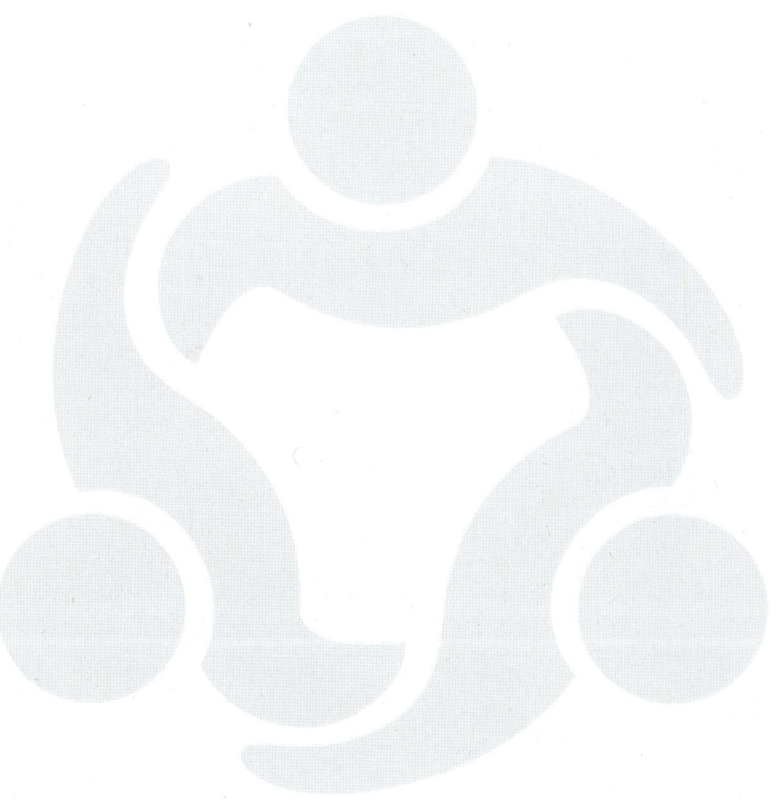

한국정신종양학회

정신종양학 1판

첫째판 1쇄 인쇄 | 2024년 10월 28일
첫째판 1쇄 발행 | 2024년 11월 12일

지 은 이 한국정신종양학회
발 행 인 장주연
출판기획 임경수
책임편집 이연성
편집디자인 조원배
표지디자인 김재욱
일러스트 이호현
제작담당 황인우
발 행 처 군자출판사(주)
등록 제4-139호(1991. 6. 24)
본사 (10881) **파주출판단지** 경기도 파주시 회동길 338(서패동 474-1)
전화 (031) 943-1888 팩스 (031) 955-9545
홈페이지 | www.koonja.co.kr

ISBN 979-11-7068-193-9

정가 60,000원

정신종양학

Textbook of
PSYCHO-ONCOLOGY

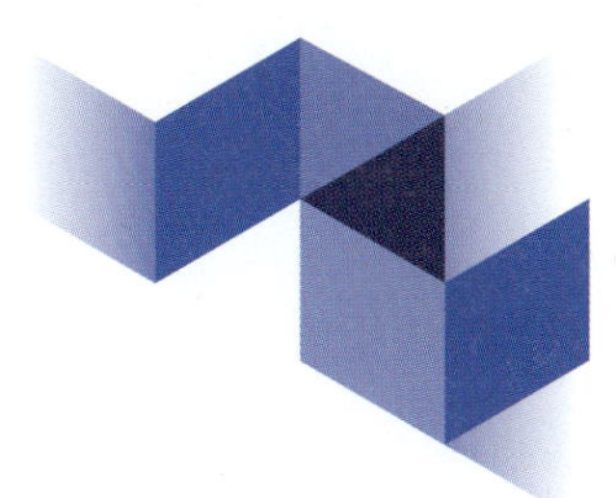

편찬위원회 (가나다순)

편찬위원장

함봉진 서울대학교 의과대학 정신과학교실

편찬간사

염찬우 을지대학교 의과대학 정신과학교실

편찬위원

강원섭 경희대학교 의과대학 정신건강의학교실

김민아 성균관대학교 사회복지학과

김선미 중앙대학교 의과대학 정신건강의학교실

김선영 전남대학교 의과대학 정신건강의학교실

김 수 연세대학교 간호학과

김정현 분당서울대학교병원 정신건강의학과

김정혜 울산대학교 임상전문간호학

김종흔 국립암센터 정신건강의학과

김태석 가톨릭대학교 의과대학 정신건강의학교실

박은영 가천대학교 간호학과

성지현 계명대학교 간호학과

손경락 동국대학교 의과대학 정신과학교실

손은정 덕성여자대학교 사회복지학과

심은정 부산대학교 심리학과

염찬우 을지대학교 의과대학 정신과학교실

우정민 경북대학교 의과대학 정신건강의학교실

유은승 고려사이버대학교 상담심리학과

이 정 서울대학교어린이병원 통합케어센터

임정원 강남대학교 사회복지학부

정석훈 울산대학교 의과대학 서울아산병원 정신건강의학교실

조성진 원자력병원 정신건강의학과

함봉진 서울대학교 의과대학 정신과학교실

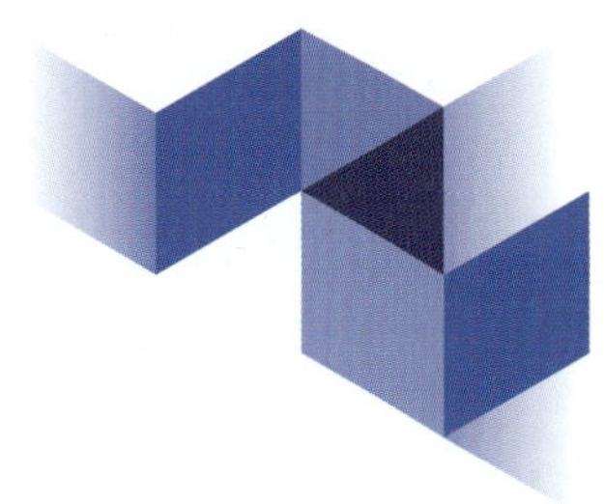

집필진 (가나다순)

강원섭 경희대학교 의과대학 정신건강의학교실

강지연 경북대학교 의과대학 의료인문·의학교육학교실

강지인 연세대학교 의과대학 정신과학교실

김경란 차의과학대학교 의과대학 정신과학교실

김경민 경북대학교 의과대학 정신건강의학교실

김나연 중앙대학교병원 정신건강의학과

김나연 삼성서울병원 암병원 암교육센터

김남우 서울성모병원 정신건강의학과

김민아 성균관대학교 사회복지학과

김선미 중앙대학교 의과대학 정신건강의학교실

김선영 전남대학교 의과대학 정신건강의학교실

김 수 연세대학교 간호학과

김수현 인하대학교 간호학과

김원형 인하대학교 의과대학 정신건강의학교실

김정현 분당서울대학교병원 정신건강의학과

김정혜 울산대학교 임상전문간호학

김종남 서울여자대학교 교육심리학과

김종흔 국립암센터 정신건강의학과

김태석 가톨릭대학교 의과대학 정신건강의학교실

김혜리 서초성모정신건강의학과의원

김희진 중앙대학교 의과대학 정신건강의학교실

노주희 전북대학교 간호학과

류은정 중앙대학교 간호학과

박은영 가천대학교 간호학과

박진희 서울여자대학교 교육심리학과

박혜윤 서울대학교 의과대학 정신과학교실

배가령 성균관대학교 삼성융합의과학원 임상연구설계평가학과

백민소 건국대학교 사회복지학과

서은영 서울대학교 간호학과

성지현 계명대학교 간호학과

손경락 동국대학교 의과대학 정신과학교실

손은정 덕성여자대학교 사회복지학과

신준성 서울대학교병원 정신건강의학과

심은정 부산대학교 심리학과

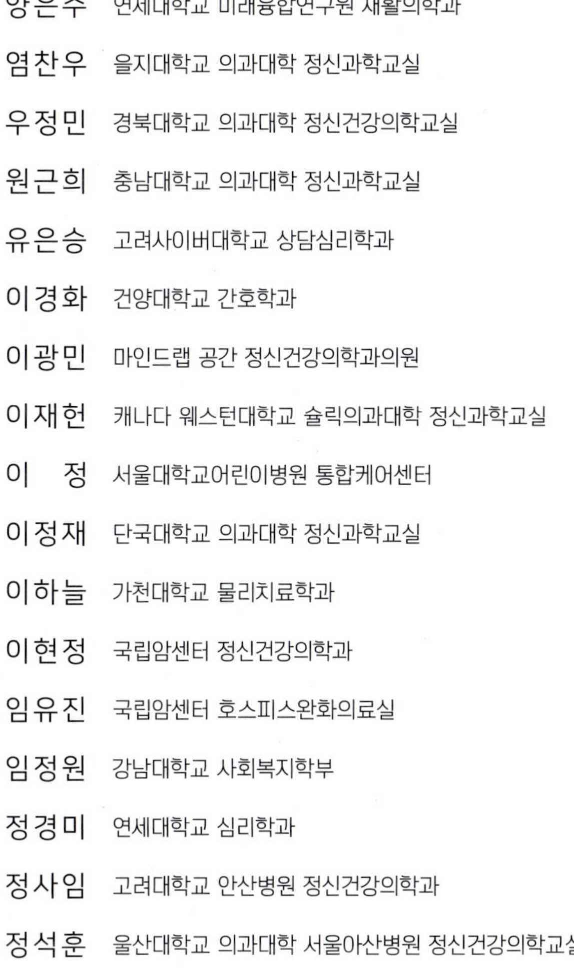

양은주 연세대학교 미래융합연구원 재활의학과

염찬우 을지대학교 의과대학 정신과학교실

우정민 경북대학교 의과대학 정신건강의학교실

원근희 충남대학교 의과대학 정신과학교실

유은승 고려사이버대학교 상담심리학과

이경화 건양대학교 간호학과

이광민 마인드랩 공간 정신건강의학과의원

이재헌 캐나다 웨스턴대학교 슐릭의과대학 정신과학교실

이 정 서울대학교어린이병원 통합케어센터

이정재 단국대학교 의과대학 정신과학교실

이하늘 가천대학교 물리치료학과

이현정 국립암센터 정신건강의학과

임유진 국립암센터 호스피스완화의료실

임정원 강남대학교 사회복지학부

정경미 연세대학교 심리학과

정사임 고려대학교 안산병원 정신건강의학과

정석훈 울산대학교 의과대학 서울아산병원 정신건강의학교실

조성진 원자력병원 정신건강의학과

조주희 성균관대학교 삼성융합의과학원 임상연구설계평가학과

최권호 경북대학교 사회복지학부

한지희 중앙대학교 간호학과

함봉진 서울대학교 의과대학 정신과학교실

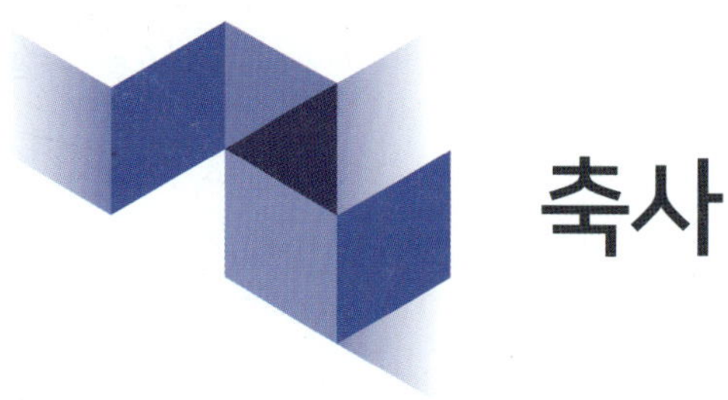

축사

올해는 한국정신종양학회가 창립한 지 10주년이 되는 해입니다. 지난 10년간 학회는 국내외 정신종양학 분야에 많은 발전과 성과를 이루어 내었고, 이번 '정신종양학' 교과서 출간은 그간의 노력의 결실 중 하나입니다.

이 교과서는 앞으로 암을 다루는 많은 연구자와 임상가들에게 귀중한 지침서가 될 것이며, 암 환자와 가족 및 의료진들에게 더 나은 심리사회적 지원을 제공하는 데 큰 역할을 할 것입니다.

편찬위원장으로서 교과서 발간에 많은 역할을 하신 함봉진 교수님을 비롯한 한국정신종양학회 소속의 여러 저자들께 깊은 감사의 말씀을 드리며, '정신종양학' 한글판 교과서 제1판 출간을 진심으로 축하드립니다.

2024년 11월

한국정신종양학회 회장 김 태 석

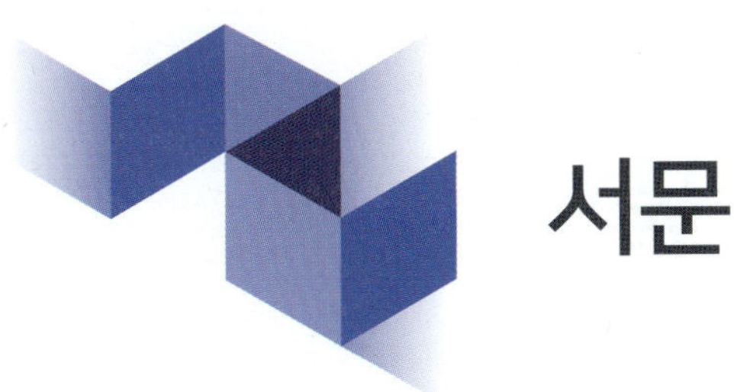

서문

정신종양학(Psycho-Oncology)은 암의 심리적, 사회적, 행동적 측면에 대해 연구하고 그 결과를 임상에 적용하는 학문입니다.

암 발생률은 꾸준히 증가하고 있습니다. 암 진단은 충격이자 인생의 위기로 받아들여집니다. 대부분의 암 치료는 신체적 고통뿐 아니라 정신사회적 고통을 동반합니다. 암이 잘 조절되더라도 암 진행과 재발에 대한 두려움에서 벗어나기 어렵고 사회복귀에도 많은 어려움을 겪습니다. 암이 진행되면 환자는 죽음에 대한 두려움과 임종의 고통에 직면하게 됩니다. 또한 암은 가족의 병이라고 할 정도로 가족 전체에게 지대한 영향을 미칩니다. 따라서 암 환자에게는 암을 조절하는 치료뿐 아니라 정신사회적 고통에 대한 돌봄을 포함하는 통합적인 접근이 필요합니다. 정신종양학은 이러한 다양한 문제들을 다루어야 하기 때문에 다학제 접근이 필수적인 분야입니다.

정신종양학은 1984년 국제정신종양학회의 설립을 계기로 여러 국가에서 학회 중심으로 발전하고 있습니다. 한국에서는 2006년에 한국정신종양학연구회를 결성하여 정신종양학이 발전할 수 있는 계기를 마련하였고 정신종양학연구회를 모태로 2014년에 한국정신종양학회를 창립하고 학술지도 발간하게 되었습니다. 정신종양학에 관심을 가지는 분들이 늘면서 정신종양학 전반을 정리한 교과서의 필요성이 대두되었습니다. 이에 한국정신종양학회 창립 10주년에 즈음하여 정신종양학교과서를 출판하게 되었습니다. 한국정신종양학회가 짧은 역사에도 불구하고 발전하고 교과서를 출판하게 된 것은 사명감을 가지고 헌신해오신 많은 분들의 공로입니다.

정신종양학 교과서가 사회복지, 심리, 간호, 완화의료, 정신의학, 종양학, 예방의학 등 암 환자를 접하는 분야의 학생과 전문가들에게 도움이 되기를 바라며, 궁극적으로 암 환자를 위한 통합적인 진료와 돌봄이 국내에 정착되기를 기원합니다.

바쁜 일정에도 교과서 집필을 수락해 주시고 주옥같은 원고를 주신 저자분들께 감사드립니다.

또한 촉박한 일정에도 교과서가 순조롭게 출판될 수 있도록 애써주신 군자출판사에 감사를 드립니다.

2024년 11월

편찬위원장, 한국정신종양학회창립회장 함 봉 진

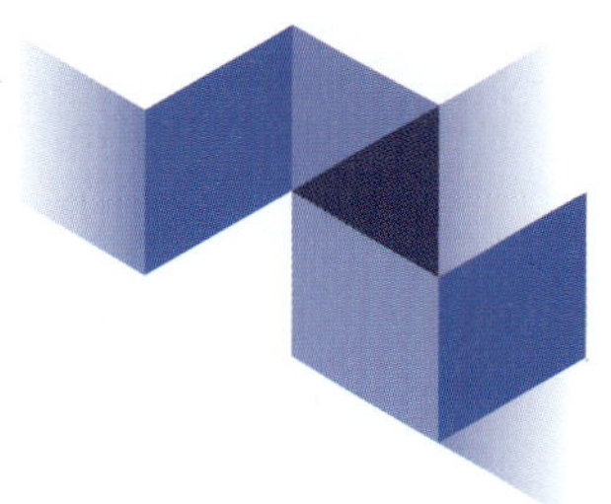

목차

PART 13
정신약물치료

PART 14
가족 및 돌봄 제공자의 정신사회적 문제

PART 15
암 생존자 건강

PART 16
호스피스완화의료와 정신종양학

PART 17
노인 정신종양학

PART 18
소아 정신종양학

PART 19
종양전문가의 정신사회적 건강

PART 20
한국 정신종양 분야의 발전과 미래

PART 1

정신종양학의 역사

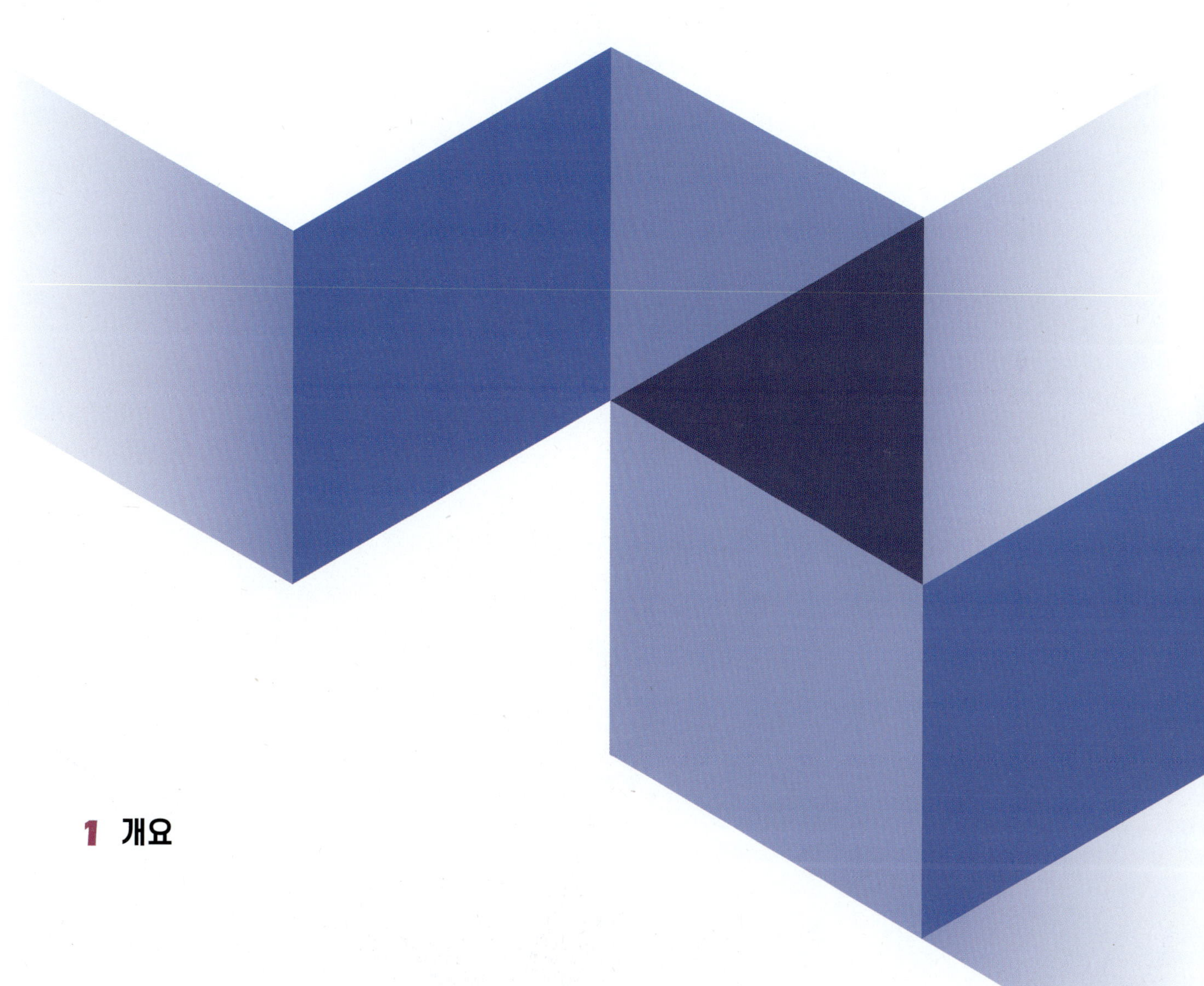

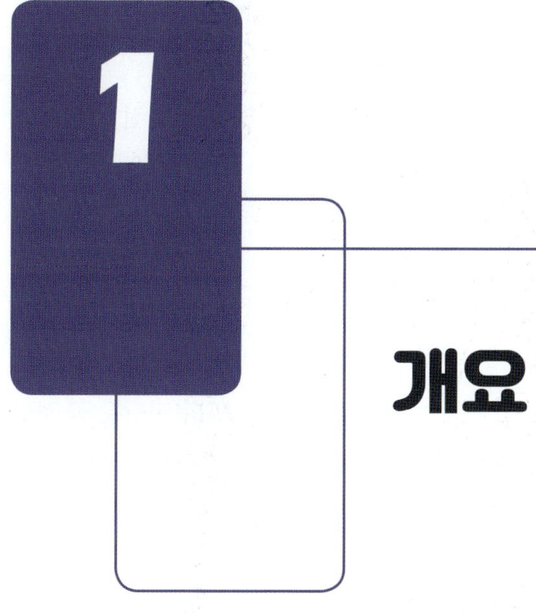

1 개요

김종흔, 임유진

암은 인체 내에서 비정상적인 세포가 죽지 않고 무한 증식하는 병이며, 한국인의 사망 원인 중에서 첫 번째를 차지한다. 암 환자의 수는 계속 증가하고 있다. 보건복지부와 국립암센터가 발표한 우리나라 '2021년 국가암등록통계'에 따르면 1999년 이후 암 확진을 받아 2021년까지 치료 중이거나 완치된 환자는 243만 명이 넘는다. 우리나라 국민이 자신의 기대수명까지 살 경우 암에 걸릴 확률은 38%가 넘는다.

암 환자들이 자신의 병명도 알지 못하고 짧은 기간의 투병 끝에 속절없이 죽어가던 때가 있었다. 당시 의료진들은 환자의 정신적 문제에까지 관심을 가질 수가 없었다. 현대에 접어들어 암 투병의 모습이 달라졌다. 환자들은 자신의 병세에 대한 설명을 듣고 치료법도 선택하게 됨에 따라 자율성이 늘어난 한편, 정신적 부담도 늘었다. 공격적인 암 치료법이 속속 개발되고 그에 수반하는 정신적인 부작용과 후유증의 문제도 새롭게 부각되었다. 한편, 과거에 비해 정신적 문제에 대한 사회적 낙인이 줄어들었고, 정신약물학적 및 심리사회적 치료법이 발전함에 따라 의료진들이 암 환자들의 정신적 문제들을 더욱 효과적으로 다룰 수 있게 되었다.

정신종양학은 마음과 암 사이의 관계를 탐구하는 학문이다. 독자적 학문 분과로서의 정신종양학 역사는 1970년대 미국의 여러 암병원에서 정신건강의학과 진료가 시작된 시점으로 거슬러 올라간다. 정신종양학은 정신적, 사회적, 그리고 실존적이고 영적인 측면에서 암 환자가 겪는 고통을 다루는 임상적 분야이다. 개인의 심리적 특성이 암의 발생과 경과에 어떤 영향을 미치는지에 대해 연구하는 학문이기도 하다. 암 의료에서 환자의 마음까지 다루게 되면서 종양학의 내용이 더욱 풍부해지고 있으며, 종양학의 진보에 발 맞추어 정신종양학도 빠르게 발전하고 있다.

1. 시기별로 본 정신종양학의 역사

1) 19세기 이전

약 170만 년 전 인류 조상의 화석에서 골육종의 흔적이 발견될 정도로 암의 역사는 오래되었다. 기원전 고대 이집트의 미라에서 전립선암의 흔적이 발견되었고 파피루스 문서에도 유방암의 기록이 남아 있다. 기원전 400년경 의사 Hippocrates는 종양의 모습이 마치 여러 개의 발이 달린 게crab처럼 생겼다고 해서 그리스어로 Karkinos라고 불렀고 이것이 암cancer 명칭의 근원이다.

(1) 종양학의 발전

과학과 현대의학이 발전함에 따라 많은 질병을 치료할 수 있게 되었지만 여전히 암은 곧 죽음, 암 진단은 곧 사망선고였다. 수술로 암을 잘라내는 것이 유일한 치료법이었다. 암의 외과적 치료는 고대 이집트 시대에도 행해졌던 것으로 추정되나, 현대적 의미에서 암 수술의 시초는 1809년 Ephraim McDowell이 난소 종양을 수술로 제거한 것으로 잡는다. 1846년 William Morton에 의해 에테르 전신마취하 종양제거술이 가능해졌고 1867년에는 Joseph Lister에 의해 멸균법이 도입되면서 본격적인 암 수술이 가능해졌다. Christian Billroth는 1881년 위암에 대해 부분절제술을 선보였고 William Halsted는 1894년에 유방암에 대한 근치적 절제술을 시행하였다.

19세기 말에는 방사선치료가 시작되었다. Wilhelm Röntgen이 1895년 X선을 발견하고 그 다음해에 Émil Grubbé가 이를 유방암 환자 치료에 사용하였다. Mari Curie는 1898년 라듐을 발견하였고 이를 각종 암의 치료에 응용하였다. 우리나라에서는 1885년 광혜원(제중원)이 설립되면서 비로소 현대의학이 들어왔지만 아직 암을 제대로 진단하고 치료할 수 있는 여건은 되지 않았다.

(2) 암 환자에게 병세를 숨기는 문화

톨스토이가 1886년에 발표한 소설 '이반 일리치의 죽음'에서는 암 환자가 자신의 병명을 어슴푸레 눈치챈 채 극심한 통증 속에서 죽어가는 당시의 시대상이 잘 묘사되어 있다. 의사와 가족들은 환자에게 암이라고 털어놓는 것을 희망을 꺾는 잔인하고 비인도적인 행동이라고 여겼으며, 선의의 거짓말을 하는 것이 최선이라고 생각했다. 암은 피할 수 없는 운명으로 인식되었고, 환자와 가족은 체념하고 이를 받아들이는 수밖에 없었다.

(3) 근대 심리학과 정신의학의 탄생

전통적으로 동서양의 의학은 심신의 상호 관계를 중시하였다. 서기 200년경 의사 Galen은 우울한 여성이 다혈질의 여성에 비해 암에 더 잘 걸린다는 것을 관찰하였다. 그러나 근대에 들어 René Descartes가 1641년 '제일철학에 관한 성찰(meditationes de prima philosophia)'에서 주장한 심신이원론이 서양의학을 주도하게 되었고, 정신과 신체의 상호 관계에 대한 연구는 드물었다. 18세기와 19세기를 거치면서 Philippe Pinel과 Emil Kraepelin이 정신의학의 토대를 놓았고, 19세기 후반에 Wilhelm Wundt가 심리학을 독립된 학문으로 확립하였다. 하지만 암과 같은 신체적 질병을 앓는 환자에게까지 이들의 관심이 미치지 못하였다.

2) 20세기 초기

이 시기를 정신종양학의 여명기라고 할 수 있다. 훗날 정신종양학이 탄생하게 된 배경에는 이 시기에 대두된 자문조정정신의학과 정신신체의학의 발전이 있었다.

(1) 종양학의 발전

암 수술은 나날이 발전하여 자궁암, 전립선암, 직장암, 뇌종양, 폐암, 췌장암 등 다양한 암종을 치료할 수 있게 되었다. 암에 대한 국소요법의 일환으로 방사선치료가 본격적으로 도입되었으나, 방사선이 인체에 미칠 수 있는 부정적인 영향은 제대로 알려지지 않은 시기였었다. 일제강점기의 우리나라에서도 라듐을 이용한 자궁암 치료 등이 행해졌던 것으로 보고된 바 있다.

(2) 암에 대한 인식 개선

1913년에 미국암협회American Cancer Society, ACS가, 1933년에 국제암연맹Union for International Cancer Control, UICC이 창립되어 대중에게 암에 대한 경각심을 높이는 홍보 활동을 펼쳐 나갔다. 암에 대한 공포와 혐오로 인해 암을 차마 암이라고 말하지 못하고 'big C (cancer)'라고 부르던 분위기는 여전했으나, 서서히 사회적 낙인이 줄어드는 추세가 되었다. 암의 완치에 대한 기대는 여전히 낮았고 환자에게 진단을 알리지 않는 문화도 지속되었다.

(3) 자문조정정신의학Consultation-liaison psychiatry의 대두

19세기의 정신의학은 수용소와 정신병원을 벗어나지 못하였다. 미국에서 1902년 올버니 종합병원 내에 정신과가 설립된 것을 시작으로 정신의학이 비로소 의학의 변방에서 중심부로 진입하여 의료계의 일원으로 정식으로 인정받기 시작했다. 이에 따라 종합병원에서 치료중인 신체질환 환자들의 정신과적 문제를 다루는 종합병원정신의학general hospital psychiatry이 태동하였고, 자문조정정신의학이 정신과 내의 분과로 발전하게 되었다. Walter Cannon은 1915년 싸움도피반응fight or flight reaction을 보고하여 이후 정신생리학과 스트레스의학이 발전하는 단초가 되었다.

(4) 정신분석적 정신신체의학Psychosomatic medicine의 대두

Sigmund Freud에 의해 성립된 정신분석학도 이 시기에 꽃을 피웠다. 무의식을 중시하는 정신분석학은 개인의 억압된 감정과 욕망이 증상을, 정신 증상뿐만 아니라 히스테리성 신체 증상까지 일으킨다고 보았다. 정신적 갈등의 억압과 방어기제의 특성이 다양한 정신신체질환을 유발한다고 여겼다. 융 학파 분석가인 Elida Evans는 1926년 100명 남짓한 암 환자의 증례를 융의 성격유형에 따라 해석하고 분석심리학적으로 연구한 단행본 '암에 대한 심리학적 연구(a psychological study of cancer)'를 발간하였다.

3) 20세기 중기

항암화학요법이 발전하고 정신신체의학이 확립됨에 따라 이를 바탕으로 정신종양학이 태동하는 시기이다.

(1) 종양학의 발전

이 시기에는 연구를 통해 암의 원인을 규명하고 암을 정복할 수 있다는 열망이 싹트는 시기였다. 미국 정부는 국립보건원National Institute of Health, NIH 산하에 1937년 국립암연구소National Cancer Institute, NCI를 설립하여 암 연구에 대한 대대적인 지원을 시작하였다. 유럽에서도 유럽암연구치료기구European Organisation for Research and Treatment of Cancer, EORTC가 1962년 설립되고 세계보건기구World Health Organization, WHO 산하에 국제암연구소International Agency for Research on Cancer, IARC가 1965년 설립되어 암 연구를 견인하였다.

수술이나 방사선치료와 같은 국소요법만이 아니라 항암화학요법과 같은 전신요법이 본격적으로 개발되기 시작했다. Louis Goodman과 Alfred Gilman이 1942년 nitrogen mustard로 림프종을 치료하고 Sydney Farber가 1948년에 aminopterin으로 백혈병의 관해를 가져온 것을 시작으로 다양한 항암제가 속속 암 치료 현장에 소개되었다. 그러나 세포독성 항암제는 암 세포만이 아니라 정상 세포들도 공격하기 때문에 환자들은 오심과 구토를 비롯해서 많은 부작용으로 고통받았다.

우리나라에서는 해방과 한국전쟁 이후 1963년 원자력연구소에 방사선의학연구소가 개소되어 방사선치료가 본격적으로 발전하기 시작했다.

(2) 암 의료문화의 개방화

제2차 세계대전이 끝난 이후 여러 국제군사재판이 진행되었고, 의사들의 비인도적인 의학 실험에 대한 재판도 시행되었다. 그 결과 1947년 뉘른베르크 강령Nuremberg Code이 발표되었고, 환자의 인권과 알 권리가 강조되며 임상시험에 참여자들의 사전동의informed consent가 도입되었다. Donald Oken이 1961년에 발표한 논문에서 암 진단을 환자에게 알려주지 않는 의료계의 관행에 대해 비판하였고, 이를 계기로 암 진단 통고 여부에 대한 논쟁이 벌어졌다. 환자는 대체적으로 자신의 병에 대해 알고 싶어 했지만, 암 의료진과 가족들의 경우 병에 대해 알리는 것을 반대하는 입장이 압도적이었다. 이러한 가운데 정신과 의사들은 암 진단 통고를 찬성하는 쪽에 서 있는 경우가 많았다. 당시 많은 환자들은 자신의 병세를 알고 있으면서도 모르는 척 하였다. 선의의 거짓말에 대한 침묵의 공모를 유지하는 동안 환자의 정신적 고통은 가중되었다.

(3) 심리사회적 및 행동적 발암원 연구

미국 의무총감surgeon general은 1964년 발표한 '흡연과 건강 보고서'에서 담배가 폐암을 일으킨다는 사실을 공식적으로 천명하였다. 광범위한 연구를 통하여 흡연을 비롯해서 음주, 운동, 비만, 수면, 태양광 노출 등 다양한 생활습관 요인이 암의 발병과 경과 및 예후에 영향을 준다는 것이 확인되면서 심리사회적 및 행동적 요인과 암과의 관계에 대한 관심이 커졌다.

(4) 정신신체의학의 확립

독일 히틀러 나치 정권의 유대인 박해와 제2차 세계대전 발발을 계기로 유럽의 정신분석가들이 대거 미국으로 이주한 이후 미국에서는 정신분석학이 크게 번성했다. 정신신체의학 분야에서도 정신분석가들의 기여가 눈에 띄게 커졌다. Franz Alexander는 특정한 정신내적 갈등에 의해 특정한 질병이 생긴다고 주창하였고, 고전적인 정신신체질환으로 고혈압, 소화성궤양, 갑상샘항진, 궤양성대장염, 신경피부염, 류마티스관절염, 기관지천식 일곱 가지를 열거하였다. 그는 정신분석적 치료로 이들을 치료할 수 있다고 하였다. 정신신체의학계에서는 암에 대한 정신신체적 발암psychosomatic oncogenesis 이론이 주목을 받았고, 암에 걸리기 쉬운 성격cancer prone personality, type C personality이 따로 있다거나, 사별과 같은 특정한 스트레스가 암을 유발한다고 주장하였다. 1993년 미국정신신체학회American Psychosomatic Society가 설립되고 학술지 'Psychosomatic Medicine'도 창간되는 등, 정신신체의학은 지속적으로 발전하였다.

(5) 암병원의 정신과 진료

미국에서는 매사추세츠 종합병원에서 1934년 정신과가 설립되는 등 종합병원에 정신과가 속속 설치되었다. 여기에는 록펠러 재단의 재정적 지원이 큰 역할을 했다. 정신약물요법이 발달하고 탈시설화가 진행됨에 발맞추어 수용소나 정신병원에 있던 정신질환자들이 지역사회로 나오거나 종합병원 정신과를 이용하기 시작했다. 이러한 변화와 함께 주로 암 환자를 진료하는 정신과 의사들도 나타났다. 1951년부터 1961년까지 미국 메모리얼슬론케터링 암센터Memorial Sloan-Kettering Cancer Center, MSKCC에서 정신과 의사인 Arthur Sutherland가 비상근으로 진료와 연구에 종사하였다. 국제정신종양학회International Psycho-Oncology Society, IPOS에서는 이를 기념하여 1982년부터 Arthur Sutherland 상을 시상하고 있다. 스웨덴의 Loma Feigenberg는 1950년대부터 카롤린스카 대학병원에서 암 환자를 치료하다가 나중에 정신과 수련을 받고 본격적으로 암 환자 정신치료에 뛰어들었다.

4) 20세기 후기

암 치료법이 급속히 발전하고 정신신체의학과 종합병원정신의학이 정착되고 죽음학에 대한 관심이 높아짐에 따라, 연구와 임상 분야에서 정신종양학이 본격적으로 대두되기 시작했다.

(1) 종양학의 발전

외과 분야에서는 1978년부터 복강경이 수술에 활용되기 시작하였고, 혈액종양내과 분야에서는 다제병용화학요법과 수술전후 보조요법, 자가조혈모세포이식 등이 속속 개발되었다. 방사선종양학 분야에서는 1990년 미국에서 병원에 양성자치료기가 설치되고 1994년 일본에서 중입자치료가 시행되었다. 우리나라에서는 1973년 원자력병원이 국내 최초의 암전문병원으로 개원하였고 선형가속기가 1986년 도입되었다.

(2) 암정복의 꿈

인류는 1969년 달에 사람을 보내어 우주정복의 꿈에 한 발 다가서게 된다. 미국의 닉슨 대통령이 1971년 '암과의 전쟁'을 선포하게 된 배경에는 과학의 발전으로 암도 정복할 수 있다는 낙관론이 자리잡고 있었다. 미국 정부는 독립 200주년을 맞는 1976년까지 암을 퇴치하겠다고 약속하고 국가암관리계획national cancer plan을 수립하여 국가 차원의 암 연구를 대대적으로 진흥하였다. 암과 싸우고, 암을 정복, 퇴치, 박멸하겠다는 전투적 관념은 현재까지 암과 관련된 문화에 뿌리 깊게 이어져 내려오고 있다. 우리나라 정부도 1996년에 제1기 암정복10개년계획을 수립하였다.

(3) 환자의 권리의식 향상과 암 낙인 감소

미국에서는 1975년 베트남전이 끝나고 탈권위적인 인권운동, 여성운동, 소비자 권리운동이 활발해졌으며, 더불어 환자의 권리에 대한 각성이 일어났다. 환자들은 암 진단에 대한 알 권리는 물론, 치료에 대한 사전동의와 치료 과정에 적극적으로 참여할 권리를 요구하게 되었다. 한편 병의 상태를 사실대로 알리는 것은 환자의 권리에 부응하는 일면, 환자와 가족 입장에서는 정보 처리와 의사결정의 심리적 부담이 늘어날 수 있다는 측면도 있었다. 우리나라에서도 1993년 세브란스병원에서 환자권리장전을 선포하였다.

(4) 임종기 환자에 대한 정서적 돌봄

임종기 환자에 대한 의학적인 관심이 커짐에 따라 호스피스 운동과 죽음학thanatology이 대두되기 시작하였다. 영국의 Cicely Saunders는 1967년 성 크리스토퍼 호스피스를 설립하였고, Elisabeth Kübler-Ross는 임종기 환자와의 정신과적 면담을 바탕으로 1969년 저서 '죽음과 죽어감'을 출간하였다. Loma Feigenberg는 말기 암 환자의 정신치료에 대한 저서 '말기 돌봄'을 발간하였다.

(5) 암 생존Cancer survivorship의 문제

암에 걸리고도 살아 있는 사람의 수가 급증하면서 미국에서는 1986년에 전국암생존연합National Coalition for Cancer Survivorship, NCCS이 창립되고, 1996년 국립암연구소에 암생존사무국Office of Cancer Survivorship, OCS이 설립되었다. 생존자 당사자들은 암 연구비가 전임상 기초연구에 편중되어 지원되는 것에 문제를 제기하고 살아 있는 환자들이 직접 혜택을 받을 수 있는 삶의 질 관련 연구에 더 많은 지원을 요구하였다.

(6) 정신신체의학과 자문조정정신의학

정신신체의학은 정신분석학의 영향에서 점점 벗어나기 시작했고 George Engel이 제창한 생물정신사회적biopsychosocial 모델을 바탕으로 발전하였다. Robert Ader 등에 의해 정신신경면역학psychoneuroimmunology, PNI에 입각한 연구가 활발해졌다. 이는 심리사회적 요인이 신경계, 내분비계 및 면역계 등을 거쳐 신체질환의 발병과 진행과 예후에 영향을 준다는 이론으로 정신신체의학 기전을 설명하는 데 유용하였다. 신체질환이 환자에게 다양한 정신적 증상을 일으킨다는 점도 다시 주목되었다. 정신신체의학은 미국을 중심으로는 신체정신적somatopsychic 면모가 강한 정신과 내 자문조정정신의학 분과subspecialty로 성장하였다. 미국에서는 1983년 종양사회복지사협회Association of Oncology Social Work, AOSW가 창설되고 같은 해 '심리사회종양학회지Journal of Psychosocial Oncology'가 공식학술지로 창간되었다. 우리나라에서의 정신신체의학은 한국전쟁 이후 서양에서 공부하고 온 정신과 의사들에 의해서 산발적으로 소개되는 정도였고, 1965년에는 대한의학협회지 '정신신체질환' 특집호가 발간되었다.

(7) 정신종양학의 탄생

1977년 미국의 메모리얼슬론케터링 암센터에서는 Jimmie Holland가 전임으로서 본격적으로 정신과 진료를 시작하였다. 이때를 일반적으로 정신종양학의 출발점으로 잡는다. 처음에는 신경과 내에 정신과 분과로 시작되었다가 1996년에 정신과가 독립적인 진료과로 승격되었다. 그는 정신과나 심리학의 일부가 아닌 종양학의 분과라는 정체성을 명확히 하기 위해 정신종양학psychooncology, 후에 psycho-oncology 또는 심리사회종양학psychosocial oncology이라는 용어를 처음으로 사용하였다. 아울러 '정신종양학핸드북handbook of psychooncology, 1989'을 출간하는 등 이 분야를 학문으로 정립하는 데 중추적인 역할을 하여 정신종양학의 어머니 혹은 창시자로 불린다.

1984년 Jimmie Holland의 주도로 각국의 정신종양학자들이 모여 국제정신종양학회International Psycho-Oncology Society, IPOS를 결성하였고 1992년부터는 학술지인 '정신종양학Psycho-Oncology'을 발간하고 첫 학술대회를 프랑스에서 개최하였다. 세계 각국에도 자체적인 학회들이 속속 결성되었다. 프랑스정신종양학회Société Française de Psycho- Oncologie, SFPO, 1982, 이후 Société Française & Francophone de Psycho-Oncologie, SFFPO, 2019, 영국심리사회종양학회British Psychosocial Oncology Society, BPOS, 1983 독일심리사회종양학회Deutsche Arbeitsgemeinschaft für Psychosoziale Onkologie, dapo, 1983, 이탈리아정신종양학회La Societ Italiana di Psico-Oncologia, SIPO, 1985, 미국심리사회종양학회American Society of Psychosocial and Behavioral Oncology/AIDS, ASPBOA, 1986, 이후 American Psychosocial Oncology Society, APOS, 1986, 일본임상정신종양학회日本臨床精神腫瘍学会, JPOS, 1986, 이후 日本サイコオンコロジー学会, 1991, 캐나다심리사회종양학회Canadian Association of Psychosocial Oncology, CAPO 1987, 멕시코정신종양학회la Sociedad Mexicana de Psicooncología, SMPO, 1987, 네덜란드심리사회종양학회Nederlandse Vereniging voor Psychosociale Oncologie, NVPO, 1993, 폴란드정신종양학회Polskie Towarzystwo Psychoonkologiczne, PTPO, 1993, 브라질정신종양학회Sociedade Brasileira de Psico-Oncologia, SBPO, 1994, 스페인정신종양학회La Sociedad Españolade Psicooncologa, SEPO, 1997 등이 초창기에 설립된 각국 학회들이다.

(8) 우리나라 정신종양학의 도입

1985년 조두영이 종합병원정신의학 교과서로 발간한 '임상행동과학'에서 수술환자 심리, 암 환자 심리, 임종 심리 등을 다루었다. 1987년부터 경희대학교병원에서 혈액종양내과-정신과 합동집담회를 정기적으로 개최했다. 국내에서 정신종양학이라는 용어가 공식적으로 소개된 것은 1992년에 한국정신신체의학회가 창립된 직후이다. 1993년에 개최된 한국정신신체의학회 심포지엄에서 정신종양학을 특집으로 다루었는데, 여기에서 '정신종양학의 역사와 개관'(이철), '암의 발생과 진행에 있어서 심리적 요인'(전우택), '암 환자의 정신사회적 치료'(송지영) 등이 발표되었고, 이는 1994년 학술지 '정신신체의학'에 논문으로 게재되었다. 정신의학계 외에도 1964년 임상심리학회, 1994년 건강심리학회, 1973년 대한의료사회복지사협회, 2000년 대한종양간호학회가 창립되어 향후 정신종양학 발전에서 다학제적 인적 구성의 토대가 되었다.

5) 21세기

금세기에 들어와 암 환자의 생존율이 향상되고 삶의 질에 대한 관심도 높아지고 있다. 국내외적으로 정신종양학이 본격적으로 도입되어, 성장하고 발전하고 있다.

(1) 종양학의 발전

수술 부분에서는 복강경수술이 보편화되었고 로봇수술이 도입되어 활용도가 높아지고 있다. 우리나라에서는 2007년 국립암센터에서 양성자치료기를 도입하고 2023년에 세브란스병원에서 중입자치료기를 도입함으로써 국내 방사선치료의 수준이 한층 높아졌다. 항암화학요법 분야에서도 눈부신 발전을 이루고 있다. 1세대 세포독성항암제에 뒤이어 만성골수성백혈병에 대한 분자표적치료제 imatinib이 2001년 승인된 것을 기점으로 2세대 표적치료targeted therapy의 시대가 왔다. 경구용 항암제도 속속 개발되고 있다. 면역관문억제제는 PD-1이나 CTLA-4와 같은 면역관용단백질을 차단하는 항체를 사용한 치료제로서 2011년에 미국에서 처음 승인되었다. 키메라항원수용체-T세포CAR-T세포를 이용한 면역세포치료제도 2017년에 승인되었다. 이들을 3세대 면역치료제라고도 한다. 그 밖에도 대사항암제나 나노항암제 등 다양한 차세대 항암제들이 개발되고 있어 난치성 암의 치료에 빛을 밝혀주고 있다. 현대의 암 치료는 유전체정보 분석 등을 활용한 환자 맞춤형의 정밀의학으로 발전하고 있다. 새로운 암 치료제의 임상시험 때 환자의 삶의 질 평가도 중시되고 환자자기평가결과Patient Reported Outcome, PRO가 필수적인 요건이 되었다.

(2) 우리나라의 암 관리

우리나라 정부는 2000년 국민을 암으로부터 보호하고 암 환자의 삶의 질을 향상한다는 미션을 내걸고 국립암센터를 설립하였다. 2003년에는 암관리법을 제정·공포하였고 암정복10개년계획과 국가암관리종합계획을 통하여 암 관리에 박차를 가하고 있다.

(3) 정신종양학의 국제적 확산과 성장

국제정신종양학회는 '디스트레스는 제6의 활력징후'라고 선언하고 2014년에는 '정신종양학적 돌봄은 보편적 인권'이라고 선언했다. 2008년 산하에 국가정신종양학회연맹Federation of Psycho-Oncology Societies, FPOS을 결성하여 각국의 정신종양학술단체 실태를 파악하고 외연을 넓히고 있다.

아시아에서는 한국정신종양학연구회Korean Psycho-Oncology Study Group, KPOSG가 2005년에 발족한 이후 중국종양심리학회中國抗癌協會腫瘤心理專業委員會, CPOS, 2007, 대만심리종양의학학회台灣心理腫瘤醫學學會, TPOS, 2009, 인도정신종양학회Psycho-oncology Society of India, POSI, 2019 등이 설립되었고, 일본과 홍콩이 주축이 되어 2008년 일본에서 동아시아정신종양학회East Asian Psycho-Oncology Society, EAPOS가 창립되었다. 동아시아정신종양학회는 호주, 인도, 말레이시아, 싱가포르 등의 정신종양학자들이 참여하여 2014년 아시아태평양 정신종양학네트워크Asia Pacific Psycho-Oncology Network, APPON로 확대되었다.

오세아니아지역에서는 호주의 정신종양학협동연구집단Psycho-oncology Co-operative Research Group, PoCoG, 2005과 호주정신종양학회Australian Psycho-Oncology Society, OzPOS, 2008, 뉴질랜드심리사회종양학회Psychosocial Oncology New Zealand, PONZ, 2001 등이 활동 중이다. 2008년 일본에서 동아시아정신종양학회East Asian Psycho-Oncology Society, EAPOS가 창립되었고 2014년 아시아태평양 정신종양학네트워크Asia Pacific PsychoOncology Network, APPON로 확대되었다.

유럽에서는 헝가리정신종양학회MPOT, Magyar PszichoOnkológiai Társaság, 2002, 오스트리아정신종양학플랫폼Österreichische Plattform für Psychoonkologie, ÖPPO, 2005, 스웨덴심리사회종양학재활학회Svensk förening för psykosocial onkologi och rehabilitering, SWEDPOS, 2007, 아일랜드심리사회종양학회Irish Psychosocial Oncology Network, IPSON, 2016, 튀르키예정신종양학회Psiko-Onkologlar Derne i, TPOD, 2020, 덴마크정신종양학네트워크Dansk Psyko-Onkologisk Netværk, Danish Psycho-Oncology Cooperative group, DPOC, 2023 등이 활동하고 있다.

남아메리카에서도 페루정신종양학회Sociedad Peruana de Psicooncología, SPPO, 2006, 아르헨티나정신종양학협회Asociación

Argentina de Psicooncología, AAPSO, 2011, 칠레정신종양학협회Asociación de Psicooncología de Chile, APChi, 2014 등이 활동하고 있으며 라틴아메리카심리사회종양학연구회Formación de Investigación Psicosocial Oncológica Latinoamericana, FIPOL, 2017도 결성되었다.

아프리카에서는 나이지리아정신종양학회Psycho-Oncology Society of Nigeria, POSON, 2009를 필두로 케냐정신종양학회Psycho-Oncology Society of Kenya, POSK, 2016, 가나정신종양학회Psycho - Oncology Society of Ghana, PoSoGH, 2019 등이 활동하고 있으며, 아프리카정신종양학협회Association for Psycho-Oncology in Africa, APOA, 2013도 결성되었다. 국제정신종양학회는 아프리카 정신종양학 친구들Friends of Psycho-Oncology in Africa, FPOA의 기부에 힘입어 아프리카암연구수련기구African Organisation for Research and Training in Cancer, 1983 내의 정신종양학연구모임을 통하여 정신종양학 역량강화프로그램을 진행하고 있다.

(4) 우리나라 정신종양학의 발전

2001년 개원한 국립암센터는 암 환자 전문 '정신건강클리닉'을 개설하였다. 이후 2007년에는 서울대 인간행동의학연구소에서 '정신종양학' 심포지엄을 개최하였고, 암정복기획추진단의 주최로 암정복포럼 '암 환자의 정신적 고통'을 개최하였다. 2010년에는 연세암병원에 종양정신과가 개설되었고, 2011년 서울대암병원 암통합케어센터에 스트레스클리닉이 개설되었다. 2014년에 Jimmie Holland의 '암에 대처하는 최선의 방법(the human side of cancer)'이 우리말로 번역되었다. 같은 해에 한국정신종양학회Korean Psycho-Oncology Society, KPOS가 창립되었고, 2015년에는 학술지 '정신종양학Korean Journal of Psycho-Oncology'이 창간되었다. 2019년에 국립암센터는 '정신종양학입문'을 발간하였고, 2021년에는 정신과 의사 김종흔이 국제정신종양학회가 수여하는 Noemi Fisman 공로상을 수상하였다.

2. 주제별로 본 정신종양학의 역사

1) 정신종양학적 돌봄의 전문가

암 환자의 정신건강을 돌보는 것이 정신종양학 임상가의 역할이다. 1970년대부터 암전문의료기관에서 일하는 자문조정정신과 의사들이 근거 중심의 임상적 돌봄을 주도하였다. 정신종양학 서비스가 정착됨에 따라 간호사, 심리사, 사회복지사, 성직자 등이 함께 다학제적으로 참여하여 다양한 영역에서의 돌봄을 제공하고 있다.

2) 정신종양학적 돌봄의 대상

초창기 정신종양학적 돌봄의 대상은 주로 말기 암 환자에 국한되었으나 이후 점차 범위가 넓어졌다. 진단 직후나 치료 중인 암 환자의 정서적 문제로 시작해 암 생존자나 진행암 환자로 확대되었고, 성인암뿐 아니라 소아암이나 청소년 및 초기성인기adolescent and early adult나 노인 환자들로 서비스가 확대되었다. 환자와 가족의 정신건강과 함께 암 의료진의 직무스트레스와 소진도 정신종양학자들이 다루는 분야가 되었다.

3) 정신종양학적 돌봄의 내용

암 환자들의 심리사회적 디스트레스는 진단 직후 및 치료 중, 전이와 재발기, 말기, 암 생존기 등 암 의료의 스펙트럼에 따라 다양하다. 진단과 치료가 발전함에 따라 특정 정신병리가 새로이 부각되기도 하였다. 전립선암 환자가 종양표지자PSA를 정기적으로 검사할 때 수반하게 되는 속칭 PSA불안PSAnxiety, 추적관찰 시 영상검사에 수반되는 스캔불안SCANxiety, 자기공명영상검사, 방사선치료, 조혈모세포이식 등을 받을 때 문제가 되는 폐쇄공포, 암 생존자의 재발 두려움fear of recurrence가 그 예들이다. 최근에는 약물 의존, 그 중에서도 소위 제3차 오피오이드 위기opioid crisis로 불리는 마약성 진통제 '펜타닐' 의존 등이 암 생존자 사이에서도 급격히 늘어남에 따라 정신종양학적 도움이 필요하게 되었다.

4) 임상진료지침

정신종양학이 발전함에 따라 돌봄의 질을 관리할 필요성이 제기되었고 전문가 단체에서는 암 환자를 위한 정신종양학적 임상진료지침을 발간하였다. 미국종합암네트워크National Cancer Center Network, NCCN는 1997년 정신종양학 전문가들로 구성된 위원회를 구성하였고, 1999년에 디스트레스 관리지침을 발표하였다. 이 임상진료지침은 디스트레스 온도계와 문제 목록 등의 선별도구를 이용해 정기적으로 디스트레스를 선별할 것을 권장하고, 디스트레스 수준에 따라 적절한 심리사회적 지원 서비스를 의뢰하도록 알고리즘을 제시하였다.

2005년에는 미국의학한림원Institute Of Medicine, IOM이 '암 환자에서 암 생존자에로: 전환기에서의 실종(from cancer patient to cancer survivor: lost in transition)'이라는 보고서를 발간하여 암 생존자 관리의 중요성에 초점을 맞추었다. 2008년에는 '전인적 암 의료: 정신사회적 보건수요의 충족(cancer care for the whole patient: meeting psychosocial health needs)'이라는 보고서를 발간하고 의사소통과 디스트레스 관리의 중요성을 강조하였다. 암 프로그램 인증기관인 미국외과학회American College of Surgeons, ACS의 암위원회Commission on Cancer, CoC는 미국의학한림원 보고서에 호응하여 2015년부터 심리사회적 디스트레스 선별 항목의 실시를 인증의 필수항목으로 평가하고 있다.

영국의 국립보건임상연구원National Institute for Clinical Excellence, NICE은 2004년에 '성인 암 환자를 위한 지지의료 및 완화의료의 개선(Improving Supportive and Palliative Care for Adults with Cancer)'이라는 지침을 개발하여 국가보건의료서비스National Health Service, NHS 전반에 심리사회적 관리를 적용하고 있다.

캐나다심리사회종양협회는 1999년에 '심리사회 종양학의 국가 기준(National Standards of Psychosocial Oncology)'을 발표하였고, 2004년에는 디스트레스를 제6의 활력 징후vital sign로 정해 통상적인 암 진료에 환자의 디스트레스 관리를 포함시키고자 노력했다. 또한 2009년에는 캐나다 항암파트너십Canadian Partnership against Cancer과 협력하여 2009년부터 디스트레스, 피로, 수면 등을 포함한 범캐나다 임상진료지침(A Pan-Canadian Clinical Practice Guideline)을 발표하여 암 진료의 모든 과정에서 심리사회적 개입을 포함하는 통합적 관리를 강조하였다.

호주의 경우, 2002년 보건부의 지원 아래 국립 유방암센터와 국가암관리단이 협력하여 '성인 암 환자를 위한 심리사회적 서비스 임상진료지침(Clinical Practice Guidelines for the Psychosocial Care of Adult with Cancer)'을 개발해 심리사회적 지지의료의 표준 지침으로 활용하고 있다. 우리나라에서는 2009년에 국립암센터에서 '암 환자 삶의 질 향상을 위한 디스트레스 관리 권고안'을 개발하였다. 중국에서는 중국항암협회와 중국종양심리학회에 의해 2016년 중국종양심리치료지침이 발간되었다.

5) 우리나라의 정신종양학과 재정적 지원

우리나라 정부는 2005년부터 중증질환 산정특례 제도를 시작하였다. 이 제도에 의해 암 환자는 건강보험 진료비의 10%, 2013년부터는 5%만 본인이 부담하게 되었다. 이에 따라 암과 관련된 대부분의 정신과적 문제들은 중증환자 산정특례가 적용되어 정신건강의학과 치료비도 본인 부담이 대폭 경감되었고, 비용 측면에서 정신과 진료의 문턱은 크게 낮아졌다. 하지만 실제 정신과에 의뢰되거나 심리사회적 도움을 받는 환자는 아직도 극소수에 불과하다. 비급여 신약으로 치료 중인 환자들의 고가의 치료비와 관련된 재정독성financial toxicity 문제는 환자와 가족들의 정신적 고통에 일조하고 있다. 우리나라 환자들은 암보험 및 실손보험 가입 여부에 따라 의료기관 이용 행태에 변이가 크고 암요양병원이 환자의 증상 관리와 재활에 차지하는 역할도 커지고 있다.

6) 근거중심의 정신치료

정신종양학 초창기에는 Lawrence LeShan이나 Carl Simonton 등의 심신의학자들이 대중적 인기를 끌었다. 이들은 이미지요법이나 최면요법, 요가, 명상 등을 이용한 정신치료가 암 환자의 정신건강 향상뿐 아니라 암 자체의 치료에도 효과적이라고 주장하였다. David Spiegel 등의 1989년 연구에서는 집단정신치료가 전이성 유방암 환자의 생존율을 높인다는 결과가 있었으나 추후 검증에서 생존 효과는 재현되지 않았다.

최근에는 무작위대조시험에 의한 근거중심적 정신치료 모델이 속속 개발되고 있다. 인지행동치료는 수용과 마음챙김을 포함한 제3동향치료까지 암 환자에게 적용되고 있다. 또한 진행성 암 환자를 위한 치료로서 Harvey Max Chochinov의 존엄치료, Gary Rodin의 암을 다루며 의미 있게 살아가기Managing Cancer and Living Meaningfully, CALM, 그리고 William Breitbart의 의미중심정신치료Meaning-Centered Psychotherapy 등이 개발되었다.

7) 지역사회에서의 지지프로그램

암 환자 및 생존자에 대한 지지프로그램은 지역사회에서 제공되는 경우도 많다. 미국에서는 1982년에 더웰니스 커뮤니티The Wellness Community, TWC가 설립되어 지역사회 암 환자를 위한 자조집단, 스트레스관리프로그램 등을 제공하였다. 이후 길다클럽Gilda's Club이 1995년에 설립되었고, 이 두 단체가 2009년 합병하여 암서포트커뮤니티Cancer Support Community, CSC로 재탄생하였다. 이 단체는 미국 전역의 지부에서 무료상담전화와 자조모임, 암 교육, 온라인지지프로그램 등을 제공하고 있다. 영국에서는 1911년 설립된 맥밀런 암서포트Macmillan Cancer Support가 암 환자 지지프로그램을 운영하고 있다. 매기센터Maggie's Centre는 1995년 설립된 암 환자 지지단체로 프랭크 게리, 자하 하디드 등 유명 건축가들의 후원으로 지은 자연친화적인 건물에서 무료상담프로그램을 운영하고 있다. 1996년에 영국 에딘버러에 첫 매기센터를 개소한 후 현재 영국 내에 26개소가 설립되었고, 홍콩(2013년), 도쿄(2016년), 바르셀로나Centre Kālida Sant Pau(2019년)에서도 지점을 운영하고 있다.

네덜란드에 1988년 세워진 헬렌다울링연구소Helen Dowling Instituut와 2004년 설립된 벨기에의 세드릭헬러연구소Cédric Hèle instituut에서도 암 환자를 위한 심리상담을 제공하고 있다. 네덜란드에서는 1992년에 세워진 비키브라운하위스Vicki Brownhuis를 시작으로 현재 지역사회 내에 80여 곳의 입소Inloophuizen, Psycho-oncologische centra, Samenwerking en Ondersteuning, IPSO센터들이 정신종양학적 지지프로그램을 제공하고 있다. 입소센터는 무예약 시설인 'inloophuis'와 '정신종양 센터psycho-onkologische centrum'로 나뉘어져 있으며 환자가 언제든지 예약 없이 들러 이용할 수 있는 지역사회의 지지 센터이다. 또한 네덜란드 전국에 걸쳐 있는 암돌봄네트워크oncolgiezorgnetwerken에서도 지지프로그램을 제공하고 있다.

한국에서는 정신, 심리, 재활, 통증, 영양, 사회복지, 간호 등 여러 부문의 전문가들이 협력하여 암 환자의 정신적 및 신체적 증상을 조절하고 이를 표준적인 암 의료에 통합한다는 의미에서 통합적 지지의료라는 용어를 쓴다. 우리나라 정부는 2016년부터 시행된 제3차 암관리종합계획에서 암 생존자 통합지지사업의 실시를 명시하였고, 2017년부터 국립암센터와 지역암센터에 권역별 암 생존자통합지지센터와 소아청소년암 생존자 통합지지센터를 설치하여 다학제 팀을 배치하였다. 이러한 센터들은 의료적, 사회적, 정서적 통합지지 프로그램을 개발하고 통합지지 서비스를 제공하고 있다.

8) 정신종양학 연구의 역사

암과 심리사회적 측면에 관한 연구자들의 첫 연구 모임은 미국 국립암연구소의 지원하에 1975년 Bernard Fox의 주도로 미국 텍사스 주 샌안토니오에서 열렸다. 1976년에는 미국 로체스터 의대의 Arthur Schmale을 연구책임자로 하여 심리사회적종양학공동연구단Psychosocial Collaborative Oncology Group, PSYCOG이 활동하기 시작했고, 1981년에 해체할 때까지 다양한 평가도구를 개발하고 연구를 시행하였다. 심리사회적종양학공동연구단의 대표적인 성과 중 하나는 Leonardo Derogatis 등이 1983년 미국의학협회지The Journal of the American Medical Association, JAMA에 발표한 역학연구이다. 이 연구에서 연구자들은 250명의 암 환자 중 47%에서 DSM-III에 입각한 공존정신질환이 진단되었고, 그 중 적응장애가 68%, 주요정동장애가 13%, 기질성 정신장애가 8%, 불안장애는 4%를 차지했다고 밝혔다. 미국 매사추세츠 종합병원에서는 1978년부터 1988년까지 Avery Weisman이 이끄는 프로젝트 오메가Project Omega가 진행되어 암 환자의 대처방식에 대한 연구 등을 시행했다. 연구를 통해 얻은 근거를 보건의료 현장에 적용하기 위한 보급과 실행과학science of dissemination and implementation이 1992년부터 시작되어 정신종양학 분야에서도 정책연구 등에서 활용도가 높아지고 있다. 또한 디지털치료제, 온라인과 모바일 원격의료, 인공지능 등에 대한 연구에도 관심이 커지고 있다.

Susan Fox 외(2021), Tauseef Ahmad 외(2022)의 계량서지학적 연구들에 따르면 지난 30-40년간의 정신종양학 연구 논문 수는 연 평균 13.9%씩 증가하고 있으며 근년에 들어서 증가 속도가 빨라지고 있다. 논문들은 주로 '정신종양학', '암 지지의료Supportive Care in Cancer', '심리사회종양학' 등의 학술지에 게재되었다. 연구자의 국적은 미국이 압도적으로 많았고, 연구비 지원 기관도 미국 국립암연구소와 국립보건원이 다수를 차지하였다.

9) 정신종양학자 양성과 인증의 역사

정신종양학의 임상적 서비스에 대한 수요가 점차 높아져 가는 것에 비해 서비스의 공급은 이에 미치지 못하고 있다. 따라서 정신종양학 전문가를 양성하고 그 자격을 인증하는 것이 중요해졌다. Grassi 외(2024)의 연구자들이 39개국에서 조사한 바에 따르면 여러 나라에서 정신종양학 교육과정이 개설되어 있다. 국제정신종양학회 홈페이지에서는 10개 국어로 제공되는 온라인 공통과목multilingual core curriculum in psycho-oncology을 운영하고 있으며, 수시로 다양한 주제의 웨비나를 개최하고 웹캐스트를 제공하고 있다. 매년 개최되는 세계정신종양학학술대회에서는 심리사회아카데미psychosocial academy를 개설하여 강의와 워크샵 등을 진행하고 있다.

미국을 중심으로 정신종양학 전임의 수련과정을 운영하는 병원들도 여러 곳 있다. 웨일코넬의대 협력병원으로 50명이 넘는 전임 의료진을 자랑하는 메모리얼슬로케터링암센터는 정신종양학교육훈련기관Psycho-Oncology Education & Training Institute을 정신과 내에 두고, 1970년대 말부터 자문조정정신의학 및 정신종양학 임상 전임의 과정을 운영하고 있다. 이 과정은 2005년 의학수련인증위원회Accreditation Council for Graduate Medical Education, ACGME의 인증을 통과하였고 지금까지 200명 이상의 전임의가 수련을 마쳤다. 이곳에서는 Predoctoral 및 Postdoctoral 연구 펠로우 과정도 개설되어 있어 지금껏 정신종양학 분야에서 활약하는 많은 학자들이 이 과정들을 거쳤다.

학회 차원에서는 일본에서 2009년부터 일본사이코온콜로지학회 인정등록정신종양의日本サイコオンコロジー学会認定登録精神腫瘍医 제도가 실시되고 있다. 정신종양의는 일본암관리법에 의거하여 완화의료팀의 필수인력으로 포함되고 있다. 암 환자를 1년 이상 진료하고 있는 정신과 의사와 심료내과의사를 대상으로 자격을 부여하고 5년마다 갱신하며, 현재 150명 이상이 정신종양의로 활동하고 있다. 폴란드정신종양학회는 2012년부터 의사 혹은 석사 이상의 심리학자, 간호사 등을 대상으로 졸업후 교육과 지도감독을 거치면 정신종양학전문가 자격을 주고 있으며 2023년까지 98명의 인증정신종양학자를 배출하였다.

그밖에 홍콩대학에서 정신종양학 연구훈련센터Centre for Psycho-oncology Research and and Training, CePORT가 2002년에 설립되었고, 인도에서는 2006년부터 정신종양학교육연구센터Centre of Psycho-oncology for Education and Research, COPER에서 교육과정을 개설하고 있다. 우리나라에서는 한국정신신체의학회에서 2008년부터 정신신체전문가과정을 개설하여 정신과 전문의를 대상으로 정신종양학을 포함한 정신신체의학 교육을 시작하였고, 2015년에는 국립암센터에서 정신종양학전문과정을 개설하여 2023년 제6기까지 수료생을 배출하였다.

10) 의료인을 위한 의사소통기술훈련Communication skills training, CST의 역사

한편 암 의료진에 대한 정신종양학 교육과 커뮤니케이션 교육의 필요성도 커지고 있다. 의료진이 짧은 진료 시간 동안 신체 증상에만 집중하다 보면 암 환자의 디스트레스를 간과하기 쉽다. 정신적 문제에 대해 질문하는 것이 환자를 더 고통스럽게 만들거나 환자와의 관계를 무너뜨릴 것이라는 우려 때문에 디스트레스에 대한 탐색을 주저하는 의료진도 있다. 환자의 정신적 디스트레스를 발견하고 다룰 수 있는 암 의료진의 기본적인 지식과 기술을 함양하고 환자와의 원활한 의사소통을 돕기 위해 많은 나라에서 의사소통기술훈련을 실시하고 있다. 유럽에서는 Peter Maguire, Darius Razavi, Lesley Fallowfield 등이 각자 특유한 교육과정을 개발하였고, 미국에서는 Robert Buckman이

SPIKES, Walter Baile이 I*CARE, Anthony Back이 oncotalk 모델을 각각 개발하였다. 일본에서는 Uchitomi Yousuke가 SHARE 프로그램을 개발했다. 일본에서는 암 환자를 진료하는 모든 의료인은 커뮤니케이션 기술훈련과 완화의료·정신종양학의 연수를 받도록 하고, 연수를 수료한 경우 암성 통증완화 지도관리료, 완화병동 입원료, 암 환자 상담료 등을 받을 수 있게 했다. 우리나라에서는 2008년 국립암센터에서 의료인을 위한 의사소통기술훈련인 '의료커뮤니케이션리더십과정'을 개설하였다. 의사소통기술훈련에는 공통적으로 강의, 모델링, 역할극, 피드백, 토론 등의 요소가 포함되어 있다.

3. 정신종양학의 나아갈 길

현대 과학의 세찬 도전에도 불구하고 암이라는 질병은 쉽게 정복되지 않을 듯하다. 정신종양학은 역사가 짧은 학문 분야이고 앞으로의 발전 가능성이 크다. 암 환자는 늘어나고 정신종양학에 대한 수요는 증가하고 있다. 지난 백년 동안 암을 정복하려는 종양학이 숨 가쁘게 발달함에 따라 암 투병 문화도 크게 변하고 있으며, 정신종양학은 암의 낙인과 정신과의 낙인이라는 이중의 낙인을 넘어서 차츰 암 의료의 주류에 통합되어 왔다. 우리나라의 정신종양학은 출발이 빠르지 않았으나 발전을 거듭하여 이제 종양학의 한 분과로 당당히 자리잡고 있다. 임상과 연구 및 교육의 세 축이 균형을 유지하면서 다학제적 협력을 통하여 미래로 도약할 시점이다.

참고문헌

1. Jimmie C. Holland, Sheldon Lewis. 암에 대처하는 최선의 방법. 서울: 열음사; 2014.
2. Yosuke Uchitomi, Maiko Fujimori. 나쁜 소식 어떻게 전할까: 암환자와의 커뮤니케이션. 고양: 국립암센터 출판부; 2008.
3. 국립암센터. 암 환자 삶의 질 향상을 위한 디스트레스(Distress) 관리권고안 개발. 2009.
4. 국민건강보험공단 일산병원. 우리나라 암 환자에서 나타나는 정신질환의 유병률 및 정신과 진료의 특성 연구. 2014.
5. 김종흔, 유은승, 조달님. 암환자를 위한 스트레스 관리. 파주: 이담북스; 2012.
6. 김종흔. 암 환자 정신건강 관리의 현재. 대한의사협회지. 2019;62(3):167-73.
7. 김종흔. 정신신체의학 분야의 정신치료. 한국정신치료학회지. 2022;36(1):4-11.
8. 김종흔. 정신종양학 입문. 고양: 국립암센터 출판부; 2019.
9. 국립암센터. 국가암등록사업 연례 보고서(2021년 암등록통계). 2023.
10. 이광민, 정두영, 심은정, 함봉진. 정신종양학의 이해: 역사적 배경과 국내외 현황 및 전망. 정신종양학. 2015;1(1):27-35.
11. 이철. 정신종양학의 역사와 개관. 정신신체의학. 1994;2(1):3-9.
12. 한국정신신체의학회. 정신신체의학. 2판. 파주: 군자출판사; 2022. pp543-84.
13. 함봉진, 심은정, 김하경, 김종흔. 정신종양학의 역사와 현황. 신경정신의학. 2007;46(5):413-20.
14. Ahmad T, Ornos EDB, Ahmad S, Al-Wassia RK, Mushtaque I, Shah SM et al. Global research mapping of psycho-oncology between 1980 and 2021: a bibliometric analysis. Frontiers in psychology. 2022;13:347669.
15. Balenci M. Elida Evans' pioneering work for a Jungian approach to psychosomatics of cancer. Quadrant. 2020;49(2):11-30.
16. Conti I, Davidson M, Cutress RI, Mclntosh SA, Head MG. Global trends in psycho-oncology research investments 2016-2020: A content analysis. Psychooncology. 2024;33(1):e6273.
17. Derogatis LR, Morrow GR, Fetting D, Penman D, Piasetsky S, Schmale AM, et al. The prevalence of psychiatric disorders among

cancer patients. JAMA. 1983;249(6):751–7.
18. Fox S, Lynch J, D'Alton P, Carr A. Psycho-oncology: a bibliometric review of the 100 most-cited articles. Healthcare. 2021;9(8):1008.
19. Grassi L, Watson M, IPOS Federation of Psycho-Oncology Societies, Montaña MF, Kissane D, Andritcsh E., et al. Core-curriculum in psycho-oncology: Towards the certification of the psycho-oncologist profession. Psychooncology. 2024;33(1):e6285.
20. Grassi L, Watson M. Psychosocial care in cancer: an overview of psychosocial programmes and national cancer plans of countries within the International Federation of Psycho-Oncology Societies. Psycho-Oncology. 2012;21(10):1027-33.
21. Holland JC, Breitbart WS, Butow PN, Jacobsen PB, Lederberg MS, Loscalzo M, et al. Psycho-Oncology. 3rd ed. New York: Oxford University Press; 2015
22. Holland JC. History of psycho-oncology: overcoming attitudinal and conceptual barriers. Psychosom Med. 2002;64(2):206-21.
23. Lee HJ, Lee KM, Jung DY, Shim EJ, Hahm BJ, Kim JH. Psycho-oncology in Korea: past, present and future. Biopsychosoc Med. 2017;11:12.
24. Levin T, Kissane DW. Psychooncology - the state of its development in 2006. The European Journal of Psychiatry. 2006;20(3):183-97.
25. Oken D. What to Tell Cancer Patients - A study of medical attitudes. JAMA. 1961;175(13):1120-8.
26. Temel JS, Greer JA, Muzikansky A, Gallagher ER, Admane S, Jackson VA, et al. Early palliative care for patients with metastatic non-small-cell lung cancer. N Engl J Med. 2010;363(8):733-42.

PART 2

암에 대한 인식과 경험

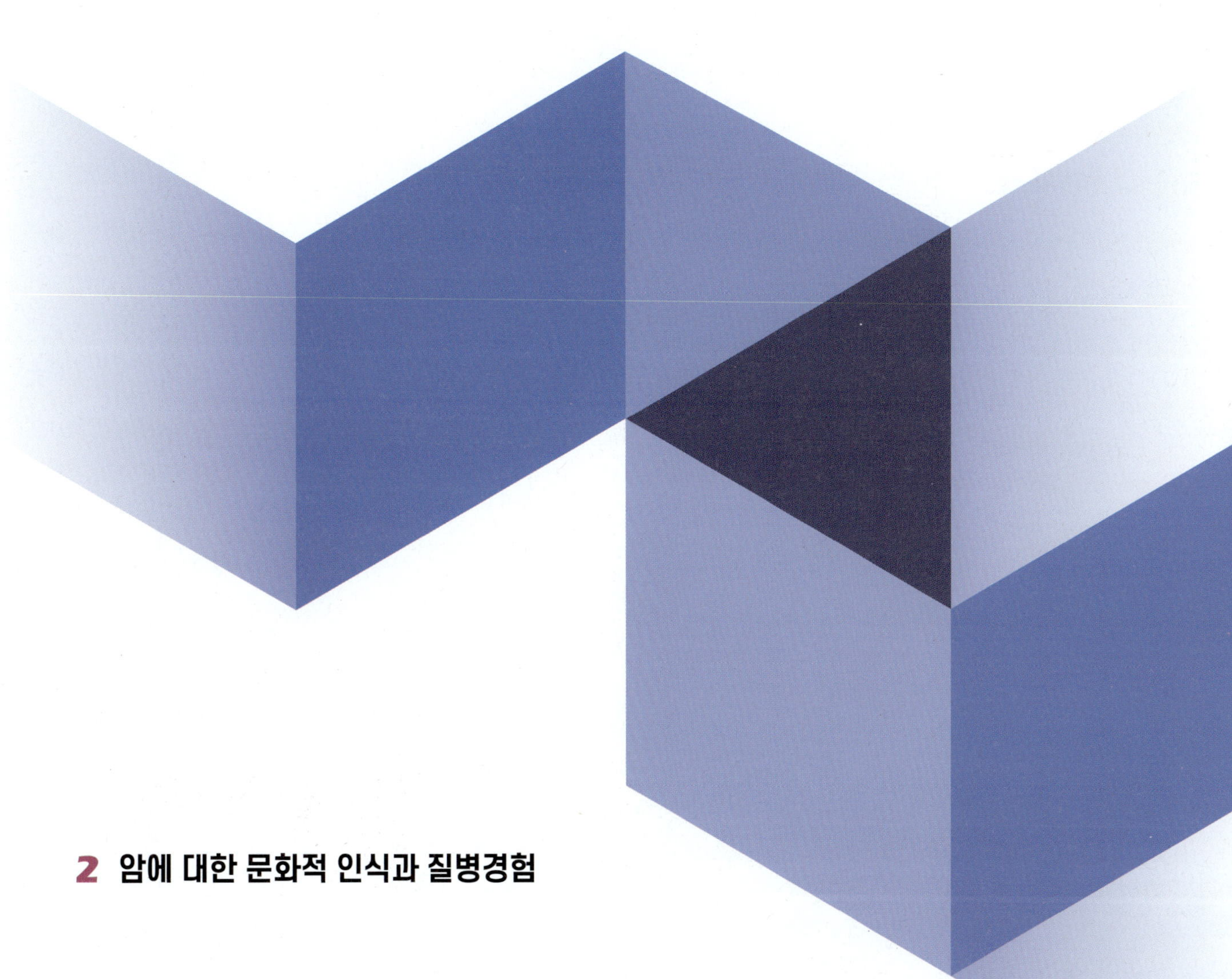

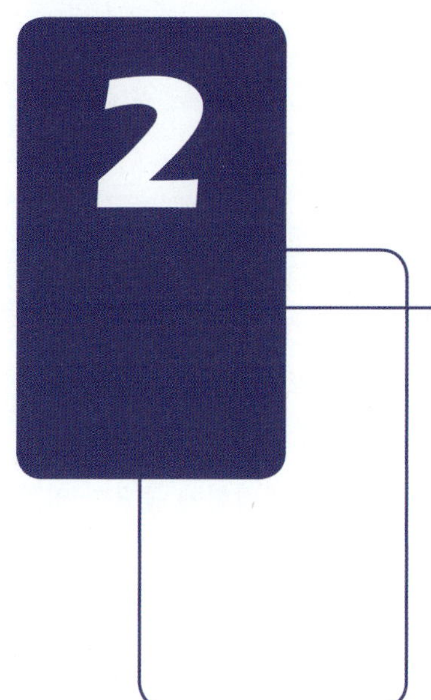

암에 대한 문화적 인식과 질병경험

강지연

1. 질병의 사회문화적 속성

암 환자의 정신건강을 돌보는 정신종양학 교과서의 두 번째 장이 '문화적 인식과 경험'인 것이 누군가는 의아할지도 모른다. 우리가 암을 신체 세포가 비정상적으로 통제되지 않은 채 자라고 다른 부위로 퍼져 나가는 질병이라고 이해한다면 말이다. 암이 세포와 생물학적 몸에 관한 것이라면 이것은 시대와 지역을 막론하고 모든 인간에게 보편적인 현상일 것이고 또 의학과 생물학의 영역일 것인데 암 환자의 정신건강을 다루는 우리가 왜 문화나 사회를 고려해야 할까?

병에 걸린다는 것은 가장 사적인 경험이자 동시에 공적인 경험이다. 병에 걸리면 환자는 홀로 아프다. 그 아픔이 어떤 것인지, 얼마나 고통스럽고 어디가 불편한지는 당사자가 아니면 알 수 없다. 타인은 어디까지나 미루어 짐작할 뿐, 그 고통을 그대로 느끼거나 대신 아파줄 수 없기 때문에 아픔은 철저히 사적인 경험이다. 그러나 병은 공적인 경험이기도 하다. 병은 특정한 조건들을 모아서 특정한 이름을 붙이기로 약속한, 집단적 합의의 생산물이다. 그렇게 명명된 병은 사회적으로 공인된 치료체계 속에서 치유를 도모하게 된다. 병에 걸린 당사자뿐 아니라 환자를 둘러싼 가족, 친구, 이웃, 지역 사회, 국가 역시 경제적, 사회적, 심리적으로 그 질병경험에 함께 얽혀들게 된다. 병은 가치중립적인 것이 아니라 각각의 병에 문화적 의미가 다르게 부여되는데, 어떤 경우에는 병 그 자체보다 사회가 병에 어떻게 반응하는지가 환자와 주변인에게 더 큰 영향을 미칠 수 있다. 치료제가 발전하여 HIV 감염이 이제는 만성질환이 되었음에도 불구하고 여전히 사회적으로는 심각한 낙인을 유발하는 것이 대표적인 예이다.

암 역시 역사, 사회, 문화와 분리되어 인식하거나 경험할 수 없다. 같은 암이라도 유방암 환자와 위암 환자의 경험은 상당히 다른데, 이 차이는 일정 부분 종양이 생긴 신체 부위의 문화적 의미에서 기인한다. 환자의 젠더, 계층, 연령, 이주, 민족ethnicity도 질병경험에 큰 영향을 미친다. 예컨대 사회에 첫 발을 내딛는 20대에 암 진단을 받는 것과 80대에 진단을 받는 것은 이후 생애주기의 과업 수행에 완전히 다른 결과를 가져올 것이다. 각 나라의 의사-환자 관계나 의료시스템, 이용가능한 의료자원 역시 중요한 독립변수가 된다. 전국에 암 전문병원이 지극히 드물고 의료자원이 부족하여 의사 한 명이 진단, 검사, 투약, 수술까지 도맡아야 하는 보츠와나의 환자와 한국의 환자는 암 진단, 통보, 절단 수술, 통증 조절 등 대부분의 측면에서 매우 다른 경험을 할 것이 분명하다.

이 장에서는 병을 생물학적인 몸에 국한지어 바라보기보다 병이 글로벌과 로컬이 교차하는 가운데 역사적으로 생성되고 언어, 믿음, 관습, 사회구조와 단단히 얽혀있으며 그리하여 이 얽힘이 사람들로 하여금 각자의 생애사 속에서 병을 인식하고 경험하는 양태를 형성함에 주목한다. 따라서 암이라는 하나의 질환disease을 넘어 환자와 주변 사람들이 암과 함께 살아가는 동안 느끼는 주관적 고통, 사회경제적 괴로움을 개개인의 생애사, 의료시스템, 지식체계 속에서 이해하는 질병경험illness experience이 중요하다고 본다. 이러한 전제를 바탕으로 하여 우선 암의 질병경험이 구체적으로 어떻게 달라질 수 있는지 해외 연구를 중심으로 간략히 소개한다. 이어서 한국의 암 질병경험에 중요한 역할을 하는 의료시스템과 문화, 돌봄, 암의 의미와 낙인, 그리고 문화적 병인론을 짚어볼 것이다.

2. 암 질병경험의 문화적 차이

차이를 이야기하고 있지만 사실 암 진단을 받고 투병한다는 것은 공통점이 많다. 환자들은 첫 진단을 받을 때 죽을 수 있다는 생각에 불안해하고 앞으로 시작될 화학요법, 방사선요법, 수술 같은 치료 여정에 두려움을 느낀다. 대부분은 치료에 드는 경제적 비용과 대인관계의 변화를 걱정할 것이며, 암 자체와 치료가 유발하는 신체적 고통으로 괴로워한다. 죽음이 근미래에 다가올 수 있다는 인식 때문에 시간에 대한 감각도 달라지고, 완치가 된 이후에도 사회복귀에 어려움을 겪는 경우가 많다. 이와 같은 공통점은 광범위하고 가시적이다. 그러나 이보다 눈에 잘 띄지는 않지만 발병률의 증감이나 가장 많이 걸리는 연령peak age 같은 역학적 차이부터 진단 이후의 여정에서 집단마다 경험하는 차이도 분명 있다.

암 질병경험의 문화적 차이를 이해하기에 효과적인 방법 중 하나는 한 국가 내의 다른 집단 간 비교 연구를 해보는 것이다. 미국의 소아암 환자를 돌보는 중국계 이민 가족과 백인 가족을 비교한 연구에 따르면, 두 집단 모두 자녀를 잘 돌보았고 의사의 지시를 충실히 이행하였다. 연구에 참여한 모든 가정이 감정적, 신체적 피로를 호소하였고 불확실한 미래를 염려했으며 건강한 다른 자녀가 소외되거나 관심을 받지 못할까 봐 걱정하였다. 부부 간 갈등이 증가한 것도 공통점이었다. 그러나 중국계 이민가정의 경우, 그러한 괴로움distress을 표현할 때 언어적 장벽에 부딪혔고 따라서 가족이 더 고립되는 경향이 있었다. 반면 백인 가정은 상대적으로 사회적 지지 자원이 더 풍부했고, 대신 자녀와 병에 대해서 어떻게 의사소통을 하고 가족들의 감정을 관리할 것인가가 중요한 문제였다. 중국계 이민가정에서는 이 문제가 거의 등장하지 않은 대신 자녀의 식이 관리에 더 집중했다. 이러한 연구들은 집단의 종족과 그에 따른 문화 차이에 의해 환자와 가족이 겪는 정서적, 감정적, 관계적 어려움의 종류가 다르고 돌봄제공자의 기대 역할도 달라질 수 있음을 보여준다.

암을 대하는 인식과 태도도 역사적으로 혹은 지리적으로 달라질 수 있다. 예를 들어 질병에 대한 태도 중 하나인 회피avoidance는 북미와 서유럽에서 부정적으로 간주된다. 그러나 한국, 일본, 독일 세 나라의 유방암 환자를 비교한 연구에 따르면, 독일의 유방암 환자에게서는 회피와 정신적 삶의 질 사이에 부정적 상관관계가 발견되는 반면 한국과 일본의 유방암 환자에게서는 그러한 상관관계가 발견되지 않았다. 이는 회피가 한국과 일본에서는 독일과 다른 의미를 내포하거나 상이한 효과를 낸다는 것을 시사한다. 운명론적 태도 역시 서구권에서는 환자가 회복에의 희망을 체념해버리거나 수동적으로 치료에 임한다고 보아 부정적으로 간주하지만, 중국 환자에 대한 연구들에 따르면 운명론적 태도가 반드시 나쁜 것이 아니라 오히려 불확실한 미래에 대한 불안을 환자가 참고 견디는 동력이 될 수 있다. 즉, 환자들이 흔히 경험하는 우울과 불안을 다루는 방식이 집단마다 다를 수 있기에 정신건강을 측정하는 도구의 개발과 해석에도 이러한 차이를 신중하게 고려해야 한다는 것이다. 위에서 소개한 사례들은 문화적 모델의 중요성을 상기시킨다. 집단적으로 공유하는 병에 대한 태도, 믿음, 가치가 특정한 방식으로 행동하고 생각하도록 개개인을 추동하기 때문에 병의 의미, 선호하는 치료 타입, 질병 관련 행동에 영향을 미친다.

유의할 점은 문화적 차이가 단지 민족이나 종족이 달라 나타나는 본질적 속성이라고 오해해서는 안된다는 것이다(예를 들어, '한국인은 원래 이러저러하다' 식의 이해를 지양해야 한다). 건강과 아픔은 공정함equity의 문제와 떼어내서 이해할 수 없고, 빈곤, 교육, 주거환경, 직업환경, 젠더, 연령, 소수자성은 복합적으로 교차하며 질병경험을 구성한다. 예를 들어 유럽 18개국의 암 사망률을 비교한 연구에 따르면 대부분의 국가에서 교육수준이 낮은 사람이 고학력자보다 사망률이 높았고, 특히 담배와 감염 관련 암종에서 사망률 차이가 크게 나타났다. 교육수준이라는 변수가 위험요인에 대한 노출 가능성, 검진 및 치료 접근성과 얽혀있는 것이다. 이러한 현상은 한국도 마찬가지로, 중졸 이하 인구집단의 사망률은 대졸 이상 인구집단보다 8배 이상 높고, 그 격차는 시간이 지남에 따라 더욱 커지고 있다. 따라서 질병경험의 집단 간 차이는 보다 거시적인 맥락에서 집단의 위치를 고려하며 독해해야 한다.

3. 한국의 암 질병경험을 형성하는 특성들

암을 둘러싼 몇 가지 눈에 띄는 한국의 문화적 특성을 이 절에서 짚어보기로 한다. 우선 암을 진단하고 치료하는, 그래서 환자들이 투병하는 동안 일상의 중요한 축을 차지하는 의료시스템과 의료문화를 생각해 볼 수 있다. 한국은 개개인이 정기적으로 자신의 몸을 의료전문가에게 검진받아 가능한 한 조기에 암을 '발견'하는 것을 장려하고, 독려하고, 압박한다. 이는 1995년부터 국가암관리 체계와 조기진단 체계를 구축해 온 국가와 검진센터와 클리닉을 상업화하는 데 성공한 의료산업의 합작이라 할 수 있다. 암을 조기에 발견해내면 의료개입의 여지가 많아지고 완치율을 높일 수 있다는 것이 이러한 추진방향의 논리이자 실제적 장점이다. 그러나 다른 한편으로는 정기검진을 받아야 하는 주체는 개개인이기 때문에, 암의 발병과 치료에 당사자의 책임을 강조하는 동시에 라이프스타일을 통제하거나 정기적으로 검진받기 어렵게 만드는 사회구조적 요인을 감춰버리고 암을 일으키는 환경 요인에는 한국 사회가 관심을 덜 가지게 만든다. 소득과 교육수준이 높을수록 5대암 검진율이 비례하여 높아진다는 연구결과와 부모의 학력과 직업에 따라 자녀의 암 사망률이 달라진다는 연구결과는 암을 개인이 '관리'할 수 있다 간주하는 건강의 사사화privatization가 근원적인 한계가 있음을 시사한다.

일단 진단을 받고 나면 케어 플랜의 방향은 할 수 있는 것은 모두, 공격적으로 시도하는 쪽으로 향한다. 암 치료는 수술, 화학요법, 방사선요법, 그 외 국지적 증상에 대응하는 여러 처치, 시술, 개입으로 구성되는데, 더 이상 '쓸 총알이 없을 때까지' 해볼 수 있는 것은 다 해보고 더 이상 남아있는 치료옵션이 없을 때 비로소 허둥지둥 말기돌봄 논의를 시작하며 그간 상급종합병원에서 치료를 받아온 환자를 다른 곳으로 급박하게 이동시킨다. 비록 한국의 의사-환자 관계가 전반적으로는 의료서비스 제공자-고객 모델로 변화했지만 적어도 종양내과와 외과는 예외적으로 온정주의적—더 나아가서는 권위주의적—모델이 지배적인 임상환경에서 환자와 가족들은 의료전문가와 케어 플랜을 함께 숙의하기 어렵다. 건강검진과 공격적 치료를 강조하는 이러한 시스템과 문화는 의료자원을 어떻게 배분하느냐의 문제와 직결된다. 검진센터는 많아도 호스피스·완화의학의 인프라는 턱없이 부족하고, 진료실 내의 시간 자원도 죽음불안이나 선제적 말기돌봄 논의로는 확장될 수 없는 것이다. 환자와 가족들은 의료진으로부터 받는 지지가 크게 의지되면서도 동시에 상호작용과 의사소통의 질에 대해서는 아쉬울 수밖에 없다.

둘째, 암은 장기간의 투병을 요하고, 한 환자의 표현을 빌리자면 항암치료는 '산 꼭대기에서 누가 강제로 데굴데굴 굴린 것만 같은' 통증과 괴로움을 수반한다. 따라서 환자를 누가 어떻게 얼마나 잘 돌보는가는 환자의 삶의 질과 치료의 결과에 큰 영향을 미친다. 한국의 의료시스템이 협의의 의학적 치료cure를 제외한 나머지 넓은 영역의 돌봄care은 대체로 환자와 가족이 알아서 해결하도록 하고 있기 때문에 몇 달, 길게는 몇 년에 걸친 환자 돌봄은 일차적으로 가족에게 떨어진다. 가족 구성원의 병환은 가족관계 동학에 큰 변화를 일으키고 나머지 가족의 헌신을 필요로 한다. 병원비를 함께 부담하고 환자와 함께 외래진료를 오가며, 입원이라도 하게 되면 비좁은 보호자용 간이침대에서 쪼그려 누워 잠을 청해야 한다. 순번을 정해 간병을 하거나 치료비 갹출을 도모할 수도 있겠으나, 오래 투병하는 동안 가족 갈등과 돌봄 부담은 환자와 주 보호자를 가장 괴롭게 만드는 요인일 수 있고 여러 미충족 요구를 발생시킨다.

무엇보다도 가족은 젠더와 계급이 교차하는 영역이므로 한국 사회의 젠더 및 계급의 정치적 지형과 분리되지 않는다. 모든 가족 구성원이 비슷한 방식으로 돌보고 돌봄받는 것이 아니다. 남성 환자의 경우 주 돌봄자는 대개 아내, 딸, 며느리가 되지만 여성 환자는 가족의 돌봄을 받지 않거나/못하거나, 심지어 환자이면서 다른 가족 구성원을 돌보는 가사노동의 부담까지 지고 있는 경우가 흔하다. 환자의 배우자도 성별에 따라 돌봄 부담감을 느끼는 영역이 다르고 삶의 질을 높이기 위한 니즈도 달랐다. 나이든 부모를 성인 자녀가 간병할 때도 장남/장녀, 혼인 여부 등에 따라 주 돌봄자가 달라져서, 예컨대 비혼 딸의 경우 부모를 홀로 간병하라는 가족 내 압박에 직면할 가능성이 더 높다. 장기간 지속되고 병기가 진행됨에 따라 새로운 치료 어젠다가 등장하는 암 치료는 실로 환자, 의료진, 가족이 한 팀이 되어야 하는 작업이다. 개별 사례에서 가족의 역할이 어떻게 설정되어 있고 그 관계성의 동학이 어떠한지는 중요하게 고려되어야 할 사항이다. 특히 가족 돌봄의 문제는 점차 1인 가구와 노인 가구가 증가하고 있는 한국의 인구구조 변화와 맞물려 향후 한국의 암 질병경험에 큰 변화를 일으킬 것이다.

셋째, 암은 현재 한국 사회에서 어떤 문화적 의미를 가지고 있고 그것이 사회적 낙인으로 어떻게 연결되는지 생각해보아야 한다. 암이 무엇에 비유되고 있는지 살펴본 연구에 따르면 전쟁(싸움, 적, 전투 등)이나 여행(치료 여정) 비유가 흔하고, 이는 다른 나라에서 수행된 연구들과도 일맥상통한다. 그런데 흥미로운 점은 암이 공존해야 할 대상(친구, 세입자, 손님 등)으로도 비유된다는 것이다. 이러한 비유는 암이 근치되지 않고 진행기로 넘어가거나 완치 이후에도 재발에 대한 두려움을 쉽게 떨칠 수 없는, 즉 진단과 치료기술의 발전으로 암이 함께 살아가는 질병이 된 만성적 특성을 반영하는 것으로 보인다. 또 암이 은유로 쓰이는 경우도 흥미롭다. 근래 일이 제대로 빨리 해결되지 못해 답답한 상황을 두고 '발암'이나 '암 걸릴 것 같다'는 표현(예: 발암 캐릭터)이 흔히 쓰이는데, 이는 암을 답답함, 분노, 짜증 등의 감정과 연결시키는 집단적 인식을 반영한다.

암의 유병률이 높지 않던 시기에는 이 병을 두고 서구식 생활습관 때문에 생긴 병으로 이해하였다. 즉, 암이 원래 한국인들 사이에 유행했던 질병이라기보다는, 급속도로 경제성장을 이룩하고 근대화가 진행되면서 수반된 식습관, 생활습관, 노동문화, 기대수명의 사회변동 때문에 새롭게 생겨난 병이라고 이해한 것이다. 이처럼 암을 서구에서 온 병으로 이해하는 것은 한국뿐 아니라 많은 비서구사회에서 흔히 나타난다. 또한 암에 걸린 것이 일종의 낙인이 되어, 가족 이외의 주변에 알리는 것을 꺼리고 수치스럽게 생각하였다.

그러나 지금은 암이 그야말로 정상화normalization된 시대이다. 주지하듯 이 병은 한국인의 사망원인 1위를 차지한 지 오래여서, 2021년 암으로 사망한 사람은 전체 사망자의 26%를 차지했고 이는 한국인 4명 중 1명은 암으로 사망한다는 것을 의미한다. 2021년을 기준으로 할 때 한국인이 기대수명까지 생존할 경우 암에 걸릴 확률은 38.1%로 추산된다. 이처럼 암이 누구나 걸릴 수 있는 병으로 전환되어 암 보험이 폭발적으로 판매되고 암 치료와 지원에 공적 자원이 많이 투입된 시대에는 더 이상 암이 '서구에서 온 병'일 수 없다. 암에 따라붙던 낙인도 자연스럽게 변화하고 있다. 이전처럼 가족 외 사람에게는 무조건 비밀로 해야 한다고 생각하는 환자는 줄어들었다. 대신 누구에게 언제 어떻게 알릴지 나름의 전략을 세우고 사회적 관계를 관리하고자 한다.

그렇다고 해서 암에 붙어있던 낙인이 완전히 사라진 것은 결코 아니다. 암 생존자는 겉으로 표가 난다든가, 사회에 도움이 되지 않는다든가, 상호작용하기 꺼려진다는 일반 대중의 부정적 인식이 보고된 바 있으며, 환자들 역시 타자화, 사회적 고립감을 느끼고 사회적 상호작용과 관계망이 축소되는 경험을 한다. 2001년 암 진단을 받은 환자 중 47%가 진단받은 일 년 이내로 실직했고, 그 중 30.5%만이 다른 일자리를 찾았다. 실직하지 않더라도 직장 내에서 차별을 경험하기도 하며 투병 기간이 길어질수록 경제적 어려움에 봉착하고 사회적 지지의 필요성을 절감한다. 특히 학교나 직장 생활을 하며 사회적 관계가 삶에 중요한 부분을 차지하는 소아나 젊은 환자는 또래나 동료로부터 놀림, 괴롭힘, 차별을 경험하고 완치된 이후에도 이러한 사회적 낙인을 내면화하기도 한다.

마지막으로 암에 대한 한국의 문화적 병인론cultural etiology을 이야기하고자 한다. 문화적 병인론이란 질병이나 사고 같은 불운의 근본적인 원인을 사람들이 어떻게 설명하는가에 관한 것이다. 가장 유명한 문화적 병인론 연구로는 인류학자 에반스-프리차드의 아잔데Azande 주술witchcraft 연구를 들 수 있다. 한 남자가 헛간 아래 있다가 기둥이 무너져서 다리를 크게 다치는 사건을 두고 아잔데 사람들은 누군가가 그 남자에게 원한을 품고 주술을 걸어서 다친 것이라고 설명하였다. 아잔데 사람들도 흰개미가 기둥을 갉아먹는 바람에 헛간이 무너졌다는 사실을 잘 알고 있었음에도 불구하고 왜 흰개미가 아니라 주술 때문에 헛간이 무너졌다고 설명할까? 흰개미가 기둥을 갉아먹었다는 사실 너머, 정말로 대답이 필요한 것은 *왜 하필* 이 사람이 여기 앉아있던 순간에 헛간이 무너졌는가에 대한 인과관계였던 것이고, 이것은 흰개미라는 사실만으로는 설명할 수 없는 문제였던 것이다. 원한을 품은 사람이 주술을 걸어 불운이 생긴다는 아잔데 사람들의 사고에는 원만한 사회적 관계와 통합을 중요하게 생각하는 세계관이 반영되어 있다.

문화적 병인론이 중요한 이유는 바로 그것이 "왜 하필 나인가?", "왜 하필 지금인가?"에 대한 답을 당사자들이 나름대로 구하는 방식이기 때문이다. 환자들에게 "암은 왜 걸린다고 생각하세요?" 같이 일반적인 질문을 던지면 생물학적, 유전적, 의학적 설명을 차용하여 설명하지만, "왜 하필 당신이 지금 이 병에 걸렸다고 생각하세요?"로 질문을 바꾸어 물으면 전혀 다른 응답을 한다. 병에 걸린다는 것은 한 개인의 질서정연하고 안정된 세계를 깨뜨리는 사건이므로, 사람들은 의학적 설명, 개인의 생애사, 일상, 도덕성, 구조적 위계, 사회적 관계를 통합하여 '왜 다른 누구도 아닌 하필 나인가'에 대한 답을 구하게 된다.

그렇다면 한국의 암 환자들은 자신이 병에 걸린 이유를 어떻게 이해하고 서사화할까? 대부분의 환자들은 거기에 대해 '스트레스'라고 답할 것이다. 그런데 이 대답에는 가혹한 노동환경이나 극도의 경쟁을 추구하는 사회구조가 내재되어 있고, 가족 관계와 가족 내 역할 수행의 어려움이 함축되어 있다. 한국은 신자유주의적 건강관이 지배적인 사회로, 개개인이 영양, 운동, 생활습관을 챙겨서 자신의 건강을 '관리'할 책임이 있다고 생각하여 병에 걸리면 그것은 관리에 실패한 당사자의 잘못이 된다. 또한 건강함은 한국 사회에서 일종의 '스펙'이다. 다시 말해 건강하지 못한 몸은 개인의 관리 실패이자 노동 시장에서 자신의 상품 가치를 잃은 것으로 간주된다. 따라서 암의 원인을 스트레스로 돌리는 것은, 그 스트레스를 야기하는 사회적, 경제적 구조와 한국 사회의 역사적 발전 궤도가 함축되어 있는 동시에, 결국 다시 그 스트레스를 선제적으로 관리하지 못한 개인의 문제로 환원시키고 자책하는 것이기도 하다.

또, 스트레스가 모든 암 환자들에게 동일한 것을 의미하지는 않는다. 회식이 잦은 중년 남성 직장인 환자라면 원치 않는 술을 억지로 마셔야 하는 직장의 경직된 문화나 권위적인 상사와의 관계가 스트레스로 표현된다. 반면 자녀 양육을 주로 담당한 여성 유방암 환자의 질병서사에는 가족관계에 대한 스트레스가 주로 등장한다. 시부모와의 갈등이나 아이의 양육이 온전히 어머니 단독의 책임이 되어, 자녀의 학업성취도나 문제 행동이 곧 어머니 자신의 성취이자 실패로 이어지고 다른 가족들로부터 책임 추궁을 받게 되는 것이 스트레스인 것이다. 많은 환자들은 진단 이후 자연스럽게 스트레스를 덜 받도록 생활을 재조정하는 것에 중점을 두게 된다. 그래야 치료에 성공한 이후에도 전이와 재발을 방지할 수 있기 때문이다. 스트레스의 근원이던 직장을 그만두고 시골로 이주한다든가, 아내/며느리/어머니에게 쏟아지는 가족의 부당한 요구를 거부하는 것 등이 그러한 방편의 일환이다.

4. 마무리

지금까지 질병은 역사적, 사회적, 문화적 맥락과 분리하여 이해하거나 경험할 수 없고 암도 예외가 아님을 개괄적으로 설명하였다. 역으로 말하자면 바로 그렇기 때문에 한국의 암 질병경험과 문화적 인식이 반영된 정신종양 케어가 필요하다고 할 수 있다. 예를 들어 암 검진과 공격적 치료를 강조하는 의료시스템과 임상현장의 문화에는 명암이 있어 환자 개개인이 자신의 건강을 제대로 관리하지 못했음을 자책하기 쉽고 치료 결정에 자신이 적극적으로 개입하지 못한다고 느끼거나 진행기나 말기의 디스트레스를 의료전문가와 제대로 논의하지 못할 수 있다. 또한 암에 대한 낙인이 집단별로 세분화되고 있으며 암 생존자 모델이 북미의 주류 모델과 다르다는 점을 반영하여 대중의 인식재고에 힘쓰는 한편 생존자의 니즈를 반영하는 케어 시스템 구축을 도모할 수 있다. 특히 현재 가족이 일차적으로 돌봄을 전담하는 형태가 향후 인구구조의 변동에서는 유효하지 않을 것이므로, 다각화되는 돌봄 체계와 연계하는 한편 법적 가족이 아닌 사회적 관계의 돌봄을 적극적으로 지지할 방안을 선제적으로 모색할 필요가 있다. 더 나아가 문화적 차이를 고려할 수 있는 의료전문가의 문화적 역량cultural competence을, 의료현장에서 제도적 차별을 마주하곤 하는 이주민—이주노동자, 다문화 가정, 한국에 장기 체류하는 외국인, 치료를 받기 위해 입국하는 외국인 환자까지 포함하여—에게까지 확장시킬 수 있어야 할 것이다.

의학에서 '문화'를 이야기할 때는 문화적 차이가 보건의료 전달을 방해하는 장벽으로 그려지는 경향이 있다. 그러나 오히려 이것이 개입 전략으로 활용될 수 있다. 미국의 Witness 프로젝트Witness Project가 대표적인 사례이다. 1980-1990년대 미국 흑인 여성들 사이에는 암은 가슴의 멍이나 상처에서 시작된다, 연고를 바르면 낫는다, 비타민이 효과가 좋다, 수술을 하면 종양이 더 빨리 퍼진다, 유방암은 신의 뜻이다 등의 오해가 만연해 있었다. Witness 프로젝트는 바로 이러한 집단적 오해에서 시작하여 인식 개선을 도모하였다. 암은 신의 뜻이 아니라 조기검진, 자가검진을 통해 개인이 관리할 수 있다는 메시지에 집중하는 한편, 암 생존자의 목소리를 통해 암도 완치가 가능하므로 치료에 최선을 다해야 함을 설득하였다. 암 생존자의 질병경험을 공적으로 드러냄으로써 유방암의 낙인을 없애는 작업도 병행하였다. 그 결과, 연구참여자들의 유방암 자가검진 및 검진 수검률이 증가하였다. 이러한 활용은 얼마든지 가능하다. 환자들이 가지고 있는 문화적 병인론이 당사자들에게는 실제로 중요한 설명모델임을 인지하고 환자, 완치자, 주변인들이 그러한 인식과 사고를 자유롭고 안전하게 공유할 수 있는 환경을 마련하는 것도 사회심리적 케어의 일환이 될 수 있는 것이다.

참고문헌

1. 강지연. 말기의 이동 경로와 돌봄의 한 형태로서의 전원(傳院). 한국문화인류학. 2022;55(2):77-131.
2. 강지연. 활성화되는 시간 '말기'와 말기돌봄의 시간성: 서울 한 상급종합병동 말기암 병동의 사례를 중심으로. 한국문화인류학 2021;54(2):53-96.
3. 국가암정보센터[인터넷]. [cited 2024 SEP 18]. Available from: https://www.cancer.go.kr/lay1/S1T639C640/contents.do 2024
4. 김다은, 김혜림, 양동욱, 강은실, 김진현, 배은영. 암 경험자의 생존단계별 필요에 관한 질적 연구. 보건사회연구. 2019;39(4):356-95.
5. 김동진, 기명, 김명희, 김유미, 윤태호, 장숙랑 외. 한국의 건강불평등 지표와 정책과제. 서울: 한국보건사회연구원; 2013.
6. 김동진, 채수미, 최지희, 이정아, 김창엽, 박유경 외. 국민의 건강수준 제고를 위한 건강형평성 모니터링 및 사업 개발. 세종: 한국보건사회연구원; 2017.
7. 김영화, 김호성, 나경희, 송병기. 죽는 게 참 어렵습니다. 서울: 참언론 시사인북; 2021.
8. 방미선, 권수혜, 김선녀, 신해윤, 서은영. 여성노인 암 환자의 질병 체험에 관한 해석학적 현상학적 연구. Asian Oncology Nursing. 2020;20(2):110-22.
9. 보건복지부. 암정복 2015(안) – 제2기 암정복10개년 계획. 세종: 보건복지부; 2006.
10. 서보경. 휘말린 날들: HIV, 감염 그리고 질병과 함께 미래 짓기. 서울: 반비; 2023.
11. 석재은. 비혼 딸의 부모돌봄 경험이 말하는 것들: 부정의(不正義)한 독박 돌봄으로부터 돌봄 민주주의를 향하여. 노인복지연구. 2020;75(4):117-41.
12. 선봉규. 한국의 이주민 건강정책의 제도화 및 쟁점에 관한 탐색적 고찰. 인문사회 21. 2023;14(1):3229-42.
13. 손미아, 김수진, 이준협. 암 발생과 사망의 건강불평등감소를 위한 역학지표개발 및 정책개발연구. 보건복지가족부; 2008.
14. 송현주. '암' 담화의 비유 사용 연구. Journal of Korean Culture (JKC). 2018;43:7-36.
15. 수전 손택. 은유로서의 질병. 서울: 이후; 2002.
16. 우윤정. 항암화학요법을 받는 암 환자 배우자의 성별에 따른 돌봄 부담감, 대처와 삶의 질 비교. 서울대학교 대학원; 2015.
17. 이명선, 김종흔, 박은영, 김종남, 유은승. 치료 중인 암 환자들의 심리사회적 어려움에 관한 포커스 그룹 연구. 성인간호학회지. 2010;22(1):19-30.
18. 이인정, 한인영. 암 환자 배우자의 돌봄 부담에 영향을 미치는 요인에 관한 연구. 한국가족복지학. 2010;30:197-223.
19. 임정원, 권주연, 안손희, 윤은지. 두경부암 환자 가족의 돌봄 경험에 관한 현상학적 연구. 한국콘텐츠학회논문지. 2018;18(10):348-60.
20. 조한진희. 아파도 미안하지 않습니다: 어느 페미니스트의 질병 관통기. 파주: 동녘; 2019.

21. 클라인먼 아서. 우리의 아픔엔 서사가 있다: 하버드 의과대학 교수가 들려주는 온몸으로 삶의 무게를 견뎌내는 우리의 질병과 그 의미에 대하여. 서울: 사이; 2022.
22. 통계청[인터넷]. 보도자료 2021년 사망원인통계[cited 2024 Sep 18]. Available from: https://kostat.go.kr/board.es?mid=a10301060200&bid=218&act=view&list_no=420715
23. 홍성실, 박호란, 김광성, 최선희. 백혈병 생존 청소년의 신체적·정서적 후유장애, 사회적응 및 삶의 질. 대한간호학회지. 2014;44(1):55-63.
24. Bailey EJ, Erwin DO, Belin P. Using cultural beliefs and patterns to improve mammography utilization among African-American women: the Witness Project. Journal of the National Medical Association 2000;92(3):136.
25. Chang KS. Compressed modernity and its discontents: South Korean society in transition. Economy and Society. 1999;28(1):30-55.
26. Cho J, Smith K, Choi EK, Kim IR, Chang YJ, Park HY, et al. Public attitudes toward cancer and cancer patients: a national survey in Korea 2013. Psycho-Oncology 2013;22(3):605-13.
27. Erwin DO, Spatz TS, Stotts RC, Hollenberg JA, Deloney LA. Increasing mammography and breast self-examination in African American women using the witness project™ model. Journal of Cancer Education. 1996;11(4):210-5.
28. Evans-Pritchard EE. Witchcraft, oracles, and magic among the Azande. Oxford: Clarendon Press; 1976.
29. Harrington KJ. The use of metaphor in discourse about cancer: A review of the literature. Clinical Journal of Oncology Nursing. 2012;16(4): 408-12.
30. Hartmann HI. The family as the locus of gender, class, and political struggle: The example of housework. Signs: Journal of Women in Culture and Society. 1981;6(3):366-94.
31. Hughes HC, Wrenn G, Weathers B, Delmoor E, Ten Have T, Coyne JC. Sociocultural determinants of men's reactions to prostate cancer diagnosis. Psycho-Oncology. 2010;19(5):553-60.
32. Hunt LM. Moral reasoning and the meaning of cancer: causal explanations of oncologists and patients in southern Mexico. Medical Anthropology Quarterly. 1998;12(3):298-318.
33. Jain L. Malignant: How cancer becomes us. Berkeley: University of California Press; 2013.
34. Kim CY. The Korean economic crisis and coping strategies in the health sector: Pro-welfarism or neoliberalism? International Journal of Health Services. 2005;35(3):561-78.
35. Kim MA, Yi J. Life after cancer: How does public stigma increase psychological distress of childhood cancer survivors? International Journal of Nursing Studies. 2014;51(12):1605-14.
36. Kye SY, Lee HJ, Lee Y, Kim YA. Public attitudes towards cancer survivors among Korean adults. Cancer research and treatment: Official journal of Korean Cancer Association. 2020;52(3):722-9.
37. Kye SY, Park EY, Oh K, Park K. Perceptions of cancer risk and cause of cancer risk in Korean adults. Cancer research and treatment: Official journal of Korean Cancer Association. 2015;47(2):158-65.
38. Leavitt M, Martinson IM, Liu CY, Armstrong V, Hornberger L, Zhang JQ, et al. Common themes and ethnic differences in family caregiving the first year after diagnosis of childhood cancer: Part II. Journal of Pediatric Nursing 1999;14(2):110-22.
39. Lee SJ, Jin DL, Kim YA, Seo HJ, Yoon SJ. How should the healthcare system support cancer survivors? Survivors' and health professionals' expectations and perception on comprehensive cancer survivorship care in Korea: A qualitative study. BMC Cancer 2023;23(1):1255.
40. Leong SP, Shen ZZ, Liu TJ, Agarwal G, Tajima T, Paik NS, et al. Is breast cancer the same disease in Asian and Western countries? World Journal of Surgery 2010;34:2308-24.
41. Livingston J. Improvising medicine: An African oncology ward in an emerging cancer epidemic. Duke University Press; 2020.
42. Mathews HF, Burke NJ, Kampriani E. Anthropologies of cancer in transnational worlds. New York: Routledge; 2015.
43. Mukherjee S. The emperor of all maladies: A biography of cancer. New York: Simon and Schuster; 2010.
44. Mullan F. Seasons of survival: Reflections of a physician with cancer. New England Journal of Medicine. 1985;313:270-3.
45. Nelson LC. Cancer, stress, and ironies of cancer understanding in South Korea. Medical Anthropology. 2017;36(1):19-31.
46. Nelson LC. Diagnosing breast cancer in South Korea: "Western" behaviors, stress, and survivor activism. Journal of Korean

Studies. 2012;17(2):253-68.

47. Park JH, Park EC, Park JH, Kim SG, Lee SY. Job loss and re-employment of cancer patients in Korean employees: A nationwide retrospective cohort study. Journal of Clinical Oncology. 2008;26(8):1302-9.

48. Shim EJ, Mehnert A, Koyama A, Cho SJ, Inui H, Paik NS, et al. Health-related quality of life in breast cancer: A cross-cultural survey of German, Japanese, and South Korean patients. Breast Cancer Research and Treatment. 2006;99:341-50.

49. Shim S, Kang D, Bae KR, Lee WY, Nam SJ, Sohn TS, et al. Association between cancer stigma and job loss among cancer survivors. Psycho-Oncology. 2021;30(8):1347-55.

50. Shin J, Ko H, Lee JW, Kim K, Song YM. Influence of time lapse after cancer diagnosis on the association between unmet needs and quality of life in family caregivers of Korean cancer patients. European Journal of Cancer Care. 2019;28(5):e13089.

51. Skott C. Expressive metaphors in cancer narratives. Cancer Nursing. 2002;25(3): 230-5.

52. Vaccarella S, Georges D, Bray F, Ginsburg O, Charvat H, Martikainen P, et al. Socioeconomic inequalities in cancer mortality between and within countries in Europe: A population-based study. The Lancet Regional Health-Europe. 2023;25:1-13.

53. Yi J, Kim MA, Parsons BG, Wu YP. Why did I get cancer? Perceptions of childhood caner survivors in Korea. Social Work in Health Care. 2018;57(4):300-14.

PART 3

정신 및 행동 요인이 암과 암 치료에 미치는 영향

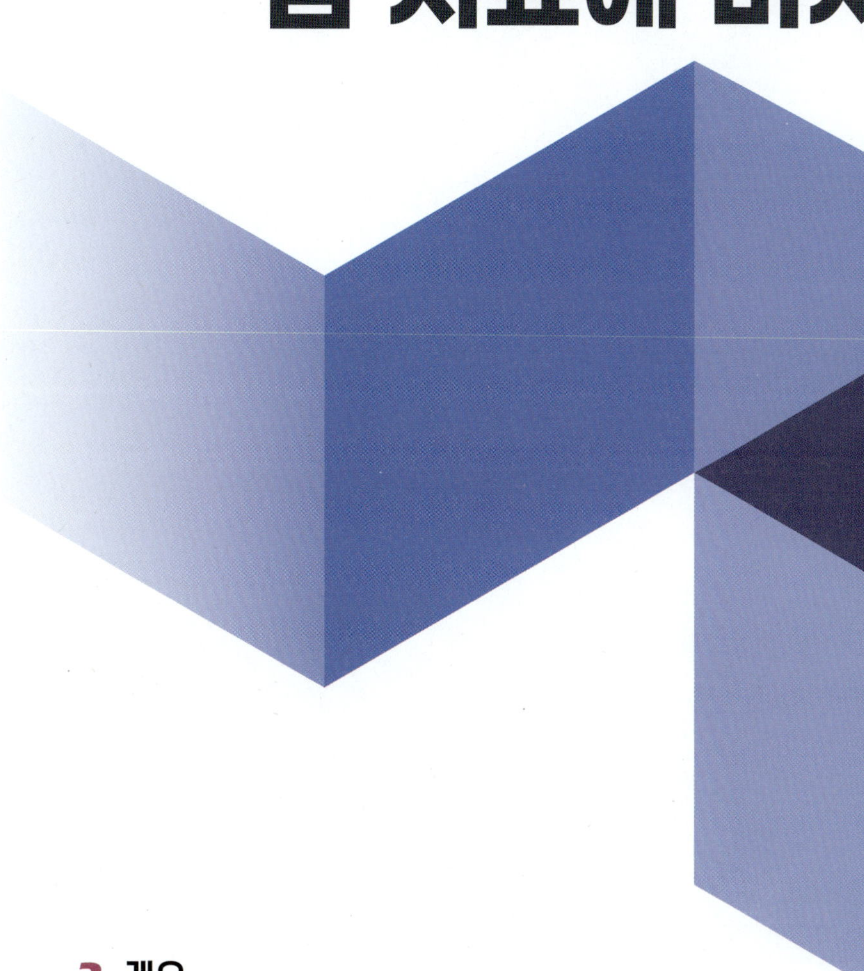

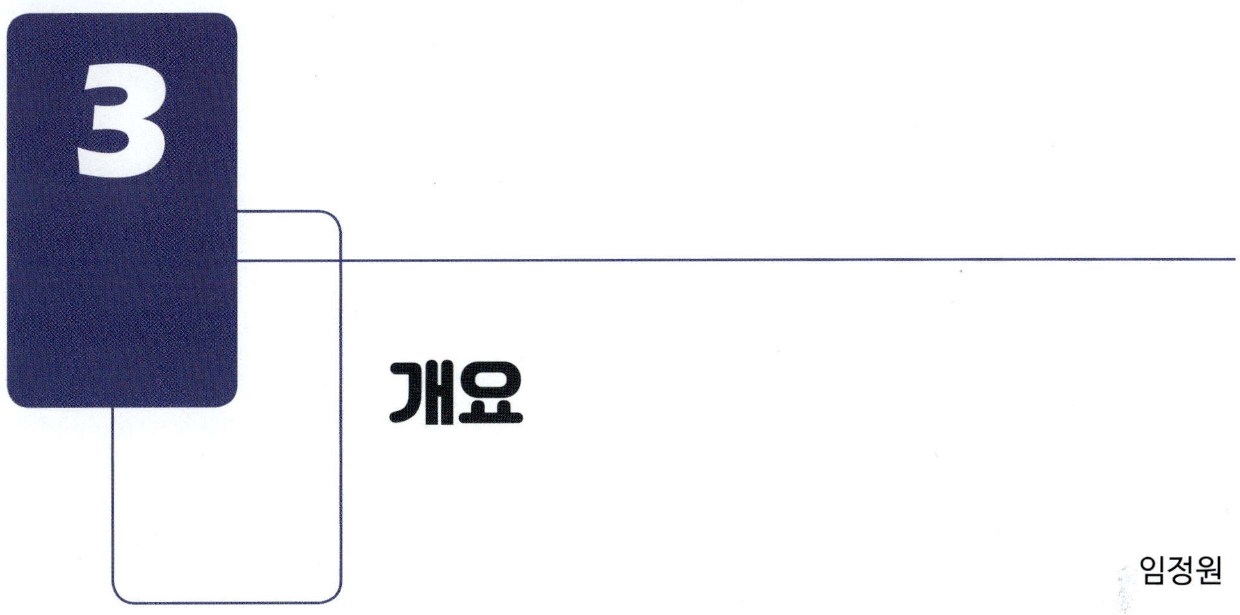

개요

임정원

암 발생 및 암 치료에 영향을 미치는 요인에 대해서는 아직 명확하게 알려져 있지 않다. 그럼에도 불구하고, 심리사회적, 행동적 요인이 암의 발병이나 경과에 상당히 중요한 영향을 미친다는 다양한 연구 결과들이 있다. 실질적으로 암 발병은 배우자나 자녀의 사망, 심각한 고통, 만성 우울증 등과 같은 심각한 생활 사건과 관련이 있으며, 기전적으로 스트레스와 암 발병의 관계를 뒷받침하는 근거 역시 증가하고 있는 상태이다. 또한, 암과 관련해서 가장 일관되게 입증되고 있는 심리사회적 요인으로는 사회적 지지의 부족, 우울, 디스트레스, 외상 경험 등이 포함된다. 이러한 영향들은 세포 면역에 대한 영향뿐만 아니라 염증, 혈관 신생, 침윤, 전이를 포함한 암 성장의 기본 과정에 대한 직간접적인 조절을 통해 이루어지는 것으로 알려져 있다. 본 챕터에서는 암과 암 치료에 영향을 미치는 요인으로 생활습관, 정신사회적 위험 요인, 정신생물학적 기전 등에 대해 알아보았다.

첫째, 생활습관은 인간이 살아가면서 반복적으로 행동하는 일상적인 습관이자 양식이다. 특히, 암 발생과 예후와 관련해서는 생활습관이 상당히 중요한 영향을 미치는 것으로 알려져 있다. 일반적으로 건강과 관련된 생활습관으로는 흡연, 음주, 식습관, 신체 활동 등이 있으며, 세계보건기구에서는 이러한 생활습관을 암 발병의 중요한 위험 요소로 제안하고 있으며, 생활습관의 변화가 암 치명률을 감소시키는 데 영향을 줄 수 있음을 언급하고 있다. 많은 연구들은 이러한 생활습관과 암의 관계에 많은 관심을 기울여 왔고, 다양한 연구를 통해 생활습관이 암 예방 및 치료에 미치는 영향력을 확인하기 위해 노력해 왔다. 본 장에서는 흡연, 식습관과 알코올 섭취, 신체활동과 좌식행동을 중심으로 이러한 생활 습관이 암 발생 위험과 예후에 얼마나 중요한 영향력을 지니고 있는지 확인하였다.

둘째, 암의 발생 원인을 설명하기 위해 연구자들은 정신사회적 위험 요인에 많은 관심을 두고 다양한 연구를 수행해 왔다. 그 중 가장 많은 연구가 이루어진 것은 생활사건과 스트레스, 우울, 성격, 사회경제적 지위 등이다. 연구 결과에 근거할 때, 우울은 암 발생에 직접적인 영향을 주지는 않지만, 암 진단 이후 암 치명률에는 상당한 영향력을 미치는 것으로 나타났다. 또한, 성격적 특성은 암으로 인한 사망의 위험성을 증가시키지 않는다는 연구 결과들이 상당수 존재한다. 생활사건과 스트레스는 직접적인 암 사망률을 증가시키지는 않지만, 스트레스로 인해 건강행동이 영향을 받는다는 점에서 암을 치료하는 과정에서 스트레스가 암의 예후에 상당한 영향을 미치고 있음을 알 수 있다. 본 장에서는 심리사회적 위험요인의 영향력과 관련해서 어떤 연구 결과들이 있는지 확인하고, 각각의 영향력을 기존 연구 결과를 중심으로 확인하였다.

셋째, 암으로 인한 스트레스가 질병에 미치는 과정에 대해서는 Andersen 등이 제안하는 생물행동학적 모델이 자주 인용되고 있다. 이 모델에서는 암 스트레스의 적응 과정에 대해 설명하면서 심리-행동 반응이 생물학적 과정과 건강 결과에 영향을 미치는 기전을 제안한다. 실제 암 진행과 관련된 심리적, 행동적, 생물학적 요인의 상호작용을 이해하는 것은 암 발생과 예후에 대한 정신생물학적 기전을 확인하는 데 중요하다. 본 장에서는 암 발생 과정 중 나타날 수 있는 심리적 경로, 행동 경로, 생물학적 경로를 생물행동학적 모델에 기반해 설명하였다. 또한, 스트레스 생물학과 암의 관계를 살펴보고 암의 정신신경면역학 분야 중 세포면역반응, 염증, 종양의 진행에 초점을 두었다. 마지막으로 생체행동모델에 기반한 개입 방법을 제시하기 위해 암 예방을 위한 스트레스에 대한 정신약물학적 접근, 생물행동학적 중재, 스트레스 관리 기술, 삶의 질 향상, 치료 순응도, 건강행동 등에 대한 방향성을 제시하였다.

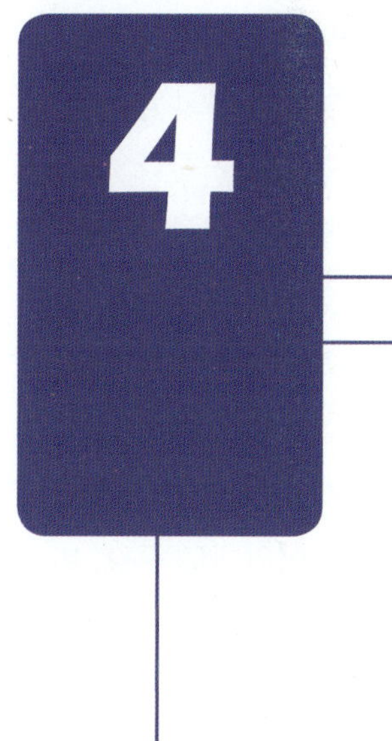

생활습관과 암의 위험 요인

백민소

생활습관은 개인이 주변환경과 상호 작용하며 살아가는 과정에서 반복적으로 행하는 일상적인 습관과 행동 양식이다. 건강과 관련된 생활습관은 흡연, 음주, 식습관, 신체활동 등 다양한 행동을 포함하며, 만성질환은 물론 암 질환을 비롯한 많은 질병과 관련이 있다. 세계보건기구WHO는 이러한 생활습관을 암 발병 위험 요소로 제안하고 있으며, 암 질환 관련 사망의 약 30-50%는 비흡연, 건강한 체중 유지, 건강한 식습관, 규칙적인 운동과 같은 생활습관의 변화 및 정기적인 건강검진 등을 통해 예방할 수 있다고 강조하고 있다. 많은 연구들 또한 생활습관과 암 질환 간의 관계에 관심을 기울여왔으며, 연구결과 이러한 생활습관이 암 예방 및 치료에 영향을 미치는 변화 가능한 위험 요인으로 주목받으면서 그 중요성이 부각되고 있다. 본 장에서는 흡연, 식습관과 알코올 섭취, 신체활동과 좌식행동이 암 발병 위험과 예후에 미치는 영향에 대해 살펴보고자 한다.

1. 흡연과 암

전 세계적으로 매년 8백만 명 이상의 사람들이 담배로 인해 조기사망하고 있다. 흡연은 만성 폐쇄성 폐질환을 포함한 호흡기 질환, 심근 경색 등 다양한 질환과 관련된 주요 위험 요인이다. 담배에는 9,500여 종의 화학물질이 포함되어 있으며, 담배연기에는 니코틴nicotine, 타르tar를 포함한 많은 유해물질이 들어있다. 이 중 83종은 국제암연구소International Agency for Research On Cancer, IARC가 발암원으로 분류한 물질이다. 담배 속의 니코틴은 직접적 발암물질은 아니지만 강력한 중독 물질로 습관성 중독을 일으켜 흡연을 지속시키며, 흡연자가 담배연기에 지속적으로 노출되게 함으로써 암 위험을 증가시킨다. 흡연은 기간이 길수록, 일일 흡연량이 많을수록, 시작 나이가 어릴수록 흡연을 중단하기 어려우며 흡연으로 인한 위험이 증가한다.

한편, 전자담배electronic cigarettes, E-cigarettes는 2003년 개발된 이후 전 세계적으로 사용이 늘고 있는 추세이다. 전자담배는 일반적으로 니코틴, 향료, 프로필렌 글리콜propylene glycol, 식물성 글리세린을 포함한 용액을 가열해 발생한 증기를 흡입하도록 하는 전자장치이다. 전자담배는 연초를 태우는 방식의 담배와 비교해 냄새가 나지 않고 타르가 없으며 유해 독성 물질의 흡입이 적어 건강에 덜 해로울 것이라는 인식이 있어 금연 보조제로 사용되기도 한다. 그러나 전자담배 역시 건강에 해로운 첨가물, 향료, 포름알데히드formaldehyde를 포함한 다양한 유해물질을 포함하고 있어 건강의 잠재적인 위험요소이다. 전자담배 사용이 암 질환의 발병에 미치는 영향은 아직 충분히 연구되지 않았으나, 폐 질환과의 관련성은 지속적으로 제기되고 있다. 또한 전자담배는 기존 담배와는 다른 유해물질도 포함하고 있어 안전성 검증이 아직 부족할 뿐만 아니라 장기적 안전성 역시 확보되지 않은 상태이다.

흡연은 폐암 발병의 주요 원인으로 잘 알려져 있다. 흡연자는 비흡연자에 비해 폐암 발병 위험이 높은데, 남녀 모두 흡연자의 위험이 약 25배 높은 것으로 보고되고 있다. 국제암연구소에 따르면 흡연은 폐암 이외에도 구강, 비강 및 부비동, 후두, 식도와 같이 담배 연기가 접촉하는 기관을 포함하여 위, 췌장, 간, 신장, 방광, 자궁경부, 급성백혈병 등 광범위한 신체기관의 암 발병과 관련이 있다(그림 4-1). 또한 흡연은 암 사망과도 밀접한 관계가 있다. 전 세계적으로 암으로 인한 사망의 약 25%가 흡연과 관련이 있으며, 폐암으로 인한 사망은 71%가 흡연에 기인한 것이다. 미국과 프랑스의 경우 폐암으로 인한 사망의 80% 이상, 아시아 남성은 약 60% 이상이 흡연에 기인한 것으로 추정된다는 연구 결과가 있다.

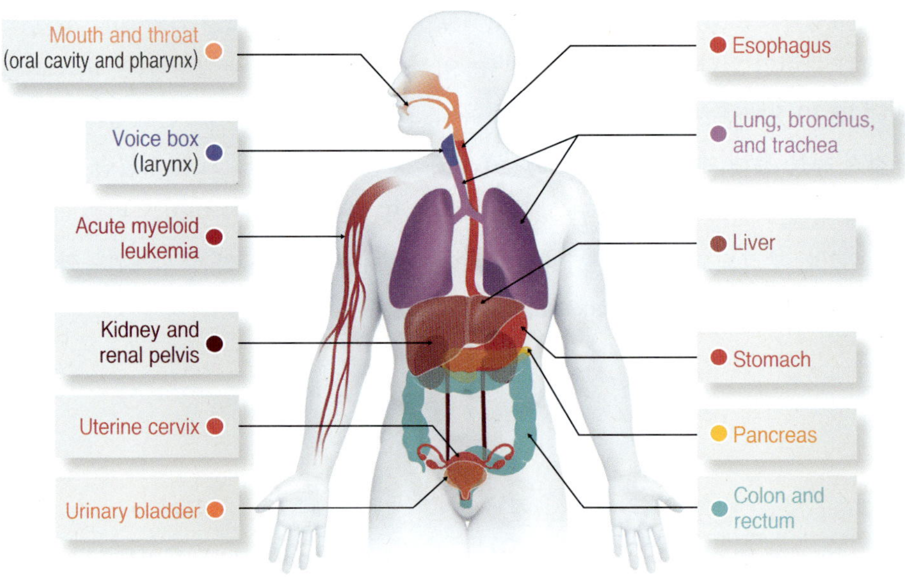

그림 4-1. 흡연과 관계된 암 (출처:https://www.cdc.gov/cancer/tobacco/index.htm)

1) 한국인의 흡연과 암과의 관련성

우리나라 15세 이상 전체 인구의 흡연율은 2021년 기준 15.4%로, OECD 국가 평균 흡연율인 15.9%와 비슷한 수준이다. OECD 통계에 의하면 남성의 흡연율은 1995년 66.7%를 기록한 후 감소하고 있으며, 2015년 금연정책의 변화로 담뱃세 인상, 금연구역 확대, 금연 치료 지원 등이 실시된 이래 점차적으로 감소하고 있는 추세이지만, 남성의 흡연율은 26.3%로 최근까지도 높은 비율을 보이고 있다. 우리나라의 흡연 관련 사망자 수는 한 해 5.8만 명 수준으로, 남성 전체 사망자의 32.3%, 여성 전체 사망자의 5.3%가 흡연이 원인인 것으로 보고된다. 흡연과 암 간의 관련성을 살펴보면, 한국 남성 암 발병의 20.9%, 암 관련 사망의 32.9%가 흡연이 원인인 것으로 추정된다. 흡연율이 남성에 비해 현저하게 낮은 여성의 경우(2021년 기준4.5%) 암 발병의 2.1%, 암 관련 사망의 5.2%가 흡연에 기인한 것으로 추정된다.

한국 남성 인구 기반 코호트 연구에서 흡연 남성은 비흡연 남성에 비해 폐암과 후두암 위험이 높았으며, 지속적 과다 흡연자steady heavy smokers와 중등도 흡연자steady moderate smokers는 그 위험이 더 높았다. 국민건강보험 자료를 이용한 연구에서는 남성의 흡연은 전체 암, 식도암, 위암, 폐암 발병 위험을 높였으며, 흡연자는 비흡연자에 비해 전체 암, 폐암 및 식도암으로 인한 사망 위험이 높은 것으로 나타났다. 또한 남성 흡연자의 일일 흡연량이 늘수록 위암 발병 위험도 높아졌다. 여성의 경우에도 흡연은 전체 암으로 인한 사망 위험과 위암, 폐암 사망 위험을 높였다. 다행스럽게도 세계적으로 매우 높은 수준이었던 남성 흡연율이 낮아지면서 흡연으로 인한 암 발병과 사망도 낮아질 것으로 기대되지만, 흡연은 여전히 한국인의 건강을 위협하는 대표적인 위험 요인임을 알 수 있다. 또한 흡연 노출과 암 발병 간의 시간적 간격(20-30년)과 급속한 고령 인구의 증가를 고려하면 흡연 관련 암으로 인한 질병부담은 당분간 지속적으로 높을 것으로 전망된다.

2) 흡연과 암의 예후

흡연은 암 치료 효과를 포함한 암의 예후를 결정하는 데 중요한 요인이다. 많은 흡연자들은 암 진단을 받은 후에도 흡연을 지속하는데, 일부 연구에서는 지속적인 흡연을 하는 암 환자가 많게는 80%에 달한다고 보고된다. 담배와 담배 연기는 암 치료에 영향을 줄 수 있는 생물학적 효과를 가지고 있다. 지속적인 흡연은 암의 성장을 초래할 수 있으며, 재발과 이차 원발암의 발생 위험을 가속화시킬 수 있다. 또한 암 치료 과정에서 직·간접적 영향을 통해 치료 효과를 감소시키며 생존율을 감소시킨다. 폐암의 경우, 흡연자는 비흡연자 또는 흡연을 중단한 사람에 비해 수술 후 상처 치유가 지연되며, 폐와 심혈관 합병증을 경험할 위험이 증가한다. 또한 방사선 치료 중의 흡연은 방사선 폐렴을 비롯한 각종 합병증을 야기할 수 있어 폐암 수술 전 가능한 빠른 금연이 권고되고 있다. 초기 폐암 환자를 대상으로 한 체계적 문헌고찰 연구에서 흡연을 계속한 환자는 흡연을 중단한 환자와 비교해 재발과 이차암의 위험이 더 높은 것으로 나타났으며, 사망 위험 역시 두 배가량 높은 것으로 나타나 생존율 감소와도 관련이 있는 것으로 나타났다. 두경부암 환자에서도 방사선 치료 기간 및 치료 후의 지속적 흡연은 사망 위험을 두 배 가까이 높이는 것으로 나타났으며, 방사선 치료로 인한 합병증(예: 점막염, 미각 상실, 구강 건조증, 조직 및 뼈 괴사)을 악화시켰다. 흡연으로 인한 위험이 특히 폐암과 두경부암 환자 대상 연구에서 더욱 부각되지만, 유방암을 비롯한 다른 종류의 암에서도 유사한 관련성이 관찰된다.

3) 금연의 이점과 암 환자를 위한 개입

흡연을 중단하는 것은 암 환자에게 다양한 긍정적 효과가 있다. 폐암 진단 시 금연을 하게 되면 환자의 생존율 향상 및 피로감 감소, 수면과 기분이 개선되는 등 삶의 질 향상에 도움이 된다. 두경부암 환자 대상의 연구에서도 진단 시 흡연을 중단한 환자는 계속 흡연을 한 환자에 비해 전반적인 생존율이 높으며, 사망 위험도 약 20% 감소하였다. 이와 같은 결과를 종합해 볼 때 암 진단 전후의 흡연 및 금연은 암의 예후에 영향을 미치며, 금연은 삶의 질 향상과 생존에 기여하는 중요한 요인이다. 금연은 의료 비용 감소와 생존율 향상을 위한 비용 대비 효과적인 접근 방식으로, 암 진단 전후 흡연자를 금연으로 유도하는 것은 매우 중요하다. 따라서 암 진단 이후에도 지속적으로 흡연을 하는 환자에게 금연의 다양한 이점에 대한 정보를 제공하는 금연 교육을 실시할 필요가 있다. 또한 금연 시도에 어려움을 겪는 환자에게는 금연 치료 약물로 승인된 니코틴 대체 요법(예: 니코틴 껌, 니코틴 패치, 니코틴 로젠지 등 약물 요법), 금연상담(개인상담, 집단상담, 전화상담) 등 적절한 개입을 시도해야 한다. 금연 개입 시 5A 원칙을 활용한 방법이 널리 권장되고 있다. 5A는 1) 모든 환자의 흡연 여부를 매 진료 시 질문하고Ask, 2) 흡연을 하는 경우 금연할 것을 명확하고 강력하게 권고하고Advice, 3) 금연 의향을 사정하고Assess, 4) 금연의도가 있는 경우 상담, 약물 용법 등을 활용해 도와주고Assist, 5) 금연을 지속할 수 있도록 추적 관찰Arrange 하는 방법이다. 이렇듯 의료진을 비롯한 헬스케어 전문가들은 다양한 금연 개입을 시도하여 암 치료 효과를 높이고, 나아가 생존율과 삶의 질 향상을 위한 기회를 제공할 필요가 있다.

2. 식습관, 비만, 알코올 섭취와 암

1) 식습관과 암

식습관은 건강에 영향을 미치는 중요한 요인 중 하나로 암 발병에도 영향을 미친다. 전 세계 다양한 인구 집단은 전통, 문화적 관습, 지리적 위치에 따라 각각의 독특한 식습관을 발달시켜왔으며, 이러한 식습관은 인구 집단 간 암 위험의 차이를 수반해 왔다. 식습관과 암의 연관성에 관한 초기 연구는 육류 섭취가 많은 국가가 섭취가 적은 국가에 비해 대장암 발병률이 높은 경우 등 특정 식습관 방식이 암의 발생과 상관관계가 있다는 것을 발견하였다. 그 후 수십 년 동안 식습관과 암의 연관성에 대한 상당한 연구가 진행되어 왔다. 연구 결과들은 식이를 비롯한 식습관이 많은 종류의 암 발생 위험 요인으로 알려져 있는 비만과도 밀접한 관련이 있는 환경적 요인으로, 암 발병 및 예방에 있어 잠재적으로 중요한 역할을 한다고 제시한다.

식이, 영양 및 비만과 관련이 있는 암 발생은 약 30-35%로 추산되고 있다. 예를 들어, 소고기, 돼지고기, 양고기를 비롯한 적색육과 소시지, 베이컨 같은 염장, 훈제, 발효 등을 거친 가공육의 섭취는 대표적인 암의 위험요인이다. 세계보건기구WHO 산하 국제암연구소는 대장암 발병과의 충분한 증거를 기반으로 가공육을 1급Group 1 발암성 물질로, 적색육은 제한된 증거를 바탕으로 발암 가능성이 있는 2A급Group 2A 발암성 물질로 분류하였다. 매일 50 g의 가공육 섭취 시 대장암 발병 위험이 약 16% 증가하며, 매일 100 g의 적색육 섭취 시 약 12% 높아진다. 특히 결장암의 경우 그 위험이 가공육은 23%, 적색육은 22% 높아지는 것으로 추산된다. 적색육과 가공육은 고온 조리 시 헤테로사이클릭 아민류heterocyclic amines 및 다환 방향족 탄화수소polycyclic aromatic hydorcarbons가 생성된다. 이러한 물질이 DNA 돌연변이를 일으킬 수 있으며, 암 발생을 증가시키는 주요 기전으로 설명되고 있다. 또한 가공육은 아질산염뿐만 아니라 염분 함량이 높아 위 점막을 손상시키고 염증과 위축을 유발할 수 있다.

식습관은 한국을 비롯해 몽골, 일본 등 아시아 일부 국가에서 흔하게 발병하는 위암과도 관련이 있다. 특히 소금에 절인 채소 및 생선을 비롯해 장류, 젓갈류 등 염장식품 섭취는 위암과 유력한 연관이 있는 것으로 보고되고 있다. 염장식품 속 과량의 소금에 의해 위에 염증이 발생하고, 점막이 손상되어 위험이 높아질 수 있으며, 소금 섭취가 헬리코박터 파일로리helicobacter pylori 감염과도 관련이 있어 이 두 요인의 시너지 효과로 위암 발생 위험이 높아질 수 있는 것으로 알려져 있다. 이 외에도, 구운 고기 및 구운 생선 섭취, 가공 육류의 섭취, 낮은 과일 섭취량은 제한적 가능성limited-suggestive이 있는 위암의 위험 요인으로 분류된다.

위에서 살펴본 것처럼, 식습관과 암 발생의 연관성은 밀접하다. 그러나 암 발생에 대한 식습관의 정확한 영향 확립은 도전적인 일이다. 음식을 섭취할 때 음식과 영양소가 단독으로 섭취되기보다는 여러 종류가 복합적으로 섭취되기도 하고, 식이 성분, 영양, 대사 그리고 환경 요인의 복합적 상호작용이 발생할 수 있다. 또한 태내기와 어린 시절을 포함하여 암 진단 전 오랜 기간 동안의 식습관이 암 발생에 영향을 미칠 수 있기 때문에 식습관과 암에 대한 증거는 아직은 불완전한 부분이 있으며, 지속적인 연구가 필요하다.

2) 비만과 암

비만은 건강이 손상될 수 있을 정도로 체내에 지방이 비정상적 또는 과도하게 축적된 상태로, 당뇨 및 암을 비롯한 다양한 만성 질환 위험을 초래한다. 체지방률을 간접적으로 측정하는 체질량지수body mass index: BMI, 즉 몸무게kg를 키의 제곱m^2으로 나눈 값은 보편적으로 사용되는 비만 진단 기준이다. 세계적으로는 BMI가 25이상이면 과체중 또는 비만 전 단계, 30 이상이면 비만으로 간주되고 있는데, 한국인을 비롯한 아시아인의 경우 23 이상이면 과체중, 25 이상은 비만으로 간주한다. 세계보건기구에 따르면 비만 인구는 빠르게 증가하여, 2016년 기준으로 전 세계 성인 인구의 약 13%인 650만 명 이상이 비만이다. 국민건강영양조사 통계에 따르면, 한국 성인의 비만 유병률은 2011년 31.9% (남: 35.2%; 여: 28.6%)에서 2021년 37.2% (남:44.8%, 여: 29.5%)로 매해 증가하고 있는 추세이다. 과체중과 비만은 다양한 요인에 의해 발생 가능하지만, 식이, 영양학적 요인, 운동 및 신체활동의 부족과도 매우 밀접한 연관이 있다. 서구화된 식습관으로 고칼로리 식품 섭취의 증가, 포화지방, 염분 및 당분이 높은 간식의 섭취, 신체활동 감소는 비만의 위험을 높이고 있다. 과체중과 비만은 암의 위험요인으로, 구강암 및 인후두암, 식도암, 위암, 췌장암, 담낭암, 간암, 대장암, 유방암(폐경 후 여성), 난소암, 자궁내막암, 전립선암(진행암)의 발병 위험을 높인다. 비만은 인슐린 저항성 및 인슐린유사성장인자-1insulin-like growth factor-1 생성을 증가시키며 염증 유발과도 관련이 있는데, 이는 암의 위험을 증가시키는 주요 기전으로 간주되고 있다.

3) 알코올 섭취와 암

알코올 음료는 오랜 기간 기호품으로 애용되어 왔다. 그러나 전 세계적으로 매년 약 300만 명이 알코올 섭취와 관련해 사망할 정도로 위험성도 크다. 한국의 경우, 월간음주율(최근 1년 기준 한 달 1회 이상 음주)이 2021년 53.5%로 알코올 섭취 인구가 제법 많음을 알 수 있다. 알코올 음료는 국제암연구소가 지정한 1급Group 1 발암성 물질이다. 맥주와 와인을 비롯해 모든 종류의 알코올 음료는 에탄올을 포함한 수많은 발암성 물질이 포함되어 있어, 섭취 시 유전자 독성과 발암성이 있는 대사산물 생성이 증가할 수 있다. 알코올 음료 섭취는 구강암 및 인후두암, 식도암, 대장암, 간암, 위암, 유방암 등 다양한 암의 발생 위험을 높인다. 대장암은 하루 2잔(30 g) 이상, 위암과 간암은 하루 3잔(45 g) 이상 섭취 시 암 발생 위험이 높아진다. 예외적으로, 하루 2잔(30 g)까지의 알코올 섭취가 신장암 예방에 도움이 된다는 연구 결과가 있지만, 신장암 외 다른 암에 걸릴 위험이 증가한다는 사실을 훨씬 더 중요하게 고려해야 한다.

세계보건기구는 알코올의 독성이 신체를 통과하는 모든 장기에 영향을 미치기 때문에 섭취에 안전한 수준은 없다고 경고한다. 알코올 섭취를 1 g이라도 할 때부터 위험이 높아지며, 알코올 음료 섭취와 암 발생은 용량-반응 관계dose-response relationship가 있어 섭취량이 많아질수록 암 발생 위험이 더 커진다. 유방암의 경우, 하루 에탄올 8 g 이하 소량의 알코올 섭취도 암 발생 위험을 높이기 때문에 가급적 알코올 음료는 섭취하지 않는 것이 좋다. 또한 알코올 음료 섭취와 담배 흡연을 함께 하면 각각을 단독으로 사용할 때보다 암 발생 위험이 훨씬 높아진다. 알코올 섭취와 담배 흡연을 함께 하면 구강암 및 인후두암, 식도암의 발병 위험은 5배 증가하며, 과도한 음주습관을 가진 경우 그 위험이 최대 30배까지 증가한다.

4) 식습관, 비만, 알코올 섭취와 암 예방

세계보건기구WHO 산하 세계암연구기금World Cancer Research Fund, WCRF과 미국암연구협회American Institute for Cancer Research, AICR는 암의 발생과 관련 있는 식이, 비만, 알코올 섭취 등에 대한 꾸준한 연구를 수행하고 있다. 연구를 통해 제시한 식습관, 비만 등 생활습관과 관련하여 암 발생 위험을 높이거나 줄이는 요인은 표 4-1과 같다. 또한 증거에 기반하여evidence-based 제시한 암 예방을 위한 10가지 권고사항은 다음과 같다. 이 권고에는 1) 건강 체중을 유지하고, 성인기의 체중 증가를 피할 것, 2) 신체활동을 활발히 할 것, 3) 통곡물, 야채, 과일, 콩이 풍부한 식단을 섭취할 것, 4) 패스트푸드 및 지방, 전분, 또는 당 함량이 높은 가공 식품의 섭취를 제한할 것, 5) 적색육은 적당량 이상 섭취하지 말고, 가공육은 가급적 매우 적은 양으로 섭취를 제한할 것, 6) 가당sugar-sweetened이 함유된 음료를 섭취하지 말 것, 7) 알코올 섭취를 제한할 것, 8) 암 예방을 위해 고용량의 건강보조식품을 섭취하지 말고, 요구되는 영양은 식이만으로 충족시킬 것, 9) 산모의 경우 가능한 한 모유 수유를 할 것, 10) 암 진단후에는 가능하다면 권고사항을 따를 것이 포함된다. 그리고 각각의 권고안을 따르는 것도 암 예방 효과가 있지만, 이러한 요소들이 상호 연관되어 있는 중요 요인이기 때문에 10가지 권고사항을 종합적으로 실행하는 것이 가장 효과적임을 강조한다.

우리나라 국립암센터도 암 예방수칙 10가지를 권고하고 있다. 포함된 사항은 1) 담배를 피우지 말고, 남이 피우는 담배 연기도 피하기, 2) 채소와 과일을 충분하게 먹고, 다채로운 식단으로 균형 잡힌 식사하기, 3) 음식을 짜지 않

표 4-1. 식습관, 비만, 신체활동과 암

암	발병 위험 증가 요인	발병 위험 감소 요인
대장Colorectal	적색육red meat(소, 돼지, 염소, 양고기)* 가공육processed meat** 알코올(하루 2잔 이상 또는 30 g 이상) 성인기의 신장adult attained height** 체지방body fatness**	통곡물whole grains* 식이섬유 함유 식품* 유제품* 칼슘 보충제* 신체활동**
폐Lung	식수에 함유된 비소arsenic** 베타카로틴beta-carotene 보충제** (고용량인 경우 흡연자)	
위Stomach, gastric	염장 보존 식품* 알코올(하루 3잔 이상 또는 45 g 이상)* 체지방*	
유방Breast–폐경 전	알코올* 성인기의 신장** 출생시 고체중greater birth weight*	격렬한vigorous 신체활동 체질량지수BMI* 수유(모유 수유)* 성인기 초기(18–30세)의 체질량 지수*
유방Breast–폐경 후	알코올** 체지방** 성인기 체중증가** 성인기의 신장**	신체활동(격렬한 신체활동 포함)* 성인기 초기(18–30세)의 체질량 지수* 수유(모유 수유)*
전립선Prostate	성인기의 신장* 체지방*(진행암)	
간Liver	아플라톡신aflatoxin에 오염된 음식** 알코올(하루 3잔 이상 또는 45 g 이상)** 체지방**	커피*
췌장Pancreatic	체지방** 성인기의 신장*	
난소Ovarian	성인기의 신장** 체지방*	
방광Bladder	식수에 함유된 비소arsenic*	
피부Skin	식수에 함유된 비소arsenic*	
자궁내막endometrial	체지방** 성인기의 신장* 혈당 부하Glycaemic load 식품*	커피* 신체활동*
구강, 구인두, 후두mouth, pharynx and larynx	알코올** 체지방*	

출처: World Cancer Research Find/American Institute for Cancer Research(2018)24
** 확실한 증거Convincing evidence: 암과의 연관성(위험 증가 또는 감소)에 대한 확실한 증거가 있음
* 상당한 증거Probable evidence: 암과의 연관성에 대한 상당한 근거가 있음
- 체지방Body fatness은 체질량 지수Body Mass Index, BMI, 허리둘레, 허리-둔부 둘레 비로 평가함
- 성인기의 키Adult attained height는 암 위험에 직접적인 영향을 미친다고 보기는 힘들지만, 성장이 완료될 때까지의 유전적, 환경적, 호르몬적, 영양적 요인에 대한 지표임

게 먹고, 탄 음식을 먹지 말기, 4) 하루 한두 잔의 소량 음주도 피하기, 5) 주 5회 이상, 하루 30분 이상, 땀이 날 정도로 걷거나 운동하기, 6) 자신의 체격에 맞는 건강 체중을 유지하기, 7) 예방접종 지침에 따라 B형 간염과 자궁경부암 예방접종 받기, 8) 성 매개 감염병에 걸리지 않도록 안전한 성생활 하기, 9) 발암성 물질에 노출되지 않도록 작업장에서 안전 보건 수칙 지키기, 10) 암 조기 검진 지침에 따라 빠짐없이 검진 받기이다. 위의 사항 중 절반은 식이 및 비만과 관련된 사항으로, 암 예방에 있어 식이와 비만의 중요성을 알 수 있다.

담배 흡연을 중단하면 폐암을 비롯한 각종 암 발생을 낮출 수 있는 것처럼, 체중 감량을 통해 비만이 아닌 상태로 유지하는 것은 유방암 위험을 낮추는 데 효과가 있다. 알코올 섭취 또한 줄이거나 금주하는 것을 통해서 다양한 암 발생 위험을 줄일 수 있다. 따라서 식이, 체지방, 알코올 섭취, 신체활동이 암 발생과 밀접한 연관이 있는 요인임을 인식하고, 권고사항을 반영하여 잠재적으로 수정 가능하고 예방 가능한 위험 요인을 줄이기 위한 지속적 노력이 필요하다. 또한, 암 예방 권고사항에 수면에 대한 부분은 포함되어 있지 않지만, 수면은 신체적, 정신적 건강은 물론 비만과도 관련 있는 중요한 요소이다. 수면이 아시아인의 암 발생과 연관이 있다는 연구도 있으므로 수면과 암 발생의 관계에 대한 연구가 필요하며, 이를 암 예방 권고사항에 반영할 필요가 있다.

5) 암 환자의 식이 및 영양 관리

암 환자의 식이 및 영양은 치료 결과, 생존율, 그리고 삶의 질에 영향을 미치는 중요한 부분이다. 암은 여타 질환에 비해 질환 자체와 치료 과정이 환자의 영양 불량malnutrition을 초래할 위험이 매우 큰 편으로, 영양 부족을 겪는 암 환자 비율은 25%에서 70%에 이른다. 암 환자는 암 자체로 인한 비정상적인 대사 항진으로 식이 부진이 나타나 충분한 음식 섭취를 못하는 경우가 많다. 반면, 신체활동의 저하에도 불구하고 에너지 요구량은 증가하여 영양 부족을 겪기 쉽다. 또한 암 치료의 대표적 방법 중 하나인 항암화학요법은 구강에 심각한 부작용(예: 구강 궤양, 구강 건조증, 미각 변화)을 유발할 수 있으며, 위장관계 점막 손상으로 인해 오심, 구토 및 식욕 부진을 초래할 수 있다. 방사선 치료 역시 방사선 조사 부위에 두경부, 식도, 복부 부위가 포함되면 식욕 부진이 동반되는 경우가 흔하다.

암 환자의 영양 불량은 치료 결과에 부정적 영향을 끼친다. 환자가 영양 섭취를 제대로 하지 못하면 면역력이 저하되며, 상처 치유가 지연되어 회복이 늦어지고, 감염률과 합병증 위험이 증가한다. 또한 영양 부족이 지속되면 항암화학요법을 견디는 능력이 저하되어 암의 치료를 방해하고, 암 재발률과 사망률을 높이는 원인이 될 수 있다. 암 환자가 양질의 음식 섭취를 통해 적절한 영양관리를 하는 것은 암 진단 시는 물론 암 치료 과정 전후에도 지속적으로 중요한 부분이다. 따라서 암 환자의 영양 불량을 조기에 인지하여 적절한 영양 공급 및 관리가 될 수 있도록 환자의 영양관리에 대한 관심이 요구된다. 암 환자의 지속적인 암 치료 및 건강 관리를 위해 적절한 영양 섭취와 관리에 대한 교육 프로그램과 식이 상담이 필요하다. 또한 의료 전문가는 영양 불량 경향이 있는 환자를 대상으로 종합적 영양 상태를 주기적으로 평가하여 치료의 결과와 환자 삶의 질 향상을 위해 노력해야 한다.

3. 신체활동 및 좌식행동과 암

1) 신체활동과 암

신체활동은 에너지 소비를 필요로 하는 움직임으로 걷기, 집안일, 출퇴근, 낮은 강도의 직업적 업무, 여가 활동과 같은 일상적이고 저강도의 신체활동부터 달리기, 웨이트 트레이닝, 수영과 같은 계획적이고 구조화된 운동까지 다양한 활동을 포함한다. 신체활동은 다양한 만성질환의 발생과 사망 위험을 감소시키는 데 기여하는 것으로 잘 알려져 왔다. 세계보건기구는 18세 이상 성인과 노인에 대해 일주일에 최소한 150-300분의 중등도 신체활동(예: 수영, 배드민턴, 복식테니스) 또는 75-150분의 격렬한 신체활동(예: 등산, 빠른 속도로 자전거 타기, 단식 테니스)을 권장하고 있으며, 추가적인 건강상의 혜택을 위해서는 권장된 시간 이상으로 늘릴 것을 제안하고 있다. 암 관련 국제기관들은 충분한 근거를 기반으로 신체활동이 암 예방에도 효과가 있다고 밝혔으며, 이를 암 예방을 위한 지침으로 채택해왔다.

신체활동은 혈액순환 기능 증진, 염증 반응 감소, 면역기능 향상, 인슐린저항성 개선에 도움이 되는 등 내분비학적, 면역학적, 대사 과정을 포함한 신체 시스템에 긍정적인 영향을 미친다. 세계암연구기금과 미국암연구협회에 따르면, 신체활동은 대장암, 폐경 이후의 유방암, 자궁내막암 발생 위험을 낮춘다(표 4-2). 대장암의 경우, 신체활동이 체지방을 감소시킴으로써 인슐린저항성과 염증을 감소시키고 이를 통해 암 발생 위험을 낮추는 것이 주된 기전이다. 신체활동은 인슐린 감수성을 향상시키고, 암 발생과 관련 있는 공복 인슐린과 C-펩타이드C-peptide 농도를 낮춤으로써 유방암 위험을 낮추는 데 효과가 있다. 더불어, 신체활동이 면역기능에 긍정적 영향을 미치며, 야외에서 활동하는 동안 햇빛 노출로 비타민 D가 증가하는 것도 유방암 위험을 낮추는 기전에 영향을 줄 수 있다. 다만 직업 또는 여가 시간의 신체활동, 걷기, 격렬한 신체활동 등 모든 종류의 신체활동이 폐경 후의 유방암 예방에 도움이 되지만, 폐경 전 유방암 예방을 위해서는 격렬한 정도의 신체활동이 효과적이다.

신체활동과 다른 암과의 연관성에 대한 증거도 축적되고 있다. 기존 연구를 종합적으로 검토한 연구는 신체활동이 신장암, 방광암, 식도암, 위암 발생 위험을 감소시키는 강력한 증거가 있으며, 폐암 발생 위험과 관련해서는 중등도의 증거가 있다고 제시하였다. 또한 신체활동이 림프종lymphoma, 골수종myeloma, 두경부암, 췌장암, 난소암, 전립선암의 발생 위험을 감소시키는 데 제한적인 증거가 있는 것으로 나타났다. 더불어, 신체활동 수준과 암 발생은 용량-반응 관련성dose-response relationship이 있어 신체활동 수준이 증가할수록 암 발생 위험이 감소한다는 역학적 증거도 나오고 있다.

암 진단 전후의 신체활동은 암 예후에도 영향을 준다. 기존 연구 결과, 유방암과 대장암 환자에서 암 진단 전 신체활동을 최고 수준으로 한 그룹은 최저 수준의 그룹에 비해 암 관련 사망률과 모든 원인으로 인한 사망률이 13-25% 더 낮았다. 암 진단 후 신체활동과의 연관성을 보면, 유방암, 대장암, 전립선암에서 최고 수준의 신체활동을 한 그룹은 최저 수준의 신체활동을 한 환자 그룹에 비해 암 관련 사망률 및 모든 원인으로 인한 사망률 위험이 최고 45% 더 낮았다. 이러한 결과는 암 진단 전후의 신체활동이 사망률 감소에 도움이 되며, 특히 진단 후의 신체활동이 사망률을 줄이는 데 더 효과적일 수 있다는 점을 시사한다. 신체활동이 암 예후에 영향을 미치며, 피로감, 불안, 우울, 삶의 질에도 긍정적 영향을 준다는 연구가 늘어나면서, 미국암연구협회는 암 환자에게 가능하다면 일반인과 동일한 신체 활동 권장 사항을 따를 것을 권장하고 있다.

2) 좌식행동과 암

좌식행동sedentary behavior은 상대적으로 최근에 주목받기 시작한 건강 위험 요인으로, 일반적으로 앉아 있거나, 기대어 있거나, 누워 있는 등 최소한의 에너지를 소비하는 모든 행동을 의미한다. 여기에는 컴퓨터 앞에 앉아서 일하는 것, 출퇴근 시 운전하거나 대중교통에 앉아 있는 것, 여가나 오락을 위해 앉아 있는 행동(예: 스마트폰 사용, 책 읽기, TV 시청 및 게임)도 포함된다. 신체활동을 많이 하면 앉아 있는 시간이 줄어들 수 있고, 신체활동이 적으면 앉아 있는 시간이 늘어 자칫 좌식행동과 신체활동(부족)을 비슷한 개념으로 혼용하기 쉽지만, 이 둘을 구분하는 것은 필요하다. 가령, 신체활동은 권장된 만큼 또는 초과 달성했더라도, 그 이외 대부분의 시간에 좌식행동을 할 수도 있으며, 반대로 신체활동은 권장된 만큼 하지 못했지만 대부분의 시간을 서서 보내는 등 좌식행동을 거의 하지 않을 수도 있다. 국제암연구센터의 '세계 암 보고서World Cancer Report 2020'에 따르면 신체활동 수준과 무관하게 좌식행동은 암 발생 위험 증가와 관련이 있다. 아직은 연구가 부족하여 제한적이기는 하지만 좌식행동이 자궁내막암, 결장암, 폐암 발생 위험을 증가시킨다는 새로운 증거가 나오고 있다. 현재까지의 연구 결과를 종합해보면, 신체활동을 하더라도 좌식행동 시간이 증가하면 암 발생 위험이 증가할 수 있다. 따라서 암 예방을 위해서는 신체활동을 하는 것과 더불어 좌식행동을 줄이는 것이 필요하다.

표 4-2. 신체활동과 좌식행동이 암 예방 및 예후에 미치는 영향

증거의 수준	신체활동과 암 발생 위험 감소[a]	암 진단 전 신체활동과 사망률 감소[b]	암 진단 후 신체 활동과 사망률 감소[b]	좌식행동과 암 발생 위험 증가[c]
강력한 증거	결장암			
중등도 증거	자궁내막암 유방암(폐경 후), 유방암(폐경 전: 고강도 운동만)	유방암, 결장암	유방암, 결장암, 전립선암	자궁내막암, 결장암, 폐암
제한적인 증거	식도암, 폐암, 간암, 유방암(폐경 전)			

[a] World Cancer Research Find/American Institute for Cancer Research (2018)24
[b] Patel et al. (2019)40
[c] 2018 Physical Activity Guidelines Advisory Committee. (2018)41

참고문헌

1. e-나라지표[인터넷]. 음주 및 흡연현황. Available from: https://www.index.go.kr/unity/potal/main/EachDtlPageDetail.do?idx_cd=2771.
2. 국민건강보험공단 일산병원 연구소. 한국인 여성에서 흡연에 따른 유방암 발생위험 및 기여 위험도. 2014.
3. 질병관리청. 흡연으로 인한 국내 사망자 수와 사회경제적 비용. 2020.
4. 통계청[인터넷]. 국민건강영양조사 비만 유병률. 2023. Available from: https://kosis.kr/common/meta_onedepth.jsp?vwcd=MT_OTITLE&listid=117_11702.

5. Cataldo JK, Dubey S, Prochaska JJ. Smoking cessation: an integral part of lung cancer treatment. Oncology. 2010;78(5-6):289-301.
6. 2008 PHS Guideline Update Panel, Liaisons, and Staff. Treating tobacco use and dependence: 2008 update U.S. Public Health Service Clinical Practice Guideline executive summary. Respir Care. 2008 Sep;53(9):1217-22.
7. Ilic M, Ilic I. Epidemiology of stomach cancer. World J Gastroenterol. 022;28(12):1187-203.
8. Li Y, Hecht SS. Carcinogenic components of tobacco and tobacco smoke: A 2022 update. Food Chem Toxicol. 2022;165:113179.
9. Luu MN, Han M, Bui TT, Tran PTT, Lim M-K, Oh JK. Smoking trajectory and cancer risk: A population-based cohort study. Tob Induc Dis. 2022;20:71.
10. Muscaritoli M, Lucia S, Farcomeni A, Lorusso V, Saracino V, Barone C, et al. Prevalence of malnutrition in patients at first medical oncology visit: the PreMiO study. Oncotarget. 2017;8(45):79884-96.
11. National Center for Chronic Disease Prevention and Health Promotion (US) Office on Smoking and Health. The Health Consequences of Smoking—50 Years of Progress: A Report of the Surgeon General. Atlanta (GA): Centers for Disease Control and Prevention (US); 2014.
12. OECD. Non-medical determinants of health: Tobacco consumption. 2019.
13. Park S, Jee SH, Shin HR, Park EH, Shin A, Jung KW, et al. Attributable fraction of tobacco smoking on cancer using population-based nationwide cancer incidence and mortality data in Korea. BMC cancer. 2014;14(1):406.
14. Parsons A, Daley A, Begh R, Aveyard P. Influence of smoking cessation after diagnosis of early stage lung cancer on prognosis: systematic review of observational studies with meta-analysis. BMJ. 2010;340:b5569.
15. Patel AV, Friedenreich CM, Moore SC, Hayes SC, Silver JK, Campbell KL, et al. American College of Sports Medicine roundtable report on physical activity, sedentary behavior, and cancer prevention and control. Med Sci Sports Exerc. 2019;51(11):2391-402.
16. Picon - Ruiz M, Morata - Tarifa C, Valle - Goffin JJ, Friedman ER, Slingerland JM. Obesity and adverse breast cancer risk and outcome: Mechanistic insights and strategies for intervention. CA Cancer J Clin. 2017;67(5):378-97.
17. Pierce JP, Patterson RE, Senger CM, Flatt SW, Caan BJ, Natarajan L, et al. Lifetime cigarette smoking and breast cancer prognosis in the After Breast Cancer Pooling Project. J Natl Cancer Inst. 2014;106(1):djt359.
18. Ribassin-Majed L, Hill C. Trends in tobacco-attributable mortality in France. Eur J Public Health. 2015;25(5):824-8.
19. Schmitz KH, Campbell AM, Stuiver MM, Pinto BM, Schwartz AL, Morris GS, et al. Exercise is medicine in oncology: Engaging clinicians to help patients move through cancer. CA Cancer J Clin. 2019;69(6):468 – 84.
20. Smith J, Nastasi D, Tso R, Vangaveti V, Renison B, Chilkuri M. The effects of continued smoking in head and neck cancer patients treated with radiotherapy: A systematic review and meta-analysis. Radiother Oncol. 2019;135:51-7.
21. Tan KCB. Appropriate body-mass index for Asian populations and its implications for policy and intervention strategies. Lancet. 2004;363(9403):157-63.
22. Thun MJ, Carter BD, Feskanich D, Freedman ND, Prentice R, Lopez AD, et al. 50-year trends in smoking-related mortality in the United States. N Engl J Med. 2013;368(4):351-64.
23. Wang XQ, Terry PD, Yan H. Review of salt consumption and stomach cancer risk: epidemiological and biological evidence. World J Gastroenterol. 2009;15(18):2204-13.
24. Wild C, Weiderpass E, Stewart BW. World cancer report: cancer research for cancer prevention. International Agency for Research on Cancer; 2020.
25. World Cancer Research Fund International [Internet]. Diet, activity and cancer. Available from: https://www.wcrf.org/dietandcancer.
26. Obesity: preventing and managing the global epidemic. Report of a WHO consultation. World Health Organ Tech Rep Ser. 2000;894:1-253.
27. World Health Organization [Internet]. WHO global report on mortality attributable to tobacco. Available from: https://www.who.int/publications-detail-redirect/9789241564434.
28. World Health Organization [Internet]. Global status report on alcohol and health 2018. Available from: https://www.who.int/publications/i/item/9789241565639.

29. World Health Organization [Internet]. WHO guidelines on physical activity and sedentary behaviour: at a glance. Available from: https://iris.who.int/handle/10665/337001.

30. World Health Organization [Internet]. WHO report on the global tobacco epidemic 2021: addressing new and emerging products. Available from: https://www.who.int/publications/i/item/9789240032095.

31. World Health Organization [Internet]. Alcohol is one of the biggest risk factors for breast cancer. World Health Organization. Available from: https://www.who.int/europe/news/item/20-10-2021-alcohol-is-one-of-the-biggest-risk-factors-for-breast-cancer.

32. World Health Organization [Internet]. World Cancer Day: know the facts – tobacco and alcohol both cause cancer. Available from: https://www.who.int/europe/news/item/03-02-2021-world-cancer-day-know-the-facts-tobacco-and-alcohol-both-cause-cancer.

33. World Health Organization [Internet]. Tobacco: E-cigarettes. Available from: https://www.who.int/news-room/questions-and-answers/item/tobacco-e-cigarettes.

34. Yang YS, Jung KJ, Kimm H, Lee S, Jee SH. Smoking-attributable mortality among Korean adults in 2019. Epidemiol Health. 2024;46:e2024011.

35. Zhao H, Yin JY, Yang WS, Qin Q, Li TT, Shi Y, et al. Sleep duration and cancer risk: a systematic review and meta-analysis of prospective studies. *Asian Pac J Cancer Prev*. 2013;14(12):7509-15.

36. Zheng W, McLerran DF, Rolland BA, Fu Z, Boffetta P, He J, et al. Burden of total and cause-specific mortality related to tobacco smoking among adults aged ≥ 45 years in Asia: a pooled analysis of 21 cohorts. PLoS Med. 2014;11(4):e1001631.

37. 2018 Physical Activity Guidelines Advisory Committee. Physical Activity Guidelines Advisory Committee Scientific Report. 2018.

38. Bagnardi V, Rota M, Botteri E, Tramacere I, Islami F, Fedirko V, et al. Alcohol consumption and site-specific cancer risk: a comprehensive dose–response meta-analysis. Br J Cancer. 2015;112(3):580-93.

39. Bray F, Soerjomataram I. The changing global burden of cancer: transitions in human development and implications for cancer prevention and control. Cancer: disease control priorities. 2015;3:23-44.

40. Breitbart W, Butow P, Jacobsen P, Lam W, Lazenby M, Loscalzo, M. Psycho-oncology. 4th ed. Oxford: Oxford University Press; 2021.

41. Caini S, Del Riccio M, Vettori V, D'Ecclesiis O, Bonomo P, Locatello L, et al. Post-diagnosis smoking cessation and survival of patients with head and neck cancer: a systematic review and meta-analysis Br J Cancer. 2022;127(11):1907-15.

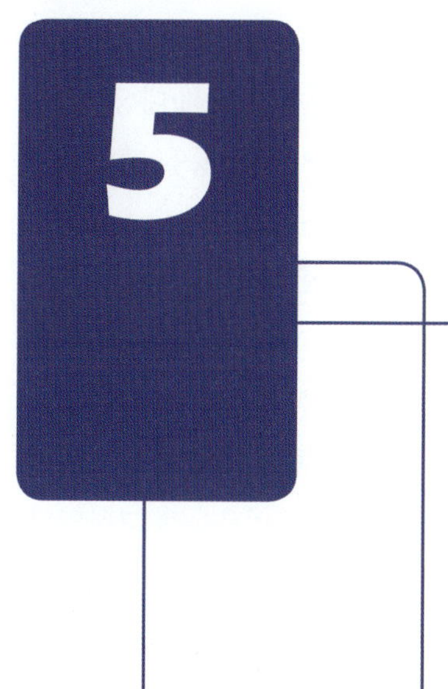

정신사회적 위험 요인

임정원

암의 발생 원인에 대해서는 아직 명확하게 알려져 있지는 않지만 일반적으로 유전적, 신체적, 심리적, 사회적 요인 등 다양한 요인들이 복합적으로 영향을 미치는 것으로 보고되고 있다. 이처럼 암의 발생 원인에 대한 연구는 의학적, 신체적 요인에 많이 치중되어 있으며, 정신사회적 요인이 암을 발생하고 치료하는 데 미치는 영향력에 대한 연구는 상대적으로 미비하다. 그 중 정신사회적 요인 중 가장 많은 연구가 이루어진 것은 주요 생활 사건과 스트레스, 우울, 성격 등에 대한 것이며, 이와 더불어 사회경제적 지위 등에 대한 연구도 종종 있다. 본 장에서는 암을 발생하는 원인으로 정신사회적 위험 요인 중 주요 생활 사건과 스트레스, 우울, 성격, 사회경제적 지위가 암을 발생하는 데 미치는 영향력에 대해 기존 연구 결과를 중심으로 알아보고자 한다.

1. 주요 생활 사건과 스트레스

많은 연구자들이 주요 생활 사건, 일상생활에서의 스트레스 또는 직업 관련 스트레스 등이 암의 발생 원인으로 위험성이 있는지 그 관련성을 연구해 왔다. 특히, 유방암을 대상으로 주요 생활 사건이나 스트레스와 암의 위험성에 대한 연구가 많이 수행되어 왔다.

우선, 일상생활에서의 스트레스와 유방암 발병 간의 관계를 조사하기 위해, 10,519명의 핀란드 성인을 대상으로 전향적 코호트cohort 연구가 수행되었다. 일상생활에서의 스트레스는 1975년과 1981년 두 차례에 걸쳐 사정하였으며, 1) 스트레스를 받지 않는 집단(여성의 23%), 2) 중증도 스트레스를 받는 집단(68%), 3) 심각한 스트레스를 받는 집단(9%)으로 구분하여 조사하였다. 조사한 전체 대상자 중 205명이 암 진단을 받았으며, 이를 스트레스 수준에 따라 확인한 결과, 중증도 스트레스를 받은 여성 중 유방암에 걸린 비율은 스트레스를 전혀 받지 않은 집단보다 약간 높은 것으로 나타났다. 하지만 심각한 스트레스를 받은 여성의 경우, 전혀 스트레스를 받지 않은 집단보다 유방암에 걸릴 비율은 더 적은 것으로 나타나 스트레스와 유방암 발병 간의 명확한 관계를 확인하는 데에는 한계가 있었다. 이 연구를 수행한 연구자들은 추가적으로 암 발병에 대한 축적된 일상생활 사건의 영향력을 확인하기 위해 대상자들이 과거 5년 동안 어떤 사건들을 경험했는지 조사하였다. 그 결과, 연구 대상자 중 이혼이나 남편의 죽음 등을 경험한 경우, 유방암에 걸릴 확률이 2배 이상 증가한다는 사실을 발견하였다. 또한, 가까운 친척이나 친구의 죽음도 유방암에 걸릴 위험성을 40%까지 증가시키는 것으로 조사되었다. 이를 통해 저자들은 일상생활 사건에서의 누적된 노출 효과는 암 발병과 관련이 있음을 확인하였다.

미국의 46-71세 여성 69,886명을 대상으로 한 간호사 건강 연구nurses' Health Study에서는 돌봄에 대한 연구를 진행하면서, 돌봄 시간과 스트레스 수준이 유방암 발병과 관련이 있는지를 조사하였다. 이 연구를 통해 1992년과 2000년 사이에 총 1,700명의 유방암 발생 건수가 확인됐으며, 이 기간 동안 두 배의 돌봄 스트레스가 있었음을 보고하였다. 이 연구에서는 돌봄으로 인한 스트레스는 유방암 발생 위험도 증가와 관련이 없음을 확인하였다.

또한, 직장 스트레스와 유방암 발병 위험 간의 관계를 조사하기 위해 미국의 간호사 건강 연구와 덴마크의 간호사 코호트 연구에서 조사한 결과에 따르면, 일상적인 직장 생활에서의 높은 긴장과 스트레스를 보고한 여성이 유방암에 걸릴 위험성을 증가시키지는 않는다는 사실을 발견하였다. 특히, 덴마트 연구는 스트레스와 진단 시점에서의 병기 간의 관계를 조사하였고, 스트레스는 질병의 예후 특성에 영향을 주지 않는다는 사실을 확인하였다.

최근에 이루어진 연구들도 스트레스가 암을 유발한다는 연구 결과를 발견하지는 못했다. 가령, 84,334명의 미국 여성 건강 이니셔티브 회원들로 구성된 집단에서, 약 7.6년간 회원들을 관찰한 결과 2,841명의 유방암 건수를 확인할 수 있었다. 하나의 스트레스 사건은 유방암 발병과 관련이 있는 것으로 나타났지만, 스트레스 사건이 추가적으로 발생할수록 그 위험도는 감소하였다. 또한, 영국의 연구 결과에서는 11,467명을 대상으로 한 여성 코호트에서 313명이 유방암으로 진단받았지만, 유방암 발병의 위험 요인으로 잘 알려진 요인들을 통제한 상태에서 스트레스는 유방암 발병과 관계가 없는 것으로 나타났다.

이러한 연구 결과들을 종합할 때, 일상 생활 사건이나 스트레스가 암 발병에 직접적인 영향을 주지는 않는 것으로 보인다. 하지만, 일상 생활 사건의 심각함이나 지속성, 과도한 스트레스는 신체 발란스를 유지하는 데 영향을 줄 수 있고, 궁극적으로 암과 같은 질병을 유발하는 근본적인 원인이 될 수 있다는 점에서 일상생활에서의 스트레스 조절은 중요하다.

2. 우울 및 우울증상

암 발생과 관련해서 많은 연구가 이루어진 다른 심리사회적 위험 요인은 우울이다. 우울의 암 발생 관련성을 살펴본 연구로는 우선 덴마크의 코호트 연구가 있다. 이 연구에서는 1969년과 1993년 사이에 우울증으로 입원한 덴마크 성인 환자 89,491명을 조사하였고, 그 결과, 9,922명의 환자가 암으로 진단받은 것으로 나타났다. 입원 후 첫 번째 연도에서는 암의 위험성이 증가했고, 특히 뇌종양 진단을 받은 성인이 많았던 것으로 조사되었다. 추적 조사의 첫해를 제외한 후에는 담배로 인한 암의 위험성이 증가한 것으로 확인되었다. 이 연구에서 우울이 암의 위험성을 증가시킨다는 가설은 기각되었고, 오히려 우울로 인해 생활습관이 나빠지게 됨으로써 암의 위험성이 증가할 수 있음이 강조되었다.

핀란드에서 이루어진 한 연구에서는 48-50세 여성 10,892명을 대상으로 유방암 위험 가능성을 조사하기 위해 6-9년의 기간을 추적 조사하였다. 그 결과, 우울, 불안, 대처방식이 암의 위험성을 증가시킨다는 근거는 발견되지 않았다. 또한, 우울증과 대장암 간의 관계를 조사한 대규모 전향적 연구에서는 400명의 대장암 환자 중 33명만이 우울 증상을 보이는 것으로 조사되었고, 이 결과를 바탕으로 우울 증상은 대장암의 발병 위험을 증가시키지는 않는다고 보고하였다. 영국의 대규모 연구에서는 우울이나 불안으로 병원에 입원한 환자를 대상으로 조사한 결과, 우울증이나 불안이 암의 발생 위험성을 증가시키지는 않는다는 것을 발견하였다. 특히, 성별, 나이, 직업, 동반질환을 통제한 상태에서도 불안이나 우울이 암의 위험도를 증가시키지는 않는다고 보고하였다.

우울이 병의 예후에 미치는 영향력을 조사하기 위해서 유방암으로 진단받은 45,325명의 덴마크 여성에 대한 연구를 수행하였다. 그 결과, 과거에 우울증 치료를 받았던 여성들은 치료 가이드라인을 따르지 않는 경향이 상당히 높은 것으로 나타났다. 이는 암 진단 전에 우울증 진단을 받았다는 점이 암 치료에 심각한 영향을 미칠 수 있음을 제시한다. 76개의 전향적 연구를 분석한 하나의 메타분석은 우울증이 암 사망률의 중요한 예측 요인임을 확인하기도 하였다.

이처럼 다양한 연구를 통해 우울이 암 발병의 직접적인 위험 요인으로 작용한다는 사실을 확인하지는 못했다. 오히려 증가된 위험은 폐암과 같이 흡연과 관련된 암에서 나타났다. 따라서 몇 개의 연구 결과를 통해 나타난 것처럼 우울을 가지고 있는 사람들의 생활습관이 암의 발생 가능성을 높인다는 차원에서는 우울을 암 발생 원인의 직접적인 요인이라고 간주하기보다는 간접적인 요인으로 생각할 필요가 있다. 또한, 우울은 암을 치료함에 있어 치료 순응도와 관계가 있고 이는 암 환자의 생존과 관련이 있다는 점에서 암 환자의 우울 증상에 지속적인 관심을 가질 필요가 있음을 보여준다.

3. 성격

많은 연구들이 성격과 암의 발병 그리고 예후에 관한 연구를 수행하였다. 핀란드의 대규모 쌍둥이를 대상으로 한 연구에서는 1975년에서 1981년 사이에 12,032명의 여성들을 대상으로 생활 만족도와 신경증에 관한 연구를 수행하였다. 21년간의 추적 조사 결과, 238건의 유방암 환자가 확인되었고, 생활 만족도, 신경증과 유방암 위험도 간의 관련성은 없는 것으로 나타났다. 또한, 불행하다고 생각하고, 일상생활에 만족하지 못하며, 불안감이 높은 여성들에게 유방암이 더 많이 발병한다는 근거는 발견하지 못했다.

독일의 40-65세에 있는 5,114명을 대상으로 한 전향적 연구에서는 암 발생과 사망률, 그리고 성격의 영향력을 조사하기 위해 약 8.5년간 대상자들을 추적 조사하였다. 그 결과 240명이 암 진단을 받거나 사망에 이른 것으로 조사되었다. 저자들은 생활습관, 동반질환, 가족력 등을 통제한 후에 성격과 암 발생 간의 관계를 조사했지만, 유의미한 결과를 얻지는 못했다. 또한, 일본에서 이루어진 대규모 전향적 연구에서도 성격적 특성이 유방암 발병과 유의미한 관계가 있음을 발견하지는 못했다.

최근에 이루어진 메타분석에 따르면, 성격 특성의 어떤 측면도 암 발병과는 관련이 없다는 것을 확인하였다. 즉, 성격 특성 중 외향성, 신경증, 상냥성, 성실성, 경험에 대한 개방성 등이 암 발병과 관련이 있는지를 확인하기 위해 42,843명의 암이 없는 건강한 남성과 여성을 약 5.4년간 추적 조사하였으며, 그 결과 2,156명은 암 진단을 받았고, 421명은 암으로 사망하였다. 성격 특성은 암 발병과 전혀 관련이 없었으며, 심지어 생존과도 관련이 없는 것으로 나타났다. 이러한 연구를 통해 성격이 암의 위험도를 높이는 것뿐만 아니라 생존과도 어떤 관련성이 없음을 확인할 수 있다.

4. 사회경제적 지위

심리사회적 요인이 암에 미치는 영향력을 언급할 때 중요한 요인 중 하나로 언급되는 것은 환자의 사회경제적 지위이다. 환자의 사회경제적 지위는 암을 유발하는 직접적인 원인은 아니지만, 중요한 간접 요인일 수 있다. 덴마크의 3.22만 명을 대상으로 한 대규모 연구에서는 낮은 교육 수준이 암 특히, 흡연 등 생활습관과 관련된 암 발생 위험을 유의미하게 증가시키는 것으로 나타났다. 반대로 높은 교육 수준은 흑색종, 유방암, 전립선암의 발생 위험도를 상당히 증가시켰다. 그럼에도 불구하고, 낮은 교육수준을 지닌 암 환자는 높은 교육 수준을 지닌 암 환자보다 더 낮은 생존율을 보여주었다. 이러한 결과는 특히 보편적 의료서비스를 무료로 제공하는 국가에서 많이 나타나는 것으로 확인되었다. 이 연구의 후속 연구에서는 암 발생의 영향력으로 소득 수준을 조사했는데, 높은 소득 수준을 지니고 있는 환자에 비해 낮은 소득 수준을 지닌 환자들이 암에 걸릴 확률이 더 높은 것을 확인할 수 있었다. 이는 치료 방법에서의 실질적인 진보에도 불구하고 여전히 사회경제적 지위에 따른 암 발생과 사망에 차이가 있음을 보여주는 결과이다.

많은 연구들이 정신적 요인과 암 발생 간의 관계 및 경로를 분석하기 위한 연구들을 최근에 많이 수행하고 있다. 이것은 생물학, 역학, 그리고 암 위험 요인을 연결하는 혁신적 연구로 정신신경면역학psychoneuroimmunology이라고 불리는 새로운 연구 영역이다. 심리사회적 요인들은 전반적으로 면역 기능에 부정적인 영향을 주는 복잡한 피드백 시스템에서 시상하부-뇌하수체-아드레날 축을 통해 스트레스처럼 작동한다고 가정하였다. 더 나아가 면역체계는 돌연변이 세포를 제거하는 데 관여하고, 감소된 면역은 암의 발전을 더 빠르게 진행시키는 것으로 가정해 왔다. 또한, 심리사회적 요인들은 결함이 있는 DNA 복구의 촉진제와 세포자멸사 및 DNA 복구의 억제제로 작용할 수 있다. 이러한 체계와 기능에서의 변화가 암을 일으키는 것으로 알려지고 있다.

이러한 체계의 가능성에도 불구하고, 지난 50년 동안 암의 심리사회적 위험 요인으로 이와 같은 연구는 거의 이루어지지 않았다. 그럼에도 불구하고, 이와 관련된 몇 개의 연구가 있는데, 그 중 대규모 스칸디나비아인을 대상으로 한 연구가 있다. 이 연구에서는 특정자기질환면역의 개인 또는 가족력은 림포마의 발생 가능성을 상당히 높이는 것으로 확인되었다. 또한, 유육종증의 개인력과 가족력이 있을 경우 림포마 발생과 상당한 관련성이 있는 것으로 나타났는데, 이는 이러한 체계가 암을 유발하는 것과 유사한 관련성이 있음을 시사한다. 또 한편으로는 메커니즘은 행동상의 변화를 야기할 수도 있다. 우울증으로 고통을 받거나 특정한 성격적 특성을 표출하면서 심각한 스트레스를 받는 사람들이 건강행동에서 차이점을 보이는 것은 분명하며, 흡연, 음주, 다이어트, 신체적 활동이 암을 유발하는 것 또한 명확하다. 따라서 이런 매카니즘에 따른 심리사회적 요인이 건강행동에 영향을 미쳐 궁극적으로 암 발병을 야기할 수 있음을 이해할 필요가 있고, 이와 관련된 더 많은 연구가 이루어질 필요가 있다.

지난 15년에 걸쳐 암의 심리사회적 위험 요인에 대한 15개의 체계적 문헌 검토 연구들이 발간되었다. 이러한 연구 결과들을 종합해볼 때 성격적 특성은 암으로 인한 사망의 위험성을 증가시키지 않고, 우울은 암 치명률에 어느 정도 영향력을 가지고 있음을 알 수 있다. 스트레스의 경우, 결론을 내릴 만큼의 충분한 논문들이 있지는 않지만, 건강행동에 대한 스트레스의 중요성을 고려할 때 암 치료 과정 속에서 스트레스는 예후에 상당한 영향을 미칠 수 있을 것으로 보인다. 스트레스와 심리사회적 요인이 암의 예후에 미치는 영향력을 파악하는 것은 향후 암에 대한 심리사회적 요인들의 영향력에 대한 질문의 답을 찾는 데 중요한 도전이 될 것이다.

참고문헌

1. Aro AR, Koning HJD, Schreck M, Henriksson M, Anttila A, Pukkala E. Psychological risk factors of incidence of breast cancer: A prospective cohort study in Finland. Psychol Med. 2005;35(10):1515-21.
2. Chida Y, Hamer M, Wardle J, Steptoe A. Do stress-related psychosocial factors contribute to cancer incidence and survival? Nat Clin Practice Oncol. 2008;5(8):466-75.
3. Dalton SO, Mellemmkjaer L, Olsen JH, Mortensen PB, Johansen C. Depression and cancer risk: A register-based study of patients hospitalized with effective disorders, Denmark, 1969-1993. Am J Epidemiol. 2002;155(12):1088-95.
4. Frisch M, Biggar RJ, Engels EA, Goedert JJ, Group for the A-CMRS. Association of cancer with AIDS-related immunosuppression in adults. JAMA. 2001;285(13):1736-45.
5. Goldacre MJ, Wotton CJ, Yeates D, Seagroatt V, Flint J. Cancer in people with depression or anxiety: Record-linkage study. Soc Psychiatry Psychiatr Epidemiol. 2007;42(9):683-9.
6. Jokela M, Batty GD, Hintsa T, Elovainio M, Hakulinen C, Kivimaki M. Is personality associated with cancer incidence and mortality? An individual-participant meta-analysis of 2156 incident cancer cases among 42,843 men and women. Br J Cancer. 2014;110(7):1820-4.
7. Kroenke CH, Bennett GG, Fuchs C, et al. Depressive symptoms and prospective incidence of colorectal cancer in women. Am J Epidemiol. 2005;162(9):839-48.
8. Kroenke CH, Hankinson SE, Schernhammer ES, Colditz GA, Kawachi I, Holmes MD. Caregiving stress, endogenous sex steroid hormone levels, and breast cancer incidence. Am J Epidemiol. 2004;159(11):1019-27.
9. Lillberg K, Verkasalo PK, Kaprio J, Teppo L, Helenius H, Koskenvuo M. A prospective study of life satisfaction, neuroticism and breast cancer risk. Cancer Causes Control. 2002;13(2):191-8.
10. Lillberg K, Verkasalo PK, Kaprio J, Teppo L, Helenius H, Koskenvuo M. Stress of daily activities and risk of breast cancer: A prospective cohort study in Finland. Int J Cancer. 2001;91(6):888-93.
11. Lillberg K, Verkasalo PKI, Kaprio J, Teppo L, Helenius H, Koskenvuo M. Stressful life events and risk of breast cancer in 10,808 women: A cohort study. Am J Epidemiol. 2003;157(5): 415-23.
12. Michael YL, Carlson NE, Chlebowski RT, et al. Influence of stressors on breast cancer incidence in the Women's Health Initiative. Health Psychol. 2009;28(2):137-46.
13. Nielsen NR, Stahlberg C, Strandberg-Larsenn K, et al. Are work-related stressors associated with diagnosis of more advanced stages of incident breast cancers? Cancer Causes Control. 2008;19(3):297-303.
14. Nyklicek I, Louwman WJ, Nierop PWMV, Wijnands CJ, Coebergh JWW, Pop VJ. Depression and the lower risk for breast cancer development in middle-aged women: A prospective study. Psychol Med. 2003;33(6):1111-7.
15. Pinquart M, Duberstein PR. Depression and cancer mortality: A meta-analysis. Psychological Med. 2010;40(11):1797-810.

16. Sawada T, Nishiyama T, Kikuchi N, et al. The influence of personality and perceived stress on the development of breast cancer: 20-year follow-up of 29,098 Japanese women. Sci Rep. 2016;6(1): 32559.
17. Schernhammer ES, Hankinson SE, Rosner B, et al. Job stress and breast cancer risk: The Nurses' Health Study. Am J Epidemiol. 2004;160(11):1079-86.
18. Suppli NP, Johansen C, Kessing LV, et al. Survival after early-stage breast cancer of women previously treated for depression: A nationwide Danish cohort study. J Clin Oncol. 2017;35(3):334-42.
19. Surtees PG, Wainwright NWJ, Luben RN, Khaw KT, Bingham SA. No evidence that social stress is associated with breast cancer incidence. Breast Cancer Res Treat. 2010;120(1):169-74.

6 정신생물학적 기전

원근희

1994년 Andersen 등은 암 스트레스 적응에 대한 생체행동모형biobehavioral model을 제시하고, 심리적-행동적 반응이 생물학적 과정과 건강 결과health outcome에 영향을 미치는 기전을 제안하였다(그림 6-1). 해당 모형은 암의 진행과 관련된 심리적, 행동적, 생물학적 요인의 상호작용을 이해하는 데 유용한 경험적 이론이다. 암으로 인한 스트레스는 부정적인 생체행동의 연쇄반응을 유발하며, 개입을 통해 스트레스 요인이 감소되면 생체행동 반응이 향상될 수 있다.

- **심리적 경로**

암 진단 시 상당한 수준의 급성 스트레스가 발생한다(그림 6-1). 암의 진단에 수반되는 급성 디스트레스는 결국 암 환자의 삶의 질 저하로 이어진다. 진단의 충격 이후에는 치료과정에 대한 걱정이 뒤따른다. 암의 치료과정은 대부분 다학제적이며, 환자는 불확실성과 부작용에 대한 두려움을 안은 채로 치료에 임하게 된다. 이러한 경험은 때로는 심리적 외상으로 남아 치료종결 이후에도 장기간 지속되기도 한다. 진단 후 수 개월과 초기 생존기간 동안은 많은 심리, 행동적 변화가 동반된다. 암 치료는 친밀한 관계에 변화를 일으키며, 재정적 부담을 유발한다. 암 치료와 회복과정에서 개인의 직업활동에 변화가 초래되며, 치료 이후 지속되는 정서적 어려움은 실직상태를 더욱 장기화한다.

- **생체행동모형의 행동 경로**

스트레스는 여러 행동학적 후유증으로 이어지며, 부정적인 건강행동의 빈도가 증가할 수 있다. 불안은 알코올이나 물질 사용을 유발하며, 스트레스로 흡연과 카페인 사용이 증가한다. 미각 또는 식습관 장애(예: 화학요법으로 인한 맛의 변화)가 발생하기도 한다. 수면의 어려움 역시 자주 동반된다.

Anderson의 생체행동모형은 건강행동이 면역력에 영향을 미칠 수 있음을 시사한다. 부정적인 건강행동은 스트레스 호르몬 상승 및 면역반응 저하와 관련이 있다. 알코올 사용은 자연살해세포natural killer cell, NK cell와 인터루킨-2IL-2 활성을 억제하는 등 면역 반응을 둔화한다. 흡연은 자연살해세포 억제 및 사이토카인의 생성과 관련이 있다. 불면은 야간 교감신경 각성(즉, 순환 노르에피네프린의 증가) 및 자연살해세포 용해의 감소와 관련 있다. 여러 부정적인 건강행동으로 인해 어려움이 가중될 수 있다. 예를 들어 우울증과 흡연이 모두 존재할 경우, 둘 중 하나만 있을 때보다 자연살해세포 용해 수준이 더욱 낮다. 반대로, 부정적 건강행동이 감소하거나 긍정적 건강행동이 증가하면 주요 교감 및 부신피질 변화와 면역 변화가 발생할 수 있다. 단 하루라도 금연하면 코티솔 수치가 감소하고 자연살해세포의 세포독성이 증가한다. 영양 개선은 면역 반응을 강화하고 감염률을 낮춘다. 신체 활동은 면역 및 내분비 시스템에 긍정적인 결과를 가져온다. 또다른 주요 행동 요인은 치료 순응도이다. 일반적으로 우울증은 의학치료의 불순응을 야기하는 위험 요인 중 하나이며, 암에서 정서적 고통은 낮은 비율의 화학요법 지속 및 종결과 관련이 있다.

- **생체행동모형의 생물학적 경로**

스트레스는 자율신경계 및 내분비계에 중대한 생리적 영향을 미친다. 이와 더불어 교감신경계의 활성화나 신경내분비-면역 경로neuroendocrine-immune pathway를 통하여 면역체계의 변화도 유발된다. 스트레스에 따른 신경내분비 기능의 변화는 시상하부-뇌하수체-부신hypothalamus-pituitary-adrenal gland, HPA 축에 대한 여러 연구에서 밝혀진 바 있다. 암 환자는 우울증 환자와 유사한 HPA 축의 조절 장애(부신피질자극호르몬 및 코티솔의 과다분비, 부신 및 뇌하수체 비대)나 급성 스트레스에 대한 둔화된 부신피질자극호르몬 및 코티솔의 일주기 변동을 보였다. 스트레스 시 방출되는 호르몬(카테콜아민, 코티솔, 프로락틴 및 성장 호르몬 등)은 면역 조절과 관련이 있다.

이렇듯 스트레스와 암의 관계에 기저가 되는 전신 및 국소(종양 미세환경)에서의 생물학적 메커니즘이 전임상 연구에서 밝혀진 바 있으며, 이러한 발견을 인간에 대한 임상적 영역으로 확대하려는 노력이 이루어져 왔다. 이를 아래에서 더 자세하게 다루도록 하겠다.

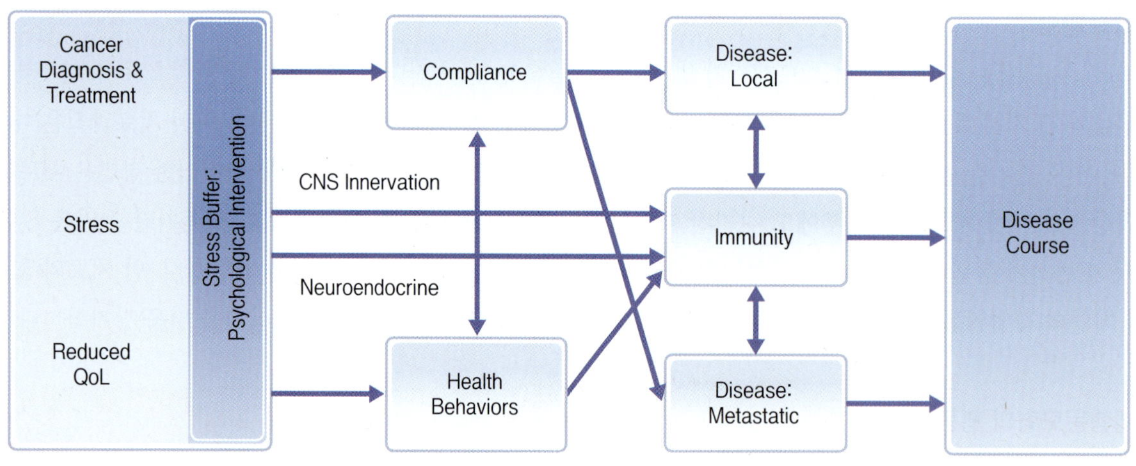

그림 6-1. 암 스트레스와 질병 경과의 생체행동모형

1. 스트레스 생리학과 암

심리사회적 위험 요인과 관련된 스트레스 생리는 암 발병 및 후속 질병 궤적에 직접적인 영향을 미친다. 진단 이후 환자가 받는 스트레스는 중추신경계를 통하여 생리적인 스트레스 반응으로 전환되며, 앞서 언급하였던 자율신경계와 HPA 축의 하류경로가 연쇄적으로 활성화된다. 이 중추신경계 매개의 거시 환경macroenvironment 변화는 종양 미세환경microenvironment에 대한 영향으로 이어진다. 즉, 신경면역 및 내분비 경로를 통한 스트레스 반응은 종양 발달, 성장, 전이를 조절하는 분자 신호를 활성화한다. β-아드레날린성 신호를 통해 투쟁-도피 스트레스 반응을 중재하는 교감신경계는 이러한 생체행동 과정의 핵심이다. 실험실 모델에서 β-아드레날린 활성화가 DNA 복구, 혈관신생, 염증 및 면역 세포 이동성을 포함한 많은 발암과정oncogenic process을 조절하는 것으로 나타났다.

교감신경계와 함께 HPA 축은 스트레스 반응의 다른 축을 조율하여 면역 체계와 암 생물학의 중요한 하류경로에 직접적인 영향을 미친다. 시상하부는 코르티코트로핀 방출인자를 분비함으로써 '스트레스 신호'에 반응한다. 이는 뇌하수체에서 부신피질자극 호르몬을 방출하게 하고, 최종적으로 부신피질에서 글루코코르티코이드 분비가 이루어진다. 글루코코르티코이드의 면역억제 및 조절로 인하여 암세포에 유리한 생물학적 환경이 조성된다. 상피 종양의 실험실 모델에서 글루코코르티코이드는 암세포 세포사멸사를 억제하고 화학요법의 세포독성 효과를 길항하며 전이 경로를 활성화하는 것으로 나타났다.

이러한 면역체계와 심리사회적 경험은 양방향의 관계이다. 즉, 스트레스 생리가 면역 조절 장애로 이어질 수 있을 뿐만 아니라 면역체계 활동이 특정 행동이나 심리사회적 상태의 발달에 영향을 미칠 수 있다는 것이다. 예를 들어, 자극된 백혈구의 인터루킨 6interleukin-6, IL-6 수준 차이는 생쥐에서 스트레스에 취약한 행동표현형의 발달을 예측한다. 또한, 스트레스에 취약한 쥐로부터 대조군 쥐로 이식된 조혈줄기세포는 사회적 회피 행동을 증가시키는 결과를 가져왔다. 말초 염증이 어떻게 기분에 영향을 미칠 수 있는지에 대한 가설화된 메커니즘 중 하나는 혈액 뇌 장벽의 통합성 감소와 그에 따른 면역 세포의 뇌 실질로의 침투와 관련이 있다. 만성 스트레스에 노출된 생쥐는 단단한 접합단백의 손실과 비정상적인 신경혈관 형태를 보여주며, 이후 IL-6가 뇌로 유입되고 우울증 행동이 발생한다.

2. 암의 정신신경면역학

만성 스트레스와 힘든 생활사건은 교감신경계와 HPA 축을 통한 신경내분비 변화와 관련이 있으며, 이러한 변화는 염증을 증대하고, 면역을 저하시킨다. 중추 및 말초 신경계와 내분비계가 면역계에 미치는 이러한 영향은 정신신경면역학psychoneuroimmunology, PNI 분야의 초점이다.

1) 스트레스와 세포면역반응

다수의 연구에서 스트레스는 면역체계의 조절 장애와 관련이 있으며, 특히 림프구 증식 감소와 자연살해세포의 세포독성 감소가 일관되게 관찰된다. 자연살해세포는 바이러스 감염에 대한 방어, 종양 세포 감시 등 다양한 면역기능에서 주요 역할을 담당한다. 자연살해세포 세포독성은 신경내분비 메커니즘을 통하여 스트레스 시에 하향 조절된다. 인터페론-감마IFN-γ 및 인터루킨-2IL-2와 같은 사이토카인은 자연살해세포 및 림프구 활성화 킬러LAK 세포의 세포독성을 향상시킬 수 있다. 스트레스는 말초 혈액 백혈구peripheral blood leukocytes, PBLs에 의한 IFN-γ 및 IL-2 합성을 조절한다. 여러 후속 연구에서 대인관계와 자연살해세포 세포독성 사이의 연관성이 제안되었다. 암 환자의 배우자 중 사회적 지지 수준이 낮다고 보고한 사람들은 자연살해세포 세포독성 수준이 더 낮았다. 설치류 모델에서 사회적 스트레스 요인은 자연살해세포 세포독성 감소뿐만 아니라 종양의 전이도 증가시켰다. 즉, 심리사회적 스트레스는 세포면역반응의 정상적인 대응을 변화시키며, 질병에 대한 잠재적으로 중요한 방어를 무너뜨릴 수 있다는 의미이다.

2) 스트레스와 염증

염증은 암의 특징 중 하나이며 종양 성장을 개시하고 촉진하는 역할을 한다. 암 자체가 염증 증가에 기여할 뿐만 아니라 수술, 화학 요법, 방사선 치료를 포함한 여러 항암치료도 조직 손상을 일으켜 염증반응을 활성화시킨다. 이는 종양세포뿐만 아니라 종양 관련 대식세포tumor-associated macrophages, TAMs에 의해 매개되며, 두 세포 모두 전염증성 사이토카인pro-inflammatory의 강력한 생산자이다. 스트레스 요인 또한 전염증성 사이토카인의 생성을 향상시키는 것으로 알려져 있다. 여러 연구에서 생체행동 상태biobehavioral state와 염증 관련 경로 전사조절과의 연관성이 밝혀졌다. Cohen 등(2012)은 콩팥세포암종 환자에서 우울증이 더 짧은 생존 기간과 연관되어 있음을 발견하고 백혈구에 대해 분자분석을 수행하였다. 그 결과, 우울감이 높은 경우 염증, 산화 스트레스를 매개하는 유전자의 발현과 함께, 전염증성 전사인자인 NF-κB (nuclear factor kappa B)를 포함한 여러 전사인자의 활성도가 증가하였음을 관찰하였다. 난소암 환자에서도 유사한 패턴이 관찰되었는데, 병기, 등급, 나이, 조직학histology을 동등하게 매칭시킨 후 높은 생물행동학적 위험(낮은 사회적 지지와 높은 우울)을 가진 군과 낮은 생물행동학적 위험(높은 사회적 지지와 낮은 우울)을 가진 군을 비교하였다. 높은 생물행동학적 위험을 가진 군에서 200개 이상의 상향 조절된 유전자 전사체가 나타났으며, 그 중 다수는 종양성장 및 진행과 관련된 전사 경로를 조율하는 것이었다. CREB (cAMP 반응 요소 결합 단백질) 및 NF kappa B를 포함한 베타 아드레날린 조절 전사인자의 활성 증가 역시 나타났다. 이러한 발견은 심리사회적 위험이 높은 환자의 혈액 세포와 종양세포 모두에서 종양 성장을 뒷받침하는 유전자 발현 및 신호전달 패턴을 증명한다.

3) 스트레스와 종양의 진행

암에 의해 파괴되는 또 다른 주요 분자 종류는 면역계의 신호 전달인 사이토카인과 케모카인이다. 예를 들어, 신체와 뇌 전체의 많은 표적 조직에 작용하는 다발성 사이토카인인 IL-6은 암에서 흔히 조절 장애를 겪는다. '삼중 음성' 유방암에서 종양 세포는 IL-6을 직접 혹은 간질 세포와 함께 분비하여 암 세포 전파를 촉진한다. IL-6는 고전적인 신호 전달 경로 또는 가용성 IL-6 수용체(즉, 트랜스 신호 전달)를 통해 작용하여 뇌를 포함한 원위 기관distal organs의 활동에 영향을 미친다. 암이 일정 크기 이상이 되면 성장을 가속화하기 위하여 혈관신생이 발생하는데, 이 과정은 종양 미세환경에 있는 숙주 세포뿐만 아니라 종양 세포로부터의 복잡한 신호 전달에 의해 제어된다. 혈관신생을 촉진하는 주요 요인에는 혈관 내피 성장 인자VEGF와 IL-6이 포함된다. 낮은 수준의 VEGF와 더 큰 사회적 지지의 연관성은 난소암과 결장암, 말초 혈액 및 종양 조직에서 밝혀졌다. 낮은 사회적 지지를 보고한 진행성 난소암 환자는 혈장과 복수 모두에서 IL-6 증가가 관찰되었다. 더욱이, 이들은 종양과 복수 모두에서 더 높은 노르에피네프린을 나타냈는데, 이는 혈관신생 사이토카인에 대한 효과가 아드레날린성 신호 전달에 의해 매개될 수 있음을 시사한다. 사회적 고립 또한 난소암과 유방암의 동물 모델에서 종양의 성장과 침입을 촉진하는 것으로 나타났다. 종양 세포가 기저막을 통해 침입하여 전신 혈관계로 들어가 신체의 다른 부위로 퍼질 때 전이가 진행된다. 침입 과정은 종양을 둘러싸고 있는 세포 기질의 파괴를 촉진하는 매트릭스 메탈로프로테이나제MMP라는 효소에 의해 촉진되며, MMP는 종양 미세환경의 종양 세포와 숙주 세포 모두에서 분비된다. 스트레스 호르몬은 결장암, 두경부암, 난소암 등 다양한 종양 유형에서 시험관 내에서 MMP 생산을 증가시키고 시험관 내에서 난소암 세포의 침습 가능성을 증가시킨다. 이러한 효과는 비특이적 베타 차단제인 프로프라놀롤에 의해 차단되어 약물을 통한 교감신경 중재의 가능성을 보여준다. 종양 미세환경의 대식세포에 대한 스트레스의 영향도 종양 침윤을 촉진할 수 있다. 대식세포는 청소부 및 초기 반응을 하는 면역세포이다. TAM은 '항anti종양' 및 '전pro종양' 표현형을 모두 가질 수 있다. 그러나 전염증성 종양 미세환경에 있는 경우 TAM은 항종양 식세포 특성을 상실하고 반대로 세포면역을 하향 조절하는 사이토카인과 함께 혈관신생, 침윤, 전이 및 염증을 촉진하는 매개체를 생성한다. 동물 연구에서는 유방암의 전이성 확산을 가속화하는 데 있어 TAM에 대한 스트레스성 β-아드레날린 신호의 영향이 밝혀졌다. 난소암 환자의 경우, 더 높은 수준의 우울 및 스트레스는 종양침습성과 더 낮은 생존율과 관련된 MMP인 MMP-9의 TAM 생산 증가와 관련이 있었다. 이러한 침윤은 당연히 암 환자의 더 낮은 생존율로 이어진다.

3. 생체행동모델에 기반을 둔 개입

1) 스트레스에 대한 정신약물학적 접근

앞서 스트레스 경로와 β-아드레날린 시스템이 종양 미세환경에 미치는 영향에 대하여 알아보았다. 이러한 이해는 부정적인 심리사회적 요인이 어떻게 질병 경과에 영향을 미치는가에 대한 분자생물학적 통찰을 제공하며, 더 나아가 약리학적 개입을 위한 표적화 가능한 수용체를 알 수 있게 한다. 고형 및 혈액학적 암에 대한 전임상 약리모형은 프로프라놀롤 투여 시 스트레스로 인한 암 진행이 완화되는 결과가 입증되었다. 동소 유방암 생쥐 모델에서 이러한 β-아드레날린 시스템 차단의 효과는 전이촉진 유전자 발현 특성pro-metastatic gene expression signature 및 M2 대식세포 분화에 대한 억제를 통하여 나타났다. 카테콜라민 외에도 수술 전후 기간의 전임상 연구에서는 프로스타글란딘(PG, 특히 PGE1)이 다양한 메커니즘을 통해 세포 프로그래밍의 전이촉진성 전환pro-metastatic switch에 기여한다는 사실이 입증되었다. 수술 전 신체는 전이pro-metastatic와 항전이anti-metastatic 사이의 균형에 맞춰져 있는데 이러한 균형이 장기 수술이나 심리사회적 고통과 같은 생리적 스트레스 요인에 의해 전이성의 방향으로 기울어진다는 것이다. 전임상 연구에서는 베타차단제(프로프라놀롤)와 함께 선택적 COX-2 억제제인 etodolac을 사용하면 스트레스와 수술로 인한 면역 억제 및 전이 촉진의 효과를 감소시키는 것으로 나타났다. 두 약물의 병용은 내분비 및 혈관신생 교란을 감소시키고 항전이 면역 및 생존을 향상시키며 수술로 유발된 전이 촉진효과를 약화시켰다. 다만 앞선 결과는 전임상 수준으로 임상적 적용으로 이득을 얻기 위해서는 더 많은 증거들이 쌓여야 할 것으로 생각된다.

2) 생물행동학적 중재

생물행동학적 중재biobehavioral interventions는 암 환자의 신체적, 심리적, 행동적 결과를 개선하기 위해 설계된 다양한 접근법을 포함한다. 이러한 중재는 암의 생물학적 과정과 환자의 행동, 심리적 상태 사이의 상호작용을 바탕으로 하며, 암 환자의 삶의 질을 향상시키고 치료에 대한 부작용을 관리하며 심리적 안정을 제공하는 데 중요한 역할을 한다. 연구에 따르면, 이러한 중재는 우울감과 불안을 감소시키고, 수면의 질을 향상시키며, 신체적 기능을 증진시키는 효과가 있다. 또한 일부 중재는 재발 위험을 감소시키고, 생존율을 개선하는 잠재적인 효과를 가지고 있다. 생물행동학적 중재는 스트레스 관리 기술, 삶의 질 향상, 치료적 순응도 함양, 건강행동 증진 등을 포함한다. 각각의 중재는 암 환자가 직면한 특정한 심리적, 사회적, 신체적 문제를 해결하기 위해 개별 환자의 필요, 선호, 신체적 능력에 맞춰 개인화되어야 한다. 최근 중재의 접근성을 높이기 위해 온라인 플랫폼, 모바일 앱 등을 통한 원격 프로그램 제공 등 다양한 방법이 고안되고 있다.

3) 스트레스 관리 기술

환자들은 스트레스 반응과 암에 대한 적응을 이해하기 위한 개념적 모델인 '일반 적응 증후군'에 대하여 배우며, 스트레스 상황에서 발생할 수 있는 여러 생리적 변화에 대하여 이해한다. 여러 암 스트레스 요인(예: 진단, 수술, 보조요법 선택)이 대하여 학습하고 적용해볼 수 있는 적응형 대처 전략을 학습한다. 목록을 사용하여 개별 환자가 감정적(예: 기분이 좋지 않음, 과민함), 행동적(예: 낮은 에너지/피로, 기억 장애), 신체 징후(예: 심장 두근거림, 비정상) 등 스트레스에 대한 자신만의 경고 징후를 식별하도록 돕고, 그러한 상황에서 사용할 수 있는 명상, 요가, 근육 이완 기법이나, 문제해결기술 등을 익힌다.

4) 삶의 질 향상

암 진단과 치료 과정에서 발생할 수 있는 우울, 불안, 사회적 고립감 등을 완화하기 위한 상담, 지지 그룹, 가족 치료 등을 포함한다. 때로는 적극적인 의사소통 기술에 대한 교육도 포함되는데, 이는 개인이 자신의 생각, 감정, 욕구를 표현하고 친구와 가족의 지원을 촉진하며, 의료 서비스 제공자와의 의사소통을 강화하고 의료적 요구를 충족시키는 데도 도움이 된다.

5) 치료 순응도

불확실성을 줄이고, 의학적 의사결정을 도우며, 치료 순응도를 강화하기 위하여 질병 및 치료에 대한 정보를 제공한다. 환자들은 방사선 치료 및 화학요법 전과 도중에 불안을 조절하기 위해 이완과 주의 분산 등의 기법을 배운다.

이러한 전략은 향후 외래진료나 치료 예약에 대한 걱정, 불안과 이로 인한 비순응을 감소시킬 수 있다. 이와 함께 의료 전문가와 직접 소통하고 의사결정을 할 수 있도록 적극적인 의사소통 기술을 익히는 것이 권장된다. 의사와의 만남을 준비하는 방법(예: 궁금한 질문을 미리 작성), 치료권장 사항을 기억하기 위한 보조 도구(예: 메모 작성, 테이프 녹음)를 사용하는 등의 방법을 익힌다.

6) 건강행동

(1) 신체활동 증진

운동은 긍정적인 건강상의 이점, 기분의 개선, 증상 감소를 제공한다. 환자들은 심박수를 모니터링하고 예상 훈련 심박수 범위를 결정하는 방법을 배운다. 일반적으로 Winningham 프로토콜에 따라 일주일에 3회, 최소 20분 걷기를 목표로 일일 활동 수준을 높이도록 권장되며, 신체의 상태나 합병증으로 인해 프로토콜을 수행할 수 없는 경우 대체 활동/휴식 등으로 설정한다. 현실적인 활동목표 설정, 활동과 휴식의 주기 계획, 일상활동 중 에너지 소비를 증가시키는 방법 등 실용적인 정보에 대한 교육을 포함한다.

(2) 식이

영양 상태의 개선이 암 치료의 효과를 높이고 부작용을 줄일 수 있음을 감안하여, 건강한 식습관을 촉진한다. 에너지를 증가시키고 수술 및 보조 요법에서 회복을 돕기 위해 단백질 섭취의 중요성을 강조하는 등, 각 환자의 상황에 적절한 개별화된 식이 목표를 제공한다.

(3) 부정적인 건강행태의 교정

금연, 알코올 섭취 감소, 수면 위생 개선 등 암의 위험을 증가시킬 수 있는 행동들을 변경하도록 돕는다. 수면불량은 수면 위생에 대한 정보, 낮 동안의 활동 프로그래밍(운동) 등을 교육한다. 흡연 시에는 금연이 가져올 수 있는 건강상의 이점에 대하여 소개하고 환자의 선택에 따라 금연을 할 수 있도록 돕는다.

참고문헌

1. Andersen BL. A biobehavioral model for psychological interventions. American Psychological Association. 2001;doi:10.1037/10402-007.
2. Andersen BL, Kiecolt-Glaser JK, Glaser R. A biobehavioral model of cancer stress and disease course. Am Psychol. 1994;49(5):389-404.
3. Antoni MH, Lutgendorf SK, Cole SW, et al. The influence of bio-behavioural factors on tumour biology: pathways and mechanisms. Nat Rev Cancer. 2006;6(3):240-8.
4. Dalton SO, Olsen MH, Johansen C, Olsen JH, Andersen KK. Socioeconomic inequality in cancer survival-changes over time. A population-based study, Denmark, 1987-2013. Acta Oncol. 2019;58(5):737-44.
5. Feng Z, Liu L, Zhang C, et al. Chronic restraint stress attenuates p53 function and promotes tumorigenesis. Proc Natl Acad Sci U S A. 2012;109(18):7013-8.

6. Hodes GE, Pfau ML, Leboeuf M, et al. Individual differences in the peripheral immune system promote resilience versus susceptibility to social stress. Proc Natl Acad Sci U S A. 2014;111(45):16136-41.
7. House JS, Landis KR, Umberson D. Social relationships and health. Science. 1988;241(4865):540-5.
8. Lutgendorf SK, Andersen BL. Biobehavioral approaches to cancer progression and survival: Mechanisms and interventions. Am Psychol. 2015;70(2):186-97.

PART 4

암 및 암 치료가 정신 및 행동에 미치는 영향

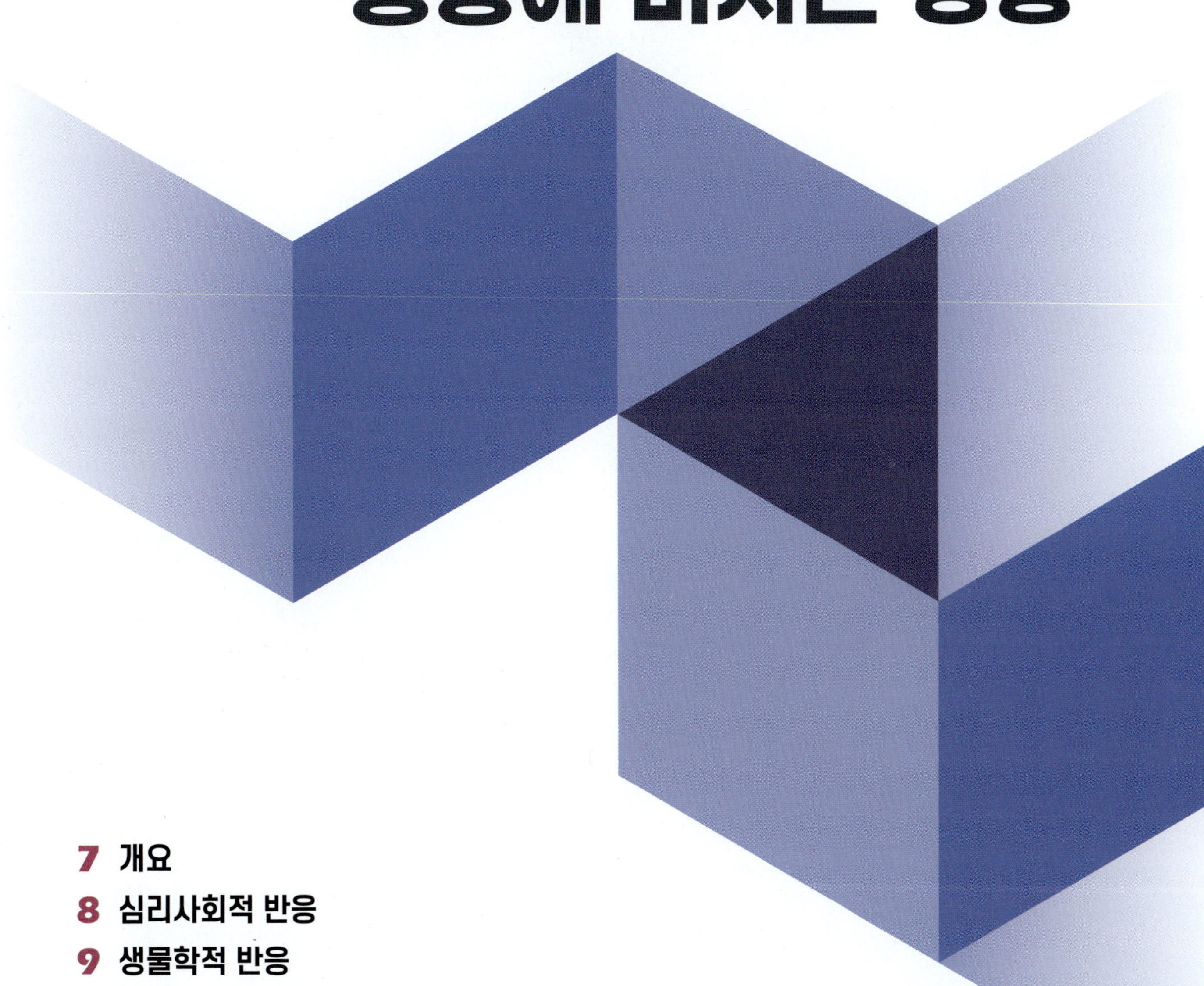

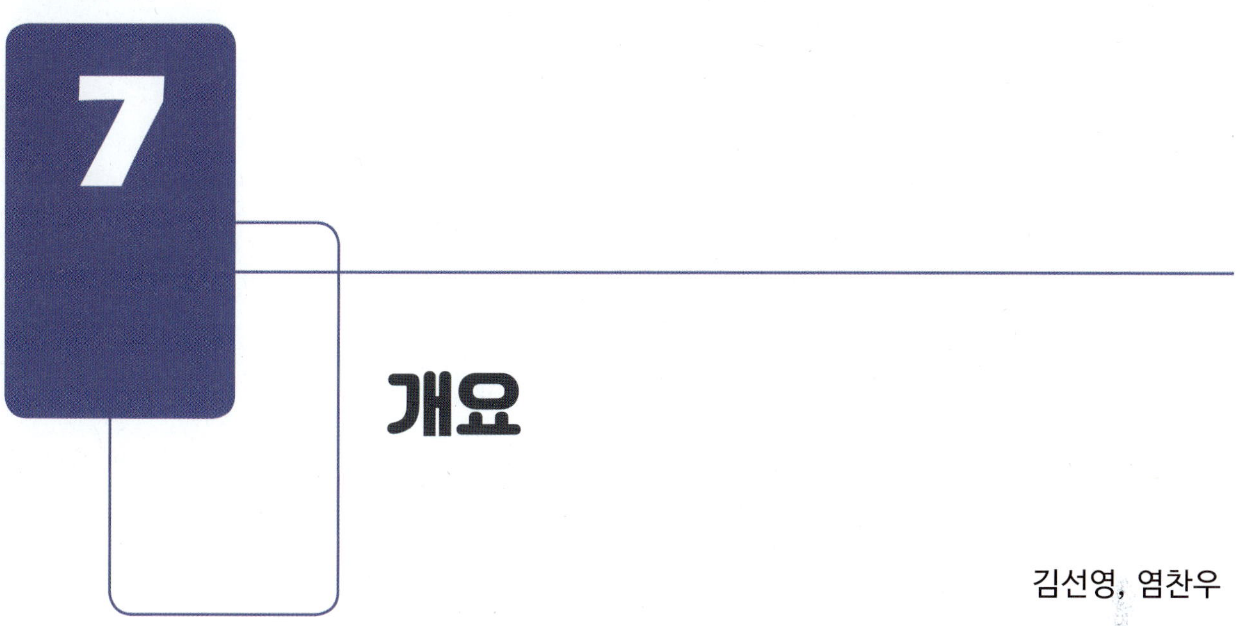

7 개요

김선영, 염찬우

정신 및 행동 요인이 암과 암 치료에 영향을 미치는 것처럼, 반대로 암과 암 치료는 환자의 정신 건강 및 행동에도 지대한 영향을 미치게 된다. 다시 말해, 두 요인은 서로 간에 영향을 주고받으며 지속적인 상호작용을 나타낸다. 암의 진단 및 치료가 환자에 미치는 영향은 다양하지만, 크게 심리사회적 반응과 생물학적 반응으로 구분하여 살펴볼 수 있다.

암 및 암 치료는 피로, 우울, 불면 등과 같은 정신 및 행동증상을 흔히 동반한다. 기존 연구결과들에 따르면 유방암, 전립선암, 대장암, 폐암을 치료하고 완전 관해 상태에 있는 생존자들의 30%가 심각한 수준의 피로를 느끼며, 15-29%의 암 환자가 우울증 상태인 것으로 나타났다. 또한, 암 환자의 50%까지 불면이 발생하는 것으로 보고되었다. 이처럼 암 환자들에게서 피로, 우울, 불면 증상이 호발하는 것은 염증 유발 사이토카인proinflammatory cytokine의 활성화로 인한 것으로 생각되고 있다. 이러한 증상들과 염증의 연관성에 관한 근거는 관찰 및 실험 연구들을 통해 제시되었다. 감염이 된 동물들은 피로, 기력 저하, 식욕 감소, 탐사 감소, 심리 운동 둔화, 사회적 회피, 행동 저하를 보이는데, 이러한 '질병 행동'이 동물과 사람에게 염증성 사이토카인을 투여함으로써 재현됨을 실험연구에서 확인하였다. 종양은 그 자체로 혹은 주위 조직을 침범하여 염증을 유발할 수 있으며, 암을 치료하기 위한 수술, 항암치료, 방사선치료, 일부 면역치료들도 염증을 증가시킨다. 항암치료 중 발생하는 염증성 바이오마커와 불면, 피로는 유의미한 연관성을 갖는 것으로 보고되어, 암과 관련된 불면과 피로는 유사한 생화학적 기전을 가질 가능성이 제시되었다. 수면-각성 주기는 염증 생물학에서 항상성의 조절인자로 알려져 있으며, 수면부족은 NF-κB의 활성을 유도하여 염증성 매개인자들의 생성과 전신 염증의 발생에 관여한다. 이러한 염증 유발 사이토카인들은 우울증의 발생에 부분적으로 기여하며, 우울증은 암 발병률, 암 특이 사망률, 암 환자 전체의 사망률 증가와 관련이 있는 것으로 나타났다. 만성 염증은 암의 발생과 재발에 관련이 있다고 생각되고 있으며, 이와 관련이 있는 염증 관련 바이오마커로는 NF-κB와 같은 전사 인자들과 주요 염증성 사이토카인들(예: IL-1β, IL-6, TNF-α)이 알려져 있다. 9장에서는 암 및 암 치료가 신경면역 반응을 통해 우울, 불면, 피로에 미치는 영향에 대하여 알아보겠다.

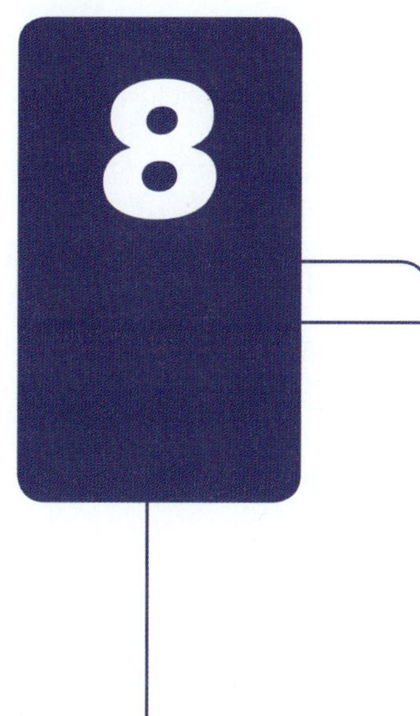

심리사회적 반응

김선영

1. 암 진단

환자는 암 진단을 받을 때 상당한 충격을 느끼며, 일부에서는 마치 '선고'를 받는 듯한 느낌을 받았다고 표현한다.

일단 암으로 진단되면, 환자는 이후 수많은 검사와 그 결과에 따른 치료가 쉴 새 없이 진행되는 것을 경험한다. 이 과정에서 환자는 간단한 검사에서 전신 마취 수술에 이르기까지, 수많은 결정을 내리고 동의서에 서명해야 한다. 환자는 아직 암 진단의 충격이 가시지 않은 상태에서, 경제적 우려, 가족 간 이견에 대한 곤란, 낯선 의료진과의 의사 소통, 잘 알지 못하는 것에 대해 결정해야 하는 상황 등 다양한 심리사회적 스트레스를 경험한다.

전문적인 의학 지식이 부족하고, 충분한 정보를 제공받지 못하였다고 느끼는 경우, 환자는 때때로소셜 미디어 등 다양한 출처를 활용하여 자신의 병세에 대한 정보를 수집한다. 이 과정에서 근거가 불확실한 정보를 접하게 되면 환자는 더욱 심한 혼란과 디스트레스를 경험한다.

암의 진단으로 인한 디스트레스의 심각도는 다양하다. 건강을 상실했다는 슬픔, 걱정에서 우울감, 그리고 실존적 고통과 무희망감에 이르기까지 그 정도는 상황과 개인에 따라 다르게 나타난다. 이러한 디스트레스는 임상에서 각각 명확히 구분되기보다는, 그 심각도에 따라 나타나는 디스트레스의 연속선continuum of distress으로 존재한다.

다만, 임상적 접근과 연구 등의 편의를 위해 디스트레스의 절단점을 설정하거나, 적응 장애와 주요 우울장애 등 진단명으로 구분하기도 한다. 예를 들어, 암 환자의 디스트레스 척도 중 하나인 디스트레스 온도계에서는 4-5점을 중등도 이상으로 선별하고 전문가의 치료 자문을 권고하고 있으며, National Cancer Center (NCC) 심리 증상 평가지에서는 우울 지장 도의 절단점을 3-5점으로 제시하고 있다.

2. 암 치료 과정

화학 치료 또는 방사선 치료 등의 항암 치료를 받게 되는 경우, 환자는 외모의 변화, 약 부작용과 관련된 고통, 암의 진행 혹은 재발에 대한 불안감 등 또다른 디스트레스를 경험한다. 재발 불안은 암 경험자에서만 나타나는 것이 아니며, 수술 후 보조 항암 치료 과정 등 암 치료 과정의 전반에서 보고된다. 검사상 암이 육안으로 확인되는 경우에도 마찬가지인데, 이 경우 환자들은 질병 진행에 대한 불안감을 호소한다.

암 치료를 경험하며 환자의 인간관계가 소원해지거나 사회적으로 고립되는 경우도 흔하다. 이는 병원 입원 혹은 바쁜 치료 스케줄로 인한 물리적 영향도 있지만, 한편으로는 환자 자신이 지인들을 만나는 것을 꺼려하는 경우도 드물지 않다. 예를 들면, 여러 지인들을 만나 자신의 병세를 반복적으로 설명해야 하거나, 혹은 자꾸 자신의 병세를 물어오는 지인들에게 답하는 것이 싫어 지인들과 점차 연락을 끊게 되는 경우가 이에 해당한다. 한편, 변화된 외모, 피로감 등의 체력적 한계 역시 암 환자가 외출을 꺼리게 되는 흔한 이유 중 하나이다.

반대로 새로운 인간관계가 형성되기도 하는데, 암 치료 병원이나 요양병원에서 같은 암 환자 간에 비슷한 고민을 주고받으며 친구가 되는 경우이다. 이러한 경우, 서로 간에 위로와 격려를 나누는 것이 심리적 안정에 도움이 된다. 하지만 동료 환우의 암이 진행하거나 사망하는 경우, 환자는 심한 상실감과 불안감을 경험하기도 한다.

암 치료 기간이 길어질수록, 많은 환자들이 심리적 소진을 호소한다. 이들은 '지쳤다, 항암 치료가 지긋지긋하다'라고 표현한다. 특히, 완치를 기대하기 어렵고 항암 치료의 종결 횟수가 명확히 정해지지 않은 재발 혹은 진행 암 환자에서 이러한 현상이 더 두드러진다. 이 경우, 항암 치료는 환자의 반복되는 일상으로 자리잡게 된다. 예를 들면, 2주에 한번씩 항암 치료를 받는 암 환자가, 항암 치료 후 1주일은 항암 부작용으로 누워 지내고, 이후 일주일은 다음 차의 항암제를 맞기 위해 회복에 힘쓰는 경우이다. 이 상태가 장기간 지속되면 환자는 마치 자신이 항암제를 맞기 위해 살아가는 것처럼 느껴지게 되고, 삶의 다른 목적을 상실하게 된다. 결과적으로 환자는 힘든 치료와 한정된 삶을 지속해야 할 의미를 찾지 못하게 되고, 마침내 희망을 잃고 완전히 지쳐 버리는 상태, 즉 사기저하demoralization에 도달하게 된다.

3. 암 치료 후

항암 치료가 종결되더라도, 환자의 심리사회적 고통이 지속되는 경우가 드물지 않다. 환자들은 종종 재발에 대한 불안감을 호소한다. 항암 치료 중에는 2-4주 간격으로 자주 진료의를 볼 수 있었으나 암 치료 종결 후에는 수개월에서 1년에 한 번 암 관련 진료를 받게 된다. 이 때문에 환자들은 더 이상 보호받지 못하는 느낌을 호소하기도 하며, 한편으로 검사일이 다가오면 며칠 전부터 밤잠을 설치고 검사 결과에 대한 불안함을 느낀다. 검사 결과에서 이상이 없으면 환자의 디스트레스는 대개 완화되지만, 디스트레스가 지속되는 일부 환자에서는 정신 심리적 개입이 필요할 수 있다.

암 치료가 종결되었더라도, 환자가 일상으로 돌아가는 데는 상당한 노력이 필요하다. 만성적 피로감, 부종과 같은 다양한 후유 증상 외에도 주의 집중력 등 인지기능의 주관적 저하, 감염 혹은 재발의 두려움으로 인한 외부 활동의 제한, 직장 및 학업 복귀에 대한 염려 등이 일상 복귀를 방해한다.

암 치료 경험에 대한 외상 후 스트레스 반응은 드물지 않다. 기존 문헌에 의하면 암 환자의 10-80%까지 외상 후 스트레스 반응post-traumatic stress reaction이 보고되며, 원발 암의 종류, 환자군, 측정 도구에 따라 유병률이 다르다. 반면 외상 후 성장post traumatic growth도 보고되는데, 대인관계 친밀감의 강화, 자존감의 향상, 영적 성장, 그리고 삶의 우선순위의 재설정 등이다. 이러한 외상 후 성장은 주로 암 진단 후 2년 이내에 증가하는 것으로 알려져 있다. 연구에 따라 차이가 있으나, 개인의 성격, 대처 방식, 나이, 낙천주의, 사회적 지지 등이 이와 관련된다고 보고된다.

경과 관찰 중 암이 재발하는 경우, 환자는 심한 디스트레스를 경험하게 된다. 기한 없이 지속되는 항암치료는 환자가 앞날을 계획하기 어렵게 만드는데, 이러한 미래의 불확실성은 재발 암 환자가 흔히 호소하는 디스트레스 요인이다. 또한, 완치를 기대하기 어렵다는 좌절감, 새로 시작하는 항암제 부작용으로 인한 고통, 경제적 곤란, 가족의 부양 부담, 사기 저하 등 환자는 다양하고 심각한 심리적 도전에 직면하게 된다.

참고문헌

1. Doolittle MN, DuHamel KN. Post-traumatic Stress Disorder Associated with Cancer Diagnosis and Treatment. 3rd ed. Oxford Academic; 2015. pp. 323-38.
2. Stanon AL. Positive consequences of the experience of cancer perceptions of growth and meaning. 3rd ed. Oxford Academic; 2015. pp. 630-3.

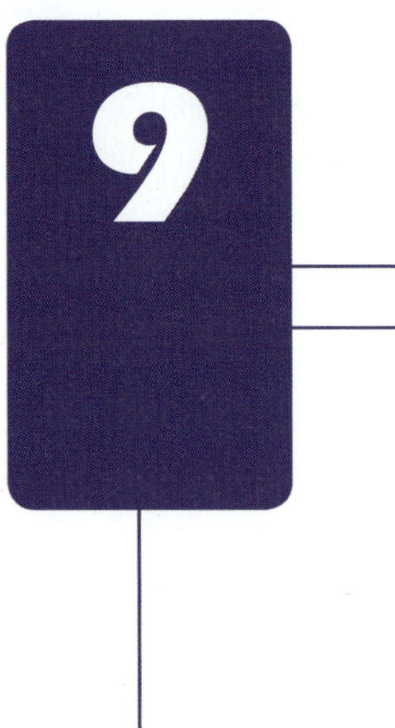

9 생물학적 반응

염찬우

1. 염증 유발 사이토카인이 뇌신경계에 미치는 영향

염증성 사이토카인은 정서의 조절에 관여한다고 알려진 신경전달물질인 세로토닌, 노르에피네프린, 도파민을 포함한 모노아민의 대사에 다양한 영향을 미친다. 염증은 모노아민의 합성 및 방출 감소시킬 뿐 아니라 방출된 모노아민의 재흡수를 증가시킨다. 염증성 사이토 카인은 모노아민의 합성에 필수적인 보조인자cofactor인 tetrahydrobiopterin (BH4)의 가용성을 감소시킨다. 또한, IFN-γ와 TNF는 indoleamine 2, 3dioxygenase를 활성화시켜 세로토닌의 전구체인 tryptophan을 kynurenine으로 전환시키는데, kynurenine은 뇌에서 우울증의 발생에 관여하는 kynurenic acid와 quinolinic acid로 변환된다. IFN-α는 도파민의 방출을 감소시키며, IL-1β와 TNF-α는 세로토닌과 노르에피네프린 재흡수 펌프의 발현과 기능을 증가시킨다. 염증성 사이토카인은 glutamate의 방출 증가 및 재흡수 감소에도 영향을 미친다. IFN-α를 투여받은 환자들은 염증이 증가된 우울증 환자들과 마찬가지로 basal ganglia와 anterior cingulate cortex에서 glutamate가 증가된 소견을 보인다. 증간된 glutamate는 필수 성장인자인 brain derived neurotrophic factor (BDNF)를 감소시켜 신경독성을 유발할 수 있다.

염증이 뇌신경계에 미치는 영향은 신경영상연구를 통해서도 확인할 수 있다. IFN-α의 장기적인 투여와 내독소 혹은 장티푸스 백신의 급성 투여는 ventral striatum을 포함하는 뇌의 보상 영역의 활성을 감소시키며, 이러한 영향은 노력 기반 동기를 저하시킨다. 염증 유발 물질을 투여한 연구들과 동일하게, 내인성 염증이 증가되어 있는 우울증 환자들은 ventral striatum과 ventromedial prefrontal cortex의 기능적 연결성의 감소가 있었으며, 이러한 변화는 무쾌감과 상관관계를 보였다. 또한, 염증이 증가된 우울증 환자에서는 ventromedial prefrontal cortex와 amygdala의 기능적 연결성이 감소된 경향을 보였다.

2. 우울, 불면

우울증과 염증성 바이오마커의 연관성을 검토한 메타분석 연구에서 우울증 환자들이 대조군에 비하여 C-reactive protein (CRP), IL-3, IL-6, IL-12, IL-18, IL-2R, TNF-α의 혈중 수준이 더 높게 검출되는 것으로 나타났다. 또한, 종단 연구를 메타 분석한 결과 CRP와 IL-6의 높은 수준이 더 중한 우울 증상을 예측하는 것으로 나타났으며, 반대로 우울 증상이 더 심한 경우 IL-6과 CRP의 높은 수준을 예측한다는 것을 확인하였다. 이는 염증이 우울증의 유발요인 중 하나이면서 동시에 결과로 상호작용한다는 것을 의미한다. 암 환자의 우울과 염증의 관련성을 검토한 연구들에서도 우울이 동반된 암 환자들이 우울을 동반하지 않은 암 환자들에 비하여 염증성 마커가 증가하는 경향을 보이는 것으로 보고하고 있다. 암 환자를 대상으로 시행한 메타분석에서는 IL-6, CRP, TNF-α가 가장 빈번히 연구된 생체 표지자이며 우울증의 중증도와 양의 상관관계를 가지고 있음을 확인하였다. 이러한 표지자들의 효과 크기는 중등도에서 고도의 범위로 나타났으며, 효과 크기의 이질성이 원발성 우울증 환자를 대상으로 검토한 연구들에 비하여 낮게 나와 원발성 우울증 환자보다 암 환자의 염증과 우울증의 연관성이 더 강하고 일관될 가능성이 높은 것으로 확인되었다. 항우울제에 반응하지 않는 우울증 환자의 경우 항우울제에 반응하는 환자에 비하여 혈장 TNF, sTNF-R2, IL-6와 같은 염증성 마커의 농도가 더 높은 것으로 알려져 있다. 일반적으로 암과 관련된 우울증은 항우울제에 대한 반응성이 원발성 우울증 환자보다 낮은 것으로 알려져 있다. 앞에 제시된 연구결과들을 고려하여 보면 이러한 경향성은 암 환자의 우울이 염증과 더 깊은 관계가 있으므로 항우울제에 대한 반응이 상대적으로 제한적으로 나타난 결과일 수 있다. 최근에 보고된 메타분석 연구에 따르면, 원발성 우울증 환자에게 항염증제를 단독으로 투여하거나 항우울제의 보조제로 사용하였을 경우 위약을 사용한 그룹이나 항우울제 단독 요법에 비하여 유의미하게 증상이 개선되는 것으로 나타났다. 대장암 암 환자를 대상으로 6주간 celecoxib을 투여한 연구에서도 위약을 투약한 군에 비하여 유의미한 우울 증상의 개선을 보임을 보고하였다. 그러나, 아직까지 우울증이 동반된 암 환자를 대상으로 시행한 근거수준이 높은 환자-대조군 연구가 많지 않으므로 이와 관련된 추가적인 연구가 필요하다. 우울은 불면과 깊은 관련을 보이며, 불면은 암 환자의 우울을 유발하는 데 기여하는 것으로 생각된다. 수면박탈은 혈중 IL-6의 수준을 높이며 염증성 사이토카인 유전자의 백혈구 발현을 증가시키고 NF-κB 활성을 증가시키는 것으로 보고되었다. 역으로 IL-6와 IFN-α를 치료약물로 투여하였을 때 서파수면이 감소하고 렘수면을 증가되는 것으로 나타났다. 그러나, 아직까지 암 환자들의 불면과 염증성 마커의 연관성을 보여주는 명확한 연구결과는 보고되고 있지 않다.

3. 피로

암 환자들의 피로와 염증의 관련성을 암 치료의 시점별로 검토한 연구들이 있다. 암 치료를 시작하기 전 암 환자들은 이미 피로를 호소하는 경우가 있으며, 이러한 경우에도 염증과의 연관성이 있을 수 있음을 일부 연구들이 보고하였다. 수술 전 시행한 평가에서 진행성 난소암을 진단받은 환자들은 조기 난소암을 진단받은 환자들에 비하여 IL-6와 피로의 수준이 높았으며, IL-6와 피로의 수준은 상관성을 보였다. 또한, 새롭게 진단된 급성 골수성 백혈병 또는 골수이형성증후군 환자에서는 IL-6, IL-1RA, TNF-α의 수준이 피로 증상과 관련성을 보였다. 그러나, 수술 전 유방암 환자를 대상으로 시행한 연구에서는 CRP 수준의 증가와 피로의 연관성을 확인하지 못하였다. 암 치료의 기본적인 구조를 이루는 항암치료와 방사선치료는 모두 피로의 발생과 연관되어 있으며, 피로 수준의 증가는 염증성 마커의 증가와 관련이 있다. 항암치료를 받고 있는 유방암 환자를 대상으로 시행한 연구에서 피로의 중증도와 IL-7, TNF-α 수준은 유의미한 연관을 보였으며, 국소 대장암 또는 식도암 환자를 대상으로 시행한 연구에서도 sTNF-R1와 IL-6가 피로의 정도와 유의미한 관련이 있음을 확인하였다. 또한, 조기 유방암 및 전립선암 환자를 대상으로 방사선 치료 전, 치료 중, 치료 후에 염증성 마커와 피로 사이의 관계를 검토한 연구에서도 CRP와 IL-1RA의 혈청 수준 변화가 피로 증상의 증가와 유의미한 상관성을 보였다. 일반적으로 암 치료가 종료되면 암 생존자의 피로가 개선되는 경과를 보이나 25–30%의 환자들은 5–10년 이상 피로가 지속되는 것으로 나타났다. 암 생존자들의 피로도 염증성 마커의 증가와 관련성을 보이고 있다. 유방암 생존자들 중 암 관련 피로를 호소하는 환자들과 호소하지 않는 환자를 비교하였을 때, 암 관련 피로를 호소하는 군에서 유의미한 CRP의 증가를 보였으며, 고환암 생존자들을 대상으로 검토한 연구에서도 암 관련 피로를 호소하는 군이 그렇지 않은 군보다 더 높은 CRP 수준을 보였다. 유방암 환자를 대상으로 경과관찰을 시행한 연구에서는 첫 항암 후 12개월이 지난 시점에 IL-17, IL-10, IL-12의 수준과 피로가 관련이 있었으며, 첫 항암 24개월 후의 추적 평가에서는 IL-1β, IL-6 및 TNF-α가 피로의 수준과 유의미한 연관성을 보였다.

참고문헌

1. Alamdarsaravi M, Ghajar A, Noorbala A-A, Arbabi M, Emami A, Shahei F, et al. Efficacy and safety of celecoxib monotherapy for mild to moderate depression in patients with colorectal cancer: A randomized double-blind, placebo controlled trial. Psychiatry Res. 2017;255:59-65.
2. Alexander S, Minton O, Andrews P, Stone P. A comparison of the characteristics of disease-free breast cancer survivors with or without cancer-related fatigue syndrome. European journal of cancer. 2009;45(3):384-92.
3. Arpin D, Perol D, Blay J-Y, Falchero L, Claude L, Vuillermoz-Blas S, et al. Early variations of circulating interleukin-6 and interleukin-10 levels during thoracic radiotherapy are predictive for radiation pneumonitis. J Clin Oncol. 2005;23(34):8748-56.
4. Berger AM, Mooney K, Alvarez-Perez A, Breitbart WS, Carpenter KM, Cella D, et al. Cancer-related fatigue, version 2.2015. J Natl Compr Canc Netw. 2015;13(8):1012-39.
5. Bower JE, Ganz PA, Desmond KA, Bernaards C, Rowland JH, Meyerowitz BE, et al. Fatigue in long‐term breast carcinoma survivors: A longitudinal investigation. Cancer. 2006;106(4):751-8.
6. Bower JE, Ganz PA, Irwin MR, Kwan L, Breen EC, Cole SW. Inflammation and behavioral symptoms after breast cancer treatment: do fatigue, depression, and sleep disturbance share a common underlying mechanism? Journal of clinical oncology. 2011;29(26):3517-22.
7. Bower JE, Ganz PA, Tao ML, Hu W, Belin TR, Sepah S, et al. Inflammatory biomarkers and fatigue during radiation therapy for breast and prostate cancer. Clin Cancer Res. 2009;15(17):5534-40.
8. Cohen RA, Gullett JM, Woods AJ, Porges EC, Starkweather A, Jackson-Cook CK, et al. Cytokine-associated fatigue prior to, during, and post-chemotherapy for breast cancer. Journal of neuroimmunology. 2019;334:577001.
9. Cole SW. Chronic inflammation and breast cancer recurrence. J Clin Oncol. 2009;27(21):3418-9.
10. Dantzer R, O'connor JC, Freund GG, Johnson RW, Kelley KW. From inflammation to sickness and depression: when the immune system subjugates the brain. Nature reviews neuroscience. 2008;9(1):46-56.
11. Fagundes CP, Glaser R, Alfano CM, Bennett JM, Povoski SP, Lipari AM, et al. Fatigue and herpesvirus latency in women newly diagnosed with breast cancer. Brain Behav Immun. 2012;26(3):394-400.

12. Felger JC, Li Z, Haroon E, Woolwine BJ, Jung MY, Hu X, et al. Inflammation is associated with decreased functional connectivity within corticostriatal reward circuitry in depression. Molecular psychiatry. 2016;21(10):1358-65.
13. Haapakoski R, Mathieu J, Ebmeier KP, Alenius H, Kivimäki M. Cumulative meta-analysis of interleukins 6 and 1β, tumour necrosis factor α and C-reactive protein in patients with major depressive disorder. Brain Behav Immun. 2015;49:206-15.
14. Haroon E, Daguanno AW, Woolwine BJ, Goldsmith DR, Baer WM, Wommack EC, et al. Antidepressant treatment resistance is associated with increased inflammatory markers in patients with major depressive disorder. Psychoneuroendocrinology. 2018;95:43-9.
15. Haroon E, Raison CL, Miller AH. Psychoneuroimmunology meets neuropsychopharmacology: translational implications of the impact of inflammation on behavior. Neuropsychopharmacology. 2012;37(1):137-62.
16. Imeri L, Opp MR. How (and why) the immune system makes us sleep. Nat Rev Neurosci. 2009;10(3):199-210.
17. Irwin MR, Wang M, Ribeiro D, Cho HJ, Olmstead R, Breen EC, et al. Sleep loss activates cellular inflammatory signaling. Biological psychiatry. 2008;64(6):538-40.
18. Karin M. Nuclear factor-κB in cancer development and progression. Nature. 2006;441(7092):431-6.
19. Köhler-Forsberg O, N. Lydholm C, Hjorthøj C, Nordentoft M, Mors O, Benros M. Efficacy of anti-inflammatory treatment on major depressive disorder or depressive symptoms: meta-analysis of clinical trials. Acta Psychiatr Scand. 2019;139(5):404-19.
20. Liu L, Mills PJ, Rissling M, Fiorentino L, Natarajan L, Dimsdale JE, et al. Fatigue and sleep quality are associated with changes in inflammatory markers in breast cancer patients undergoing chemotherapy. Brain Behav Immun. 2012;26(5):706-13.
21. Lutgendorf SK, Weinrib AZ, Penedo F, Russell D, DeGeest K, Costanzo ES, et al. Interleukin-6, cortisol, and depressive symptoms in ovarian cancer patients. J Clin Oncol. 2008;26(29):4820-7.
22. Mac Giollabhui N, Ng TH, Ellman LM, Alloy LB. The longitudinal associations of inflammatory biomarkers and depression revisited: systematic review, meta-analysis, and meta-regression. Mol Psychiatry. 2021;26(7):3302-14.
23. Mantovani A, Allavena P, Sica A, Balkwill F. Cancer-related inflammation. nature. 2008;454(7203):436-44.
24. McFarland DC, Doherty M, Atkinson TM, O'Hanlon R, Breitbart W, Nelson CJ, et al. Cancer-related inflammation and depressive symptoms: Systematic review and meta-analysis. Cancer. 2022;128(13):2504-19.
25. McFarland DC, Riba M, Grassi L. Clinical implications of cancer related inflammation and depression: a critical review. Clinical Practice and Epidemiology in Mental Health: CP & EMH. 2021;17(1):287-94.
26. Mehta ND, Haroon E, Xu X, Woolwine BJ, Li Z, Felger JC. Inflammation negatively correlates with amygdala-ventromedial prefrontal functional connectivity in association with anxiety in patients with depression: Preliminary results. Brain Behav Immun. 2018;73:725-30.
27. Meyers CA, Albitar M, Estey E. Cognitive impairment, fatigue, and cytokine levels in patients with acute myelogenous leukemia or myelodysplastic syndrome. Cancer. 2005;104(4):788-93.
28. Miller AH, Raison CL. The role of inflammation in depression: from evolutionary imperative to modern treatment target. Nat Rev Immunol. 2016;16(1):22-34.
29. Mills PJ, Parker B, Jones V, Adler KA, Perez CJ, Johnson S, et al. The effects of standard anthracycline-based chemotherapy on soluble ICAM-1 and vascular endothelial growth factor levels in breast cancer. Clin Cancer Res. 2004;10(15):4998-5003.
30. O'Donnell JF. Insomnia in cancer patients. Clinical cornerstone. 2004;6(1):S6-14.
31. Orre IJ, Murison R, Dahl AA, Ueland T, Aukrust P, Fosså SD. Levels of circulating interleukin-1 receptor antagonist and C-reactive protein in long-term survivors of testicular cancer with chronic cancer-related fatigue. Brain Behav Immun. 2009;23(6):868-74.
32. Osimo EF, Pillinger T, Rodriguez IM, Khandaker GM, Pariante CM, Howes OD. Inflammatory markers in depression: a meta-analysis of mean differences and variability in 5,166 patients and 5,083 controls. Brain Behav Immun. 2020;87:901-9.
33. Raison CL, Rye DB, Woolwine BJ, Vogt GJ, Bautista BM, Spivey JR, et al. Chronic interferon-alpha administration disrupts sleep continuity and depth in patients with hepatitis C: association with fatigue, motor slowing, and increased evening cortisol. Biological psychiatry. 2010;68(10):942-9.
34. Shearer WT, Reuben JM, Mullington JM, Price NJ, Lee B-N, Smith EB, et al. Soluble TNF-α receptor 1 and IL-6 plasma levels in

humans subjected to the sleep deprivation model of spaceflight. J Allergy Clin Immunol. 2001;107(1):165-70.

35. Sotelo JL, Musselman D, Nemeroff C. The biology of depression in cancer and the relationship between depression and cancer progression. Int Rev Psychiatry. 2014;26(1):16-30.

36. Treadway MT, Cooper JA, Miller AH. Can't or Won't? Immunometabolic Constraints on Dopaminergic Drive. Trends Cogn Sci. 2019;23(5):435-48.

37. Wang XS, Williams LA, Krishnan S, Liao Z, Liu P, Mao L, et al. Serum sTNF-R1, IL-6, and the development of fatigue in patients with gastrointestinal cancer undergoing chemoradiation therapy. Brain Behav Immun. 2012;26(5):699-705.

38. Wang Y-H, Li J-Q, Shi J-F, Que J-Y, Liu J-J, Lappin JM, et al. Depression and anxiety in relation to cancer incidence and mortality: a systematic review and meta-analysis of cohort studies. Molecular psychiatry. 2020;25(7):1487-99.

PART 5

암 검진 및 유전자검사와 관련된 정신사회적 문제

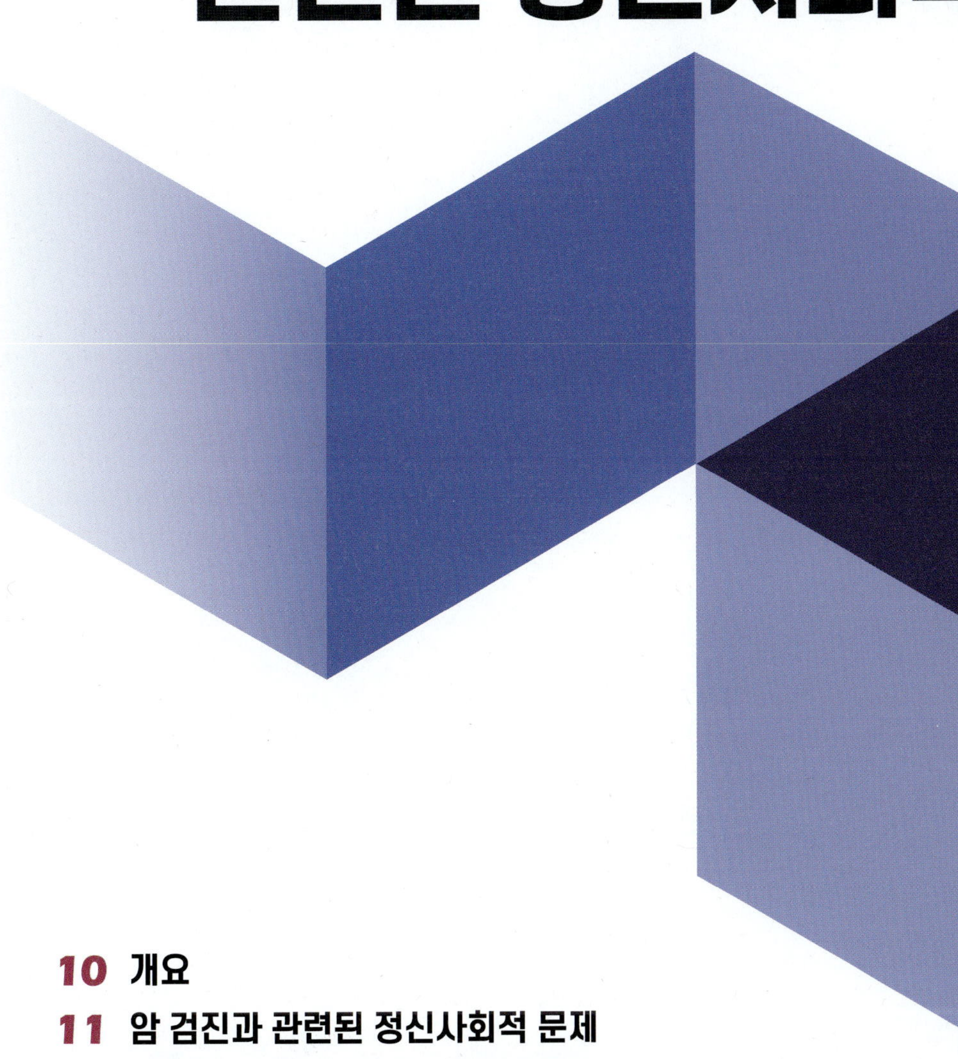

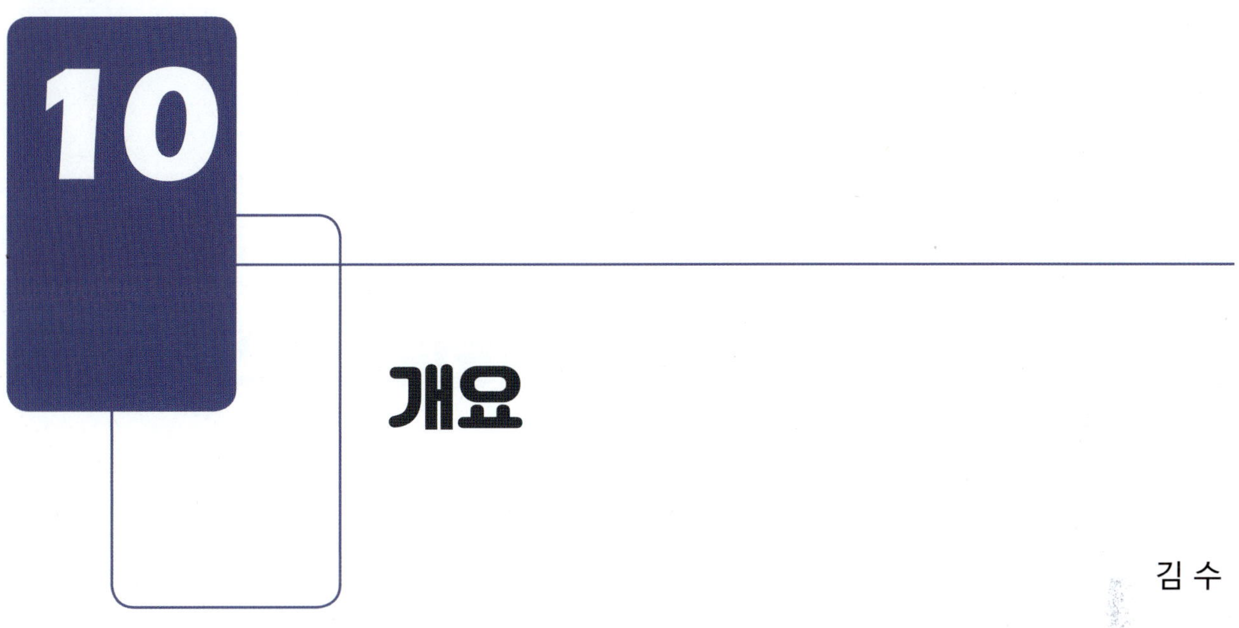

10 개요

김 수

암 검진은 질병으로 인한 부담을 줄일 수 있는 중요한 방법이며, 암을 조기 단계에서 발견하여 사망률을 줄이는 데 그 목적이 있다. 따라서 암 검진이 실제 암 치료에 얼마나 도움이 되는지, 사망률을 얼마나 낮출 수 있는지는 중요한 이슈이다. 또한 암 검진의 결과가 위양성 또는 위음성으로 나올 가능성이 있는데, 위양성의 경우 수진자의 불안과 추가 비용을 발생시키게 되며, 위음성의 경우 잘못된 진단으로 수진자를 안심시켜 질병 진행을 놓치거나 질병에 기인한 중요한 증상을 무시하게 되는 결과를 초래할 수도 있다. 그러므로 증상이 없는 사람을 대상으로 실시하는 암 검진은 증상이 있는 환자에게서 실시하는 임상적 검사보다 더 엄격한 근거와 표준이 요구된다.

암은 발생 원인에 따라 산발성 암sporadic cancer, 유전성 암hereditary cancer, 가족성 암familial cancer으로 구분될 수 있다. 산발성 암은 암의 가족력이 없는 상태에서 발생한 암을 말하고, 유전성 암은 종양의 성장 혹은 억제를 조절하는 유전자의 생식세포 변이germline variants에 의해 발생하는 암을 말하며, 가족성 암은 부모, 형제, 자매, 친척 중 두 명 이상의 암 가족력이 있으나 암 관련 유전자 변이가 발견되지 않은 경우를 말한다. 유전성 암은 전체 암의 약 5-10%를 차지하고 있으며, 일반적으로 산발성 암보다 젊은 나이에 발생하고 유전자 변이가 다음 세대로 전달될 수 있다. 암 발생과 관련된 유전자에 변이가 확인된 경우에는 의료진과의 면밀한 상담을 통해 암의 조기발견을 위한 집중적인 감시와 개인의 상황에 부합하는 예방적 조치가 필요할 뿐만 아니라, 가족의 유전자 상담도 고려되므로 정신사회적 이슈에 대해 숙지해야 한다.

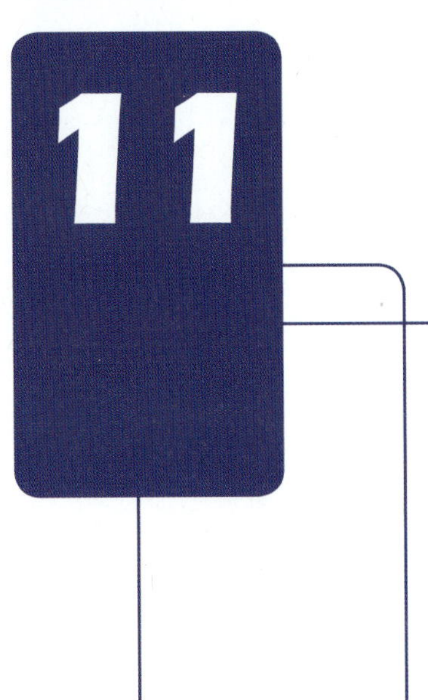

11 암 검진과 관련된 정신사회적 문제

한지희

1. 도입

암 검진과 관련된 정신사회적 문제는 다양하게 연구되어 왔으며, 암 검진에 영향을 미치는 요소는 개인적, 관계적, 건강 관리 체계 수준으로 나누어 살펴볼 수 있다. 개인적 수준에서는 당혹감, 수치심, 불편함, 두려움이 검진을 받는 데 가장 큰 장벽으로 작용한다. 여기에서 두려움은 암 검진 절차와 관련된 두려움뿐만 아니라 결과에 대한 두려움, 암 진단과 관련된 미래의 두려움을 포함한다. 관계적 수준에서는 의료진, 중요한 타인, 커뮤니티 구성원이 영향을 미치며, 건강 관리 체계 수준에서는 높은 비용, 보험 적용 여부, 의료 시설에 대한 접근성, 그리고 의료 시스템 전달 체계 등이 중요한 요소로 작용한다.

2. 암종에 따른 암 검진에 영향을 미치는 정신사회적 문제

1) 폐암 검진

(1) 폐암 검진의 특성

폐암은 사회적 질병 부담이 매우 큰 질환임에도 불구하고, 조기 진단이 어려운 특성을 가지고 있다. 증상이 나타나 발견되었을 때는 이미 많이 진행된 경우가 많아, 조기 검진이 중요하다. 현재까지 폐암 조기 선별을 통해 폐암으로 인한 사망률을 줄이거나 생존율을 높인다는 증거는 부족하지만, 저선량 흉부 전산화 단층촬영이 적극적으로 도입되고 있다. 국내 검진권고안은 폐암 발생 고위험군을 30갑 년 이상의 흡연력이 있는 55-74세로 분류하고, 이들에게 저선량 흉부 전산화 단층촬영을 매년 시행할 것을 권고하고 있다. 흡연 고위험군에 대한 폐암 검진은 매우 중요하지만, 이로 인해 특정 집단이 정신사회적 문제를 겪을 수 있다는 점도 고려해야 한다.

(2) 폐암 검진 관련 세부 정신사회적 문제

① **폐암 검진의 위해:** 저선량 흉부 전산화 단층촬영을 이용한 폐암 검진은 양성률(비석회화 결절 발견율)이 20-53%로 높아, 이차적 진단에 대한 부담이 크다. 이후 침습적 진단 검사로 인한 합병증이나 반복적 촬영에 따른 방사선 피폭으로 인해 암 발생 위험이 증가할 수 있다. 또한 검진 비용에 대한 부담도 검진 참여에 큰 영향을 미친다. 더불어, 폐암 검진에 참여한 실험군과 대조군 모두에서 불안, 낙담, 자책과 같은 부정적인 심리사회적 결과가 초래된다는 연구 결과도 보고되었다.

② **폐암에 대한 낙인:** 폐암 낙인은 폐암에 대한 비관적이고 회피적인 믿음과 관련이 있으며, 높은 심리적 고통을 유발하고 폐암 검진 참여율을 감소시킨다. 선행 연구에 따르면, 폐암에 대한 낙인이 심할수록 증상에 대해 의학적 도움을 받는 데에도 지연이 발생했다.

③ **흡연에 대한 낙인:** 흡연 낙인은 흡연자들에게 폐암 검진의 주요 장벽으로, 대상자들은 과거의 흡연행동에 대한 실패감, 부끄러움 및 후회와 함께 흡연 낙인을 경험한다. 흡연 낙인을 해소하기 위해 영국에서 시행한 국가적인 캠페인 'Be Clear on Cancer'은 폐암에 대한 인식과 폐암 검진 사례 수를 크게 증가시킨 바 있다.

④ **폐암 검진이 의미 없다고 믿음**lung cancer fatalism**:** 조기 검진을 통해 폐암을 발견하더라도, 폐암의 악성 성질로 인해 검진이 별 소용이 없다고 생각하는 경우가 있으며, 이러한 인식은 검진 결정을 내리는 과정에 악영향을 미친다.

(3) 향후 방향

폐암 발생 고위험군을 대상으로 폐암 검진과 함께 금연 교육을 병행해야 하며, 두려움과 불안을 완화하고 선별 검사 활용도를 높이기 위한 맞춤형 교육 프로그램이 필요하다. 그동안의 연구에서 밝혀진 폐암 검진의 주요 장벽으로는 폐암에 대한 지식 부족, 환자와 의료 제공자 간의 관계, 의료 시스템에 대한 불신, 자원 접근성의 제한 등이 있으며, 이러한 문제들을 해결하기 위한 다양한 접근이 요구된다.

2) 대장암 검진

(1) 대장암 검진의 특성

대장암은 전 단계인 양성 용종과 선종성 용종이 5-10년에 걸쳐 서서히 암으로 진행하는 것으로 알려져 있다. 용종은 대장내시경을 통해 절제할 수 있으며, 암이 진행 초기에 발견된 경우에도 내시경적 점막 절제술이나 수술적 절제를 통해 제거가 가능하기 때문에 대장암의 발생률과 사망률을 줄이기 위해 조기 검진이 더욱 중요하다. 국내 검진 권고안에 따르면, 대장암의 선별 검사는 분변잠혈검사로, 45-80세의 성인은 증상이 없어도 1년 또는 2년마다 검사를 받는 것이 권장된다. 증상이 없는 저위험군의 경우 45세 이후부터는 매 5-10년마다 대장내시경 검사를 받는 것이 권고된다.

국내에서는 2004년부터 국가암검진 프로그램을 통해 만 50세 이상 남녀를 대상으로 1년 간격으로 분변잠혈검사를 실시하고, 양성 반응이 나온 경우 대장내시경 또는 이중조영바륨관장술을 시행하는 대장암 검진 사업을 진행해 오고 있다. 분변잠혈검사는 비용 효과적인 방법이지만 위양성률이 높은 편이다. 대장내시경은 대장암의 사망률과 발생률을 유의하게 감소시켜 대장암 선별검사로서 효과적이지만, 검사 과정이 힘들고 검사를 위해 장정결을 해야 하는 어려움이 있다.

(2) 대장암 검진 관련 세부 정신사회적 문제

① **대장암 검진의 위해:** 일반인들은 분변잠혈검사에서 위양성 결과가 나올 경우 불안을 느낄 수 있다. 또한 대장내시경은 침습적이고 복잡한 과정이 필요하며, 출혈, 천공, 용종 절제술로 인한 합병증의 위험이 존재한다. 장정결제로 인해 전해질 불균형이나 신장 질환의 위험도 발생할 수 있다. 중대한 합병증 발생률은 0-0.47%, 사망 발생률은 0-0.06%로 보고되고 있다.

② **대장암 검진에 대한 거부감, 혐오**disgust**:** 대장암 검진 과정에서 배설물은 혐오를 유발하는 중요한 요인으로 작용한다. 대변을 스스로 채취해야 하는 분변잠혈검사와 직장에 기구를 삽입하는 대장내시경, 변비 또는 설사, 메스꺼움 및 구토와 같은 치료의 부작용 등이 혐오의 대상이 될 수 있다. 46개의 연구를 고찰한 체계적 문헌고찰과 메타분석에서 대장암 검진에 대한 혐오감은 검진 회피와 유의하게 관련 있었으며, 많은 사람들이 대장내시경 검사에서 장정결이 가장 부담스러운 부분이라고 인식하였고, 검진 절차와 관련된 고통과 불편함, 당혹감, 불안 등을 호소하였다.

③ **그 외 대장암 검진에 영향을 미치는 다양한 정신사회적 문제:** 건강신념모델에 기반한 연구에 따르면, 대장암 검진에 영향을 미치는 요인으로는 인지된 대장암의 위험도, 검진에 대한 장벽, 검진의 이점 등이 있다. 확장된 건강신념모델을 적용한 다른 연구에서는 대장암 검진에 대한 자기 효능감, 준비성, 의료진과의 검진 논의가 대장암 검진 참여에 영향을 미치는 주요 요인으로 확인되었다. 또한, 질적 및 양적 체계적 문헌고찰에 따르면, 참여자들이 대장암 검진이 필요하지 않다고 느끼는 경우가 검진에 참여하지 않는 중요한 이유로 확인되었다(표 11-1).

표 11-1. Facilitators and barriers associated with participation in colorectal cancer (CRC) screening.

Theme	Factor
Facilitators	Awareness
	Positive attitudes towards CRC screening tests
	Motivation for screening
Barriers	Lack of awareness
	Negative views of cancer
	Negative attitudes towards CRC screening tests
	Lack of motivation
	Cultural, gender, socioeconomic

Adapted from: Honein-AbouHaidar, G. N., Kastner, M., Vuong, V., Perrier, L., Daly, C., Rabeneck, L., ... & Baxter, N. N. (2016). Systematic review and meta-study synthesis of qualitative studies evaluating facilitators and barriers to participation in colorectal cancer screening. Cancer Epidemiology, Biomarkers & Prevention, 25(6), 907-917

(3) 향후 방향

대장암 검진 참여에 대한 의사결정에 영향을 미치는 요소 중에서는 대상자들의 인식이 가장 중요한 요인으로 꼽힌다. 이를 개선하기 위한 조정 가능한 촉진 요인으로는 공공 교육, 의사의 권고, 사회적 네트워크, 자기 동기화가 강조된다. 반면, 두려움, 운명론, 회피, 문화적 장벽 등은 방해 요소로 논의된다. 이러한 촉진 요인과 방해 요인을 고려한 중재 개발이 효과적인 전략이 될 수 있다. 특히 환자 내비게이션과 대장암 검진에 대한 긍정적 인식 전환을 포함한 다양한 요소를 고려한 중재 개발이 필요할 것이다.

3) 위암 검진

(1) 위암 검진의 특성

40-74세의 무증상 성인을 대상으로 위내시경과 위장조영촬영을 이용한 위암 검진이 위암 사망률을 감소시킬 수 있다는 근거 수준은 낮으나, 국내 검진 권고안에 따르면 40-74세 성인은 증상이 없더라도 2년마다 위암 검진을 받도록 1999년부터 권장하고 있다. 또한 위내시경이 어려운 경우에는 위장조영촬영을 대안으로 제시하고 있다.

(2) 위암 검진 관련 세부 정신사회적 문제

① **위암 검진의 위해:** 위내시경 시 조직검사를 하는 경우 출혈이 발생할 수 있으며, 수면내시경의 경우 드물게 호흡곤란이 발생할 수 있다. 하지만 이러한 부작용은 1,000명 중 2명 정도로 드물며, 적절한 처치를 통해 해결할 수 있다. 주요 부작용으로는 진정제에 의한 호흡 억제, 생검 후 출혈, 전처치 약물의 부작용 등이 있으며, 전반적으로 발생률은 매우 낮다.

위장조영촬영에서는 조영제 용액의 흡인, 드물게 발진이나 쇼크 등의 부작용이 발생할 수 있지만, 부작용 가능성은 매우 낮다. 그 외의 부작용으로는 바륨 흡입, 과민증, 구역, 구토, 변비, 현기증 등이 있을 수 있다.

위내시경과 위장조영촬영을 이용한 위암 검진은 시술 부작용 외에도 위양성 문제와 과진단의 위험이 있을 수 있다.

② **그 외 위암 검진에 영향을 미치는 다양한 정신사회적 문제:** 국내 위암 검진 참여에 대한 행동 요인을 사회생태학적 모델 기반으로 탐색한 연구에 따르면, 개인 내적 수준에서는 의료기관 접근성이 중요한 요인으로 나타났다. 대인적 수준에서는 가족 구성원의 추천과 가족의 암 검진 관행이 검진 참여에 영향을 미치는 것으로 확인되었다. 사회적 수준에서는 암 검진에 대한 교육을 자주 받거나, 암 검진이 필요하다는 사회적 인식이 검진 참여를 유도하는 중요한 요인으로 나타났다.

(3) 향후 방향

현재 국내 가이드라인은 가족력, 장상피화생intestinal metaplasia, 위축성 위염 등 전암 병변이나 헬리코박터 감염 여부와 같은 위험 요인을 고려하지 않고 있다. 따라서 위험 요인에 따라 검진 간격을 세분화할 필요가 있다. 또한 국내에서 수행된 연구들이 부족하여 더 많은 역학 연구들과 이에 기반한 지침 개발이 요구되며 위암 관련 정신사회적 이슈에 대한 탐색이 필요하다.

4) 유방암 검진

(1) 유방암 검진의 특성

여성의 악성종양 중 가장 흔한 암인 유방암의 표준 선별검사는 유방촬영술이다. 현재까지 유방초음파검사나 임상유방진찰clinical breast exam, CBE의 효과에 대한 근거는 불충분하다. 다만 증상이 있거나 고위험군 여성은 CBE 유방초음파검사 등의 추가적인 조치를 시행할 수 있다. 국내 검진 권고안에 따르면, 40-69세의 여성은 증상이 없어도 유방암 검진을 2년마다 시행하도록 권장하고 있다. 서양보다 유방암이 비교적 젊은 나이에 발생하기 때문에, 30세 이상의 여성은 매월 유방 자가검진을 하고, 35세 이상의 여성은 2년 간격으로 CBE를 받으며, 40세 이상의 여성은 1-2년 간격으로 임상유방진찰 및 유방촬영술을 받도록 권고된다. 다만, 유방촬영술은 젊거나 치밀유방인 경우 정확도가 떨어질 수 있다.

유방초음파는 유방촬영술과 CBE의 비정상적인 결과 시 추가적인 평가를 위한 효과적인 진단 도구로 추천되며, 치밀유방 여성에게서 더 민감도가 높은 것으로 나타났다. 하지만 유방상피내암의 미세 석회 병변은 초음파로 찾기가 쉽지 않아 유방촬영을 반드시 병행해야 한다.

유방자가검진이 유방암 사망률 감소에 유효하다는 증거는 부족하지만, 국내에서는 서양보다 폐경 전 연령에서 유방암 발병 비율이 높고 많은 여성이 자가검진을 통해 유방암을 발견하고 있다. 따라서 유방자가검진은 여전히 유용한 방법으로 평가된다.

(2) 유방암 검진 관련 세부 정신사회적 문제

① **유방암 검진의 위해**: 유방암 검진에 대한 이익과 위해에 대한 합의는 여전히 부족하다. 우리나라의 유방암 검진은 1999년부터 국가암검진사업의 일환으로 도입되어 약 15년 동안 시행되어 왔으나, 검진의 위해에 대한 논란이 계속되고 있다. 이 논란에는 방사선 피폭, 과잉진단, 위양성으로 인한 불안감, 불필요한 생검과 수술, 중간암 발생 등의 문제가 지속적으로 제기되고 있다.

② **유방촬영술의 위양성 결과/과잉진단:** 유방촬영술의 높은 위양성 결과로 인하여 많은 여성들이 유방양성종양인 경우에도 조직 생검을 경험하게 되며, 이는 잠재적으로 심리적 고통과 불안을 유발할 수 있다. 그러나 많은 연구에 따르면 여성들은 이러한 위양성 결과의 위험보다 조기 암 진단의 가능성을 더 중요하게 생각한다고 보고된다. 또한 과잉진단, 즉 검진을 하지 않았다면 임상적으로 분명하지 않았을 종양을 검진을 통해 발견하는 것은 최근에는 유방상피내암뿐만 아니라 일부 침습성 암 진단에서도 과잉진단으로 해석될 수 있다. 과잉진단된 암의 치료는 종양이 발견되지 않았다면 문제를 일으키지 않았을 것이기 때문에 환자에게 이득 없이 치료의 해를 끼칠 수 있다.

③ **유방촬영술에 대한 정신사회적 부담:** 검사 과정 중 통증, 이전 위양성 결과로 인한 불안, 정보에 대한 불만족, 의료진과의 의사소통 부족, 검사 결과에 대한 통보 지연 및 암에 대한 두려움 등은 유방촬영술의 큰 부담으로 작용하는 것으로 알려져 있다. 특히 아시아 여성을 대상으로 한 연구에서는 남성 의사가 임상 검사를 수행하고 여성들이 가슴을 드러내야 하는 상황에서 두려움, 수치심, 스트레스를 느끼며, 이러한 요소가 유방촬영술 참여의 장벽으로 보고되었다.

④ **유방암 검진에 대한 정신심리적 요소:** 유방암 검진에 영향을 미치는 요인은 주로 하나의 개념보다는 복합적인 이

론을 통해 설명되며, 일반적으로 Transtheoretical Model (TTM), Theory of Planned Behavior (TPB), Health Promotion Model (HPM), Social Cognitive Theory (SCT), Health Belief Model (HBM) 및 Socio-Ecological Model (SEM)이 많이 활용되었다. 참여자들은 대체적으로 자신의 유방암 위험에 대한 정확한 인식을 가지고 있지 않으며, 자신이 유방암 위험이 더 높다고 인식할 때 유방촬영술에 더 많이 참여하는 것으로 나타났다. 이와 유사하게 국내 대규모 설문 연구에서는 자신의 유방 밀도를 인식하고 이에 대한 지식이 있는 경우, 유방암 검진을 받을 가능성이 더 높다는 결과가 나타났다.

(3) 향후 방향

유방암 검진의 이점을 최대화하려면 위험도에 따른 개별화된 접근이 필요하다. 이를 통해 고위험군에 속한 젊은 여성의 유방암 발견을 증가시키고, 위양성 결과 및 과잉진단의 잠재적 감소를 도모하며, 비용 효율성을 향상시킬 수 있다. 개인의 발병 위험도, 연령, 유방 밀도 등을 고려하여 맞춤형 영상 기술 및 검진 전략을 제공받을 수 있고 더 나아가 과잉 치료의 부담을 줄이는 더 나은 유방암 선별 검사의 개발이 필요하다.

5) 간암 검진

(1) 간암 검진의 특성

간암은 자각 증상이 거의 없는 경우가 많고, 증상이 나타난다면 대부분 간암이 많이 진행된 상태이기 때문에 조기 발견하기 위해서는 간암 고위험군을 대상으로 검진을 철저히 해야 하나, 고위험군조차도 검진율이 상대적으로 낮다. 국내 검진권고안은 간암 고위험군(B형 또는 C형 간암 바이러스 보유자, 간경화증)을 대상으로 매 6개월 간격으로 초음파와 혈청 알파태아단백AFP 검사를 권고한다. 검진의 시작 연령은 B형 또는 C형 바이러스 보유자는 40세부터, 간경화증의 경우 연령에 상관없이 진단 시점부터이다. 우리나라는 2003년부터 국가 암 검진 프로그램의 일환으로 간암 고위험군에게 간초음파와 AFP 검사를 제공하고 있다. 반면, 유병률이 상대적으로 낮은 미국과 유럽의 여러 나라에서는 간초음파만을 검사방법으로 권고하고 있다.

간암의 표준 선별검사는 간초음파와 AFP검사를 병행하는 것이다. 간초음파는 검사 결과가 검사자의 능력에 상당히 의존하며, 간경변으로 인해 결절이 심하게 진행된 간에서는 검사가 매우 제한적일 수 있다. 또한, 비만인 수검자나 간초음파로 검사가 어려운 위치에 있는 병변은 발견하기 어려운 점 등의 한계가 있다. AFP 검사는 임신, 간염, 간경변증 등 여러 간질환에서도 수치가 상승할 수 있다는 한계가 있다.

(2) 간암 검진 관련 세부 정신사회적 문제

① **간암 검진의 위해:** 높은 위음성률로 인해 약 20%의 간암 환자에서 진단이 지연될 수 있다. 또한, 영상 소견과 임상 기준을 통해 간암을 진단하지 못하는 경우, 조직검사를 통한 확진을 시도하게 되며, 이로 인해 통증, 출혈, 사망 등의 합병증이 발생할 수 있다. 감시 과정에서 발생할 수 있는 신체적 손상(감시로 인한 추가 검사, 생검, 위양성 또는 불확실한 결과에 따른 추가 과정 등)은 간경변 환자의 4분의 1 이상이 경험하는 것으로 나타났다. 검진 과정 중 대상자들은 우울감이나 불안을 경험할 수 있으며, 간경변 환자의 간세포암 감시와 관련된 심리적 피해는 대체

로 경미하다고 보이나, 연구에 따라 결과에 차이가 있다.

② **간암 검진의 목적을 달성하기 어려움:** 간암 검진은 초기 단계의 간암을 발견할 수 있지만, 만성 간질환 환자의 사망률을 낮추는지에 대해서는 아직 불확실하다. 또한 검진 대상자의 선정, 최적의 검진 주기, 비용 효율성 등 여러 측면에서 여전히 논쟁의 여지가 있다.

③ **간암 고위험군 설정과 관련된 문제:** 국가에서 주도하는 간암 검진 프로그램으로 인해 환자의 신체, 건강상의 비밀이 노출될 위험이 있으며, 특히 B형, C형 간염 환자의 경우 만성 전염성 질병으로 인해 사회적 불이익을 받을 수 있는 가능성이 있다. 또한 건강보험 청구 자료를 기반으로 국가가 간암 고위험군을 선정하는 방식은 개인정보 보호에 대한 우려를 초래할 수 있다. 이러한 문제는 개인정보 보호와 사회적 낙인 문제를 고려한 접근이 필요함을 시사한다.

(3) 향후 방향

현재까지 간암 검진과 관련된 정신사회적 요인을 탐색한 연구는 부족한 실정이다. 간암 검진의 활용도를 높이기 위해서는 여러 수정 가능한 심리사회적 요인을 식별해야 하며, 이러한 요인을 평가하기 위한 다차원적이고 신뢰할 수 있는 측정 도구의 개발이 필요할 것이다. 또한, 간암 검진의 감시율을 높이기 위한 개입과 검진 전략의 개선이 요구된다.

6) 자궁경부암 검진

(1) 자궁경부암 검진의 특징

자궁경부암 예방의 가장 중요한 방법은 암이 되기 전, 즉 전암병변을 조기에 발견하고 치료하는 것이다. 국내 자궁경부암의 표준 선별검사는 자궁경부세포검사로, 성경험이 있거나 만 20세 이상의 모든 여성에게 3년 간격으로 자궁경부세포도말검사Pap test 또는 액상세포도말검사liquid-based cytology를 시행할 것을 권고하고 있다.

인유두종바이러스HPV는 자궁경부암 발생의 주요 원인으로 알려져 있다. HPV 검사와 자궁경부세포 검사를 함께 받으면 검진의 정확도를 높일 수 있다. 그러나 HPV 검사를 단독으로 시행하는 것에 대한 검진 효과와 위해에 대한 근거는 부족하다. 우리나라에서는 2016년부터 HPV 예방백신을 국가 예방접종 프로그램에 포함시켜 만 12세 여아에게 접종을 권고하고 있다. 그러나 HPV 예방백신 접종 여부와 관계없이 자궁경부암 검진을 지속적으로 받을 것을 권장하고 있다.

(2) 자궁경부암 검진 관련 세부 정신사회적 문제

① **자궁경부암 검진의 위해:** 자궁경부세포검사의 위양성으로 인해 질확대경coloposcopy, 질확대경하 생검 또는 자궁경부 원추절제술 등의 추가 시술이 필요할 수 있다. 이러한 시술로 인해 질출혈, 통증, 감염, 분비물 등 다양한 부작용이 발생할 수 있다.

② **HPV 양성 판정에 대한 정서적 반응:** HPV는 대부분 성행위를 통해 감염되기 때문에, 바이러스 양성 반응이 심리적 및 성적 건강에 영향을 미칠 수 있다. 체계적 문헌고찰 연구에 따르면, HPV 양성 결과를 알게 된 여성들은

HPV가 파트너에게 전염될 가능성과 HPV 감염의 원인에 대해 우려하는 것으로 나타났다. 이로 인해 불안, 고통 및 성적 관계에 대한 우려가 증가하였다. 또 다른 연구에서는 HPV 양성임을 알게 된 여성들이 정상 결과를 보인 여성들보다 단기적인 불안과 심리적 고통을 더 많이 경험하며, 암에 대한 혐오감, 수치심, 놀라움, 두려움을 더 많이 느끼는 것으로 나타났다.

③ **그 외 자궁경부암 검진에 대한 정신사회적 문제:** 건강신념모델에 따른 연구에서는 인지된 감수성, 인지된 혜택 및 자기효능감이 자궁경부암 검진 의도와 유의한 관련이 있었다. 반면, 지각된 장벽이 높은 여성은 자궁경부암 검진을 채택할 가능성이 낮았다. 지각된 장벽으로는 자궁경부암 검진 과정에서의 통증과 불편함, 당황스러움, 검진 결과와 관련된 부정적인 감정, 개인적 특성, 자궁경부암 검진의 필요성에 대한 인식 부족, 그리고 자궁경부암 검진의 시설 및 환경이 포함된다. 또한 자궁경부암의 원인에 대한 믿음도 중요한 장벽으로 작용하였다. 여성들은 종종 자궁경부암의 위험을 현재의 성적 행동과 연관시키고 자신은 위험이 낮다고 생각하여 검진이 필요하지 않다고 여기는 경향이 있는 것으로 나타났다.

(3) 향후 방향

자궁경부암 검진의 참여를 높이기 위해서 의료 제공자는 선별 검사에 대한 장벽을 이해하고 이를 최소화하기 위해 노력해야 한다. 특히 자궁경부암 검사의 필요성과 유용성에 대해 교육을 강화하고, 검진 결과 비정상으로 나타난 여성들에게는 시기적절하고 효과적인 추적 관찰 및 관리 방법을 마련하는 것이 중요할 것이다.

참고문헌

1. 국가암정보센터: 7대암검진권고안(의료인) 자궁경부 암검진권고안. Available from: http://www.cancer.go.kr.
2. 국가암정보센터[인터넷]. 7대암 권고 국가암정보센터. Available from: http://www.cancer.go.kr.
3. 국가암정보센터[인터넷]. 7대암검진권고안(의료인) 간암검진권고안. Available from: http://www.cancer.go.kr.
4. 국립암센터. 누구나 알고싶은 암예방과 조기검진. 국립암센터; 2007.
5. 김도영, 김현정, 정승은, 김상균, 김형준, 신동현, 외. The Korean guideline for hepatocellular carcinoma surveillance. J Korean Med Assoc. 58(5), 385-97.
6. 배상수, 조희숙, 김동현, 최용준, 이훈재, 이태진, 외. 사회생태학적 모형에 기반한 한국인 위암검진 수검의 관련 요인. 예방의학회지. 2008;41(2):100-6.
7. 송민교, 이휘원, 강대희. 한국인에서의 위암의 역학적 특성과 위암검진. J Korean Med Assoc. 2015;58(3):183-90.
8. Al-Ani A, Hammouri M, Sultan H, Al-Huneidy L, Mansour A, Al-Hussaini M. Factors affecting cervical screening using the health belief model during the last decade: A systematic review and meta-analysis. Psychooncology. 2024;33(1):e6275.
9. Atiq O, Tiro J, Yopp AC, Muffler A, Marrero JA, Parikh ND, et al. An assessment of benefits and harms of hepatocellular carcinoma surveillance in patients with cirrhosis. Hepatology. 2017;65(4):1196-205.
10. Bennett KF, Waller J, Ryan M, Bailey JV, Marlow LAV. The psychosexual impact of testing positive for high-risk cervical human papillomavirus (HPV): A systematic review. Psychooncology. 2019;28(10):1959-70.
11. Brett J, Bankhead C, Henderson B, Watson E, Austoker J. The psychological impact of mammographic screening. A systematic review. Psychooncology. 2005;14(11):917-38.
12. Bruix J, Sherman M; American Association for the Study of Liver Diseases. Management of hepatocellular carcinoma: an update. Hepatology. 2011;53(3):1020-2.

13. Bukowska-Durawa A, Luszczynska A. Cervical cancer screening and psychosocial barriers perceived by patients. A systematic review. Contemp Oncol. 2014;18(3):153-9.
14. Carter-Harris L, Davis LL, Rawl SM. Lung Cancer Screening Participation: Developing a Conceptual Model to Guide Research. Res Theory Nurs Pract. 2016;30(4):333-52.
15. Chad-Friedman E, Coleman S, Traeger LN, Pirl WF, Goldman R, Atlas SJ, Park ER. Psychological distress associated with cancer screening: A systematic review. Cancer. 2017;123(20):3882-94.
16. Chorley AJ, Marlow LA, Forster AS, Haddrell JB, Waller J. Experiences of cervical screening and barriers to participation in the context of an organised programme: a systematic review and thematic synthesis. Psychooncology. 2017;26(2):161-72.
17. Cucchetti A, Cescon M, Erroi V, Pinna AD. Cost-effectiveness of liver cancer screening. Best Pract Res Clin Gastroenterol. 2013;27(6):961-72.
18. Dougherty MK, Brenner AT, Crockett SD, Gupta S, Wheeler SB, Coker-Schwimmer M, et al. Evaluation of Interventions Intended to Increase Colorectal Cancer Screening Rates in the United States: A Systematic Review and Meta-analysis. JAMA Intern Med. 2018;178(12):1645-58.
19. Goodwin B, Anderson L, Collins K, Sanjida S, Riba M, Singh GK, et al. Anticipatory anxiety and participation in cancer screening. A systematic review. Psychooncology. 2023;32(12):1773-86.
20. Harkness EF, Astley SM, Evans DG. Risk-based breast cancer screening strategies in women. Best Pract Res Clin Obstet Gynaecol. 2020;65:3-17.
21. Ironmonger L, Ohuma E, Ormiston-Smith N, Gildea C, Thomson CS, Peake MD. An evaluation of the impact of large-scale interventions to raise public awareness of a lung cancer symptom. Br J Cancer. 2015;112(1):207-16.
22. Kansagara D, Papak J, Pasha AS, O'Neil M, Freeman M, Relevo R, et al. Screening for hepatocellular carcinoma in chronic liver disease: a systematic review. Ann Intern Med. 2024;161(4), 261-9.
23. Karstensen JG, Wullum L, Andersen KK, Beck SH, Bülow S, Højen H, et al. Psychiatric and Educational Aspects of Familial Adenomatous Polyposis: A Nationwide Danish Cohort Study With Matched Nonexposed Individuals. Am J Gastroenterol. 2024;119(5):957-64.
24. Katapodi MC, Lee KA, Facione NC, Dodd MJ. Predictors of perceived breast cancer risk and the relation between perceived risk and breast cancer screening: a meta-analytic review. Prev Med. 2004;38(4):388-402.
25. Li C, Lu X, Wong CL, Gao F, Chan CWH. Cross-cultural adaptation and validation of a Chinese Preventive Health Model instrument for measuring the psychosocial factors in hepatocellular carcinoma screening among patients with hepatitis B. Asian Nurs Res. 2022;16(2):94-105.
26. Limmer K, LoBiondo-Wood G, Dains J. Predictors of cervical cancer screening adherence in the United States: a systematic review. J Adv Pract Oncol. 2014;5(1):31-41.
27. Mathioudakis AG, Salakari M, Pylkkanen L, Saz-Parkinson Z, Bramesfeld A, Deandrea S, et al. Systematic review on women's values and preferences concerning breast cancer screening and diagnostic services. Psychooncology. 2019;28(5):939-47.
28. McBride E, Tatar O, Rosberger Z, Rockliffe L, Marlow LAV, Moss-Morris R, et al. Emotional response to testing positive for human papillomavirus at cervical cancer screening: a mixed method systematic review with meta-analysis. Health Psychol Rev. 2021;15(3):395-429.
29. McCaffery K, Waller J, Forrest S, Cadman L, Szarewski A, Wardle J. Testing positive for human papillomavirus in routine cervical screening: examination of psychosocial impact. BJOG. 2004;111(12):1437-43.
30. McFadden K, Rankin NM, Nickel B, Li T, Jennett CJ, Sharman AR, et al. Lung cancer screening program factors that influence psychosocial outcomes: A systematic review. Psychooncology. 2024;33(1):e6252.
31. McLachlan SA, Clements A, Austoker J. Patients' experiences and reported barriers to colonoscopy in the screening context--a systematic review of the literature. Patient Educ Couns. 2012;86(2):137-46.
32. National Lung Screening Trial Research Team. Reduced lung-cancer mortality with low-dose computed tomographic screening. N Engl J Med. 2011;365(5):395-409.

33. NCCN [Internet]. Breast-Screening. Available freom: nccn.org/professionals/physician_gls/pdf/breast-screening.pdf
34. NCCN [Internet]. Colorectal Cancer Screening. Available freom: nccn.org/patients/guidelines/content/PDF/colorectal-screening-patient.pdf.
35. Nelson HD, Pappas M, Cantor A, Griffin J, Daeges M, Humphrey L. Harms of Breast Cancer Screening: Systematic Review to Update the 2009 U.S. Preventive Services Task Force Recommendation. Ann Intern Med. 2016;164(4):256-67.
36. Noman S, Shahar HK, Abdul Rahman H, Ismail S, Abdulwahid Al-Jaberi M, Azzani M. The Effectiveness of Educational Interventions on Breast Cancer Screening Uptake, Knowledge, and Beliefs among Women: A Systematic Review. Int J Environ Res Public Health. 2020;18(1):263.
37. Pace LE, Keating NL. A systematic assessment of benefits and risks to guide breast cancer screening decisions. JAMA. 2014;311(13):1327-35.
38. Rainey L, van der Waal D, Wengström Y, Jervaeus A, Broeders MJM. Women's perceptions of the adoption of personalised risk-based breast cancer screening and primary prevention: a systematic review. Acta Oncol. 2018;57(10):1275-83.
39. Rankin NM, McWilliams A, Marshall HM. Lung cancer screening implementation: Complexities and priorities. Respirology. 2020;25 Suppl 2:5-23.
40. Reihani AR., Ahari J, Manning EP, Cain HC, Bade BC, Zimmerman HG. Barriers and facilitators to lung cancer screening in the United States: a systematic review of the qualitative literature. J Heal Soc Sci. 2021;6,3:333-48.
41. Reynolds LM, Consedine NS, Pizarro DA, Bissett IP. Disgust and behavioral avoidance in colorectal cancer screening and treatment: a systematic review and research agenda. Cancer Nurs. 2013;36(2):122-30.
42. Rockey DC, Caldwell SH, Goodman ZD, Nelson RC, Smith AD; American Association for the Study of Liver Diseases. Liver biopsy. Hepatology. 2009;49(3):1017–44.
43. Scaf-Klomp W, Sanderman R, van de Wiel HB, Otter R, van den Heuvel WJ. Distressed or relieved? Psychological side effects of breast cancer screening in The Netherlands. J Epidemiol Community Health. 1997;51(6):705-10.
44. Scaglioni G, Guidetti M, Cavazza N. The role of disgust as an emotional barrier to colorectal cancer screening participation: a systematic review and meta-analysis. Psychol Health. 2023;38(3):389-408.
45. Sohler NL, Jerant A, Franks P. Socio-psychological factors in the Expanded Health Belief Model and subsequent colorectal cancer screening. Patient Educ Couns. 2015;98(7):901-7.
46. Sohn W, Lee YS, Lee JG, An J, Jang ES, Lee DH, et al. A survey of liver cancer specialists' views on the national liver cancer screening program in Korea. J Liver Cancer. 2020;20(1):53-9.
47. Tran ATN, Hwang JH, Choi E, Lee YY, Suh M, Lee CW, et al. Impact of awareness of breast density on perceived risk, worry, and intentions for future breast cancer screening among Korean women. Cancer Res Treat. 2021;53(1):55-64.
48. Vallone F, Lemmo D, Martino ML, Donizzetti AR, Freda MF, Palumbo F, et al. Factors promoting breast, cervical and colorectal cancer screenings participation: A systematic review. Psychooncology. 2022;31(9):1435-47.
49. Varon ML, Geng Y, Fellman BM, Troisi C, Fernandez ME, Li R, et al. Interventions to increase follow-up of abnormal cervical cancer screening results: A systematic literature review and meta-analysis. PLoS One. 2024;19(2):e0291931.
50. Vermeer NC, Snijders HS, Holman FA, Liefers GJ, Bastiaannet E, van de Velde CJ, et al. Colorectal cancer screening: Systematic review of screen-related morbidity and mortality. Cancer Treat Rev. 2017;54:87-98.
51. Wardle J, Sutton S, Williamson S, Taylor T, McCaffery K, Cuzick J, et al. Psychosocial influences on older adults' interest in participating in bowel cancer screening. Prev Med. 2000;31(4):323-34.
52. Yuan WH, Hsu HC, Chen YY, Wu CH. Supplemental breast cancer-screening ultrasonography in women with dense breasts: a systematic review and meta-analysis. Br J Cancer. 2020;123(4):673-88.

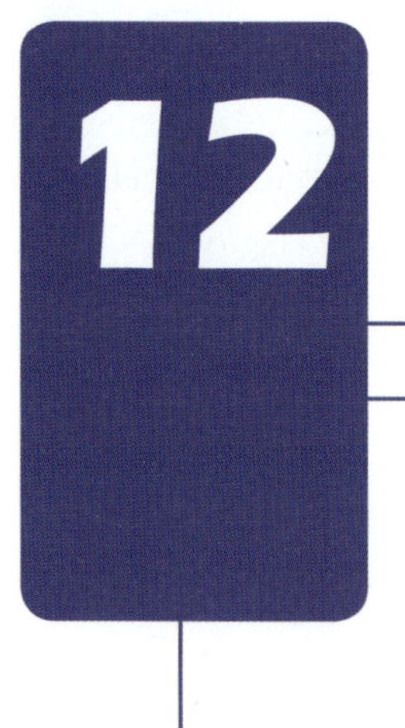

유전자 검사와 관련된 정신사회적 문제

이경화

1. 암 관련 유전자 검사 현황

국내에서는 표 12-1에 제시된 항목에 해당하는 경우 유전성 암hereditary cancer에 대한 검사가 고려될 수 있다.

2007년부터 등장한 차세대 염기서열 분석법next-generation sequencing, NGS의 발전으로 암과 관련된 유전체 변이를 검사하는 것이 시간과 비용 측면에서 용이해졌다. 국내의 경우, 2017년 3월부터 위암, 대장암, 폐암, 유방암, 난소암, 흑색종을 포함하는 고형암과 혈액암, 그리고 일부 유전질환을 대상으로 NGS 기반 유전자 검사에 대한 보험급여가 시작되었다. 이에 유전성 암을 진단하기 위한 유전자 검사와 함께 암을 진단받은 대상자 중 표적 치료target therapy의 대상자를 선별하기 위한 유전자 검사는 지속적으로 확대되고 있는데, 혈액, 소변, 타액 등의 액체 검체로부터 DNA, RNA, 마이크로 RNA, 단백질 등을 얻어 특정 조직의 병변을 진단하는 액체 생검liquid biopsy의 활용 또한 암 관련 유전자 검사의 확산에 많은 영향을 주고 있다.

표 12-1. 유전성 암에 대한 검사가 고려되는 경우

① 암이 해당 질병의 유병 연령에 비해 젊은 나이에 발생한 경우
② 한 사람에게 다양한 종류의 암이 진단된 경우
③ 양측에 존재하는 기관(예를 들면 신장 또는 유방)의 양측 모두에 암이 발생하는 경우
④ 혈연 관계의 친족(부모, 형제, 자녀)에게 같은 종류의 암이 발생하는 경우
⑤ 특정한 암이 이례적으로 발생하는 경우(예: 남성에서 발생하는 유방암)
⑥ 암 발생과 관련이 있는 다른 유전적인 소인이 있는 경우(예: 신경섬유종증)
⑦ 특정한 암이 호발하는 것으로 알려져 있는 인종이나 민족에 해당하는 경우(예: Ashkenazi Jewish ancestry)

출처: 국립암센터, 유전성 암 100문 100답, p47

1) 유전자 검사 관련 정신사회적 문제

유전자 검사는 암 정밀의학precision medicine 분야의 발전과 밀접한 관련이 있으며 암의 조기 진단과 환자 중심의 맞춤 치료를 위해 필요한 요소이나, 유전성 암 진단 목적의 유전자 검사를 권유 받은 대상자와 암 진단 후 자신에게 맞는 암 치료 계획을 세우기 위해 유전자 검사를 권유 받은 대상자 모두 유전자 검사와 관련하여 정신사회적인 어려움을 경험할 가능성이 있어 의료진의 관심과 돌봄이 필요하다.

선행 연구 결과를 검토해보았을 때, 유전자 검사에 의한 정신사회적 측면의 부정적 영향은 비교적 경미한 편으로 검사 후 몇 달 이내에 회복 가능하여 일시적인 것으로 보고되나, 여성인 경우, 젊은 나이인 경우, 백인이 아닌 경우, 사회적 지원에 덜 만족하는 경우, 교육 수준이 낮은 경우 등과 같이 정신사회적 디스트레스 수준이 증가할 가능성이 있는 위험군이 있다는 사실을 간과해서는 안된다.

유전성 암 진단을 위한 유전자 검사 전후에 대상자의 상황에 맞는 유전상담을 시행하는 것이 대상자의 정신사회적 어려움의 완화에 도움을 줄 수 있으며, 유전상담을 받은 대상자는 암 발생 위험에 대한 지식이 향상되고 암에 대한 불안이 감소될 수 있다.

2. 유방암/난소암 유전자 검사와 관련된 정신사회적 문제

1) 도입

(1) HBOC 정의와 암 발생 위험성

유전성 유방암-난소암 증후군hereditary breast and ovarian cancer, HBOC은 *BRCA1* 혹은 *BRCA2* 유전자의 변이와 관련이 있고 암의 발생 확률이 크게 증가한다. 일생 동안의 유방암 발생률이 13%, 난소암 발생률은 1.4%인 반면 *BRCA1* 유전자 변이가 있는 경우 80세까지 유방암의 누적 위험cumulative risks이 72%, 난소암의 누적 위험은 44%로 알려져 있다. *BRCA2* 유전자 변이는 유방암과 난소암 외에도 췌장암, 담낭암, 담도암, 위암, 흑색종 등의 발생과 관련이 있으며, 80세까지 유방암의 누적 위험이 69%, 난소암의 누적 위험은 17%로 증가한다. 또한, *BRCA1/2* 유전자 변이가 확인된 여성 유방암 환자에게서 반대측 유방암의 20년 누적 발생률20-year cumulative incidence도 26-40%로 추정된다. *BRCA1/2* 유전자 변이가 있는 남성의 경우에도 유방암과 전립선암의 발생 위험률이 *BRCA1/2* 유전자 변이가 없는 남성에 비해 증가한다.

(2) 유전자 검사 고려 대상

BRCA1/2 유전자 변이는 상염색체 우성 유전으로 부모 중 한 명에게 유전자 변이가 있는 경우 자녀에게 유전될 확률은 50%이다. *BRCA1/2* 유전자 변이를 보유할 가능성이 높은 대상자에게는 유전상담과 유전자 검사가 필요하다. 표 12-2에 제시된 조건 중 한 가지 이상 충족하는 경우 국내에서 *BRCA1*/2 유전자 변이 검사의 대상이 될 수 있다.

표 12-2. *BRCA1/2* 유전자 검사 대상

아래의 조건 중 한 가지 이상 충족하는 경우
① *BRCA1/2* 유전자 변이가 밝혀진 환자의 가족
② 본인이 유방암(침윤성 유방암 및 관상피내암)이며, 3등친 이내 가족 중에 한 명 이상이 유방암, 상피성 난소암/나팔관암, 원발성 복막암, 췌장암 또는 전립선암(전의성 또는 Gleason score ≥7)을 진단받은 경우
③ 본인이 유방암이며, 아래 조건 한 가지 이상을 충족할 경우 - 40세 이하에서 유방암을 진단받은 경우 - 양측성 유방암(동시성 또는 이시성)을 진단받은 경우 - 60세 이하에서 침윤성 삼중음성 유방암을 진단받은 경우 - 본인이 남성 유방암인 경우
④ 본인이 점액성 종양을 제외한 상피성 난소암, 난관암, 복막암을 진단받은 경우
⑤ 본인이 암에 이환되지 않고, 2등친 이내 가족 중 위 조건을 만족하는 가족이 있는 경우(원칙적으로 암에 이완된 가족이 먼저 검사를 해야 하나, 사망 또는 이민 등의 이유로 검사가 불가피한 경우 고려)
⑥ HER2-음성 전이성 또는 조기 유방암의 PARP저해제를 이용한 치료 결정에 도움이 되는 경우

출처: 한국유방암학회(2023), 2023 제10차 한국유방암 진료권고안

2) 유전자 검사 관련 정신사회적 문제

(1) 암 발생 위험성 인식과 관련된 정신사회적 문제

BRCA1/2 유전자 변이가 확인된 대상자는 암 진단 여부와 관계없이 모두 정신사회적 어려움을 경험할 수 있다. 암 진단을 받은 대상자는 디스트레스, 불안, 우울이 증가하는 정신사회적 어려움을 경험하고, 암을 진단받지 않은 변이 보유자unaffected carrier 또한 암에 대한 두려움과 불확실성을 경험하는 것으로 보고되었다. 국내 연구 결과에 따르면, *BRCA1/2* 변이가 발견된 가계의 경우 불안 수준이 일반인에 비해 상승되었으며, 특히 암으로 이환된 경우가 그렇지 않은 경우에 비해 정신적 삶의 질이 유의하게 낮았다.

BRCA1/2 유전자 변이 검사에서 결론이 나지 않은inconclusive 결과를 받은 사람들은 유전자 변이가 확인되었으나 암을 진단받지 않은 대상자와 유전자 변이가 없는 대상자에 비해 더 높은 수준의 고통을 경험한다는 보고가 있으므로 암 위험에 대한 이해와 불확실성 대처에 대한 경과 관찰이 필요하다. 부정확한 음성uninformative benign/likely benign variant이더라도 향후 연구결과에 따라 암과의 연관성이 밝혀질 수도 있다는 가능성에 대한 설명을 듣게 되는 미분류 변이variants of uncertain significance, VUS의 결과를 받은 대상자는 검사결과에 대한 이해도 부족으로 인해 자신의 결과를 진음성 결과로 받아들이거나, 오히려 위험성을 과도하게 인지할 수 있어 의료진의 정확한 설명이 필요하다.

BRCA1/2 유전자 변이가 확인된 대상자의 암에 대한 위험성 인식은 의료인의 조언방식에 의해서도 영향을 받는 것으로 나타났으며, 유전적 위험에 대해 흔히 오해하고 유전성 암에 대한 지식에 격차가 있다고 보고된다.

(2) 암 위험감소 전략과 관련된 정신사회적 문제

HBOC 대상자는 유방암 혹은 난소암 발생 위험성 감소를 위한 예방적 조치와 관련하여 어려운 결정을 하게 되며 그 과정에서 정신사회적 어려움을 경험할 수 있다. *BRCA1/2* 유전자 변이가 확인된 HBOC 대상자는 암의 조기 검진을 위한 이른 나이부터 짧은 간격으로 이루어지는 집중적인 검진, 유방암 예방을 위한 타목시펜tamoxifen이나 라록

시펜raloxifene, 난소암 예방을 위한 피임약 복용과 같은 화학적 예방법chemoprevention, 위험감소 수술risk-reducing surgery 등의 조치에 대해 의료진의 설명을 듣게 되고, 가족력, 나이, 출산 계획 등의 개인적 상황을 고려하여 의료진과 함께 적합한 예방적 조치를 선택하게 된다.

위험감소 유방절제술risk-reducing mastectomy, RRM, 위험감소 난소-난관절제술risk-reducing salpingo-oophorectomy, RRSO 등의 위험감소 수술과 관련하여 대상자는 정신사회적 어려움, 즉 생리적, 성적, 심리사회적 고통을 경험할 수 있으며 이는 의사결정 과정과 수술 이후 적응에 불확실성과 복잡성을 증가시킬 수 있다. RRSO에 대한 의사결정 과정에 대한 선행 연구들은 대부분 작은 표본과 질적 연구 설계를 적용하고 있어 제한점이 있으나, 가족 또는 개인이 암 병력이 있거나 가까운 친척이 암으로 사망하는 것을 목격하는 경우 RRSO를 선호하는 것으로 보고되었고, 폐경 연령에 가까우며 자녀가 있는 여성이 위험감소 수술을 선택할 가능성이 더 높은 것으로 보고되었는데, 이는 건강관련 안전에 대한 욕구가 위험감소 수술을 결정하게 되는 요인이라는 연구결과와 관련이 있다. 또한 암에 대한 걱정이나 RRSO와 그에 의한 폐경에 따른 생리적, 정서적, 성적 결과에 대한 심리적 요인이 위험감소 수술에 대한 의사결정 과정을 방해하는 요인으로 보고되었으며, 수술 후 신체적, 정서적 변화에 적응하기 위한 내부(예: 대처 기술, 자기 효능감) 및 외부(예: 사회적 지원) 자원의 가용성은 RRSO를 결정하게 되는 심리적 결정 요인으로 언급된다. 일부 연구자들은 RRSO를 선택하는 여성의 의사결정 과정을 건강신념모델을 기반으로 제시하고자 시도하였다. RRM의 결정과정에 영향을 미치는 요소로는 신체상 성생활, 여성성에 대한 걱정 및 출산/육아 등이 보고된다.

양측 위험감소 유방 절제술bilateral risk-reducing mastectomy은 유방암의 발병 위험성을, RRSO는 유방암과 난소암의 발병 위험성을 크게 줄여주는 것으로 알려져 있으나, RRSO는 생식력 및 조기 폐경과 관련된 다양한 건강문제(예: 혈관운동성 증상, 심혈관 질환, 골다공증, 인지적 장애, 성기능 장애)를 유발할 수 있으므로 의료진들은 이를 선택하는 대상자에게 위험감소 수술의 이점과 대상자의 삶에 미치게 될 영향을 광범위하게 설명해 주어야 한다. 특히, *BRCA1/2* 유전자 변이가 확인된 폐경 전의 여성이 RRSO를 결정하는 과정에서 많은 어려움에 직면할 수 있기 때문에 의료진의 세심한 정보제공과 방향성을 제시해 주는 의사소통 능력, 대상자를 지지하는 태도가 중요하다.

(3) 가족과의 의사소통과 관련된 정신사회적 문제

유전자 변이가 확인된 대상자는 유전자 검사 결과가 가족에게 알려졌을 때 가족들이 정서적 혼란을 경험할 거라는 두려움, 가족 구성원들에게 유전자 검사를 받도록 장려해야 한다는 압박감을 느낄 수 있다. 또한 검사결과를 들은 가족 구성원이 유전자 검사 등에 관심을 갖지 않는 경우 이는 가족 내 갈등을 불러일으킬 가능성이 있다. 실제로 서아시아의 한 국가에서 수행된 유전성 유방암 연구에서 1등친first degree relative 여성 친인척에게 유전자 검사 결과를 전달한 비율은 약 90% 이상으로 높았으나, 결과를 전달받은 친인척의 약 40% 이상은 아무런 조치도 취하지 않은 것으로 보고되었다. 유전자 검사 결과를 전달받은 친인척이 유전자 검사를 받지 않은 이유로는 양성 검사결과에 대한 두려움, 검사비용, 예방적 조치를 받고 싶지 않은 마음, 사회적 낙인 등이 확인되었다.

BRCA1/2 유전자 변이가 확인된 대상자는 자녀에게 검사결과를 알리고 그 의미를 설명하는 과정에서 어려움을 겪기도 한다. 대개 딸에게 유전자 검사결과와 관련된 정보 고지disclosure를 더 걱정하는 것으로 보고되었는데, *BRCA1/2* 유전자 변이를 확인한 어머니는 성인 딸이 적절한 감시 프로그램surveillance을 통해 건강한 생활방식을 채택하길 원하는 동시에 심리적 부담으로부터 자녀를 보호하기 위해 이야기하지 않는 편이 좋겠다는 생각을 갖게 됨으

로써 심리적 갈등을 경험하곤 한다. 한편, *BRCA1/2* 유전자 변이가 있는 부모는 젊은 성인 자녀와 유전적 위험에 대해 공개적으로 소통하는 편이지만, 체계적문헌고찰 연구에 따르면 일부 젊은 성인은 자신의 검사 결과를 부모에게 고지하지 않는 것으로 보고되기도 하여 *BRCA1/2* 유전자 변이를 확인한 대상자의 가족 내 의사소통과 관련된 추가적인 연구가 필요하다.

가족 내 의사소통과 관련된 어려움은 의료진들의 도움으로 일부 해소될 가능성이 있다. *BRCA1/2* 유전자 변이가 확인된 가족이 필요로 하는 정보에는 의사결정, 유전성 암이 가족에게 미치는 영향, 심리적 문제 및 가족유전자검사 cascade genetic testing(연쇄적 영향으로 가족들도 유전자 검사를 시행함)을 포함한 맞춤형 암 위험감소 전략이 포함되므로, 의료진은 이에 대한 정보를 유전자 변이가 확인된 대상자의 가족 구성원에게 제공하여 가족 내 의사소통을 도울 필요가 있다.

(4) 임신/출산 계획과 관련된 정신사회적 문제

BRCA1/2 변이의 진단은 생식 관련 결정에도 영향을 미칠 수 있다. *BRCA1/2* 변이가 확인된 여성은 의료진으로부터 35-40세까지 가족계획을 완료한 후 RRSO를 통해 유방암과 난소암의 위험을 줄이는 방안에 대한 설명(권고)을 듣는다. RRSO 시행과 암 치료는 가임 기간을 단축시키며, *BRCA1/2* 변이가 난소예비력을 감소시키고 조기 폐경과 관련될 수 있다는 근거들도 보고되고 있어 가임 기간의 단축과 가족계획을 조기에 완료해야 하는 점은 대상자에게 상당한 심리적 영향을 줄 수 있다.

한 *BRCA1/2* 연구에 따르면, 나이가 많은 여성에 비해 가임기 여성이 높은 수준의 취약성vulnerability과 부정적 자기개념self-concept을 갖는 것으로 확인되고, 자녀가 없는 여성에 비해 *BRCA 1/2* 변이 진단 전에 자녀를 낳았거나 위험 감소 수술 전 자녀를 낳은 여성의 취약성이 높은 것으로 확인되었다. 다른 연구는 가족계획이 마무리되지 않은 *BRCA1/2* 여성 161명 중 20명(17%)은 변이의 유전 가능성 때문에 자녀를 출산하지 않겠다고 하였고, 12명(10%)은 임신으로 인해 자신의 암 발생 위험성이 증가하는 것을 두려워하였으며, 12명(10%)은 자녀가 암을 진단받게 되는 경우 그 자녀의 미래가 걱정된다고 응답하여 전반적으로 *BRCA1/2* 여성들은 배우자를 찾고 가족계획을 완성해야 한다는 압박감과 긴박감을 느낀다고 보고하였다.

따라서, 의료진은 *BRCA1/2* 변이가 확인된 대상자가 임신 및 출산과 관련하여 경험하게 되는 정신사회적 어려움의 감소를 위해 *BRCA1/2* 변이가 생식력에 미치는 영향, 생식력 보존을 위한 다양한 전략의 안전성과 효능, 진단 후 임신의 타당성에 대해 지속적으로 파악하고, 최신의 근거를 바탕으로 대상자의 나이, 결혼 여부, 자녀 계획 등을 고려한 맞춤형 상담을 제공할 필요가 있다.

3) 향후 방향

BRCA1/2 변이가 확인된 대상자와 그 가족은 여러 정신사회적 어려움을 경험할 가능성이 있으나, 아직까지 전문가가 진행하는 유전 상담은 일반적으로 유전자 검사 결과를 받기 전후에 이루어지고 유전 상담 전문가는 유전성 암 대상자의 장기적인 심리사회적 추적 관찰에 관여하지 않는 편이며 *BRCA1/2* 변이가 확인된 대상자와 그 가족을 대상으로 하는 지속적이고 대상자 맞춤형의 중재 프로그램의 제공은 부족한 현실이다. 현재까지 진행된 *BRCA1/2* 변

이 대상자를 위한 심리적, 심리교육적psychoeducational 중재 연구로는 전화 기반 동료 간peer to peer 상담, 온라인 커뮤니티, 대면 그룹 상담 및 일일 세션session의 효과를 확인하기 위한 연구들이 보고되었으며, 전화 기반 동료 간 상담과 온라인 커뮤니티를 이용한 중재가 대상자의 지식과 심리사회적 기능을 향상시키고 대면 중재의 일정조정 및 이동과 관련된 어려움을 극복하는 데 도움을 줄 수 있는 대안으로 제시되고 있다.

3. 대장암 유전자 검사와 관련된 정신사회적 문제

1) 도입

유전성 대장암은 대장암 가운데 약 5% 내외를 차지하며, 유전성 대장암에는 린치증후군Lynch syndrome, LS으로 알려진 유전성 비용종증 대장암 증후군hereditary non-polyposis colorectal cancer syndrome, HNPCC과 유전성 용종 증후군hereditary polyposis syndrome에 해당하는 가족성 선종성 용종증familial adenomatous polyposis, FAP, 연소성 용종증juvenile polyposis, 포이츠-제거스증후군Peutz-Jeghers syndorme 등이 있다.

유전성 대장암 중 가장 높은 빈도로 발생하는 LS는 *MLH1, MSH2, MSH6, PMS2, EPCAM*의 복제실수교정mis-match repair, MMR 유전자의 생식세포 변이로 인한 상염색체 우성질환이다. LS의 경우 대장암의 평생 위험도가 70-80%로, 자궁내막암의 평생 위험도는 50-60%로 알려져 있으며, 이 외에도 난소암, 위암, 소장암, 간담도암, 췌장암, 요로암, 뇌암, 피부암의 위험도도 증가하는 것으로 알려져 있다. 유전성 대장암 중 두 번째로 발생 빈도가 높은 FAP는 *APC* 유전자의 생식세포 변이와 관련이 있으며, 수백에서 수천 개의 선종이 발생하며 이를 치료하지 않으면 대장암으로 진행될 확률이 100%로 알려져 있다. FAP는 대장암 외에도 십이지장/팽대부 주위암, 갑상선암, 위암, 간모세포종의 위험도 증가와 관련이 있고, 망막에는 선천성망막색소상피비후가 나타날 수 있다.

(1) 유전자 검사 고려 대상

대장암으로 진단받은 대부분의 대상자에게 LS에 대한 선별 검사가 추천될 수 있으며, 대장암이 발병한 나이와 가족력을 바탕으로 LS를 보유할 가능성이 높은 경우 선별 검사를 시행하게 된다. LS의 진단을 위해 검사 대상자를 선정하는 기준은 표 12-3과 같으며, FAP를 포함한 선종성 용종증의 진단을 위해 검사 대상자를 선정하는 기준은 표 12-4와 같다.

표 12-3. **Clinical Criteria for Diagnosis of Hereditary Nonpolyposis Colorectal Cancer (HNPCC)**

	Clinical Criteria
Amsterdam criteria II	Each of the following criteria must be fulfilled: ▷ Three or more relatives with an HNPCC-associated cancer. ▷ Two or more successive generations affected. ▷ One or more diagnosed before the age of 50 years. ▷ One should be a first-degree relative of the other two. ▷ Familial adenomatous polyposis should be excluded. ▷ Tumors should be verified by pathologic examination.
The revised Bethesda guidelines	Tumors from individuals should be tested for microsatellite instability in the following situations. Requires at least one of the following: ▷ Colorectal cancer diagnosed in a patient who is less than 50 years of age. ▷ Presence of synchronous, metachronous colorectal, or other HNPCC-associated tumors ▷ Colorectal cancer with the high level of microsatellite instability histology years of age. ▷ Colorectal cancer diagnosed in one or more first-degree relatives with an HNPCC-related tumor, with one of the cancers being diagnosed under age 50 years. ▷ Colorectal cancer diagnosed in 2 or more first- or second-degree relatives with HNPCC-related tumors, regardless of age.

Source:
Vasen HF, Watson P, Mecklin JP, Lynch HT. New clinical criteria for hereditary nonpolyposis colorectal cancer (HNPCC, Lynch syndrome) proposed by the International Collaborative group on HNPCC. Gastroenterology, 1999;116:1453-1456.
Umar A, Boland CR, Terdiman JP, et al. Revised Bethesda guidelines for hereditary nonpolyposis colorectal cancer (Lynch syndrome) and microsatellite instability. Journal of the National Cancer Institute, 2004;96:261-268.
KIM, Hee Man; KIM, Tae Il. Screening and surveillance for hereditary colorectal cancer. Intestinal Research, 2024,;22.2:119.

표 12-4. **Adenomatous polyposis testing criteria**

Recommend testing if a personal history of ≥1 of the following criteria: ▷ ≥20 cumulative adenomas ▷ Known PV in adenomatous polyposis gene in family ▷ Multifocal/bilateral congenital hypertrophy of retinal pigment epithelium (CHRPE) ▷ Cribriform-morular variant of papillary thyroid cancer ▷ Family history of polyposis and family unwilling/unable to have testing
Consider testing if a personal history of ≥1 of the following criteria: ▷ Between 10 – 19 cumulative adenomas, desmoid tumor, hepatoblastoma, unilateral CHRPE, or individual meets criteria for SPS (SPS-1) with at least some adenomas
In individuals with any cancer with a P/LP APC variant identified on tumor-only genomic testing, germline testing should be considered for: 1. Those meeting one or more of the other adenomatous testing criterion above after reevaluation of personal and family history 2. Those diagnosed age <30 y with any cancer

Source: National Comprehensive Cancer Network (NCCN), Clinical Practice Guidelines in Oncology; Genetic/Familial High-Risk Assessment: Colorectal, Endometrial, and Gastric (version 1.2024-August 8, 2024)
APC: adenomatous polyposis coli; P/LP: pathogenic/likely pathogenic; PV: pathogenic variant

2) 유전자 검사 관련 정신사회적 문제

(1) 암 발생 위험성 인식과 관련된 정신사회적 문제

유전자 검사가 유전성 대장암 대상자에게 미치는 부정적인 정신사회적 영향은 크지 않은 편이며 부정적인 정신사회적 증상이 발생하더라도 지속 기간은 짧은 편으로 보고되는 추세이다. 그러나 대상자가 경험하는 정신사회적 증상의 양상과 암에 대한 위험성 인식의 양상은 대상자의 특성과 대상자가 처한 상황에 따라 다양한 양상을 나타낼 수 있다는 점에 유의해야 한다.

Galiatsatos 등(2015)에 따르면, LS를 진단받은 대상자는 암 발병 여부와 관계없이 유전자 검사 결과 확인 후 일시적으로 우울과 불안 점수가 증가하였으나 이는 약 6-12개월 후 회복되었다. Esplen 등(2015)은 LS변이가 확인된 대상자의 68%가 대장암에 대한 위험성을 인식하였고 대부분 규범적 수준normative level의 심리사회적 기능을 보여주었으나, 여성인 경우와 높은 수준의 도피성-회피적 대처 방식escape-avoidant coping style을 가진 경우에는 우울과 불안을 경험할 가능성이 있다고 하였다. 또한 LS 미분류 변이VUS의 결과를 받은 27명을 대상으로 수행된 질적연구에 따르면, 대상자는 안도감, 슬픔과 실망감, 충격과 같은 정서적 반응을 보였고, 정보 부족, 결과의 의미에 대한 모호성, LS 진단에 대한 불확실성, 암 진단의 예측불가능성과 같은 다양한 유형의 불확실성을 경험하였다. 따라서, 불확실한 결과를 받은 대상자의 부정적 감정을 중재하기 위한 의료진의 노력이 중요하며, 정보의 제공뿐만 아니라 미분류 변이에 대한 새로운 발견이나 재분류가 이루어지지 않았더라도 대상자와 정기적으로 의사소통을 할 필요가 있다. 상담 시에는 대상자가 미분류 변이의 의미에 대한 우려와 두려움이 있다면 표현하도록 하며, 암 발병 위험을 관리하기 위한 전략을 구체적으로 제공하는 경우 미분류 변이의 결과로 인해 유발된 불확실성 관리에 도움이 될 수 있다.

FAP 대상자의 경우에도 LS 대상자와 유사하게 정신사회적 증상을 경험할 수 있다. 덴마크에서 수행된 연구에서 FAP 대상자는 변이가 없는 대상자와 비교하였을 때 기분 및 행동 장애가 발생할 위험이 높은 편으로 항우울제와 항정신병 약물이 필요할 가능성이 있다고 보고되었으며, Wood 등(2019) 역시 FAP 대상자는 정신건강관련 증상 발생의 위험성이 있고 이러한 증상의 양상이 다양하고 심각하여 전문적인 상담이 필요할 수 있으며 외상후 스트레스 장애가 있는 FAP 대상자는 특히 취약할 수 있다고 보고하였다. 더욱이, 유전상담을 받았다고 하더라도 암에 대한 위험성을 과대 혹은 과소 평가하는 경향이 나타날 수 있어 의료진들은 유전성 대장암과 관련된 변이가 확인된 대상자가 검사 결과의 의미와 암 발생의 위험성, 유전자 변이가 자신과 가족에게 미치는 영향에 대해 분명하게 이해할 수 있도록 지속적으로 도움을 주어야 한다.

(2) 암 위험감소 전략과 관련된 정신사회적 이슈

LS 관련 유전자 변이가 확인된 경우 일반적으로 20-25세 또는 대장암을 진단받은 가장 어린 가족 구성원의 나이보다 2-5년 빠른 나이(25세 이전인 경우) 중 먼저 도래하는 시점에 대장 내시경 검사를 시작해야 하며, 대장 내시경 검사는 1-2년마다 반복해야 한다. *MSH6* 혹은 *PMS2*에 변이가 확인된 경우에는 각각 30세, 35세부터 1-2년마다 대장 내시경을 고려해볼 수 있다. LS 대상자의 대장 내시경 이행률은 다른 위험감소 전략에 비해 높은 편으로, LS 대상자 464명을 대상으로 수행된 연구에서 대상자들이 가장 잘 이행하는 위험감소 전략은 1년 또는 2년마다 대장 내시경 검사를 받는 것이었다. LS는 대장암 외에도 다양한 종류의 암의 발생 위험성이 높으므로 변이 종류에 따라 추가적인 암 검진이 필요한데, 드문 암종에 대한 검진 권고 사항에 대한 일관되고 명확한 조언이 제공되지 않는 경우 대상자들은 불확실성을 경험할 수 있고 암 위험 감소 전략 실천의 장애요인이 될 수 있어, 의료진들은 근거에 기반한 암 검진 권고사항을 대상자들에게 명확히 전달하고 암 검진의 이행을 도와야 한다.

최근 아스피린aspirin의 복용이 LS 대상자의 암 발생 위험 감소에 도움이 되고 중대한 부작용이 없는 것으로 보고되어 전문의와의 상의를 통해 아스피린의 복용을 고려해 볼 수 있다.

APC 변이가 확인된 경우 대장암 발병 위험이 매우 높으므로 10-15세부터 12개월마다 대장 내시경 검사를 통해 대상자의 상태를 면밀히 모니터링해야 하고, 발생 위험도가 높은 암종과 관련된 규칙적인 검진을 이른 나이부터 짧은 간격으로 수행하는 전략이 암의 조기 발견을 도울 수 있다. 또한 전형적인 FAP 대상자의 경우 예방적 대장절제술prophylactic colectomy or proctocolectomy이 대장암을 예방할 수 있는 방법으로 알려져 있다. 예방적 대장절제술이 FAP 대상자의 대장암 예방을 위해 불가피하나 수술을 받은 대상자들은 수술 전 경험하지 못한 배변 조절, 배뇨기능, 성기능과 관련된 다양한 증상을 수술 후 경험할 수 있고 이에 따라 삶의 질이 저하될 가능성이 있다. Wolf 등(2011)의 연구에서 전대장절제술total colectomy 및 회장낭-항문 문합술restorative proctocolectomy and ileal pouch-anal anastomosis을 받은 FAP 대상자의 건강 관련 삶의 질은 일반적인 측정도구를 사용하여 조사하였을 때 일반 인구 집단과 유사한 것으로 확인되나, 개별 면담을 통해 파악해보면 수술 후 낭pouch의 기능 상태가 좋지 못한 대상자는 건강 관련 삶의 질 저하가 보고되어 예방적 대장절제술을 받은 FAP 대상자의 경우 신체적, 정신사회적 증상에 대한 보다 면밀한 파악과 모니터링이 필요함을 시사한다. 또한 FAP를 진단받은 가임기 여성이 암 예방을 목적으로 전체 대장절제술total proctocolectomy을 받게 되는 경우 수술로 인하여 가임력을 보존하기 어려워질 수 있으므로 이에 대한 의료진의 정보제공과 상담이 선행될 필요가 있다.

(3) 가족과의 의사소통과 관련된 정신사회적 문제

LS와 FAP는 상염색체 우성질환으로 LS 혹은 FAP와 관련된 유전자 변이가 확인된 경우, 발단자proband의 1등친 가족(부모, 형제자매, 자녀)에게 유전자 검사가 권고되므로 발단자는 가족들에게 자신의 검사결과를 사실대로 알리고 암 예방을 위한 권고사항에 대해 공유해야 한다. 또한, 유전성 대장암과 관련된 유전자 변이는 가족계획에도 영향을 미칠 수 있어 배우자와의 의사소통에 대해서도 고려되어야 한다.

유전성 암의 발단자는 책임감과 의무감을 바탕으로 가족들의 암 예방을 위해 자신의 가족들에게 검사결과에 대해 알리는 것으로 보고되었으나, 한편으로 유전자 검사 결과에 대한 가족 간의 의사소통이 충분하지 않다는 연구결과도 보고되고 있어 의료진들의 가족 간 의사소통에 대한 관심이 필요하다. 실제로, Katz 등(2017)은 LS 발단자의 가족구성원 51명 대상의 연구에서 대상자의 78% (38명)가 암에 대한 걱정을 하였으나, 42% (21명)만이 지난 2년 간 권고된 대장 내시경 검사를 받았고 10% (5명)만이 유전 상담을 받았으며 대부분의 가족구성원들은 대장암 검진이 필요하다는 사실을 듣지 못하였다고 하였다. 또한 LS의 주요 이해관계자들을 대상으로 진행된 질적연구에서는 Cascade testing 수행의 촉진 요소로 검사 참여에 대한 동기와 친척에게 무료로 제공되는 유전자 검사와 관련된 내용을 제시하였고, 장애 요소로 LS에 대한 낮은 인식, 심리사회적 장벽, 후속조치의 부족, 유전상담에 대한 접근성, 차별에 대한 두려움 등을 제시하였다.

3) 향후 방향

유전성 대장암 대상자와 가족은 여러 정신사회적 어려움을 경험할 가능성이 있으며 이는 암 위험감소 전략의 계획 및 수행에 부정적 영향을 미칠 가능성이 있다. 유전성 대장암을 확인하는 과정에서부터 가족들에게 유전성 대장암에 대해 알리는 과정, 그리고 암의 위험성을 줄이기 위한 방안을 모색하는 과정에서 지식은 주요한 촉진 요소가 될 수 있으며 부정적인 정서적 경험은 장애요소로 작용할 수 있다. 가족성 대장암에 대한 심리사회적 중재를 체계적 문헌고찰한 결과이지만 심리사회적 중재가 가족성 대장암 대상자의 정서적, 인지적, 행동적 측면과 삶의 질에 있어 긍정적 영향을 미친다는 점과 유전 상담이 가장 유익한 중재로 확인된 만큼, 유전성 대장암을 성공적으로 관리하기 위해서는 다학제적인 팀 접근 방식을 통해 전문적인 유전 상담을 제공할 수 있어야 할 것이다. 또한 유전자 검사의 장점과 한계를 포함하여 유전자 검사에 관한 자세한 정보를 제공하고 유전성 대장암 가족을 대상으로 한 포괄적인 상담도 제공할 수 있는 시스템을 마련해야 할 것이다.

참고문헌

1. 윤지훈, 김만진, 권용진, 채종희. 유전성 질환에서 차세대 염기서열 분석의 임상적 활용 및 가족 검사를 위한 제언. J Korean Med Assoc. 2023;66(10):613-23.
2. 한국유방암학회. 2023 제10차 한국유방암 진료권고안. 2023.
3. Abdel-Razeq H, Mustafa R, Abdel-Razeq S, Abu-Fares H, Al Masri S, Damsees R, et al. Pathogenic germline variants in patients with breast cancer: conversations across generations, practices and patients' attitude. Front Genet. 2023;14:1194075.
4. Alves-Nogueira AC, Melo D, Carona C, Figueiredo-Dias M. The Psychosocial Impact of the Decision to Undergo Risk-Reducing Salpingo-Oophorectomy Surgery in BRCA Mutation Carriers and the Role of Physician-Patient Communication. Curr Oncol. 2023;30(2):2429-40.
5. Bertozzi S, Londero AP, X holli A, Azioni G, Di Vora R, Paudice M, et al. Risk-Reducing Breast and Gynecological Surgery for BRCA Mutation Carriers: A Narrative Review. J Clin Med. 2023;12(4):1422.
6. Boghosian T, McCuaig JM, Carlsson L, Metcalfe KA. Psychosocial Interventions for Women with a BRCA1 or BRCA2 Mutation: A Scoping Review. Cancers. 2021;13(7):1486.
7. Ciucă A, Moldovan R, Băban A. Mapping psychosocial interventions in familial colorectal cancer: a rapid systematic review. BMC Cancer. 2022;22(1):8.
8. Daly MB, Pal T, Berry MP, Buys SS, Dickson P, Domchek SM, et al. Genetic/Familial High-Risk Assessment: Breast, Ovarian, and Pancreatic, Version 2.2021, NCCN Clinical Practice Guidelines in Oncology. J Natl Compr Canc Netw. 2021;19(1):77-102.
9. Dean M. "It's not if I get cancer, it's when I get cancer": BRCA-positive patients' (un)certain health experiences regarding hereditary breast and ovarian cancer risk. Soc Sci Med. 2016;163:21-7.
10. Domanska K, Nilbert M, Soller M, Silfverberg B, Carlsson C. Discrepancies between estimated and perceived risk of cancer among individuals with hereditary nonpolyposis colorectal cancer. Genet Test. 2007;11(2):183-6.
11. Esplen MJ, Wong J, Aronson M, Butler K, Rothenmund H, Semotiuk K, et al. Long-term psychosocial and behavioral adjustment in individuals receiving genetic test results in Lynch syndrome. Clin Genet. 2015;87(6):525-32.
12. Gaff CL, Clarke AJ, Atkinson P, Sivell S, Elwyn G, Iredale R, et al. Process and outcome in communication of genetic information within families: a systematic review. Eur J Hum Genet. 2007;15(10):999-1011.
13. Galiatsatos P, Rothenmund H, Aubin S, Foulkes WD. Psychosocial Impact of Lynch Syndrome on Affected Individuals and Families. Dig Dis Sci. 2015;60(8):2246-50.

14. Groden J, Thliveris A, Samowitz W, Carlson M, Gelbert L, Albertsen H, et al. Identification and characterization of the familial adenomatous polyposis coli gene. Cell. 1991;66(3):589-600.
15. Grynberg M, Raad J, Comtet M, Vinolas C, Cédrin-Durnerin I, Sonigo C. Fertility preservation in BRCA-mutated women: when and how? Future Oncol. 2018;14(5):483-90.
16. Han SA, Kim SR, Kang EY, et al. Evaluation of psychosocial impact and quality of life in BRCA mutation family. J Genet Med. 2010;7(1):67-77.
17. Hayes AE, Wardell DW, Engebretson J, LoBiondo-Wood G, Allicock M. Psychosexual responses to BRCA gene mutations in women of childbearing age. J Am Assoc Nurse Pract. 2023;35(4):242-51.
18. Hesse-Biber S, Seven M, Jiang J, Schaik SV, Dwyer AA. Impact of BRCA Status on Reproductive Decision-Making and Self-Concept: A Mixed-Methods Study Informing the Development of Tailored Interventions. Cancers. 2022;14(6):1494.
19. Katz LH, Advani S, Burton-Chase AM, Fellman B, Polivka KM, Yuan Y, et al. Cancer screening behaviors and risk perceptions among family members of colorectal cancer patients with unexplained mismatch repair deficiency. Fam Cancer. 2017;16(2):231-7.
20. Kim HM, Kim TI. Screening and surveillance for hereditary colorectal cancer. Intest Res. 2024;22(2):119.
21. Kim JY, Byeon JS. Genetic Counseling and Surveillance Focused on Lynch Syndrome. J Anus Rectum Colon. 2019;3(2):60-8.
22. Knabben L, Siegenthaler F, Imboden S, Mueller MD. Fertility in BRCA mutation carriers: counseling BRCA-mutated patients on reproductive issues. Horm Mol Biol Clin Investig. 2020;43(2):171-7.
23. Kuchenbaecker KB, Hopper JL, Barnes DR, Phillips KA, Mooij TM, Roos-Blom MJ, et al. Risks of Breast, Ovarian, and Contralateral Breast Cancer for BRCA1 and BRCA2 Mutation Carriers. JAMA. 2017;317(23):2402-16.
24. Lambertini M, Goldrat O, Toss A, Azim HA, Jr., Peccatori FA, Ignatiadis M, et al. Fertility and pregnancy issues in BRCA-mutated breast cancer patients. Cancer Treatment Reviews. 2017;59:61-70.
25. Macaron C, Leach BH, Burke CA. Hereditary colorectal cancer syndromes and genetic testing. J Surg Oncol. 2015;111(1):103-11.
26. Maheu C, Thorne S. Receiving inconclusive genetic test results: an interpretive description of the BRCA1/2 experience. Res Nurs Health. 2008;31(6):553-62.
27. Makhnoon S, Arun B, Bedrosian I. Helping Patients Understand and Cope with BRCA Mutations. Curr Oncol Rep. 2022;24(6):733-40.
28. Meiser B, Kaur R, Kirk J, Morrow A, Peate M, Wong WKT, et al. Evaluation of implementation of risk management guidelines for carriers of pathogenic variants in mismatch repair genes: an ationwide audit off amilial cancer clinics. Fam Cancer. 2020;19(4):337-46.
29. Narasimman M, Hernaez R, Cerda V, Lee M, Sood A, Yekkaluri S, et al. Hepatocellular carcinoma surveillance may be associated with potential psychological harms in patients with cirrhosis. Hepatology. 2024;79(1), 107-17.
30. Park SY, Kim Y, Kim S, Katapodi MC. Informational needs of individuals from families harboring BRCA pathogenic variants: A systematic review and content analysis. Genet Med. 2023;25(4):100001.
31. Provenzale D, Gupta S, Ahnen DJ, Bray T, Cannon JA, Cooper G, et al. Genetic/Familial High-Risk Assessment: Colorectal Version 1.2016, NCCN Clinical Practice Guidelines in Oncology. J Natl Compr Canc Netw. 2016;14(8):1010-30.
32. Ringwald J, Wochnowski C, Bosse K, et al. Psychological Distress, Anxiety, and Depression of Cancer-Affected BRCA1/2 Mutation Carriers: a Systematic Review. J Genet Couns. 2016;25(5):880-91.
33. Santerre-Theil A, Bouchard K, St-Pierre D, Drolet AM, Chiquette J, Dorval M. Development of a Tool to Guide Parents Carrying a BRCA1/2 Mutation Share Genetic Results with Underage Children. J Cancer Educ. 2018;33(3):569-75.
34. Segerer R, Peschel C, Kämmerer U, Häussler S, Wöckel A, Segerer S. Factors Impacting on Decision-Making towards Prophylactic Surgeries in BRCA Mutation Carriers and Women with Familial Predisposition. Breast care. 2020;15(3):253-9.
35. Solomon I, Harrington E, Hooker G, Erby L, A xilbund J, Hampel H, et al. Lynch Syndrome Limbo: Patient Understanding of Variants of Uncertain Significance. J Genet Couns. 2017;26(4):866-77.
36. Srinivasan S, Hampel H, Leeman J, Patel A, Kulchak Rahm A, Reuland DS, et al. Stakeholder Perspectives on Overcoming Barriers to Cascade Testing in Lynch Syndrome: A Qualitative Study. Cancer Prev Res. 2020;13(12):1037-46.

37. Tercyak KP, Mays D, DeMarco TA, Peshkin BN, Valdimarsdottir HB, Schneider KA, et al. Decisional outcomes of maternal disclosure of BRCA1/2 genetic test results to children. Cancer Epidemiol Biomarkers Prev. 2013;22(7):1260-6.
38. Tiernan G, Freeman V, Morrow A, Hogden E, Canfell K, Kang YJ, et al. What would I do? Perspectives on the factors underlying Lynch syndrome genetic testing and results sharing decisions for high-risk colorectal cancer patients. Psychooncology. 2022;31(4):587-96.
39. Umar A, Boland CR, Terdiman JP, et al. Revised Bethesda guidelines for hereditary nonpolyposis colorectal cancer (Lynch syndrome) and microsatellite instability J Natl Cancer Inst. 2004;96(4):261-8.
40. Vasen HF, Watson P, Mecklin JP, Lynch HT. New clinical criteria for hereditary nonpolyposis colorectal cancer (HNPCC, Lynch syndrome) proposed by the International Collaborative group on HNPCC. Gastroenterology. 1999;116(6):1453-6.
41. Wolf ND, Kadmon M, Wolf RC, Brechtel A, Keller M. Quality of life after restorative proctocolectomy and ileal pouch-anal anastomosis in patients with familial adenomatous polyposis: a matter of adjustment. Colorectal Dis. 2011;13(11):e358-65.
42. Wood E, Church J, O'Malley M, LaGuardia L, Heald B, Burke C, et al. Mental Health Symptoms in Patients with Familial Adenomatous Polyposis: An Observational Study. Dis Colon Rectum. 2019;62(10):1204-11.
43. Young AL, Butow PN, Vetsch J, Quinn VF, Patenaude AF, Tucker KM, et al. Family Communication, Risk Perception and Cancer Knowledge of Young Adults from BRCA1/2 Families: a Systematic Review. J Genet Couns. 2017;26(6):1179-96.

PART 6

암종별 심리사회적 문제

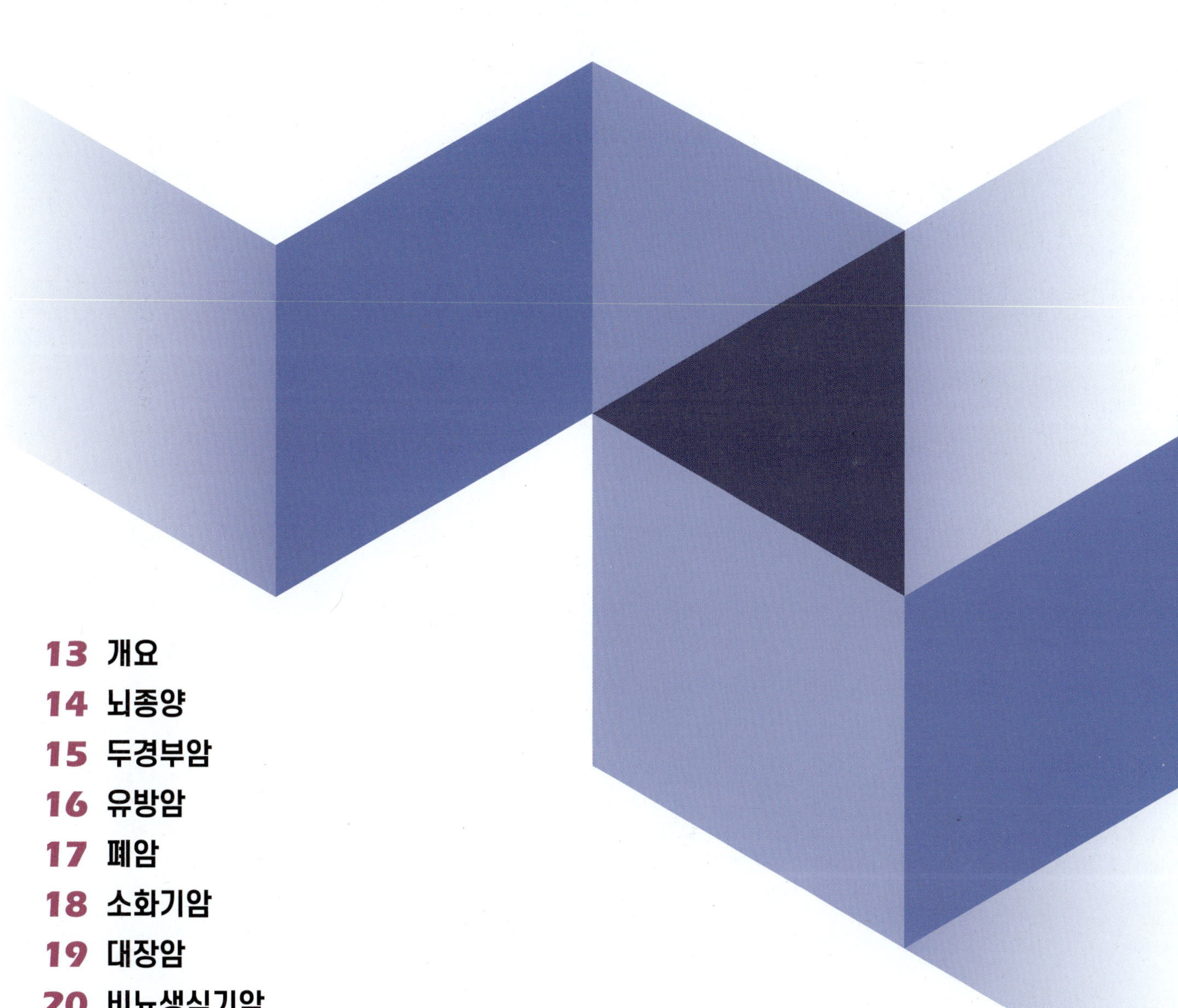

개요

김선미

한국에서는 매년 20만 명 이상의 암 환자가 발생한다. 2023년에 발표된 중앙암등록본부 자료에 의하면 2021년 기준 연간 국내 암 발생자수는 총 277,523명이었다. 가장 많이 발생한 암은 갑상샘암이었으며, 그 다음 대장암, 폐암, 위암, 유방암, 전립샘암, 간암의 순으로 발생하였다. 남성에서는 폐암, 위암, 대장암, 전립샘암, 간암의 순으로, 여성에서는 유방암, 갑상샘암, 대장암, 폐암, 위암의 순으로 많이 발생하였다. 암 유병률은 암 발생과 암 생존의 영향을 하나로 종합하여 암의 부담을 나타내는 지표로, 국내에서 전국단위 암 발생 통계를 산출하기 시작한 1999년부터 2021년까지 암 유병자는 총 240만 명에 달한다.

우리나라뿐 아니라 세계적으로 암 생존자 수가 노령 인구의 증가와 조기 발견 및 치료법 향상으로 증가하고 있다. 전 세계적으로 모든 암의 5년 유병률은 5,050만 명으로, 이 중 2,060만 명이 유방암, 전립샘암, 대장암 또는 폐암을 앓고 있다. 생존율이 높아지고 암이 만성질환으로 개념화됨에 따라 환자가 암에 적응하는 방법을 다루고 환자의 치료에 도움이 될 수 있는 요인을 파악하는 것이 중요해졌다. 암 생존자 관리를 위해서는 암 전이, 재발, 또는 2차암 발생을 예방 및 감시하는 것뿐 아니라 암의 정신의학적, 심리적 영향을 평가하고, 필요한 치료를 제공해야 한다. 하지만, 많은 암 생존자들은 이러한 관리를 충분히 제공받지 못하고 있는 실정이다. 암 생존자 중 적어도 3분의 2가 현재의 치료 모델에서 신체적, 심리적, 건강 정보 및 지원 요구가 충분히 충족되지 않는다고 보고한 것으로 알려졌다.

국내외 암 생존자들의 일반적인 심리사회적 문제로는 불안과 우울증, 신체 이미지 변화, 암 재발에 대한 두려움, 화요법 관련 인지장애, 피로, 통증, 수면 문제, 성기능장애와 친밀감의 문제, 직장 복귀, 재정적 부담, 물질남용, 신체활동과 운동, 그리고 돌봄제공자의 고민 등이 있다.

암 종별로 다양한 심리사회적 문제가 주로 발생할 수 있으며, 이는 환자의 경험과 치료과정에 따라 다양성을 띤다. 그러므로 암 환자에게는 맞춤형 접근이 중요하다. 이러한 개별적인 접근은 환자의 심리적 요구와 사회적 상황을 고려하여 각 암 종별, 치료 단계별, 그리고 유병 및 생존 기간에 따라 다양한 문제에 대응할 수 있도록 한다. 이 접근은 환자가 직면할 수 있는 심리사회적 어려움을 신속하고 정확하게 인식하여 치료와 재활을 최적화하는 데 도움이 될 것이다. 이러한 중요성에 따라, 이 챕터에서는 암 환자의 일반적인 디스트레스와는 별개로 암 종별로 특유한 심리사회적인 문제들을 중점적으로 다루고자 한다.

참고문헌

1. 김종흔, 김남희, 김은영, 김정현, 박은영. 정신종양학 입문. 일산: 국립암센터; 2019.
2. 국가암정보센터[인터넷]. 국가암정보센터[cited 2024 Feb 1]. Available from: https://www.cancer.go.kr.
3. Breitbart W, Butow P, Jacobsen P, Lam W, Lazenby M, Loscalzo M. Psycho-oncology. 4th ed. Oxford University Press; 2021.
4. Choi KH, Park JH, Park JH, Park JS. Psychosocial needs of cancer patients and related factors: a multi-center, cross-sectional study in Korea. Psychooncology. 2013;22(5):1073-80.
5. Emery J, Butow P, Lai-Kwon J, Nekhlyudov L, Rynderman M, Jefford M. Management of common clinical problems experienced by survivors of cancer. Lancet. 2022;399(10334):1537-50.
6. Sung H, Ferlay J, Siegel RL, Laversanne M, Soerjomataram I, Jemal A, et al. Global Cancer Statistics 2020: GLOBOCAN Estimates of Incidence and Mortality Worldwide for 36 Cancers in 185 Countries. CA Cancer J Clin. 2021;71(3):209-49.

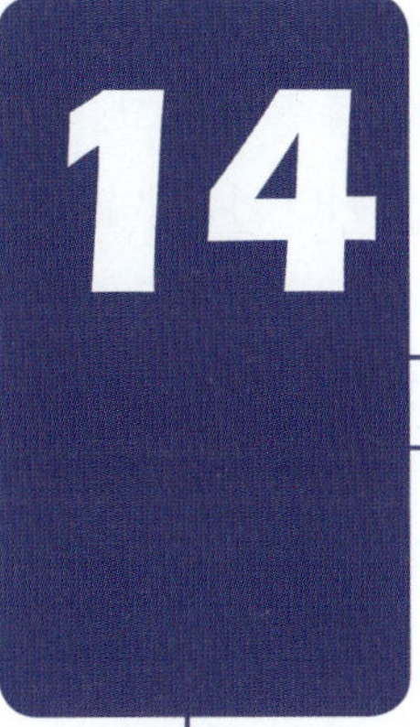

14 뇌종양

김선미

1. 도입

뇌종양brain tumor은 발생 부위에 따라 원발성 뇌종양과 전이성 뇌종양으로 구분되는데, 성인에서 원발성 뇌 및 중추신경계 종양은 비교적 흔하지 않다. 원발성 뇌종양은 다시 두 부류로 나뉘는데, 주변의 신경조직을 침윤하는 신경교종과 뇌조직을 침윤하지 않고 압박하는 비교종성 종양으로 나뉜다. 악성도에 따라 악성 뇌종양(악성 신경교종, 뇌전이암)과 양성 뇌종양(뇌수막종, 청신경초종, 뇌하수체종양, 양성 신경교종 등), 그리고 뇌종양을 구성하는 세포에 따라 신경교종, 뇌수막종, 신경초종, 뇌하수체종양 등으로 구분된다. 뇌로 전이가 잘 되는 암은 폐암, 유방암, 신장암, 소화기암 등으로, 일반적으로 전이성 뇌종양이 원발성에 비해 5-10배 많다.

뇌종양 환자의 약 78%가 정신의학적 증상을 보이고, 환자의 18%가 뇌종양의 첫 임상 증상으로 정신의학적 증상만을 보였다는 연구 결과가 있다. 환자는 종종 국소 신경 기능의 점진적인 손상, 기분과 정서의 변화, 행동 증상 및 정신병적 증상, 인지기능장애 등을 경험하게 된다. 또한, 뇌종양의 수술치료, 약물치료 및 방사선요법으로 인해서 추가적인 신경 독성이 발생하기도 한다.

특히 교모세포종과 같은 일부 원발성 악성 뇌종양이 예후가 좋지 않고, 다른 신체 부위의 암이 중추신경계로 전이되는 것이 불량한 경과의 지표라는 사실 때문에, 중추신경계 암은 발견 순간부터 특히 부담스럽고 위협적으로 여겨진다. 이러한 질병 관련 불확실성 및 인지 및 정서 기능의 손상 가능성은 환자의 자아감에 대한 상당한 위협이 될 수 있으므로, 반응성의 우울이나 불안이 나타날 수 있다.

2. 역학

2023년에 발표된 중앙암등록본부 자료에 의하면 2021년에 뇌종양은 남녀를 합쳐서 1,854건이 발생하여, 국내 전체 암 발생(277,523건)의 0.7%를 차지했다. 양성 종양에는 뇌수막종, 뇌신경초종, 뇌하수체선종 등이 있고, 악성 종양은 악성 신경교종, 전이성 뇌종양, 림프종 등이 포함된다. 교모세포종은 신경교종 중에서 WHO 뇌종양 분류 4등급의 가장 흔한 악성종양으로, 불량한 예후를 가진 것으로 알려져 있다.

국내 연구진이 2007년부터 2016년까지의 중앙암등록본부 자료를 분석하여 발표한 논문에 따르면, 우리나라의 원발성 뇌종양의 5%가 교모세포종에 해당했다. 같은 연구에서 우리나라의 주요 원발성 뇌종양의 5년 상대생존율은 86.4%였고, 모든 악성 뇌종양의 5년 상대생존율은 44.1%였다. 이 중 교모세포종의 5년 상대생존율이 12.1%으로 가장 불량한 예후를 보였다.

전이성 뇌종양의 발생 비율을 정확히 파악하는 것은 어렵지만, 대략 인구 10만 명당 7-14명 정도로 발생하며, 이 중 약 절반 정도는 50-69세에서 발생한다. 특히 50대에게 발생이 많다. 신체의 다른 부위에 악성종양이 있는 환자의 경우 20-50%는 뇌에 전이성 종양이 발생할 가능성이 있는 것으로 추정된다. 단발성 전이성 뇌종양은 주로 대장암, 유방암, 신장암 등에서 발생하며, 폐암과 흑색종은 다발성 뇌 전이를 일으킨다. 전이성 뇌종양은 남성에서 흔한데, 이는 남성에서 폐암의 발생률이 높기 때문이다.

3. 뇌종양 환자가 흔히 경험하는 심리사회적 문제

뇌종양으로 인한 증상은 해당 영역이 속한 뇌 신경망의 기능에 따라 달라진다. 신경망 연결로 인해 한 영역의 병변은 다양한 증상을 나타낼 수 있다. 전두엽 뇌종양 환자에서는 행동 증상, 성격변화, 망상이나 환각 같은 정신증이 일어날 수 있다. 양측 전두엽이 함께 침범되었을 때는 인지기능장애와 기분장애가 동반될 수 있다. 또한, 측두엽 뇌종양에서도 정신증이 흔하며, 두정엽을 침범한 경우에는 감각 및 지각 기능에 문제가 발생하며, 후두엽 종양의 경우에는 시각 기능에 장애가 생길 수 있다. 이렇듯 일부 종양 위치와 정신의학적 증상 간에는 연관성이 있을 수 있지만, 병소를 기반으로 증상을 전적으로 예측하는 것은 어렵다. 즉, 뇌종양의 해부학적 위치가 특정 정신의학적 증상의 전적인 예측 인자도 아니고, 그 반대도 아니다. 예를 들어, 전두엽 및 전전두엽 피질과 관련된 실행기능 저하는 뇌 후두부의 종양에서도 나타날 수 있으며, 이는 다양한 메커니즘을 통한 신경망의 변화로 인한 것이다.

1) 기분장애

우울장애는 원발성 및 전이성 뇌종양의 흔한 합병증으로 35-45%의 뇌종양 환자에서 발견되며, 삶의 질 저하, 기능장애, 인지기능 저하, 생존율 감소, 돌봄제공자의 디스트레스와 관련이 있다. 뇌종양 환자는 우울증 외에도 조증과 같은 다른 기분 증상을 나타낼 수 있다. 우울증과 조증을 포함한 기분장애는 전두엽 및 측두엽 병변과 가장 자주 연관되어 있지만, 다른 부위의 병변에서도 발생할 수 있다. 우울증은 좌측 전두엽 종양과 관련되는 반면, 고양감과 함께 질병을 과소평가하는 특징을 보이는 조증은 우측 전두엽 종양과 관련된다. 감별진단에는 뇌종양으로 인한 기분장애, 우울 양상을 동반한 적응장애, 저활동성 섬망 등이 포함된다.

2) 행동 증상 및 성격 변화

전두엽 병변은 행동 증상과 성격 변화를 동반할 수 있는데, 전두엽 뇌종양 환자의 90%에서 행동 증상이, 70%에서 성격 변화가 나타난다고 알려져 있다. 이에는 억제되지 않는 충동적이고 무책임한 행동, 과도한 성욕, 공격성, 분노 폭발 등이 포함될 수 있다.

3) 인지기능장애

그 증상의 심각도는 다를지라도 거의 모든 뇌종양 환자가 인지기능장애를 경험하며, 이는 종양 자체나 치료 부작용, 또는 두 가지 모두에 기인할 수 있다. 인지기능장애는 뇌종양 환자의 삶의 질과 생존율에 영향을 미치는 주요 인자이다. 뇌종양 환자에서 기억력, 주의력, 각성도 및 지각능력 등 거의 모든 인지 영역에 장애가 나타날 수 있다. 국소신경학적 징후와 함께 기존의 악성종양, 급성 행동 변화, 새로 발생한 경련발작 등의 위험요인이 있는 경우 뇌종양 감별을 위한 평가가 필요하다.

뇌종양이 빠르게 커지는 경우 섬망과 같은 급성 정신상태 변화나 또는 갑작스러운 인지기능장애를 유발할 수 있다. 반면, 천천히 커지는 양성 또는 악성종양은 다른 원발인지장애의 초기 단계와 유사하게 인지, 성격 또는 행동에 서서히 점차적인 변화를 일으킬 가능성이 높다. 뇌종양 자체뿐 아니라 치료 중 자주 쓰이는 항경련제와 스테로이드 등의 약제도 인지기능을 저해할 수 있다. 뇌종양 환자에서 섬망도 흔한데, 이는 중추신경계에 대한 직접적인 침범 때문에도 생기지만 스테로이드 등의 약물이나 대사 이상 때문에 생기기도 한다.

4) 정신증

주로 환각(환청·환시·환후·환촉 등)이나 망상으로 나타나는 정신증은 뇌종양 환자의 약 20%에서 발견되며, 섬망, 경련발작 및 약물 부작용의 결과로 나타나기도 한다. 전통적으로 측두엽 종양이 정신증 발현과 밀접하게 연관된다고 알려져 있으며, 송과선의 종양도 관련성이 보고되고 있다.

5) 약물치료 부작용

원발성 또는 전이성 뇌종양 환자는 치료 과정의 여러 시점, 특히 방사선요법 중이나 후, 그리고 수술 후에 스테로이드 치료를 받을 가능성이 높다. 스테로이드는 일반적으로 혈관성부종과 두개내압상승 조절에 효과적이지만, 정신증과 조증을 일으킬 수 있으며, 특히 장기 사용 시 우울증을 유발할 수 있다. 이때, 일반적으로 복용량을 줄이거나 중단하는 것이 도움이 되는 경우가 많지만, 이것이 불가능할 경우 향정신성 약물을 이용한 대증 치료가 적절하다. 원발성 또는 전이성 뇌종양으로 치료받는 환자는 아편양진통제의 진정 효과에 더 취약할 수 있으며, 이러한 약물은 잠재적으로 섬망을 유발할 수 있다. 항경련제, 특히 페노바비탈, 페니토인, 카르바마제핀 등 오래된 항경련제는 치료 용량에서 진정 및 혼동을 유발할 수 있다. 비교적 최근 약물로 널리 쓰이는 항경련제인 레비티라세탐은 과민성, 감정기복, 정신증을 유발할 수 있다.

6) 방사선요법 부작용

방사선요법은 이미 발생한 원발성 및 전이성 중추신경계 종양의 관리뿐 아니라, 다른 부위에서 발생한 암의 연수막을 통한 중추신경계 전이에 대한 예방에도 필수적인 치료이다. 전뇌whole brain 방사선요법 후 6개월 이상 생존한 환자 중 최대 90%에서 치료로 인한 인지장애가 어느 정도 발생하며, 이 중 일부 환자는 치매로 진행될 수 있다고 알려져 있다. 이러한 인지장애는 가장 흔하게 언어·비언어 기억력, 실행기능 및 주의력 등에 영향을 미친다. 성인의 경우 방사선요법 3-4개월 후 일시적인 탈수초demyelination 및 괴사성 종양 조직파편으로 인하여 일과성의 인지기능장애가 나타날 수 있으며(조기 지연 손상), 보통 수일에서 수주 후에 관해 된다. 또한, 방사선요법 완료 후 1년 이상 지나서 방사선 괴사 및 진행성 백질뇌병증leukoencephalopathy으로 인하여 인지기능 저하가 나타날 수 있으며(후기 지연 손상), 이는 자주 점진적이고 비가역적이다.

7) 수술치료 부작용

원발성 및 전이성 뇌종양의 외과적 절제는 비교적 부작용이 적다. 그러나 수술 전후 섬망이 흔하게 발생하며, 저활동성 섬망은 때때로 우울증으로 오인되기도 한다. 민감한 부위에 병변이 있는 환자는 다양한 정도와 기간의 인지 및 실행기능장애를 경험할 수 있다. 수술 후 언어 또는 운동 장애를 경험하면 때때로 반응성의 불안이나 우울 문제가 발생할 수 있다.

참고문헌

1. Breitbart W, Butow P, Jacobsen P, Lam W, Lazenby M, Loscalzo M. Psycho-oncology. 4th ed. Oxford University Press; 2021.
2. Hong S, Lee J, Lee J, Chang JH, Park CG, Kim TH. What we need to know about uncertainty in illness among people with primary malignant brain tumours: A mixed-methods systematic review. J Clin Nurs. 2023;32(13-14):3030-45.
3. Kang H, Song SW, Ha J, Won YJ, Park CK, Yoo H, et al. A Nationwide, Population-Based Epidemiology Study of Primary Central Nervous System Tumors in Korea, 2007-2016: A Comparison with United States Data. Cancer Res Treat. 2021;53(2):355-66.
4. Madhusoodanan S, Ting MB, Farah T, Ugur U. Psychiatric aspects of brain tumors: A review. World J Psychiatry. 2015;5(3):273-85.
5. Warrington TP, Bostwick JM. Psychiatric adverse effects of corticosteroids. Mayo Clin Proc. 2006;81(10):1361-7.

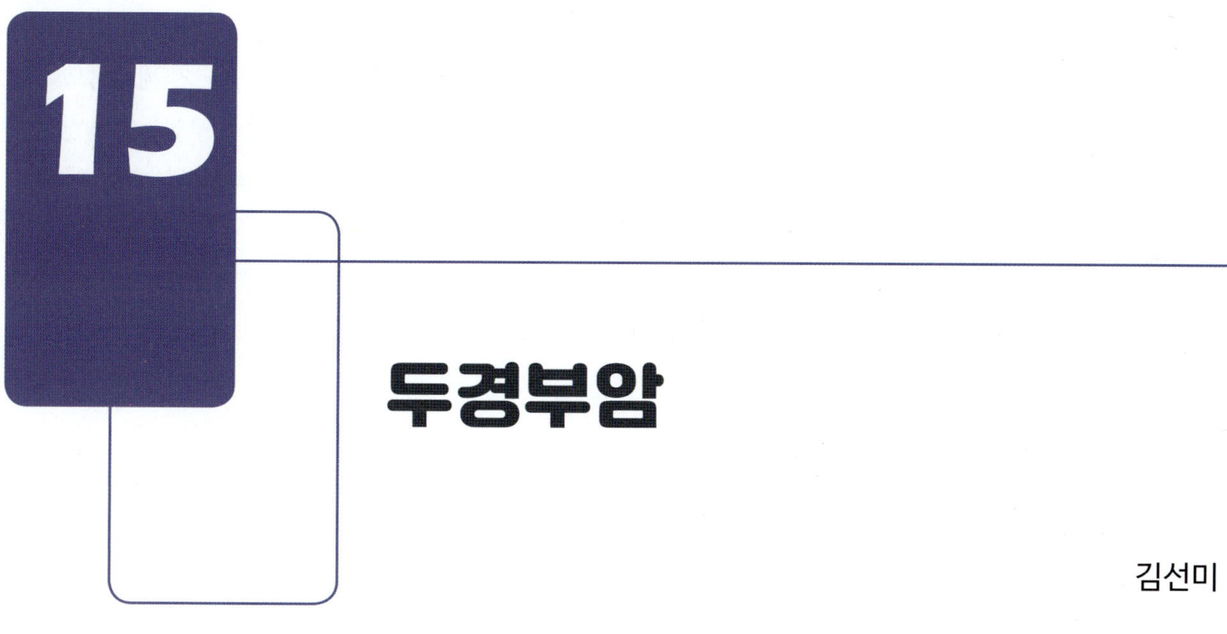

15 두경부암

김선미

1. 도입

두경부암head and neck cancer은 코, 부비동, 구강, 안면, 후두, 인두, 침샘, 갑상샘 등에 발생하는 모든 종류의 악성종양을 포함한다. 두경부암에 대한 내과적, 외과적, 그리고 재활의학과적 개입이 크게 발전했지만, 두경부암 생존자들은 여전히 일상 활동을 방해하는 증상과 기능장애를 겪는 경우가 많다. 두경부암과 흡연, 음주, 그리고 사람유두종바이러스human papillomavirus, HPV와의 연관성이 알려져 있어 환자들에게 사회적 낙인이 있을 수 있다. 두경부암은 디스트레스가 크고 자살률이 높은 암으로 알려져 있다. 환자의 삶의 질을 저하시키고 디스트레스를 유발하는 요인으로는 씹고 맛보고 삼키는 기능의 저하, 말하고 호흡하는 기능의 저하, 목소리의 변형, 외모의 변화 등이 있다. 이러한 변화로 신체 이미지, 대인관계 및 의사소통이 영향을 받을 수 있으므로 변화된 신체적 기능과 외모를 개선하기 위한 노력을 하면서 조기에 적극적인 정신종양학적 개입을 하는 것이 중요하다.

2. 역학

두경부암은 발생 위치에 따라 구강암, 후두암, 인두암, 침샘암, 갑상샘암, 비부비동암 등으로 나눌 수 있다. 2020년 기준으로 두경부암은 전 세계에서 7번째로 흔한 암으로, 매년 약 660,000명의 신규 환자가 발생하고 약 325,000명이 사망한다고 알려져 있다. 두경부암의 전체 유병률은 여성보다 남성에서 높으며, 질환 부위에 따라 2:1에서 4:1의 비율을 보인다. 대한이비인후과학회 통계에 따르면 국내 두경부암의 연간 발생 건수는 2010년 기준 4,143건에서

2019년 5,613건으로 9년 동안 35% 증가했다. 또한, 국내 두경부암 발생 현황 보고서에 따르면, 2020년 기준으로 국내 두경부암 발생률은 구강암, 인두암, 후두암 순으로 높은데, 구강암은 31.3% (1,776명), 인두암 29.8% (1,688명), 후두암 21.2% (1,203명)이며, 그 외에는 타액선암이 10.6% (600명)를 차지한다.

두경부 편평세포암종의 가장 중요한 위험요인은 흡연과 음주, 빈랑을 씹는 것과 같은 습관이다. 전 세계적으로 담배 소비가 점진적으로 감소하면서 흡연과 관련된 편평세포암종은 크게 감소한 반면, HPV 관련 구인두암 발생률은 2005년 이후 크게 증가했다. 두경부암 환자의 5년 상대생존율은 일반적으로 50% 정도로 보고되지만, 1-2기에 조기 진단한 경우는 80-90%까지도 상승한다. 이러한 생존율은 환자의 연령, 최적의 치료법을 견디고 음주와 흡연을 제한하는 능력, 종양의 병기 및 병소, 동반이환의 유무, 2차 원발암의 발생 여부 등에 크게 영향을 받는다. 두경부암 환자의 생존율은 크게 개선되고 있는데, 이는 주로 진단 및 치료법의 개선과 예후가 좋은 HPV 관련 암의 증가로 인한 것이다.

3. 두경부암 환자가 흔히 경험하는 심리사회적 문제

1) 안면의 외형적 변화와 신체 이미지

두경부암에 대한 수술치료 결과, 장기적인 기관절개관 의존, 얼굴과 목의 절개선 흉터, 두경부 장기의 적출로 인해 삶의 질에 심각한 변화가 초래되는 경우가 많다. 수술로 언어 기능이 손상된 경우 요구사항, 증상, 감정을 전달하기가 특히 어렵고, 글이나 몸짓으로 의사소통해야 하는 상황은 특히 답답하고 번거로울 수 있다. 이러한 변화는 외모뿐 아니라 식사 및 대화와 같은 중요한 일상 기능에도 영향을 미친다. 안면은 노출되어 있고, 자아감, 대인관계, 의사소통에 매우 중요하기 때문에 안면의 외형적 변화는 상당히 큰 디스트레스 요인이다. 외모 손상과 언어 장애는 신체 이미지를 바꾸고 수치심과 고립감을 유발하여 친밀한 관계와 사회적 만남을 제한할 수 있다.

2) 식사 및 호흡 기능의 변화

두경부암의 방사선요법은 피하 조직과 인두 및 식도 근육에 만성 섬유화를 일으켜 연하곤란을 유발하고 때로는 협착을 일으킬 수 있다. 또한, 머리와 목에 방사선을 조사하면 타액 분비가 영구적으로 감소하여 구강건조증이 발생할 수 있다. 방사선과 관련된 부종과 섬유화는 장기적으로 기관절개관에 의존해야 하는 상태를 초래할 수도 있다. 이 외에도 치료 후 미각의 변화, 목과 어깨의 운동범위 감소 및 만성 통증이 발생할 수 있다.

3) 낙인

낙인은 부정적인 사회적 판단에 의하여 배제, 거부, 비난 또는 평가절하와 같은 느낌을 경험하는 것을 말한다. 환자의 생활습관이나 행동이 발암요인이 되는 암은 그렇지 않은 암에 비하여 더 높은 낙인을 초래하는 경향이 있다. 두경부암은 흡연 및 음주와의 관련성이 알려져서 사회적 낙인이 있었는데, 최근 HPV와 두경부암 사이의 연관성이 밝혀진 이후, 성병과 관련되어 있다는 새로운 낙인이 추가되었다. 암 관련 낙인은 심리적 문제, 대인관계 기피, 경제 활동 제한, 치료에 대한 접근성 감소 등으로 이어질 수 있다.

4) 자살

자살은 두경부암 생존자의 비암성 사망의 주요 원인이다. 두경부암 환자의 자살 위험은 일반적으로 다른 부위 암 환자보다 훨씬 높은 것으로 보고되어 왔다. 세계적으로 두경부암 환자의 자살 위험은 다른 부위 암 환자의 2배, 일반 인구의 약 4배에 달하는 것으로 알려져 있다. 2023년 발표된 국내 연구 결과에 따르면, 두경부암 환자의 자살 위험이 일반인구의 3배로 나타났다. 두경부암은 여러 암 중에서 정서적, 심리사회적 디스트레스가 가장 큰 암으로 알려져 있으며, 그 원인으로는 연하곤란 및 기도 관리의 어려움, 기능 저하, 신체 이미지 손상 등이 있다. 또한, 두경부암 환자에서 자살의 위험인자인 통증과 약물사용도 더 많이 동반되는 것도 원인으로 볼 수 있다. HPV 관련 두경부암이 더 건강하고 젊은 인구에서 발생하고 더 나은 생존율을 보인다는 것을 고려할 때, HPV 관련 암의 비율이 증가하면 전반적인 두경부암의 자살률에도 변화가 있을 것으로 추정되나, 아직 국내 연구에서는 밝혀진 바는 없다.

5) 물질사용의 문제

음주와 흡연은 용량의존적인 방식과 시너지 효과를 통하여 두경부암의 평생 위험을 약 5-25배 증가시킨다. 두경부암 진단 후에도 흡연을 지속하는 경우 생존율 저하, 재발률 증가, 2차암 발생 확률이 현저하게 높아진다. 두경부암 치료 중 흡연 혹은 음주는 상처 치유를 저해하고, 합병증의 위험을 높이고, 병원 입원 기간을 연장하며, 기관절개관 및 위창냄관gastrostomy tube에의 의존을 늘리는 것으로 나타났다.

6) 성기능과 친밀감의 문제

두경부암 진단 후 성관계가 감소하는 것으로 보고되었으며, HPV 관련 종양 진단을 받은 사람은 수치심이나 죄책감으로 인해 성행위를 기피할 수 있다. 성은 삶의 질과 크게 연관되며, 자아감, 신체 이미지, 대인관계 및 친밀감과 관련이 있다. 배우자 혹은 파트너도 이 문제에 대해 환자와 비슷하거나 더 큰 디스트레스를 경험할 수 있다.

7) 직장 복귀 문제

직장에 복귀하는 것은 모든 암 생존자에게 어려운 일이지만, 두경부암 생존자에게는 특별한 어려움이 있을 수 있다. 두경부암 치료 후 직장에 복귀하려면 업무량과 일의 성격, 직장에서 음식을 섭취하는 방식까지 모두 변경해야 할 수 있다. 두경부암 생존자, 동료, 고용주 간의 열린 의사소통은 생존자의 직장 복귀를 지원하고 유지하는 데 중요하다.

8) 방사선요법 부작용

두경부암의 방사선요법 시 고정하기 위하여 열가소성 마스크를 사용한다. 일부 환자는 폐소공포증 및 불안을 경험할 수 있으며, 이를 마스크 불안이라고 한다. 두경부암으로 방사선요법을 받은 환자의 최대 1/4에서 발생한다고 알려져 있다.

9) 수술치료 부작용

수술 후 섬망은 두경부암 환자의 1/3 이상에서 발생하며, 흡연자에서는 니코틴 금단이 발생할 수 있다. 기관절개술, 비위관 삽입, 위창냄술 및 기타 시술은 신체적 불편함, 무력감, 질식에 대한 두려움을 유발할 수 있다. 흉터, 분비물, 침흘림 등에 대한 수치심은 환자가 가족이나 친구의 방문을 꺼리게 하고 사회적 고립을 증가시킬 수 있다.

참고문헌

1. Breitbart W, Butow P, Jacobsen P, Lam W, Lazenby M, Loscalzo M. Psycho-oncology. 4th ed. Oxford University Press; 2021.
2. Choi JW, Park EC. Suicide risk after cancer diagnosis among older adults: A nationwide retrospective cohort study. J Geriatr Oncol. 2020;11(5):814-9.
3. Jung YS, Lee D, Jung KW, Cho H. Long-term Survivorship and Non-cancer Competing Mortality in Head and Neck Cancer: A Nationwide Population-Based Study in South Korea. Cancer Res Treat. 2023;55(1):50-60.
4. Smith JD, Shuman AG, Riba MB. Psychosocial Issues in Patients with Head and Neck Cancer: an Updated Review with a Focus on Clinical Interventions. Curr Psychiatry Rep. 2017;19(9):56.
5. Zaorsky NG, Zhang Y, Tuanquin L, Bluethmann SM, Park HS, Chinchilli VM. Suicide among cancer patients. Nat Commun. 2019;10(1):207.

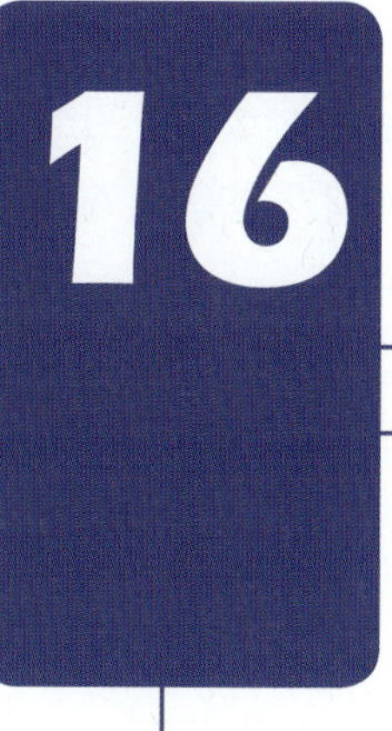

유방암

김선미

1. 도입

유방암breast cancer은 국내외 여성들 사이에서 가장 흔한 암 종으로, 최근 20년 동안 계속해서 증가 추세를 보이고 있다. 유방암은 여성성과 성을 상징하는 기관에 위협을 가하는 질병으로, 정신종양학적 측면에서 가장 많은 연구가 진행되어 왔다. 이는 모성, 성, 심미성을 대표하는 기관인 유방의 상실이 매력, 생식능력, 성, 여성성 전반의 상실로 인식될 수 있기 때문이다. 유방암 환자들은 디스트레스를 호소하고 심리사회적 도움을 구하는 비율이 다른 암 종 환자들에 비해 높다.

유방암 환자는 진단에서 시작하여 치료를 거쳐 생존 단계로 이어지는 치료의 궤적에 따라서 다양한 심리사회적 어려움을 경험할 수 있다. 유방암을 진단받았을 때 심리사회적 고통의 정도는 여러 요인에 의해 결정된다. 유방암 환자에서 디스트레스의 위험요인으로는 젊은 연령, 기존의 심리사회적 문제, 동반이환의 존재, 화학요법 실시, 중등도 이상의 신체적 고통, 사회적 지지체계 부족, 낮은 사회경제적 지위, 기능저하, 그리고 유방암의 재발 등이 있다. 또한, 대인관계 특성, 정보 접근성, 가족 및 배우자와의 관계, 삶에서 영성의 역할, 그리고 환자-의료진 간 의사소통의 효율성 등의 요인이 환자의 정서적 안녕과 심리사회적 적응에 긍정적 또는 부정적인 영향을 미칠 수 있다.

특히 국내 유방암은 서구보다 젊은 연령층에서 발병하는 것이 특징이다. 이로 인해 젊은 연령의 유방암 환자들은 집과 직장에서의 역할 변화, 임신과 출산 계획의 변화, 불임, 조기 폐경, 그리고 외모와 성적 매력에 대한 걱정 등 다양한 문제에 직면할 수 있다.

2. 역학

2023년 중앙암등록본부에 따르면, 2021년 국내에서 발생한 277,523건의 암 중 유방암은 28,861건으로 전체 암 발생의 10.4%를 차지하여 5위를 기록했다. 성별로는 남성이 141건, 여성이 28,720건으로 여성의 암 중에서 가장 많이 발생한 것으로 나타났다. 연령대별로는 40대가 29.8%로 가장 높았으며, 그 다음으로는 50대가 29.3%, 60대가 20.7%의 발생률을 기록했다. 최근 유방암의 5년 상대생존율은 93.8%로 높은 생존율을 보인다.

3. 유방암 환자가 흔히 경험하는 심리사회적 문제

1) 림프부종

유방암 수술방법이 크게 개선되고 있지만, 겨드랑 부위 문제와 이에 따른 심리적, 정서적 디스트레스는 여전히 문제가 되고 있다. 일부 여성은 겨드랑 부위 수술 후유증이 유방 부위보다 더 심하다고 느끼며 림프부종lymphedema, 통증, 감각 및 운동성 상실 등 상지기능장애upper limb dysfunction를 경험한다. 특히 림프부종은 겨드랑림프절절제술axillary lymph node dissection 여성의 약 25-30%에서 발생한다. 림프부종은 심리적 디스트레스, 기능적 제한, 신체 이미지 문제, 옷차림의 변화, 통증, 감염 위험 증가와 관련이 있으며, 삶의 질의 모든 영역에 상당한 지장을 미친다. 림프부종의 위험요인으로는 더 광범위한 수술, 제거된 림프절의 수, 비만 등이 있다. 겨드랑림프절절제술과 감시림프절생검sentinel lymph node biopsy을 비교한 결과, 림프부종 위험이 각각 19.9%와 5.6%로 나타났다. 감시림프절생검은 일반적으로 생존율에 영향을 주지 않으면서 겨드랑수술의 필요성을 줄여주고, 삶의 질을 개선하고 상지기능장애를 감소시키는 것으로 알려져 있다. 림프부종이 발생한 후에는 관리를 할 수는 있지만 치료법이 거의 없기 때문에 최적의 수술을 통해 림프부종을 예방하고, 이환율을 줄이려는 노력이 절대적으로 중요하다. 일반적으로 수동 림프 배액, 압박 및 운동 등이 권장되며, 최근 수술적 기법들도 발전하고 있다.

2) 혈관운동 증상

혈관운동 증상vasomotor symptoms에는 안면홍조, 식은땀, 수면장애를 유발하는 야간 발한 등이 있으며, 이는 피로와 집중력 저하를 유발할 수 있다. 대략 1/3의 여성이 선택적 에스트로젠수용체조절제selective estrogen receptor modulators 또는 아로마타제억제제aromatase inhibitors로 인한 심각한 혈관운동 증상 부작용을 경험한다. 이런 부작용은 전반적인 삶의 질에 심히 부정적인 영향을 미치며 경구 항암요법 순응도를 저하시킬 수 있다. 혈관운동 증상을 완화하기 위한 비약물치료로는 인지행동치료와 이완요법 등이 있다. 약물치료로는 클로니딘, 가바펜틴, 그리고 일부 선택적 세로토닌재흡수억제제(파록세틴, 서트랄린, 플루옥세틴 등) 혹은 세로토닌노르에피네프린재흡수억제제(벤라팍신 등) 모두 안면홍조의 빈도와 심각도를 줄이는 데 어느 정도 효과가 있는 것으로 나타났다.

3) 성기능 문제

유방암 치료 중이든 치료 후든, 성 건강은 언제나 영향을 받을 수 있다. 성욕 감퇴와 함께 질건조증, 성교통증, 신체 이미지 문제 등은 환자와 그의 파트너에게 부정적인 영향을 줄 수 있다. 유방암 생존자의 약 50-70%가 이러한 성기능 문제를 경험한다고 알려져 있다. 또한, 안면홍조와 식은땀이 성기능 문제를 보고하는 것과 관련이 있을 수 있음을 보여주는 연구 결과가 있다. 더불어 국내 연구에서는 림프부종으로 인한 상지기능장애가 유방암 생존자의 성기능을 방해하는 주요 요인임을 밝혀냈다. 성적 문제는 의료진으로부터 자주 간과되는 경향이 있으므로, 암 치료가 성기능에 미치는 영향과 장애를 예방하고 관리하기 위해 환자와 적극적으로 상담해야 한다. 성 건강을 개선하기 위한 치료 방식이 발전하고 있으며 성 건강 재활 프로그램, 약물 및 기타 중재가 고려될 수 있다.

4) 가임력의 문제

젊은 나이에 유방암을 진단받은 환자의 경우, 치료 중 발생할 수 있는 생식능력 및 임신 관련 문제가 정서적·심리적 고통의 원인이 될 수 있다. 유방암은 조기에 진단되면 생존율이 높고 예후가 좋기 때문에, 국제 진료지침에서는 의사가 질병의 초기 단계에서 환자에게 생식능력에 대한 잠재적 위험과 가임력 보존을 위한 대안을 논의할 것을 권장한다. 많은 유방암 환자들이 종종 항호르몬요법과 함께 보조화학요법을 받아 암의 재발이나 사망 위험을 최소화하고자 한다. 특히 사이클로포스퍼마이드와 같은 알킬화제alkylating agent를 포함한 화학요법은 원시난포primordial follicles를 손상시켜 조기폐경이나 조기난소기능부전으로 이어져 불임을 유발할 수 있다. 생식능력 상실로 인한 정서적 디스트레스는 평생 동안 지속될 수 있다. 모든 환자에게 향후 임신 가능성과 위험성을 고려해야 하며, 원하는 환자는 불임 전문가에게 의뢰하여 가임력 보존에 대해 논의하고 관리해야 한다. 임신 시기에 관한 권고에는 환자의 개별적인 요인과 의학적 데이터를 기반으로 공동 의사 결정이 필요하다.

5) 신체 이미지의 문제

유방암의 1차 치료인 유방절제술은 여성성, 성적 매력, 모성을 상징하는 여성의 유방에 돌이킬 수 없고 영구적이며 눈에 보이는 변화를 일으킨다. 재발과 전이를 예방하기 위한 화학요법이나 방사선요법을 포함한 전신치료는 탈모 및 피부 손상과 같은 신체적 변화도 초래한다. 유방암과 그 치료로 인한 급격한 신체적 변화는 신체 이미지에 부정적인 영향을 미친다. 유방암 여성의 부정적인 신체 이미지는 개인의 신체적, 심리적 건강을 저해한다. 또한, 가족이나 파트너와의 관계 및 사회적 기능에 변화를 일으켜 삶의 질을 저하시킨다. 따라서 유방암 여성의 신체 이미지는 전반적인 삶의 질을 예측하는 요인으로 매우 강조되고 있다.

16

유방암

참고문헌

1. Boutas I, Kontogeorgi A, Koufopoulos N, Dimas DT, Sitara K, Kalantaridou SN, et al. Breast Cancer and Fertility Preservation in Young Female Patients: A Systematic Review of the Literature. Clin Pract. 2023;13(6):1413-26.
2. Fallowfield L, Jenkins V. Psychosocial/survivorship issues in breast cancer: are we doing better? J Natl Cancer Inst. 2015;107(1):335.
3. İzci F, İlgün AS, Fındıklı E, Özmen V. Psychiatric Symptoms and Psychosocial Problems in Patients with Breast Cancer. J Breast Health. 2016;12(3):94-101.
4. Rada G, Capurro D, Pantoja T, Corbalán J, Moreno G, Letelier LM, et al. Non-hormonal interventions for hot flushes in women with a history of breast cancer. Cochrane Database Syst Rev. 2010;(9):CD004923.
5. Stefanopoulou E, Grunfeld EA. Mind-body interventions for vasomotor symptoms in healthy menopausal women and breast cancer survivors. A systematic review. J Psychosom Obstet Gynaecol. 2017;38(3):210-25.
6. Yang EJ, Kim SW, Heo CY, Lim JY. Longitudinal changes in sexual problems related to cancer treatment in Korean breast cancer survivors: a prospective cohort study. Support Care Cancer. 2011;19(7):909-18.

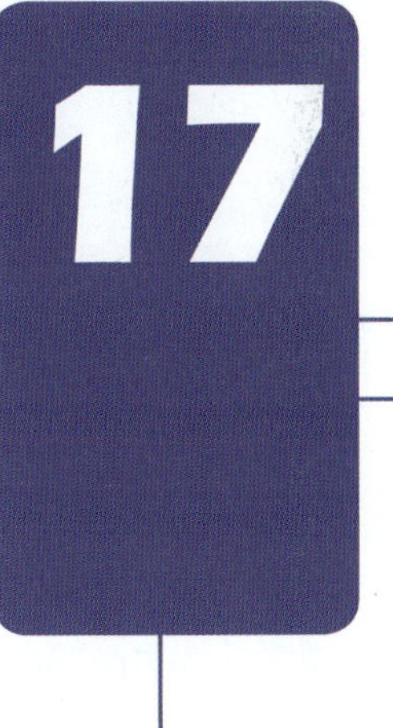

폐암

김선미

1. 도입

폐암lung cancer은 전 세계적으로 암으로 인한 사망률의 주요 원인이며, 국내 주요 암종 중 사망률이 가장 높은 암이다. 폐암은 일반적으로는 진행성 단계에서 증상이 나타나며, 이로 인해 전반적으로 예후가 좋지 않다. 때문에 환자, 가족, 그리고 돌봄제공자는 다른 종류의 암 환자에 비해 더 큰 심리사회적 고통을 겪는다. 폐암은 폐에 발생한 악성 종양을 의미하며, 원발성 폐암은 암세포의 크기와 형태를 기준으로 비소세포폐암과 소세포폐암으로 구분된다. 비소세포폐암은 샘암종, 편평세포암종, 대세포암으로 분류되며, 전체 폐암의 약 80-85%를 차지한다. 소세포폐암은 전반적으로 악성도가 더 높아, 발견 당시 이미 전이되어 있는 경우가 많다. 그러나 진단법 및 치료법의 발전으로 인해 폐암 생존율이 증가하고 있다. 2017-2021년 기준 5년 상대생존율은 38.5%로, 10년 전보다 18.2%p 상승한 수준이다. 이러한 추세로 인해 폐암 생존자의 복합적인 요구가 증가할 것으로 예상된다.

2. 역학

2023년 중앙암등록본부에 따르면, 2021년 국내에서 발생한 277,523건의 암 중 폐암은 남녀를 합쳐서 31,616건, 전체 암 발생의 11.4%로 3위를 차지했다. 남녀의 성비는 2:1로 남자에게 더 많이 발생했으며, 남성의 암 중 1위, 여성의 암 중 4위였다. 조직학적으로는 암종carcinoma이 90.3%, 육종sarcoma이 0.2%를 차지했다. 암종 중에서는 샘암종이 51.5%로 가장 많았고, 편평세포암종이 19.7%, 소세포암종이 10.1%를 차지했다. 2017-2021년 폐암의 5년 상대생존율은 남녀를 합해서 38.5% (남자 31.9%, 여자 52.4%)이다. 2022년에 국내에서 암으로 사망한 372,939명 중 사망률이 가장 높은 암은 폐암(전체 암사망자의 22.3%)이었으며, 다음으로는 간암(12.2%), 대장암(11.0%), 췌장암(8.8%), 위암(8.6%) 순이었다.

3. 폐암 환자가 흔히 겪는 심리사회적 문제

1) 높은 디스트레스와 자살 관련 문제

폐암 환자는 보통 진단이 늦어지기 때문에 암 및 암 치료로 인한 증상 부담이 높다. 이러한 증상 부담은 정서적 상태, 사회적 기능, 삶의 질을 저하시킬 수 있다. 폐암 환자 중 최대 80%가 심리적 디스트레스를 경험하며, 이 비율은 다른 종류의 암 생존자보다 3배 더 높다. 통증, 피로, 호흡곤란, 수면장애는 모두 디스트레스, 불안, 우울증 수준을 높일 수 있다. 흡연자는 비흡연자보다 더 높은 수준의 불안을 경험할 수 있다. 정서적 문제가 더 심각할수록 삶의 전반적인 질이 저하되며, 신체적인 증상 부담이 늘어나고, 치료 순응도가 낮아지며, 생존율이 감소할 수 있다.

폐암 생존자는 진단 시점에서 1년 이상 경과한 이후에도 높은 질병 부담을 겪으며, 치료 후에도 오랜 기간 동안 증상을 견뎌야 한다. 호흡곤란, 폐기능 저하, 통증, 피로, 수면의 질 저하 등은 진단 후 3년까지 잔여 증상으로 남아 삶의 질을 저하시킬 수 있다. 폐암 생존자의 40% 이상이 삶의 질을 저하시킬 정도의 디스트레스를 지속적으로 겪는 것으로 알려져 있다. 폐암의 완치수술curative surgery 후 1년 이상이 경과한 환자들을 대상으로 한 국내 연구에서, 식이 및 운동 교육, 재정적 지원과 함께 심리적 지원과 관련된 정보에 대한 미충족 수요가 가장 큰 것으로 나타났다. 또한, 중등도 이상의 피로를 경험하는 환자 비율이 42.2%로 조사되었으며, 피로가 우울 및 불안보다도 삶의 질 저하에 미치는 영향이 더 큰 것으로 나타났다. 따라서 폐암 환자는 생존 기간 동안 정기적으로 심리적 상태에 대한 평가 및 개입을 받아야 할 필요성이 있다.

2019년 미국에서 발표한 연구에 따르면, 암 환자의 자살 위험은 일반 인구의 4.4배에 달하며, 암 종류 중 폐암, 두경부암, 고환암, 호지킨 림프종 환자에게서 가장 높다고 보고되었다. 폐암의 일반 인구 대비 자살의 상대적 위험은 진단 후 1년 이내에 25배로 매우 높다가, 진단 후 5년 시점이 되면 4배로 감소한다. 진단 후 5년 이상 추적 관찰했을 때 대부분 암 종에서 폐암과 유사하게 상대적 자살 위험이 시간에 따라 점차 감소하지만, 예외적으로 호지킨 림프종에서는 위험이 여전히 높았고, 고환암에서는 오히려 더 증가했다. 같은 연구에서, 자살은 전립선암, 폐암, 대장암, 방광암을 앓고 있는 50세 이상의 성인에서 가장 많이 발생하는 것으로 나타났다. 이러한 결과들은 폐암 진단 직후의 50세 이상 성인에서 자살 가능성에 특히 유의해야 함을 시사한다.

2) 금연 치료의 중요성

흡연은 폐암을 비롯한 여러 질병의 예방 가능한 주요 위험 요인 중 하나로 꼽힌다. 평균적으로, 평생 흡연자는 평생 비흡연자에 비해 폐암에 걸릴 위험이 20배 더 높다고 알려져 있다. 흡연은 폐암 외에도 두경부암, 방광암, 식도암 등과 밀접한 관련이 있다. 흡연을 예방하고 금연을 촉진하는 것은 전 세계적인 폐암 질병 부담을 줄이기 위한 가장 효과적인 전략 중 하나이다.

40세 이전에 금연하면 흡연 관련 질병으로 인한 사망 위험이 약 90% 감소한다. 과거 흡연자는 여전히 폐암 발병 위험이 높지만, 금연 후 10년이 지나면 폐암으로 인한 사망 위험이 흡연을 계속하는 사람의 절반으로 줄어든다. 폐암 진단 후에라도 금연을 하면 신체적, 정신적으로 많은 이점을 얻을 수 있다. 여기에는 더 긍정적인 암 치료 결과, 치료 후 빠른 회복, 생존율 향상, 건강 관련 삶의 질 개선 등이 포함된다. 폐암 진단 후 흡연을 계속하면 치료 관련 합병증 증가, 치료 효과 감소, 삶의 질 감소, 재발 위험 증가, 2차암 발생, 생존율 감소와 관련이 있다.

하지만 안타깝게도 많은 환자들이 암 진단 이후에도 흡연을 계속한다. 많은 환자들이 암 진단 후 지속적인 흡연과 관련된 위험을 인식하지 못하며, 암 진단을 받은 후에는 금연을 통해 얻을 수 있는 이득이 별로 없다고 생각한다. 또한, 암 진단 시점은 의료진이 환자와 생활습관에 대해 논의할 수 있는 최고의 기회임에도 불구하고, 의료진이 환자에게 금연을 권유하지 않거나 금연 프로그램에 연계하지 않는 경우가 종종 있다고 알려져 있다. 환자와 의료진의 낙인과 허무주의는 금연을 시도하는 데 영향을 미칠 수 있으므로 유의해야 한다.

연구에 따르면, 대부분의 암 환자는 진단 직후 금연하거나 금연을 시도하지만, 시간이 지남에 따라 금연율은 점차 감소한다고 알려져 있다. 예를 들어, 치료 후 다시 흡연을 시작하는 폐암 환자의 비율은 13%에서 60% 사이로 보고된다. 암 환자의 흡연 재발을 촉진하는 요인으로는 니코틴금단 증상, 통증, 피로, 메스꺼움, 우울증, 불안 등이 있다. 암 생존자의 금연율에 영향을 미치는 요인으로는 종양 유형, 흡연과 진단받은 암의 인과관계, 암 치료의 특성(예: 수술 전 흡연을 피해야 하는 경우), 금연 의지, 우울증, 질병 관련 불안 및 알코올사용장애와 같은 동반이환 등이 있다. 암 진단 후 금연율은 흡연과 관련이 없는 암보다 흡연과 관련이 있는 암 환자에서 더 높다. 폐암 환자 중 흡연 갈망이 더 심하고 수술 전 금연 기간이 더 짧은 환자, 젊고 교육 수준이 낮은 환자에서 계속 흡연하는 비율도 더 높다고 보고된다. 예후가 좋지 않은 환자는 예후가 좋은 환자에 비해 일반적으로 금연에 대한 동기가 낮다.

연구에 의하면, 암 생존자 중 자가 보고된 흡연율은 9-33% 사이이지만, 암 환자는 이전 흡연으로 인한 죄책감과 수치심으로 흡연을 덜 보고하는 경향이 있으며, 최대 50%는 여전히 담배를 계속 피우고 있는 것으로 추정된다. 즉, 실제로 환자들이 보고하는 흡연율은 니코틴 수치 확인에 근거한 흡연율보다 낮은 것으로 여겨지며, 이로 인해 암 진단 후 지속되는 흡연의 위해가 과소평가 될 위험이 있다. 결론적으로, 모든 의료 서비스 제공자가 암 진단 후 흡연과 관련된 실상과 그 위험에 대해서 인지하고, 환자에게 적극적으로 금연을 독려하고 금연 프로그램을 제공하는 것이 필수적이다.

3) 낙인

건강 관련 낙인stigma은 환자가 질병으로 인하여 거절, 비난, 평가절하, 사회적 배제 등을 경험하는 것을 말하며, 폐암 환자는 다른 암 종보다 더 높은 수준의 낙인을 겪는다. 폐암이 흡연과 관련성이 있다는 사회적 통념 때문에 폐암 환자와 돌봄제공자에 대한 사회적 낙인이 다른 암에 비해 흔하다. 흡연 경험이 없는 폐암 환자들도 흡연과 관련된 낙인을 경험하며, 억울함, 피해의식을 느낄 수 있다.

폐암 환자의 약 95%가 다음의 3가지 낙인의 종류 중 적어도 한 가지 이상을 경험한다고 알려져 있다. 내재화된 낙인internalized stigma은 수치심, 죄책감, 자책감으로 이어지며, 예상되는 낙인anticipated stigma은 질병을 타인에게 공개하는 것을 피하게 만든다. 외부의 낙인external stigma과 편견은 차별, 비난, 사회적 배제로 이어진다.

낙인은 외로움, 우울증, 삶의 질 저하 등의 심리사회적 문제를 일으킨다. 또한, 낙인은 폐암 환자의 검진 참여율 감소, 증상 조기발견 지연, 치료 순응도 저하, 사회적 고립 증가와 연관되며, 이는 부정적인 건강 결과로 이어진다. 국내 연구에서도 폐암 환자들이 인지하는 낙인의 정도가 클수록 디스트레스와 증상 부담이 증가하고, 전반적인 삶의 질과 기능이 저하되는 것으로 나타났다. 따라서 폐암 진단을 받은 모든 환자에게는 낙인에 대한 평가가 필요하며, 건강 결과에 미치는 부정적인 영향을 최소화하기 위한 중재가 필요하다.

4) 가족 구성원 관련 고려사항

폐암 환자의 가족 구성원은 폐암 발병 위험이 상대적으로 높을 수 있으며, 동거하는 경우 이 위험이 두 배로 증가한다는 연구 결과가 있다. 특히, 해당 가정 내 주된 흡연자가 가족이나 돌봄제공자인 경우, 비난과 죄책감 등의 부정적 감정이 발생할 수 있다. 또한, 폐암 환자는 다른 종류의 암에 비해 증상 부담이 크기 때문에 돌봄제공자의 부담도 증가하게 된다. 환자의 신체적, 정신적 기능 및 삶의 질이 저하되면, 돌봄제공자는 더 많은 부담을 겪을 가능성이 높으며, 이는 더 심각한 정서적 문제로 이어질 수 있다. 따라서 돌봄제공자의 심리적 요구를 충족시키는 것이 중요하다.

참고문헌

1. Jassem J. Tobacco smoking after diagnosis of cancer: clinical aspects. Transl Lung Cancer Res. 2019;8(Suppl 1):S50-8.
2. Lee JL, Kim KS. The Relationships between Stigma, Distress, and Quality of Life in Patients with Lung Cancer. J Korean Oncol Nurs. 2011;11(3):237-46.
3. Pearman T. Psychosocial factors in lung cancer: quality of life, economic impact, and survivorship implications. J Psychosoc Oncol. 2008;26(1):69-80.
4. Rajapakse P. An Update on Survivorship Issues in Lung Cancer Patients. World J Oncol. 2021;12(2-3):45-9.
5. Zaorsky NG, Zhang Y, Tuanquin L, Bluethmann SM, Park HS, Chinchilli VM. Suicide among cancer patients. Nat Commun. 2020;11(1):718.

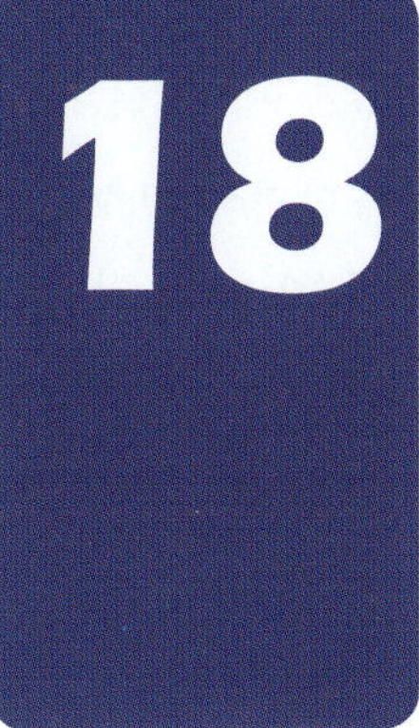

18 소화기암

김혜리

1. 도입

소화기암gastrointestinal cancer에는 식도암, 위암, 간암, 담도암, 췌장암, 대장암, 직장암 등이 포함된다. 2022년 국내에서 높은 사망률을 보인 상위 5대 암은 폐암(전체 암 사망자의 22.3%)을 제외하고는 모두 소화기암에 속했는데, 간암(12.2%), 대장암(11.0%), 췌장암(8.8%), 위암(8.6%) 순이었다. 소화기암 중 대장암은 일반적으로 증상이 더 일찍 나타나고 생존율이 높은 반면, 그 외 위장관 및 간담도 종양은 잠행성의 증상 발생을 보이고, 명확한 선별 지침이 부족하고, 항암치료의 반응이 좋지 않아 더 나쁜 예후를 보인다. 소화기암의 진단 및 치료는 소화기 기능 손상으로 인해 삶의 질과 심리사회적 적응에 중대한 문제를 초래한다는 공통점이 있다. 식사는 개인, 가족, 그리고 문화의 정체성을 이루는 핵심 요소 중 하나이다. 따라서 소화기암 진단은 식사와 관련된 대인관계 역학의 변화로 인해 환자의 가족생활 및 사회생활에 영향을 미치고, 고립감, 우울증, 불안 및 기타 부정적인 심리적 결과를 초래할 수 있다. 또한, 소화기암 중 식도암, 간암, 췌장암 등은 알코올사용장애가 암 발병의 중요한 위험요인으로 알려져 있으므로, 공통적으로 질병 관련 낙인에 영향을 미칠 수 있으며, 수술 전후 알코올금단에도 유의해야 한다. 소화기능의 손상 및 과도한 음주와의 관련성이라는 큰 공통적 맥락 외에도, 각 암 종류별로 소화기관이 가지고 있는 특성에 따라서 고려해야 할 독특한 심리사회적 문제들도 있다. 이 장에서는 대장암을 제외한 소화기암, 즉 식도암, 위암, 간암, 담도암, 췌장암 환자가 주로 경험하는 심리사회적 문제를 위주로 검토하고자 한다.

2. 역학

1) 위암

2023년 중앙암등록본부에 따르면, 2021년 국내에서 발생한 277,523건의 암 중 위암은 남녀를 합쳐서 29,361건, 전체 암 발생의 10.6%로 4위를 차지했다. 남녀 성비는 2.0:1로 남자에게 더 많이 발생했다. 발생 건수는 남성 암 중 2위, 여성의 암 중 5위였다. 연령대별로 보면 60대가 31.5%로 가장 많았고, 70대가 25.8%, 50대가 19.1%의 순이었다. 2017-2021년 위암의 5년 상대생존율은 77.9% (남자가 78.6%, 여자가 76.4%)이다. 조기에 발견되는 경우가 점차 늘어나고 치료 기법이 나날이 발전하여 완치되는 비율이 높아지고 있다.

2) 식도암

2023년 중앙암등록본부에 따르면, 2021년 국내에서 발생한 277,523건의 암 중 식도암은 남녀를 합쳐서 2,954건으로 전체 암 발생의 1.1%를 차지했다. 남녀의 성비는 7.7:1로 남자에게 더 많이 발생했다. 연령대별로 보면 60대가 38.2%로 가장 많았고, 70대가 29.1%, 50대가 16.6%의 순이었다. 조직학적으로 암종 중에서는 편평상피세포암이 91.3%로 가장 많았고, 그 다음으로 선암이 2.4%를 차지했다. 2017-2021년 식도암의 5년 상대생존율은 42.8% (남자가 42.2%, 여자가 48.2%)로 낮은 편이나 1993-1995년 14%로 보고된 것과 비교하면 크게 향상된 수치이다.

3) 췌장암

2023년 중앙암등록본부에 따르면, 2021년 국내에서 발생한 277,523건의 암 중 췌장암은 남녀를 합쳐서 8,872건, 전체 암 발생의 3.2%로 8위를 차지했다. 남녀의 성비는 1.1:1로 남자에게 더 많이 발생했다. 발생 건수는 남성의 암 중 8위, 여성의 암 중에서 6위를 차지했다. 연령대별로 보면 70대가 29.6%로 가장 많았고, 60대가 28.5%, 80대 이상이 22.1%의 순이었다. 췌장암 환자의 5년 상대생존율은 국내 10대 주요 암 중 최하위로 2017-2021년 5년 상대생존율은 15.9% (남자가 14.8%, 여자가 17.2%)이다. 췌장암 환자의 절반에 가까운 44.6%가 진단 시점에 원격 전이 단계에서 발견되는데 이는 췌장암의 조기 진단과 치료의 어려움을 반영한다.

4) 간담도암

2023년 중앙암등록본부에 따르면, 2021년 국내에서 발생한 277,523건의 암 중 간암은 남녀를 합쳐서 15,131건, 전체 암 발생의 5.5%로 7위를 차지했다. 남녀의 성비는 2.8:1로 남자에게 더 많이 발생했다. 발생 건수는 남성의 암 중 5위, 여성의 암 중 7위였다. 연령대별로 보면 60대가 29.9%로 가장 많았고, 70대가 25.9%, 50대가 20.1%의 순이었다. 조직학적으로는 암종 중에서 간세포암이 75.6%로 가장 많았고, 그 다음으로 담도암이 18.2%를 차지했다. 간암의 5년 상대생존율은 다른 암종보다 낮은 편이나 과거 대비 현저히 향상되어, 1993-1995년 11.8%에서 2017-

2021년 39.3%로 27.5%p가량 상승하였다. 서구 국가에서 보고된 약 15%의 생존율과 비교할 때 우리나라의 간암 치료는 세계적으로 우수한 수준임을 알 수 있다. 담낭 및 기타담도암은 2021년 남녀를 합쳐서 7,617건(담낭암 2,784건, 기타 담도암 4,833건) 발생하였고, 전체 암 발생의 2.7%로 9위를 차지했다. 남녀의 성비는 1.2:1로 남자에게 더 많이 발생하였다. 발생 건수는 남성의 암 중 10위, 여성의 암 중에서 9위를 차지했다. 연령대별로 보면 70대가 34.4%로 가장 많았고, 80대 이상이 30.0%, 60대가 24.6%의 순이었다. 2017-2021년 담낭 및 기타 담도암의 5년 상대생존율은 28.9% (남자가 30.0%, 여자가 27.7%)로 간암에 비해서 낮은 편이다.

3. 소화기암 환자가 흔히 경험하는 심리사회적 문제

1) 위식도암

식도절제나 위절제 후 식도의 연동 기능 및 위의 저장 기능을 상실함으로써 식사 행동과 신체적, 정서적 기능에 장단기적으로 다양한 영향을 미칠 수 있다. 따라서 정신종양학 분야 연구에서도 위식도암의 수술적 치료 시 절제 범위에 따른 삶의 질 및 심리사회적 문제를 주로 다뤄왔다. 예를 들어 원위부 위절제에서는 덤핑증후군(빠른비움증후군)dumping syndrome이 나타나서 삶의 질을 저하시킬 수 있다. 덤핑증후군은 위절제 후 음식물이 위에서의 소화 과정을 거치지 못하고 곧바로 소장으로 내려가기 때문에 생기는 일련의 증상 그룹을 의미한다. 덤핑증후군에서는 소장에서 급격히 당분이 흡수되면서 혈당이 급속도로 올라가는 고혈당 증상이 나타나며, 이에는 두근거림, 어지러움, 설사, 메스꺼움 등이 포함된다. 그러다 식후 2시간쯤이 지나면 혈당이 급격히 떨어져 근무력, 식은땀 등의 저혈당 증상이 나타나게 된다. 한편, 전체위절제 후에는 소장이 식도와 바로 연결되게 되는데, 이 경우에는 음식물과 담즙이 식도로 올라와 위식도역류병을 일으킬 수 있다. 이러한 문제는 디스트레스, 삶의 질 저하 및 우울증 문제로 이어질 수 있다. 또한, 위절제술 후 영양결핍이 흔하게 발생하며 철분, 비타민 B12, 또는 엽산 흡수장애로 빈혈이 나타날 수 있다. 이러한 영양결핍을 교정하거나 보충하지 않으면 피로와 우울증과 같은 정신의학적 영향을 미칠 수 있다. 문합부 누출은 식도나 위를 절제한 뒤 절제된 부분의 위와 아래를 이어주는 문합 부위가 붙지 않고 벌어지는 것을 말하며, 수술 후 삶의 질 저하에 영향을 줄 수 있다. 식도절제 후, 특히 문합부 누출이 있었던 경우 식도협착증도 흔히 발생하는데, 이는 재발의 징후와도 유사해서 정확한 원인이 밝혀질 때까지 불안감을 유발할 수 있다.

2) 췌장암

(1) 췌장암과 우울증의 관계

췌장암 환자의 우울증 발생률은 33-55%로 보고되며, 다른 모든 종류의 소화기암에 비해 주요우울장애 발생률이 가장 높은 것으로 알려져 있다. 췌장암과 우울증의 관련성은 매우 흥미롭게 여겨지는 연구 분야로, 이 둘 사이의 연결고리는 다양한 잠재적 메커니즘을 통해 설명되고 있다. 이러한 메커니즘으로는 인터루킨-6IL-6 등 염증성 사이토카인 매개 효과, 스트레스에 의한 β-아드레날린 신호 전달, 키누레닌kynurenine 경로 상향 조절, 대뇌 대사 변화, 중탄산염bicarbonate의 혈류 방출 등이 포함된다. 1930년대부터 1970년대까지는 췌장암의 전형적인 신체 증상이 나타나기 전에 우울증, 불안, 불면증 등과 같은 조기 신호가 나타날 수 있다는 주장이 있었다. 그러나 최근 학계에서는 우울증이 췌장암의 흔한 동반 증상이긴 하지만, 질병의 조기표지자로 간주되지 않는다는 입장이다. 우울증은 췌장암 환자의 통증, 불면증, 영양 문제, 체중 감소에 부정적인 영향을 미치므로 우선적으로 치료해야 한다.

(2) 완화 및 지지치료를 조기에 제공할 필요성

췌장암은 생존율이 낮고 증상 부담이 높기 때문에 통증 및 비통증 증상의 완화가 매우 중요하다. 따라서, 진단이 확인된 시점부터 조기에 호스피스를 포함한 완화 및 지지치료에 대한 논의와 의뢰가 이루어져야 한다. 완화치료의 목표는 질병의 단계나 다른 치료의 필요에 관계없이 고통을 예측, 예방, 경감하고 환자, 가족 및 돌봄제공자가 최상의 삶의 질을 누릴 수 있도록 지원하는 것이다. 완화치료는 진단과 동시에 시작할 수 있으며, 질병 중심의 생명 연장 치료와 동시에 제공되어야 하고, 환자의 자율성, 정보접근성, 선택권이 보장되어야 한다. 즉, 치료 및 관리에 대한 모든 결정은 환자의 단기적 요구와 장기적 목표를 우선으로 하며, 신체적, 심리적 증상을 줄이고 기능을 최대한 유지하고 삶의 질을 향상시키는 데 목표를 두어야 한다. 완화의료 조기 의뢰의 장점은 신체적 증상 관리 외에도 심리사회적 지원, 통합적 케어, 영양사 등 다른 전문 분야로의 의뢰, 임종 준비 등의 서비스를 조기에 이용할 수 있다는 점이다. 또한, 조기 의뢰를 통해 질병의 진행과 함께 완화치료팀과 신뢰 관계를 구축할 수 있다. 의뢰가 늦어지면 환자와 돌봄제공자가 위기나 전환기에 완화치료팀을 새로이 알게 되면서 오히려 디스트레스를 증가시킬 수도 있다. 이에 더하여, 종양학에 완화치료를 통합하는 것은 조기 의뢰를 보장하는 데 도움이 될 수 있는 한 가지 모델이며, 이런 경우 완화치료 전문가는 종양학 팀의 업무를 보완할 수도 있다.

3) 간암

(1) 암 자체의 증상으로 인한 문제

간은 '침묵의 장기'로 불릴 정도로 증상이 초기엔 거의 없다가 서서히 나타난다. 따라서 증상이 뚜렷해졌을 때는 이미 진행된 단계인 경우가 대부분이다. 진행된 간세포암종 환자에서는 만성간질환 환자의 증상이 함께 나타날 수 있다. 즉, 복수, 정맥류 출혈, 말초부종, 간성뇌증, 황달 등이 나타난다. 황달은 진단 당시 환자의 19-40%에서 나타나며 대개 말기에 발생한다. 복수와 관련된 증상으로는 복강 내 압력 증가, 복벽 불편감, 호흡곤란, 식욕부진, 조기 포만감, 오심 및 구토, 식도역류, 통증, 말초부종 등이 있다. 이러한 증상들은 간암 환자의 삶의 질을 저하시키고 다양한 심리사회적 문제를 유발한다. 황달 및 복수 팽창은 외형적인 변화를 초래하여 자기 이미지와 자존감에 부정적 영향을 미치며 사회적 상황에서의 불편함과 고립감을 증가시킬 수 있다. 급작스러운 정맥류 출혈은 환자 및 보호자가 가장 두려워하는 증상 중 하나로, 생명에 대한 위협을 느끼게 하고 심각한 불안과 공포를 경험하게 한다. 간성뇌증은 환자의 인지 기능과 정신 상태에 중대한 영향을 미친다. 환자는 혼란, 기억상실, 집중력 저하 등을 경험할 수 있고 이는 일상생활에서의 자립성을 감소시키고, 질병을 관리하기 위해 필요한 의사 결정 과정에서 문제를 일으킬 수 있다.

(2) 암 치료 부작용으로 인한 문제

수술이 불가능한 간암에 대한 대표적인 표적항암제인 소라페닙sorafenib의 피부 부작용이 삶의 질에 부정적인 영향을 크게 미친다고 알려져 있다. 소라페닙을 처방받은 환자의 20-40%에서 손과 발에 각질에 생기면서 벗겨지는 수족 피부 부작용이나 가려움증, 발진 등의 피부 부작용이 나타나며, 10%에서 설사가 나타난다. 경동맥화학색전술transarterial chemoembolization, TACE은 간암의 종괴에 혈관이 잘 발달한 경우가 많다는 점을 이용하는 것으로, 쉽게 말해 종양 부분의 혈관을 색전 물질로 막아 버리는 방법이다. 색전술 치료를 받은 환자의 약 80-90%가 색전술후증후군을 경험하는데, 이는 시술 후 종양의 괴사로 인해 식욕부진, 메스꺼움, 구토, 발열, 복통, 피로 등이 수일간 지속되는 증상을 말한다.

(3) 낙인과 사회적 기능

간세포암의 원인은 다양하지만 B형간염바이러스, C형간염바이러스 및 과도한 음주 등이 중요한 위험 요인이다. 간경화증도 근본적인 원인에 관계없이 간세포암의 주요 위험 요인이다. 간세포암종과 만성간질환에 대한 사회적 낙인은 환자에게 상당한 고통을 야기하며 사회적 영역의 삶의 질을 저하시킬 수 있다. 일부 환자들은 간세포암을 다른 암 종류만큼의 사회적 지원이 없는 고립된 질병으로 묘사한다. 간질환과 알코올사용장애, 약물사용장애 및 성병 사이의 연관성 때문에 수치심을 경험하는 경우도 있다. 사회적 당혹감을 피하기 위해 외출을 중단하고 그 결과 사회적으로 고립되는 상황에 이르기도 한다. 향후 연구 및 임상 분야에서는 이러한 환자 경험 측면에 더 많은 주의를 기울여야 한다. 예를 들어, 간세포암종에 대한 대중의 이해를 개선하면 편견을 줄이고 사회적 고립을 최소화하는 데 도움이 될 수 있다.

(4) 정신약물치료와 관련된 문제

간세포암 진단을 받은 환자는 다른 암 진단을 받은 환자에 비해 우울증과 같은 정신질환 이환율이 더 높다고 알려져 있다. 체계적 문헌고찰 결과에 따르면 간세포암 환자의 우울증 유병률은 27.8%였으며, 불안 증상의 유병률은 39.8%에 달하였다. 하지만, 간기능이 저하된 환자에게 정신약물을 처방할 경우, 간기능에 영향이 적은 것으로 선택해야 하므로 치료에 제한이 될 수 있다. 항우울제 중에서는 선택적세로토닌재흡후억제제selective serotonin reuptake inhibitor, SSRI가 상대적으로 낮은 부작용과 높은 치료 효과를 가지고 있어 가장 안전하게 사용할 수 있다. 2021년 발간된 한국형 우울장애 약물치료 지침서는 간질환이 있는 환자에게 에스시탈로프람escitalopram을 1차 약물로 권고하였다. 간기능이 저하된 환자의 경우 건강대조군에 비해 항우울제의 약물 청소율이 낮아지므로 약물의 유지 용량을 감소시킬 필요가 있다. 건강한 환자에게 적용되는 용량의 50%를 유지용량으로 설정하는 것이 권장되며, 약물의 효과와 부작용을 고려하여 결정해야 한다. 간이식을 받은 환자에게 플로옥세틴fluoxetine과 파록세틴paroxetine을 투약할 경우 사이토크롬 P450 3A4 효소의 대사를 억제하여 사이클로스포린cyclosporine, 타크로리무스tacrolimus 등의 칼시뉴린억제제와 시로리무스sirolimus 등의 mTOR억제제mammalian target of rapamycin inhibitor의 혈장 농도를 높일 수 있으므로 주의하여야 한다. 항불안제를 사용할 경우 벤조디아제핀 중에서 로라제팜lorazepam을 처방하는 것이 비교적 안전할 수 있다. 로라제팜은 간기능이 저하되어도 잘 작동하는 글루쿠론산화glucuronidation 과정을 통해 대사되고 배출되기 때문에 약물의 축적으로 인한 부작용이 발생할 위험이 낮기 때문이다.

(5) 금주 치료의 중요성

간암 환자의 치료 과정에서는 수술 전후로 알코올 금단 증상이 발생할 위험을 예측하고 적절히 대응하는 것이 필수적이다. 수술을 계획하는 단계에서부터 환자의 알코올 사용 이력을 면밀히 평가하고, 금단 증상을 관리하기 위한 전략을 마련해야 한다. 또한, 간암 치료 기간 중에도 알코올사용장애의 재발 가능성을 늘 염두에 두어야 한다. 메타분석 연구에 따르면 간이식을 받은 후 약 4년 동안의 관찰 기간 동안, 환자들 중 22%가 다시 술을 마시기 시작했으며, 14%는 과도한 음주를 하였다. 알코올 섭취는 간 기능을 추가적으로 손상시키고, 간암의 진행을 가속화할 수 있으므로, 환자의 생존율과 삶의 질을 향상시키기 위한 치료 전략의 일환으로 금주 치료가 강조되어야 한다. 환자의 알코올 금단 관리, 재발 방지 전략 수립, 지속적인 금주 지원을 통해 환자의 치료 예후를 개선하는 것을 목표로 해야 한다.

(6) 간이식 전후 심리사회적 문제

간이식은 초기 간세포암 환자에게 고려할 수 있는 근치적인 치료방법으로 주목받고 있다. 수요에 비해 이식 가능한 장기의 숫자는 매우 적은 상태이기 때문에 장기이식을 대기하는 과정에서부터 환자는 불안과 좌절 등의 심리적인 고통을 겪게 된다. 이식을 성공적으로 받은 후에도 평생 동안 면역억제제를 복용하면서 꾸준히 이식받은 장기를 관리해야 하는 노력을 기울여야 하며, 보호자의 지지 또한 지속적으로 요구된다. 이와 같이 이식과 관련된 문제로 인하여 간이식 공여자 및 수여자는 이식 전후 우울, 불안 등 심리적인 디스트레스를 겪을 위험이 높으며, 이러한 심리사회적 양상은 이식 후 이환율 및 사망률과 같은 임상결과에도 부정적 영향을 미치는 것으로 알려져 있다. 따라서 간이식 전후 심리사회적 평가와 개입은 적절한 대상자를 선정하고 임상결과를 개선하기 위해 필수적이다. 이식 전 평가에는 환자의 정신의학적 특성(기분, 음주, 흡연 및 물질 사용 여부, 삶의 질, 성격, 수술 동기, 대처 방법 등)뿐 아니라 사회적 지원 여부, 재정 상태 및 치료 순응도에 대한 평가와, 이식의 절차와 위험성, 책임에 대한 충분한 정보를 제공받고 동의할 수 있는 능력에 대한 평가가 포함된다. 심각한 성격장애, 현재 약물사용drug use 상태, 급성 정신증, 심각한 신경인지장애, 자살충동, 사회적 지원의 부재, 입증된 치료 불순응, 인위장애factitious disorder 등은 간이식의 상대적 금기이므로 주의해서 평가하여야 한다. 이식평가측정척도transplant evaluation rating scale, TERS, 이식대상자 정신사회평가psychosocial assessment of candidates for transplantation, PACT, 스탠포드 이식 통합정신사회평가stanford integrated psychosocial assessment for transplantation, SIPAT 등의 척도를 사용할 수 있다. 단, 심리사회적 문제만으로 환자를 이식 대상에서 제외시킬 수는 없으며, 적절한 치료적 개입을 통해 환자가 이식에 적합한 상태가 될 수 있도록 도와주는 것이 중요하다. 공여자에 대한 심리사회적 평가에는 과거 및 현재 정신의학적 병력, 심리적 강점과 약점, 이식 절차에 대한 이해, 충분한 정보에 입각한 동의 능력, 수여자와의 관계 및 친밀도, 공여자가 되기 위한 강요 또는 금전적 동기의 증거, 수술 전후 사회적 지원의 평가 등이 포함된다.

간이식 후 환자들은 섬망, 정신증, 우울증, 적응장애, 외상후 스트레스장애, 물질사용장애 등 다양한 정신의학적 문제에 직면한다. 불안과 우울증은 흔하지만 시간이 지남에 따라 현저히 감소한다. '역설적 정신질환 증후군paradoxical psychiatric syndrome'이라 불리는 독특한 현상이 나타나기도 하는데, 이는 성공적인 이식 결과에도 불구하고 공여자에 대한 강한 죄책감을 느끼고 감정을 말로 표현하는 데 어려움을 겪으며, 갈등을 피하기 위해 회피적 대처 행동을 하는 것이 특징이다.

참고문헌

1. Ahn MH, Park S, Lee HB, Ramsey CM, Na R, Kim SO, et al. Suicide in cancer patients within the first year of diagnosis. Psychooncology. 2015;24(5):601-7.
2. Bettison TM, Nahm CB, Gill AJ, Mittal A, Malhi GS, Samra JS. Understanding the Pathophysiology of Psychological Distress and Pancreatic Cancer: A Systematic Review. Pancreas. 2018;47(4):376-81.
3. Bray F, Ferlay J, Soerjomataram I, Siegel RL, Torre LA, Jemal A. Global cancer statistics 2018: GLOBOCAN estimates of incidence and mortality worldwide for 36 cancers in 185 countries. CA Cancer J Clin. 2018;68(6):394-424.
4. Choi J, Kim S, Choi M, Hyung WJ. Factors affecting the quality of life of gastric cancer survivors. Support Care Cancer. 2022;30(4):3215-24.
5. Chuncharunee L, Yamashiki N, Thakkinstian A, Sobhonslidsuk A. Alcohol relapse and its predictors after liver transplantation for alcoholic liver disease: a systematic review and meta-analysis. BMC Gastroenterol. 2019;19(1):150.
6. Graf J, Stengel A. Psychological Burden and Psycho-Oncological Interventions for Patients With Hepatobiliary Cancers-A Systematic Review. Front Psychol. 2021;12:662777.
7. Grover S, Sarkar S. Liver transplant-psychiatric and psychosocial aspects. J Clin Exp Hepatol. 2012;2(4):382-92.
8. Mullish BH, Kabir MS, Thursz MR, Dhar A. Review article: depression and the use of antidepressants in patients with chronic liver disease or liver transplantation. Aliment Pharmacol Ther. 2014;40(8):880-92.
9. Norman EML, Weil J, Philip J. Hepatocellular carcinoma and its impact on quality of life: A review of the qualitative literature. Eur J Cancer Care (Engl). 2022;31(6):e13672.
10. Parker G, Brotchie H. Pancreatic Cancer and Depression: A Narrative Review. J Nerv Ment Dis. 2017;205(6):487-90.
11. Scott E, Jewell A. Supportive care needs of people with pancreatic cancer: a literature review. Cancer Nursing Practice. 2019;18(5):e1566

19 대장암

김선미

1. 도입

대장암colorectal cancer이란 결장과 직장에 생기는 악성종양을 의미한다. 이 종양은 발생 위치에 따라 결장에 생기면 결장암, 직장에 생기면 직장암이라고 하고, 이를 통칭하여 대장암 혹은 결장직장암이라고 한다. 대장암은 국내에서 위암에 이어 두 번째로 높은 발병률을 보이며, 전 세계적으로도 세 번째로 흔한 암이다. 전 세계적으로 대장암 발생률과 사망률은 감소하고 있지만 국가별로 다양한 양상을 보인다. 생활습관 요인인 식습관, 비만, 운동 부족 등이 대장암 발병에 영향을 미치기 때문에, 서구화된 생활 방식을 채택하는 국가에서는 발병률이 증가하는 경향을 보인다. 그러나 의료 기술이 발전해 있고, 조기 검진 프로그램을 제공하는 의료선진국에서는 사망률이 감소하는 경향이 있다. 국내 연간 대장암 발생률은 1999년부터 2010년까지 5.9%의 증가 추세를 보이다가, 2010년부터 2019년까지 –3.5%의 감소 추세를 보였다. 하지만 2019년부터 2021년까지는 2.6%의 연평균 증가 추세를 보이고 있다. 이는 서구화된 식습관, 비만, 운동 부족 등의 생활습관 요인과 활발한 조기 검진 및 진단 때문인 것으로 생각된다. 또한, 2017-2021년 대장암의 5년 상대생존율은 74.3%로 상승했다. 이는 치료 기술의 발전으로 인해 생존자 수가 증가하고 있으며, 이에 따라 지속적인 관리가 필요한 환자들의 수도 늘어나고 있음을 의미한다.

대장암 환자들은 항문 기능을 보존할 수 있는지 여부가 정신사회적 디스트레스에 미치는 영향이 크다. 항문은 심리적으로 독립적인 문제를 내포하며, 통제와 조절을 상징하는 중요한 기관이다. 대장암 환자들은 잦은 배변, 변실금, 성기능 문제, 수술 후 신체 이미지 문제 등을 경험할 수 있다. 이러한 문제는 4기 진단을 받은 환자나 화학요법 또는 방사선요법을 받는 환자들에게 더 많이 나타난다. 장루를 경험하는 환자는 적응에 어려움을 겪을 수 있다. 또한, 신체 이미지와 성기능 문제로 인해 사회적 관계가 위축되며, 이는 남성과 여성 모두의 삶의 질을 저하시킨다.

2. 역학

대장은 충수, 맹장, 결장, 직장, 그리고 항문관으로 구성되며, 결장은 다시 상행결장, 횡행결장, 하행결장, 에스(S)상결장으로 구분된다. 이 중 맹장, 결장, 그리고 직장에서 발생하는 악성종양을 대장암이라고 한다. 대부분의 대장암은 샘세포에서 발생하는 샘암이며, 림프종, 악성유암종, 평활근육종 등의 다른 유형도 원발성으로 발생할 수 있다.

2023년 중앙암등록본부에 따르면, 2021년 국내에서 발생한 277,523건의 암 중 대장암은 남녀를 합쳐 32,751건으로 전체의 11.8%를 차지하여 2위를 기록했다. 그 중 결장암은 17,686건으로 전체의 6.4%, 직장암은 15,065건으로 전체의 5.4%를 차지했다. 대장암 발생률을 연령대별로 살펴보면 60대가 26.3%로 가장 높았으며, 70대가 22.3%, 50대가 19.6%의 순으로 나타났다. 2017-2021년 결장암과 직장암을 합친 대장암의 5년 상대생존율은 남녀 전체적으로 74.3%로 보고되었으며, 남성은 75.3%, 여성은 72.7%에 해당한다.

3. 대장암 환자가 흔히 경험하는 심리사회적 문제

1) 장루와 관련된 문제

장루ostomy는 대장이나 소장 등의 일부를 복벽 외부로 빼내어 피부와 함께 봉합하는 수술에 의해 생긴 장 출구를 의미한다. 장루는 주로 장 기능이 상실되거나 병리적인 이유로 인해 장이 제거되어야 할 때 일종의 우회로로 작용하여 변을 몸 밖으로 배출할 수 있도록 한다. 장루는 신체의 일부분이며, 정상적으로는 붉은색을 띠고 만져도 아프지 않다. 장루조성술은 변을 신체 밖으로 내보내기 위한 필수적인 치료이지만, 종종 피부 자극, 주머니 누출, 악취, 활동량 감소, 그리고 우울과 불안을 초래하여 고통을 유발하기도 한다. 또한, 장루 합병증인 장루곁탈장parastomal hernia, 장루곁농양parastomal abscess, 샛길fistula, 장루수축, 장루허혈/괴사, 장루협착, 탈출, 출혈, 소장 또는 대장 폐색, 높은 장루 배출량으로 인한 탈수 등은 장루 환자의 삶의 질을 더욱 저하시키는 요인이 될 수 있다.

장루 보유자와 장루를 보유하지 않은 환자 그룹을 비교한 연구들을 살펴보면, 장루 보유자는 불안과 우울의 정도가 높으며, 수술 후 자존감과 자신감의 손상을 경험하는 경향이 있다. 장루로 인한 신체 변화는 남녀 모두에서 사회적, 심리적, 성적 기능에 상당한 영향을 미치지만, 특히 여성에서 더 많은 어려움을 겪는 것으로 나타났다. 체계적 문헌고찰 결과에 따르면, 모든 연구에서 여성 장루 환자는 남성 환자에 비해 전반적인 삶의 질이 현저히 낮았다. 특히 장루로 인한 수면장애는 여성에서 더 자주 보고되는 현상 중 하나이다. 주요 디스트레스는 주머니 누출 및 불편한 수면 자세와 관련이 있으며, 일부 환자는 수면부족으로 인한 피로를 경험한다. 또한, 장루는 고령 환자보다는 젊은 환자에게 더 크게 부정적인 영향을 미치는 것으로 나타났다.

국내 장루 보유 대장암 환자를 대상으로 한 연구들에서도 장루 보유자의 신체 이미지가 부정적으로 나타났으며, 장루 보유는 질병에 대한 심리사회적 부적응과 관련이 있었다. 국내에서 장루복원술을 시행한 대장암 환자를 대상으로 시행된 다른 연구에서, 환자들은 장루를 복원했음에도 불구하고 변비와 같은 배변 문제, 식욕부진, 오심 및 구토 등 위장관계 증상을 경험하고 있으며, 이 증상들은 삶의 질 저하에 유의한 영향을 미치는 것으로 나타났다. 성기능

저하도 장루복원술을 받은 대장암 환자에게서 가장 고통스러운 증상 중 하나로 나타났다. 장루복원술에 대한 기대와는 달리 환자들은 소화기계 및 성기능 저하 증상을 계속적으로 경험함으로써 우울해질 수 있고, 이 우울이 삶의 질에 영향을 미치는 중요한 요인으로 작용하였다.

장루 관리에 대한 자가 효능감을 높이고, 불편을 최소화하도록 개선된 장루 관련 제품을 최대한 활용하는 것이 필요하다. 또한, 식이 조절 등의 교육은 물론, 증상을 완화시킬 수 있는 의학적, 심리사회적 중재가 장루 보유 환자 및 장루복원술 후의 환자 각자의 상황에 맞추어서 이루어져야 한다.

2) 성기능과 신체 이미지 문제

성기능장애는 장루를 가진 환자를 포함한 대장암 생존자의 심리사회적 건강에 중요한 역할을 할 수 있다. 장루를 지닌 남성 환자에서 가장 빈번하게 보고되는 성기능장애는 발기부전, 사정 조절 능력 저하, 역행사정retrograde ejaculation 등이다. 여성의 경우에는 성교통증과 질 윤활의 감소 등이 흔하다. 이러한 성적인 어려움을 해결하지 않으면 신체 이미지, 친밀감, 자존감의 저하가 일어날 수 있으며, 디스트레스, 고립감, 사회적 및 신체적 기능을 포함한 삶의 질 저하 등의 심리사회적 문제가 지속되거나 악화될 수 있다. 친밀감 문제는 환자에게만 국한된 것이 아니라 파트너에게도 영향을 미친다. 장루 보유 대장암 생존자의 배우자는 상대의 변화된 신체로 인해 거리감을 느끼고, 장루를 바라보는 데 어려움을 겪고, 부정적인 심리 반응을 숨기려고 애쓴다는 연구 결과가 있다. 특히 여성들은 파트너의 지지가 장루 수술에 대한 심리사회적 적응의 핵심이라고 보고했다. 이는 여성이 장루로 인해 자신의 신체적 변화와 관련된 복잡한 감정을 해결하기 위해 파트너의 이해와 지원을 필요로 할 수 있다는 것을 시사한다.

3) 기타 대장암 치료로 인한 문제

옥살리플라틴은 소화기계 암인 결장암, 직장암, 위암 등의 치료에 주로 사용되는 알킬화제 계열 항암제이다. 이 약물은 암세포의 DNA에 결합하여 DNA 복제를 저해함으로써 암세포의 생장 및 증식을 억제하는 작용을 한다. 그러나 옥살리플라틴은 말초신경병증의 부작용을 일으킬 수 있는 위험이 있다. 말초신경병증의 증상으로는 추위에 대한 무감각, 저림, 통증, 균형감각장애 등이 있다. 이러한 증상은 불안 및 우울증과 관련이 높으며, 수면 및 일상생활의 정상적인 기능에도 영향을 줄 수 있다. 말초신경병증의 장기유병률은 다양하며, 한 연구에 따르면 치료 3년 후 환자의 29%가 유의한 신경병증을 경험했다는 결과가 있다.

대장암의 방사선요법은 설사나 실금을 포함한 장과 비뇨기계 부작용을 일으킬 수 있다. 이러한 문제는 대장암 생존자의 삶의 질에 단기적 또는 장기적으로 부정적인 영향을 미친다. 방사선요법 후 변실금은 환자가 장루를 가졌는지 여부에 따라 다르며, 장루는 변실금을 줄일 수 있지만 그 자체로 문제를 일으킬 수 있다.

참고문헌

1. Bulkley JE, McMullen CK, Grant M, Wendel C, Hornbrook MC, Krouse RS. Ongoing ostomy self-care challenges of long-term rectal cancer survivors. Support Care Cancer. 2018;26(11):3933-9.
2. Di Fabio F, Koller M, Nascimbeni R, Talarico C, Salerni B. Long-term outcome after colorectal cancer resection. Patients' self-reported quality of life, sexual dysfunction and surgeons' awareness of patients' needs. Tumori. 2008;94(1):30-5.
3. Iveson TJ, Kerr RS, Saunders MP, Cassidy J, Hollander NH, Tabernero J, et al. 3 versus 6 months of adjuvant oxaliplatin-fluoropyrimidine combination therapy for colorectal cancer (SCOT): an international, randomised, phase 3, non-inferiority trial. Lancet Oncol. 2018;19(4):562-78.
4. Jansen L, Koch L, Brenner H, Arndt V. Quality of life among long-term (≥5 years) colorectal cancer survivors--systematic review. Eur J Cancer. 2010;46(16):2879-88.
5. Kim JH, Kim HJ. Influences of symptom experience and depression on quality of life in colorectal cancer patients with stoma reversal. J Korean Biol Nurs Sci. 2015;17(4):306-14.
6. Kristensen HØ, Thyø A, Christensen P. Systematic review of the impact of demographic and socioeconomic factors on quality of life in ostomized colorectal cancer survivors. Acta Oncol. 2019;58(5):566-72.
7. Nam SY, Lee H, Kim S, Lee RA. Factors affecting body image and sexual life for the colorectal cancer patients with stoma. Asian Asian Oncol Nurs. 2018;18(1):1-10.
8. Persson E, Severinsson E, Hellström AL. Spouses' perceptions of and reactions to living with a partner who has undergone surgery for rectal cancer resulting in a stoma. Cancer Nurs. 2004;27(1):85-90.
9. Sun H, Lee J. Psychosocial adjustment in Korean colorectal cancer survivors. J Korean Acad Nurs. 2018;48(5):545-53.

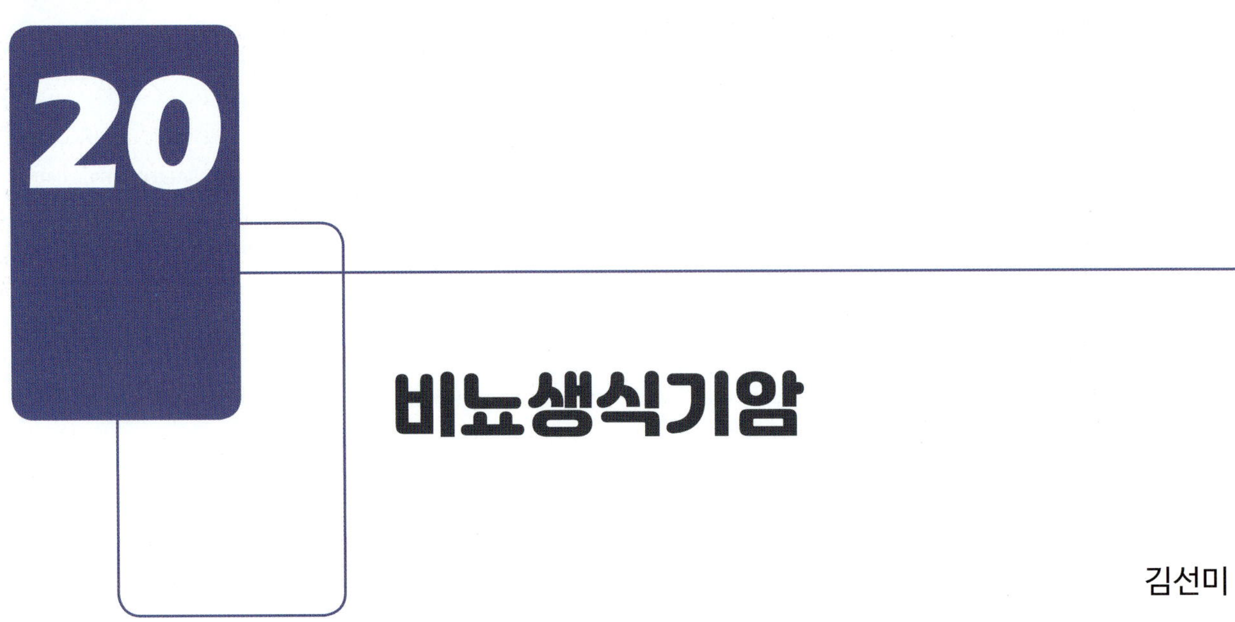

20 비뇨생식기암

김선미

1. 도입

비뇨생식기암urogenital cancer은 신장, 방광, 전립샘, 고환, 음경 등에 발생하는 악성종양을 말하며, 비교적 흔한 암이다. 고환암을 제외한 비뇨생식기암은 연령이 증가할수록 발병률이 높아진다. 따라서 각 환자가 자신의 암에 대처할 수 있는 능력을 최적화하기 위해서는 생애 단계별 특성을 이해하는 것이 중요하다. 예를 들어, 전립샘암은 대부분 65세 이상의 남성에게서 발생하는데, 일반적인 고령 인구의 요구는 생애 단계에 따른 영향을 받는다. 심리적 반응은 정신질환 병력과 최근의 사별, 동반이환, 은퇴를 비롯한 직업 상실, 사회적 지지 체계, 특히 암이나 전립샘암으로 인한 친구나 가족의 상실과 같은 중요한 삶의 변화 또는 사건에 영향을 받는다.

비뇨생식기암의 생존율이 향상됨에 따라 치료가 환자의 삶의 질에 미치는 영향이 더욱 중요해졌다. 삶의 질과 관련된 문제로는 신체 이미지 문제, 성기능 및 친밀감과 관련된 문제, 불임 등이 있다. 이러한 문제는 통증, 피로, 일상 기능의 어려움, 생활습관 변화, 직업에 대한 불확실성 등과 함께 암 환자의 심리사회적 디스트레스를 가중시킬 수 있다.

2. 역학

1) 전립샘암

전립샘암은 정자를 운반하는 정액 성분의 상당 부분을 만들어내고 저장하는 역할을 하는 전립샘에 생기는 악성

종양을 말한다. 전립샘은 테스토스테론이 주축을 이루는 남성호르몬의 영향 아래 기능을 하게 된다. 테스토스테론은 대부분 고환에서 만들어지고 일부는 부신에서 만들어진다. 전립샘에서 발생하는 암의 대부분은 전립샘 세포에서 발생하는 샘암이다.

2023년 중앙암등록본부에 따르면, 2021년 국내에서 발생한 277,523건의 암 중 전립샘암은 18,697건, 전체 암 발생의 6.7%로 6위를 차지했고, 남성에게 발생하는 암 중에서는 4위를 차지했다. 전립샘암 발생률을 연령대별로 살펴보면 70대가 42.5%로 가장 높았으며, 60대 32.4%, 80대 이상 17.4%의 순이었다. 2017-2021년의 전립샘암 5년 상대생존율은 96.0%로, 갑상샘암(100.1%), 유방암(93.8%)과 함께 높은 생존율을 보이는 암이다.

2) 방광암

방광암은 소변을 저장하고 배설하는 기능을 하는 방광에서 생기는 악성종양을 말한다. 방광에 발생한 암의 대부분은 상피세포로부터 유래된 상피종이다.

2023년 중앙암등록본부에 따르면, 2021년 국내에서 발생한 277,523건의 암 중 방광암은 남녀를 합쳐서 5,169건으로 전체 암 발생의 1.9%를 차지했다. 남녀의 성비는 4.3:1로 남자에게 더 많이 발생했다. 발생 건수는 남자가 4,201건으로 남성의 암 중에서 9위를 차지했고, 여자는 968건을 차지했다. 방광암 발생률을 연령대별로 살펴보면 70대가 33.3%로 가장 높았고, 60대가 26.2%, 80대 이상이 25.5%의 순이었다. 조직학적으로 암종 중 이행상피세포암이 91.4%로 가장 많았고, 그 다음으로 샘암이 1.6%를 차지했다. 2017-2021년의 방광암 5년 상대생존율은 남녀 전체 77.0%로 보고되었으며, 남자가 78.8%, 여자가 69.5%였다.

3) 고환암

고환암은 정자를 생산하고 남성호르몬을 합성 및 분비하는 기관인 고환에 발생하는 악성종양이다. 고환암은 남성의 악성종양 중 약 1% 정도를 차지하는 비교적 드문 질환이지만, 15세에서 35세 사이의 남성에서는 흔한 종양 중의 하나이다. 영상진단법의 발달 및 종양표지자의 개발로 치료 효과에 대한 정확한 판단을 내릴 수 있으며, 치료법의 발전으로 인해 현재는 모든 고형종양 중 가장 예후가 좋은 종양이다.

2023년 중앙암등록본부에 따르면, 2021년 국내에서 발생한 277,523건의 암 중 고환암은 347건으로 전체 남성 암 발생의 0.2%를 차지했다. 연령대별로 보면 30대가 33.7%로 가장 많았고, 20대가 30.0%, 40대가 19.6%의 순이었다. 조직학적으로 생식세포종양이 91.6%를 차지했으며, 생식세포종양 중 정상피종seminoma이 61.4%로 가장 많았다. 2017-2021년의 고환암의 5년 상대생존율은 95.6%으로 예후가 좋은 암이다.

4) 신장암

신장암은 몸의 피를 걸러서 노폐물을 제거하고 소변을 만들어 내는 기관인 신장에 생기는 악성종양을 말한다. 신장은 인체의 노폐물 제거 및 대사물질 배설에 관여하며, 수분 및 전해질 균형, 산-알칼리성 유지, 여러 호르몬과 비타민을 생성하여 다른 장기의 기능을 조절하는 중요한 기능을 담당하고 있다.

2023년 중앙암등록본부에 따르면, 2021년 국내에서 발생한 277,523건의 암 중 신장암은 남녀를 합쳐서 6,883건으로 전체 암 발생의 2.5%로 10위를 차지했다. 발생률의 남녀 성비는 2.3:1로, 남성의 암 중에서 7위, 여성의 암 중에서 13위를 차지하였다. 발생률을 연령대별로 살펴보면 60대가 29.6%로 가장 높았고, 50대가 22.8%, 70대가 18.8%의 순이었다. 조직학적으로 암종 중 신세포암이 92.4%로 가장 많았다. 2017-2021년의 신장암의 5년 상대생존율은 남녀 전체 86.4%로 보고되었으며, 남자가 86.3%, 여자가 86.6%였다.

3. 비뇨생식기암 환자가 흔히 경험하는 심리사회적 문제

1) 전립샘암

(1) PSA 불안

전립샘특이항원prostate-specific antigen, PSA은 정액의 액화에 관여하는 단백질 분해효소로, 전립샘의 상피세포에서 생성된다. PSA는 전립샘암의 진단에 매우 중요한 종양표지자로, 전립샘암이 발생하면 PSA 수치가 증가한다. 전립샘암 치료 후에는 혈청 PSA 측정을 통해 모니터링을 수행한다. 많은 환자들이 PSA 검사를 할 때마다 심한 불안을 느끼는데, 이를 'PSA 불안PSA anxiety'이라고도 한다. PSA 수치는 질병의 재발이나 진행을 나타낼 수 있는 지표이지만, 암이 있더라도 정상 수치일 수 있으며, 초기 전립샘암에 대한 방사선요법 시 PSA가 상승할 수도 있다. PSA 수치는 또한 환자의 연령, 전립샘비대, 전립샘염, 사정 후, 자전거 타기, 일부 비뇨기과 시술 후, 그리고 특정 약물 복용과 같은 다른 요인에 따라 변동할 수 있다. 연구에 따르면, PSA 수치가 안정된 남성은 수치가 변동하는 남성보다 불안감이 적은 것으로 나타났다. 의료진이 PSA 수치를 설명할 때 환자가 느낄 수 있는 이러한 불안을 인지하고, 환자 교육과 심리사회적 지원을 제공하는 것은 환자와 가족에게 도움이 될 수 있다.

(2) 호르몬요법 부작용과 관련된 문제

전이전립샘암의 경우, 전립선 암세포의 성장을 촉진하는 남성호르몬의 생성을 차단하거나 기능을 억제하는 치료를 시행한다. 외과적 거세로 남성호르몬을 생산하는 고환을 수술로 제거하는 고환절제orchiectomy을 시행하며, 내과적 거세로 황체형성호르몬방출인자luteinizing hormone-releasing factor 촉진제 투여, 에스트로젠 제제 투여, 항남성호르몬 제제 투여 등이 있다. 황체형성호르몬이란 뇌하수체 전엽에서 분비되는 생식샘자극호르몬으로, 여성의 배란 및 황체 형성을 촉진하고 남성에서는 고환을 자극하여 남성호르몬의 분비를 돕는다. 남성호르몬 제거의 부작용으로는 안면 홍조, 발기부전, 성욕 감퇴, 여성형 유방, 뼈의 약화, 집중력 및 기억력 장애, 과민성, 불안, 우울증 등이 있다.

(3) 성기능 및 친밀감의 문제

전립샘암에서 파트너와의 관계 및 친밀감의 문제는 중요하며, 배우자 혹은 파트너가 환자보다 더 큰 디스트레스를 겪을 수 있다는 연구 결과들이 있다. 성기능과 관련된 문제는 노화, 암 자체, 수술, 방사선요법 및 호르몬요법, 그리고 심인성으로 인해 발생할 수 있는데, 여러 원인이 복합적으로 작용하는 것으로 여겨진다. 특히 호르몬요법은 발기 기능뿐만 아니라 성욕을 저해하며, 신체적 친밀감에 대한 욕구 감소는 관계에 해로울 수 있다. 발기부전과 함께 남성성이 약해졌다는 느낌이 들 수 있다. 치료 전 성기능에 대한 평가는 환자에게 더 적합한 치료 옵션을 선택하는 데 도움이 될 수 있다. 커플 상담은 배우자 혹은 파트너가 암에 함께 대처할 수 있는 능력을 향상시킬 수 있다. 특히 암 문제에 대해 잘 알고 있는 숙련된 치료자와의 성 치료는 남성이 이러한 기능장애로 인한 감정을 표현하고 부부가 신체적 친밀감을 공유하는 다른 방법을 배우는 데 도움이 될 수 있다.

(4) 요실금

전립샘암에서 요실금은 수술 및 방사선요법의 합병증으로 발생하며 생존자들이 사회 활동을 기피하도록 만든다. 소변이 새는 것, 소변 냄새가 나는 것, 기저귀를 사용해야 하는 것에 대한 두려움은 수치스럽게 느껴진다. 비뇨의학과 전문의는 요실금의 원인을 파악하고, 환자와 가족에게 요실금에 대해 교육하며, 골반 근육 강화, 방광 훈련, 항콜린제 처방, 인공요도괄약근 삽입술 등 증상 완화 또는 감소를 위한 제안과 지원을 제공할 수 있다. 정신건강의학과 전문의는 요실금에 대처할 수 있도록 지지적, 인지적, 행동적인 측면을 포함한 다양한 전략을 제공할 수 있다. 또한, 때로는 요실금과 관련한 스트레스나 정신건강 문제에 대하여 항우울제나 항불안제를 처방할 수도 있다.

2) 방광암

(1) 근치방광절제와 관련된 성기능 문제

근치방광절제radical cystectomy는 근침윤성 방광암의 표준 치료법이다. 근치방광절제에서는 방광, 골반 내 림프절을 적출하고, 남자 및 여자의 비뇨생식기계의 일부를 함께 적출하게 된다. 남자의 경우 발기 및 배뇨 기능에 영향을 미치는 전립샘 및 정낭 제거도 포함되며, 전립선부 요도에 종양이 있거나 전립샘을 침범한 경우 요도 절제도 같이 시행한다. 여자의 경우에는 요도, 난소, 자궁, 자궁경부 및 질 상부를 방광과 함께 적출한다.

남성의 경우 수술 후 발기부전이 될 가능성이 높지만, 병의 진행 상태와 수술 방법에 따라 이를 예방할 수 있는 방법도 있다. 다만 전립샘과 정낭을 제거하기 때문에 사정을 할 수는 없다. 여성의 경우 암의 위치에 따라 이에 상응하는 신경절제도 시행되는데, 가급적 신경을 보존하는 것은 질건조증, 성교통증, 성극치감장애 등의 성적 부작용을 줄일 수 있다.

전반적으로 근치방광절제는 환자의 신체 이미지에 대한 부정적인 인식과 관련이 있으며, 그 결과 성적 만족도에 부정적인 영향을 미치는 것으로 밝혀졌다. 이에 비하여 방광보존치료를 받은 환자들은 자신의 신체 이미지에 대한 인식이 더 좋았고 성적 만족도가 더 높았다.

(2) 요로전환술과 관련된 배뇨기능장애

방광절제 후에는 소변을 모아두는 주머니가 없어지므로 요로의 변경이 불가피하며, 요로전환술urinary diversion이 이루어진다. 이는 주로 성 및 비뇨기 영역에서 삶의 질에 영향을 미치는데, 증상은 재건 유형에 따라 다르다. 배에 요루ostomy를 만들어 배뇨를 하는 요관회장연결ileal conduit 요로전환술을 시행한 환자는 요루 부위의 소변 누출, 냄새, 피부 자극에 대한 우려로 인해 신체 이미지가 손상되고 활동량이 감소한다. 소장을 이용해 인공방광을 만들고 환자 자신이 복부 피부의 연결통로를 통해 간헐적 자가도뇨를 시행하여 소변을 배출하는 비실금성요로전환술continent urinary diversion을 시행한 환자의 경우 자가도뇨관 사용과 관련된 어려움을 보고한다. 소장을 이용해 인공방광을 만들어 소변 출구를 요도에 바로 연결하는 정위 인공방광대치술orthotopic neobladder은 합병증 발생률이 높지만, 기구를 사용할 필요가 없어 심리사회적 측면에서 환영받는 시술이다. 하지만 정위 인공방광대치술 환자는 수술 시간이 길고 합병증 발생률이 높으며, 야간 누출을 보고하기도 한다. 재건 기술에 관계없이 거의 모든 사람들이 시술에 따른 부정적인 신체적 또는 심리적 영향과, 연관된 성기능장애를 경험한다.

(3) 방사선요법과 관련된 배뇨 및 배변 기능장애

방사선요법의 부작용으로 발생한 배뇨 및 배변 기능장애는 방광암 환자의 삶의 질을 저해할 수 있다. 방광암 환자가 경험하는 방사선요법의 부작용으로는 절박뇨와 요실금이 가장 흔한 문제이며, 이 밖에도 빈뇨, 야간뇨, 방광 용적 감소 등이 있다. 이에 더하여, 방광 주변의 소화기관이 자주 영향을 받아 배변 조절의 어려움, 혈액과 점액이 섞인 설사, 직장염 등이 발생할 가능성이 있다.

3) 고환암

(1) 생식샘저하증

생식샘저하증hypogonadism은 남성의 경우 고환, 여성의 경우 난소로부터 성호르몬이 충분히 분비되지 않는 상태를 말한다. 생식샘저하증은 대사증후군 및 심혈관질환 위험 증가와 직접적으로 관련이 있으며, 우울증, 무기력, 불임, 성기능 저하, 골다공증, 근력 저하를 유발할 수 있다. 고환암 생존자에서 생식샘저하증의 주요 원인으로는 고환절제, 방사선요법, 화학요법 등이 있다. 즉, 시스플라틴 기반 화학요법 및 방사선요법이 불임의 위험과 관련이 있으며, 치료의 강도가 생식샘저하증의 중증도와 직접적인 관련이 있다.

(2) 불임

새로 고환암을 진단받은 환자의 약 절반은 방사선요법이나 화학요법을 받기 이전에 이미 정자 수가 적고, 운동성 지수가 감소해 있으며, 비정상 정자가 많은 비율을 차지한다. 고환절제에서 불임이 유발될 수 있으며, 후복막림프절절제retroperitoneal lymph node dissection 시에 후복막신경절이후교감신경retroperitoneal postganglionic sympathetic nerve에 손상을 일으켜 사정장애 및 불임을 유발할 수 있다. 방사선요법이나 항암요법 후에도 돌연변이성 정자가 나타날 위험이 크고 불임이 초래될 수 있다. 하지만, 시간이 지나면 정자 수를 회복하는 경우가 많다. 예를 들어, 방사선요법 후 6개월 시점에 정자 수가 최저치를 보이지만, 90% 이상의 환자에서 방사선요법 후 24개월까지 정자 수를 회복했다는 연구 결과가 있다. 치료 후 아이를 임신할 계획을 가진 고환암 생존자를 추적 관찰한 연구 결과들을 살펴보면(추적 관찰 기간 중앙값: 7-12년), 전체 임신 및 출산율은 49-88%에 달한다. 후복막림프절절제로 인한 불임은 신경보존nerve-sparing 후복막림프절절제술의 시행으로 피할 수 있으며, 일반적으로 가임기 남성에게는 추후 출산 계획이 있다면 수술 전 정자은행에 정자보관을 권장한다.

(3) 성기능 문제

고환암이나 그 치료법은 성기능을 저하시키는 생리적 변화와 정서적 반응을 모두 유발할 수 있다. 고환암 치료 후 성기능 문제는 환자의 약 20%에서 나타나는데, 발기부전, 성극치감장애, 후복막림프절절제술과 관련된 사정장애 등 다양한 신체적 성기능 문제가 나타날 수 있다. 그 외에도 성욕저하 및 성적 만족도 저하 등의 정신적 성기능 문제도 나타날 수 있다.

(4) 신체 이미지 문제

고환의 상징적 특성으로 인해 이 기관의 손실은 남성성, 성적 정체성, 신체 이미지에 영향을 미칠 수 있다. 성 및 생식능력과 관련된 우려는 부적절감, 절망감, 정서적 디스트레스를 유발할 수 있다. 고환절제술로 고환을 제거한 후에는 상실감이나 수치심이 오래 지속될 수 있다. 이러한 감정은 나이가 많고 기혼인 남성보다 젊고 독신인 남성에게서 더 흔하다는 연구 결과가 있다. 인공고환보형물을 삽입하는 것이 도움이 될 수 있다.

4) 신장암

(1) 면역요법의 부작용 문제

신세포암 환자의 병의 진행에 체내 면역기전이 중요한 역할을 담당하고 있고 영향을 미치고 있기 때문에 면역요법에 대한 많은 연구가 진행되어왔다. 사이토카인을 기본으로 하는 면역요법은 진행성 신세포암의 치료에 있어서 다양하게 적용되었고, 최근에는 기존 치료에 반응하지 않거나 전통적인 면역요법의 단점을 극복하기 위한 보다 특이적인 면역요법(면역항암제나 면역세포치료 등)에 대한 연구가 활발히 이루어지고 있다. 일반적으로 면역항암제 치료는 기존의 항암치료나 표적치료에 비해 부작용이 적은 것으로 알려져 있지만, 기전에 따라서는 암 외에 다른 장기에 염증을 일으켜 부작용이 발생할 수 있다. 고농도 인터루킨 등의 사이토카인을 이용한 면역요법은 오한 및 발열, 오심 및 구토, 전신쇠약, 식욕부진, 두통, 근육통, 체중감소, 골수기능부전 등의 신체적 부작용과 함께 우울증과 불안 같은 정서적 부작용을 유발할 수 있다.

(2) 전이 및 재발에 대한 두려움과 관련한 문제

영상진단법의 보편화와 건강검진의 활성화로 신세포암의 조기 진단이 증가하고 있지만, 여전히 10-30%의 환자는 이미 다른 장기로 전이된 상태에서 발견된다. 그리고 국소신세포암으로 근치적 신장 수술을 시행한 경우에도 병기에 따라서 5-40%에서 재발하며, 전이 또는 재발 신세포암은 완치가 어려운 경우가 많다. 이러한 재발 가능성 및 예후에 대한 우려 때문에 진단 및 치료 후 많은 환자와 그 가족들이 심리적 디스트레스를 겪을 수 있다.

참고문헌

1. Appleyard SE, Nikapota AD. Patient-Reported Outcomes and Health-Related Quality of Life Following Radiotherapy for Bladder Cancer. Clin Oncol (R Coll Radiol). 2021;33(6):400-6.

2. Bessa A, Martin R, Häggström C, Enting D, Amery S, Khan MS, et al. Unmet needs in sexual health in bladder cancer patients: a systematic review of the evidence. BMC Urol. 2020;20(1):64.
3. Chipperfield K, Fletcher J, Millar J, Brooker J, Smith R, Frydenberg M, et al. Predictors of depression, anxiety and quality of life in patients with prostate cancer receiving androgen deprivation therapy. Psychooncology. 2013;22(10):2169-76.
4. De Sousa A, Sonavane S, Mehta J. Psychological aspects of prostate cancer: a clinical review. Prostate Cancer Prostatic Dis. 2012;15(2):120-7.
5. Fung C, Dinh PC, Fossa SD, Travis LB. Testicular Cancer Survivorship. J Natl Compr Canc Netw. 2019;17(12):1557-68.
6. Kunkel EJ, Bakker JR, Myers RE, Oyesanmi O, Gomella LG. Biopsychosocial aspects of prostate cancer. Psychosomatics. 2000;41(2):85-94.
7. Pham H, Torres H, Sharma P. Mental health implications in bladder cancer patients: A review. Urol Oncol. 2019;37(2):97-107.
8. Roth AJ. Managing Prostate Cancer: A Guide for Living Better. Oxford University Press; 2015.

21 부인암

김선미

1. 도입

부인암gynecologic cancer은 여성 생식기관에서 발생하는 다양한 종류의 악성종양을 포괄하는 용어이다. 이에는 난소암, 자궁내막암, 자궁경부암, 질암, 외음부암, 융모상피암 등이 포함된다. 부인암은 진행성 단계에 접어들 때까지 증상이 거의 없는 경우가 많다. 또한 증상이 있더라도 복부 팽만, 질 출혈, 복통, 또는 요통 등으로 비특이적인 경우가 많아 초기 징후를 잘못 해석하거나 추가 검사를 보류하는 경우가 종종 있다. 부인암의 심리사회적 문제 중 상당 부분은 특정 유형의 부인암에 고유한 것이지만, 일부는 부인암 전반에 걸쳐 공통적으로 나타날 수 있다. 부인암 자체와 치료의 결과로 광범위한 신체와 기능의 변화가 초래된다. 여성의 생식기와 관련된 부위에 암이 발생하기 때문에 신체 이미지, 생식능력, 여성성, 성기능과 친밀감 측면에 다양한 문제를 유발할 수 있다. 또한, 치료 후 장이나 방광의 기능 문제뿐 아니라 여성호르몬 변화로 인한 얼굴홍조, 질건조증, 모발 및 피부 변화, 그리고 기분 변화 등이 나타날 수 있다. 의료진은 이를 인지함으로써 부인암 생존자의 미충족된 요구를 해결할 수 있으며, 향후 연구 및 개입의 질을 향상시키는 데 기여할 수 있을 것이다.

2. 역학

3대 주요 부인암인 자궁경부암, 자궁내막암, 난소암의 국내 역학 통계는 다음과 같다.

1) 자궁경부암

자궁경부암은 자궁의 입구인 자궁경부에 발생하며, 조직학적으로 편평세포암종(약 80%)과 샘암종(10-20%)이 주로 발생한다. 2023년 중앙암등록본부에 따르면, 2021년 국내에서 발생한 277,523건의 암 중 상피내암을 제외시킨 자궁경부암은 3,173건으로, 전체 암 발생의 1.1%이며 여성의 암 중에서 11위를 차지했다. 연령대별로 보면 40대가 24.5%로 가장 많았고, 50대가 24.1%, 60대가 17.2%의 순이었다. 2017-2021년의 자궁경부암의 5년 상대생존율은 79.9%로 보고되었다.

2) 자궁내막암

자궁내막암은 자궁체부 중 내벽을 구성하는 자궁내막에서 생기는 악성종양을 말하며, 자궁체부암의 대부분을 차지한다. 2023년에 발생한 자궁내막암은 3,549건으로 전체 암 발생의 1.3%, 전체 여성암 발생의 2.7%를 차지했다. 연령대별로는 50대가 34.2%로 가장 많았고, 60대 24.2%, 40대가 19.9%의 순이었다. 2017-2021년의 자궁체부암의 5년 상대생존율은 89.6%로 보고되었다.

3) 난소암

난소는 난자를 생산하며 월경주기에 따라서 주기적으로 배란 및 여성호르몬을 분비하는 기능을 가진 기관이다. 난소에 발생하는 악성종양인 난소암은 발생하는 조직에 따라 크게 상피세포암종, 생식세포종양, 그리고 성삭기질종양으로 구분된다. 난소상피암은 난소 표면의 상피세포에서 발생하며, 난소암의 90% 이상이다. 난소생식세포종양이란 난소의 난자를 만드는 세포(원시생식세포)에서 유래하는 종양이며, 악성도에 따라서 양성종양과 악성종양으로 나뉜다. 2021년 국내에서 발생한 난소암은 3,221건으로 전체 암 발생의 1.2%, 전체 여성암 발생의 2.4%를 차지했다. 연령대별로 보면 50대가 28.7%로 가장 많았고, 60대는 20.5%, 40대는 17.8%의 순이었다. 2023년에 발표된 중앙암등록본부 자료에 의하면 2017-2021년의 난소암의 5년 상대생존율은 65.9%로 보고되었으나, 난소암의 치료 성적은 병기에 따라 크게 달라진다.

3. 부인암 환자가 흔히 경험하는 심리사회적 문제

1) 가임력의 문제

부인암은 여성의 생식능력에 영향을 줄 수 있다. 난소나 나팔관을 수술적으로 제거하면 에스트로젠 생산이 중단되어 수술적 폐경을 경험할 수 있다. 또한, 수술 후에 임신합병증의 위험이 증가할 수 있다. 수술뿐 아니라 많은 종류의 화학요법이 불임을 유발할 수 있다. 불임은 젊은 여성에게 암으로 인한 가장 고통스러운 결과 중 하나이며, 치료 후에도 디스트레스가 오랫동안 지속될 수 있다. 치료의 결과로 가임력을 상실하게 된 여성은 일반적으로 상실감, 고립감, 불안감, 우울증을 경험하게 된다. 젊은 여성은 초기에 암 진단 및 치료에 집중하여 생식능력 문제를 간과할 수 있다. 따라서, 의사가 치료방법을 결정할 때 미리 환자와 함께 생식능력에 대해 논의하는 것은 환자가 치료 옵션을 이해하고 치료 결과를 받아들이는 데 도움이 될 수 있다. 다만, 이를 고려하여 치료 옵션 중 하나를 결정할 때 매우 짧은 시간 내에 중대한 결정을 내려야 하기 때문에 디스트레스를 유발할 수 있으므로 주의가 필요하다. 환자가 이러한 결정과 생식능력과 관련된 신체적, 심리적 변화에 대처하도록 돕는 것은 매우 중요하다.

여성의 임신 계획은 연령, 치료, 합병증 위험, 가족 계획에 따라 의료진과 함께 개인별 맞춤형으로 수립해야 한다. 일부 초기난소암과 자궁경부암의 경우 가임력 보존 수술이나 대체치료법을 사용할 수 있다. 배아, 난소조직 또는 난자의 냉동보존을 포함한 보조생식기술이 점점 더 보편화되고 있으므로, 관심 있는 환자는 불임 전문가에게 의뢰하여 논의하고 관리해야 한다.

2) 성기능과 친밀감의 문제

부인암 생존자의 30-100%가 성기능 저하와 친밀감의 문제를 보고하는 것으로 추정된다. 암 치료의 신체적 영향은 성기능에 중대한 영향을 미칠 수 있다. 양측난소절제는 얼굴홍조, 질건조증, 성교통증을 유발할 수 있는 수술적 폐경을 초래한다. 부인암 수술 후 생존자의 약 1/4에서 하지부종 또는 림프부종이 발생하며, 이는 생존자의 성생활을 방해할 수 있다. 자궁절제, 난소절제, 외음부절제, 화학요법, 혹은 방사선요법은 골반신경 손상, 질 단축 및 탄력 저하, 음핵 제거 등의 해부학적 변화를 초래할 수도 있다. 그 결과 성적 흥분, 질 윤활도, 생식기 민감도 및 성극치감의 변화와 함께 성교 후 출혈도 발생할 수 있다.

암과 그 치료로 인한 신체 변화 외에도, 신체 이미지 손상 및 성기능에 대한 불안과 같은 심리적 문제가 건강한 성생활에 대한 욕구와 참여도를 저하시킨다. 일부 생존자들은 성적 접촉과 관련하여 부정적인 생각과 감정을 느끼며, 암 진단에 대해 자신이나 파트너를 비난할 수 있다. 또한, 성행위로 인하여 다치거나 암이 재발할까 두려워하여 성적 접촉을 피하려는 경향이 있을 수 있다.

부인암 생존자는 신체적, 정서적 어려움에도 불구하고 파트너의 성적 욕구를 충족시켜야 한다는 책임감을 느낄 수 있다. 종종 파트너와 의사소통이 부족하여 성적인 문제를 해결하고 친밀하고 건강한 관계를 유지하는 데 어려움이 발생한다. 이러한 문제는 의료진이 환자를 성 관련 변화에 적절히 대비시키지 못하고, 환자가 의료진과 성적 문제에 대해 논의하는 데 불편함을 느낄 때 더욱 복잡해질 수 있다.

3) 여성성과 신체 이미지의 문제

부인암 환자는 여성성 상실을 흔히 경험한다. 난소, 자궁, 자궁경부, 질 등 여성의 성을 정의하는 장기들은 어머니, 여성, 성적 존재로서의 특징을 나타낸다. 이러한 장기를 잃거나 가임력을 상실하면 정체성에 혼란을 겪을 수 있다. 또한, 신체 이미지의 변화, 성적 매력에 대한 자신감 저하, 여성성 측면에서 변화된 느낌도 발생할 수 있다. 화학요법으로 인한 탈모 또한 여성성에 영향을 미치며, 타인에게 암이라는 질병을 지속적으로 상기시키는 역할을 할 수 있다.

그 외에도 체중증가, 흉터, 노화 가속화와 관련된 부정적인 신체 이미지가 생길 수 있다.

4) 특정 유형의 부인암에서 고려할 심리사회적 문제

(1) 자궁경부암

자궁경부암의 독특한 심리사회적 문제를 이해하는 데 있어 가장 중요한 요소는 다음과 같다. 첫 번째는 사람유두종바이러스human papilloma virus, HPV라고 하는 바이러스의 지속적 감염이 자궁경부암 발병에 가장 핵심적인 역할을 한다는 것이다. HPV는 자궁경부암 환자의 대부분에서 발견되며, HPV가 발견되면 자궁경부암의 발생 위험도가 10배 이상 증가한다고 알려져 있다. 두 번째는 HPV의 특성과 자궁경부암의 진행과정을 고려할 때 선별검사와 백신접종을 통해 자궁경부암 예방이 가능하다는 것이다.

자궁경부암의 예방법으로 정기적으로 자궁경부세포검진을 받고, 첫 성경험 연령을 늦추고, 성적 파트너 수를 최소화하는 안전한 성생활과 금연이 권고된다. 한국 국가암검진권고안에 따르면 만 20세 이상 여성에게 3년 간격으로 자궁경부세포검사를 권고하고 있다. 이를 바탕으로 국가암검진사업에서 만 20세 이상 여성에게 2년 간격으로 자궁경부세포검사를 무료로 제공하고 있다. 대부분의 자궁경부암은 매우 천천히 진행되기 때문에 정기적인 자궁경부암 검진을 통해 발견할 수 있는 기회가 충분하다. 즉, 자궁경부암의 93%는 자궁경부암 검진과 HPV 백신으로 예방할 수 있다.

(2) 자궁내막암

자궁내막암은 가장 흔한 부인과 암으로, 조기에 진단하면 예후가 좋은 암이다. 폐경 후 출혈은 빨리 쉽게 알아볼 수 있는 증상이기 때문에 조기 진단에 유리하여, 한국에서도 5년 상대생존율이 89.6%로 높다. 하지만, 이렇듯 상대적으로 유리한 예후로 인해 자궁내막암을 진단받은 여성은 다른 암 생존자들이 받는 수준의 교육 및 심리사회적 지원을 받지 못할 위험이 있다고 보고된다. 자궁내막암은 가장 처음 비만과의 관련성이 알려진 암이며, 비만하면 자궁내막암 발생 위험이 2-11배 높아진다고 밝혀져 있다. 또한, 좌식 생활이나 운동 부족 같은 비활동적인 생활습관 역시 자궁내막암의 위험을 증가시킨다고 알려져 있다. 비만과 생활습관 위험요인에 대한 인식은 질병관련 낙인에 영향을 줄 수 있으므로 주의가 필요하다.

(3) 난소암

난소암은 한국에서 두 번째로 흔한 부인암으로, 암이 진행하는 동안 특별한 증상이 나타나지 않는 경우가 많아 치명적인 암으로 간주된다. 국내에서 대부분의 난소암 환자들이 발견 당시 3기로 진단된다. 환자는 일반적으로 수술을 받은 후 공격적인 복합화학요법을 받으며, 이로 인해 여러 신체적, 심리적 증상이 함께 발생할 수 있다. 화학요법에 대한 초기 치료반응이 좋더라도 2기 이상의 난소암 여성은 재발가능성이 높으며, 그 중 많은 경우가 치료 완료 후 2년 이내에 재발을 경험한다. 난소암 진단을 받은 여성들은 재발에 대한 두려움fear of recurrence을 크게 느끼는데, 이는 불안, 우울증 및 기타 심리 증상의 증가로 이어질 수 있다. 생존자들은 재발 가능성이 높다는 사실을 인지하고, 질병 진행을 모니터링하기 위해 정기적으로 CA-125 혈액 검사를 받으면서, 암 재발에 대한 두려움을 지속적으로 경험할 수 있다.

참고문헌

1. Abbott-Anderson K, Kwekkeboom KL. A systematic review of sexual concerns reported by gynecological cancer survivors. Gynecol Oncol. 2012;126(3):477-89.
2. Carter J, Penson R, Barakat R, Wenzel L. Contemporary quality of life issues affecting gynecologic cancer survivors. Hematol Oncol Clin North Am. 2012;26(1):169-94.
3. Eaton L, Kueck A, Maksut J, Gordon L, Metersky K, Miga A, et al. Sexual Health, Mental Health, and Beliefs About Cancer Treatments Among Women Attending a Gynecologic Oncology Clinic. Sex Med. 2017;5(3):e175-83.
4. Hubbs JL, Dickson Michelson EL, Vogel RI, Rivard CL, Teoh DGK, Geller MA. Sexual quality of life after the treatment of gynecologic cancer: what women want. Support Care Cancer. 2019;27(12):4649-54.
5. Pearman T. Quality of life and psychosocial adjustment in gynecologic cancer survivors. Health Qual Life Outcomes. 2003;1:33.
6. Roberts K, Chong T, Hollands E, Tan J, Mohan G, Cohen PA. Screening for sexual health concerns in survivors of gynecological cancer. Support Care Cancer. 2020;28(2):599-605.
7. Son YJ, Nam KH, Shim J. Factors influencing the supportive care needs of female patients with genital cancer in South Korea. Medicine (Baltimore). 2023;102(51):e36650.

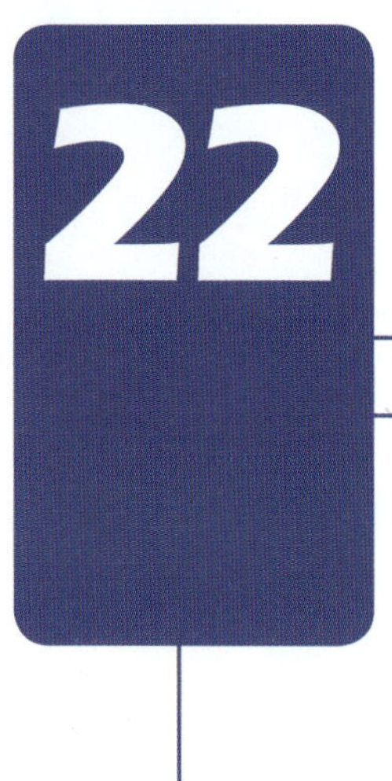

22 혈액암

김선미

1. 도입

혈액암hematologic malignancy은 조혈 장기인 골수와 림프 조직에서 발생하는 악성종양으로, 백혈병, 악성림프종, 다발골수종, 골수이형성증후군 등으로 구분된다. 혈액암의 대표적인 치료법으로는 화학요법, 방사선요법, 조혈모세포이식hematopoietic stem cell transplantation, 면역세포치료, 스테로이드 치료 등이 있다. 혈액암 환자들은 잦은 입원과 긴 투병 생활로 인한 스트레스를 겪으며, 무균실 격리 치료나 치료약제의 부작용으로 인한 정신의학적 증상에도 유의해야 한다. 또한, 혈액암 환자들은 골수 기능의 저하로 인해 패혈증과 같은 치명적인 합병증이 발생할 수 있기 때문에 감염에 대한 걱정과 불안도 크다. 고형암에 비해 상대적으로 젊은 연령에서 발병하는 특징 때문에 치료 후의 삶이나 사회 복귀에 대한 우려도 많다.

2. 역학

국민건강보험공단의 통계자료(2021 건강생활 통계정보)에 따르면, 한국 혈액암 환자는 2016년 18,972명에서 매년 증가해 2021년에는 22,710명(10만 명당 44명)으로 보고되었다. 혈액암은 유년기 또는 성인 초기에 발생할 수 있으며, 따라서 생산적이고 활동적인 연령의 환자에게 영향을 미친다. 최근 여러 치료법을 병합하여 집중적으로 사용하는 복합치료요법은 완치율과 생존율을 크게 높이고 있다. 1차 치료는 일반적으로 화학요법 및/또는 방사선요법으로 구성되지만, 조혈모세포이식과 면역세포치료인 키메라 항원 수용체 T세포chimeric antigen receptor T-cell, CAR-T 치료가 초기 치료로 사용되기도 한다.

3. 혈액암 환자가 흔히 경험하는 심리사회적 문제

1) 조혈모세포이식과 관련된 문제

조혈모세포이식을 받는 환자는 상당 기간 면역억제요법을 받게 되며, 이는 사회적 교류 제한과 고립감, 외로움을 유발할 수 있다. 이식을 위해 무균실에서 격리 치료를 받는 동안 불안, 우울, 불면 등의 증상이 흔하다. 혈액암 환자 중 조혈모세포이식 전 우울증 비율은 일반적으로 10% 미만이지만, 이식 후 1-2개월 동안 이 비율이 25% 이상으로 크게 증가할 수 있다. 이 기간은 암 및 치료로 인한 여러 부작용인 피로, 통증, 불면 등이 가장 심한 시기이다. 우울증은 암 치료 중 삶의 질 저하, 증상 악화, 치료 순응도 저하, 생착률 저하, 급성 이식편대숙주병graft-versus-host disease 발생률 증가, 이식 후 사망률 증가와 연관되어 있다.

국내에서 조혈모세포이식을 받기 위해 입원한 환자들을 대상으로 한 연구 결과에 따르면, 불안과 우울 증상, 신체적 디스트레스의 심각도는 입원 후 7일까지 지속적으로 악화되었다가 이후 부분적으로 회복되는 경향을 보였다. 특히 격리 기간 동안 통증, 메스꺼움, 호흡곤란, 식욕부진 악화는 불안 증세와 유의한 연관이 있었다. 같은 연구에서, 환자 중 약 52%가 기저 시점에서 이미 불안이나 우울증을 경험했는데, 이는 기존 연구들에 비해 높은 수준이었다. 또 다른 국내 연구에서, 조혈모세포이식 전 정신질환을 진단받은 환자와 그렇지 않은 환자의 이식 후 생존율을 비교한 결과, 정신질환 병력이 있는 환자에서 이식 후 첫해 조기 사망률이 유의하게 높았다.

조혈모세포이식을 받은 환자들은 장기적인 합병증의 위험에 노출된다. 심혈관계 및 내분비계에 미치는 영향, 면역조절장애, 2차암 발생 위험뿐 아니라, 특히 우려되는 것은 피부, 장, 눈 등 다른 장기를 침범하는 만성 이식편대숙주병이다. 만성 이식편대숙주병이 있는 경우 우울증 및 불안장애 발병률이 높으며 삶의 질 및 역할 기능장애와 관련이 있다. 또한, 만성 코르티코스테로이드의 사용은 당뇨병, 골다공증, 관절의 무혈성괴사, 부신기능부전과 같은 심각한 합병증을 유발할 수 있다. 신체 이미지 문제, 성기능장애, 피로 및 쇠약감은 이식 후 1년 이상 지속될 수 있으며, 고용량 화학요법과 관련된 신경학적 합병증도 드물지 않게 발생한다. 마지막으로, 인지장애가 빈번하게 발생하며, 장기 생존자의 절반 이상에서 경증에서 중등도의 인지장애가 보고되었다.

2) CAR-T 치료와 관련된 문제

CAR-T 치료는 환자의 혈액에서 추출한 면역세포(T세포)를 유전자 조작하여 암을 표적으로 인식하는 키메라 항원 수용체CAR와 결합한 후 암세포를 공격하도록 배양하여 사용하는 면역세포 치료법이다. 이 치료 후 70-90%의 환자에서 사이토카인 방출 증후군cytokine release syndrome이 발생할 수 있는데, 이는 주입된 세포치료제로 인해 염증 반응이 촉발되어 전신의 백혈구가 활성화되고 사이토카인이 과다 분비되어 다양한 증상을 유발하는 것을 말한다. 이러한 증상은 주로 치료 후 수 시간에서 수 주 이내에 나타나며 발열, 관절통, 구토, 설사, 빈맥 등으로 시작하여 심할 경우 저혈압쇼크, 발작, 혼란, 의식저하, 사망까지 진행할 수 있다. 또한, CAR-T로 치료받은 환자의 약 50%에서 사이토카인 방출 증후군과 관련된 급성 신경독성이 발생하며, 경도의 실어증, 졸음, 두통 또는 혼동에서부터 중증의 실어증, 쇠약, 환각, 실신, 근육경련, 발작, 심지어 치명적인 뇌부종까지 다양한 양상으로 나타날 수 있다. 이러한 증상은 일반적으로 치료 후 2-3주 이내에 호전되지만 장기적인 영향에 대해서는 아직 완전히 규명되지 않았으므로, 정신종양학 전문의는 이러한 잠재적인 장기 신경정신의학적 합병증에 대하여 유의하여야 한다.

3) 화학요법과 관련된 문제

혈액암의 치료 또는 관리와 조혈모세포이식에 사용되는 많은 약물이 정신의학적 증상을 유발 및 악화시킬 수 있으므로, 병용 약물에 대한 검토도 중요하다. 예를 들어, 화학요법 또는 이식편대숙주병 관리에 사용되는 코르티코스테로이드는 정신의학적 부작용을 흔히 유발한다. 단기 코르티코스테로이드 치료의 가장 흔한 부작용은 다행감euphoria과 경조증이며, 그 외에도 다양한 기분, 인지, 수면, 행동장애는 물론 섬망이나 정신증까지 나타날 수 있다. 장기 치료는 주로 우울증을 유발하는 경향이 있다. 인터페론-알파interferon-α는 집중력, 기억력, 의욕 및 기분의 장애를 흔히 유발한다고 알려져 있다. 특히 우울증을 잘 유발할 수 있는데, 이는 시상하부-뇌하수체-부신 축, 세로토닌 및 도파민 신경전달물질 체계, 뇌 대사 및 신경영양신호전달neurotrophic signal transduction 등에 미치는 영향과 관련이 있는 것으로 추정된다.

4) 수면장애

조혈모세포이식 환자에서 불면증, 과다수면증, 하지불안증후군, 폐쇄수면무호흡증후군을 포함한 수면장애가 흔히 나타나며, 이식을 위한 입원 기간의 유병률이 82%에 달한다. 수면장애는 주간 기능을 저해하고 암 치료 중 피로, 인지장애, 우울증과 같은 다른 문제를 악화시킬 수 있다. 수면장애는 종종 불안, 우울증, 통증, 또는 섬망으로 인해 유발되거나 악화될 수 있다. 병원 환경 자체가 주요 원인이므로 입원 중에 소음이나 야간에 수면을 방해하는 요소, 그리고 전반적인 디스트레스를 최소화하는 것이 중요하다. 약물도 흔한 원인으로, 코르티코스테로이드와 화학요법제는 수면-각성 주기를 크게 방해하고, 이뇨제는 야뇨증과 수면 중단을 유발한다. 또한, 항구토제는 좌불안석증을 유발할 수 있으며, 마약성진통제는 수면 구조 변화 및 폐쇄성수면무호흡증후군과 관련이 있다.

5) 성기능 및 생식능력의 문제

혈액암 환자는 신체 이미지, 성기능, 생식능력 및 호르몬 상태에 영향을 미칠 수 있는 치료를 받는다. 조혈모세포이식에서 고용량의 화학요법은 생식샘기능장애를 유발하며, 이는 갑상샘 및 생식샘의 호르몬기능장애와 복잡하게 연관된다. 그 결과, 성욕저하부터 생식기 이식편대숙주병, 성교통증, 발기부전, 불임과 같은 신체적 증상까지 다양하게 나타난다. 이식편대숙주병, 심리적 디스트레스, 높은 질병 부담, 약물 상호작용 및 부작용은 모두 성기능장애의 위험 요인으로 작용한다. 조혈모세포이식을 받는 남성의 69%가 테스토스테론 수치가 정상이지만 무정자증을 앓고 있는 것으로 나타났다. 또한, 골수차단화학요법 후 대부분의 여성에게 난소기능상실이 발생하며, 성기능장애가 흔히 발생한다.

6) 섬망

조혈모세포이식 후 첫 2주 이내 섬망이 빈번하게 발생한다. 섬망은 환자와 돌봄제공자의 정서적 디스트레스 증가, 피로, 인지장애, 입원기간 연장, 사망률 증가 등의 부작용으로 이어질 수 있다. 또한, 섬망이 인지 및 삶의 질에 미치는 부정적인 영향은 섬망 증상이 완화된 후에도 지속될 수 있다. 섬망의 일반적인 취약인자로는 중증 질환, 고령, 기존의 인지기능장애, 간 또는 신장의 기능저하 등이 있다. 섬망의 촉발요인으로는 전신 및 중추신경계 감염, 탈수나 영양실조로 인한 대사이상, 저산소증, 빈혈, 통증, 약물 독성 등이 있다. 특히 아편유사제, 항콜린제 및 진정수면제는 섬망을 촉발하고 지속하도록 하는 주요 약물들이다. 또한, 화학요법과 관련된 면역저하로 인해 잠복해 있던 바이러스증후군이 재활성화되면서 섬망 위험이 증가한다. 조혈모세포이식을 받는 환자의 섬망은 사람헤르페스바이러스human herpesvirus, 수두대상포진바이러스varicella zoster virus 또는 거대세포바이러스cytomegalovirus 재감염과 관련하여 발생할 수 있다.

7) 그 외 심각한 신경정신의학적 합병증

조혈모세포이식에 사용되는 화학요법제를 고용량으로 빈번하게 투여하면, 인지기능장애를 비롯한 여러가지 심각한 신경정신의학적 부작용이 발생할 수 있다. 또한, 생착engraftment을 유지하고 이식편대숙주병의 합병증을 예방하기 위해 사용되는 약제들에 대한 지속적인 노출도 부작용을 일으킨다. 면역조절제로 인해 종종 발생하는 심각한 합병증인 가역후백질뇌병증증후군reversible posterior leukoencephalopathy syndrome은 발작, 두통, 시각 변화, 의식 변화 등 일련의 신경학적 증상을 특징으로 한다. 뇌 자기공명영상 소견에는 일반적으로 두정엽-후두엽 부위의 가역적 피질/피질하 고강도 소견이 관찰된다. 진행다초점백질뇌병증progressive multifocal leukoencephalopathy은 혈액암과 그 치료로 인해 발생하는 면역결핍의 또 다른 심각한 합병증으로 언어, 시각, 협응력 상실을 동반한 아급성 혼동이 특징이며, 사망률이 90%에 달한다. 이러한 임상소견과 함께 뇌자기공명영상에서의 탈수초화 소견 및 뇌척수액이나 뇌 생검 결과 JC바이러스John Cunningham virus, human polyomavirus 2가 관찰되면 진단이 내려진다. 변연계 혹은 신생물딸림뇌염limbic or paraneoplastic encephalitis은 항뉴런항체와 관련하여 나타나며, 기억상실, 발작, 그리고 환각이나 행동 증상과 같은 정신증상을 특징으로 하는 희귀한 신경학적 질환이다.

참고문헌

1. Barata A, Wood WA, Choi SW, Jim HS. Unmet Needs for Psychosocial Care in Hematologic Malignancies and Hematopoietic Cell Transplant. Curr Hematol Malig Rep. 2016;11(4):280-7.
2. El-Jawahri A, Chen YB, Brazauskas R, He N, Lee SJ, Knight JM, et al. Impact of pre-transplant depression on outcomes of allogene-

ic and autologous hematopoietic stem cell transplantation. Cancer. 2017;123(10):1828-38.

3. Hoyo-Becerra C, Schlaak JF, Hermann DM. Insights from interferon-α-related depression for the pathogenesis of depression associated with inflammation. Brain Behav Immun. 2014;42:222-31.
4. Husson O, Huijgens PC, van der Graaf WTA. Psychosocial challenges and health-related quality of life of adolescents and young adults with hematologic malignancies. Blood. 2018;132(4):385-92.
5. Jim HS, Evans B, Jeong JM, Gonzalez BD, Johnston L, Nelson AM, et al. Sleep disruption in hematopoietic cell transplantation recipients: prevalence, severity, and clinical management. Biol Blood Marrow Transplant. 2014;20(10):1465-84.
6. Kim IR, Kim SH, Ok ON, Kim SH, Lee S, Choi E, et al. Sexual problems in male vs. female non-Hodgkin lymphoma survivors: prevalence, correlates, and associations with health-related quality of life. Ann Hematol. 2017;96(5):739-47.
7. Park JE, Kim KI, Yoon SS, Hahm BJ, Lee SM, Yoon JH, et al. Psychological distress as a negative survival factor for patients with hematologic malignancies who underwent allogeneic hematopoietic stem cell transplantation. Pharmacotherapy. 2010;30(12):1239-46.
8. Pawar DS, Molinaro JR, Knight JM, Heinrich TW. Toxicities of CAR T-Cell Therapy and the Role of the Consultation-Liaison Psychiatrist. Psychosomatics. 2019;60(5):519-23.
9. Seo HJ, Baek YG, Cho BS, Kim TS, Um YH, Chae JH. Anxiety and Depression of the Patients with Hematological Malignancies during Hospitalization for Hematopoietic Stem Cell Transplantation. Psychiatry Investig. 2019;16(10):751-8.
10. Warrington TP, Bostwick JM. Psychiatric adverse effects of corticosteroids. Mayo Clin Proc. 2006;81(10):1361-7.

PART 7

신체 증상

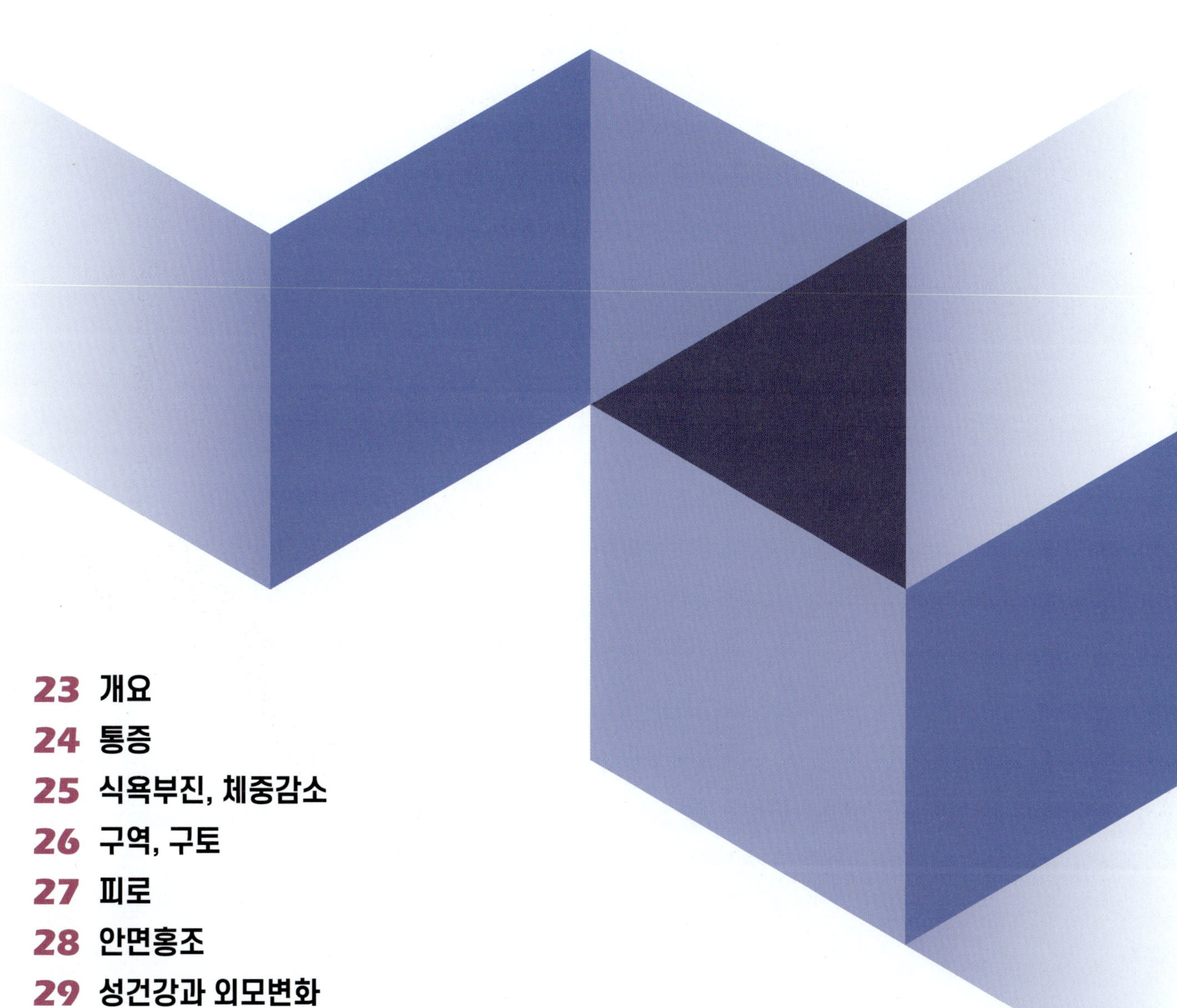

23 개요

김정혜, 손경락

암 환자는 암 진단, 치료 과정, 그리고 치료 종료 이후에도 다양한 신체적, 정신적 문제들을 경험한다. 암 진단 후 진행 정도에 따라 통증, 호흡곤란 등이 나타날 수 있으며, 암 치료 과정 중에는 구역, 구토, 변비, 설사, 탈모, 피로 등의 여러 신체 증상을 겪을 수 있다. 치료 이후에도 말초신경병증, 안면홍조, 심독성, 폐독성 등이 초래될 수 있다. 이러한 증상은 치료 과정 동안 일시적일 수 있으나, 수개월 또는 수년간 지속되어 암 환자의 일상생활과 대인관계에 지장을 초래하고, 삶의 질에 부정적인 영향을 미칠 수 있다.

특히, 조절되지 않는 통증과 같은 신체 증상은 우울, 불면, 자살사고 등 정신적인 문제를 초래하고 악화시킬 수 있다. 따라서 암 환자에게 발생할 수 있는 신체 증상의 원인과 병태 생리를 이해하고, 증상을 평가하여 효과적인 증상 관리를 하는 것은 매우 중요하다.

본 장에서는 암 환자가 흔히 경험할 수 있는 신체 증상인 통증, 식욕부진, 구역, 구토, 피로 뿐만 아니라 안면홍조, 성 건강, 외모 변화 등을 함께 다루고자 한다. 각 증상의 원인과 병태 생리를 이해하고, 증상을 평가하며, 적용할 수 있는 약물 치료와 비약물 치료에 대해 설명하였다.

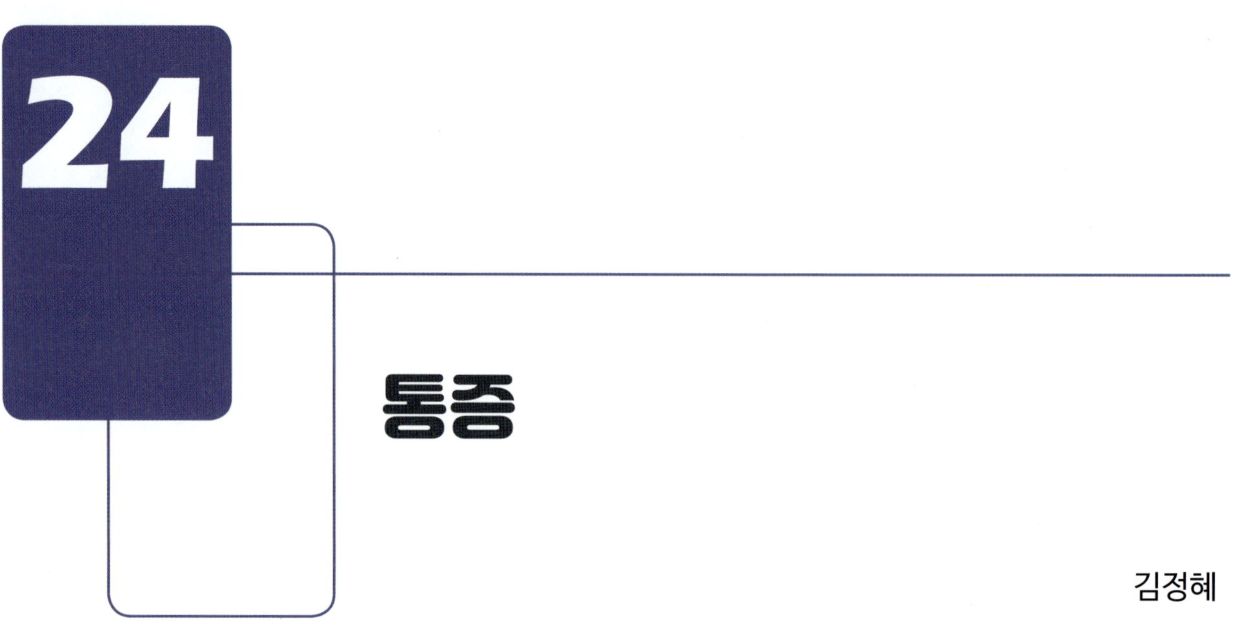

24 통증

김정혜

1. 개요

통증은 암 환자가 보고하는 가장 흔한 증상이며 통증 경험과 불충분한 통증 완화는 암 환자의 삶의 질에 부정적인 영향을 준다. 통증은 국제통증학회International Association for the Study of Pain, IASP에서 '실질적인 또는 잠재적인 조직 손상으로 인하거나 그와 유사한 불쾌한 감각이나 정서적 경험'으로 정의하였다. 2023년 보고된 연구에서 암 환자의 44.5%가 통증을 경험하고 있으며, 중등도-중증의 통증을 경험하는 환자는 30.6%이었고, 완치목적의 치료 이후 35.8%, 항암치료 중 50.3%, 진행성, 전이성 또는 말기 질환에서는 54.6%로 나타났다. 여전히 많은 암 환자들이 통증을 호소하고 고통스러워하고 있지만 통증은 과소평가되고 불충분한 치료가 이루어 있는 실정이다. 통증은 5번째 활력징후로 환자의 통증유무를 사정하고 주기적으로 평가하여 효과적인 통증관리가 이루어질 수 있도록 해야 하며 신체적, 심리적, 영적인 측면을 포함한 개별화된 접근이 필요하다.

2. 암 관련 통증의 원인 및 병태생리

통증은 암 자체, 전이 또는 수술, 항암화학요법, 표적치료와 같은 암 치료의 결과로 인해 발생한다.

통증은 침해수용기nociceptor가 기계적 자극, 열, 화학적 자극을 감지하고 이를 전기화학적 신호로 변환하여 중추신경계에 전달하게 되면서 느끼게 된다. 통증은 변환transduction, 전달transmission, 인지perception, 조절modulation 4단계를 거친다. 첫 번째 변환 단계에서는 일차 구심성 뉴런의 자유신경말단이 유해자극에 반응할 때 시작되며 침해수용기를 활성화시킨다. 유해자극은 침해 말단의 이온 채널을 활성화시키고 손상된 조직에서 serotonin, bradykinin, histamine, prostaglandins, substance P와 같은 신경물질이 방출되어 혈관 확장, 혈관 투과성 증가 및 통증을 유발한다. 두 번째 전달 단계에서는 통증자극이 척수 후각dorsal horn, 척수에서 뇌간, 대뇌와 시상을 거쳐 최종 대뇌에 있는 고위 중추에 도달한다. 세 번째는 인지 단계이며 대뇌피질에서 통증정보를 인지하고 시상에서 변연계로 전달하여 통증에 대한 정서반응이 조절된다. 통증에 대한 인지는 유전학, 성별, 문화적 인식, 기대, 역할 사회화, 신체 및 정신 건강, 과거 통증 경험 및 연령에 의해 영향을 받는다. 마지막 조절 단계에서는 뇌교, 수질, 중뇌에서 신경전달물질을 방출하거나 억제하여 척수와 뇌의 통증자극을 조절한다(그림 24-1).

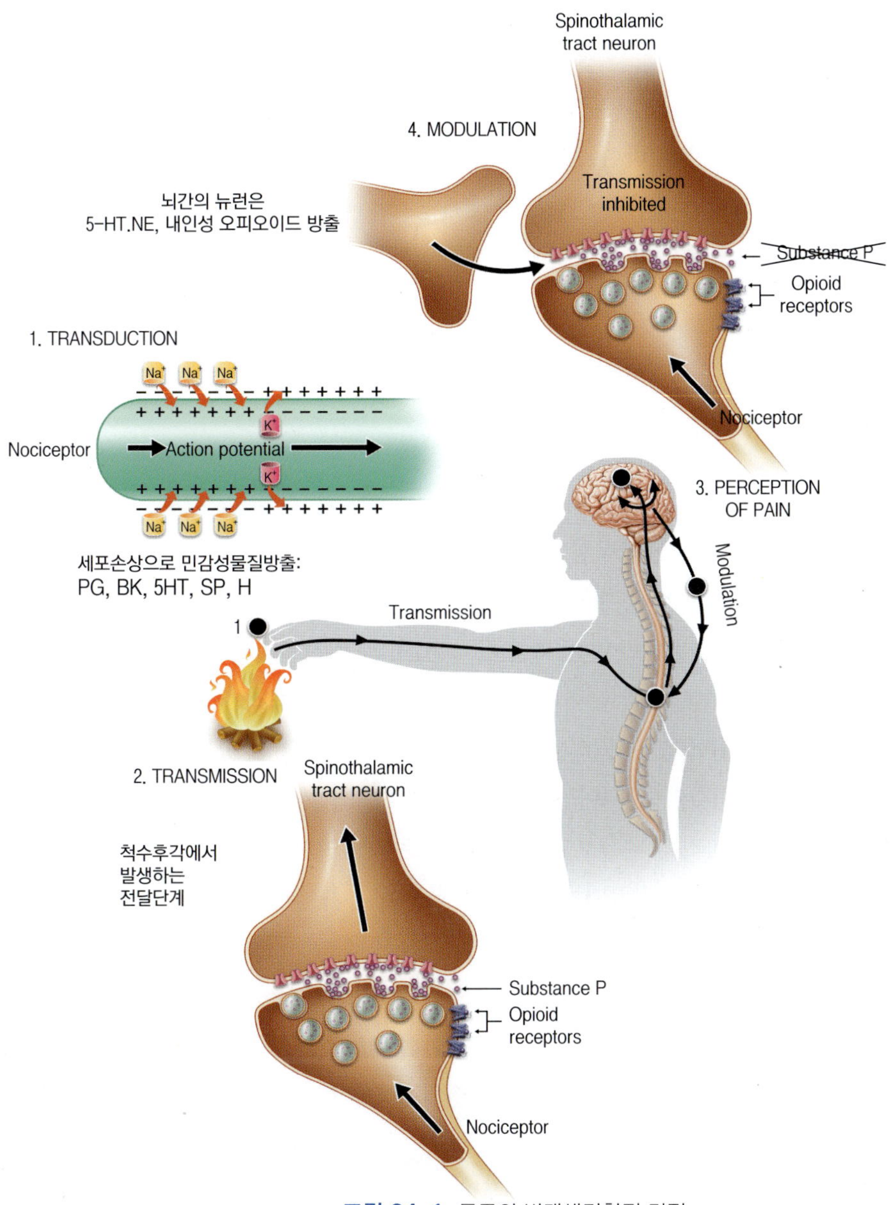

그림 24-1. 통증의 병태생리학적 기전

PG= prostaglandin; BK= bradykining; 5HT=serotonin; SP=substance P; H= histamine; NE= norepinephrine

통증의 종류에 따라 치료방법이 다르기 때문에 환자가 경험하는 통증의 종류를 파악하는 것은 중요하다. 통증은 생리학적 기전에 따라 침해수용성 통증nociceptive pain과 신경병성 통증neuropathic pain으로 분류한다. 침해수용성 통증은 침해수용기의 자극에서 유발되며 체성 통증somatic pain과 내장성 통증visceral pain으로 구분한다. 체성 통증은 국소적이며 날카롭고 쑤시거나 욱신거리는 느낌을 호소하며, 관절염, 뼈나 척추전이, 요통 환자에서 볼 수 있고, 내장성 통증은 발생 부위가 모호하고 쥐어짜는 듯하거나 압박감, 경련이 일어나는 듯한 느낌 등을 호소하며 복부 또는 흉부 수술 후 환자에게 흔히 나타나고, 간 전이나 장 또는 정맥 폐쇄로 인해 이차적으로 발생한다. 신경병성 통증은 말초 또는 중추신경의 손상으로 발생하고, 화끈거리거나 쏘는 듯한 느낌, 저리거나 무감각한 느낌을 호소하며 경추, 상완, 요천골 신경총을 누르는 종양에 의한 신경 침범, 대상포진 후 신경통, 항암화학요법이나 방사선치료 이후 말초신경병증, 환상지통phantom limb pain과 같은 신경장애로 나타날 수 있다. 침해수용성 통증과 신경병성 통증을 구분하는 것은 효과적인 진통제의 선택을 포함한 통증 치료를 결정하는 데 유용하다.

또한, 통증은 시간적 발생 양상에 따라 급성 통증과 만성 통증으로 분류한다. 급성 통증은 진단이나 치료 시에 발생하고 대부분 3개월 이내에 사라지며 빈맥, 발한, 혈압상승과 같은 자율신경계 반응을 동반한다, 만성 통증은 3개월 이상 지속되며 우울을 포함한 심리적인 증상과 일상생활 장애 등이 나타날 수 있다. 돌발통증breakthrough pain은 지속되는 통증이 조절되는 중에 일시적으로 악화되어 발생하는 통증으로 유병률은 59.2%이며, 호스피스 환자에서는 80.5%까지 보고된다.

3. 암 관련 통증의 평가

암성 통증의 효과적인 통증관리를 위해 포괄적인 통증평가가 필수적이다. 포괄적인 통증평가는 통증의 악화/완화요인provocation/palliation, 특성quality, 위치region, 방사통radiation, 강도severity, 시간적 양상timing을 포함한 통증병력에 중점을 두어야 하고 현재 치료에 대한 환자의 반응, 돌발통증 유무, 마약성 진통제의 오용 및 남용의 위험요소, 이전 통증치료 방법, 불안, 통증이 기능이나 일상생활에 미치는 정도를 포함하여 신체적, 심리적, 사회적, 영적 측면을 고려해야 한다. 또한, 철저한 신체검진, 혈액 및 영상검사 검토가 필수적이다. 요통이 있는 암 환자에서 마약성 진통제를 투여할 수 있지만 종양응급상황인 척수압박증후군spinal cord compression과의 감별이 이루어져야 한다.

통증은 주관적이므로 통증에 대한 환자의 자가보고가 평가의 표준gold standard이다. 통증강도를 다양한 방법과 도구를 이용하여 현재 통증, 지난 24시간 동안의 최대, 최소, 평균 통증을 평가한다. 일반적인 사용되는 자가보고 통증강도 평가도구는 숫자통증등급numeric rating scale, NRS, 얼굴통증등급facial pain scale 등을 사용할 수 있다. 숫자통증등급은 0점(통증이 없음)에서 10점(상상할 수 없을 정도로 심한 통증)으로 환자가 느끼는 통증의 정도를 숫자로 표현하도록 하고 통증을 경도(1-3점), 중등도(4-6점), 중증(7-10점)으로 구분한다. 얼굴통증등급은 소아나 의사소통은 가능하지만 숫자통증등급을 이해하지 못하는 경우에 사용할 수 있으며 환자가 느끼는 통증정도를 나타내는 얼굴을 가리키도록 하고 0, 2, 4, 6, 8, 10점으로 평가한다.

통증을 말로 표현할 수 없는 환자의 경우에는 환자의 행동이나 비언어적 단서를 면밀히 관찰하고 환자에게 고개를 끄덕이도록 하거나 눈을 위아래로 움직이거나 손가락으로 통증 유무를 표시하도록 할 수 있다. 치매환자에서는 비언어적인 음성적 불편함vocal complaints: nonverbal, 찡그린 얼굴facial grimaces/winces, 긴장bracing, 안절부절restlessness, 문지르기rubbing, 언어적인 음성적 불편함vocal complaints: verbal 6개의 항목으로 구성된 Checklist of Nonverbal Pain Indicators (CNPI)와 호흡breathing, 부정적인 음성negative vocalization, 얼굴표정facial expression, 신체언어body language, 진정consolability 5개의 항목으로 구성된 Pain Assessment in Advanced Dementia (PAINAD) 등을 적용할 수 있다. 중환자의 통증평가도구에는 얼굴 표정, 신체 움직임, 근육 긴장도(강직성 움직임), 인공호흡기의 순응도(삽관 환자의 경우) 또는 발성(삽관하지 않은 환자의 경우) 4개의 항목으로 구성된 Critical-Care Pain Observation Tool (CPOT)과 얼굴 표정, 상지의 움직임, 인공호흡기와 관련된 지시이행 정도 3개 영역으로 구성된 Behavioral Pain Scale (BPS)이 있다.

소아에서는 얼굴face, 다리legs, 활동activity, 울음cry, 마음의 안정도consolability 5개의 항목으로 구성된 FLACC도구를 적용할 수 있다. 이외에 통증의 강도와 통증이 환자의 삶에 미치는 영향을 함께 조사하는 간이통증조사지brief pain inventory, BPI가 있다.

모든 암 환자는 진료할 때 통증 유무를 평가하고 통증이 있는 경우 포괄적인 통증평가를 하고 통증강도에 따라 비마약성 진통제, 마약성 진통제, 보조진통제를 처방하고 심리사회적 지지와 환자와 가족교육을 시행한다.

4. 통증이 있는 암 환자의 심리적인 문제

심리적인 요인은 암 환자의 통증 경험과 통증 치료에 대한 반응에 영향을 미친다. 환자들은 통증이 질병의 진행이나 재발을 의미한다는 두려움을 느낄 때 통증에 대한 언급을 꺼린다. 약해 보이고 싶지 않거나 치료를 축소하고 싶지 않고, 의료진을 실망시키거나 산만하게 하고 싶지 않으며 약물을 추구하는 것처럼 보이지 않기 위한 경우에도 그러하다. 암 환자의 모든 치료 단계에서 통증관리의 구성 요소로 심리적인 요인을 고려해야 한다. 암성 통증을 악화시킬 수 있는 가장 흔한 요인은 우울, 디스트레스, 불안, 불확실성 또는 질병에 대한 이해 부족, 암 관련 외상후 스트레스장애posttraumatic stress disorder 등이 있다. 암 환자에서 우울은 통증뿐만 아니라 치료 순응도 감소, 입원기간 연장, 자살률 증가, 죽음에 대한 욕구 증가, 삶의 질 저하에도 영향을 미친다. 통증이 있는 암 환자에서 동반된 우울을 효과적으로 관리하는 것은 진통제 치료 및 기타 통증 관련 치료를 최적화 하는 데 중요하다. 따라서, 암 환자의 통증과 우울을 동시에 검사 및 모니터링하면서 치료가 이루어져야 한다. 또한, 암 환자는 일반인에 비해 자살의 위험성이 높고 진단 후 첫 1년 동안이 가장 높은 시기이다. 통증이 있는 암 환자는 우울 및 복합적인 동반질환과 함께 자살의 위험성이 증가될 수 있다. 암 환자의 자살사고는 흔하고 다른 정신질환자보다 높은 편이며, 통제할 수 없는 고통에 대한 두려움을 방어하기 위해 통제감을 유지하는 방법으로 나타날 수 있다. 자살사고의 위험요인으로는 연령, 성별, 질병/치료 관련 특성뿐만 아니라 우울, 불안, 무력감, 디스트레스 등이 있다. 통증과 피로는 다른 신체 증상과 마찬가지로 자살사고와 관련된다. 암 환자의 자살 예방을 위해서는 선별검사와 시기적절한 증상관리 및 맞춤형 심리사회적 개입이 필요하다.

5. 암 관련 통증의 치료

암성 통증의 치료는 적절한 진통제 사용analgesia, 일상 활동 유지activities, 부작용 최소화adverse effects, 부적절한 약물 사용 최소화abrrant drug taking, 통증으로 인한 정신적 영향의 최소화affect를 목표로 한다. 통증의 치료는 환자별로 개별화된 다학제 간 접근이 필요하며, 최적의 관리를 위해 약물치료와 비약물치료를 병행할 수 있다.

1) 약물치료

암성 통증의 약물치료에는 마약성 진통제, 비마약성 진통제(예: acetaminophen, nonsteroidal anti-inflammatory drugs, NSAIDs), 보조진통제(예: 항우울제, 항경련제, 국소제제, corticosteroid) 등이 사용된다. 환자의 통증 강도, 현재 투여 중인 진통제의 종류, 환자상태 등을 고려하여 적합한 진통제를 선택해야 하며, 마약성 진통제의 경우 진통효과는 최대화하고 부작용은 최소화 하기 위해 용량, 빈도, 용량 적정dose titration이 환자별로 개별화되어야 한다.

(1) 마약성 진통제

① 일반적인 원칙

환자마다 개별화된 접근이 필요하며, 가능한 경구투여를 우선으로 하고 환자의 상태에 따라 정맥, 피하, 직장내, 경피, 경점막 등의 투여 경로를 선택할 수 있다. 서방형 진통제를 규칙적으로 투여하고 돌발통증이 발생한 경우 복용할 수 있도록 속효성 진통제를 처방한다. 이전에는 세계보건기구에서 권고한 3단계 진통제 사다리에 근거하여 통증 강도에 따른 진통제를 단계별로 사용하도록 하였으나 현재는 어느 단계에서나 마약성 진통제를 사용할 수 있다. 진통제를 투여한 후 진통효과를 관찰하고 통증조절이 불충분한 경우 용량을 증가시키거나 약제를 변경한다. 환자와 가족에게 통증교육을 시행하고 약물치료이외에 마사지, 이완요법과 같은 비약물치료를 병행할 수 있다.

② 마약성 진통제의 종류

마약성 진통제는 순수 작동제pure agonist, 부분 작동제partial agonist, 혼합 작동-길항제mixed agonist-antagonist로 분류한다. 순수 작동제에는 morphine, oxycodone, hydromorphone, hydrocodone, fentanyl, tapentadol, meperidine (pethidine)이 해당되며, 반감기가 짧은 강한 마약성 진통제로 암성 통증에 일반적으로 사용된다. morphine은 μ (mu) 오피오이드 수용체 작동제와 약한 κ (kappa) 수용체 작동제로 경구, 비경구, 직장 투여경로가 가능하다. fentanyl은 지용성이 높은 μ오피오이드 수용제 작동제이며, 비경구, 척수, 경피transdermamal, 경점막transmucosal, 구강buccal, 비강intranasal 경로로 투여 가능하다. 경피 fentanyl은 통증조절을 위해 빠르게 용량적정이 필요할 때는 적절하지 않으며 다른 종류의 마약성 진통제로 통증이 조절된 이후에 적용하는 것을 권장한다. 또한, 진통효과는 72시간 동안 유지되지만 일부 환자에서는 48시간마다 교체할 수 있으며 발열, 국소적인 열 적용 등은 fentanyl의 흡수를 증가시킬 수 있어 금기사항이다. hydromorphone은 μ오피오이드 수용체 작동제이자 약한 σ (delta) 오피오이드 수용체 작동제이며 경구 정제, 액체, 좌약, 비경구 제제가 있다. oxycodone은 μ, κ, σ 오피오이드 수용체에서 작동제 활동을 한다. tapentadold은 μ오피오이드 수용체와 경합하는 마약성 진통제로 norepinephrine 재흡수를 억제하고 중등도-중증의 통증과 신경병성 통증 치료에 사용한다. meperidine은 반복 투여 시 독성 대사산물인 normeperidine의 축적으로 경련을 포함한 중추 신경계 부작용 및 부정맥 발생 위험으로 만성적인 암성 통증 관리에는 사용을 권장하지 않는다. 중등도 암성 통증에는 약한 마약성 진통제인 codeine, codeine plus acetaminophen, tramadol 등을 사용한다. tramadol은 norepinephrine, serotonin의 재흡수를 억제하는 약한 μ오피오이드 수용체 작동제이다.

부분작동제에는 buprenorphine이 있고, 혼합 작동-길항제에는 pentazocine, butophanol, nalbuphine이 있으며, 투여 시 금단증상이 나타나고 통증을 악화시킬 수 있어 암성 통증에는 권장하지 않는다.

③ 마약성 진통제의 용량 적정Opioid dose titration

NRS 4점 이상의 중등도 통증이 있는 암 환자에서는 통증조절을 신속히 해서 환자에게 적절한 진통제 용량을 결정하는 것이 중요하다. 마약성 진통제 투여력이 없는 경우에는 속효성 경구 morphine 5-15 mg 또는 동등 진통 용량의 속효성 경구/주사 마약성 진통제를 투여하고, 마약성 진통제를 투여 중인 경우에는 이전 24시간 투여된 마약성 진통제의 총 투여량의 10-20%를 속효성 제제로 투여한다. 이후 경구 속효성 제제는 60분 후, 피하 주사는 30분 후, 정맥주사는 15분 후에 진통효과와 부작용을 평가한다. 통증이 감소된 경우에는 동일 용량을 반복 투여하고 24시간 투여량을 계산하여 서방형 진통제와 속효성 제제로 처방한다. 통증이 지속되거나 악화된 경우에는 50-100%로 용량을 증량하여 투여하고 통증이 감소될 때까지 2-3회 반복 투여하고 이후에도 통증이 지속되는 경우 통증을 재평가한다.

④ 마약성 진통제 전환Opioid rotation

투여 중인 마약성 진통제로 통증이 조절되지 않거나 부작용이 지속될 때 다른 종류의 마약성 진통제로 변경할 수 있다(표 24-1). 이전 24시간 동안 투여된 마약성 진통제의 총 용량을 계산한 후 마약성 진통제 동등진통 용량에 따라 통증조절이 충분한 경우에는 계산한 용량의 25-50%를 감량하여 투여하고 통증조절이 불충분한 경우에는 계산한 용량의 100%를 투여한다.

표 24-1. 마약성 진통제

약명	제형	동등 진통 비율		비고
		정맥(mg)	경구(mg)	
morphine	주사, 경구(서방형, 속효성)	10	30	
hydromorphone	주사, 경구(서방형, 속효성)	1.5	7.5	
fentanyl	주사, 경피패취, 경점막(속효성)	0.1	-	경피 패취는 72시간마다 교환 (필요시 48시간에 가능)
oxycodone	주사, 경구(서방형, 속효성)	10	15-20	
hydrocodone	경구	-	30-45	
codeine	경구	-	200	
tramadol	주사, 경구	100	300	
tapentadol	경구(서방형, 속효성)	-	75-100	

⑤ 마약성 진통제의 중독, 내성 및 신체적 의존

마약성 진통제 투여로 인한 중독addiction은 매우 드물지만 장기간 사용하는 경우 내성tolerance이나 신체적 의존physical dependency이 나타날 수 있다. 내성은 시간이 경과함에 따라 진통효과가 감소하여 마약성 진통제의 요구량이 증가하는 것인데, 실제로 내성보다는 암의 진행을 의심해볼 수 있다. 신체적 의존은 투여 중인 마약성 진통제를 중단하거나 감량할 때 발한, 빈맥, 복통, 구역, 구토, 설사와 같은 금단 증상이 발생하는 것이다. 만성 비암성 통증 환자와 암 환자의 마약성 진통제 남용abuse 및 오용misuse의 위험은 동일하다. 만성적인 마약성 진통제 사용은 교감신경 자극, 시상하부-뇌하수체-부신 조절장애와 전염증성 면역 활성화를 통해 통증 자극과정에 영향을 줄 수 있다. 중독 질환이 있는 환자는 통증에 대한 민감성이 증가하거나 통증에 대한 내성이 감소될 수 있다. 따라서, 마약성 진통제 치료를 시작하기 전에 이상 행동aberrant behavior을 예방하기 위해 비정상적인 마약성 진통제 사용에 대한 선별검사와 정기적인 모니터링이 필요하다. 남성, 불안이 있거나 재정적 어려움, 이전에 알코올 중독/불법 약물 사용 경험이 있는 환자에서 마약성 진통제 관련 이상 행동opioid-related aberrant behaviors의 위험성이 높다. 마약성 진통제 관련 이상 행동의 고위험군 선별을 위한 도구는 Opioid Risk Tool (ORT), Current Opioid Misuse Measure (COMM), Patient Medication Questionnaire (PMQ)가 있다.

⑥ 마약성 진통제의 부작용

마약성 진통제 투여로 인한 부작용은 변비, 구역, 구토, 진정, 소양증, 섬망, 호흡 억제, 인지기능 저하, 진정 등이 있다. 마약성 진통제 투여로 인해 연동운동이 저하되고 항문괄약근의 긴장을 초래하여 변비가 발생한다. 변비는 내성이 생기지 않아 마약성 진통제를 투여하는 환자에서는 예방적으로 변비약을 투여해야 하며 자극성 하제나 삼투제 하제가 유용하다. 그러나, 변비가 지속되는 경우 변비의 원인을 사정하고 장폐색이나 고칼슘혈증과의 감별이 필요하다. 마약성 진통제 투여로 인한 구역 경험을 평가하고, 예방적으로 항구토제를 투여할 수 있으며 phenothiazines이나 도파민 수용체 길항제를 사용한다. 구역이 1주일 이상 지속되는 경우 구역의 원인을 재평가하고 마약성 진통제 변경을 고려할 수 있다. 섬망이 발생한 경우 비약물요법을 적용하거나 심한 경우 haloperidol, olanzapine, risperidone과 같은 약제를 투여하거나 진통제 종류의 변경을 고려할 수 있다. 진정 증상은 마약성 진통제를 처음 투여하거나 용량을 증가시킬 때 발생할 수 있다. 마약성 진통제 투여로 인해 드물지만 호흡억제가 나타날 수 있으며 발생한 경우 투여중인 약제를 중단하고 기도를 확보하고 산소를 투여한 후 naloxone 0.4 mg을 생리 식염수 10 mL에 희석하여 1-2 mL (0.04-0.08 mg)씩 증상이 호전될 때까지 반복 투여한다. 이 때에 금단증상이 나타나면서 환자가 통증을 호소할 수 있어 주의 깊은 관찰이 필요하다.

(2) 비마약성 진통제

비마약성 진통제는 부작용이 적은 약제를 선택하고 가능한 경우 경구 투여를 원칙으로 한다. 비마약성 진통제에는 NSAIDs와 acetaminophen이 있다. NSAIDs의 만성적인 사용은 암 환자에서 신장, 위장, 심장 독성의 위험, 혈소판감소증 또는 출혈 장애의 위험성이 있어 신중히 사용해야 한다. 또한, NSAIDs는 진통효과를 위해 최대 투여량 이상 증량을 해도 천장효과ceiling effect 때문에 진통효과는 더이상 나타나지 않고 부작용만 증가하게 되어 최대 투여량 이상 투여하게 되는 경우 약제를 변경해야 한다. acetaminophen은 간기능이 정상인 성인 환자의 경우 4시간 650 mg

을 4시간마다 또는 1 g을 6시간마다(최대 4 g/일) 복용할 수 있으며 간에서 대사가 이루어져 장기간 사용 시 간기능 장애를 유발할 수 있다. 관절통이나 뼈 전이 통증, 염증을 동반한 통증에는 소염작용이 없는 acetaminophen보다는 NSAIDs를 고려하고, 신장장애가 있는 경우 acetaminophen의 사용을 고려할 수 있다.

(3) 보조진통제

보조진통제는 신경병성 통증이나 뼈 전이 통증 등을 조절하기 위해 사용하며, 항우울제, 항경련제, bisphosphonate, corticosteroid, 국소제제 등이 있다.

항우울제는 암성 신경병성 통증에 효과적이며, 마약성 진통제의 효과를 상승시킬 수 있다. 효과적인 항우울제의 용량은 우울증을 치료하는 데 필요한 용량보다 적을 수 있고 진통효과의 발현시간은 항우울제 작용보다 빠르게 나타날 수 있으며 마약성 진통제와 병용하여 사용한다. 삼환계 항우울제tricyclic antidepressants, TCA에는 amitriptyline, imipramine, nortriptyline, desipramine이 있다. 삼환계 항우울제는 QTc지연을 포함한 전도장애 또는 허혈성 심질환에서는 주의해서 사용해야 한다. 세로토닌-노르에피네프린 재흡수 억제제serotonin-norepinephrine reuptake inhibitors, SNRI에는 duloxetine, venlafaxine이 있으며 신장, 간기능 저하 시에는 용량 조정이 필요하다.

항경련제는 신경병성 통증의 치료에 마약성 진통제와 병용하여 사용되며 gabapentin, pregabalin이 있다. 진정, 어지러움, 집중력 저하 등의 부작용이 있다. gabapentin은 100-300 mg에서 시작하여 매 3일마다 3회로 나누어 3,600 mg까지 증량한다.

bisphosphonate계 약물은 뼈전이에 의한 통증을 조절하며, 골절을 예방하고, 뼈전이로 인한 고칼슘혈증을 조절하는 데 사용된다. pamidronate는 권태감, 저마그네슘혈증, 구역, 설사 등의 부작용을 유발할 수 있으며 신기능 이상이 있는 환자에서 주의가 필요하다.

benzodiazepines계열 약제와 항히스타민제인 hydroxyzine은 암성 통증과 관련 불안 치료에 사용할 수 있다. benzodiazepines계열 약제는 직접적인 진통효과가 있지는 않지만 불안 감소를 통해 전반적인 통증 경험에 도움이 될 수 있으며 약제는 lorazepam, diazepam, alprazolam, clonazepam 등이 있다.

이외에도 국소제제는 국소적으로 작용하며 마약성 진통제, 항우울제, 항경련제와 함께 보조적으로 사용된다. 5% lidocaine patch를 통증이 있는 부위에 매일 사용할 수 있고, 지속적인 적용은 피부 손상을 초래할 수 있어 주의가 필요하다. corticosteroid는 반감기가 긴 약제로 1일 1회 투여 가능하고 불면증 예방을 위해 아침에 투여하는 것을 권장한다. 신경 압박이나 뼈전이로 인한 통증에 효과적이며 dexamethasone을 사용할 수 있다.

표 24-2. 보조진통제의 종류

분류	약명	용량	주의사항
항우울제	amitriptyline	10-25 mg/일	취침 전 복용
	nortriptyline	10-25 mg/일	
	duloxetine	30 mg/일	
	venlafaxine	37.5 mg/일	
항경련제	gabapentin	1일 300 mg qd 또는 100 mg tid → 2일째 300 mg bid 또는 200 mg tid → 3일째 300 mg tid	최대용량 3,600 mg
	pregabalin	75 mg bid, 3-7일 동안 150 mg bid	
	carbamazepine	200-400 mg/일	
Bisphosphonate	pamidronate	30-90 mg	
	zoledronate	4 mg	

2) 비약물치료

통증은 신체적, 심리사회적, 영적인 영역을 포괄하므로 통증치료에는 약물치료뿐만 아니라 비약물치료를 함께 적용할 수 있다. 비약물치료는 신체적, 인지적, 행동적 및 기타 보완요법으로 분류하고 냉요법, 온요법, 마사지, 경피 전기 신경자극transcutaneous electrical nerve stimulation, TENS, 지압, 요가, 아로마테라피, 명상, 점진적 이완요법progressive relaxation, 음악요법, 최면, 심리적 지지와 환자와 가족에게 교육을 제공하는 심리사회적 중재 및 영적 중재 등이 있다.

냉·온요법, 운동, 움직임 제한, 침술, 마사지 등은 급성 통증과 관련된 염증, 부종, 조직손상, 근육경련 등에 효과가 있다. 마사지는 스트레스와 불안 감소를 통해 웰빙을 증가시키고 통증 감소를 보고하여 암 환자의 다양한 증상 완화에 유용하지만 무작위 대조시험 결과는 부족한 상황이다. 요가는 근육 자극, 혈류 증가, 림프 흐름을 향상시켜 신체의 내부 정화 과정을 향상시키며, 통증 개선연구는 부족하지만 암 환자와 생존자들에게 힘, 희망, 활력, 행복감에 도움을 주는 것으로 나타났다. 아로마테라피는 아로마오일을 흡입, 마사지 등의 방법을 통해 적용하며, 통증, 우울을 감소시키고 수면과 웰빙을 증가시키는 단기적으로 유익한 영향을 미치는 것으로 알려져 있다. 점진적인 근육 이완progressive muscle relaxation은 기분 개선과 신체적 웰빙을 위한 정신적 시각화를 통해 신체 감각에 주의를 기울이는 동시에 근육의 이완과 수축을 촉진한다. 음악요법은 스트레스 호르몬 수준에 영향을 미치고 뇌파와 뇌순환을 개선하여 암 환자의 통증, 불안, 기분장애 및 삶의 질에 긍정적인 영향을 미치는 것으로 보고되었지만 추가적인 연구가 필요하다.

인지행동치료는 암 생존자의 우울, 불안, 삶의 질에 단기간 효과가 있는 것으로 나타났다. 지속되는 통증이 있는 환자에서 널리 적용되는 심리치료법으로 먼저 통증교육을 통해 통증에 대한 자신의 반응이 어떻게 영향을 미치는지 이해하고 자신의 대처 노력이 통증 조절에 중요한 역할을 할 수 있다고 인식하도록 한다. 이후 통증관리를 위해 1개 이상의 대처기술을 훈련하도록 하고 배운 기술을 가정에서 연습하고 여러 상황에서 적용해보도록 한다. 마지막으로 환자가 훈련이 완료된 후 기술을 유지하고 좌절하지 않도록 돕는 것이다. 포괄적인 인지행동치료는 이완요법, 심상요법, 문제 해결과 같은 다양한 대처기술을 배우고 환자로 하여금 어려움을 해결하기 위해 여러 대처기술을 사용도록 한다. 여러 메타분석연구와 무작위 대조군 시험에서 대처기술훈련을 포함한 교육, 최면, 인지행동요법, 이완요법이 통증의 심각도와 기능 방해를 줄일 수 있다고 보고하였다. 치료 후 암 생존자에서는 요가, 최면, 운동이 통증 조절에 도움을 주는 것으로 나타났다.

일부 환자에서는 약물치료에도 통증 조절이 되지 않거나 마약성 진통제 투여로 인한 부작용으로 용량 증량을 할 수 없는 경우 등에서 중재적 치료를 적용할 수 있으며 신경차단술nerve block, 경막외강epidural 또는 척수강 내intrathecal 약물 주입술, 척수 자극술spinal cord stimulation, 경피적 척추체 강화술percutaneous vetebral augmentation 등이 있다. 이외에 뼈전이나 척수신경압박 등으로 인한 통증에는 방사선치료를 적용할 수 있다.

6. 요약 및 제언

통증은 암 환자가 경험하는 가장 흔하고 괴롭고 두려운 증상 중의 하나이다. 암 진단, 치료과정 동안, 치료 후 생존기간에 걸쳐 완화되지 않는 통증은 암 환자의 자살사고 욕구를 증가시킬 수 있으며 통증은 환자의 정서적 고통, 우울, 불안, 불확실성, 무력감과 상호작용 할 수 있고 삶의 질에 부정적인 영향을 미친다. 효과적인 통증관리를 위해서는 포괄적인 통증평가, 약물치료, 심리 및 행동 중재를 포함한 다학제 간 팀 접근이 필수적이다.

참고문헌

1. 국립암센터. 암성통증관리지침 7판. 2023.
2. 김연희 외. 암환자 증상관리. 4판. 포널스; 2019.
3. 한국기초간호학회. 전문가를 위한 임상약리학의 이해_심화. 수문사; 2021.
4. Deandrea S, Corli O, Consonni D, Villani W, Greco MT, Apolone G. Prevalence of breakthrough cancer pain: a systematic review and a pooled analysis of published literature. J Pain Symptom Manage. 2014;47(1):57-76.
5. Fink RM, Gallagher E. Cancer Pain Assessment and Measurement. Semin Oncol Nurs. 2019;35(3):229-34.
6. Hu X, Ma J, Jemal A, et al. Suicide Risk Among Individuals Diagnosed With Cancer in the US, 2000-2016. JAMA Netw Open. 2023;6(1):e2251863.
7. Jang JS. Practical Management of Cancer Pain. Journal of Digestive Cancer Reports. 2014;2(2):56-63.
8. Kim HS, Yu SJ. Pain assessment in nonverbal older adults with dementia. J Hosp Palliat Care. 2013;16(3):145-54.
9. Kolva E, Hoffecker L, Cox-Martin E. Suicidal ideation in patients with cancer: A systematic review of prevalence, risk factors, intervention and assessment. Palliat Support Care. 2020;18(2):206-19.
10. NCCN [Internet]. Adult cancer pain. Available from: https://www.nccn.org/guidelines/guidelines-detail?category=3&id=1413.
11. Oh SY, Park K, Koh SJ, Kang JH, Chang MH, Lee KH. Survey of Opioid Risk Tool Among Cancer Patients Receiving Opioid Analgesics. J Korean Med Sci. 2022;37(23):e185.
12. Raja SN, Carr DB, Cohen M, et al. The revised International Association for the Study of Pain definition of pain: concepts, challenges, and compromises. Pain. 2020;161(9):1976-82.
13. Russo MM, Sundaramurthi T. An Overview of Cancer Pain: Epidemiology and Pathophysiology. Semin Oncol Nurs. 2019;35(3):223-8.

14. Singh P, Chaturvedi A. Complementary and alternative medicine in cancer pain management: a systematic review. Indian J Palliat Care. 2015;21(1):105-15.
15. Snijders RAH, Brom L, Theunissen M, van den Beuken-van Everdingen MHJ. Update on Prevalence of Pain in Patients with Cancer 2022: A Systematic Literature Review and Meta-Analysis. Cancers (Basel). 2023;15(3):591.
16. Sohn KS, Kim JH. Recent trends in pharmacologic treatment of cancer pain. J Korean Med Assoc. 2012;55(7): 666-75.
17. Syrjala KL, Jensen MP, Mendoza ME, Yi JC, Fisher HM, Keefe FJ. Psychological and behavioral approaches to cancer pain management. J Clin Oncol. 2014;32(16):1703-11.
18. Yennurajalingam S, Edwards T, Arthur JA, Lu Z, Najera J, Nguyen K, et al. Predicting the risk for aberrant opioid use behavior in patients receiving outpatient supportive care consultation at a comprehensive cancer center. Cancer. 2018;124(19):3942-9.

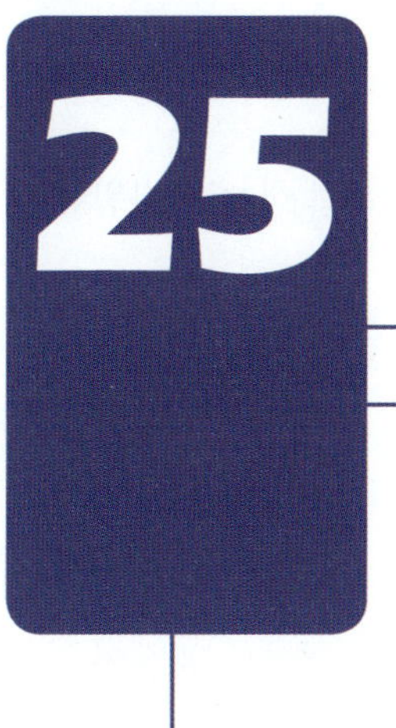

25 식욕부진과 체중감소

김희진

1. 개요

암 환자들은 암의 진행 경과에 따라 악액질cachexia이 나타나면서, 연하 곤란, 오심, 구토, 입맛의 변화, 조기 포만감, 종양으로 인한 장폐쇄, 우울증, 탈수, 통증 등의 요인 때문에 식욕부진과 체중감소를 경험하게 된다.

악액질은 칼로리를 보충해도 근육, 지방 조직에서 비가역적인 체질량의 소실이 일어나는 전신 영양 실조 및 대사 불균형 상태를 뜻한다. 암과 같은 소모성 말기 질환에서 흔히 나타나며, 다양한 예후 척도에 포함된다. 암성 악액질의 경우 항암화학요법이나 방사선치료의 부작용이나, 수술로 인한 영양섭취 제한 등이 동반되는 특성이 있다. 암성 악액질의 대표적인 증상은 메스꺼움, 피로감, 식욕부진, 지방과 근육 조직의 감소, 위 마비, 포만감 증가, 미각 변화이며, 이러한 증상으로 인해 암 환자와 보호자는 심한 심리사회적 고통을 겪게 된다.

이러한 암성 식욕부진 및 악액질 증후군cancer anorexia-cachexia syndrome, CACS은 여러 일상 기능과 삶의 질에 부정적인 영향을 미치며 의료 서비스 이용을 증가시킨다. 체중 감소는 항암치료에 대한 반응과 내약성, 그리고 전반적인 예후에 또다시 영향을 미치게 된다. 치료를 위해서는 이러한 암 환자의 식욕부진 및 체중 감소가 CACS의 복잡한 대사 증후군에 의한 증상인지, 암에서 동반될 수 있는 여러 다른 잠재적 가역적 이유들에 의한 것인지를 구분하는 것이 임상적으로 유용하다. 현재까지 알려진 최선의 치료는 약물치료와 비약물치료를 병행하는 다학제적 치료이다.

이 장에서는 CACS의 병태생리와 심리사회적 증상, 암 환자의 CACS 평가 및 관리에 대해 살펴보고 향후 연구에 대한 제언으로 마무리하고자 한다.

2. 암 관련 식욕부진과 체중감소의 원인 및 병태생리

1) 정의

CACS는 제지방량 감소, 지방 조직 감소, 신진대사 변화, 염증 증가 및 삶의 질 저하를 특징으로 하는 광범위한 다발성 장기 증후군으로 정의된다.

2) 유병률

CACS는 대부분의 암, 특히 위암, 췌장암, 폐암의 진행성 단계뿐 아니라 초기 단계에서도 나타난다. CACS는 암 환자의 약 50%에서, 진행성 암 환자의 80%에서 발생한다. 특히 생애 마지막 2주 동안 CACS는 환자의 90%에 가까운 환자에게 영향을 미친다. 악액질로 인한 사망률은 약 20-30%로 추정된다.

3) 원인

CACS에서 나타나는 비가역적 영양실조와 대사불균형은 체중 조절의 항상성을 유지하려는 정상적인 기전을 파괴하는 종양이나 면역계에 의한 직접반응으로 여겨지고 있다. 그렇기 때문에 암성 악액질이 시작된 경우 식이의 경구 투여나 비경구 영양섭취에도 불구하고 식욕부진과 체중감소가 개선되지 않고, 항암화학요법이나 방사선치료의 부작용과도 무관하여 이들 치료를 중단한다고 해서 정상 식욕으로 돌아가지는 않는다.

그 외 암에서 동반될 수 있는 연하 곤란, 오심, 구토, 입맛의 변화, 조기 포만감, 종양으로 인한 장폐쇄, 우울증, 탈수, 통증 등도 식욕부진, 체중감소에 영향을 미칠 수 있다.

4) 병태생리

암에 대한 면역 반응으로 림프구, 수지상세포, 대식세포 및 기타 백혈구들이 종양 미세 환경tumormicroenvironment으로 유입되고 이러한 면역 세포들은 호염증성proinflammatory 사이토카인을 분비하면서 만성 염증 상태chronic inflammatory state, CIS가 형성된다. 이러한 CIS는 CACS의 발생 및 중증도와 밀접한 관련이 있다.

사이토카인은 면역 체계나 종양 자체에서 분비되는 호르몬 유사 단백질이다. 암 환자에서는 인터루킨 1interleukin 1, IL-1, 인터루킨 6interleukin 6, IL-6, 종양괴사인자-αtumor necrosis factor-α, TNF-α, 인터페론-γinterferon γ, IFN-γ와 같은 사이토카인이 증가하는데, 이들은 중추와 말초에서 식이 조절에 관여하는 신호전달체계에 영향을 미친다. IL-1은 시상하부와 뇌간의 중추들에 작용해 식욕을 감소시키는 역할을 한다. IL-1은 세로토닌을 활성화시킴으로써 pro-opiomelanocortin (POMC) 활성을 증가시키고, 신경펩타이드 Yneuropeptide Y, NPY의 분비를 억제한다. NPY는 식욕 촉진, 부교감신경 항진, 휴식기 열량 소모량 감소와 관련이 있는 반면, POMC는 식욕 억제, 교감신경 자극, resting energy expenditure (REE) 증가와 관련이 있다. IL-6는 지방 세포의 작용을 방해하고 JAK/STAT3 경로를 통해 근육 소모를 일으켜 체중

감소를 초래한다. 면역체계의 과잉보상overcompensation 기전에 의해 종양만 파괴하는 것이 아니라 자신의 중요한 조직까지 파괴해버리는 것이다. TNF-α 역시 식욕 부진과 관련이 있다. 이러한 사이토카인들은 시상하부에서 NPY의 작용을 길항하여 식욕부진을 유발할 뿐 아니라, 강력한 식욕부진 유발인자인 corticotropin releasing factor (CRF)의 방출을 유도하고, 음식섭취 조절에 관여하는 ventral medial neuron (VMN)의 G-protein α subunit 변화를 조절한다.

사이토카인뿐 아니라 테스토스테론testosterone, 인슐린 유사 성장 인자insulin-like growth factor, 미오스타틴myostatin과 같은 호르몬매개물질도 (1) 세포 내 산화 스트레스로 인한 이화 작용과 단백질 분해, (2) 시상하부에서 식욕 자극 신경 신호에 반응에 대한 저항성, (3) 전체 열량 소모량total energy expenditure, TEE 및 휴식기 열량 소모resting energy expenditure, REE 증가의 기전으로 CACS의 발생에 관여한다. REE는 TEE의 70%를 차지하며 암의 종류에 따라 REE가 다르게 나타나는데, 폐암이나 췌장암이 경우 일반적으로 REE가 증가한다. 암이 어떤 기전으로 REE에 변화를 주는지 아직 명확하게 규명되지는 않았으나, 최근 연구에 의하면 열발생thermogenesis과 열량 소모에 관여하는 물질인 uncoupling protein (UCP)이 주된 역할을 한다고 한다. 사이토카인이나 일부 종양 자체에서 분비되는 인자들이 갈색 지방 조직, 근육에서 UCP 생성을 증가시킨다.

한편 진행성 암에서는 종종 신경내분비계, 자율신경계 이상이 동반된다. 시상하부-뇌하수체 축hypothalamus-pituitary-adrenal axis, HPA axis이 활성화되면서 스트레스 반응이 일어나고, 코티솔 수치가 증가하면서 일주기리듬이 상실된다. 아편유사제를 복용하는 환자에서는 성선기능저하증도 나타날 수 있다. 또한, 만성 염증 상태에 의한 교감신경계 항진은 심박수 증가와 열량 소모 증가로 이어질 수 있다. 이러한 자율신경계의 변화는 종양의 성장과 CACS에도 영향을 미친다.

그 외에도 소화기암의 경우 종양이 적절한 위 배출 능력에 직접적으로 영향을 미칠 수 있다. 그리고 항암화학요법은 염증뿐 아니라 위장 장애를 유발할 수 있다. 젖산, 트립토판과 같은 종양 유래 인자들tumor derived factors의 과잉 생산은 식욕 저하, 포만감 증가, 열량 소모 증가 등을 일으킨다.

앞서 언급한 면역계, 신경내분비계 및 종양미세환경의 이러한 모든 병태생리학적 변화는 단백질 분해, 지방 손실, 식욕부진을 초래한다. 표 25-1은 CACS에서 나타나는 주요 양상을 요약한 것이다.

표 25-1. 암성 식욕부진-악액질 증후군CACS

식욕부진
↓ 음식 섭취량 감소
↓ 장 운동성 감소
미각 및 후각의 변화
악액질
↓ 근육 합성
↑ 근육 단백질 분해
↑ 지방 분해
↑ 인슐린 저항성
↑ 산화 스트레스
↑ 에너지 대사

5) 정신사회적 증상

암성 악액질의 특징은 비자발적 체중 감소이다. 이와 더불어 모든 악액질 환자에서는 아니지만, 일부는 식욕부진, 피로, 기능 감소, 조기 포만감, 음식 혐오 등을 경험하게 되고, 외모 변화, 체력 감소, 식습관 변화(양, 종류, 패턴)로 이어진다. 외모, 체력의 변화는 사회적 낙인, 부정적 신체상 인식, 무력감, 통제력 상실, 독립성 상실, 버림받는 것에 대한 두려움, 임박한 죽음에 대한 생각, 그리고 이로 인한 우울, 불안 등의 감정을 유발하며, 이로 인해 디스트레스의 악순환이 일어날 수 있다. 또한 이러한 증상들은 환자의 가족에게도 영향을 미친다. 함께 요리하고 식사하던 생활에서 함께 끼니를 거르게 되는 등 일상의 변화가 생기고 이에 따른 공허감, 상실감을 겪게 되며, 환자에게 억지로 먹으라고 강요하는 등 가족 간 갈등이 생기기도 한다. 암성 악액질에 대한 가족 경험을 조사한 연구들에 따르면, 일상 생활의 방해, 상실감의 연속, 가족 내 역할 변화, 상호작용 감소 등이 일관적으로 보고되고 있다. 또, 환자가 외모변화, 식욕 및 에너지 상실에 대해 걱정하고 가족들 또한 이러한 점에 주목하고 해결하려고 노력하지만, 환자는 대개 그들의 제안을 기꺼이 받아들이지 못하는 경우가 많다. 결국 가족들은 거절감을 느끼고 환자는 가족들의 노력을 알아주지 못한다고 느끼며 모두 죄책감을 느끼게 된다. 가족들이 느끼는 죄책감은 부분적으로는 불확실한 정보에 근거한 행동 때문인데, 즉 "과연 내가 옳은 일을 하고 있는가?" 자문하게 되는 것이다. 특히 악액질이 진행되는 것 그 자체가 임박한 죽음을 예고하기 때문에 "이제까지 우리가 충분히 열심히 했나?"라는 생각에 노력이 배가될 수 있다. 임상의는 항암화학요법과 같이 자신이 가장 잘 아는 치료법을 중심으로 개입하기 때문에 이러한 악순환을 더욱 악화시킬 수 있다. 일부 임상의는 종양 반응에서 벗어난 영역에 대해서는 잘 알지 못하기 때문에 환자와 보호자에게 유용한 전략에 대해 조언하지 못할 수도 있다. 즉, 의사소통의 부재, 고통의 심화, 식욕부진과 악액질의 진행 등 악순환이 계속된다. 우울, 불안에 압도되면 음식을 먹거나 운동할 동기를 부여받을 수 없다. 생리적 변화 또한 심리사회적 고통을 심화시킨다.

3. 암 관련 식욕부진과 체중감소의 평가

암 환자의 CACS 진단에 대한 공식적인 합의는 없지만, 영양 실조에 대한 사전 검사와 평가는 고위험 환자를 식별하기 위한 효과적인 첫 단계이다. 기존에는 체질량 지수body mass index, BMI를 기준으로 CACS를 진단했으나, BMI는 암성 악액질에 대한 최선의 지표가 아니다. BMI는 충분하더라도 제지방량이 부족한 근감소증sarcopenia이 나타날 수 있다. 모든 악액질 환자는 근감소증이 있지만 근감소증이 있다고 악액질인 것은 아니다. 노화, 내분비계 이상, 인슐린 저항성, 영양 결핍은 근감소증을 유발할 수 있다. 또한 안드로겐 차단 요법, sorafenib, bevacizumab과 같은 특정 유형의 암 치료도 근감소증을 유발할 수 있다. 모든 악액질 환자가 근감소증을 앓고 있다는 점을 고려할 때, CACS를 판단할 때 체중 감소뿐만 아니라 제지방량 감소도 고려해야 한다.

2011년에 암성 악액질을 전악액질precachexia, 악액질cachexia, 불응성 악액질refractory cachexia의 세 가지 범주로 분류하는 국제적 합의가 발표되었다. 전악액질에서는 식욕부진, 내당능장애impaired glucose tolerance와 같은 초기 임상 및 대사징후가 비자발적 체중감소(5% 미만)보다 선행해서 나타날 수 있다. 악액질은 지난 6개월 간 안정적인 체중이 5% 이상 감소했거나, 체질량지수가 20 kg/m^2 미만이고 지속적인 체중 감소가 2% 이상인 경우, 또는 근감소증이 있으면서 지속적인 체중 감소가 2% 이상인 경우, 하지만 난치성 단계에 진입하지는 않은 경우를 말한다. 난치성 악액질은 상당히 진행되거나 급속 진행성 암으로 인해 항암치료에 반응하지 않아 비가역적인 이화상태를 일컫는다. 중증도는 체중 감소, 주로 제지방량 감소의 심각도에 따라 결정된다.

암 관련 식욕부진의 평가에 사용할 수 있는 임상 척도는 Functional Assessment of Anorexia/Cachexia Therapy의 anorexia/cachexia subscale (FAACT-ACS), Visual Analog Scale (VAS), Edmonton Symptoms Assessment Scale (ESAS)의 식욕부진 항목anorexia component, European Organization for Research and Treatment of Cancer Quality of Life Questionnaire (EORTC QLQ C-30)의 식욕부진 증상 척도anorexia symptom scale 등이 있다.

4. 암 관련 식욕부진과 체중감소의 치료

일단 CACS로 확인되면, 치료 계획은 에너지 섭취를 최적화하고 체중과 제지방량을 유지하는 데 초점을 맞춰야 한다. CACS의 치료를 위해서는 일차성 악액질primary cachexia과 이차성 악액질secondary cachexia을 구분해야 한다. 일차성 악액질은 CACS의 복잡한 대사 증후군을 말하며, 이차성 악액질은 일차성 악액질 환자들에서 식욕과 체중 조절을

표 25-2. 암 환자의 식욕 및 체중 감소의 잠재적 가역적 원인과 치료 방법

원인	치료 방법
심리적 요인	
불안	항불안제, 항우울제, 상담
우울증	항우울제, 상담
심리사회적 고통	상담 또는 사회사업 의뢰
섬망과 같은 신경 인지 장애	원인에 따른 치료
식이 관련 요인	
식욕 감퇴 미각 또는 후각 장애	영양사에게 의뢰
구강 요인	
틀니, 구강 염증 아구창 구강 건조증 삼키기 어려움	치과 상담 항진균제 구강 보습제 약물 투여 경로 변경 아구창 제거 언어/연하 치료 의뢰 소화기내과 의뢰(예: 식도 확장)
위장 관련 요인	
위 역류	역류 요법
조기 포만감	위 자극제
오심 및 구토	영양 상담 원인에 따른 치료
장폐쇄	원인에 따른 치료
변비	하제, 특히 아편유사제를 복용하는 경우
설사(예: 화학 요법으로 인한 장 허혈)	원인에 따른 치료
흡수 장애	
췌장	췌장 효소
누공	원인에 따른 치료법
피로	
수면 장애	불면증에 대한 인지 행동 치료, 수면제
신체적 제한	물리 치료, 행동 활성화, 작업 치료
통증	적절한 진통제 통증 팀에 의뢰 상담
대사 및 내분비 장애	
당뇨병 부신기능저하증 성선기능저하증 갑상선기능저하증(특히 tyrosine kinase inhibitor를 복용 중인 경우)	원인에 따른 치료

방해할 수 있는 여러 가지 증상들(예: 미각 이상, 불안, 우울, 통증, 조기 포만감, 오심, 변비 등)을 말한다. 이러한 이차적 문제에는 특정 치료법(예: 통증에 대한 진통제)이 있다. 의료진은 공식적인 체크리스트를 사용하여 이차성 악액질을 유발할 수 있는 모든 문제를 파악하고 치료해야 한다. 악액질은 기아 상태가 아니라는 점에 유의해야 한다. CACS에서는 일반적으로 배고픔이 없으며, 기아 상태와는 달리 휴식기 열량 소모가 증가할 수 있다. 표 25-2는 암 환자의 식욕 및 체중 감소의 잠재적 가역적 원인을 요약한 것이다.

1) 약물치료

(1) 코르티코스테로이드Corticosteroid

코르티코스테로이드는 TNF-α, IL-1과 같은 사이토카인의 생성이나 분비를 억제하여 염증을 완화시키고, 렙틴이나 세로토닌의 영향을 감소시키며 뇌하수체에서 NPY의 농도를 증가시켜 기분과 식욕을 개선한다. 그러나 코르티코스테로이드는 이화작용catabolic effect으로 인해 제지방량을 감소시키기 때문에, 더 이상 근육 소모를 완화시킬 필요가 없는 환자들에게 주로 처방된다.

선행 연구들에서 코르티코스테로이드가 암 환자들의 식욕, 식이 섭취, 전신 상태, 삶의 질 등을 개선시켰으나, 체중을 유의하게 증가시키지는 못한 것으로 보고되고 있다. 장기 사용 시 수분 저류, 인슐린 저항성, 부신기능저하증 등의 위험이 있으므로 단기간 처방이 권고된다.

(2) 프로게스테론계 약물

megesterol acetate 또는 medroxyprogesterone 형태의 프로게스테론을 복용했을 때 식욕부진뿐 아니라 체중 증가에도 효과가 있었다. megesterol acetate는 에이즈 환자의 식욕부진, 악액질 또는 원인 불명의 체중 감소 치료에 대해 1993년 미국 식품의약국FDA의 승인을 받았다. 여러 임상시험에서 megesterol acetate와 음식 섭취량 및 체중 안정성 사이에 용량 의존적 관계가 있는 것으로 나타났다. 또한 이 약을 복용하는 동안 삶의 질이 개선되었다는 보고도 있었다. megesterol은 복내측 시상하부ventral medial hypothalamus의 포만 중추satiety center에서 칼슘 채널의 조절, 시상하부에서 NPY 증가, 호염증성 사이토카인 활성 억제를 통한 만성 염증 감소, 근육 단백질 분해 억제 등의 기전으로 작용하는 것으로 추정된다. megesterol은 생체 이용률이 좋은 액상 경구 현탁액으로 투여하며, 부작용이 발생할 가능성이 낮거나, 허용 가능한 수준일 것으로 판단되는 환자들에게서 식욕을 증진시킬 수 있다. 식욕 개선 효과는 일주일 이내에 나타날 수 있지만 체중 증가는 일반적으로 더 오래 걸린다. megesterol acetate 복용을 시작한 지 약 2주 후에도 식욕이 개선되지 않으면 복용을 중단하는 것이 좋다. 성선기능저하증이 있거나 발기 부전이 우려되는 환자, 심부정맥혈전증 위험이 높다고 판단되는 환자의 경우 특별한 주의가 필요하다. 호흡곤란, 말초 부종과 부신 기능 부전도 고려해야 할 부작용들이다.

megesterol은 단독 치료보다는 병합요법의 일부로 사용하는 것이 더 효과적일 수 있다. megesterol과 β2 효현제, meloxicam, celecoxib, thalidomide, olanzapine 등 다른 약제들을 병용한 여러 연구에서 체중 증가와 식욕이 개선되었으며, 대부분의 경우 병용 약제에 대한 반응이 더 좋았다.

(3) 올란자핀olanzapine

olanzapine은 식욕 증가, 체중 증가, 오심 및 구토 개선 효과가 있는 것으로 알려져 있다. olanzapine을 복용하는 환자의 90% 이상에서 체중이 증가하고, 약 40%의 환자는 7% 이상 체중이 증가했다는 연구 결과가 있었다. olanzapine으로 인한 체중 증가는 보통 복용 시작 3개월 이내에 나타나며, 식욕과 체중 조절에 관여하는 렙틴leptin 및 그렐린ghrelin과 같은 호르몬의 변화와 관련이 있는 것으로 알려져 있다.

2023년 발표된 무작위 위약대조시험 결과, 저용량 olanzapine (1일 1회 2.5 mg)을 투여했을 때, 식욕 개선 및 체중 증가에 유의미한 효과가 있었으며, 삶의 질, 영양상태가 개선되고 항암화학요법에 대한 독성도 더 낮았다. 이에 미국임상종양학회ASCO 가이드라인이 변경되었고, 이제는 암성 악액질에 first line으로 저용량 olanzapine을 투여하고, olanzapine에 대한 내약성이 떨어지는 경우 프로게스테론계 약물 또는 코르티코스테로이드를 단기 투여하도록 하고 있다.

(4) 미르타자핀mirtazapine

mirtazapine은 항우울, 항불안 효과 및 오심, 구토, 식욕부진, 체중 감소 개선 효과가 있는 것으로 알려져 있다. 암 환자를 대상으로 한 개방표지시험들open label trial에서도 mirtazapine을 4-7주간 투여했을 때 식욕 개선 효과가 있었다. 하지만 2021년도에 시행된 CACS가 있는 난치성 고형암 환자를 대상으로 한 무작위 위약대조시험 결과, mirtazapine의 식욕 및 악액질을 개선 효과는 위약보다 우수하지 않았다. 또한 심한 졸음, 입마름의 부작용이 있었고, 드물지만 환각 및 섬망이 발생하기도 했다. 암 환자에서는 우울증 환자에서보다 mirtazapine의 효과가 제한적이고 독성이 큰 것으로 생각된다. 따라서 mirtazapine은 암성 악액질 환자나 식욕부진을 나타내는 암 환자에게 일차적으로 사용하기보다는, 동반된 기분 및 불안 증상이 있는 경우에 고려할 수 있겠다.

(5) 대마 제제Cannabinoids

일반적으로 대마 제제는 통증과 오심에 효과가 있는 것으로 알려져 있는데, CACS 환자에서 식욕과 음식에 대한 즐거움도 증진시킬 수 있다. 카나비노이드cannabinoid 수용체는 거의 모든 조직에 존재하여 소화를 돕고 지방을 보호하며, 열량 대사를 조절에 관여한다. 미각, 후각 그리고 음식에 대한 즐거움을 향상시키는 데는 대뇌 피질이 관여하는 것으로 사료된다. 대마 제제는 부작용 위험이 낮다고 판단되는 사람, 비정상적인 미각 및 후각 기능으로 식욕이 저하된 사람들에게 투여할 수 있다. tetrahydrocannabinol (THC)과 같은 대마 제제는 천연 대마 식물에서 발견되며, 합성 대마 제제인 dronabinol과 nabilone은 모두 화학 요법으로 인한 메스꺼움과 구토를 치료하는 용도로 개발, 승인되었다. 메게스트롤 아세테이트와 효과를 비교한 연구에서는 대마 제제가 체중 증가에 더 큰 이득은 없는 것으로 나타났다. 하지만 영양 중재 및 항암화학요법과 함께 사용되는 대마 제제는 암성 악액질에 효과적인 치료 요법이 될 수 있다.

(6) 그렐린ghrelin과 아나모렐린anamorelin

그렐린은 위장관에서 생성되는 식욕 자극 펩타이드 호르몬으로, 시상하부 및 뇌간에서 발현되는 성장호르몬 분비촉진 수용체growth hormone secretagogue receptor, GHSR의 내인성 리간드이다. 그렐린은 NPY의 생성을 자극해 식욕을 촉진시키고, TNF-α, IL-6과 같은 호염증성 사이토카인을 감소시켜 염증을 조절하여 CACS의 여러 증상을 개선시킨다. 하지만 특히 진행성 암 환자의 경우 그렐린은 성장 호르몬과 인슐린을 증가시켜 종양의 성장을 촉진할 수 있는 등 심각한 부작용이 있을 수 있으므로 신중하게 사용해야 한다. 그렐린은 성장 호르몬과 인슐린을 증가시켜 종양의 성장을 촉진할 수 있다. 또한 그렐린은 세포 이동 및 조직 침범 증가와 관련이 있고, 혈관 신생을 증가시켜 종양 세포의 침습성 및 전이 가능성을 증가시킨다.

한편 그렐린 효현제, 특히 anamorelin은 암 환자를 대상으로 한 많은 연구에서 식욕, 제지방량 및 삶의 질 개선 효과가 있는 것으로 보고된 바 있다. 하지만 아직 anamorelin은 아직 암 환자에게 사용할 수 있도록 상업적으로 판매되고 있지 않다. 오심, 구토, 설사 등 위장장애, 허혈, 심근병증 등 심혈관계 부작용, 고혈당, 고칼슘혈증 등 대사 장애, 피로, 발진 등의 부작용이 보고되고 있지만 대체로 경미하고 전체적으로 내약성이 좋으며 암 진행이나 치료 효능에 영향을 미치지 않는다.

(7) 비스테로이드성 소염진통제 및 기타 항염증제

비스테로이드성 소염진통제non-steroidal anti-inflammatory drugs, NSAIDs는 cyclooxygenase 1 (COX1)과 cyclooxygenase 2 (COX2) 효소를 차단하여 이들이 매개하는 여러 염증 경로를 감소시킨다. 이러한 항염증 작용으로 인해 암성 악액질에 대한 NSAIDs가 효과가 있을 것으로 기대되었으나, 최근 문헌 검토에 따르면 아직 eicosapentaenoic acid (EPA)를 포함한 항염증제에 대한 연구는 그 사용을 공식적으로 권고할 만큼 충분히 결정적이지 않다.

2) 비약물치료

(1) 심리 교육 및 상담

CACS는 효과적인 치료라는 것이 부재하기 때문에 매우 고통스러울 수 있다. 정성껏 준비한 음식을 먹지 않는 이유를 가족들이 이해하지 못해 환자와 가족 간의 다툼이 발생할 수도 있다. 심리 상담은 CACS에 대한 임상적 개입의 초석이다.

치료적 요소에는 소모wasting에 대한 환자와 가족의 우려를 논의할 수 있게 하고, 환자와 보호자에게 상담을 제공하는 것이 포함된다. 전문가가 문제를 다룰 준비가 되어 있지 않다고 생각되면 영양사 또는 완화의료팀에 의뢰해야 한다.

환자는 강제로 먹지 않아도 괜찮다는 것을 알아야 한다. 보호자에게는 강경하게 먹지 않겠다고 하는 환자에게 과도한 압력을 가하지 않도록 조언해야 한다. CACS는 환자의 선택이 아니라 진행 중인 기저 질환의 징후라는 점을 교육하는 것이 CACS 치료에서 가장 중요한 부분일 수 있다. 환자와 보호자가 식욕부진과 체중 감소에 생물학적 원인이 있다는 사실을 아는 것이 그들의 부적절감을 줄이는 등 도움이 된다. 불응성 악액질 환자의 경우 체중 증가와 칼로리 섭취에서 벗어나 배고픔과 갈증 완화에 초점을 맞춰 치료 목표를 논의하고 영양을 재조정해야 한다.

(2) 영양

CACS는 허약한 노인이 경험하는 소모와 다르지 않다. 단백질 섭취에 중점을 둔 영양 상담이 근육 손실을 되돌리거나 기능을 개선할 수 있다는 충분한 증거가 있다. 암 환자를 대상으로 한 통제된 연구에 따르면, 영양사와의 상담은 식이 섭취 개선(강화식품, 영양 보충 등)으로 전악액질 단계에서 삶의 질 개선에 도움이 될 수 있다. 영양 상담은 식단 제한을 완화하고, 칼로리 섭취의 대부분이 아침에 일어나도록 하면서 소량의 식사를 자주 섭취하도록 권장하는 것이 포함된다. 또한 일부 환자는 강한 향과 매운 맛에 대한 노출을 제한할 수 있다. 이러한 영양 상담의 근거는 질병이 더 진행된 환자에게는 확립되어 있지 않다. 식욕과 음식 섭취 등 삶의 질에 중요한 요소들이 개선될 수 있지만, 근손실이나 기능 저하가 회복되는 것은 아니다.

할 수 있는 모든 것을 다 해야 한다는 사고방식의 일환으로, 보호자들은 인공 영양 공급(경구 또는 비경구 영양 공급)을 요청할 수 있다. 대부분의 전문가들은 치료저항성 악액질에 대한 경구 또는 비경구 영양 공급이 삶의 질이나 생존율을 의미 있게 개선하지 못하기 때문에 권장하지 않는다. 영양 보충을 하더라도 대사 장애에는 영향을 미치지 못하기 때문에 이러한 조치는 일차성 CACS 환자에게는 효과가 없다. 그러나 임상의는 환자가 굶주리고 있고 기여하는 대사적 원인이 지배적이지 않은 상황을 경계해야 한다. 특히 종양으로 인해 장 폐색이 있는 환자를 평가할 때는 주의를 기울여야 한다. 의심스러운 경우 한시적으로 인공 영양을 시도해볼 수 있다.

(3) 운동

운동은 많은 종양의 발생과 진행, 피로 및 삶의 질 개선에 유익한 영향을 미친다. 운동은 암 생존자 프로그램의 필수적인 부분이다. 운동이 노인 인구의 근육과 기능을 유지한다는 확실한 증거가 있다. 만성 염증은 허약한 노인과 악액질 암 환자 모두에게 존재하고 운동이 부분적으로 항염증 효과가 있기 때문에, 운동은 암의 단계 전반에 걸쳐 유익할 수 있다.

3) 다학제적 치료

앞서 설명한 바와 같이 여러 치료법들이 악액질 치료에 다소간의 효과가 있지만, 단독요법만으로 온전히 성공적으로 입증된 것은 없다. CACS는 복합 다인성 증후군으로, 영양사와 운동 생리학자를 포함한 다학제 팀이 암성 악액질의 조기 발견과 관리를 목표로 하여 다학제적으로 접근해야만 성공적으로 관리하고 치료할 수 있다. 또한 다양한 약물을 통해 저하된 식욕, 증가된 사이토카인과 휴식기 열량 소모량, 내분비 기능 장애 등을 개선시키는 것이 필요하겠다.

5. 요약 및 제언

CACS는 복합 다인성 증후군으로 다학제적 접근 및 관리가 필수적이다. 다학제팀은 암성 악액질의 조기 발견과 관리를 목표로 해야 한다. 환자와 보호자에 대한 교육은 필수 요소이며, 약물치료 및 비약물치료를 포함하는 개인별 맞춤형 치료 계획을 수립해야 한다. 향후 연구에서는 CACS에 대한 접근, 관리 전략을 통합하고, 암성 악액질을 예방하는 것뿐 아니라 진행을 역전시키는 것을 목표로 하는 임상시험 설계에 초점을 맞춰야 할 것이다.

참고문헌

1. 최상규. 암 환자의 악액질 증후군의 이해 및 최신 약물치료; 문헌 고찰. J Kor Soc Health-Syst Pharm. 2017;34(1):1-11.
2. Armaiz-Pena GN, Cole SW, Lutgendorf SK, Sood AK. Neuroendocrine influences on cancer progression. Brain Behav Immun. 2013;30 Suppl(Suppl):S19-25.
3. Baldwin C, Spiro A, Ahern R, Emery PW. Oral nutritional interventions in malnourished patients with cancer: a systematic review and meta-analysis. J Natl Cancer Inst. 2012;104(5):371-85.
4. Blackwood HA, Hall CC, Balstad TR, Solheim TS, Fallon M, Haraldsdottir E, et al. A systematic review examining nutrition support interventions in patients with incurable cancer. Support Care Cancer. 2020;28(4):1877-89.
5. Blauwhoff-Buskermolen S, Ruijgrok C, Ostelo RW, de Vet HCW, Verheul HMW, de van der Schueren MAE, et al. The assessment of anorexia in patients with cancer: cut-off values for the FAACT-A/CS and the VAS for appetite. Support Care Cancer. 2016;24(2):661-6.
6. Breitbart W, Butow P, Jacobsen P, Lam W, Lazenby M, Loscalzo M. Psycho-oncology. 4th ed. Oxford University Press; 2021.
7. Busquets S, Serpe R, Sirisi S, Toledo M, Coutinho J, Martínez R, et al. Megestrol acetate: its impact on muscle protein metabolism supports its use in cancer cachexia. Clin Nutr. 2010;29(6):733-7.
8. Chauhan A, Sequeria A, Manderson C, Maddocks M, Wasley D, Wilcock A. Exploring autonomic nervous system dysfunction in patients with cancer cachexia: a pilot study. Auton Neurosci. 2012;166(1-2):93-5.
9. Choi SG. Recent advances in cancer cachexia. J Korean Oncol Nurs. 2011;11(1):20-5.
10. Davis MP, Kirkova J, Lagman R, Walsh D, Karafa M. Intolerance to mirtazapine in advanced cancer. J Pain Symptom Manage. 2011;42(3):e4-7.
11. de Visser KE, Eichten A, Coussens LM. Paradoxical roles of the immune system during cancer development. Nat Rev Cancer. 2006;6(1):24-37.
12. Del Fabbro E, Dalal S, Delgado M, Freer G, Bruera E. Secondary vs. primary cachexia in patients with advanced cancer. Journal of Clinical Oncology. 2007;25(18 suppl):9128.
13. Del Fabbro E, Jatoi A, Davis M, Fearon K, di Tomasso J, Vigano A. Health professionals' attitudes toward the detection and management of cancer-related anorexia-cachexia syndrome, and a proposal for standardized assessment. J Community Support Oncol. 2015;13(5):181-7.
14. Del Fabbro E. Current and future care of patients with the cancer anorexia-cachexia syndrome. Am Soc Clin Oncol Educ Book. 2015:e229-37.
15. Dev R, Wong A, Hui D, Bruera E. The Evolving Approach to Management of Cancer Cachexia. Oncology (Williston Park). 2017;31(1):23-32.
16. Disis ML. Immune regulation of cancer. J Clin Oncol. 2010;28(29):4531-8.
17. Fearon K, Strasser F, Anker SD, Bosaeus I, Bruera E, Fainsinger RL, et al. Definition and classification of cancer cachexia: an international consensus. Lancet Oncol. 2011;12(5):489-95.
18. Grossberg AJ, Scarlett JM, Marks DL. Hypothalamic mechanisms in cachexia. Physiology & behavior. 2010;100(5):478-89.
19. Hariyanto TI, Kurniawan A. Appetite problem in cancer patients: Pathophysiology, diagnosis, and treatment. Cancer Treat Res Commun. 2021;27:100336.
20. Hopkinson JB. Psychosocial impact of cancer cachexia. J Cachexia Sarcopenia Muscle. 2014;5(2):89-94.
21. Hunter CN, Abdel-Aal HH, Elsherief WA, Farag DE, Riad NM, Alsirafy SA. Mirtazapine in Cancer-Associated Anorexia and Cachexia: A Double-Blind Placebo-Controlled Randomized Trial. J Pain Symptom Manage. 2021;62(6):1207-15.
22. Khatib MN, Shankar AH, Kirubakaran R, Gaidhane A, Gaidhane S, Simkhada P, et al. Ghrelin for the management of cachexia associated with cancer. Cochrane Database Syst Rev. 2018;2(2):CD012229.
23. Kouchaki B, Janbabai G, Alipour A, Ala S, Borhani S, Salehifar E. Randomized double-blind clinical trial of combined treatment with megestrol acetate plus celecoxib versus megestrol acetate alone in cachexia-anorexia syndrome induced by GI cancers. Support Care Cancer. 2018;26(7):2479-89.

24. Laird BJ, McMillan DC, Fayers P, Fearon K, Kaasa S, Fallon MT, et al. The systemic inflammatory response and its relationship to pain and other symptoms in advanced cancer. Oncologist. 2013;18(9):1050-5.
25. MacDonald N. Chronic inflammatory states: their relationship to cancer prognosis and symptoms. J R Coll Physicians Edinb. 2011;41(3):246-53.
26. Mantovani G, Macciò A, Massa E, Madeddu C. Managing cancer-related anorexia/cachexia. Drugs. 2001;61(4):499-514.
27. Mondello P, Mian M, Aloisi C, Famà F, Mondello S, Pitini V. Cancer cachexia syndrome: pathogenesis, diagnosis, and new therapeutic options. Nutr Cancer. 2015;67(1):12-26.
28. Mücke M, Weier M, Carter C, Copeland J, Degenhardt L, Cuhls H, et al. Systematic review and meta-analysis of cannabinoids in palliative medicine. J Cachexia Sarcopenia Muscle. 2018;9(2):220-34.
29. Navari RM, Qin R, Ruddy KJ, Liu H, Powell SF, Bajaj M, et al. Olanzapine for the Prevention of Chemotherapy-Induced Nausea and Vomiting. N Engl J Med. 2016;375(2):134-42.
30. Oberholzer R, Hopkinson JB, Baumann K, Omlin A, Kaasa S, Fearon KC, et al. Psychosocial effects of cancer cachexia: a systematic literature search and qualitative analysis. J Pain Symptom Manage. 2013;46(1):77-95.
31. Oldenmenger WH, de Raaf PJ, de Klerk C, van der Rijt CC. Cut points on 0-10 numeric rating scales for symptoms included in the Edmonton Symptom Assessment Scale in cancer patients: a systematic review. J Pain Symptom Manage. 2013;45(6):1083-93.
32. Oldervoll LM, Loge JH, Lydersen S, Paltiel H, Asp MB, Nygaard UV, et al. Physical exercise for cancer patients with advanced disease: a randomized controlled trial. Oncologist. 2011;16(11):1649-57.
33. Patel HJ, Patel BM. TNF-α and cancer cachexia: Molecular insights and clinical implications. Life Sci. 2017;170:56-63.
34. Poon IO, Ajewole V, Braun UK. A Review of Olanzapine in the Treatment of Cancer Anorexia-Cachexia Syndrome. Pharmacy (Basel). 2024;12(1).
35. Riechelmann RP, Burman D, Tannock IF, Rodin G, Zimmermann C. Phase II trial of mirtazapine for cancer-related cachexia and anorexia. Am J Hosp Palliat Care. 2010;27(2):106-10.
36. Roeland EJ, Bohlke K, Baracos VE, Bruera E, Del Fabbro E, Dixon S, et al. Management of Cancer Cachexia: ASCO Guideline. J Clin Oncol. 2020;38(21):2438-53.
37. Roeland EJ, Bohlke K, Baracos VE, Smith TJ, Loprinzi CL. Cancer Cachexia: ASCO Guideline Rapid Recommendation Update. J Clin Oncol. 2023;41(25):4178-9.
38. Sadeghi M, Keshavarz-Fathi M, Baracos V, Arends J, Mahmoudi M, Rezaei N. Cancer cachexia: Diagnosis, assessment, and treatment. Crit Rev Oncol Hematol. 2018;127:91-104.
39. Sandhya L, Devi Sreenivasan N, Goenka L, Dubashi B, Kayal S, Solaiappan M, et al. Randomized Double-Blind Placebo-Controlled Study of Olanzapine for Chemotherapy-Related Anorexia in Patients With Locally Advanced or Metastatic Gastric, Hepatopancreaticobiliary, and Lung Cancer. J Clin Oncol. 2023;41(14):2617-27.
40. Sanford AM. Anorexia of aging and its role for frailty. Curr Opin Clin Nutr Metab Care. 2017;20(1):54-60.
41. Solheim TS, Fearon KC, Blum D, Kaasa S. Non-steroidal anti-inflammatory treatment in cancer cachexia: a systematic literature review. Acta Oncol. 2013;52(1):6-17.
42. Stubbins R, Bernicker EH, Quigley EMM. Cancer cachexia: a multifactoral disease that needs a multimodal approach. Curr Opin Gastroenterol. 2020;36(2):141-6.
43. Tarricone R, Ricca G, Nyanzi-Wakholi B, Medina-Lara A. Impact of cancer anorexia-cachexia syndrome on health-related quality of life and resource utilisation: A systematic review. Crit Rev Oncol Hematol. 2016;99:49-62.
44. Temel JS, Abernethy AP, Currow DC, Friend J, Duus EM, Yan Y, et al. Anamorelin in patients with non-small-cell lung cancer and cachexia (ROMANA 1 and ROMANA 2): results from two randomised, double-blind, phase 3 trials. Lancet Oncol. 2016;17(4):519-31.
45. Theobald DE, Kirsh KL, Holtsclaw E, Donaghy K, Passik SD. An open-label, crossover trial of mirtazapine (15 and 30 mg) in cancer patients with pain and other distressing symptoms. J Pain Symptom Manage. 2002;23(5):442-7.

46. Turcott JG, Oñate-Ocaña LF, Soca-Chafre G, Ramírez-Tirado LA, Flores-Estrada D, Zatarain-Barrón ZL, et al. FAACT-Anorexia Cachexia Scale: Cutoff Value for Anorexia Diagnosis in Advanced Non-Small Cell Lung Cancer Patients. Nutr Cancer. 2019;71(3):409-17.

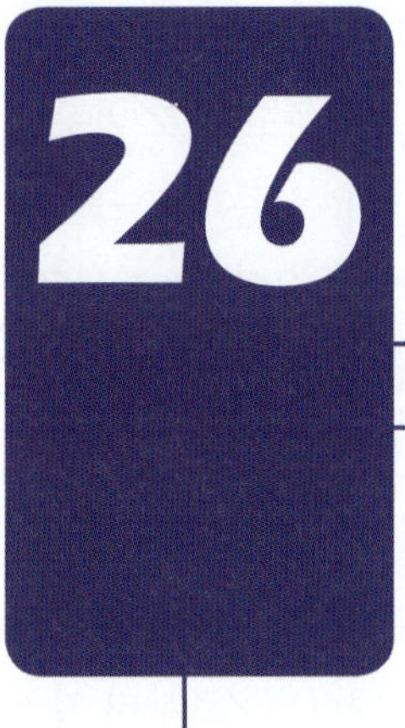

구역, 구토

김정혜

1. 개요

구역·구토는 암 환자에서 흔한 증상이며 주로 항암화학요법과 방사선치료로 인해 발생한다. 항구토제의 지속적인 발전에도 불구하고 많은 암 환자들에게 여전히 고통을 주는 증상이다. 구역nausea은 토할 것 같은 불쾌한 감정이고 빈맥, 어지러움 등을 동반하며, 구토vomiting는 위 내용물의 배출을 유발하는 복부와 횡격막 근육의 수축으로 발생한다. 암 환자의 70-80%는 항암화학요법 후 일주일 이내에 구역·구토를 경험하고, 진행성 암 환자는 마약성 진통제, 위 배출 지연, 장폐색, 두개내압 상승, 전정기능장애, 대사문제 등으로 인해 60% 이상에서 구역·구토가 발생한다. 지속적인 구역·구토는 식욕저하, 체중감소, 탈수를 유발하고 이로 인해 영양결핍을 초래하여 항암화학요법이나 방사선치료의 순응도를 저하시키고 회복을 지연시켜 결국 삶의 질에 부정적인 영향을 미친다. 따라서, 성공적인 암 치료를 위해서는 구역·구토를 예방하고 관리하는 것은 매우 중요하다.

2. 암 관련 구역, 구토의 원인 및 병태생리

암 환자의 구역·구토는 항암화학요법, 방사선치료와 같은 암 치료의 부작용, 장폐색, 전정기능장애, 뇌 전이, 전해질불균형(예: 고칼슘혈증, 고혈당, 저나트륨혈증), 요독증, 악성 복수, 마약성진통제 금단증상, 췌장염, 통증이나 불안 등의 다양한 원인으로 발생한다.

1) 항암화학요법으로 인한 구역·구토Chemotherapy-induced nausea and vomiting, CINV

구역·구토는 항암화학요법을 받는 환자의 가장 흔한 부작용이며 새로운 항구토제의 개발에도 불구하고 CINV는 여전히 두려운 증상이다. 연수에 위치한 구토중추는 말초 및 중추 경로로부터 다양한 자극을 통합하고 구토 반응을 조절한다. 말초경로는 인두 자극이나 위, 십이지장 팽창과 같은 자극이 복부 구심성 미주신경섬유를 통해 전달되는 위장관에서 시작된다. 복부 구심성 미주신경섬유는 자극되면 구토반응을 유발할 수 있는 다양한 수용체[예: 5-HT3, neurokinin (NK) 1, cholecystokinin-1]를 발현한다. 항암제는 위장관점막을 손상시키고 장크롬친화세포를 자극하여 세로토닌serotonin을 방출한다. 세로토닌은 복부 구심성 미주신경섬유를 자극하여 구토반응을 시작하게 하고 chemoreceptor trigger zone (CTZ)으로 전달되거나 구토중추로 직접 전달하여 항암제 투여 후 첫 24시간 동안 급성 CINV가 발생한다. 중추경로는 구토중추가 관여하며 통증, 정서적인 요인에 반응하여 직접적인 콜린성, 히스타민성 자극을 받거나 내인성 독소endogenous toxins와 화학적 자극(예: 항암제 등)에 반응하여 제4뇌실에 위치한 CTZ로부터 자극을 받는다. 이 때, 구토자극은 CTZ에서 NK1수용체와 substance P가 결합하여 구토 메시지를 증폭시키고 serotonin, dopamine, histamine 등과 같은 다양한 신경전달물질과 수용체가 구역·구토 증상에 관여한다. 내이에 있는 전정기관

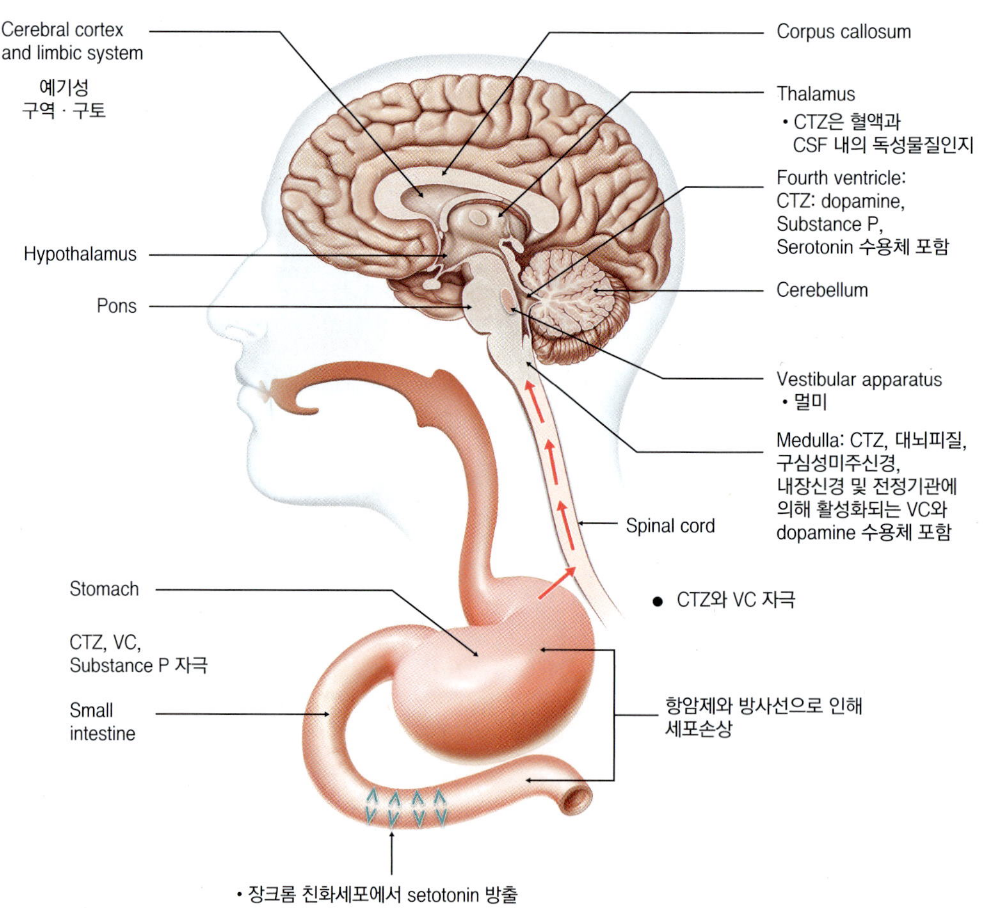

그림 26-1. 구역·구토의 경로

은 멀미나 내이염으로 인한 구역·구토에서 활성화된다(그림 26-1).

CINV의 종류는 급성acute, 지연성delayed, 예기성anticipatory, 돌발breakthrough, 불응성refractory으로 구분한다. 급성 CINV는 항암제 투여 후 수분-수 시간 사이에 발생하여 5-6시간 후 최고조에 이르고 대부분 24시간 이내에 사라지며 주로 세로토닌 방출에 의해 매개된다. 지연성 CINV는 항암제 투여 후 24시간 이후에 발생하고 항암제의 대사산물이 중추신경계나 위장관에 지속적으로 영향을 미치기 때문이며 부분적으로 substance P에 의해 매개된다. Cisplatin의 경우에는 투여 후 48-72시간에 구역·구토가 가장 심하고 6-7일까지 지속된다. 예기성 CINV는 항암제 투여 전 발생하고 이전 항암제 투여에서 구역·구토 조절이 잘 안된 경우 나타날 수 있으며 항암제와 관련된 광경, 소리 또는 냄새에 의해 자극될 수 있다. 치료 주기가 증가할수록 예기성 CINV의 발생 위험성이 높아진다. 돌발 CINV는 예방적 항구토제 치료에도 불구하고 발생하므로 항구토제의 추가 투여가 필요하다. 불응성 CINV는 초기 항암화학요법을 받을 때 항구토제의 예방이나 추가 투여가 효과적이지 않았을 때 추후 치료에서 지속적으로 구역·구토가 발생하는 것이다.

2) 방사선치료로 인한 구역·구토Radiation-induced nausea and vomiting, RINV

RINV는 방사선치료의 가장 흔하고 괴로운 부작용이다. 방사선치료를 받는 환자의 50-80%가 RINV를 경험하고 이로 인해 탈수, 전해질불균형, 영양결핍이 초래되며 심각한 경우 치료가 연기되거나 중단되어 삶의 질에 부정적인 영향을 미친다. RINV의 병태생리에 대해서는 알려져 있지 않으며 원인인자와 CINV와 관련성이 일부 알려져 있다. RINV는 치료 후 24시간 이내(급성기) 또는 치료완료 후 2-10일 이내(지연기)에 발생할 수 있다.

전신 방사선조사를 받는 환자의 90% 이상에서 구역·구토가 발생할 수 있고 상복부 방사선치료를 받는 경우에는 30-90%에서 구역·구토가 발생할 수 있다. 분할 방사선 조사량, 총 용량, 조사 부위 등에 따라 구역·구토의 빈도가 다를 수 있으며 치료 부위가 복부인 경우 발생 가능성이 높다.

3) 진행성 암과 관련된 구역·구토

진행성 암 환자의 구역·구토의 원인은 항암제, 마약성 진통제, 항생제 등과 같은 약제 문제, 고칼슘혈증, 고혈당, 저나트륨혈증, 신부전, 간부전, 장폐색과 같은 위장관 문제, 두개내압상승과 같은 중추신경계 문제 등으로 인해 발생할 수 있다.

마약성 진통제로 인한 구역·구토opioid-induced nausea and vomiting는 마약성 진통제를 처음 사용하거나 다른 진통제로 전환하면서 용량을 증가시킬 때 발생할 수 있다. 마약성 진통제는 위장관운동 저하, 변비, 위비움 지연을 초래하고 CTZ의 μ (mu)수용체를 활성화시켜 구토를 자극한다. 마약성 진통제 투여로 인한 구역·구토 관리에 대한 체계적 문헌고찰 결과에서 마약성 진통제의 종류를 변경하거나 항구토제 사용, 투여경로 변경을 권고하고 있다.

암 환자의 장폐색은 질병의 진행, 유착, 방사선치료 후 섬유증 등으로 발생할 수 있으며 구역·구토를 동반한다. 장폐색과 관련된 구역·구토는 장의 말초수용체H1, acetylcholine와 CTZ의 D2수용체와 관련이 있다. 장 내용물이 말단으로 이동하지 못하고 축적되어 흡수되지 않은 분비물이 복부팽창과 산통을 유발하며, 폐색 부위와 정도에 따라 증상은 다르게 나타날 수 있다. 장폐색으로 인한 구역·구토는 비위관을 삽입하고 수액 및 전해질을 투여하여 완화될 수 있으며 치료의 목적에 따라 수술이나 스텐트를 시행할 수 있다. 약물치료는 종양 주위 부종을 감소시키고 수분 흡수를 증가시키는 스테로이드와 위산, 펩신, 췌장 효소를 억제시키는 octreotide를 투여할 수 있고, metoclopramide는 부분 장폐색인 경우 위장운동을 촉진시키는 역할을 한다. 진행성 암 환자의 구역·구토에 대한 항구토제연구는 많이 이루어지지 않았지만 metoclopramide, haloperidol, olanzapine 등을 항구토제로 사용할 수 있다.

원발성 뇌종양이나 뇌전이는 두개내압을 상승시키고 암 환자에서 구역·구토를 유발한다. 두개내압 상승으로 인해 수막자극이 발생하여 구토중추를 자극하는 수막 기계적 수용체meningeal mechanoreceptor가 활성화된다. 뇌전이의 치료는 스테로이드 투여와 방사선치료가 이루어진다.

3. 암 관련 구역, 구토의 평가

구역·구토의 빈도, 기간 및 강도, 관련 활동(식사, 약물, 운동 등), 식욕부진이나 악액질 유무를 포함하여 병력을 조사한다. 지속적인 구역·구토는 체액결핍이나 저칼륨혈증, 대사성 알칼리증을 동반할 수 있어 탈수 증상을 사정하고, 복수나 변비, 장폐색 평가를 위해 복부사정을 한다. 또한, 심한 변비나 장폐색이 의심되는 경우 복부 영상 촬영을 하고 필요에 따라 복부 CT촬영을 추가로 시행할 수 있다.

구역·구토의 빈도나 중증도는 시각등급척도visual analog scale, VAS, MASCC Antiemesis Tool (MAT), National Cancer Institute Common Terminology Criteria for Adverse Events (NCI-CTC AE) v5.0을 이용하여 평가할 수 있다. MAT는 급성, 지연성 구역·구토를 측정하기 위해 임상에서 쉽게 사용할 수 있는 간단한 자가보고도구로 총 8개 항목으로 구성되어 있으며 4개 항목은 급성 구역·구토의 발생, 기간 및 빈도를 나타내고, 4개 항목은 지연성 구역·구토의 발생, 기간, 빈도를 나타낸다. NCI CTC AE에 따라 구역은 1등급은 식습관의 변화 없이 식욕저하, 2등급은 유의한 체중감소, 탈수, 영양결핍 없이 경구섭취 감소, 3등급은 불충분한 경구 열량 또는 수분 섭취로 인해 경관영양, TPN (Total Parenteral Nutrition), 입원이 필요한 상태로 구분하고, 구토는 1등급은 중재가 필요하지 않음, 2등급은 외래로 정맥수화와 내과적 중재가 필요, 3등급은 경관 영양, TPN, 입원 필요, 4등급은 생명에 위협적인 상태, 5등급은 사망으로 구분한다.

National Comprehensive Cancer Network (NCCN) 가이드라인에서는 비경구 항암제의 구토유발가능성을 환자가 급성 구토emesis를 경험하는 정도에 따라 고위험(90% 이상), 중등도위험(30-90%), 저위험(10-30%), 최소위험(10% 미만)으로 구분하고(표 26-1), 경구 항암제의 경우에는 중등도-고위험(≥ 30%), 최소-저위험(<30%)으로 구분하며 대표적인 약제 위주로 표에 제시하였다(표 26-2).

표 26-1. 구토유발가능성에 따른 비경구 항암제의 분류

고위험(>90%)	중등도위험(30-90%)	저위험(10-30%)	최소위험(<10%)
Anthracycline plus cyclophosphamide Carboplatin AUC ≥ 4 Carmustine > 250 mg/m^2 Cisplatin Cyclophosphamide > 1500 mg/m^2 Dacarbazine Doxorubicin ≥ 60 mg/m^2 Epirubicin > 90 mg/m^2 Ifosfamide ≥ 2 g/m^2 Melphalan ≥ 140 mg/m^2 Streptozocin	Aldesleukin > 12 – 15 million IU/m^2 Bendamustine Busulfan Clofarabine Dactinomycin Daunorubicin Irinotecan Oxaliplatin	Azacitidine Cabazitaxel Docetaxel Doxorubicin (liposomal) Etoposide 5-Fluorouracil (5-FU) Gemcitabine Mitomycin Paclitaxel Pemetrexed Thiotepa Topotecan	Alemtuzumab Asparaginase Atezolizumab Bevacizumab Bleomycin Bortezomib Cetuximab Nivolumab Panitumumab Pembrolizumab Pertuzumab Rituximab Trastuzumab Vinblastine Vincristine Vinorelbine

Adapted from NCCN 2024 Antiemetics guidelines

표 26-2. 구토유발가능성에 따른 경구 항암제의 분류

중등도-고위험(≥30%) : 경구항암제 투여일에 예방필요	중등도-고위험(≥30%) : 경구항암제 투여일에 필요에 따라(PRN) 투여	최소-저위험(<30%)
Azacitidine Busulfan ≥4 mg/day Ceritinib Cyclophosphamide ≥100 mg/m^2/day Fedratinib Lomustine (single day) Midostaurin Mitotane Temozolomide >75 mg/m^2/day	Adagrasib Avapritinib Binimetinib Cabozantinib Crizotinib Dabrafenib Elacestrant Enasidenib Encorafenib Niraparib Olaparib	Afatinib Axitinib Brigatinib Capecitabine Chlorambucil Dasatinib Erlotinib Everolimus Gefitinib Hydroxyurea Lapatinib Melphalan Nilotinib Pazopanib Sorafenib Sunitinib Thalidomide

Adapted from NCCN 2024 Antiemetics guidelines

4. 암 관련 구역, 구토의 치료

1) 약물치료

치료의 목적은 구역·구토 발생을 예방하는 것이다. 항암제투여로 인한 구역·구토를 예방하기 위해 치료 전에 항구토제를 투여해야 한다. 항구토제는 5-HT3 receptor antagonists (5-HT3 RA), neurokinin-1-receptor antagonists (NK1 RA), dopamine receptor antagonist, corticosteroid, olanzapine, benzodiazepine 등이 있다. 항암제의 구토유발가능성 정도에 따라 항구토제를 선택하여 투여한다(표 26-3).

표 26-3. **비경구항암제의 구토유발가능성에 따른 항구토제요법**

구토유발가능성	항구토제요법
고위험	Olanzapine + NK1 RA+5-HT3 RA + Dexamethasone Olanzapine + Palonosetron + Dexamethasone NK1 RA + 5-HT3 RA + Dexamethasone
중등도위험	5-HT3 RA + Dexamethasone Olanzapine + Palonosetron + Dexamethasone NK1 RA + 5-HT3 RA + Dexamethasone
저위험	Dexamethasone or Metoclopramide or Prochlorperazine or 5-HT3 RA
최소위험	예방조치 필요 없음

Adapted from NCCN 2024 Antiemetics guidelines, NK1 RA=NK1 receptor antagonist; 5-HT3 RA=5-HT3 receptor antagonist.

(1) 5-HT3 receptor antagonists

5-HT3 RA는 주로 위장관에서 작용하고 구토자극이 구토중추로 전달되는 것을 차단하며 급성 CINV에 효과적이다. Ondansetron, granisetron, dolasetron은 1세대 5-HT3 RA약제이고 palonosetron은 2세대 5HT3 RA로 5-HT3 수용체에 대한 결합 친화력이 약 100배 높고 반감기는 약 40시간이다. 5-HT3 RA는 중등도-고위험 구토유발 항암화학요법에서 항암제 투여 전에 투여해야 한다. 부작용은 두통, 변비, 어지러움이 흔하고 설사, 불안, 심혈관계 부작용은 드물게 나타날 수 있다. 전신 방사선치료에서는 5-HT3 RA와 dexamethaone을 병용하여 투여하고, 상복부 방사선치료에는 5-HT3 RA를 투여한다.

(2) neurokinin-1-receptor antagonists

NK 1 RA는 NK1수용체와 substance P의 결합을 차단하면서 말초와 중추에서 작용한다. 중등도-고위험 구토유발 항암화학요법에서 급성, 지연성 CINV를 예방하기 위해 사용하며 aprepitant와 주사용 fosaprepitant가 사용가능하다. 주로 5-HT3 RA와 dexamethaone을 병용하여 투여한다. NK 1 RA의 가장 흔한 부작용은 피로, 두통, 식욕부진, 설사, 딸꾹질 등이다.

(3) dopamine receptor antagonist

5-HT3 RA가 개발되기 이전부터 사용되었고 수용체 차단 역할이 적어서 예방목적으로는 거의 사용되지 않지만 돌발 또는 불응성 CINV의 구제 약제recue medication로 유용하게 사용된다. 도파민 수용체 길항제는 CTZ의 도파민 수용체와 결합하고 구토자극이 구토중추로 가는 것을 차단하며 드물게 추체외로 증상을 일으킬 수 있어 투여 시 주의가 필요하다.

(4) corticosteroid

corticosteroid는 급성, 지연 CINV에 주로 사용되며, RINV, 진행성 암 환자에서 발생하는 구역·구토에도 효과적이다. corticosteroid는 항구토효과를 증가시키기 위해 다른 약제와 병용하여 사용한다. 중등도-고위험 구토유발 항암화학요법에서 dexamethasone을 첫날 투여하고 지연성 구역·구토를 예방하기 위해 2-4일 동안 투여한다. 딸꾹질, 고혈당, 불면, 체중증가, 초조함과 같은 부작용이 있고 빠르게 정맥 투여하는 경우 회음부 작열감, 소양감을 유발할 수 있어 천천히 투여해야 한다.

(5) olanzapine

olanzapine은 도파민과 세로토닌 신경전달을 차단하는 비정형 항정신약제이며, 5-HT3 RA, dexamethasone과 병용 투여하면 급성, 지연성 CINV에 효과적이다. 돌발 CINV에도 유용하다. 부작용은 추체외로 증상, 두통, 구강건조증, 고혈당, 설사 등이 있다.

(6) benzodiazepines

benzodiazepines은 항불안제로 항구토제의 보조약제로 사용하고 불안을 완화시키고 진정효과를 유발하여 증상완화에 유용하다. lorazepam은 항암화학요법와 관련된 불안을 감소시키기 위해 사용되며 예기성 구역·구토에 효과적이다. 이러한 약제 사용에도 불구하고 예기성 구역·구토가 발생하는 경우 행동치료를 고려할 수 있다.

2) 비약물치료

비약물치료는 약물치료에 비해 효과가 적을 수 있지만 부작용이 적으며 환자 개인의 상태와 선호도에 따라 항구토제와 병용하면 더 효과적일 수 있다. 암 환자의 구역·구토에 대한 체계적 문헌고찰 결과에서 비약물치료로 침술acupuncture/전기 침술electroacupuncture, 식이기반 중재, 점진적 근육이완훈련 단독 또는 심상요법과 병용요법이 제시되었으나 어떤 보완요법이나 비약물치료도 항구토제요법을 대체할 수는 없다고 하였다.

침술이나 전기 침술은 급성 CINV관리를 위해 표준 항구토제요법의 보조요법으로 사용을 권장할 수 있다. CINV 예방 및 관리를 위해 식습관에 대한 영양상담 및 교육, 영양사가 제안하는 개별화된 식이요법이 제안된다. 호흡운동과 함께 근육을 긴장시키고 이완시키는 점진적 근육이완요법과 환자가 상상을 통해 차분하고 안정감을 느끼게 해서 부작용으로부터 마음을 자유롭게 하는 심상요법은 항구토제 보조요법으로 CINV에 감소시키는 효과적인 결과를 보고하였다. 아로마테라피aromatherapy는 향기를 통해 신경계, 호흡기계, 혈액순환을 자극하여 신체적 스트레스를 줄일 수 있고, 아로마테라피에 사용하는 아로마오일은 뇌파를 안정시키고 스트레스로 인한 구역·구토를 감소시키는 것으로 알려져 있다. 암 환자에서 구역·구토를 감소시키는 데 효과적이며 페퍼민트 아로마오일이 가장 효과적인 것으로 보고되었다. 생강ginger을 정제나 차로 섭취한 경우 급성 CINV와 피로에 도움이 된다는 연구결과가 있지만 근거가 불충분하다. 이외에도 암 환자의 구역·구토 완화를 위한 다양한 중재들이 시도되고 있다. 지압은 인체의 경혈acupoint이라고 불리는 특정 부위를 손가락으로 부드럽지만 강하게 압력을 가하는 것으로 주로 팔의 손목 관절 아래 손가락 3개 너비를 사용하여 P6 (neiguan) 지점을 지압하면 환자의 구역·구토에 도움이 되는 것으로 알려져 있지만 지압적용을 위한 표준화된 프로토콜 개발과 다양한 암종을 대상으로 한 연구가 필요하다.

5. 요약 및 제언

암 환자에서 구역·구토는 항암화학요법, 방사선치료와 같은 치료과정뿐만 아니라 질병의 진행으로 인해서도 발생할 수 있다. 특히, 항암화학요법을 받는 경우에는 가장 흔한 부작용이며 새로운 항구토제 개발에도 불구하고 암 환자에게는 여전히 괴로운 증상 중 하나이다. 구역·구토가 나타나면 조절이 어렵기 때문에 항암화학요법 시행 전 예방적 항구토제요법을 권장한다. 구역·구토는 암 환자의 삶의 질에 가장 영향을 주는 요인 중 하나로, 약물요법과 비약물요법을 병행하여 적극적인 치료가 요구된다.

참고문헌

1. 김연희 외. 암환자 증상관리. 4판. 포널스; 2019.
2. Ahn JH, Kim M, Kim RW. Effects of aromatherapy on nausea and vomiting in patients with cancer: A systematic review and meta-analysis of randomized controlled trials. Complement Ther Clin Pract. 2024;55:101838.
3. Alhusamiah B, Almomani J, Al Omari A, Abu Attallah A, Yousef A, Alshraideh JA, Zeilani RS. The Effectiveness of P6 and Auricular Acupressure as a Complimentary Therapy in Chemotherapy-Induced Nausea and Vomiting Among Patients With Cancer: Systematic Review. Integr Cancer Ther. 2024;23:15347354241239110.
4. Breitbart W, Butow P, Jacobsen P, Lam W, Lazenby M, Loscalzo M. Psycho-oncology. 4th ed. Oxford University Press; 2021.
5. Davis M, Hui D, Davies A, Ripamonti C, Capela A, DeFeo G, et al. MASCC antiemetics in advanced cancer updated guideline. Support Care Cancer. 2021;29(12):8097-107.
6. Gupta K, Walton R, Kataria SP. Chemotherapy-Induced Nausea and Vomiting: Pathogenesis, Recommendations, and New Trends. Cancer Treat Res Commun. 2021;26:100278.
7. McKenzie E, Zaki P, Raman S, Olson R, McFarlane T, DeAngelis C, et al. Radiation-induced nausea and vomiting: a comparison between MASCC/ESMO, ASCO, and NCCN antiemetic guidelines. Support Care Cancer. 2019;27(3):783-91.
8. Molassiotis A, Affronti ML, Fleury M, Olver I, Giusti R, Scotte F. 2023 MASCC/ESMO consensus antiemetic guidelines related to integrative and non-pharmacological therapies. Support Care Cancer. 2023.16;32(1):30.
9. National Comprehensive Cancer Network [Internet]. NCCN guidelines Version 1 [cited 2024 March 1]. Antiemetics. Available from: https://www.nccn.org/guidelines/guidelines-detail?category=3&id=1415
10. National Institutes of Health National Cancer Institute. Common Terminology Criteria for Adverse Events, v5.0. 2017.
11. Navari RM. Managing Nausea and Vomiting in Patients With Cancer: What Works. Oncology (Williston Park). 2018;32(3):121-36.

12. Navari RM. Nausea and Vomiting in Advanced Cancer. Curr Treat Options Oncol. 2020;21(2):14.
13. Sande TA, Laird BJA, Fallon MT. The Management of Opioid-Induced Nausea and Vomiting in Patients with Cancer: A Systematic Review. J Palliat Med. 2019 ;22(1):90-7.
14. Yarbro CH, Wuicik D, Gobel BH. Cancer Nursing: Principles and Practice. 8th ed. Jones and Bartlett Publishers; 2016.

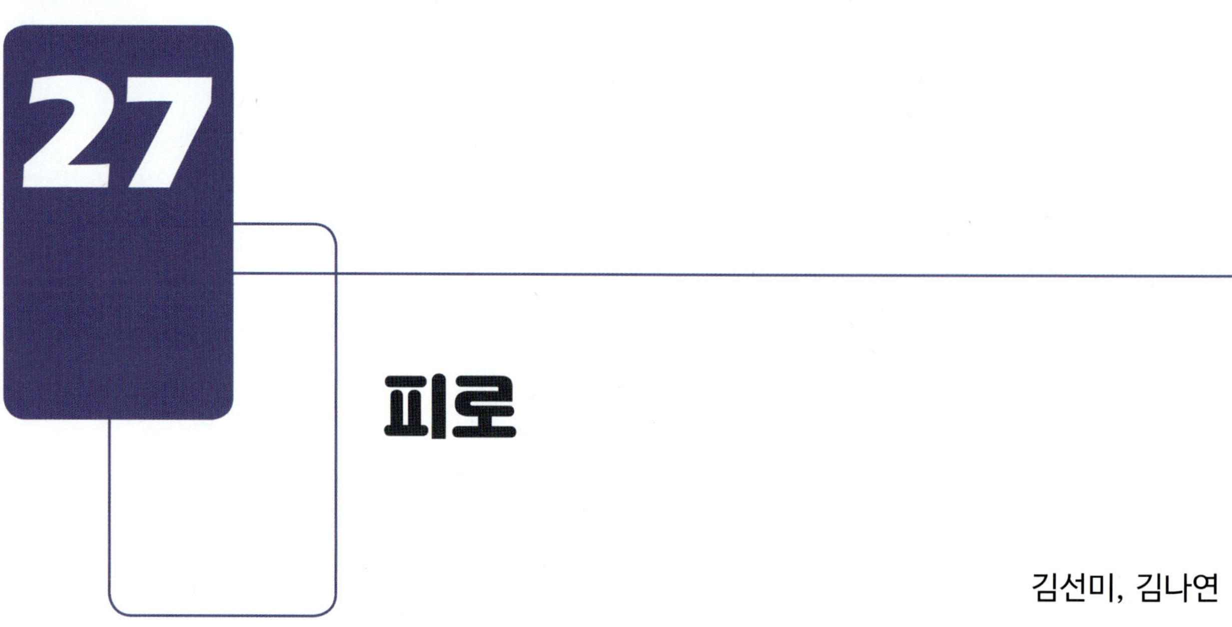

27 피로

김선미, 김나연

1. 개요

피로fatigue는 신체적, 정신적, 인지적으로 지치고 활기가 떨어진 상태를 말하며, 통증과 더불어 암 환자와 생존자가 주관적으로 호소하는 가장 흔한 증상 중의 하나이다. 피로는 삶의 질을 저하시키고, 일상생활의 능력과 기능을 떨어뜨린다. 또한 환자의 치료 의지를 감소시켜 암 치료에 대한 순응도 감소를 초래하며, 생존기간 단축에도 유의한 영향을 주는 것으로 나타났다. 보통 적극적인 치료 중에 피로를 많이 경험하지만, 일부 환자들의 경우 치료 후 수년간 계속해서 피로를 겪기도 한다. 피로는 다른 신체적, 정신적 증상과 함께 나타나므로 환자의 질병 상태를 비롯한 여러 고려사항과 함께 종합적으로 평가되어야 한다. 피로는 우울감, 절망감, 그리고 다양한 심리적 디스트레스와 관련이 있다. 또한, 빈혈, 감염이나 갑상샘기능장애 등 암 환자에서 동반될 수 있는 피로의 가역적인 신체적 원인들도 존재한다. 안타깝게도 임상 환경에서 의료진이 피로를 충분히 신경 쓰지 않고, 치료 가능한 원인까지 놓치는 경우가 종종 있다. 환자와 돌봄제공자들 또한 피로를 스스로 잘 보고하지 않는 경향이 있으므로, 암 환자를 돌보는 의료진은 피로를 정기적으로 평가하고, 조기에 적절한 개입을 제공해야 한다.

2. 암 관련 피로의 정의

암 관련 피로cancer-related fatigue는 '암 또는 암 치료와 관련된 고통스럽고 지속적이며 주관적인 신체적, 정서적, 인지적 피로감 또는 탈진으로, 최근 활동 정도와 비례하지 않으며 일상적인 기능을 방해하는 것'으로 정의된다. 암 관련 피로는 건강한 사람이 겪는 피로보다 더 심하고 고통스러우며, 휴식에 의하여 회복되지 않는 것이 특징이다. 건강한 사람에서 피로는 신체적, 심리적 스트레스에 대한 보호 역할을 하는 반응일 수 있지만, 암 환자의 경우 피로는 이러한 보호 역할을 한다고 보기 어렵다. 10차 국제질병분류International Statistical Classification of Diseases and Related Health Problems, 10th version, ICD-10에서는 암 관련 피로를 표 27-1과 같이 정의하고 있다.

표 27-1. 암 관련 피로에 대한 ICD-10 진단기준

A. 다음 중 6개 이상의 증상이 지난달 2주 이상 매일 있었으며 A1을 포함함
- A1. 극심한 피로, 에너지 감소, 휴식의 필요 증가로, 최근 활동 정도의 변화와 상관없음
- A2. 기운이 없고 사지가 무기력함
- A3. 주의 또는 집중력 감소
- A4. 일상 활동에 대한 동기나 흥미 저하
- A5. 불면증 또는 과다수면
- A6. 재충전이나 기분전환이 되지 않는 수면
- A7. 활동 저하를 극복하기 위한 노력의 필요성 인지
- A8. 두드러진 피로를 느끼는 감정 반응
- A9. 피로로 인해 일상 업무 수행이 어려움
- A10. 단기 기억력 장애
- A11. 운동 후 수 시간 동안 지속되는 불쾌감

B. 사회적, 직업적 또는 다른 활동 분야에서 임상적으로 심각한 방해와 손상을 일으킴

C. 병력 청취, 이학적 검사, 혈액 검사 상 암 또는 암 치료와 연관성을 가짐

D. 위 증상은 우울증, 신체화 장애somatization disorder, 신체형 장애somatoform disorder, 섬망 등 동반된 정신과적 질환의 결과가 아님

3. 암 관련 피로의 유병률

암 관련 피로의 유병률에 대한 연구 결과는 암의 종류와 피로에 대한 평가 방법에 따라 다르지만, 비교적 조사 규모가 큰 여러 연구들의 결과를 정리해 보면 다음과 같다. 암 관련 피로는 암 환자의 약 65%에서 나타나며, 이들 중 2/3 이상이 최소 6개월 동안 심한 정도의 피로를 경험했다고 답했고, 1/3은 치료 후 수년 동안 지속되는 피로로 보고했다. 암 환자의 약 40-50%에서 진단 시 피로를 경험하고, 암 환자의 32%가 일상적으로 피로를 경험하며, 이것이 일상생활에 상당한 영향을 미치는 것으로 나타났다. 그리고 이 중 61%는 피로가 통증보다 일상생활에 더 큰 영향을 미쳤다고 보고했다. 화학요법 또는 방사선치료 중 80-90%의 환자가 피로를 호소하며, 특히 화학요법 단독 치료 중 17-21%, 화학요법과 방사선치료를 병행하는 동안 33-53%의 환자가 피로를 느낀다고 보고하였다. 호르몬요법, 표적요법, 그리고 면역요법도 피로를 유발할 수 있다. 여성, 젊고 실직 상태인 환자, 우울증 심각도가 높은 환자가 전반적으로 더 많은 피로를 경험하는 경향이 있다는 연구 결과가 있다. 암 관련 피로는 완화치료 또는 호스피스 환경에서도 암 환자들이 경험하는 가장 흔한 증상으로, 유병률이 84-100%에 달한다.

대부분의 암 생존자들은 적극적인 치료 중에 피로를 많이 경험하며, 적극적인 치료가 끝날 무렵 최고조에 달하고 그 이후에는 감소한다. 그러나 상당수의 암 생존자는 적극적인 치료가 끝난 수년 후까지도 여전히 피로감을 느낀다. 환자의 최대 53%에서 암 치료가 끝난 후에도 수개월 또는 수년 동안 피로가 지속될 수 있다. 유방암 생존자의 21-

52%는 진단 후 3년이 지난 후에도 여전히 심각한 암 관련 피로를 경험하며, 상당수에서 보조 화학요법이 끝난 후에도 최대 5년까지 피로를 느낀다고 보고한다. 청소년 및 젊은 성인 암 생존자의 1/4은 진단 후 5-30년이 지난 뒤에도 여전히 만성적인 피로를 느낀다. 자궁경부암, 하부 위장관암, 유방암, 림프종 및 혼합 암의 장기 생존자들은 23%에서 49%에 이르는 만성 암 관련 피로 유병률을 나타냈다. 유방암, 대장암, 전립선암 생존자들도 진단 후 5년에서 15년까지 유의한 수준의 피로를 경험했다.

암과 관련된 피로는 연령에 따라 인식되는 정도가 다를 수 있다. 보통은 노년층에서 피로가 더 두드러지는 것으로 예상되지만, 암 생존자들 사이에서는 젊은 연령층에서 더 큰 부담을 겪는 것으로 추정된다. 보통 15세부터 39세까지를 청소년과 초기 성년기adolescents and young adults, AYA 세대라고 하는데, AYA 암 생존자의 피로 유병률은 연령과 성별이 일치하는 건강한 또래 집단에 비해 두 배 이상 높으며, AYA 암 생존자의 85%가 지난 한 달 동안 피로를 경험한 것으로 보고되었다. AYA 세대의 육종 생존자는 중년 또는 노인 생존자에 비해 낮 동안의 피로를 보고할 가능성이 더 높았다.

4. 암 관련 피로의 병태생리

암 관련 피로의 원인은 아직 명확하게 밝혀지지 않았지만, 다양한 요인에 의해 복합적인 영향을 받을 수 있다. 기존 연구에 따르면 암 자체와 암 관련 치료는 물론, 의학적 동반이환, 병용 약물, 영양 상태, 기분장애, 신체 증상, 운동량 등이 피로의 발생과 관련되어 있다. 그러나 피로는 다른 특별한 의학적 유발 요인이 없는 암 환자에게서도 자주 발생하는데, 이는 암 환자에서 피로를 일으키는 고유한 기전이 있음을 시사한다. 암 관련 피로의 생물학적 병태생리 기전으로 여러 가설이 제시되고 있다. 말초 및 중추신경계의 염증성 사이토카인 조절 장애, 시상하부-뇌하수체-부신hypothalamic-pituitary-adrenal, HPA 축의 변화로 인한 코르티솔 방출 조절 장애, 면역 기능장애 및 잠복 바이러스 재활성화, 구심성 미주신경 활성화, 세로토닌 조절 장애, 5'-삼인산아데노신 합성 이상, 일일주기리듬diurnal rhythm 장애, 에너지 고갈에 대한 비적응적 반응으로 인한 대사성 피로, 유전적 요인 등이 제시되고 있다. 아직까지 암 관련 피로의 독립적인 발생기전에 대한 연구 결과가 일관성을 가지지 못하고 있으며, 질병 상태와 다양한 치료법과의 상호작용이 복잡한 것으로 보인다. 종단 연구를 통해 다양한 유발 요인과 중요한 조절 인자에 따라 피로가 어떻게 변화하는지에 대한 이해가 증진되어야 한다. 이러한 노력은 궁극적으로 병태생리 기전을 기반으로 한 맞춤형 개입 및 예방법 개발 면에서 중요하다.

1) 염증성 사이토카인 조절 장애

현재까지 암 관련 피로에 대하여 가장 많은 관심과 근거를 얻고 있는 기전은 염증성 사이토카인proinflammatory cytokine에 초점을 맞춘 사이토카인의 조절 장애이다(그림 27-1). 염증성 사이토카인의 활성화가 피로를 유발한다는 이 가설은 1990년대부터 연구되어 왔다. 인터루킨-1βinterleukin-1β, IL-1β, 종양괴사인자-αtumor necrosis factor-α, TNF-α, 인터루킨-6IL-6를 포함한 염증성 사이토카인은 감염이나 조직 손상 후 면역세포에서 방출된다. 암의 경우 종양 자체에 의해서, 또는 수술, 방사선요법, 화학요법으로 인한 조직 손상의 결과로 염증성 사이토카인이 방출될 수 있다. 이러한 사이토카인은 중추신경계에 신호를 보내 피로 증상 및 행동 변화를 일으킬 수 있다.

염증성 사이토카인 신호는 신경세포 활동의 변화, 발열 등 생리적 과정의 변화, 그리고 행동의 변화로 이어진다. 동물 실험 모델에서 염증성 사이토카인을 주입하거나 생성을 유도하면 운동성 감소, 음식 및 수분 섭취 감소, 사회적 위축, 무쾌감증 및 인지 변화 등의 결과로 나타난다. 이러한 변화는 피로와 관련된 일종의 질병행동으로 여겨지며, 염증 발생 시 회복을 촉진하고 감염 확산을 방지하기 위하여 동기motivation에 변화가 오는 것으로 생각된다. 인간을 대상으로 한 연구 결과를 살펴보면, 암 또는 C형간염 치료를 위해 사이토카인을 일정 용량 투여하는 경우, 피로, 우울감, 수면장애 등의 증상이 유의미하게 증가하였다. 건강한 사람을 대상으로 한 사이토카인 유도에 대한 실험 연구에서도 유사한 효과가 보고되었는데, 연구참여자들에게 내독소endotoxin를 투여한 뒤 피로가 증가했으며, 이는 염증성 사이토카인의 혈중 농도 상승과 양적 상관관계를 보였다. 또한, 염증성 사이토카인 TNF-α를 차단하는 약제는 염증 상태에 있는 사람의 피로를 감소시키는 것으로 알려졌으며, 이는 암 환자를 대상으로 한 예비 연구에서도 관찰되었다. 한편, 국내 혈액암 환자 대상 전향적 코호트 연구에서, 우울, 인지장애, 피로, 수면장애 및 통증과 같은 정신심리학적 증상을 경험하는 환자들에서 인돌아민-2,3-디옥시게나제indoleamine-2,3-dioxygenase, IDO 활성이 더 높았고, 이 활성이 IL-6 농도와 양의 상관관계가 있음이 보고되었다. IDO는 트립토판을 키뉴레닌으로 전환하는 효소로서, 이 효

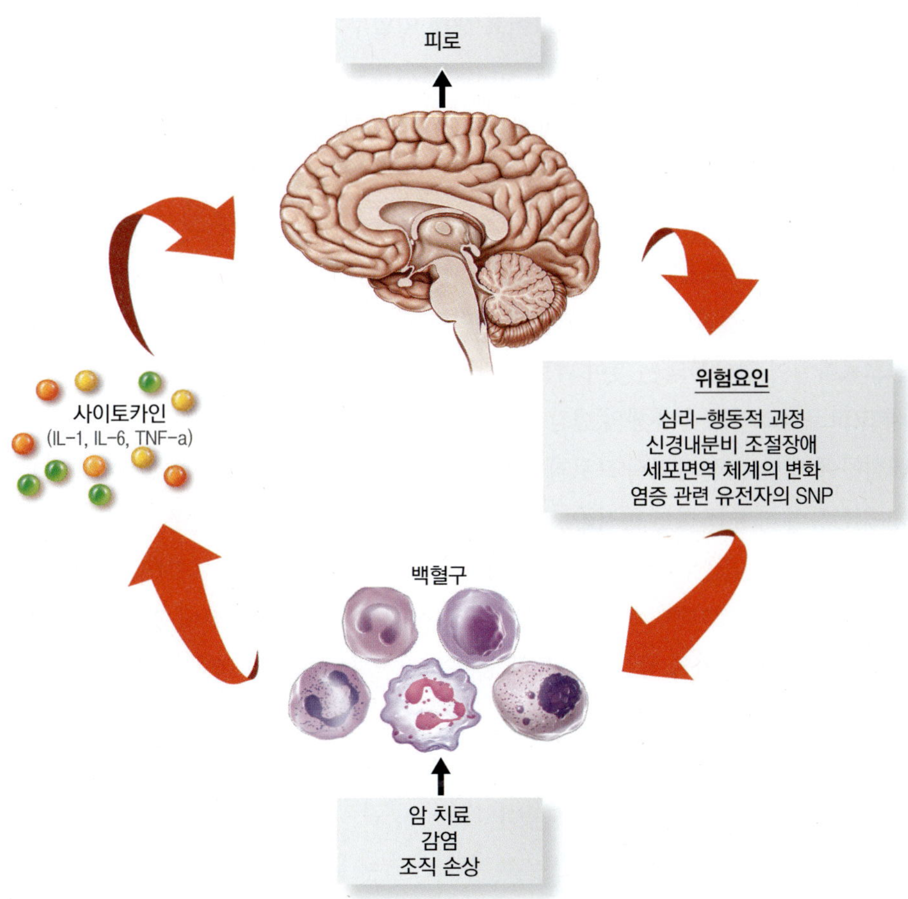

그림 27-1. 암 관련 피로에서 염증성 사이토카인 조절 장애의 기전
IL: interleukin, TNF: tumor necrosis factor, SNPs: single nucleotide polymorphisms

소의 활성화는 결과적으로 뇌에서 세토로닌 합성을 감소시키고 신경 독성 대사산물을 생성하게 된다. 이러한 근거들은 염증이 암 관련 피로의 근본적인 유발 요인이라는 강력한 생물학적 근거를 제시한다. 신경해부학적 기전은 주로 사이토카인과 관련하여 발생한 우울증에서의 뇌 회로 연구에 기반하고 있으며, 이 연구들에서 전두엽·측두엽 피질 및 뇌섬엽의 기저 활성도가 감소하고, 소뇌와 피질하·변연계 영역의 활성도가 증가하는 것으로 나타났다.

염증 과정과 피로는 간접적으로 신경내분비 조절 장애의 영향을 받을 수도 있다. 예를 들어 HPA 축에 포함된 되먹임회로는 염증에 직접적인 영향을 미치고, 세로토닌 조절 장애는 HPA 축을 방해하며, 구심성 미주신경 활성화는 염증성 사이토카인을 방출한다. 암 치료 후 발생할 수 있는 세포면역 체계의 변화도 지속적인 염증과 관련 피로 증상의 원인이 될 수 있다. 또한, 염증성 사이토카인 발현을 조절하는 유전자에 다형성polymorphism이 존재하는 것도 암 관련 피로와 관련이 있는 것으로 밝혀졌다.

2) 시상하부-뇌하수체-부신 축의 변화

HPA 축은 직접적으로, 또는 염증 과정에 미치는 영향을 통해서 피로의 병태생리에 관여한다. 원래 HPA 축은 사이토카인 생산을 조절하며, 강력한 항염증 효과를 발휘한다. 암 환자에서는 HPA 축의 항염증성 역할에 제한이 생기면서 피로와 연관될 수 있는데, (1) 글루코코르티코이드 생성 일일주기리듬의 변화, 또는 (2) 글루코코르티코이드 수용체의 민감도 감소가 그 원인일 수 있다.

첫 번째로 글루코코르티코이드 생성 변화에 대한 근거를 살펴보면 다음과 같다. 지속적인 피로를 호소하는 유방암 생존자는 피로를 호소하지 않는 대조군에 비해 야간 코르티솔 수치 상승을 포함하여 일중 코르티솔 변동 양상에 변화가 나타난다. 또한, 피로가 동반된 유방암 생존자는 심리적 스트레스에 대한 코르티솔 반응이 둔화되어 있는데, 이는 사이토카인 생산량 증가와 연관되며, 기저의 염증 활성도가 증가되어 있음을 의미한다. 난소암 환자의 경우, 치료 전에 야간 코르티솔 수치가 높고 주간 코르티솔의 변화량이 적은 것이 피로와 관련이 있었다. 같은 연구에서, 이듬해에 코르티솔 프로파일이 정상화되는 것이 피로의 감소와 연관되어 있었다.

두 번째로 글루코코르티코이드 수용체의 민감도 감소와 관련된 근거를 살펴보면 다음과 같다. 피로를 동반한 유방암 생존자의 백혈구에 대한 유전체 전사 프로파일 분석genome-wide transcriptional profiling analysis 결과, 글루코코르티코이드 수용체 반응 유전자의 하향 조절이 현저한 것으로 나타났다. 이는 백혈구의 글루코코르티코이드 수용체에 기능적 저항성이 있음을 의미한다. 또한, 피로를 호소하는 암 생존자에서 글루코코르티코이드 수용체의 민감도 감소는 핵인자 카파비nuclear factor kappa-light-chain-enhancer of activated B cells, NF-κB의 상향 조절에 기여하는 것으로 보인다. NF-κB는 DNA의 전사 과정, 사이토카인의 생성과 세포의 생존에 관여하는 단백질 복합체로, 염증 반응에 중요한 역할을 수행한다.

3) 면역 기능장애 및 잠복 바이러스 재활성화

암 치료 후에는 세포면역 체계에 현저하면서도 장기적인 변화가 발생할 수 있다. 지속적인 피로를 호소하는 유방암 생존자의 면역세포에 대한 연구 결과, 염증 과정의 변화를 시사하는 CD4+ 및 CD56+ T세포의 증가, 활성화T세포의 감소, 그리고 골수가지돌기세포myeloid dendritic cells 감소 등의 소견을 보였다. 유방암 생존자를 분석한 종단 연구 결과, 치료 후 증가된 백혈구 수는 이후 2-3년의 추적 기간 동안 피로가 지속되는 것을 예측하는 인자임이 확인되었다. 암 치료 이전에도 면역 기능장애와 잠복 바이러스의 재활성화가 피로를 유발할 수 있다. 치료를 시작하기 전의 유방암 환자에서 거대세포바이러스cytomegalovirus 항체 역가가 높을수록 피로를 경험할 가능성이 더 크고, 이 환자들에서 C반응단백질의 혈중 농도도 높았다는 연구 결과가 있다.

4) 암 관련 피로의 위험인자

암 치료 후 수개월에서 수년 동안 지속되는 피로의 위험인자에 대한 연구는 인구통계학적, 의학적, 행동적, 심리사회적, 그리고 유전적 요인까지 광범위하고 다양하게 진행되고 있다.

(1) 유전적 요인

염증이 피로의 발병과 지속에 중요한 역할을 한다는 점을 고려하여, 암 환자에서 염증성 사이토카인 활동에 영향을 미치는 유전적 요소에 대한 연구가 진행되어 왔다. IL-1β, TNF-α, IL-6를 포함한 염증 관련 유전자의 단일뉴클레오타이드다형성single nucleotide polymorphism, SNP은 치료 중과 치료 후의 피로와 관련이 있는 것으로 나타났다. 유방암, 폐암 및 전립선암 환자들을 대상으로 한 연구들에서 TNF-α, IL-6 및 IL-1β의 SNP가 피로 증가와 연관된 것으로 나타났다. 또한, 염증 관련 유전자의 다형성은 다른 질환을 가진 환자들과 암 환자의 가족 그룹에서도 피로와 관련이 있는 것으로 나타났으며, 이는 해당 유전적 요소가 피로 증상의 일반적인 위험인자일 수 있음을 시사한다.

(2) 비만과 인슐린저항성

비만과 인슐린저항성은 종양 성장과 전이를 직접적으로 촉진하여 피로를 악화시킬 수 있다고 알려져 있는데, 그 외에도 만성 염증, 신경내분비 장애 및 대사 변화를 유발함으로써 피로에 기여할 수 있다. 초기 유방암 여성을 대상으로 한 종단 연구에 따르면 치료 후 6개월과 42개월 시점의 피로를 예측하는 주요 인자 중 하나는 체질량지수였다. 치료 후 유방암 생존자를 대상으로 한 종단 연구에서도 높은 체질량지수는 다른 위험인자들보다 더 크게 지속적인 피로를 예측하는 것으로 나타났다.

(3) 심리-행동적 요인

① 치료 전 피로

치료 후 피로를 가장 강력하고 일관되게 예측하는 요인은 치료 전 피로이다. 방사선요법이나 화학요법 전에 이미 높은 수준의 피로를 보고한 환자들은 치료 완료 직후부터 이듬해까지, 그리고 최대 2.5년 후에도 높은 수준의 피로를 보고한다. 이러한 결과는 피로를 유발하는 생물학적, 심리-행동적 문제가 치료 시작 전에 이미 존재할 수 있음을 시사한다.

② 우울증

우울증 역시 피로와 밀접한 관련이 있으며, 암 환자에서 이 두 가지가 함께 발생하는 경우가 많다. 피로는 우울증의 증상이기도 하지만, 피로가 사회, 직업 및 여가 활동을 방해함으로써 우울한 기분을 일으킬 수도 있다. 종단 연구에 따르면 암 치료 전 우울증과 불안은 치료 전, 치료 중, 치료 후의 피로를 예측하는 인자이다. 정신질환 병력이 있는 환자와 암 진단 및 치료 시작 시기에 디스트레스가 높은 환자는 치료 후 피로가 지속될 위험성이 있는 것으로 보인다. 어린 시절 학대와 방임의 경험도 유방암 생존자의 높은 피로 수준과 관련이 있다고 보고되었다.

③ 신체 활동 부족

신체 활동 부족도 암 관련 피로와 연관된다. 피로가 심한 환자는 일반적으로 신체 활동 수준이 낮으며, 신체 활동 부족은 또다시 신체 기능 저하로 이어져 일상 업무 수행을 더 어렵게 만들고 피로의 발생과 지속에 기여한다. 실제로 암 관련 피로 증후군 진단을 받은 암 생존자들은 순환기 및 호흡기 기능이 저하된 것으로 나타났지만, 선후관계를 단정하기는 어렵다. 낮은 수준의 신체 활동과 이와 관련된 심폐 기능의 감소가 암 관련 피로의 발생 혹은 지속에 중요한 역할을 할 수 있다.

④ 수면장애

수면 문제 또한 피로와 밀접한 관련이 있으며, 수면장애가 주간 피로 증상의 원인이 될 수 있다. 방사선요법을 받는 유방암 및 전립선암 환자를 대상으로 한 연구에 따르면 치료 전 수면 문제가 치료 전, 치료 중, 치료 후 최대 6개월까지 높은 피로 수준과 관련이 있는 것으로 나타났다. 화학 요법을 시작하는 부인암 환자의 경우 활동기록기actigraphy로 기록된 수면장애의 중증도가 뒤따르는 피로의 중증도를 예측했다. 그러나 피로는 충분한 수면을 취하더라도 지속될 수 있으며, 이는 수면 외에 다른 요인들이 피로 유지에 기여한다는 것을 의미한다.

다양한 연구를 통해 피로의 잠재적 위험인자들이 밝혀졌지만, 이러한 영향의 기전은 아직 명확하지 않으며 추가 연구가 필요한 실정이다. 위험인자 중 다수는 염증 활동 증가와 관련이 있다. 치료 중 피로 위험을 증가시키는 촉진 요인과 치료 후 피로 유지에 기여하는 지속 요인을 구분하는 것은 암 치료의 다양한 단계에서 적절한 개입 대상과 방법을 파악하는 데 도움이 될 것이다.

5. 암 관련 피로의 평가

피로는 통증과 마찬가지로 환자가 주관적으로 인지하는 증상이므로 자가 보고식 평가가 가장 정확하다. 2024년도에 개정된 미국종합암네트워크National Comprehensive Cancer Network, NCCN의 암 관련 피로 관리지침에서는 정량화된 자가보고식 척도 또는 구두 척도를 사용하여 피로의 중증도를 평가할 것을 권장한다. 최근 체계적 고찰 결과에 따르면 피로 심각도에 대한 10점 수치 평가 척도numerical rating scale, NRS가 가장 좋은 선별 도구로 꼽힌다. 통상적으로 0-10점 범위(0=피로 없음, 10=상상할 수 있는 최악의 피로)의 NRS 척도 점수 중 1-3점을 경도, 4-6점을 중등도, 7-10점을 중증으로 분류한다. 어린이와 노인 환자의 평가에 있어서는 가족과 돌봄제공자의 보고가 중요하다. 7-12세 어린이의 피로 평가는 1-5점 척도(1=피곤하지 않음, 5=최악)로 간소화할 수 있으며, 이 때는 1-2점을 경도, 3점을 중등도, 4-5점을 중증으로 분류한다. 5-6세 어린이에서는 '피곤하다' 또는 '피곤하지 않다'로 더 간단하게 질문할 수 있다. 피로가 중등도 이상(0-10점 척도에서 4점 이상, 1-5점 척도에서 3점 이상)으로 측정된 경우, 병력 및 신체 검사, 피로의 양상 평가, 시작 및 지속 시간 평가, 관련 증상 평가, 기능장애 평가 등을 실시할 것을 권장한다. 또한 피로의 평가에 있어서 급성 신체적, 심리적 변화와 같은 촉발 요인과 함께 신체 활동 부족, 지속적인 심리사회적 스트레스와 같은 지속 요인을 확인해야 한다. 선별 검사 결과 피로가 없거나 경미한 수준으로 판단되면 환자와 가족/돌봄제공자는 일반적인 피로 관리 전략에 대한 교육과 상담을 받아야 한다.

암 환자는 보통 피로를 감수해야 한다고 생각하고, 의료진을 귀찮게 하고 싶지 않아서, 그리고 높은 수준의 피로를 보고할 경우 치료 변경의 우려 등을 이유로 피로를 과소 보고하는 경향이 있다. 또한 의료진은 피로에 대한 효과적인 치료법이 있다는 것을 인지하지 못하고 피로를 간과할 수 있다. 이 때문에 피로가 과소평가될 수 있으므로, 정기적으로 피로를 선별하는 것이 필요하다. 모든 암 환자는 최초 방문 시, 암 치료 중, 암 치료 후 정기적으로, 그리고 임상적으로 유의한 시기에 추가적으로 피로의 유무와 중증도를 검사해야 한다. 생존자 혹은 치료를 완료한 환자에서 적극적인 치료 기간 이후에도 피로가 존재할 수 있으므로 피로를 계속 모니터링해야만 한다.

1) 원인 평가

피로의 원인은 복잡하고 다양하지만 일반적으로 암종 및 그에 따른 특성, 환자 요인(예: 기저 동반이환), 치료적 요인(예: 약물요법, 수술) 등과 관련이 있다. 그 외에도 심리적 요인, 생활습관, 약물 등도 영향을 미칠 수 있다. 피로의 원인 평가를 위한 주요 항목은 표 27-2에 정리되어 있다.

피로를 보이는 환자에게는 피로와 관련된 집중적인 병력 청취, 철저한 문진, 암 상태에 대한 평가, 신체검사, 정신상태 평가, 신경학적 검사를 시행한다. 또한, 일반혈액검사와 혈청검사를 통해 빈혈, 전해질 불균형 및 대사 이상과 같은 요인을 확인한다. 또한, 알코올이나 불법 약물의 오남용 여부를 묻고 검사해야 한다. 그러나 침습적이고 비용이 많이 드는 검사는 필요에 따라 제한적으로 실시되어야 한다.

통증, 정서적 디스트레스, 수면장애, 빈혈, 급성 감염, 영양실조, 갑상샘기능저하증 등은 피로의 가역적 원인에 속하며, 원인에 대한 적절한 치료를 통해 피로 감소 효과를 기대할 수 있다. 또한, 불필요한 중추신경계 작용 약물은 제한해야 한다.

피로를 효과적으로 평가하고 치료하기 위해서는 우울증과 피로를 감별진단하는 것이 중요하다. 피로와 우울증은 에너지 및 의욕 저하, 수면 장애, 집중력, 주의력, 기억력 저하 등의 증상이 상당 부분 겹쳐서 나타나지만, 둘은 별개의 질병 상태이다. 피로로 인한 우울감은 일반적으로 덜 심각하며, 환자들은 이러한 증상을 피로로 인한 결과라고 생각하는 경향이 있다. 반면 우울증은 절망감, 무가치감, 죄책감, 자살 충동을 보일 수 있으며, 우울증 가족력이 있을 가능성이 더 높다. 또한 한 환자에서 피로와 우울증이 공존할 수도 있다. 피로와 우울증 사이에는 우울증의 증상으로 피로가 발생하거나 피로로 인해 기분, 업무, 여가 활동에 지장을 받아 우울증이 발생하는 등 양방향의 상호관계가 존재한다.

표 27-2. 암 관련 피로의 주요 원인 평가

평가 카테고리	원인 평가 항목
암의 직간접적 영향	종양부담tumor burden, 염증, 기능장애
암 치료의 영향	수술, 방사선요법, 화학요법, 표적요법, 면역요법
암 관련 신체 증상	통증, 메스꺼움, 구토, 신경병증
암 또는 치료와 관련된 의학적 상태	빈혈, 영양실조, 탈수, 감염, 전해질 불균형, 근병증, 사이토카인 생성
약물 관련 요인	아편유사진통제, 향정신성 약물, 베타차단제, 알코올 및 약물 오남용
심리적 요인	우울, 불안, 정서적 디스트레스
생활습관 요인	신체 활동 저하
수면장애	불면, 과도한 주간 졸음, 폐쇄수면무호흡, 하지불안증후군, 일주기리듬수면각성장애
동반이환	울혈심부전, 만성폐쇄폐질환, 당뇨병, 갑상샘저하증

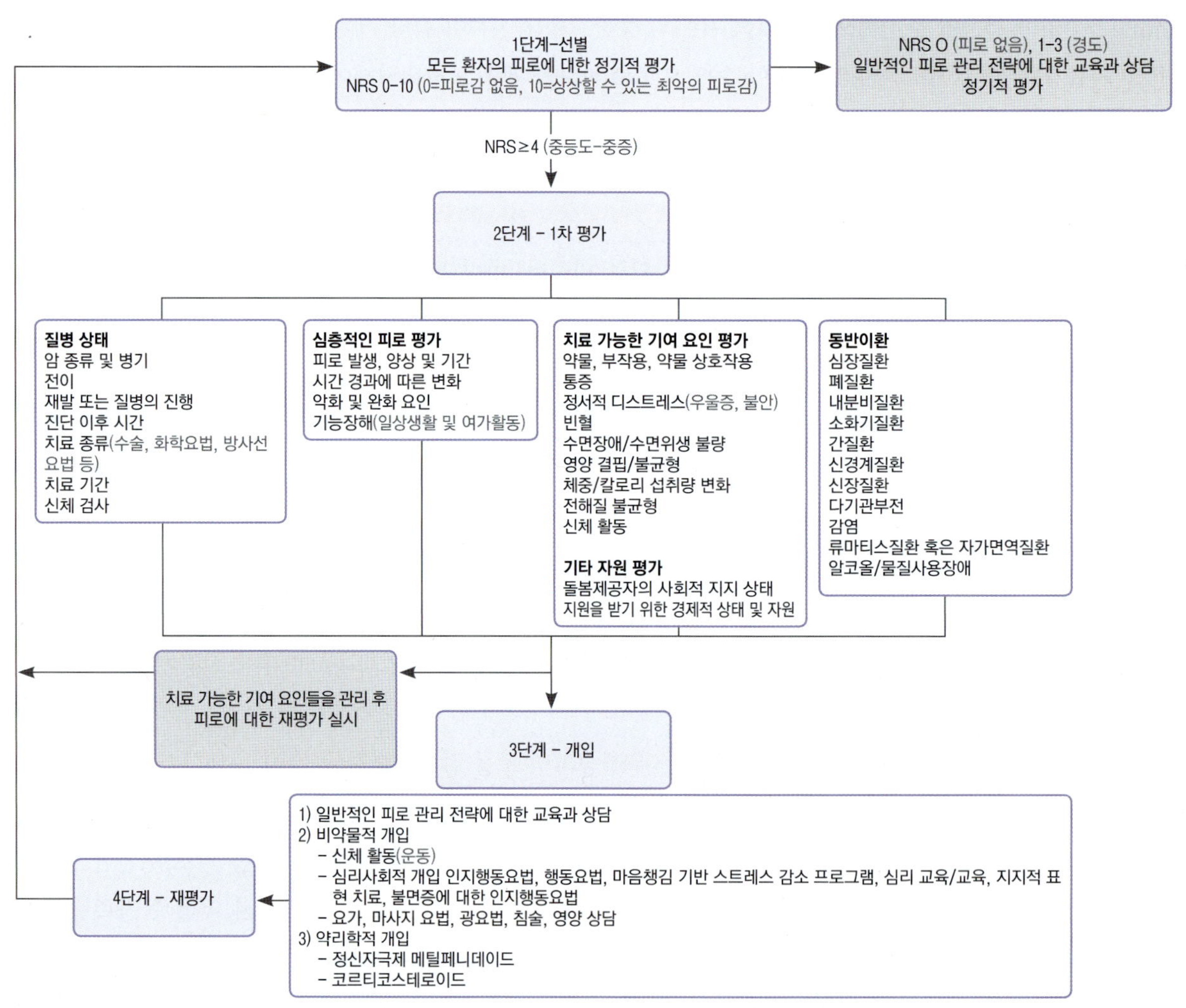

그림 27-2. 암 관련 피로의 평가 과정
코르티코스테로이드 약물치료는 진행성 암 환자에서 단기간 사용하는 것으로 제한한다.
NRS: Numerical Rating Scale (수치 평가 척도)

2) 평가 도구

피로와 그 영향을 평가하기 위해서 다양한 자가 보고식 척도가 표준화되어 사용되고 있다. 전반적인 피로의 평가를 위하여 피로에 대한 수치 평가 척도, 시각아날로그척도visual analogue scale, VAS, 피로 심각도 척도fatigue severity scale, FSS 등이 사용된다. 간이 피로 검사brief fatigue inventory, BFI는 피로의 심각도와 주요 기능 영역에 미치는 영향을 신속하게 평가하는 설문지로, 여러 나라 언어로 타당화 되어 있고 이해하기 쉬워 임상 및 연구 상황에서 많이 쓰인다. 피로의 심각도를 다차원적으로 평가하는 척도로는 파이퍼 피로 척도piper fatigue scale, PFS, 다차원 피로 측정 도구multidimensional fatigue inventory, Mfi-20 등이 있다. 다차원 피로 증상 검사도구-단축형multidimensional fatigue symptom inventory-short form, MSFI-SF은 암 환자만을 대상으로 개발된 척도는 아니지만, 실제 암 환자의 피로를 측정하기 위해 널리 사용된다. 암 관련 피로를 평가할 목적으로 개발 및 타당화 된 척도들 중에서는 유럽 암 연구 및 치료 기구 삶의 질 설문지European organization for research and treatment of cancer quality of life questionnaire, QLQ-C30의 피로 하위 척도와 암 치료 피로의 기능적 평가functional assessment of cancer therapy-fatigue, FACT-Fatigue 척도가 널리 사용된다. 또한, MD 앤더슨 증상 목록MD Anderson Symptom Inventory, MDASI은 경증, 중등도, 중증 피로에 대한 절단점 구분이 잘 되어 있다는 장점이 있다. 그리고 피로로 인한 수행 능력의 지장 정도를 측정할 때는 카르노프스키 수행 상태Karnofsky performance status 측정도구를 사용할 수 있다. 단차원 피로 척도는 주로 피로 심각도만 측정하는데, 간결하기 때문에 임상 환경에 적합하다. 반면 다차원 척도는 피로의 다양한 측면을 측정하여 피로의 심각도뿐 아니라 피로가 신체 기능 및 심리사회적 기능에 미치는 영향까지 다룬다.

6. 암 관련 피로의 치료

NCCN 진료지침의 암 관련 피로 평가 및 치료 알고리즘은 선별, 1차 평가, 개입, 재평가의 4단계로 이루어진다. 첫 단계에서 평가한 피로의 심각도가 중등도에서 중증인 경우, 의료 전문가는 알고리즘의 1차 평가 단계에서 집중적인 질병 상태 병력청취 및 신체 검사를 실시한다. 또한, 이 단계에서는 피로와 연관된 공존 증상 및 기여 요인에 대한 평가가 시행되며, 이를 피로 관리의 초기 단계로 볼 수도 있다. 만약 통증, 정서적 디스트레스, 수면장애, 빈혈, 급성 감염, 영양실조, 갑상샘기능저하증 등 피로의 가역적 기여 요인이 있다면 이에 대한 치료가 우선적이다. 여기서 환자에게 치료 가능한 기여 요인이 없거나 이 요인을 치료한 후에도 중등도에서 중증의 피로가 계속되는 경우, 의료 전문가는 암 관련 피로에 대한 NCCN 가이드라인에 따라 추가 개입을 시행하도록 권고된다. 현재 암 관련 피로에 대한 개입은 피로 관리를 위한 일반적인 전략에 대한 교육과 상담, 신체 활동과 심리사회적 개입이 포함된 비약물적 중재, 정신자극제를 포함한 약물 처방 등이 있다. 피로의 다차원적 특성을 고려할 때, 피로 치료에는 생물심리사회적 접근에 기반하여 교육, 신체활동, 심리사회적 중재, 약물학적 중재 등을 다양하게 사용할 수 있다. 또한, 질병의 단계(예: 적극적 치료 시기, 생존기, 임종기)에 따라 이 중 적절한 개입을 선별하여 맞춤형으로 제공할 수 있다.

1) 피로 관리를 위한 일반적인 전략에 대한 교육과 상담

모든 암 환자와 그 가족에게 피로에 대한 교육을 제공해야 하며, 교육은 특히 피로를 유발하는 치료(방사선요법, 화학요법, 기타 생물학적 치료 등)를 시작하는 환자들에게 중요하다. 환자에게 피로는 치료의 결과일 수 있으며, 치료 효과가 없거나 질병이 진행되고 있다는 징후가 아니라는 점을 교육해야 한다. 치료가 모두 끝난 시기의 환자에게는 이후 나타날 수 있는 피로의 수준과 양상에 대해 교육해야 한다. 상당수의 환자가 기능에 지장을 줄 정도로 고통스러운 수준의 피로를 계속 경험하지만, 대부분의 환자는 점진적으로 피로가 감소하고 에너지가 정상 수준으로 회복된다. 이러한 변화를 파악하기 위하여 의료진은 후속 방문 시 정기적으로 피로를 검사해야 한다.

또한, 환자에게 신체 활동 및 에너지 절약 등 피로에 대처하는 데 유용한 일반적인 전략 관련 상담이 권고된다. 에너지 절약은 환자 개인의 에너지 자원이 고갈되는 것을 방지하기 위해 의도적이고 계획적으로 관리하는 것을 말한다. 즉, 환자가 현실적인 활동 목표치를 설정하고, 활동의 우선순위를 정하고, 속도를 조절하며, 덜 필수적인 활동을 연기하는 것 등을 포함한다. 낮잠은 에너지를 보충할 수는 있지만, 야간 수면의 질을 방해하지 않도록 제한하는 것이 좋다. 환자가 스스로 피로 수준을 모니터링하고 에너지가 최고조에 달하는 시기를 파악한 다음 그에 맞춰 체계적으로 활동을 계획할 수 있도록 일지를 작성하는 것도 유용한 방법이다.

2) 비약물치료

(1) 신체 활동(운동)

모든 환자에게 암 치료 중과 치료 후에 적당한 수준의 신체 활동을 하도록 권장된다. 체계적 문헌고찰 및 메타분석 연구들에서 신체 활동은 모든 암 환자 그룹에서 피로 개선에 유익한 것으로 보고되었다. 신체 활동이 전신 염증을 완화하고 피로를 개선하여 악액질 유무에 관계없이 환자가 일상 생활 활동을 더 잘 수행할 수 있게 함으로써 기능적 삶의 질을 개선할 수 있다는 근거가 점차 더 많아지고 있다. 아직까지 암 관련 피로 환자를 위한 정확한 운동 처방 및 효과적인 신체 활동량의 기준에 대한 충분한 근거는 없지만, 매주 최소 150-300분의 중강도 또는 75-150분의 고강도 유산소 신체 활동, 또는 이 두 가지를 적절히 조합한 활동이 권장된다. 다른 문헌에서는, 암 환자에게 주당 150분의 유산소 운동(걷기, 조깅, 수영 등의 심폐 지구력 운동), 주당 2일의 저항 운동(웨이트 트레이닝 등 근육 강화 운동), 그리고 유산소 운동이나 저항 운동을 하지 않는 날에는 유연성 운동을 하도록 권장한다. 일부 연구에 따르면 주당 최소 3-5시간의 중강도 활동을 하는 암 환자는 치료 결과가 개선되고 피로를 비롯한 치료 부작용이 적을 수 있다고 보고되었다. 운동 프로그램은 환자의 나이, 성별, 암의 종류, 체력 수준에 따라 개별화되어야 하며, 낮은 강도와 시간으로 시작하여 천천히 진행하며 환자의 상태 변화에 따라 조정한다. 가능하다면 암에 특화된 운동 프로그램을 활용할 것을 고려한다. 다만, 뼈 전이, 혈소판감소증, 빈혈, 발열, 활동성 감염 또는 수술 후 감염, 전이 또는 기타 동반이환으로 인한 제한, 낙상 위험 등의 안전 문제가 있는 환자에게는 운동 중재를 주의해서 시행해야 한다.

(2) 심리사회적 개입

인지행동요법, 행동요법, 마음챙김 기반 스트레스 감소 프로그램, 심리 교육/교육, 지지적 표현 치료, 불면증에 대한 인지행동요법(자극 조절, 수면 제한, 수면위생) 등의 심리사회적 개입이 암 관련 피로 치료에 권고된다. 이들 개입에 대한 메타 분석에 따르면 대조군에 비해 피로가 유의하게 감소한 것으로 나타났으며, 효과 크기는 작거나 중간 정도로 보고된다. 화학요법이나 방사선요법 중 피로에 대한 교육과 지원을 제공하고, 부적응적인 피로 관련 사고 및 행동을 수정하는 등의 개입은 치료 관련 피로의 호전에 효과적이다.

암 생존자를 대상으로 실시한 연구에 따르면 간단한 심리 교육 개입이 치료 완료 후 피로를 줄이는 데 도움이 될 수 있다. 예를 들어, 피로에 대한 정보와 신체 활동 교육이 포함된 간단한 심리 교육 비디오를 제공한 개입이 피로를 유의하게 개선하였다는 연구가 있다. 치료 후 피로가 심하고 장기간 지속되는 생존자에게는 보다 적극적인 개입이 필요한데, 여기에는 피로의 지속 요인에 초점을 맞춘 인지행동요법, 그리고 피로에 대한 정보, 에너지 절약, 신체 활동, 수면위생, 디스트레스 관리, 영양 및 통증 조절에 대한 정보를 제공하는 온·오프라인 교육 프로그램 등이 포함된다.

(3) 기타

운동과 함께 요가, 마사지 요법 등의 개입은 NCCN의 암 관련 피로 진료지침에서 카테고리 1 (높은 수준의 증거에 근거하여 이 개입이 적절하다는 NCCN의 일치된 합의가 있음)의 근거 및 합의 수준하에 권고된다. 그리고 밝은 백색광 치료, 침술, 영양 상담 등은 카테고리 2 (낮은 수준의 증거에 근거하여, 이 개입이 적절하다는 NCCN의 일치된 합의가 있음)에 해당한다.

① 요가

적극적인 암 치료를 받고 있는 환자의 피로에 대한 치료로 요가가 권장된다. 유방암 환자 대상 연구들에 대한 코크란 리뷰에 따르면 요가가 치료를 하지 않은 대조군이나 심리 교육을 시행한 대조군에 비해 피로를 감소시킨다는 중간 수준의 근거가 있다. 하지만, 남성에 대한, 그리고 유방암 이외의 다른 암에 대한 요가의 피로 감소 효과를 입증하기 위해서는 추가적인 연구가 필요하다.

② 마사지 요법

암 관련 피로 치료에 대한 마사지 요법은 메타 분석에서 긍정적인 효과가 검증되었으며, 적극적인 치료를 받고 있는 환자의 암 관련 피로 치료에 권고된다.

③ 광요법

적극적인 암 치료를 받고 있는 환자의 피로에 대한 가정에서의 광요법 또한 권장된다. 밝은 백색광 치료bright white light therapy를 활용하는 광요법은 일반적으로 가정용으로 구입하는 라이트 박스를 이용해서 1,250-10,000 lux의 빛에 노출시키는 치료이다. 광요법은 일일주기리듬을 조절하는 시상하부의 시신경교차위핵suprachiasmatic nucleus을 자극하며, 주로 기분장애 및 수면장애 치료에 사용되어 왔다. 최적의 치료 시점과 기간에는 추가 연구가 필요하지만 일반적으로 이른 아침에 30-40분 동안 시행하는데, 낮에 수면을 취하는 사람의 경우 시간을 조정할 수 있다.

④ 침술

소규모 임상시험에서 항암요법 및 방사선요법 시행 중과 이후에 침술이 피로에 긍정적인 효과가 있다고 보고하였고, 체계적 문헌고찰에서도 효과가 있을 수 있음이 시사되었다. 하지만, 향후 대규모 무작위대조시험을 통한 추가적인 근거 확인이 필요하다.

⑤ 영양 상담

암 환자들은 흔히 영양 상태의 변화를 겪는다. 암과 치료 과정은 식이 섭취를 방해할 수 있어서 영양 상담은 식욕부진, 설사, 구역, 구토 등으로 인한 영양 결핍을 관리하는 데 도움이 될 수 있다. 적절한 수분 섭취와 전해질 균형은 피로를 예방하고 치료하는 데도 필수적이다. 암 관련 피로에 대한 영양 상담 치료의 효과를 확인하기 위해서는 대규모 무작위대조시험이 필요하다.

3) 약물치료

암 관련 피로의 약물치료에 대한 연구들에서는 주로 정신자극제와 항우울제의 효능과 내약성에 대한 평가가 이루어지고 있다.

(1) 정신자극제

피로의 약물치료에 대한 메타 분석에 따르면 정신자극제psychostimulant가 암 관련 피로 감소에 중간 정도의 효과가 있는 것으로 나타났다.

정신자극제인 메틸페니데이트methylphenidate는 피로를 유의하게 감소시킨다. NCCN의 암 관련 피로 진료지침에서는 다른 가역적인 피로의 기여 요인을 충분히 다룬 뒤, 필요하다면 메틸페니데이트 처방을 고려할 것을 권고한다. 메틸페니데이트는 교감신경계 작용제로서 연접synapse 전 말단에서 노르에피네프린 및 도파민 재흡수 억제제로 작용하여 연접틈새synaptic cleft의 도파민과 노르에피네프린 방출을 유발한다. 암 치료 중인 환자를 대상으로 한 연구들의 메타 분석에 따르면 메틸페니데이트는 위약에 비해 암 관련 피로를 감소시킨다. 메틸페니데이트 복용 시 두통과 메스꺼움 등 경미한 부작용이 보고된 바 있다.

모다피닐modafinil은 '각성 촉진제wakefulness-promoting agent'로 분류되는 약물로, 기면증 치료에 사용되는 정신자극제 중 하나이다. 정확한 작용 기전은 불분명한데, 메틸페니데이트보다는 친화력이 낮지만 도파민의 재흡수를 억제함으로써 세포 외 도파민의 증가를 유도하고, 감마아미노뷰티르산gamma aminobutyric acid, GABA를 억제하면서 글루타메이트 회로를 활성화하고, 시상하부 각성 중추 및 관련된 신경전달물질(히스타민, 오렉신 등)을 활성화하는 것으로 보인다. 메타 분석에 따르면 모다피닐은 위약 치료에 비해 암 관련 피로를 유의하게 감소시키지 않아서, 치료 약물로 권장되지 않는다.

(2) 항우울제

피로와 우울증 사이의 세로토닌 조절 장애와 같은 공통적 병태생리 기전, 그리고 현상학적 유사성과 상호 관련성 때문에 임상의들은 피로 치료에 항우울제를 고려하게 된다. 하지만, 우울장애가 없는 암 관련 피로 환자에서 항우울제 사용의 이점이 명확하지 않으므로, 피로를 줄이기 위한 항우울제 치료는 권장되지 않는다. 선택적 세로토닌 재흡수 억제제인 파록세틴이 화학요법을 받는 암 환자의 피로에 대해 미치는 효과에 대한 두 건의 연구에서, 이 약이 피로 개선 효과가 없는 것으로 나타났다. 한 소규모 연구에서는 부프로피온 서방형 항우울제 150 mg으로 4주간 치료 후 암 관련 피로가 개선된 것으로 나타났다. 하지만 보다 대규모 데이터를 기반으로 검증되어야 하며, 부프로피온이 피로에 미치는 영향이 항우울 효과와 무관한지 확인하기 위하여 잘 통제된 디자인이 필요하다.

(3) 코르티코스테로이드

NCCN의 암 관련 피로 진료지침에서는 진행성 암 환자에서 피로 치료를 위해 코르티코스테로이드(프레드니손과 그 유도체인 덱사메타손)의 단기 사용 고려를 권고하였다.

성인에서 코르티코스테로이드(즉, 프레드니손과 그 유도체인 덱사메타손)가 단기간 피로를 완화하고 삶의 질을 개선하는 효과가 있음이 입증되었다. 진행성 암 환자에서 덱사메타손을 단기간 투여한 경우, 위약에 대비하여 피로가 개선된 것으로 나타났다. 아편유사진통제를 투여 받는 진행성 암 환자를 대상으로 한 다른 연구에서는, 메틸프레드니솔론 투여 시 피로가 유의하게 감소하였다. 메타 분석 결과에서도 코르티코스테로이드로 치료하면 암 관련 피로가 유의하게 개선되는 것으로 나타났다. 그러나 장기 사용과 관련된 독성을 고려할 때, 피로에 대한 코르티코스테로이드 사용은 피로와 식욕부진이 동반된 말기 암 환자, 또는 뼈 또는 뇌 전이와 관련된 통증이 있는 환자로 제한해야 한다.

그 외 암 관련 피로에 대하여, 코엔자임 Q_{10}, 인삼 추출물, 구아라나guarana, Paullinia cupana, 코르티코스테로이드, L-카르니틴, 메게스트롤 아세테이트, 도네페질, 멜라토닌, 에스조피클론, 한국 홍삼 등에 대한 연구가 시행되었지만, 유의한 효과가 없거나 근거가 불충분하여 치료로 권장되지 않는다. 또한, 피로 치료로서 약물요법의 위약대조연구들에서 상당한 위약 효과가 보고되고 있으므로 임상시험을 설계할 때 이 점을 고려해야 하며, 위약 효과를 설명할 수 있는 충분한 통계적 검정력이 확보되어야 한다.

7. 요약 및 제언

암과 관련된 피로는 환자와 생존자가 주관적으로 가장 흔히 호소하는 증상 중 하나이다. 이는 삶의 질과 일상생활 능력을 저하시키며, 치료 순응도를 낮추고, 예후에도 유의한 영향을 미친다. 따라서 모든 암 환자 및 생존자에서 정기적으로 피로를 평가하고 그에 맞는 조치를 취해야 한다.

NCCN 진료지침의 암 관련 피로 평가 및 치료 알고리즘은 선별, 1차 평가, 개입, 재평가의 4단계로 이루어진다. 모든 환자에게는 피로의 선별 검사와 함께 피로에 대한 기본적인 교육이 필요하며, 선별 결과 중등도 이상의 피로가 발견되면 집중 평가를 실시해야 한다. 집중 평가에는 현재 질병 및 치료 상태 평가, 신체 검사 및 심층적 피로 평가가 포함된다. 또한 피로를 유발하는 요인을 확인하고 치료 가능한 가역적인 요인이 있다면 치료해야 한다. 만약 유발 요인에 대한 치료가 불가능하거나 가역적 요인의 교정으로도 피로가 해결되지 않는다면, 비약물치료 및 약물치료 중

적절한 치료 전략을 제공한다. 이후 환자의 피로를 재평가하고, 다시 정기적 선별 검사를 반복한다.

치료팀은 근거 기반의 평가 및 치료 알고리즘을 숙지하여 환자에게 필요한 자원을 제공하고, 암 관련 피로의 관리를 방해할 수 있는 요인을 인지하고 이를 극복하기 위해 노력해야 한다. 향후 피로 치료에 대한 다양한 개입 방법의 효능에 대한 더 많은 연구가 필요하다.

참고문헌

1. Bower JE. Cancer-related fatigue--mechanisms, risk factors, and treatments. Nat Rev Clin Oncol. 2014;11(10):597-609.
2. Fabi A, Bhargava R, Fatigoni S, Guglielmo M, Horneber M, Roila F, et al. Cancer-related fatigue: ESMO Clinical Practice Guidelines for diagnosis and treatment. Ann Oncol. 2020;31(6):713-23.
3. Kim HJ, Moon JH, Chung SW, Abraham I. The role of cytokines and Indolamine-2,3 dioxygenase in experiencing a psycho-neurological symptom cluster in hematological cancer patients: IL-1alpha, IL-1beta, IL-4, IL-6, TNF-alpha, kynurenine, and tryptophan. J Psychosom Res. 2023;173:111455.
4. Mohandas H, Jaganathan SK, Mani MP, Ayyar M, Rohini Thevi GV. Cancer-related fatigue treatment: An overview. J Cancer Res Ther. 2017;13(6):916-29.
5. National Comprehensive Cancer Network (NCCN). NCCN Clinical Practice Guidelines in Oncology (NCCN Guidelines®) for Cancer-Related Fatigue, Version 2. 2024.
6. Thong MSY, van Noorden CJF, Steindorf K, Arndt V. Cancer-Related Fatigue: Causes and Current Treatment Options. Curr Treat Options Oncol. 2020;21(2):17.
7. Wang XS, Woodruff JF. Cancer-related and treatment-related fatigue. Gynecol Oncol. 2015;136(3):446-52.
8. Zhang X, Perry RJ. Metabolic underpinnings of cancer-related fatigue. Am J Physiol Endocrinol Metab. 2024;326(3):E290-307.

28 안면홍조

손경락

1. 개요

안면홍조는 상체와 얼굴에 갑작스럽고 강렬한 열이 퍼지며 피부가 붉어지거나 땀을 흘리는 등의 증상이 나타나고, 이어서 오한과 떨림이 뒤따르는 증상을 말한다. 안면홍조는 그 자체로도 고통을 유발하지만, 야간에 발생할 경우 수면의 질을 떨어뜨리고 피로를 증가시켜 전반적인 삶의 질을 떨어뜨린다.

안면홍조는 특히 유방암 환자에게서 흔히 발생하여, 유방암 여성에서 50-80%의 유병률을 보이는 것으로 보고된다. 유방암은 여성암 중 30%를 차지할 정도로 흔한 암이고, 한국에서도 유방암은 여성암 중 1위의 발병률을 보이며 발병이 늘어나는 추세이다. 유방암 치료법이 발전하면서 한국 유방암 환자의 5년 생존율은 93%에 육박한다. 안면홍조가 비록 생존을 위협하는 증상은 아닐지라도 유방암 경험자의 삶의 질 증진을 위해 안면홍조를 관리하는 것은 중요하다.

2. 암 관련 안면홍조의 원인 및 병태생리

1) 원인 및 위험 인자

(1) 암 관련 요인

유방암과 같은 호르몬 의존성 암 진단 시 기존 여성호르몬 치료의 중단, 항암화학요법으로 인한 난소 기능 장애, 수술 또는 방사선 치료로 인한 난소 제거 또는 손상, 그리고 항호르몬치료(예: tamoxifen) 사용 등이 대표적인 원인이다. 열거한 원인은 모두 혈중 estrogen의 농도 저하 또는 estrogen의 작용 저하를 유발하여 안면홍조를 초래한다. tamoxifen은 estrogen의 작용을 막음으로써 호르몬 수용체 양성인 유방암의 재발을 막는 치료제인데, 과거에는 5년간의 복용 기간이 권고되었으나, 최근의 가이드라인에서는 10년으로 복용 기간이 늘어났다. 유방암 환자 중에서도 tamoxifen을 복용 중인 환자에게는 안면홍조의 유무와 정도에 대한 사정이 필수적으로 요구된다.

(2) 흡연

흡연이 여성의 안면홍조의 정도와 빈도를 증가시키는 것으로 알려져 있다. 기전은 불명확하지만 흡연의 anti-estrogen 효과가 가능한 기전으로 제시된다.

2) 병태생리

안면홍조의 발생 기전에 대해 다음과 같은 가설들이 제시된다.

(1) 여성호르몬 변화

가장 널리 알려진 가설은 여성호르몬의 변화로 인해 안면홍조가 발생한다는 것이다. estrogen 농도 자체보다는, estrogen의 농도 감소 정도, 즉, 변화량으로 인해 안면홍조가 발생하는 것으로 알려져 있다. 낮아진 estrogen 농도에 인체가 적응하면 안면홍조는 사라지게 되며, 적응 기간은 개인별로 차이가 있다. 아래에 제시하는 다른 가설들은 estrogen 감소 후 안면홍조로 이어지는 경로에 대한 내용으로 볼 수 있다.

(2) serotonin 조절 장애

체온조절중추가 위치한 뇌하수체의 preoptic area (POA)의 serotonin 조절 장애에 의해 안면홍조가 발생한다는 가설이다. estrogen은 POA를 구성하는 뉴런의 세포체에 분포하는 estrogen 수용체에 부착하여 serotonin의 분비를 증가시킨다. estrogen의 감소는 serotonin 분비 감소와 serotonin 수용체의 증가로 이어진다. 이는 POA에서 관용하는 체온의 범위를 축소시켜 이전에는 관용했던 체온에도 체온을 낮추는 기전이 작동되어 혈관이 확장되고 땀이 배출되며 추위를 느끼는 안면홍조가 발생한다는 것이다.

(3) 염증Inflammation

염증이 안면홍조의 발생에 관여한다는 가설이다. IL-6, IL-8, TNF-α 등 염증성 사이토카인의 혈중 농도가 높을수록 안면홍조가 심해지는 상관관계가 있음이 보고되었다. 면역세포에 작용하여 사이토카인분비를 조절하는 estrogen이 감소하면서 염증성 사이토카인이 증가하고, 이것이 혈관벽에 작용하여 혈관확장을 유발하는 것이 기전으로 제시된다.

(4) Kisspeptin/Neurokinin B/Dynorphin (KNDy) 시스템

KNDy 시스템은 본래 여성 월경 주기에 관여하는 시스템인데, estrogen의 감소에 반응해 kisspeptin, neurokinin B 등의 단백질KNDy peptides을 분비하고 이는 Gonadotropin hormone-releasing hormone (GnRH)의 분비를 촉진하는 역

할을 한다. KNDy 뉴런은 또한 뇌하수체의 POA에도 분포하여 KNDy peptides를 분비하고, 혈관 확장을 유발하며 체온의 설정 값을 낮추는 역할을 한다. Estrogen의 감소는 KNDy 시스템의 과활성을 유발해 안면홍조를 초래하는 것으로 알려졌다.

(5) calcitonin gene-related peptide (CGRP)

CGRP가 안면홍조를 유발하는 혈관확장제로써 작용한다는 가설이다. CGRP는 인체에 존재하는 혈관확장제 중 가장 강력한 물질이고 감각신경에 분포한다. CGRP 분비는 estrogen 감소에 반응하여 증가하며, CGRP의 분비는 안면홍조의 시작과 시간적으로 연관됨이 알려져 있다. 더불어 표피 감각신경 얼굴과 상체에 높은 밀도로 존재하는데, 이는 안면홍조의 발생 부위와 일치하며 CGRP는 땀샘의 cholinergic sympathetic neuron에도 작용하여 발한을 유발하는데, 이것도 안면홍조에 발한이 자주 동반되는 것과 일치한다.

3. 암 관련 안면홍조의 평가

안면홍조의 평가는 환자가 주관적으로 호소하는 증상에 기반하여 평가하되 하루에 발생하는 안면홍조의 빈도와 함께 각각의 안면홍조의 중증도(경함, 중등도, 심함, 매우 심함)를 통해 평가한다. 암 환자의 안면홍조에 대한 투약요법에 대해 다수의 임상연구를 수행한 미국 Mayo clinic의 Loprinzi 등의 연구진은 안면홍조 일기라는 평가도구를 개발하였는데, 하루 동안 발생한 안면홍조의 회수와 평균 중증도(경함, 중등도, 심함, 매우 심함의 증상에 각각 1, 2, 3, 4점을 배정)의 곱으로 안면홍조 점수를 산정하였다. 상기 연구진들이 수행한 평가 방법이 현재 암 환자의 안면홍조 관련 연구에 대부분 적용되고 있으며, 비단 연구뿐 아니라 임상현장에서도 환자의 안면홍조 중증도를 평가할 수 있는 유용한 방법이 된다.

4. 암 관련 안면홍조의 치료

안면홍조로 인해 고통을 호소하는 환자의 대다수가 유방암에 대해 항암화학요법 또는 항호르몬요법을 시행 받은 여성 환자이다. 그러므로 유방암의 재발과 진행에 영향을 줄 수 있는 estrogen 등을 포함한 여성호르몬요법을 안면홍조에 대한 치료로 활용할 수 없다. 암 환자의 안면홍조에 치료에 있어 여성호르몬요법의 대안으로 항우울제 투약이 제시된다. 앞서 안면홍조의 기전에서 언급한 바와 같이 serotonin 조절 장애가 안면홍조의 발생에 관여하므로 selective serotonin reuptake inhibitors (SSRI), serotonin and norepinephrine reuptake inhibitors (SNRI) 등 항우울제 투약을 통해 뇌하수체에서의 serotonin의 분비와 작용을 정상화하는 것이 안면홍조를 치료하는 방법이 될 수 있다. 여러 항우울제(예: venlafaxine, desvenlafaxine, sertraline, paroxetine 등)을 활용한 안면홍조 치료 임상연구가 수행되었고 대부분의 항우울제가 증상 경감에 유의한 효과가 있었다. 그러나 만약 환자가 항호르몬요법으로써 tamoxifen을 투약하고 있다면 약물 간 상호작용이 적은 desvenlafaxine 또는 venlafaxine의 투약이 권고된다.

5. 요약 및 제언

안면홍조는 암 환자의 삶의 질을 저하시키는 주요한 치료 부작용이다. 안면홍조는 주로 항암화학요법이나 항호르몬요법을 받은 유방암 환자에서 호발한다. 근치적 치료를 받은 유방암 환자의 5년 생존율은 90% 이상이므로 근치적 치료를 받은 환자는 만성질환 환자로 보는 것이 적절할 정도이다. 그러므로 유방암 환자의 삶의 질 관리는 중요하며 이를 위해 안면홍조 여부 및 중증도의 평가와 관리는 필수적이다. 안면홍조는 하루 동안의 안면홍조의 발생 회수와 평균 중증도의 곱으로 평가할 수 있다. 안면홍조의 치료를 위해 항우울제를 투약할 수 있으며 tamoxifen을 투약 중인 환자는 약물 간의 상호작용을 피하기 위해 desvenlafaxine 또는 venlafaxine을 투약할 수 있다.

참고문헌

1. Avis NE, Crawford SL, McKinlay SM. Psychosocial, behavioral, and health factors related to menopause symptomatology. Womens Health. 1997;3(2):103–20.
2. Berendsen HH. The role of serotonin in hot flushes. Maturitas. 2000;36(3):155–64.
3. Burstein HJ, Lacchetti C, Anderson H, Buchholz TA, Davidson NE, Gelmon KA, et al. Adjuvant Endocrine Therapy for Women With Hormone Receptor–Positive Breast Cancer: ASCO Clinical Practice Guideline Focused Update. J Clin Oncol. 2019;37(5):423–38.
4. Fisher WI, Johnson AK, Elkins GR, Otte JL, Burns DS, Yu M, et al. Risk factors, pathophysiology, and treatment of hot flashes in cancer. CA Cancer J Clin. 2013;63(3):167–92.
5. Jung KW, Won YJ, Oh CM, Kong HJ, Lee DH, Lee KH, et al. Cancer Statistics in Korea: Incidence, Mortality, Survival, and Prevalence in 2014. Cancer Res Treat. 2017;49(2):292–305.
6. Karaoulanis SE, Daponte A, Rizouli KA, Rizoulis AA, Lialios GA, Theodoridou CT, et al. The role of cytokines and hot flashes in perimenopausal depression. Ann Gen Psychiatry. 2012;11(1):9.
7. Kronenberg F. Hot flashes: Epidemiology and physiologya. Ann N Y Acad Sci. 1990;592:52–86.
8. Leon-Ferre RA, Majithia N, Loprinzi CL. Management of hot flashes in women with breast cancer receiving ovarian function suppression. Cancer Treat Rev. 2017;52:82–90.
9. Michnovicz JJ, Hershcopf RJ, Naganuma H, Bradlow HL, Fishman J. Increased 2-hydroxylation of estradiol as a possible mechanism for the anti-estrogenic effect of cigarette smoking. N Engl J Med. 1986;315(21):1305–9.
10. Mittelman-Smith MA, Williams H, Krajewski-Hall SJ, McMullen NT, Rance NE. Role for kisspeptin/neurokinin B/dynorphin (KNDy) neurons in cutaneous vasodilatation and the estrogen modulation of body temperature. Proc Natl Acad Sci. 2012;109(48):19846–51.
11. Sloan JA, Loprinzi CL, Novotny PJ, Barton DL, Lavasseur BI, Windschitl H. Methodologic lessons learned from hot flash studies. J Clin Oncol. 2001;19(23):4280–90.
12. Stein KD, Jacobsen PB, Hann DM, Greenberg H, Lyman G. Impact of hot flashes on quality of life among postmenopausal women being treated for breast cancer. J Pain Symptom Manage. 2000;19:436–45.
13. Sturdee DW, Hunter MS, Maki PM, Gupta P, Sassarini J, Stevenson JC, et al. The menopausal hot flush: a review. Climacteric. 2017;20(4):296–305.

성 건강과 외모변화

노주희

1. 서론

WHO에서 정의한 성sexuality은 인간의 삶에서 생물학적 차이를 지칭하는 성sex, 사회 문화적으로 형성되는 성gender, 성적 흥분eroticism, 성적 즐거움pleasure, 친밀감intimacy, 생식reproduction이 포함된다고 하였다. 이에 성은 생물학적, 정신적, 사회적, 경제학적, 정치적, 윤리적, 법적, 역사적, 종교적, 영적인 측면이 상호작용하면서 영향을 준다고 하였다. 성 건강sexual health 또한 성 생식 관련한 신체적인 문제를 경험하지 않고, 성 생식 관련 주제에 대해 심리적으로 편안하게 느끼고, 자신이 여성/남성이라는 사실에 편안해하고, 성적 존재로의 자부심이 있으며, 성 관련 제반 상황에 노출될 때 성적인 자율성을 행사할 수 있는 것으로 정의하였다. 따라서, 암 환자에게 성 건강은 성과 관련한 신체적, 정신/심리적 및 사회문화적 측면뿐 아니라, 안녕감과 자율성에 대한 부분과도 관련되어 그 중요성이 제시되고 있다.

2. 암 환자와 성기능 장애

암 진단과 치료 과정에서 경험하는 다양한 문제들은 암 환자의 성생활과 성건강에 큰 영향을 미칠 수 있다. 환자들은 암 진단을 받았을 때 자신의 예후와 조기 사망에 대한 걱정에 너무 압도되어 자신의 성생활은 고려하지 않는 경우가 많다. 그러나 성기능 장애는 선제적으로 해결될 수 있고, 암 치료를 논의하는 과정에서 조기에 다루어질 수 있으므로, 의료진은 가장 적절한 암 관리 형태를 선택할 때 성 문제에 관심 있는 환자에게 이 문제를 논의해야 한다.

1) 신체적 영향

수술, 항암화학요법, 방사선요법 및 호르몬 요법으로 인해 암 환자가 경험하는 신체적 문제는 다음과 같다. 부인암 환자의 자궁 적출술(자궁 제거)이나 자궁경부 절제술은 질의 길이와 탄력성에 변화를 주어 성교통을 유발할 수 있으며, 질의 윤활성 감소를 초래할 수 있다. 특히, 방사선 치료를 받은 부인암 환자에서는 폐경 증상, 질 단축, 질 탄력성 감소, 성교통증 등의 증상이 주로 나타나며, 35%는 질 윤활lubrication의 감소, 55%는 성 교통 발생, 30%는 성생활에 실망하였다고 조사되었다. Cull 등은 부인암 치료 후 96주가 경과한 환자들을 대상으로 한 연구에서 대상자의 60%가 발병 전의 기능을 완전히 회복하지 못하였다고 보고하였다. 유방절제술이나 유방 보존 수술은 신체 이미지에 영향을 미쳐 성적 자신감을 저하시킬 수 있으며, 흉터나 수술 부위의 감각 변화 문제를 유발하기도 한다. 전립선 절제술은 발기부전과 사정 불능을 초래할 수 있고, 요실금 문제가 발생할 수도 있다.

항암화학요법의 부작용으로 인한 부작용으로 극심한 피로, 메스꺼움, 구토, 탈모 등으로 인해 전반적인 성적 욕구를 감소시킬 수 있다. 일부 화학요법 약물은 난소나 고환에 직접적인 손상을 주어 난임을 초래할 수 있고, 이는 성적 자존감에 영향을 미칠 수 있고, 성호르몬 수치를 변화시켜 성욕 감소, 질 건조증, 발기부전을 유발할 수 있다.

방사선요법의 경우 골반 부위에 방사선을 조사하는 경우, 남성에서는 발기부전, 여성에서는 질의 건조와 협착이 발생할 수 있고, 방광과 직장에 영향을 주어 성교 시 불편함을 초래할 수 있다. 또한, 방사선치료로 인한 피부 및 조직 손상은 성적 접촉 시 통증이나 불편함을 유발할 수 있다.

호르몬요법을 시행하는 유방암 환자의 항에스트로겐 약물(예: 타목시펜)은 질 건조증과 성욕 감소를 초래할 수 있고, 전립선암 환자에게 시행하는 안드로겐 차단 요법은 성욕 감소, 발기부전, 체중 증가, 피로 등을 유발할 수 있다. 그 외에도, 암 치료 과정에서 체중의 급격한 감소나 증가가 발생할 수 있으며, 이는 성적 자신감과 신체 이미지에 영향을 미치고, 암과 그 치료로 인한 만성 통증은 성생활을 방해할 수 있으며, 신경 손상이나 수술 부위의 감각 변화는 성적 쾌감에 영향을 줄 수 있다.

이와 같은 다양한 증상에 지쳐 환자들은 성에 대한 관심이 현저히 감소할 수 있으며, 돌이킬 수 없는 성기능 장애를 겪게 될 것이라는 두려움까지 가질 수 있다.

2) 정서적 심리적 영향

암 환자가 성건강에 있어서 겪는 정서적 및 심리적 영향은 신체적 영향만큼이나 중요한 문제로, 이러한 영향은 암 환자의 성생활과 성건강에 큰 영향을 미칠 수 있다.

암 환자는 암 진단 자체로 인해 큰 스트레스와 충격을 받고 이는 높은 수준의 우울증을 유발하여, 성욕 감소와 성적 관심 저하로 이어질 수 있다. 또한 불안은 성적 자극에 대한 반응을 저하시킬 수 있으며, 성적 활동에 대한 집중을 방해할 수 있다. 암 치료 과정에서의 신체적 변화나 고통스러운 경험은 성적 트라우마를 유발할 수 있으며, 이는 성적 활동을 기피하게 만들 수 있다. 치료 결과에 대한 불확실성과 완치 여부에 대한 걱정은 지속적인 스트레스를 초래하며, 이는 성생활에 부정적인 영향을 미친다. 수술로 인한 흉터, 탈모, 체중 변화 등의 신체 이미지 변화는 자신의 신체에 대한 부정적인 인식을 강화시킬 수 있다. 이는 성적 자신감과 성적 매력에 대한 인식을 저하시킬 수 있다. 또한 신체적 변화로 인해 자신을 덜 매력적으로 느끼게 되고, 성적 활동에 대한 자신감이 감소할 수 있다. 오르가즘 도달 능력 저하, 성 욕구 저하 및 성적 불만이 있으며, 85%의 여성에게는 성적 흥미의 감소, 30%는 성생활에 실망하였다고 보고하였다. 여성 암 환자는 상당 수준의 불안과 우울을 경험하고 있었으며 성적 기능이 감소된 대상자의 44%가 성적인 문제에 대하여 배우자와 적절한 의사소통을 하지 못한다고 보고하였다. 이러한 상황에서 여성들은 재발 및 건강상태 악화 가능성에 대한 막연한 두려움, 슬픔이나 우울 등의 감정뿐 아니라, 신체상 감소, 오르가즘 도달 능력 저하, 성 욕구 저하, 성적 불만, 성적 매력 상실, 지지자 부족, 그리고 성 파트너와의 이별 등의 만성 심리사회적 어려움을 겪게 된다. 또한 암 치료로 인한 변화에 대해 성 파트너와 개방적이고 솔직하게 대화하지 않으면, 오해와 갈등이 생길 수 있다. 또한 암과 치료로 인해 감정적으로 지친 상태에서는 성 파트너와의 감정적 친밀감을 유지하는 것이 어려워질 수 있고, 이는 성적 친밀감의 저하로 이어질 수 있다.

3. 관리 및 대처 전략

치료 후 몇 달에서 1년이 지나면 성기능 장애가 많은 암 생존자들의 주요 문제가 될 수 있다. 이 기간 동안 정기적인 병원 방문 시 의료 서비스 제공자가 성에 대해 질문하고, 문제를 평가하고, 상담 및 추가 정보를 제공하는 것이 적절하다. 많은 환자들이 성욕감퇴장애를 가지고 있는데, 이의 주요 원인 중 하나는 문제에 대한 정보 부족으로 인한 불안이다. 암 환자들이 성생활과 관련하여 주로 하는 질문들은 정보 부족과 관련된 불안에 대한 내용이다.

'성교를 하면 암이 더 악화될 수 있나요? 성관계로 암이 재발할 수 있나요?'

'성관계를 거부하면 배우자가 나를 떠날까 두렵습니다.'

이와 같은 암 환자의 성문제를 사정하고 중재를 위해 유용하게 활용할 수 있는 성 상담 모델로 PLISSIT (Permission, Limited, Information, Specific Suggestion, Intensive Therapy)을 들 수 있다. PLISSIT 모델에서 의료진은 대상자가 가지고 있는 성적 사고와 정체성, 염려를 인정하고permission, 잘못된 신념이나 정보를 사정하여 이를 개선하기 위한 정확한 정보를 제공하며limited information, 분명하고 구체적인 해결방법을 제시하여 대부분의 성 문제를 해결하고specific suggestion 해결할 수 없는 복잡한 문제의 경우에는 성 전문가에게 의뢰하여 집중 치료를 받도록 하는intensive therapy 모델이다.

표 29-1. PLISSIT model

P (Permission)	성 문제 확인과 허용
LI (Limited Information)	성에 대한 정확하고 구체적인 정보 제공
SS (Specific Suggestion)	성 문제에 대한 특정한 제안
IT (Intensive Therapy)	집중치료, 전문가 의뢰

암 환자의 남편/동거인 역시 의사의 상담을 받지 못하는 경우가 많기 때문에 성관계 시작에 대해 다양한 불안감을 가질 수 있다. 여성 암 생존자의 남편/파트너는 성관계를 시작하는 것에 대해 당혹감을 느낄 수도 있고, 성관계가

그녀에게 해를 끼칠 것이라는 두려움 때문에 성관계를 포기할 수도 있다. 성에 관한 상담 시에는 여성 환자에게만 초점을 맞추기보다는 영향을 받은 부부 개인의 성에 대한 고려가 필요하며, 부부 모두의 고민이 함께 다루어져야 한다. 성에 관해 솔직하게 토론하는 것이 도움이 될 수 있다. 암 환자가 성 생활을 재개하기 위해서는 성파트너의 적극적인 지지와 도움이 있어야 가능하고 성 문제는 여성 혼자만 해결하기보다 성파트너와 함께 해결해야 하는 문제이므로 부부를 중심으로 하여 부부의 개별적인 성 문제를 파악하고 해결하는 부부 중심의 중재 프로그램에 대한 개발과 적용이 필요하다.

암 환자의 성문제를 관리하고 해결할 수 있는 구체적인 방안들은 다음과 같다.

1) 전문가 상담

성기능 문제를 전문으로 하는 의료진이나 전문가의 도움을 받는 것이 중요하다. 성적 문제에 대해 솔직하게 이야기하면서 성문제를 해결할 수 있다.

2) 심리 상담

심리적, 정서적인 지원으로 우울, 불안 등을 관리하도록 한다.

3) 약물 및 치료법

- 호르몬 대체 요법HRT: 난소 절제술 후 조기 폐경이 유발된 경우, 호르몬 대체 요법은 성적 문제를 완화하는 데 도움이 될 수 있으나, 호르몬 대체요법으로 인해 다른 암의 발생 우려가 있으므로 반드시 의사의 처방과 함께 의료진과 상의하도록 한다.
- 윤활제 사용: 질 건조증을 완화하기 위해 수용성 윤활제를 사용하는 것이 도움이 된다.
- 전신 약물 치료: 필요에 따라 의사는 성욕 감소나 성기능 문제를 개선하기 위한 약물을 사용할 수 있다.

4) 생활 습관 개선

- 운동과 영양: 규칙적인 운동과 균형 잡힌 식단은 전반적인 건강을 유지하고 성적 기능을 향상시키는 데 도움이 될 수 있다.
- 스트레스 관리: 명상, 요가 등 스트레스 관리 기술을 통해 심리적 안정을 유지할 수 있다.

5) 성 파트너와의 소통

- 개방적 의사소통: 성적 문제와 관련된 감정과 필요를 파트너와 솔직하게 공유하는 것이 중요하고 이는 상호

이해와 지지를 강화하는 데 도움이 된다.

- 공동 활동: 성 파트너와 함께 즐길 수 있는 활동을 통해 정서적 유대를 강화하고 성적 친밀감을 유지할 수 있다.

6) 커플 치료

파트너와 함께 상담을 받으면 서로의 감정과 필요를 이해하고, 성생활의 질을 향상시키는 데 도움이 될 수 있다.

7) 지지 그룹 참여

유사한 경험을 가진 사람들과의 교류는 정서적 지원을 제공하고, 고립감을 줄이는 데 도움이 된다.

8) 마음챙김 및 명상

마음챙김이나 명상은 스트레스와 불안을 완화하는 데 도움을 줄 수 있으며, 이는 성적 욕구와 성기능 회복에 긍정적인 영향을 미칠 수 있다.

참고문헌

1. Annon J. The PLISSIT model: a proposed conceptual schema for the behavioral treatment of sexual problems. J Sex Educ Ther. 1976;2(1):1-15.
2. Jensen PT, Groenvold M, Klee MC, Thranov I, Petersen MA, Machin D. Longitudinal study of sexual function and vaginal changes after radiotherapy for cervical cancer. Int J Radiat Oncol Biol Phys. 2003;56(4):937-49.
3. Krychman ML. Sexual rehabilitation medicine in a female oncology setting. Gynecol Oncol. 2006;101(3):380-4.
4. Maughan K, Clarke C. The effect of a clinical nurse specialist in gynaecological oncology on quality of life and sexuality. J Clin Nurs. 2001;10(2):221-9.
5. Nho JH, Kim SR, Choi WK. Relationships among sexual function, marital intimacy, type D personality and quality of life in patients with ovarian cancer, with spouses. Eur J Cancer Care (Engl). 2022;31(6):e13760.
6. Nho JH, Park YS. Descriptive Study on Sexuality for Women with Gynecological Cancer. Korean J Women Health Nurs. 2012;18(1):17-27.
7. Nho JH. Effect of PLISSIT model sexual health enhancement program for women with gynecologic cancer and their husbands. J Korean Acad Nurs. 2013;43(5):681-9.
8. Ohkawa R. Clinical Psychosomatic Obstetrics and Gynaecology: A Patient-centred Biopsychosocial Practice. Oxford University Press; 2017.

PART 8

정신장애

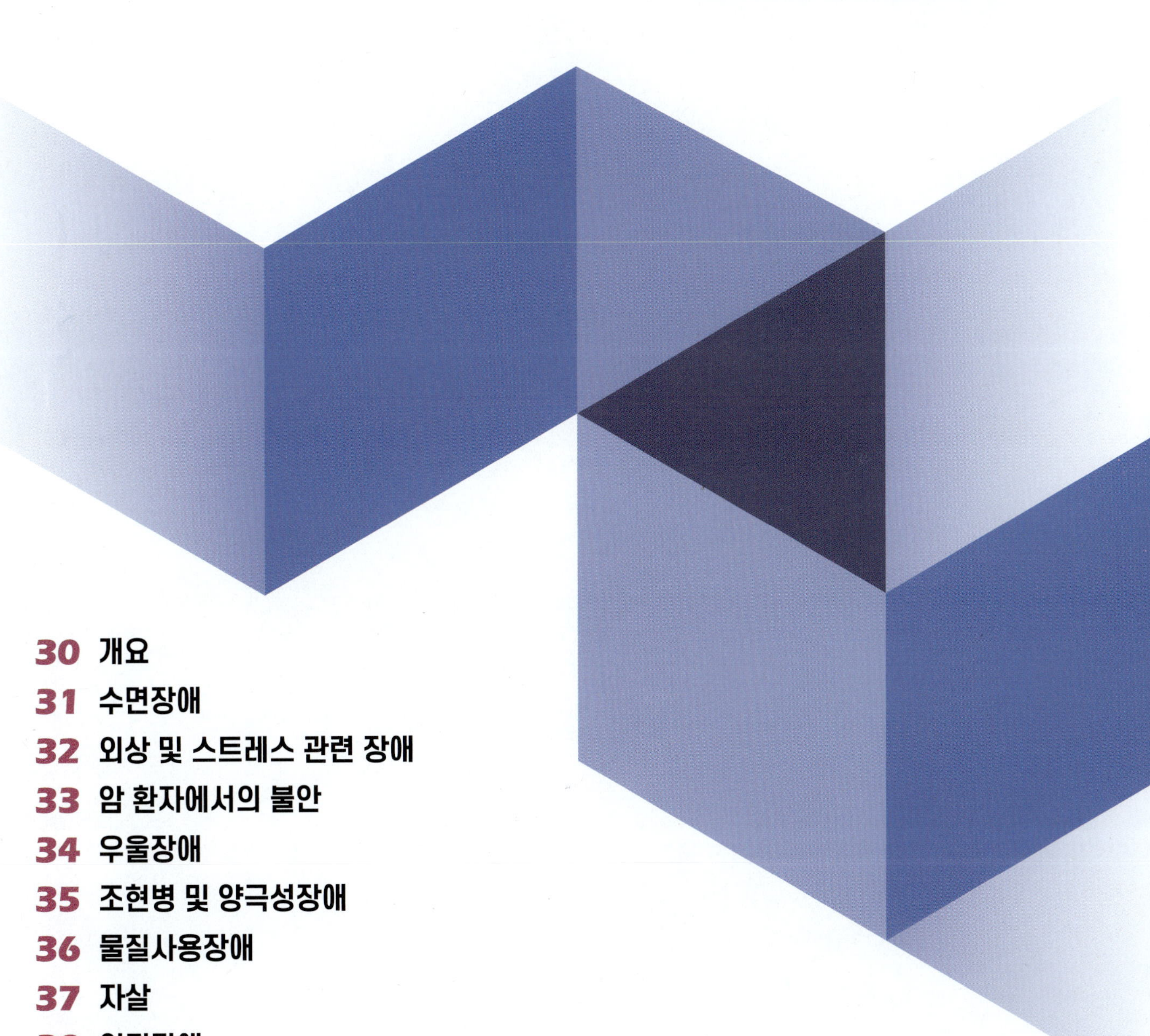

30

개요

김태석

세계보건기구World Health Organization, WHO는 2019년 기준 전세계적으로 8명 중 1명이 정신질환을 앓고 있으며, 불안장애 및 우울장애를 포함한 다양한 정신질환자가 9억 7,000만 명에 이른다고 보고하였다. 국내의 경우 2021년 기준 정신질환의 1년 유병률은 8.5%, 평생 유병률은 27.8%로 성인 4명 중 1명은 평생 1회 이상의 정신질환을 경험한다고 보고하였다. 재발성우울증, 양극성장애, 및 조현병 같은 중증 정신질환은 전 세계적으로 6,000만 명 이상이 앓고 있으며, 국내는 50만 명 정도 보고되었다. 2019년 보건의료질 통계에 따르면 중증 정신질환자는 OECD 기준 일반인에 비해 2배의 초과 사망률이 보고되는데, 국내는 일반인에 비해 4배의 초과 사망률을 보여 중증 정신질환 관리의 문제점을 보여주고 있다.

우리는 살아가면서 어떤 상황이나 사건, 사고와 관련된 불편하고 부정적인 심리 증상psychological symptoms을 경험할 수 있다. 그러나, 부정적인 심리 증상이 있다고 해서 모두 정신질환psychiatric disorders을 의미하지 않는다. 정신질환은 사고, 인지, 감정, 행동의 유의한 어려움이 심리 증상의 형태로 일정 기간 동안 나타나야 하며 이로 인해 개인이나 사회 기능의 유의한 이상을 초래할 때 진단될 수 있다. 정신질환은 어렵지 않게 치료가 가능한 적응장애, 불안장애, 우울장애부터 치료 과정이 길고 임상 경과가 수월하지 않은 양극성장애, 조현병, 치매까지 매우 다양하다. 정신질환은 뇌의 구조적 혹은 기능적 이상으로 나타난다고 할 수 있으나, 현재까지 객관적인 생물학적 증거를 토대로 진단되지 않는다. 정신질환은 미국정신의학회American Psychiatric Association, APA의 정신질환진단 및 통계편람Diagnostic and Statistical Manual of Mental Disorders, DSM이나 세계보건기구의 국제질병분류International Classification of Diseases and Related Health Problems, ICD를 이용하여 통계적인 증거를 통해 분류적으로 진단한다. 그러나 과학의 시대가 한참 진행되었음에도 불구하고 정신질환에 대한 부정적 인식과 사회적 편견은 여전히 남아있는 실정이다. 암 또한 부정적 편견에서 자유롭지 않은 질병이므로, 암과 관련된 정신질환을 언급할 때 정확한 지식과 사실로 접근하는 것이 무엇보다 중요하다.

암 환자들은 암의 진단 과정, 초기의 적극적 항암 치료 과정, 및 이후 유지 치료, 완치 후 후유증 및 생존 관리, 호스피스 및 완화 요법 등 암의 경과와 단계에 따라 심리적으로 위협적인 다양한 상황 및 사건을 경험하며 지속적으로 변화하는 디스트레스distress 상황에 적응해 나가야 한다. 이런 과정에서 일시적인 심리 증상이 아닌 정신질환의 존재는 암 치료 과정에서의 환자 및 가족들의 삶의 질에 부정적인 영향을 미칠 수 있으며, 추가적인 의료 비용의 상승, 어떤 경우에는 생존에 부정적인 결과를 초래하는 등 암 경과에 의미 있는 영향을 줄 수 있다. 특히 중증 정신질환은 암의 진단과 치료에 있어 일반 인구에 비해 상대적인 불평등 상황에 놓일 수 있는데, 암과 관련된 다양한 선별검사를 충분히 받지 못해 초기에 암 진단이 어려울 가능성이 높고, 실제 암이 발생할 경우 표준적인 암 치료 과정 수행의 어려움을 겪을 수 있다. 이러한 현실은 실제 암이 진단된 중증 정신질환자는 일반 암 환자에 비해 암 생존율이 떨어진다는 보고로 증명된다.

암과 정신질환의 관련성 및 상호 작용은 크게 두 가지 관점에서 파악되어야 한다. 첫째, 암의 진단 및 치료, 임상 경과가 정신질환의 발병 및 임상 경과에 영향을 미칠 수 있다. 암의 진단과 치료가 심리적인 디스트레스로 작용하여 우울, 불안, 불면 등의 심리 증상을 유발할 수 있고 심한 경우 정신질환에 이를 수 있다. 또한. 암 치료의 결과로 뇌의 신경생물학적 변화를 초래하여 다양한 정신질환이 나타날 수 있는데, 항암화학요법 후에 나타날 수 있는 인지장애, 통증 조절을 위한 마약성 진통제의 오남용에 따른 문제, 암 치료과정 중에 나타나는 섬망이 그 예라 할 수 있겠다. 둘째, 기존 정신질환이 암의 발생과 임상 경과에 영향을 미칠 수 있다. 삶의 과정 중의 지속적인 심리적 디스트레스가 암을 일으킨다는 증거는 부족하나, 발생된 암의 임상 경과에 부정적인 영향을 미칠 수 있으며, 알코올의존 등의 정신질환은 사고 및 행동 문제로 인해 특정 암이 발생할 수 있다. 또한 조현병, 양극성장애, 재발성우울증 등의 중증 정신질환 및 치매의 경우, 암 발병 후 치료 과정에 대한 순응도 및 대처 방식의 문제로 인해 최적의 암 치료를 받지 못하게 되는 경우가 많다.

암과 정신질환의 공존은 치료 측면에서 중대한 도전이다. 과거에는 암이 진단되면 어떠한 노력을 해도 결국에 죽음을 의미하는 경우가 많았기에, 암 환자의 마음 돌봄과 삶의 질은 생존 논리에 항상 뒤로 밀리거나 관심을 받지 못하였다. 암의 조기 진단 및 치료 기술의 급속한 발전은 암의 생존율을 크게 향상시켜, 국내 5년 암 생존율이 70%를 넘기에 이르렀고 이러한 시대적 변화는 암이 더 이상 죽음이 아니라는 사실을 의미하게 되었다. 또한 암의 치료에 있어 암을 무조건 제거하는 전략에서 벗어나 암과의 균형을 유지하며 생명에 위협이 되지 않도록 공존을 모색하는 치료도 크게 발전되었다. 이제는 암 생존자가 크게 증가하고 있는 현실을 고려할 때, 암의 생물학적 치료와 더불어 심리사회적 치료도 점차 그 중요성이 더해지고 있다. 암 환자는 심리 증상에서 다양한 정신질환까지 암과 공존이 되는 경우 포괄적comprehensive이고 전인적인holistic 치료를 해야 한다. 특히 정신질환은 단순한 위로와 상담을 넘어 전문적인 약물 치료 및 심리치료를 받아야 한다. 여러 연구에서 암 환자가 정신 건강 관리를 받는 경우, 신체 증상이 더 적고, 전반적인 의학적 상태가 개선되며 치료적 관리를 더 잘 이행하고 삶의 질이 개선되었음을 보고하였다. 이는 환자의 생존율 향상에 직간접적으로 긍정적인 영향을 줄 수 있다.

이 장은 암 환자에서 흔히 나타날 수 있는 다양한 정신질환을 소개하였다. 정신질환의 일반적 특성 및 암과의 특별한 관계를 서술하여 정신질환의 이해도를 높임으로써 암 환자의 전인적 치료에 도움이 되고자 한다.

참고문헌

1. 강지인, 남궁기. 암 환자의 정신사회적 특성과 정신 건강. 신경정신의학. 2007;46(5):421-9.
2. 보건복지부. 2021년 정신건강실태조사 보고서. 2022.
3. 보건복지부. 2019년 기준 보건의료 질 통계. 2020.
4. Grassi L. Riba M. Cancer and severe mental illness: bi-directional problems and potential solutions. Psychooncology. 2020;29(10):1445-51.
5. Howard LM, Barley EA, Davis E, Rigg A. Lempp H, Rose D, et al. Cancer diagnosis in people with severe mental illness: practical and ethical issues. Lancet Oncol. 2010;11(8):797-804.
6. Jacobson PB, Wagner LI. A new quality standard: the integration of psychosocial care into routine cancer care. J Clin Oncol. 2012;30(11):1154-9.
7. Miovic M, Block S. Psychiatric disorders in advanced cancer. Cancer. 2007;110(8):1665-76.
8. Purushotham A, Bains S, Lewison G, Szmukler G, Sullivan R. Cancer and mental health-a clinical and research unmet need. Ann Oncol. 2013;24(9):2274-8.
9. World Health Organization [Internet]. World mental health report: transforming mental health for all. Available from https://www.who.int/publications/i/item/9789240049338

31 수면장애

정석훈

불면증은 암 진단 및 치료 과정에서 매우 흔하게 경험하는 증상이다. 그러나 정신종양학 분야에서 그동안 많은 관심을 받아왔던 우울증이나 불안증 등의 디스트레스 증상들에 비해, 불면증 및 수면장애의 임상적 중요성은 간과된 측면이 있다. 암 치료를 주로 담당하는 내과 및 외과 의사는 수면장애를 집중적으로 수련받기가 어렵고, 반대로 수면장애 전문가는 암 진단 및 치료에 관여할 수 있는 기회가 없다. 그러다 보니 두 분야의 전문가 간 접점이 많지 않아 암 환자의 불면증 및 수면장애에 대한 전문적이고 다학제적인 접근이 쉽지 않다. 이를 위해서는 수면장애 전문가 중 정신종양학 분야에 다학제적으로 접근하는 전문가가 배출되어야 하는데, 국내뿐 아니라 세계적으로도 정신종양학에 기여하는 수면장애 전문가는 손에 꼽을 정도로 희소하다. 암 환자의 디스트레스에 불면증이 차지하는 비중이 매우 크다는 것을 감안할 때 수면장애 전문가와 정신종양학 전문가 사이의 다학제적 접근이 확대될 필요가 있다. 우울증에 대한 적극적 치료가 암 치료에 대한 순응도를 높여 결과적으로 환자의 생존율을 높인다는 근거들이 보고되면서 우울증에 대한 인식 개선이 이뤄진 것처럼, 불면증 역시 적절한 치료가 환자의 삶의 질을 높일 수 있다는 인식 개선이 이뤄질 필요가 있다. 불면증이 적절히 관리되지 않으면 잘못된 수면 습관, 조건화된 과각성, 수면에 대한 역기능적 신념 등이 고착화되어 만성화로 이어질 수 있다. 따라서 임상에서 암 환자의 불면증 관리방안이 마련되고 제시될 필요가 있다. 또한, 불면증 치료에 있어 수면제 처방보다 인지행동치료cognitive-behavioral therapy for insomnia, CBT-I가 선행되어야 함에도, 암 환자를 위한 CBT-I 기법이 제대로 마련되어 있지 않고 적용도 쉽지 않은 것이 현실이다. 앞으로 암 생존자에 대한 호스피스 완화 의료 확대로 불면증에 대한 관심이 증가할 것이기에, 암 환자의 불면증 및 수면장애에 대한 적절한 진단 및 치료 전략을 수립하는 것은 매우 중요한 일이라 할 수 있다.

1. 불면장애 및 수면장애

1) 불면장애

불면장애는 잠 들기 어렵거나 중간에 자주 깨거나 일찍 깨는 등의 증상을 자주 겪는 질환으로, 암 환자의 대략 59-79% 정도의 범위에서 보고되고 있다. 암종별로도 불면증의 유병률에 차이가 있는데, 국내의 10대 다빈도 암종들에서 보고된 연구결과에 의하면 폐암에서 불면증의 유병률이 가장 높고, 갑상선 암에서 가장 낮았다. 병기에 따라서도 다를 수는 있겠으나, 임상적인 실제 병기와 환자가 인지하는 병기가 다른 경우가 많아 병기와 불면증 간의 선형관계는 잘 관찰되지 않는다. 항암, 방사선, 수술적 치료 등 암 치료와 관련된 요소도 불면증에 영향을 준다. 수술이나 항암 이후 피로감으로 인해 누워서 보내는 시간이 많은 경우 불면증으로 이어지기도 하고, 유방암에서의 항호르몬 치료는 야간 발한 등 폐경기 증상을 유발하여 불면증을 야기한다. 그러다 보면 밤낮이 바뀌어 낮에 잠을 자고 밤에는 잠을 잘 이루지 못하는 경우가 발생한다. 그리고 이러한 경향이 지속되면 불면증이 만성화 되기도 한다.

불면증의 만성화 과정은 주로 3P 모델을 이용하여 설명하는데, 이는 불면증에 취약한 소인적 요인predisposing factor을 갖고 있는 개인이, 촉발요인precipitating factor에 의하여 불면증이 발생하고, 안 좋은 수면 습관 및 불면증에 대한 역기능적 신념과 같은 지속요인perpetuating factor에 의해 만성화한다는 이론이다. 일반적인 불면증 상황에서 CBT-I를 적용할 때에는 촉발요인은 시간이 지나면서 호전되는 경우가 많아 지속요인을 해결하는 것에 집중한다. 그러나 이를 암 환자에게 적용할 경우에는 양상이 매우 달라진다. 암 환자에서는 통증이나 구토 등 암 관련 신체 증상, 수술 및 항암치료로 인한 부작용, 심리적 디스트레스 등이 촉발요인으로 작용하는데, 이러한 촉발요인이 개선되지 않는 경우에는 지속요인만 제거한다고 해도 불면증이 해결되지 않는 경우가 많다. 따라서 암 환자의 불면증 치료를 위한 CBT-I의 개발에는 지속요인을 해결하는 방안뿐 아니라 촉발요인을 제거하는 방안도 중요하게 감안되어야 한다. 예를 들자면, 극심한 통증으로 불면증이 발생하였다면 수면제 처방 이전에 통증 조절이 우선되어야 한다는 의미이다. 촉발요인을 최대한 교정하는 것이 불필요한 수면제의 사용을 줄일 수 있다.

2) 수면장애

(1) 일주기리듬 수면-각성장애

암 환자의 불면증 진단 시 가장 먼저 감별해야 할 수면장애로, 수면-각성 주기가 너무 이르거나(전진성) 반대로 너무 늦어지는(지연성) 경우를 말한다. 일주기리듬은 24시간을 주기로 변동하는 신체의 리듬을 의미한다. 우리 몸의 일주기리듬은 시상하부의 상시각교차핵suprachiasmatic nucleus에서 조정하는데, 24시간에 맞춰져 있는 일상생활과는 달리 체내의 생체시계는 24.2-24.9시간에 맞춰져 있기 때문에 이를 빛과 같은 외부자극zeitgeber의 도움을 받아 재조정circadian entrainment하는 과정이 필요하다. Two-process 모형에 의하면, 수면은 신체에서 조정되는 일주기리듬circadian rhythm, process C과 각성 시간에 따른 수면 항상성homeostatic process, process S의 상호작용으로 이뤄진다. 만약 낮에 누워있는 시간이 많으면 수면에 대한 압박이 증가하지 않기 때문에 process S 밤이 되어도 잠이 오질 않는다. 반대로 잠이 잘 시간이 아직 되지 않았음에도 자려고 하는 경우에는 잠이 잘 오지 않는다process C. 이러한 일주기리듬의 장애는 암 발생에 영향을 미치기도 한다. 세계보건기구의 International Agency for Research on Cancer (IARC)의 2007년 보고에서는 교대근무를 암 유발인자group 2A로 규정하였다.

암을 치료받는 동안에는 수면-각성리듬이 깨지는 경우가 흔하고, 낮 동안의 피로감 때문에 활동량이 저하되어 야간에 잠을 못 자는 경우가 많다. 그러다 보면 너무 일찍 잠이 들어 일찍 깨거나, 너무 늦게 잠들어 늦게까지 자는 경우가 있다. 이를 단순하게 불면증으로 생각하고 수면제를 처방하면, 수면제 효과가 잘 나타나지 않아 용량만 늘어날 가능성이 있다. 따라서 수면제 처방 전 반드시 수면-각성 주기를 평가해야 한다. 취침시간과 각성시간을 조절하는 데에는 수면제보다는 광치료나 멜라토닌 복용이 도움이 된다.

(2) 하지불안증후군

야간에 자려고 누웠을 때 다리에 근질거리는 이상감각이 느껴져 잠을 이루지 못하는 양상을 주로 보이는 수면장애이다. 주간에는 증상을 느끼지 못하나 주간에 누워 있을 때 혹은 야간에 증상이 심해진다. 기전상 도파민이 제대로 생성되지 않아 발생하는 것으로 알려져 있는데, 도파민 생성 과정에 관여하는 철분의 결핍으로 발생하기도 한다. 고령의 경우 1차성으로 하지불안증후군 발생이 흔한데, 암 환자에서는 영양결핍으로 인한 철분결핍이 원인인 경우도 흔하여 혈중 iron과 ferritin 농도를 측정하는 것이 도움이 된다. 치료로, 철분 결핍이 확인되는 경우는 철분 보충을 하고, 철분 결핍이 없는 경우에는 도파민 효현제 혹은 clonazepam을 사용한다. 항암제로 인한 신경병증chemotherapy induced peripheral neuropathy, CIPN과 감별을 요한다.

(3) 코골이 및 폐쇄성수면무호흡증

잠 자는 동안 기도가 폐쇄되게 되어 코골이나 수면무호흡을 유발하는데, 쉽게 잠이 들기는 하지만 중간에 자주 깨고 잠을 자도 개운하지 않으며 낮에 졸리는 증상이 나타난다. 일반적으로는 비만이 위험인자로 알려져 있으나 고령의 경우에는 상기도 인근 근육들의 근력 약화로 기도 폐쇄가 쉽게 이뤄지는 것이 원인이 될 수 있다. 두경부암 환자에서 폐쇄성 수면무호흡증의 발생률이 높다고 알려져 있으며, 영양 결핍으로 인한 근력 약화가 원인이 될 수 있다. 폐쇄성수면무호흡증이 지속되면 저산소증이 유발되어 암 발생의 위험인자가 될 수 있다는 연구도 있으나, 아직은 명확하지 않다. 안정제나 진통제 사용이 폐쇄성무호흡을 악화시킬 수 있어 사용에 주의를 요한다. 수면다원검사를 통해 진단하며, 증상이 심할 경우 지속적 상기도 양압기나 수술적 처치를 고려한다.

3) 정신과적 질환에 의한 수면장애

(1) 주요우울장애

우울증은 암 환자가 흔히 겪는 디스트레스이다. 의욕이 저하되고 무기력하며 삶에 흥미가 떨어지는 증상과 함께 자살과 같은 부정적인 생각이 동반될 수 있다. 또한 불면증 혹은 과다수면증이 주요우울장애 진단 기준 중 한 가지로 포함이 되어 있다. 흔히 우울증을 겪는 경우에는 잠드는 데 시간이 많이 걸리고(수면잠복기 증가), 중간에 자주 깨고(수면효율 감소), 꿈이 많아지는 것을 호소한다(렘수면 증가). 또한 잠이 늦게 들다 보면 늦게 일어나게 되어 지연성 일주기리듬 수면각성 장애가 발생하기도 한다. 따라서 우울증에 대한 적절한 치료는 불면증 개선에 도움이 된다.

삼환계 항우울제tricyclic antidepressant, TCA는 최근에는 항우울제로서의 역할보다는 통증 및 수면 조절의 목적으로 사용된다. 세로토닌 선택적 재흡수 차단제selective serotonin reuptake inhibitor, SSRI 중에서 fluoxetine은 불면증을 유발할 수 있기 때문에 오전에 복용하는 것을 권한다. 반대로, 노르아드레날린 및 특이 세로토닌 관련 항우울제noradrenergic and specific serotonergic antidepressant, NaSSA인 mirtazapine은 수면 개선 효과가 있어 수면제 대용으로 활용할 수 있다.

(2) 불안장애

불안감은 낮에 경험하는 경우가 흔하지만, 공황발작을 야간에 경험하거나, 잠들 무렵에 불안감이 발생하는 경우도 적지 않다. 불면증을 겪는 경우에는 잠을 잘 이루지 못할까 봐 걱정하는 것 자체가 신체적 긴장을 초래하고 불면증을 더욱 악화시킨다. 복식호흡과 같은 비약물적 요법으로 야간 불안증을 해결하는 것이 우선시되어야 하며, 조절되지 않는 불안증상에 대해서 항불안제를 사용해 볼 수 있다. 벤조디아제핀 계열의 항불안제는 그 자체로 수면유도 효과가 있기 때문에, z-class 수면제를 별도로 사용하지 않을 수 있다.

4) 암 관련 신체 질환에 의한 수면장애

암 관련 신체 증상으로 수면에 가장 큰 영향을 주는 것은 통증이다. 야간에 발생하는 심한 통증은 그 자체로도 불면증을 유발하지만, 낮 동안의 심한 통증 역시 활동을 저해하여 결과적으로 불면증을 유발하기도 한다. 통증이 극심한 경우에는 통상적인 수면제로는 해결이 되지 않는 경우가 흔하여, 통증을 조절하는 것이 우선되어야 한다.

항암제로 인한 불면증도 매우 흔하다. 항암제 부작용으로 발생하는 항암화학요법 유발 말초신경병증은 주간에도 심하지만 야간이 되면 더 심해지는 경향이 있어 불면증을 유발할 수 있다. 또한 항암제 투여 이후 극심한 피로감으로 낮 동안 누워있는 경우 야간의 불면증으로 이어지기도 한다. 수면제를 사용해 볼 수도 있으나 항암제의 부작용을 줄이는 방안과 주간의 피로감을 극복할 수 있는 방안들이 같이 시도되어야 한다.

항호르몬치료를 시행하게 되는 유방암 환자의 경우에는 갱년기 증상으로 야간 발한 및 열성 홍조가 흔하다. 특히 열성 홍조는 잠 들기가 어렵고 숙면을 취하기 어렵게 만드는 불편한 증상이다. 수면제 사용도 시도해 볼 수는 있으나, venlafaxine과 같은 항우울제로 폐경증상을 개선시키는 것을 먼저 시도해 보는 것이 좋다.

2. 불면장애의 치료

불면증이 발생할 때 가장 쉽게 접근할 수 있는 것은 수면제이다. 수면제는 불면증을 빠르고 효과적으로 개선하지만 의존 및 남용의 위험을 감안하여야 한다. 따라서 CBT-I를 수면제 사용보다 먼저 시행할 것이 권고되고 있다.

1) CBT-I의 암 환자에의 적용

CBT-I는 잘못된 수면습관과 수면에 대한 역기능적 생각을 교정하여 비약물적으로 불면증을 개선하는 치료법이다. 일반적으로 1) 수면위생교육sleep hygiene education, 2) 자극조절법stimulus control, 3) 수면제한법sleep restriction, 4) 인지치료cognitive therapy, 5) 이완요법relaxation technique 등으로 구성된다. 암 환자의 불면증은 일반인의 불면증과 촉발요인 및 지속요인에서 차이를 보이기 때문에 암 환자에게 특화된 기법을 개발하는 것이 필요하다.

수면위생교육은 수면과 관련된 올바른 습관을 갖도록 교육하는 기법이다. 암 환자는 암과 관련된 신체적 증상과 항암제 부작용 등으로 적절한 수면위생 유지에 애를 먹는다. 주간의 피로감을 해소하기 위하여 의도적으로 낮잠을 자거나, 야간의 수면 시간을 의도적으로 늘리려 애쓰는 행동은 야간의 불면증을 더욱 악화시키기도 한다. 따라서 불면을 유발하는 요소들을 제거할 수 있도록 교육한다. 다만, 만성 불면증 환자의 경우 이미 수면위생에 대한 지식을 갖고 있는 경우가 많고, 수면위생교육만으로는 불면증 개선 효과를 기대하기 어렵다.

자극조절법은 잠자리와 같은 수면 조절 자극조건과 수면 간의 관계를 조정하는 기법으로, '잠자리에서는 잠만 잔다'라는 인식을 갖도록 하여 잘못 형성된 수면 관련 조건화를 잠이 들기 용이한 건강한 습관과 연관시키는 행동치료적 기법이다. 암 환자들은 낮 동안 쉽게 피로감을 느껴 누워서 지내는 시간이 많고, 그러다 보면 잠자리와 생활공간 사이의 경계가 무너지는 경우가 많다. 따라서 잠을 자는 공간과 일상 생활 공간을 인식적으로 분리할 수 있게 교육하여, 잠자리에서는 잠만 자고 일상생활은 거실에서 하도록 유도한다.

수면제한법은, 잠자리에 누워있는 시간 대비 실제 잠을 잔 시간이 줄어들수록 수면 효율이 낮아지기 때문에 수면효율을 증가시키는 방법으로 누워있는 시간을 줄이도록 교육하는 기법이다. 수면 효율이 낮다는 것은 누워있는 시간이 너무 많을 수도 있다는 의미이므로, 누워있는 시간을 줄여 숙면을 유도하게 교육한다. 행동치료적 방법의 핵심이 되는 기법으로, 환자들이 불필요할 정도로 수면시간을 늘리고자 비정상적으로 애쓰는 것을 환자의 실제 수면시간을 고려하여 제한하는 방법이다. 마찬가지로 암 환자의 경우에는 불필요하게 누워있는 시간이 의외로 많다. 임상에서 '밤에 잠을 자는 시간을 포함하여 24시간 동안 누워있는 모든 시간'을 평가하도록 질문하면 많은 수의 환자들이 짧게는 7시간, 길게는 20시간 가까이 누워있는 경우가 많다. 불필요하게 늘어난 총침상시간을 줄여서 수면 효율을 높이게 되면 잠을 더 잘 잤다고 느끼게 된다.

인지치료는, 환자들이 불면증을 겪을 때 흔히 갖게 되는 잠에 대한 역기능적 생각dysfunctional beliefs을 파악하고 교정하는 기법이다. 일례로, 국내의 암 환자들은 '특정시간에 잠을 자지 않으면 면역력이 저하된다'거나, '잠을 잘 자지 못하면 암이 재발한다'는 등의 믿음을 주로 갖고 있다. 이에 대한 근거가 없지는 않으나, 이러한 생각을 반복하다 보면 불면증에 대해 지나치게 걱정하면서 되려 불면증이 악화되는 결과를 초래한다. 따라서, 암 환자들이 갖고 있는 역기능적 생각을 줄일 수 있게 교육하는 것이 불면증 호전에 도움이 된다.

마지막으로 이완요법은 복식호흡이나 점진적근육이완법과 같은 기법을 통하여 신체적 긴장을 줄여 숙면을 취할 수 있게 도움을 준다. 암 환자들이 잠을 잘 못 자는 경우 두근거림, 좌불안석, 두통, 감각 예민 등을 흔히 호소하게 되고, 이러한 증상들이 '불면증-암 재발'과 같은 역기능적 생각과 연결되어 되려 잠을 잘 못 이루게 된다. 이완요법을 통해 신체적인 이완을 유도하면 불면증 치료에 도움이 된다.

2) 암 환자 불면증에 대한 약물치료

(1) 수면제

흔히들 수면제와 수면유도제를 구분하여 생각하지만, 실은 수면제와 수면유도제를 구분하는 공식적인 논의가 이뤄진 적이 없다. 그런데도 많은 사람들이 수면제와 수면유도제를 각자의 방식으로 구분하면서 이 용어에 대한 혼란이 야기된다. 이는 마치 혈압약과 혈압강하제를 구분하고, 당뇨병약과 당뇨강하제를 구분하는 것과 유사하다. 이 장에서는 수면을 유도하는 약물을 통칭하는 말로 수면제라는 용어를 사용하고, 각 약물의 기전을 설명하는 방식으로 기술한다. 일반적으로 수면제는 크게 1) 벤조디아제핀, 2) Z-class 수면제, 3) 항히스타민 효과와 관련된 약제, 4) 멜라토닌 등으로 나눌 수 있다. 벤조디아제핀 계열의 약물 중 가장 흔하게 사용되는 것은 triazolam으로 0.125-0.25 mg 사이에서 사용된다. 그 외에도 flurazepam (15-30 mg), flunitrazepam (1 mg), brotiazolam (0.25 mg) 등이 국내에서 허가되어 처방되고 있다. 대부분의 벤조디아제핀은 수면제로서의 성상을 가지고 있다. 따라서 앞서 열거한 약제 이외에도 임상에서 흔하게 사용되는 벤조디제핀계열 항불안제들(lorazepam, alprazolam, clonazepam, bromazepam 등)은 반감기를 고려하여 수면제로 활용할 수 있다. 잠이 들기 어려운 불면증의 경우 반감기가 짧은 속효성 벤조디아제핀을, 수면 유지가 어렵거나 너무 일찍 깨는 경우 반감기가 긴 지속성 벤조디아제핀 처방을 고려해 볼 수 있다. 다만 반감기가 긴 경우, 아침에 일어나도 약 효과가 남아있는 hang-over 현상에 주의를 요한다. 국내외 여러 임상진료지침에서는 벤조디아제핀을 4주 이하 단기간 치료로 권고하고 있으며 필요시 간헐적으로만 복용하도록 교육할 것을 권고하고 있다. 부득이하게 장기간 처방이 필요한 경우에는 낮졸림증, 운동실조, 어지럼증 및 인지기능 저하 등의 부작용을 고려하여야 한다.

Z-class 수면제는 non-benzodiazepine GABA modulator로, 벤조디아제핀과 마찬가지로 GABA 수용체에 작용을 하나 주로 1형 수용체에만 선택적으로 결합하여 수면 효과만 나타내도록 개발되었다. 국내에서는 zolpidem 5-10 mg, zaleplon 10-20 mg, zopiclone 1-3 mg가 사용된다. 벤조디아제핀 계열 약물들에 비해서는 상대적으로 의존 및 남용, 낙상 등의 문제가 덜한 편이나, z-class 수면제 역시 이 문제에서 자유롭지는 않으므로 사용에 주의를 요한다. 또한, 수면보행증이나 수면관련식이장애 등의 사건 수면, 기억상실, 환각, 자살 위험성 증가 등 심각한 부작용이 보고되고 있다. 장기간 복용 시 효과와 안전성에 대한 근거는 불충분하다. 필요시에만 간헐적으로 복용할 것을 권고한다. 노인에게서 사용 시 감량하여 시작할 것이 권고된다.

항히스타민과 관련된 수면제는, 삼환계 항우울제와 항히스타민 등을 포함한다. 삼환계 항우울제는 항우울제로는 더이상 사용되지 않고 통증 및 수면 조절 목적으로 사용되고 있다. 국내에는 doxepin 3-6 mg이 정식 승인하에 사용되고 있다. trazodone 역시 수면유지 목적으로 25-50 mg의 저용량에서 off-label로 사용된다. 항히스타민의 경우 doxylamine 25 mg, diphenhydramine 25-50 mg이 사용되고 있다.

멜라토닌 수면제는 크게 멜라토닌 성분이 포함된 제제와 멜라토닌 수용체 효현제로 나눌 수 있다. 멜라토닌은 송과체에서 분비되는 호르몬으로, 수면을 유도하고 생체의 일주기리듬의 조절에 관여한다. 암 환자들이 흔히 갖는 '특정 시간에 잠을 자지 못하면 면역력이 저하된다'라는 불면증과 관련된 역기능적 생각은 이 멜라토닌과 관련되어진 신념이다. 멜라토닌은 통상적으로 저녁 10시경 분비되기 시작하여 새벽 2시경 최고 농도에 도달하고 이후 줄어들어서 새벽 4시경 최저점에 도달한다. 멜라토닌이 면역력에 영향을 미치는 것으로 알려져 있다 보니, 특정시간에 잠을 자야 면역력이 좋아진다는 생각들이 퍼져 있다. 국내에서 공식적으로 처방이 가능한 멜라토닌 지속형 방출제

prolonged-release melatonin는 55세 이상의 불면증 환자에게서 사용이 승인되었다. 잠자리에 들기 2시간 전에 복용하도록 권하고 있으며 2 mg이 처방된다. 최소한 3주 이상 지속적으로 복용해야 효과를 얻을 수 있다.

(2) 암 환자에서 수면제의 처방

암 환자는 병기 및 시행 중인 치료방법에 따라 신체 상태가 다르기 때문에, 수면제 처방 시 환자의 의식 상태 및 신체적 상태를 고려하여야 한다. 또한 암 치료와 관련되어 여러 가지 약물을 병행하고 있기 때문에 약물의 상호작용도 고려해야 한다. 통증 조절을 위해 마약성 진통제를 사용하고 있는 경우에는 벤조디아제핀 계열 약물을 피하는 것이 좋다. 현재 불면증이 수면개시장애인지 수면유지장애인지를 구분할 필요도 있다. 개시장애인 경우 벤조디아제핀이나 속효성 z-class 수면제를 사용해 볼 수 있고, 유지장애인 경우는 지속성 z-class 수면제나 doxepine과 trazodone과 같은 항히스타민 효과를 갖는 항우울제 사용을 권한다. 암 환자가 섬망이 발생하면서 잠을 잘 자지 못하는 경우라면 벤조디아제핀 계열 수면제나 z-class 수면제는 섬망을 악화시킬 수 있어 피하는 것이 좋고, 이런 경우에는 항정신병약물을 사용하는 것이 오히려 안전하다.

수면제를 복용하는 시간을 정해 주는 것도 매우 중요하다. 일반적으로 자기 30분 전에 수면제를 복용하는 것으로 알고 있는데, 만약 일찍 잠 들기 위해 수면제를 일찍 복용한다면 총 침상 시간이 늘어나 수면 효율이 저하되고, 결국 수면제의 효과가 저하되어 수면제의 용량을 늘리는 상황을 만든다. 수면제는 잠자기 30분 전에 복용하는 것이 아니라 수면-각성 주기를 고려할 때 잠이 오는 시간의 30분 전에 복용해야 한다. 즉, 하루 24시간 기준 평균 7시간의 수면을 취한다고 가정하면, 일어나서 다시 잠들 때까지 17시간이 필요하다. 따라서, 수면제 복용 지침을 '자기 30분 전'이 아닌 '아침 기상 7시간 전'으로 바꾸면 수면제 효과가 증가하게 되고 결과적으로 수면제의 용량을 줄일 수 있다.

참고문헌

1. 대한신경정신의학회. 불면증 임상진료지침: 불면증의 진단과 치료. 대한신경정신의학회 임상진료지침위원회; 2019.
2. 윤소영, 최병일, 이기경, 정석훈. 암 환자를 위한 불면증 인지행동치료. Korean J Psycho-Oncol. 2017;3(1):1-10.
3. 정석훈, 윤소영. 불면증 약물 치료의 최적화 방안. J Sleep Med. 2016;13(1):1-7.
4. 정석훈. 암 환자의 불면증과 수면장애, 어떻게 관리할 것인가? J Sleep Med. 2020;17(1):11-8.
5. Chung S, Youn S, Kim C. Are You Asking What Time Did Your Patients Go to Bed?: Getting the Short Sleep Onset Latency. Sleep Med Res. 2018;9(1):58-62.
6. Chung S, Youn S. The Optimizing Strategies for Prescription of Sleeping Pills for Insomnia Patients. Sleep Med Res. 2017;8(1):8-16.
7. Chung S. Youn S, Choi B. Assessment of Cancer-Related Dysfunctional Beliefs about Sleep for Evaluating Sleep Disturbance in Cancer Patients. Sleep Med Res. 2017;8(2):98-101.
8. Garland SN, Johnson JA, Savard J, Gehrman P, Perlis M, Carlson L, et al. Sleeping well with cancer: a systematic review of cognitive behavioral therapy for insomnia in cancer patients. Neuropsychiatr Dis Treat. 2014;10:1113-24.
9. Savard J, Morin CM. Insomnia in the context of cancer: a review of a neglected problem. J Clin Oncol. 2001;19(3):895-908.
10. Youn S, Choi B, Chung S. Time to Take Sleeping Pills and Subjective Satisfaction among Cancer Patients. Psychiatry Investig. 2020;17(3):249-55.
11. Zhou ES, Suh S, Youn S, Chung S. Adapting Cognitive-Behavior Therapy for Insomnia in Cancer Patients. Sleep Med Res. 2017;8(2):51-61.

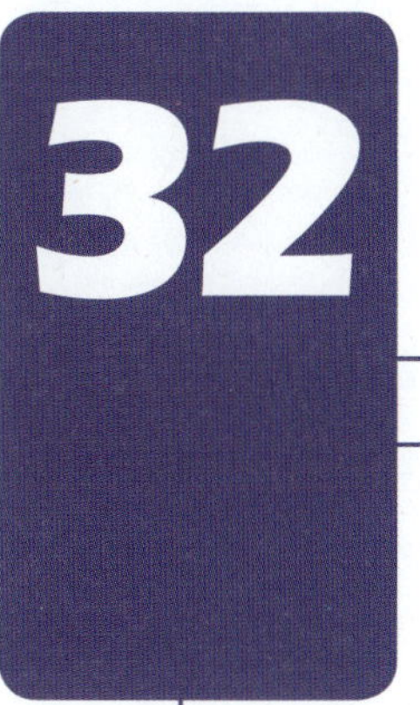

외상 및 스트레스 관련 장애

김원형

암은 목숨을 위협할 수 있는 치명적인 질병이기 때문에, 모든 이에게 공포의 대상으로 여겨진다. 암은 차량 사고와 같이 생명을 위협하는 외상적인 경험이 될 수 있다. 이는 한 사람의 삶을 급격하게 변화시키며 자아 인식에도 영향을 미친다.

최근에는 암 환자의 생존율이 상당히 높아졌지만, 여전히 많은 환자들은 암과 죽음을 연결시켜 생각한다. 또한, 암의 재발에 대한 두려움, 정기적인 추적 관찰, 암 치료로 인한 통증 및 신체적인 변화는 스트레스를 유발하며, 유명인의 암으로 인한 사망 소식은 암 환자들에게 트라우마로 여겨지기도 한다.

이러한 트라우마, 혹은 심각한 스트레스에 시달리는 암 진단을 받거나 의심하는 경우, 대다수의 사람들은 적응 반응으로 불안을 경험하게 된다. 불안은 치료를 촉진하는 긍정적인 측면도 있지만, 이 감정에 지나치게 빠져들면 다양한 정신적인 문제가 발생할 수 있다. 불안을 수반한 적응장애가 가장 흔한 정신질환이다. 만약 트라우마를 극복하지 못하면, 시간이 지남에 따라 급성 스트레스장애나 외상후 스트레스장애가 발생할 수 있다.

1. 적응장애

1) 개념

암과 관련된 스트레스에 대응하지 못하는 환자의 심리적 취약성은 우울, 불안과 같은 정서적 증상뿐만 아니라 사회, 학업, 직업 및 대인 관계와 같은 행동 영역에서도 변화를 일으킬 수 있다. 이러한 상황에서 임상가는 해당 변화를 적응장애로 판단할 수 있다. 일반적으로 적응장애는 압도적인 스트레스 유발 요인에 의해 급성 정서 반응이 나타나고, 이후 스트레스 요인이 사라진 후 6개월 이내에 증상이 소멸된다. 그러나 암과 관련된 적응장애는 관련 사건이 종결된 후에도 재발에 대한 두려움으로 인해 6개월 이상 지속될 수 있는 특징을 가지고 있다.

2) 역학

적응장애는 일반인 중 약 1%에서 8% 정도의 유병률을 보이지만, 특정 의학적 문제나 스트레스를 겪은 환자 중 50%까지 적응장애로 진단될 수 있다. 정신종양학 분야에서 가장 높은 유병률을 가진 정신질환으로, 이전 연구에서는 유방암 환자의 35%, 혈액암 환자의 22.7%, 임종기 암 환자의 19%가 적응장애로 진단된 것으로 보고되었다. 여성에서 남성에 비해 2배 정도 더 많이 진단되며, 특히 미혼 여성에서는 발병 위험성이 더 크다.

3) 임상양상

적응장애는 특정 증상이 필요하지 않기 때문에 암과 관련된 스트레스로 인한 적응장애에서도 다양한 정서 및 행동 문제가 나타날 수 있다. 증상으로는 저하된 기분, 눈물이 남, 무망감과 같은 우울, 신경과민, 걱정, 안절부절못함 또는 분리 불안 등이 나타난다. 암 환자는 미래에 대한 확신의 상실과 관점 변화를 경험할 수 있으며, 특히 자아 존중감에 영향을 미칠 수 있는 수술 등의 부작용으로 인한 변형으로 인해 우울, 불안 등 다양한 부정적 정서를 경험하고 심리적 상태에 중대한 영향을 받는다. 암 관련 적응장애는 지속적이고 만성적인 스트레스로 작용하여, 환자들은 계속해서 불안을 경험하고, 이를 피하기 위해 추적관찰이나 후속 치료를 거부하기도 한다.

암 치료 기간 동안에는 스트레스 상황이 반복되므로 적응장애가 회복되었다가 재발하는 경우가 많다. 증상이 지속되어 만성화되는 경과를 보일 수 있기 때문에 주의가 필요하다.

4) 진단

적응장애 진단은 특정 증상 없이 임상 의사가 스트레스의 심각도와 연관성을 고려하여 내리는 판단이 중요하다. 환자가 다른 정신질환의 기준을 충족하지 않을 때 내려지는 가장 흔한 진단이며, DSM-5에 따르면 명백한 스트레스 요인에 대한 반응으로 3개월 이내에 정서 및 행동 증상이 나타나야 하며, 이 증상은 스트레스 요인이 소멸된 후 6개월 이내에 해소돼야 한다. 암과 관련된 적응장애는 재발로 인한 스트레스를 고려하여 암 진단 3개월 이내 진단되는 것이 적절하지만, 암 치료 과정 중에 발생할 수 있으므로, 암 진단 시점만 고려하는 것은 추천되지 않는다. 적응장애의 여러 형태 중 어떤 증상이 나타나더라도 6개월 이상 지속될 경우 지속성(만성)으로 분류된다. 적응 장애의 진단기준은 표 32-1과 같다.

표 32-1. 적응장애의 DSM-5 진단기준

A. 인식 가능한 스트레스 요인(들)에 대한 반응으로 감정적 또는 행동적 증상이 스트레스 요인(들)이 시작한 지 3개월 이내에 발달 B. 이러한 증상 또는 행동은 임상적으로 현저하며, 다음 한 가지 또는 모두에서 명백하다. 1. 증상의 심각도와 발현에 영향을 미치는 외적 맥락과 문화적 요인을 고려할 때 스트레스 요인의 심각도 또는 강도와 균형이 맞지 않는 현저한 고통 2. 사회적, 직업적, 또는 다른 중요한 기능 영역에서의 현저한 손상 C. 스트레스와 관련된 장애는 다른 정신질환의 기준을 만족하지 않으며 이미 존재하는 정신질환의 단순한 악화가 아니다. D. 증상은 정상 애도반응을 나타내는 것이 아니다. E. 스트레스 요인 또는 그 결과가 종료된 후에 증상이 추가 6개월 이상 지속하지 않는다.

5) 감별진단 및 동반이환장애

적응장애는 암에 대한 정상적인 반응과 감별이 중요하다. 암 진단 및 치료 과정 중에 발생한 적절한 수준의, 병적이지 않은 반응을 적응장애로 진단하지 않도록 주의가 필요하다. 개인이 처한 맥락을 고려하며, 증상의 심각도가 일반적으로 기대되는 정서적, 행동적 반응의 지속 기간을 넘어서지 않는지 고려해야 한다. 또한 다른 정신질환과 마찬가지로 사회적, 직업적 기능 영역에서 현저한 손상이 발생해야 진단이 가능하다.

모든 정신질환들을 감별해야 하나 암과 관련된 적응장애의 경우, 심각도를 고려하여 외상후 스트레스장애, 급성 스트레스장애와 감별이 필요하다. 또한 증상 양상에 따라 주요우울장애, 범불안장애, 공황장애 등의 감별이 필요하다.

적응장애는 대부분의 정신질환이 동반될 수 있으며 주요우울장애가 가장 높은 빈도를 보인다. 또한 성격장애나 알코올 등의 물질사용장애와 동반될 가능성도 높다.

6) 치료

가벼운 적응장애가 있다고 해서 모두 정신건강의학과 의사의 진료가 필요하지는 않다. 기존 암진료진의 적절한 정서적 지지와 일시적인 수면제나 항불안제 처방으로도 조절이 되는 경우가 많다. 정신종양학 전문가들은 지지적 정신치료를 통하여 환자가 암에 대한 스트레스를 조절하고 수용하도록 돕는다. 적응장애를 조절하기 위한 항우울제, 항불안제, 수면제와 같은 단기간의 정신약물 요법도 환자가 호소하는 우울, 불안, 불면을 완화하는 데 도움이 된다.

2. 외상후 스트레스장애Posttraumatic stress disorder

1) 개념

의학 기술의 발전으로 국내 암 환자의 평균 생존율은 70%를 넘어섰지만, 여전히 암이란 단어는 일반인들에게는 공포를 주는 무서운 질병이다. 그렇기에 암이 의심되거나 암을 진단받는 경우 절망과 공포에 빠지게 되며, 이는 외상후 스트레스장애를 일으킬 수 있는 트라우마trauma의 조건을 만족한다.

미국 정신장애 진단 및 통계편람(DSM-5)에 따르면, '생명을 위협하는 질병 또는 기능 장애를 가진상태'가 항상 트라우마로 인정되는 것은 아니다. 트라우마로 여겨지는 질병이 암 환자들에게 갑작스럽고 재앙적으로 경험될 때, DSM-5의 기준에 따른 외상후 스트레스장애로 진단할 수 있고, 그 외의 경우에는 적응장애와 같은 다른 정신질환으로 진단하여야 한다.

외상후 스트레스장애는 트라우마를 다시 경험하게 되는 상황에 대한 두려움 속에서 살면서, 트라우마의 침습과 악몽 같은 재경험, 그리고 트라우마와 관련된 자극의 회피, 불안과 같은 과도한 각성 수준의 증가, 부정적 감정과 같은 증상들을 호소한다. 트라우마와 관련된 기억은 다른 스트레스 사건의 기억과 다르며, 자발적으로 통제되지 않고, 심장 두근거림, 숨이 차는 것 같은 다양한 신체증상을 발생시킨다.

어린 시절 외상에서 오는 복합 외상후 스트레스장애complex posttraumatic stress disorder를 가진 개인들은 암 진단 및 치료 중에 외상후 스트레스장애 진단기준에 미치지 못하지만 매우 극심한 불안, 반복된 암에 대한 생각 및 두려움을 경험하고, 치료를 결정하기 위해 수백 시간 동안 인터넷에서 정보를 찾아 헤매는 모습을 보이기도 한다.

2) 역학

평균적으로, 일반 사람들 중 약 70% 정도가 평생 동안 트라우마를 경험할 가능성이 있으며, 이 중 약 8% 정도가 트라우마로 인해 평생 동안 정신 건강에 영향을 받을 것으로 추정된다. 국내에서는 2021년 정신건강실태조사에서 외상후 스트레스장애의 평생 발생률이 1.5%로 나타났다. 이 중 남성은 1.3%, 여성은 1.6%로 보고되었다.

암 환자들 중에서는 외상후 스트레스장애의 발생률이 4-55%로 다양하게 나타나는데, 이는 암의 종류, 외상후 스트레스장애를 평가하는 방법, 그리고 진단 이후의 시간에 따라 차이가 있다. 특히, 암과 관련된 외상후 스트레스장애의 발병 위험 요인은 표 32-2에서 제시된 바와 같다.

암과 연관된 외상후 스트레스장애는 전반적으로 시간이 지남에 따라 발병률이 감소하는 경향을 보이지만, 초기에 외상후 스트레스장애로 진단받은 참여자 중에서는 4년 후에도 지속되거나 악화되는 사례가 1/3 이상이라는 보고가 있다. 특히 갑상선암이나 유방암과 같이 5년 생존율이 높은 암을 가진 환자들은 5년 생존율이 낮은 종류의 암 환자들보다 외상후 스트레스장애 발병 위험이 상대적으로 낮다는 사실이 알려져 있다.

표 32-2. 암과 관련된 외상후 스트레스장애 발병 위험 요인

1. 암이 진행된 상태로 진단
2. 어린 나이
3. 최근에 치료 종결
4. 사회경제적 지위의 감소
5. 낮은 교육 수준
6. 암 진단 이전 외상 경험
7. 정신질환 병력
8. 낮은 사회적 지지
9. 특정 유형의 암(예: 전이성 유방암)

3) 임상양상

외상후 스트레스장애를 겪고 있는 환자들은 암에 대해 극심한 공포를 호소하여, 때로는 '암'과 관련된 표현들을 말하기도 꺼린다. 암 진단과 치료 모두의 여러 측면은 트라우마로 작용하여 진단 검사, 스트레스를 받는 대기 기간, 암에 대한 소식을 듣는 순간 및 항암약물치료, 방사선 치료, 수술 등 다양한 치료 과정을 통해 암과 관련된 외상후 스

표 32-3. 외상후 스트레스장애에 대한 DSM-5 진단기준

A. 실제적이거나 위협적인 죽음, 심각한 부상, 또는 성폭력에의 노출이 다음과 같은 방식 가운데 한 가지(또는 그 이상)에서 나타난다.
  1. 외상성 사건(들)에 대한 직접적인 경험
  2. 그 사건(들)이 다른 사람에게 일어난 것을 생생하게 목격함
  3. 외상성 사건(들)이 가족 가까운 친척 또는 친한 친구에게 일어난 것을 알게 됨
  4. 외상성 사건(들)의 혐오스러운 세부 사항에 대한 반복적이거나 지나친 노출의 경험(예: 변사체 처리의 최초 대응자, 아동 학대의 세부 사항에 반복적으로 노출된 경찰관)

B. 외상성 사건(들)이 일어난 후에 시작된 외상성 사건(들)과 관련이 있는 침습 증상의 존재가 다음 중 한 가지(또는 그 이상)에서 나타난다.
  1. 외상성 사건(들)의 반복적, 불수의적이고 침습적인 고통스러운 기억
  2. 꿈의 내용과 정동이 외상성 사건(들)과 관련되는 반복적으로 나타나는 고통스러운 꿈
  3. 외상성 사건(들)이 재생되는 것처럼 그 개인이 느끼고 행동하게 되는 해리성 반응(예: 플래시백)(그러한 반응은 연속선상에서 나타나며, 가장 극한 표현은 현재 주변 상황에 대한 인식의 완전한 소실일 수 있음)
  4. 외상성 사건(들)을 상징하거나 닮은 내부 또는 외부 단서에 노출되었을 때 나타나는 극심하거나 장기적인 심리적 고통
  5. 외상성 사건(들)을 상징하거나 닮은 내부 또는 외부 단서에 대한 뚜렷한 생리적 반응

C. 외상성 사건(들)이 일어난 후에 시작된, 외상성 사건(들)과 관련이 있는 지극에 대한 지속적인 회피가 다음 중 한 가지 또는 두 가지 모두에서 명백하다.
  1. 외상성 사건(들)에 대한 또는 밀접한 관련이 있는 고통스러운 기억, 생각 또는 감정을 회피 또는 회피하려는 노력
  2. 외상성 사건(들)에 대한 또는 밀접한 관련이 있는 고통스러운 기억, 생각 또는 감정을 불러일으키는 외부적 암시(사람, 장소, 대화, 행동, 사물, 상황)를 회피 또는 회피하려는 노력

D. 외상성 사건(들)이 일어난 후에 시작되거나 악화된, 외상성 사건(들)과 관련이 있는 인지와 감정의 부정적 변화가 다음 중 두 가지(또는 그 이상)에서 나타난다.
  1. 외상성 사건(들)의 중요한 부분을 기억할 수 없는 무능력(두부 외상, 알코올 또는 약물 등의 이유가 아니며 전형적으로 해리성 기억상실에 기인)
  2. 자신, 다른 사람 또는 세계에 대한 지속적이고 과장된 부정적인 믿음 또는 예상(예: "나는 나쁘다", "누구도 믿을 수 없다", "이 세계는 전적으로 위험하다")
  3. 외상성 사건(들)의 원인 또는 결과에 대하여 지속적으로 왜곡된 인지를 하여 자신 또는 다른 사람을 비난함
  4. 지속적으로 부정적인 감정 상태(예: 공포, 경악, 화, 죄책감 또는 수치심)
  5 주요 활동에 대해 현저하게 저하된 흥미 또는 참여
  6. 다른 사람과의 사이가 멀어지거나 소원해지는 느낌
  7. 긍정적 감정을 경험할 수 없는 지속적인 무능력(예: 행복, 만족 또는 사랑의 느낌을 경험할 수 없는 무능력)

E. 외상성 사건(들)이 일어난 후에 시작되거나 악화된, 외상성 사건(들)과 관련이 있는 각성과 반응성의 뚜렷한 변화가 다음 중 두 가지(또는 그 이상)에서 현저하다.
  1. (자극이 거의 없거나 아예 없이) 전형적으로 사람 또는 사물에 대해 언어적 또는 신체적 공격성으로 표현되는 민감한 행동과 분노폭발
  2. 무모하거나 자기 파괴적인 행동
  3. 과각성
  4. 과장된 놀람 반응
  5 집중력의 문제
  6 수면 교란(예: 수면을 취하거나 유지하는 데 어려움 또는 불안정한 수면)

F. 장애(진단기준 B, C, D, E)의 기간이 1개월 이상이어야 한다.

G. 장애가 사회적, 직업적 또는 다른 중요한 기능 영역에서 임상적으로 현저한 고통이나 손상을 초래한다.

H. 장애가 물질(예: 치료약물이나 알코올)의 생리적 효과나 다른 의학적 상태로 인한 것이 아니다.

다음 중 하나를 명시할 것:

해리 증상 동반: 개인의 증상이 외상후 스트레스장애의 기준에 해당하고, 또한 스트레스에 반응하여 그 개인이 다음에 해당하는 증상을

지속적이거나 반복적으로 경험한다.
1. 이인증: 스스로의 정신 과정 또는 신체로부터 떨어져서 마치 외부 관찰자가 된 것 같은 지속적 또는 반복적 경험(예: 꿈 속에 있는 느낌, 자신 또는 신체의 비현실감 또는 시간이 느리게 가는 감각을 느낌)
2. 비현실감: 주위 환경의 비현실성에 대한 지속적 또는 반복적 경험(예: 개인을 둘러싼 세계를 비현실적으로 인식하고 꿈 속에 있는 듯한, 멀리 떨어져 있는, 또는 왜곡된 것처럼 경험)

주: 이 아형을 쓰려면 해리 증상은 물질의 생리적 효과(예: 알코올 중독 상태에서의 일시적 기억상실, 행동)나 다른 의학적 상태(예: 복합 부분발작)로 인한 것이 아니어야 한다.

다음의 경우 명시할 것:
지연되어 표현되는 경우: (어떤 증상의 시작과 표현은 사건 직후 나타날 수 있더라도) 사건 이후 최소 6개월이 지난 후에 모든 기준을 만족할 때

트레스장애를 겪을 수 있다. 또한 완치된 환자들도 재발의 두려움으로 인해 높은 불안을 겪는데, 이는 외상후 스트레스장애가 회복되는 데 방해 요인으로 작용하기 때문이다.

암과 연관된 외상후 스트레스장애는 전반적으로 시간이 지남에 따라 발병률이 감소하는 경향을 보이지만, 초기에 외상후 스트레스장애로 진단받은 참여자 중에서는 4년 후에도 지속되거나 악화되는 사례가 1/3 이상이라는 보고가 있다. 특히 갑상선암이나 유방암과 같이 널리 알려진 종류의 암 환자들은 5년 생존율이 높은 편이며, 이러한 종류의 암 환자들은 5년 생존율이 낮은 종류의 암 환자들보다 외상후 스트레스장애 발병 위험이 상대적으로 낮다고 알려져 있다.

4) 진단

암과 관련된 외상후 스트레스장애는 다른 정신질환에 비해 진단하기 어려운 특성을 가지고 있다. 암을 경험하거나 암 진단 과정에서 사고가 발생한 경우, 반복되는 재경험으로 나타나는 침습 증상, 암 관련 자극을 피하려는 경향, 암과 관련된 인지나 기분의 부정적인 변화, 과도한 각성의 증가, 그리고 교감신경활성화 등이 필수 증상으로 여겨진다. 이러한 증상이 트라우마가 발생한 시점을 기준으로 1개월 이상 지속되면 외상후 스트레스장애로 진단할 수 있다. 또한, 해리 증상과 같은 비현실적 체험이나 이인증과 같은 증상도 함께 나타날 수 있다(표 32-3).

5) 감별진단과 동반이환 장애

암 관련 외상후 스트레스장애 환자들은 다양한 증상을 보여주기 때문에, 다른 질병이나 증후군과의 감별 진단에 주의가 필요하다. 또한, 외상후 스트레스장애의 증상과 혼동이나 악화를 일으킬 수 있는 기질적 질환(예: 암의 뇌전이)을 감별하는 것도 중요하다. 감별해야 할 질환으로는 공황장애, 범불안장애, 기타불안장애, 주요우울장애, 경계성 성격장애, 해리성 장애, 인위성 장애, 적응장애, 급성 스트레스장애, 전환장애, 정신병적 장애 등이 있다. 특히, 급성 스트레스장애는 암 진단 또는 암과 관련된 트라우마를 경험한 순간부터 내원하기까지의 기간으로 구분된다. 적응장애는 증상의 심각도가 외상후 스트레스장애에 미치지 못할 때 주로 진단된다. 암 관련 외상후 스트레스장애 환자들

은 다른 외상후 스트레스장애 환자들과 마찬가지로 여러 정신질환을 동시에 진단받는 경향이 있다. 흔한 동반 질환으로는 우울장애, 약물남용장애, 불안장애 등이 있다.

6) 치료

많은 외상후 스트레스장애 치료 지침서는 약물치료보다는 심리적 개입이 더 효과적인 치료로 알려져 있다. 그러나 모든 환자가 이러한 심리적 개입에 반응하는 것은 아니며, 특히 증상이 심한 경우에는 약물치료가 반드시 필요할 수 있다. 암 관련 외상후 스트레스장애의 치료에서는 암 진단 과정 및 직후에 의사소통 및 사회적 지원이 필요하며, 여러 심리적 개입을 통해 정서적 조절과 안정화를 우선시하는 것이 중요하다. 일부 환자들은 안정화만으로도 회복이 가능한 경우가 있다. 근거가 입증된 심리적 개입에는 지속적 노출치료PE, 인지처리치료, 안구운동 민감소실 및 재처리EMDR 등이 포함된다. 다른 정신치료적 방법으로는 집단인지행동치료, 가족치료, 대인관계치료 등이 있지만, 개인치료가 더 효과적이다. 최근에는 명상에 기반을 둔 마음챙김mindfulness 인지행동치료와 스트레스 완화 기법도 적용되고 있다.

외상후 스트레스장애에 대한 약물치료로는 선택적 세로토닌 재흡수 억제제SSRI인 플루옥세틴, 파록세틴, 서트랄린 등이 우선적으로 사용되고 있다. 또한 세로토닌-노르에피네프린재흡수억제제SNRI 중 벤라팍신과 미르타자핀이 권장되는 약물이다. 외상후 스트레스장애의 모든 증상에서 효과가 있는 것으로 알려져 있다. 벤조디아제핀은 불안과 수면장애를 조절하기 위해 흔히 사용되지만, 남용 위험이 있어 단독으로는 추천되지 않는다. 악몽과 수면장애를 조절하기 위해 프라조신과 테라조신과 같은 약물도 사용된다.

3. 급성 스트레스장애Acute stress disorder

1) 개념 및 역학

급성 스트레스장애는 트라우마 후 1개월 이내에 나타나는 급성 스트레스 반응을 기반으로 하는 진단으로, 이러한 급성기 증상을 통해 외상후 스트레스장애의 발병을 예측하며 해리 증상이 트라우마 후 정신적 영향을 끼칠 수 있다. 특히 외상에 노출된 후 3일에서 1개월 사이에 나타나는 침습, 부정적 기분, 해리, 회피, 및 과도한 각성이라는 특정 증상들이 있을 경우 급성 스트레스장애로 진단할 수 있다.

일반적으로 급성 스트레스장애의 유병률은 외상의 종류, 심각성, 지속성, 대상 인구 집단에 따라 다르며 여성에서 남성보다 더 흔하게 나타난다. 암과 관련된 급성 스트레스장애에 대한 연구는 상대적으로 적지만, 특히 첫 발병한 두경부암과 폐암 환자 중 약 28%가 이를 경험하였으며, 여성, 해리반응이 심한 경우, 불안 성격 유형, 자신의 진단에 집착하는 경우, 인지기능 저하 등이 심각도에 영향을 미친 것으로 보고되었다. 백혈병 환자 중에서도 15%가 급성 스트레스장애에 해당하며, 15%는 아증후 급성 스트레스장애로 진단받았다.

2) 임상양상

암 진단 이후 3일에서 1개월 동안 암 진단과 관련된 검사 및 치료 과정을 경험하는 동안 급성 스트레스장애는 다양한 증상을 나타낸다. 이는 침습, 부정적 기분, 해리, 회피, 및 과도한 각성 등을 포함하며, 이로 인해 환자는 암 진단과 관련된 감각적, 감정적, 생리적 경험들을 다시 경험하게 된다. 또한 해리 증상과 관련된 이인증 및 비현실감도 나타날 수 있다.

급성 스트레스장애 환자는 각성 수준이 높아져 있어 경미한 자극에도 쉽게 예민해져 거친 반응을 보일 수 있다. 이로 인해 폭력적인 행동이나 수면 및 입면 어려움이 나타날 수 있다. 급성 스트레스 환자 중 상당수가 나중에 외상후 스트레스장애로 진행할 수 있지만, 초기에 모든 급성 스트레스장애 환자가 외상후 스트레스장애로 진행하지는 않는다.

3) 진단

급성 스트레스장애에 대한 DSM-5 진단기준은 표 32-4와 같다.

4) 감별진단과 동반이환 장애

급성 스트레스장애와 외상후 스트레스장애는 원인이 되는 트라우마가 시작된 시점을 기반으로 감별할 수 있다. 또한, 적응장애는 주로 증상의 심각도가 급성 스트레스장애에 미치지 못하는 경우에 진단된다. 급성 스트레스장애 환자들은 극심한 공황발작 증상, 강박 증상 등의 침습 증상, 그리고 해리 증상을 호소하기 때문에 공황장애, 강박장애, 정신병적 장애와의 감별진단이 중요하다.

5) 치료

급성 스트레스장애에 대한 연구는 외상후 스트레스장애만큼 광범위하게 이루어지지 않았지만, 임상 경험을 기반으로 한 치료 방법들이 적용된다. 외상 초점의 인지행동치료, 인지치료, 안구운동 민감소실 및 재처리요법 등이 심리적 개입으로 권고되며, 약물 치료에는 선택적 세로토닌 재흡수 억제제인 에스시탈로프람, 설트랄린, 파록세틴과 같은 약물이 선호되며, 과각성 증상에 효과적인 프로프라놀롤과 같은 항아드레날린 효과를 가진 약물도 사용될 수 있다.

치료에 있어서는 외상 초점의 접근이 중요하며, 급성 스트레스장애와 다른 정신질환과의 감별을 위해 전문가의 진단이 필요하다. 더 나아가, 외상후 스트레스장애에 대한 효과적인 치료 원칙들이 적용된다.

표 32-4. 급성 스트레스장애에 대한 DSM-5 진단기준

A. 실제적이거나 위협적인 죽음, 심각한 부상, 또는 성폭력에의 노출이 다음과 같은 방식 가운데 한 가지(또는 그 이상)에서 나타난다.
  1. 외상성 사건(들)에 대한 직접적인 경험
  2. 그 사건(들)이 다른 사람들에게 일어난 것을 생생하게 목격함
  3. 외상성 사건(들)이 가족, 가까운 친척 또는 친한 친구에게 일어난 것을 알게 됨
  주의점: 가족, 친척 또는 친구에게 생긴 실제적이거나 위협적인 죽음의 경우에는 그 사건(들)이 폭력적이거나 돌발적으로 발생한 것이어야만 한다.
  4. 외상성 사건(들)이 혐오스러운 세부사항에 대한 반복적이거나 지나친 노출의 경험(예: 변사체 처리의 최초 대응자, 이동 학대의 세부 사항에 반복적으로 노출된 경찰관)
  주의점: 진단기준 A4는 노출이 일과 관계된 것이 아닌 한, 전자미디어, 텔레비전, 영화 또는 사진을 통해 노출된 경우는 적용되지 않는다.

B. 외상성 사건이 일어난 후에 시작되거나 악화된 침습, 부정적 기분, 해리, 회피와 각성의 5개 범주 중에서 어디서라도 다음 증상 중 9가지(또는 그 이상)에서 존재한다.

  침습 증상
  1. 외상성 사건(들)의 반복적, 불수의적이고, 침습적인 고통스러운 기억
  2. 꿈의 내용과 정동이 외상성 사건(들)과 관련되는 반복적으로 나타나는 고통스러운 꿈
  3. 외상성 사건(들)이 재생되는 것처럼 그 개인이 느끼고 행동하게 되는 해리성 반응(예: 플래시백; 그러한 반응은 연속선상에서 나타나며 가장 극한 표현은 현재 주변 상황에 대한 인식의 완전한 소실일 수 있음)
  4. 외상성 사건(들)을 상징하거나 닮은 내부 또는 외부 단서에 노출되었을 때 나타나는 극심하거나 장기적인 심리적 고통 또는 현저한 생리적 반응

  부정적기분
  5. 긍정적 감정을 경험할 수 없는 지속적 무능력(예: 행복, 만족 또는 사랑의 느낌을 경험할 수 없는 무능력)

  해리 증상
  6. 주위 환경 또는 자기 자신에의 현실에 대한 변화된 감각(예: 스스로를 다른 사람의 시각에서 관찰, 혼란스러운 상태에 있는 것, 시간이 느리게 가는 것)
  7. 외상성 사건들의 중요한 부분을 기억하는 데의 장애(두부 외상, 알코올 또는 약물 등의 이유가 아니며 전형적으로 해리성 기억상실에 기인)

  회피 증상
  8. 외상성 사건(들)에 대한 밀접한 관련이 있는 고통스러운 기억, 생각 또는 감정을 회피하려는 노력
  9. 외상성 사건(들)에 대한 밀접한 관련이 있는 고통스러운 기억, 생각 또는 감정을 불러일으키는 외부적 암시(사람, 장소, 대화, 행동, 사물, 상황)를 회피

  각성 증상
  10. 수면 교란(예: 수면을 취하거나 유지하는 데 어려움 또는 불안한 수면)
  11. 전형적으로 사람 또는 사물에 대한 언어적 또는 신체적 공격성으로 표현되는 민감한 행동과 분노폭발(자극이 거의 없거나 아예 없이)
  12. 과각성
  13. 집중력의 문제
  14. 과장된 놀람 반응

C. 장애(진단기준 B의 증상)의 기간은 외상 노출 후 3일에서 1개월까지다.

D. 장애가 사회적, 직업적, 또는 다른 중요한 기능 영역에서 임상적으로 현저한 고통이나 손상을 초래한다.

E. 장애가 물질(예: 치료 약물이나 알코올)의 생리적 효과나 다른 의학적 상태(예: 경도 외상성 뇌손상)로 인한 것이 아니며 단기 정신병적 장애로 더 잘 설명되지 않는다.

참고문헌

1. 김종흔. 암환자를 위한 통합적 지지의료. Korean J Psycho-Oncology 2015;1:10-6.
2. 대한신경정신의학회. 신경정신의학. 3rd ed. 아이엠이즈컴퍼니; 2017.
3. 한국정신신체의학회. 정신신체의학. 2nd ed. 2022.
4. Breitbart W, Butow P, Jacobsen P, Lam W, Lazenby M, Loscalzo M. Psycho-oncology. 4th ed. Oxford University Press; 2021.
5. Fernandez-Robles CG, Irwin KE, Pirl WF, Greenberg DB. Patient with cancer. In: Massachusetts General Hospital Handbook of General Hospital Psychiatry. 7th ed. Elsevier; 2017.
6. Grassi L, Riba M. Psychopharmacology in Oncology and Palliative Care. Springer; 2014.
7. Levenson JL. Textbook of Psychosomatic Medicine and Consultation-Liaison Psychiatry. 3rd ed. Amer Psychiatric Pub Inc; 2018.

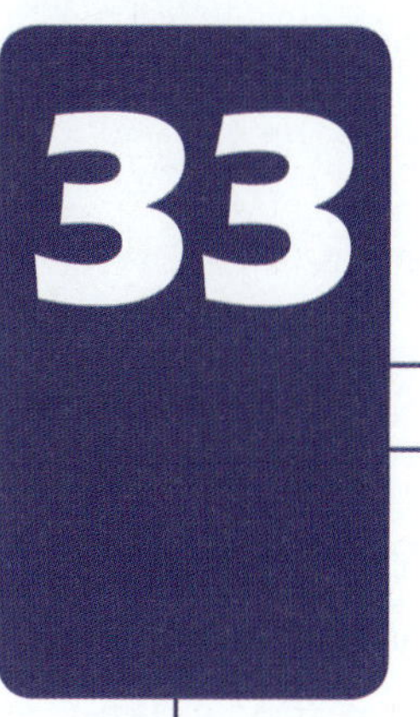

33 암 환자에서의 불안

강지인

1. 서론

불안장애는 가장 흔한 정신질환 중 하나이다. 암 환자에서는 보다 흔하다. 암의 진단과 투병 과정에서 환자들은 받아들이기 힘든 상황들과 결정 내리기 어려운 순간들을 만나고 충격과 공포, 우울, 분노 등 다양한 감정반응을 겪게 되므로 불안은 자연스러운 반응일 수도 있다.

불안장애는 지나친 불안이나 공포, 또는 두려운 상황을 피하기 위한 회피행동을 특징으로 한다. 공포는 그 대상 혹은 상황이 대개 특정되는 반면, 불안은 그 대상이 보다 모호하고 확실치 않으며, 보다 복잡하고 복합적인 정서이다. 불안이나 공포의 경험은 주관적으로 긴장되고 과민해지는 등의 불쾌한 심리와 함께 두근거림, 떨림, 식은땀, 어지럼 등의 다양한 자율신경계 신체 반응을 수반한다. 공포 반응이나 불안 정서를 가지는 것은 삶의 정상적인 부분일 수 있다. 불안은 위협 자극에 대해 경각심을 가지게 하고 더욱 주의를 기울여 자신을 안전하게 보호하는 기능을 갖기도 한다. 불안이 높은 사람이 위험한 행동은 낮추고 건강습관을 보다 추구하며 치료방침을 더 잘 따르기도 한다. 한편 지나친 불안과 염려는 괴로움 증가, 주의력 문제, 과도한 각성, 결정의 어려움, 회피와 같은 비적응적 대처, 잘못된 물질 사용, 삶의 질 저하 등 부정적 문제를 일으킨다.

암을 진단받고 힘든 치료 과정을 겪고 있는 암 환자들에서 불안경험과 불안장애는 보다 흔히 나타난다. 새롭게 암을 진단받은 환자들의 절반 이상에서 높은 수준의 불안을 보인다. 암 치료 과정에서 불안은 통증민감성을 높이거나 오심, 구토와 같은 신체 증상으로 나타나기도 한다. 암 관련 신체 증상에 대한 괴로움이 불안을 초래하기도 하고 통증에 대한 불안이 신체 증상을 증폭시키기도 한다. 암 환자에서 흔히 나타나는 대표적인 불안의 주제를 Death, Disability, Dependence, Disfiguration의 4D로 말할 수 있다. 죽음에 대한 공포, 기능의 장애가 발생하거나 신체적 후유증으로 남을 수 있는 기능장애에 대한 불안, 독립적인 기능을 못하고 다른 사람에게 의존하는 존재가 될까 하는 두려움, 외모 변화에 대한 염려이다.

본 챕터에서는 암 환자에서 나타나는 치료시기별 불안 심리와 병적 불안, 역학, 불안장애의 유형 및 치료개입에 대해 살펴보고자 한다.

2. 암 치료의 시기별 불안 심리의 특성

암 치료 시기별로 불안의 심리반응들을 진단초기, 치료과정, 완치판정 후의 치료시기로 나누어 살펴볼 수 있다.

먼저 암 진단을 위한 평가 단계와 확진을 받게 되는 시기의 불안이다. 처음 암 진단을 받을 때 충격과 존재론적 위기existential crisis에 직면한다. 절망, 암에 대한 두려움, 불확실성에 대한 불안, 또는 죽음에 대한 공포 등을 경험한다. 암 진단의 충격은 현실을 있는 그대로 받아들이지 못하는 부정denial의 방어기제를 발동시키기도 한다. 심리적 위기 상태에서는 인생의 의미나 가치에 대해 심각하게 고민하기도 한다. 불안의 특성은 암의 종류와 병기뿐만 아니라 암을 진단받은 나이와 발달 단계에 따라 영향을 받는다. 암이 개인의 삶에 미치는 의미와 발병 원인을 귀인하는 특성 등에도 영향을 받는다. 예를 들어 미혼 여성이 유방암을 진단받았을 때 살펴봐야 할 여러 측면의 심리가 있을 것이다.

다음은 치료과정에서 겪게 되는 불안이다. 각 치료과정에서의 신체적 그리고 심리적 어려움은 다양한 불안반응을 수반한다. 치료과정에서 신체적 위기상황이나 심한 디스트레스를 경험하면서 통제력 상실에 대한 불안 등을 겪는다. 완치를 목표로 적극적 치료를 받는 암 환자들은 수술, 항암제 치료, 방사선 치료, 여러 시술 등의 과정에서 불안, 초조를 경험하는 경우가 많다. 예를 들어 항암치료를 주기적으로 시행 받는 환자에서 항암제와 관련된 오심, 구토의 경험이 조건화되어, 다음 항암제 투여에 대한 예기불안으로 오심, 구토 등이 나타날 수 있다. 항암치료 중에 나타날 수 있는 탈모 등 외모 변화로 인한 상실감과 자신감 저하가 불안 증상으로 나타나기도 한다. 배우자와의 관계, 항암치료나 호르몬치료와 관련된 임신 고민 등이 중요하게 고려해야 할 이슈가 된다. 증상 조절에 목표를 두는 완화 치료 과정에서는 죽음에 대한 공포나 품위를 유지하지 못할 것에 대한 두려움 등을 겪을 수 있다. Pattison은 죽음에 대한 공포를 죽음이 무엇인지 모르는 데서 오는 두려움, 가까운 이들과의 이별에 대한 두려움, 신체를 잃는다는 소멸에 대한 두려움, 자기통제력 상실에 대한 두려움, 고통에 대한 두려움, 정체성 상실에 대한 두려움, 퇴행에 대한 두려움의 심리로 분석하였다. 또한 완화치료 과정에서 통증을 비롯한 괴로운 증상들을 적극적으로 조절하는 것이 중요한데 조절이 잘 되지 않는다고 지각될 때에는 증상으로 인한 괴로움과 불안, 통제력 상실에 대한 두려움 등이 악화되고 삶의 질은 매우 떨어진다. 빠른 죽음에 대한 바람desire for hastened death, DHD으로 이어지기도 한다.

암 완치 판정을 받은 사람에게도 불안이 나타난다. 암의 치료성과가 좋아지면서 완치자survivor가 늘어나고 있다. 완치되어 다행감을 느끼면서도 재발이나 전이에 대한 두려움, 이차 암 발생에 대한 걱정, 후유증에 대한 염려와 같은 불안을 겪기도 한다. 대부분의 암 완치자들이 시간이 지나면서 불안이 줄고 잘 적응해 나가지만 약 30% 정도는 정신적 어려움을, 약 15-20% 정도는 정신질환을 겪는 것으로 보고되었다. 재발과 죽음에 대한 공포, 건강 염려에 사로잡히는 문제가 생기기도 한다. 작은 신체 증상이나 기능 변화가 재발에 대한 염려로 이어지기도 하고, 정기적 추적검진이나 검사결과를 앞두고 불안을 겪기도 한다. 완치자들이 겪는 정서적 어려움을 Holland는 다음의 세 그룹으로 나누어 구분하였다. 첫 번째는 신체적 후유증physical sequelae을 가지고 있는 군으로 인지 문제, 성기능 문제, 불임, 외모 변화, 만성 피로, 에너지 저하 등을 포함하며 정서적 고통에 대해 잘 살펴야 한다. 두 번째는 신체문제 없이 정신적 후유증psychological sequelae을 가지고 있는 집단이다. 불안장애, 외상후 스트레스장애 등의 정신질환을 가진 경우로 정신건강의학과 연계를 고려할 필요가 있다. 세 번째는 역치 이하의 증상subsyndromal symptoms을 가진 그룹으로 신체적 후유증이나 정신질환은 없으나 인생의 방향성 상실, 존재론적 고민, 사기저하 등 정서적 어려움을 겪는 경우가 해당된다.

3. 병적불안

불안과 공포는 늘 적응적인 것은 아니며 실제 위협이 없거나 낮은 위협 상황에서도 발생할 수 있다. 불안이 어디까지가 정상 반응이고 어디서부터가 부적절한 것인지 구분하기 어려울 수 있다. 암 환자가 느끼는 불안이 실제 위협에 대한 정상적 반응이거나 적응적 형태일 수도 있는 반면, 지나친 수준의 심한 불안이거나 일상생활과 삶의 질을 방해하는 병적 불안일 수 있다. 다음의 네 가지 측면에서 '병적 불안'을 정의할 수 있다.

- 실제 위협의 수준을 벗어나는 과도한 불안
- 개입 없이는 지속되거나 악화되는 불안
- 위협 수준에 관계없이 받아들일 수 없는 수준의 불안(반복되는 공황 발작, 심각한 신체 증상, 갑작스러운 죽음에 대한 생각과 같은 비정상적 신념을 포함)
- 기능 장애를 초래하는 불안

병적불안에 대한 개인의 정신사회적 위험인자로는 이전의 불안장애 과거력, 지지체계 부족, 비적응적 대처, 불확실성에 대한 인내력 부족 등이 있다. 병적 불안과 지나친 위협반응들은 건강하지 못한 생활 습관, 낮은 치료순응도 등으로 이어져 암의 치료와 관리에 부정적인 영향을 줄 수 있다. 암 환자에서의 병적 불안과 지나친 위협반응은 자율신경계autonomic nervous system, ANS 및 시상하부-뇌하수체-부신hypothalamus-pituitary-adrenal, HPA축, 면역계immune system를 통해 암 세포의 미세환경에 영향을 줄 수 있다는 연구보고들이 있다.

4. 암 환자에서 불안장애의 역학

암 환자에서의 불안장애 유병률은 연구에 따라 6.8-20%로 일반인구에 비해 상당히 높게 나타난다. 암 및 혈액종양 환자를 대상으로 한 메타분석에서는 구조화된 인터뷰를 통한 불안장애의 유병률이 10.3%로 보고되었다. 만성 신체 질환이 없는 인구집단에 비해 암 환자에서 2-3배 정도로 보다 흔히 발생하는 것으로 나타났다. 국내에서 진행된 한 연구에서는 17.1%로 보고되었다.

암 환자에서의 불안은 암종별 특성 및 병기와 같은 암 자체의 요인과 함께 개인의 성격, 진단받은 나이, 성별, 정서적 성숙 정도, 대처방식, 종교적 신념 등과 같은 개인적 요인과 가족의 지지 체계, 사회경제적 수준 등과 같은 사회적 요인에 따라 영향을 받는다. 여성, 사회적 지지가 낮은 경우에 더 흔했다. 어린시절의 높은 스트레스 경험, 이전에 겪은 불안장애가 또한 위험요인으로 나타났다. 한편 암을 진단받은 환자의 4%에서 선행하는 불안장애가 있다는 연구 결과가 있다. 불안과 암 위험성에 대한 연관성 연구는 그 결과들이 비일관적이며 현재로서는 인과 관계가 있다는 결론을 내릴 수 없다.

암과 관련된 신체적 괴로움, 기능의 변화, 통증의 조절 정도, 대인관계 역할의 변화, 가족 내의 관계 등의 요인에 따라 불안은 다르게 나타날 수 있다. 또한 개인이 암의 진단과 치료과정을 어떻게 바라보고 받아들이는가에 따라 영향을 받는다.

5. 불안장애의 유형과 그에 따른 특성

암 환자에서 나타나는 병적 불안의 모습들을 범주적 분류categorical classification로 구분하는 것에 여러 한계가 존재한다. 그러나 임상현장에서의 실용적이고 일관적인 의사소통과 각 유형별 특성에 따른 이해를 높이기 위해 현재 국제적으로 널리 사용되고 있는 정신장애의 진단 및 통계 편람-5Diagnostic and Statistical Manual of Mental Disorders-5, DSM-5의 진단분류체계에 기반하여 분류하고 각 불안장애의 유형과 진단기준, 특성을 살펴보고자 한다. DSM-5의 불안장애에는 공황장애panic disorder, 광장공포증agoraphobia, 특정공포증specific phobia, 사회불안장애social anxiety disorder, 범불안장애generalized anxiety disorder, 분리불안장애separation anxiety disorder, 선택적 무언증selective mutism이 포함된다. 또한 다른 의학적 상태의 직접적인 병태생리학적 결과로 불안장애가 나타날 때 의학적 상태로 인한 불안장애anxiety disorder due to another medical condition로 진단한다.

현저한 불안을 주증상으로 하는 각 질환의 차별적 특성을 표 33-1에 정리하여 제시하였다.

1) 공황장애Panic disorder

유방암으로 치료 중인 35세 여자가 세 번째 항암제 주사를 맞던 중 갑자기 가슴이 답답하고 심장이 두근거렸으며 숨이 안 쉬어지는 느낌을 받았다. 일어나 앉아 몸을 움직여보았지만 순간 질식해서 죽을 것 같은 두려움이 엄습하여 정맥주사를 확 뽑고 급하게 주사실을 나갔다. 증상은 곧 사라졌지만 다시 주사를 맞는 것이 두려웠다. 폐 전이가 생겼을까 심장이상이 생겼을까 걱정했지만 담당의로부터 신체문제는 특별한 게 없다는 이야기를 들었다. 며칠 뒤 자려고 누웠다가 비슷한 증상이 느닷없이 나타나 응급실을 찾았다. 신체적으로는 별 이상이 없다며 공황발작인 것 같다는 설명을 들었다. 안심이 되지 않고 다시 숨이 막힐 것 같고 또 그러면 어쩌나 불안했다. 항암주사를 더 이상 맞지 못할 것 같은 마음이 들었다.

공황장애는 예기치 않은 공황발작을 반복적으로 경험하는 불안장애이다. '공황발작'은 느닷없이 극심한 불안이 갑자기 닥치고 주로 수 분 내에 최고조에 달한다. 공황발작의 주 증상은 신체 증상과 인지 증상으로 나눌 수 있다. 갑작스럽게 나타나는 흔한 신체 증상은 자율신경계 각성 증상으로 가슴이 두근거리고 떨리기도 하고 숨이 안 쉬어지고 막히는 느낌, 식은땀, 어지럼, 손발저림, 메스껍거나 속 울렁거림 등이다. 특징적인 인지 증상으로는 당장 죽을 것

표 33-1. 현저한 불안을 주증상으로 하는 정신질환의 진단과 임상특성

불안장애의 유형	정신장애진단 및 통계 편람 DSM-5에 의거한 진단	특성
공황장애	예상치 못한 공황발작(아래 기준)이 반복적으로 나타나고 추가적 공황발작이나 그 결과에 대한 걱정, 회피 등이 1개월 이상 동반됨 - 공황발작panic attack에 대한 진단 기준 다음 중 4개 이상의 증상이 갑작스럽게 발생하여 수분 이내에 최고조에 이름 1) 심계항진, 가슴 두근거림 2) 발한 3) 몸 떨림이나 후들거림 4) 숨이 가쁘거나 답답한 느낌 5) 질식할 것 같은 느낌 6) 흉통 또는 가슴 불편감 7) 메스껍거나 복부 불편감 8) 어지럽거나 쓰러질 것 같은 느낌 9) 춥거나 화끈거리는 느낌 10) 지각 이상(둔하거나 따끔거리는 느낌) 11) 비현실감derealization 또는 이인증depersonalization 12) 스스로 통제할 수 없거나 미칠 것 같은 두려움 13) 죽을 것 같은 공포	대개 발작은 10분 이내에 최고조에 달하며 10-30분 정도 지속됨 예기불안 동반
특정공포증	특정 대상 또는 상황에 대하여 극심한 공포나 과도한 불안이 유발(예: 비행기, 높은 곳, 특정동물, 피-주사-손상 등), 6개월 이상 지속	특정 대상에 국한되며 회피행동이 동반됨
광장공포증	대중교통, 열린 공간, 밀폐공간, 군중 속, 혼자 남겨지는 것 등 2가지 이상의 영역에서 현저한 공포나 불안 경험, 6개월 이상 지속	
사회불안장애	타인의 시선에 노출되는 사회적 상황에 놓이는 것에 대한 현저하고 심각한 공포 또는 불안(예: 발표, 타인이 있는 상황에서 식사, 새로운 사람 만나기)	일반적 수줍음과 차별적인 사회적 또는 수행상황에 대한 지속적이고 현저한 두려움과 회피
범불안장애	과도한 근심 걱정과 함께 다음의 6가지 증상들 가운데 3가지 이상 동반, 6개월 이상 지속 1) 안절부절못함 또는 긴장, 초조, 신경이 곤두선 느낌 2) 쉽게 피로해짐 3) 집중의 곤란 또는 멍한 느낌 4) 짜증이 잘 남 5) 근육의 긴장 6) 수면장애	특정 대상이 아닌, 일상의 사소한 것들에 대한 지나친 걱정
다른 의학적 상태로 인한 불안장애	두드러진 공황발작이나 불안이 발생하고 이것이 다른 의학적 상태로 인한 직접적인 병태생리학적 결과라는 증거가 있음	
물질/약물 유도 불안장애	물질중독이나 금단 혹은 치료약물 노출 후에 발생하는 두드러진 불안이나 공황발작	불안장애로 더 잘 설명되지 않음
불안을 동반한 적응장애	다른 불안장애 진단기준에 해당되지 않은 정도의 불안증상이 스트레스 상황과 관련되어 나타남	DSM-5 외상 및 스트레스 관련장애에 속함

만 같은 생각이나 조절력을 잃을 것 같은 느낌, 쓰러질 것 같은 공포감, 정신을 잃거나 미쳐버릴 것 같은 느낌 등이다. '공황발작'은 감정적으로 격앙된 상황이나 극도의 스트레스 상황에서 나타날 수 있으며 다른 정신질환에서도 나타날

수 있다. '공황발작'이 예기치 않은 상황에서 반복되고 또 그러면 어쩌나 하는 예기불안이나 회피행동이 한 달 이상 지속되어 이로 인한 기능장애가 심각할 때 공황장애로 진단될 수 있다. 공황장애는 우울증과 같은 기분장애와 높은 동반 이환율을 보인다. 우울증과 동반될 때 자살의 위험성을 잘 살펴야 한다. 공황장애는 광장공포증, 범불안장애 등과도 흔히 동반된다.

앞선 사례와 같이 암 치료를 받는 과정에서나 자기공명영상 촬영 등의 검사 중에 암 환자들은 공황발작을 겪을 수 있다. 죽음에 대한 공포가 높아질 수 있으며 경험한 공황발작의 다양한 신체 증상은 감각민감성 증가, 건강염려 등으로 이어질 수 있다. 통증이 조절되지 않는다고 느끼는 암 환자에서 공황증상이 동반되어 있는 경우도 있다.

공황장애의 일반적인 치료는 인지행동치료cognitive behavioral therapy, CBT와 약물치료의 병용요법이다. 재앙화사고를 교정하는 인지치료가 핵심이다. 쓰러지거나 잘못될 수 있다는 파국적 신념을 교정하여 절대 생명을 위협하는 현상이 아니라는 인지를 심어주고 계속 지속되는 것이 아니라 지나간다는 사실을 알게 하는 것이 필요하다. 공황이 일어날 것 같은 두려운 상황이나 공포조건화된 자극을 피하는 경우 노출치료를 할 수 있도록 돕는다. 과호흡으로 이어지지 않도록 하고 호흡법이나 근육이완법을 적용할 수 있도록 한다. 암 진단 후 처음 발생한 공황발작의 경우 증상 이면의 심리적 측면을 이해하고 접근하는 것이 도움이 될 수 있다. 또한 암 치료과정의 특정 상황이나 특정 자극에 국한된 공황발작이 있는 경우 조건화된 자극-공포 반응을 살펴볼 필요가 있다.

약물치료는 선택적 세로토닌 재흡수 억제제selective serotonin reuptake inhibitors, SSRIs와 같은 항우울제가 선택약물로 사용된다. 공황발작의 반복을 줄이고 예기불안을 낮추는 데 도움이 되며 예방적인 효과와 의존성이 없어 SSRI 유지치료가 권장된다. benzodiazepine계 항불안제는 빠르게 공황 관련 증상을 경감시켜 주는 효과가 있어 흔히 사용된다. 의존성 등의 주의가 필요하다.

2) 범불안장애Generalized anxiety disorder

위암으로 수술받고 2년이 지난 51세 여자는 예민하고 어깨통증과 소화불량에 시달린다. 속이 더부룩한 게 위암이 재발되었나 염려되고, 어떤 음식들을 먹어야 하나 식단 짜는 데 신경이 늘 곤두서 있다. 운동을 하면 피로감이 생겨서 걱정이 되고 운동을 거르면 건강이 나빠질까 걱정이 많다. 아들이 패스트푸드를 먹는 것이 걱정스럽고 늦게까지 자지 않는 것에 짜증났으며 아들도 위암이 발생할까 신경이 쓰인다. 오래 못 살 것 같다는 걱정이 들어 나 없이 가족들이 밥을 챙겨 먹고 지낼지 염려스럽다.

범불안장애는 과도한 불안과 걱정을 통제하기 어렵다. 특정 이슈에 대한 불안보다는 일상에서의 다양한 주제로 이리저리 옮겨다니는 부동불안free floating anxiety을 특징으로 한다. 흔히 근육의 긴장, 쉽게 피로해짐, 집중력 저하, 신경이 곤두선 느낌, 불면 등의 여러 증상이 동반되며 이런 어려움으로 인한 일상생활이나 기능의 지장이 6개월 이상 지속된다. 이 현저한 불안은 사용하는 약물의 생리적 효과나 다른 의학적 상태로 인한 것이 아니어야 하며 다른 정신질환에서 나타날 수 있는 불안(예: 공황장애에서의 공황발작, 사회불안장애에서의 부정적 평가와 관련된 불안, 강박장애에서 오염이나 다른 강박사고와 관련된 불안, 분리불안장애에서의 애착대상과의 분리불안 등)으로 더 잘 설명되지 않는 경우여야 한다. 암 환자에서 범불안장애가 있는 경우 삶의 질 저하가 두드러진다. 매사 걱정이 많고 예민한 범불안장애의 증상은 암의 진단, 검사, 새로운 치료 시작과 치료방향의 선회 등 암 치료 과정과 변화 시점마다 큰 고통을 줄 수 있다.

범불안장애가 암의 위험요인일 수 있다는 연구보고가 있다. 불안과 관련된 HPA 축 기능이상이나 염증반응, 불안 환자에서의 비적응적 대처 등이 이를 지지하는 이론으로 제기되고 있다. 그러나 불안장애 자체가 암의 위험요인으로 작동했다고 단정지을 수 없다. 동반된 신체질환 등이 혼란변수로 작용했을 수도 있고 불안이 높은 환자에서의 잦은 병원이용과 관련된 조기발견이나 감시 편견surveillance bias에 기인했을 가능성이 있는 등 다른 요인들에 대한 충분한 고려가 필요하며 추가 연구들이 이루어져야 한다.

3) 기타 불안을 동반한 정신질환

암 관련 신체 증상이나 치료제로 유발된 현상이 공황발작이나 불안장애로 오인될 수도 있다. 공황발작과 유사한 증상을 보일 수 있는 약물, 내외과적 신체질환을 우선 감별하는 것이 중요하다. 감별해야 할 의학적 상태로는 호흡기 문제, 심혈관 질환, 내분비 이상 등이 있다. 따라서 공황발작과 유사한 신체 증상을 보일 때는 폐렴, 폐부종, 흉막삼출, 무기폐 등 실제 존재하는 신체문제가 있는지 먼저 주의깊게 살펴볼 필요가 있다. 흉막삼출과 같은 의학적 상태로 인해 현저한 공황 유사 증상이 나타났을 때에는 다른 의학적 상태로 인한 불안장애로 진단하는 것이 바람직하다. 또한 병적 불안이 특정약물이나 물질과 연관되는 경우를 고려해야 한다. 불안증상이 물질/약물 중독이나 금단 혹은 치료약물 노출 후에 발생하고 해당 물질이 공황이나 현저한 불안을 일으킬 수 있는 능력을 가진 것이라면 물질/약물 유도 불안장애로 진단할 수 있다. 예를 들어 암 환자의 치료에서 흔히 사용되는 스테로이드나 인터페론과 같은 물질이 공황 유사 증상이나 심한 불안을 유발할 수 있다. 한편, 공황발작에서 나타나는 당장 죽을 것 같은 공포와 같은 재앙화사고 등의 인지특성이 동반되는지 확인할 필요가 있다. 인지증상이 두드러지는 경우 기저 신체질환의 조절과 함께 정신심리적 접근이 중요하므로 확인할 필요가 있다.

이 외에도 불안을 동반한 적응장애adjustment disorder with anxiety, 외상후 스트레스장애posttraumatic stress disorder, PTSD 등 외상 및 스트레스 관련 질환에서도 불안이 나타난다. 불안을 동반한 적응장애는 스트레스 사건이 있고 한 달 이내에 시작된, 양적으로 과도한 불안 반응으로 특징지을 수 있다. 외상후 스트레스장애는 신체적 손상 및 생명을 위협하는 심각한 상황에 직면한 후 1개월 이상 재경험, 과도한 각성반응, 회피반응이 반복된다. 주요우울장애와 같은 기분장애에서 불안증상을 동반하는 경우도 흔하다.

6. 암 환자의 불안의 평가 및 선별도구

암 환자의 불안에 대해 평가할 때에는 환자가 병을 얼마나 위협적으로 지각하고 있는지, 병의 의미가 무엇인지, 치료를 어떻게 받아들이고 있는지 등을 평가해야 한다. 또한 외상의 과거력, 현재의 다른 스트레스 요인, 사회 지지체계, 환자의 발달 단계에서의 역할 등을 고려해야 한다.

암 환자가 불안 증상을 보일 때에는 이 불안이 일차적으로 정신적인 문제인지 신체상태의 변화를 의미하는지 잘 감별해야 한다. 불안 증상은 약물 과용, 치료제의 부작용, 섬망, 통증과 같은 잘 조절되지 않은 신체 증상 등으로 인해 발생할 수 있다. 특히 진행암 환자인 경우에는 안절부절못하는 등의 불안 행동은 신체 문제가 악화되어 나타나는 현상일 수 있다. 약의 부작용이나 금단 증상으로 불안해하는 환자의 경우에는 설사, 심계항진, 발한, 혈압상승 등을 자주 동반하기 때문에 신체 변화를 함께 확인하여야 한다.

암 환자에서 개입이 필요한 수준의 불안장애를 하나의 특정 척도를 이용하여 구분해 내는 것은 한계가 있으나 불안증상을 선별하는 여러 도구가 임상현장에서 도움이 될 수 있다(표 33-2). 임상에서 암 환자의 불안에 대한 선별도구로 흔히 사용되는 자가평가척도에는 범불안장애척도-7Generalized Anxiety Disorder scale-7, GAD-7, 병원불안우울척도Hospital Anxiety and Depression Scale, HADS, 벡 불안척도Beck Anxiety Inventory, BAI, 디스트레스 온도계distress thermometer 등이 사용되기도 한다. GAD-7은 범불안장애 선별을 위해 개발된 7문항의 4점(0-3)-라이커트 척도로 일반적으로 5점 이상이면 경미한 불안, 10점 이상이면 중등도 불안, 15점 이상은 심한 중증의 불안을 경험하고 있을 가능성을 제시한다. 병원불안우울척도는 14문항의 간단한 자가평가척도로 신체질환이 있는 환자에서 우울 및 불안에 대해 선별할 수 있는 유용한 도구이다. 디스트레스 온도계는 NCCN에서 제안하는 암 환자의 심리적 고통에 대한 선별도구로 디스트레스의 정도를 묻는 하나의 질문이 0에서 10점 범위의 온도계 모양으로 고안되어 매우 간단한 자가평가도구이다.

또한 특정암에서의 불안을 평가하기 위해 고안된 도구들이 있다. 전립선암에 대한 불안을 평가하는 Memorial Anxiety Scale for Prostate Cancer (MAX-PC)가 그 예이다. 24개 항목으로 이루어진 이 척도는 1) 전립선암 및 치료와 관련된 일반적인 불안, 2) 재발에 대한 두려움, 3) 종양표지자 prostate specific antigen (PSA) 검사와 특히 관련된 불안, 이 세 가지 측면의 불안을 평가한다.

암 환자에게 병적 불안을 조기에 선별하여 관리하는 것은 치료의 순응도와 삶의 질을 높이는 데 중요하다. 불안을 평가할 수 있는 척도나 도구를 사용할 수 없는 상황에서는 관찰된 환자의 임상양상이나 행동에 대해 의료진이 불안 정도를 판단하게 된다. 예상되는 치료의 부작용에 대해서 환자가 지나치게 두려워하고 예민하게 반응하거나 권장되는 치료에 대해 비합리적인 결정을 할 때, 필요한 검사나 시술을 받는 것에 극도의 회피반응을 보이는 경우, 안절부절못하는 모습을 보이는 등의 병적 불안이 의심될 때 의료진은 정신건강의학과 자문을 고려할 필요가 있다.

표 33-2. 암 환자의 불안을 평가하는데 도움이 되는 자가척도

척도	평가내용/항목 수
Generalized Anxiety Disorder scale-7 (GAD-7)	Anxiety/7
Hospital Anxiety and Depression Scale (HADS)	Anxiety/7, Depression/7
Beck Anxiety Inventory (BAI)	Anxiety/21
State-Trait Anxiety Inventory (STAI)	Anxiety/40
Brief Symptom Inventory-18 (BSI-18)	Psychological distress/18
Distress Thermometer (DT)	Psychological distress/1

7. 치료

1) 약물적 중재Pharmacologic approaches

(1) 항우울제Anti-depressants

암 환자에서 불안 조절이나 불안을 동반한 통증 관리, 홍조와 같은 혈관운동성 증상의 완화 등을 위해 항우울제가 흔히 사용되고 있다. 다양한 항우울제의 치료 효과적 측면에서 특정 항우울제가 다른 항우울제보다 더 우월하다는 근거는 부족하지만, 부작용 및 약력학적, 약동학적 특성에서 약제들 사이에 다소간의 차이가 있다(표 33-3). 약제의 안전성과 부작용 프로파일, 과거 치료력이 있는 경우 이전 사용에서의 효과와 부작용, 동반질환, 병용 약제와의 상호 작용, 환자의 선호도 등을 고려해야 한다. 부작용을 고려하여 삼환계 항우울제tricyclic antidepressants, TCAs와 MAOI (monoamine oxidase inhibitors, MAOIs)는 일차약제로 추천되지 않으며 SSRIs가 흔히 사용된다. SSRIs계 항우울제 가운데 escitalopram은 serotonin 선택적 작용이 우수하면서 P450 CYP에 대한 억제작용이 미약하여 약제 간 상호작용이 적은 특성 때문에 병용 약제들이 많은 신체질환자에서 비교적 안전하게 사용될 수 있다. Fluvoxamine은 CYP1A2, CYP2C19, CYP3A4의 억제 효과 때문에 함께 복용하는 치료약물이 많은 신체질환자에게 주의를 요한다.

세로토닌 재흡수 차단의 기전을 가지고 있는 약제를 사용할 때 출혈경향성을 높일 수 있다는 측면과 저나트륨혈증 등의 부작용이 있을 수 있다는 점에 주의해야 한다.

SSRIs 이 외에 venlafaxine, desvenlafaxine와 같은 세로토닌과 노르에피네프린 재흡수 억제제serotonin-norepinephrine reuptake inhibitors, SNRIs가 또한 불안장애 치료에 효과적으로 사용될 수 있다. 그 외에도 mirtazapine, vortioxetine, agomelatine 등이 암 환자에서의 불안 증상 관리와 치료를 위해 사용될 수 있을 것이다. 노르아드레너직 및 선택적 세로토닌 항우울제noradrenergic and specific serotonergic antidepressant, NaSSA로 불리는 mirtazapine은 $\alpha 2$ 자가수용체를 차단하여 노르에피네프린의 방출을 촉진시키며 특정 세로토닌 수용체5-HT2A, 5-HT2c, 5-HT3의 길항제로 작용하고, 히스타민 수용체를 차단하는 기전을 가진다고 알려져 있다. mirtazapine은 오심, 불면이나 식욕 부진을 동반한 경우 장점이 있는 반면, 높은 진정작용으로 불편감을 주기도 한다.

tamoxifen 치료를 받는 유방암 환자에서 CYP2D6 억제제는 피하는 것이 좋다. SSRIs 중에 CYP2D6를 억제하는 약제의 사용시에 tamoxifen의 CYP2D6에 의한 활성 대사물인 endoxifen (에스트로젠 길항제, 4-hydroxy-N-desmethyltamoxifen)으로의 변환 과정을 약제가 방해하여 tamoxifen에 대한 치료반응이 줄어들 수 있기 때문이다. 특히 fluoxetine와 paroxetine은 CYP2D6를 강하게 억제하는 특성이 있기 때문에 tamoxifen 치료를 받는 유방암 환자의 경우 다른 약제의 선택을 고려해야 있다. venlafaxine는 혈장 엔독시펜 농도에 거의 영향을 주지 않는 것으로 알려져 있다.

항우울제의 사용과 선택은 개인의 신체적 정신적 상태, 이전의 항우울제 사용력과 치료반응, 병용약제와의 상호작용 등을 고려하여 주의깊게 이루어져야 할 것이다. 기대 효과를 얻으려면 적절한 약물선택과 함께 복약순응도를 잘 살펴야 한다. 암 환자에서 정신약물에 대한 무작위 이중맹검 위약대조 임상연구들은 제한적이어서 암 환자에서의 불안장애에 대한 근거기반 효과 및 부작용에 대한 추가 연구들이 진행될 필요가 있다.

표 33-3. 암 환자의 불안장애 치료를 위한 약제사용과 고려할 점

약제종류	초기사용 용량(mg)	일반사용 용량(mg)	최대사용 용량(mg)	주요제거 경로	P450의 억제	특성	주의
SSRI							
escitalopram	5-10	10	20	CYP2C19	2D6		
sertraline	25-50	50-100	200	CYP2B6	2D6, 1A2, 3A4		
paroxetine	10-20	20	60	CYP2D6	2D6*, 1A2, 2C		↓↓Tamoxifen metabolism High risk of discontinuation syndrome
fluoxetine	10-20	20-40	80	CYP2D6	2D6*, 2C*, 3A4	Long half-life	↓↓Tamoxifen metabolism
fluvoxamine	25-50	100	300	CYP1A2, 2D6	1A2*, 2C*, 3A4*		
SNRI							
venlafaxine	75	150-225	225	CYP2D6	2D6, 3A4		Dose-related hypertension
desvenlafaxine	50	100	200	Renal	none	Metabolite of venlafaxine	
duloxetine	30	30	60	CYP1A2	2D6		↓Tamoxifen metabolism
other antidepressants							
agomelatine	25	25-50	50	CYP1A2	none	Improves sleep	Hepatic adverse effects
vortioxetine	5-10	10	20	CYP2D6	none	Long half-life Positive effects on cognition	
mirtazapine	7.5	15-30	45	CYP2D6, 3A4	none	Improves sleep, appetite and nausea	Weight gain Occasional heavy sedation

SSRI, selective serotonin reuptake inhibitor; SNRI, serotonin-norepinephrine reuptake inhibitor. *potent inhibition

(2) 항불안제Anxiolytics

급성 불안증상이나 공황발작의 빠른 조절을 위해서 benzodiazepine계 항불안제 사용이 도움이 될 수 있다. benzodiazepine계 약물은 불안 조절뿐만 아니라 불안을 동반한 심한 통증 관리, 긴장의 완화, 시술전처치 등의 목적으로 암 환자의 임상현장에서 사용되고 있다. lorazepam과 alprazolam 같은 benzodiazepine계 약제가 치료과정에서 보이는 불안이나 항암제로 인한 오심chemotherapy-induced nausea and vomiting, CINV, 예기불안의 일종으로도 볼 수 있는 예기 오심anticipatory nausea의 조절에 시도될 수 있다. benzodiazepine계 항불안제를 사용하는 경우 lorazepam과 같이 활성 대사물질이 없고 반감기가 상대적으로 짧은 약제의 선택이 선호된다. benzodiazepine계 약물은 낙상의 위험성을 높이거

나 주간 졸음, 인지 저하를 유발할 수 있다. 오피오이드계 진통제를 사용하는 암 환자에게 사용 시 호흡 억제를 더욱 조장할 수 있으며 내성과 의존성에 대한 주의가 필요하여 장기처방을 권고하지 않는다.

(3) 불안증상에 사용될 수 있는 기타 약물

불안의 조절을 위해 olanzapine이나 quetiapine 같은 비정형항정신병 약물을 소량 시도해 볼 수 있다. 암 환자들의 불안치료에 대한 항정신병약물의 근거기반 효과는 충분히 입증되지 않았지만 항우울제의 부작용에 민감하거나 섬망, 인지저하 등의 임상특성으로 benzodiazepine계 항불안제를 사용하기 어려울 때 임상에서 사용되곤 한다. 불면증, 세포독성 항암제 관련 오심 CINV을 함께 개선하는 데 도움이 된다는 일부 연구결과가 있다.

2) 비약물적 중재Non-pharmacologic approaches

암 환자들과 생존자들의 불안을 다스리고 건강하게 대처하기 위해 여러 비약물적 치료가 적용될 수 있다. 지지적 정신치료, 인지행동치료 등이 불안장애의 치료에 흔히 사용된다. 개인 혹은 집단 인지행동치료가 불안장애 치료에 우수한 치료효과를 지니고 있음은 잘 알려져 있다. 암 환자의 불안을 감소시키고 건강한 대처를 돕는 인지행동치료는 여러 연구들을 통해 그 치료적 효과가 보고되었다. 인지행동치료는 암에 대한 반응과 관련된 인지, 행동, 감정의 CBT 모델을 이용하여 암 환자들의 불안을 줄이고 암의 위협에서부터 잘 적응해 나갈 수 있도록 하며 효과적인 대처 기술이나 의사소통을 증진할 수 있는 전략을 증진시킨다. 암과 관련된 피로 및 구역감 같은 일반적인 증상에 대한 인지행동치료와 교육을 통해 일상에 잘 대처해 나가도록 돕는다.

또한 마음챙김 기반 스트레스 감소mindfulness-based stress reduction, MBSR와 마음챙김 기반 인지 치료mindfulness-based cognitive therapy, MBCT, 수용전념치료acceptance and commitment therapy, ACT 등의 제3흐름의 인지행동치료third-wave CBT에 대한 관심이 증가하고 있다. 증상의 통제나 교정에 초점을 두는 전통적인 인지행동치료와 달리, 현재의 경험을 있는 그대로 알아차리고 받아들이는 데 초점을 두어 심리적 유연성을 증가시키고 기능을 회복시키는 것에 핵심이 있다. 마음챙김은 지금 여기here and now에 주의를 기울이는 방식으로 현재 일어나고 있는 일에 대해 비판단적으로 알아차림awareness하는 명상이다. 현재의 자신의 마음과 행동에 주의를 기울이지 않은 채 지내는 것은 과거에 대해 반추적인 사고방식으로 이어지게 하거나 불확실한 미래와 관련된 두려움과 걱정을 습관적으로 반복할 수 있다. 마음챙김 명상을 통해 의도적으로 현재의 마음에 비판단적으로 주의를 기울이고 있는 그대로 알아차리는 수련을 함으로써 떠돌아다니는 수많은 불안한 마음과 생각들로부터 평정심을 회복할 수 있다. 암 환자와 생존자들을 대상으로 한 마음챙김 효과에 대한 최근의 한 메타분석(29개의 무작위 연구 포함)은 마음챙김 명상의 불안감소 효과 및 삶의 질 증진 등 암 환자의 정신건강에 긍정적 영향을 보여주었다. 수용전념치료는 부정적인 생각과 감정을 변화시키려 하기보다 직면한 상황과 마음을 수용하도록 돕고 개인이 지향하는 가치에 부합하는 전념행동 패턴을 점차 확대해 나가도록 돕는다. 수용전념치료에서 수용은 포기가 아닌 자신의 경험을 판단하지 않고 그대로 받아들이는 것이며 전념은 직면한 현 상황과 마음을 수용하면서 자기 삶의 가치에 부합하도록 행동의 변화를 유지하는 것을 말한다. 정신질환을 가진 암 환자에서 수용전념치료의 효과에 대한 최근의 한 메타분석(17개의 무작위 연구 포함)은 수용전념치료가 암 환자들의 불안과 두려움을 낮추고 삶의 질을 높이는 데 효과적인 접근일 수 있음을 보여주었다.

8. 결론

불안장애는 암 환자들 사이에서 흔한 정신질환이다. 암은 진단과 치료과정, 완치 후에 이르기까지 다양한 감정반응과 디스트레스를 유발한다. 불안은 자연스러운 반응일 수 있지만 때로는 병적 불안 상태로 이어져 고통을 주고 치료과정에 지장을 주며 삶의 질을 크게 떨어뜨리기도 한다. 암 환자가 불안 증상을 보일 때 일차적인 정신문제인지 신체상태와 관련된 이차적인 현상인지 잘 감별해야 한다. 암 환자의 불안 장애 치료에는 약물상호작용 및 신체상태를 고려하여 안전한 항우울제나 항불안제를 선택하며 지지적 정신치료, 인지행동치료, 마음챙김 등의 비약물적 개입을 통해 암 환자들이 불안과 두려움에 잘 대처하고 일상생활에 적응해 나갈 수 있도록 돕는 것이 중요하다. 암의 전 단계에 걸쳐서 환자에게 어려움을 초래하는 불안과 정서적 어려움을 이해하고 병적불안을 조기에 선별하여 관리함으로써 치료 순응도를 높이고 삶의 질을 향상시킬 수 있도록 해야 할 것이다.

참고문헌

1. 강지인, 김종흔. 암환자의 불안과 약물치료: 근거중심적 고찰. 신경정신의학. 2010;49(1):11-9.
2. Antoni MH, Lutgendorf SK, Cole SW, Dhabhar FS, Sephton SE, McDonald PG, et al. The influence of bio-behavioural factors on tumour biology: pathways and mechanisms. Nat Rev Cancer. 2006;6(3):240-8.
3. Chida Y, Hamer M, Wardle J, Steptoe A. Do stress-related psychosocial factors contribute to cancer incidence and survival? Nat Clin Pract Oncol. 2008;5(8):466-75.
4. Eckerling A, Ricon-Becker I, Sorski L, Sandbank E, Ben-Eliyahu S. Stress and cancer: mechanisms, significance and future directions. Nat Rev Cancer. 2021;21(12):767-85.
5. Goerling U, Hinz A, Koch-Gromus U, Hufeld JM, Esser P, Mehnert-Theuerkauf A. Prevalence and severity of anxiety in cancer patients: results from a multi-center cohort study in Germany. J Cancer Res Clin Oncol. 2023;149(9):6371-9.
6. Grassi L, Nanni MG, Rodin G, Li M, Caruso R. The use of antidepressants in oncology: a review and practical tips for oncologists. Ann Oncol. 2018;29(1):101-11.
7. Holland JC, Reznik I. Pathways for psychosocial care of cancer survivors. Cancer. 2005;104(11 Suppl):2624-37.
8. Li Z, Li Y, Guo L, Li M, Yang K. Effectiveness of acceptance and commitment therapy for mental illness in cancer patients: A systematic review and meta-analysis of randomised controlled trials. Int J Clin Pract. 2021;75(6):e13982.
9. Mitchell AJ, Chan M, Bhatti H, Halton M, Grassi L, Johansen C, et al. Prevalence of depression, anxiety, and adjustment disorder in oncological, haematological, and palliative-care settings: a meta-analysis of 94 interview-based studies. Lancet Oncol. 2011;12(2):160-74.
10. Moadel AB. MD Anderson Manual of Psychosocial Oncology. Psycho-Oncology. 2012;21(10):e11.
11. Moorey S, Greer S. Oxford Guide to CBT for People with Cancer. 2nd ed. Oxford University Press; 2011.
12. Remes O, Wainwright N, Surtees P, Lafortune L, Khaw K-T, Brayne C. Generalised anxiety disorder and excess cancer deaths: findings from a large, longitudinal population study. The Lancet. 2016;388:S100.
13. Stark DP, House A. Anxiety in cancer patients. Br J Cancer. 2000;83(10):1261-7.
14. Xunlin NG, Lau Y, Klainin-Yobas P. The effectiveness of mindfulness-based interventions among cancer patients and survivors: a systematic review and meta-analysis. Support Care Cancer. 2020;28(4):1563-78.
15. Yang YL, Sui GY, Liu GC, Huang DS, Wang SM, Wang L. The effects of psychological interventions on depression and anxiety among Chinese adults with cancer: a meta-analysis of randomized controlled studies. BMC Cancer. 2014;14:956.

34 우울장애

이재헌

1. 도입

우울장애는 암을 진단 받거나 치료 중인 환자에게서 흔하게 동반되는 정신건강질환 중 하나이다. 암은 단순한 신체적 질병일 뿐만 아니라 심리적 부담과도 관련이 있기 때문이다. 암 진단 및 치료의 과정 중에 있는 사람들은 일반인보다 더 높은 정신심리적 증상을 나타내며, 이러한 증상들은 연속적으로 나타날 수 있다. 임상적인 개입이 필요한 우울장애를 동반한 암 환자의 신체적, 심리적 증상은 더 심하고 예후 또한 더 나쁘다고 알려져 있다. 따라서, 암 환자가 우울장애를 함께 경험할 경우, 심리적 부담뿐만 아니라, 삶의 질 저하, 치료 순응도 저하, 사망률 증가, 죽음에 대한 요구도 증가, 높은 자살률을 보인다. 이는 암 환자의 우울장애의 예방과 진단, 치료와 개입이 중요한 이유이기도 하다.

2. 역학

암 환자의 우울장애 유병률은 인종, 성별 및 연령과 같은 인구통계학적 특성, 암 유형 및 병기와 같은 질병 특성 등, 여러 관련 요인들에 따라 매우 다양하다. 관련된 연구에 따라 차이가 있으나, 주요 우울장애, 기분부전장애, 우울증상을 동반한 적응장애 등, 암 환자의 약 4.5-58%가 임상적으로 의미 있는 우울증상과 관련한 질환을 가지고 있는 것으로 알려져 있다. 주요우울장애만을 고려할 경우에는 38%까지 그 유병률이 보고된 바 있으며, 대략 8-24%의 정도가 주요우울장애를 함께 겪고 있는 것으로 조사되었다. Pitman 등은, 암 환자의 최대 25%가 진단 후 어느 시점에 우울증을 경험한다고도 하였다. 따라서, 현재까지의 연구 결과들을 종합해 볼 때, 암 환자에게 있어 주요우울장애의 유병률은 일반 인구 집단에 비해서 적어도 2-3배 정도라고 할 수 있으며, 다른 신체질환을 가지고 있는 환자군들과 비교했을 때에도 비슷하거나 그 이상의 유병률을 보인다고 할 수 있다. 실제 임상에서는 주요우울삽화의 기준을 만족하지는 않지만, 일부의 주요우울장애의 증상을 보이는 준우울증상subthreshold depression을 보이는 환자들을 매우 흔하게 접할 수 있으며, 따라서 이들 환자들까지 포함할 경우에는, 암 환자에게 있어 우울증상은 매우 흔하고 광범위한 정신심리증상이라고 할 수 있다.

우울장애를 경험하는 암 환자의 유병률에 있어, 임상가는 암 유형에 따라서 우울장의 유병률이 매우 다를 수 있음을 잘 이해하는 것 또한 중요하다. 이는 암 유형에 따라 관련 신체증상, 예후, 치료법의 차이, 신체기능에의 영향 등 스트레스원으로서의 정도가 다를 수 있기 때문으로, 예컨대, 췌장암 환자의 경우에는 다른 암종에 비해 유병률이 높아 약 20-50%의 환자가 우울장애를 앓고 있는 것으로 보고되었으며, 폐암 환자에서도 유사한 유병률이 보고된 바 있다. 또한 두경부암 및 유방암 환자도 다른 암 환자들에 비해 높은 우울증상을 보이는 것으로 알려져 있다.

3. 임상 양상

우울장애를 경험하고 있는 암 환자의 임상증상들은 크게 기분증상, 사고 및 인지증상, 정신운동증상 및 수면, 식욕, 성욕과 같은 생물학적 증상으로 구분할 수 있다. 기분 증상은 우울장애의 가장 핵심적은 증상으로 우울감과 같은 기분의 부정적인 변화가 기분 증상 중 가장 흔하다. 그러나, 기분증상이 단순한 우울감으로 나타나지 않는 경우도 많으며, 즐거운 사건에 대한 감수성의 감소, 무쾌감증, 무감동, 감정적 둔마와 같이 다양한 변형된 형태로 나타날 수 있다. 예컨대, 우울장애 환자에서 고통에 대한 지각은 증가하였으나, 감정 표현 능력의 감소로 감정표현이 지극히 제한되는 경우가 있을 수 있다. 또한. 심한 우울장애 환자에서는 이인증, 비현실감 등과 같은 증상을 보이는 경우도 드물지 않다. 사고 및 인지증상에는 부정적 사고, 죄책감, 집중력 저하, 주의력 저하, 자살사고 등을 포함한다. 우울장애 환자는 자신, 세상 그리고 미래에 대해서 부정적 평가를 하게 되며,. 우울증상이 심할 경우에는 망상, 환청, 환시와 같은 정신증적 증상이나 및 임박한 자살사고나 계획, 그리고 암 치료와 관련한 질병망상이나 허무망상 등도 동반될 수도 있다. 정신운동증상에는 정신운동초조나 지체가 포함되며, 안절부절함은 대표적인 정신운동초조 증상이고, 신체 움직임의 저하, 구부정한 자세, 자극에 대한 반응 저하 등의 증상은 정신운동지체에 해당한다. 마지막으로 흔하게 보이는 우울장애의 생물학적 증상에는 식욕부진, 불면, 성욕 감소, 피로감, 에너지 감소 등이 있다. 우울장애를 겪고 있는 암 환자의 증상을 확인할 때, 이러한 생물학적 신체 증상에 대해서는 주의깊은 관찰이 필요한데, 이러한 생물학적 증상은 암이나 암 치료로 발생할 수도 있는 증상이기 때문이다. 실제 임상에서 생물학적 신체증상은 우울장애 자체의 증상인지 아니면 암과 관련된 것인지 구분하기가 쉽지 않은 경우가 많으므로, 무가치감, 죄책감, 무력감과 같은 비신체적 증상이 동반되었느니 여부에 대한 확인이 이를 구분하는 데 도움이 될 수 있다.

4. 선별 및 평가

우울장애의 높은 유병률에도 불구하고, 신체증상에 우선을 두는 고전적인 암 치료 의료현장 분위기 등, 여러 다양한 이유로 인해 우울증상의 평가가 제대로 이루어지지 않는 경우가 많은 것이 현실이다. 우울장애가 환자의 삶의 질 뿐만 아니라, 환자의 치료 순응도, 치료 예후 및 자살 위험성과도 밀접히 연관되어 있다는 점을 고려하면, 치료 과정 전반에 걸쳐 선별 검사와 개입을 통해 심리사회적 고통을 인식하고 관리하는 것은 매우 바람직하다. 특히 조기에 우울장애를 선별 및 진단하여, 적절한 개입을 조기에 수행하는 것은 매우 중요하다.

선별은 최소한의 위음성으로 우울장애가 없는 환자를 배제하는 것이며, 우울장애를 조기에 찾아내기 위한 첫 번째 관문이 될 수 있다. 주요 선진국에서는 선별을 위한 임상지침을 만들어 사용하고 있는데, 국제적으로 인정받고 있는 주요 임상지침으로는 Pan-Canadian Practice Guideline: Screening, Assessment and Management of Psychosocial Distress, Depression and Anxiety in Adults with Cancer, American Society of Clinical Oncology (ASCO)에 의해 각색 및 수정된 Adaptation of the Pan-Canadian Practice Guideline, 그리고 호주 Psycho-oncology Co-operative Research Group (PoCog)에서 성인 암 환자들 대상으로 개발한 Guideline for the screening, assessment, and management of anxiety and depression 등이 있다. 이들 임상지침에 포함되어 있는 평가도구들로는 Edmonton Symptom Assessment System-revised (ESAS-r), Distress Thermometer (DT), Patient Health Questionnaire -2 (PHQ-2), Patient Health Questionnaire -9 (PHQ-9), Center for Epidemiological Studies Depression Scale (CES-D), Hospital Anxiety and Depression Scale -Depression scale (HADS-D) 등으로, 국내에서는 국립암센터에서 개발된 NCC 심리증상 평가지가 있다. 이들 선별 검사를 포함하여 다양한 선별평가 도구들이 임상에서 사용 가능하나, 임상가들은 어느 평가 도구도 완벽하지 않다는 점을 이해하는 것이 중요한데, 이는 각각의 평가도구별로 신뢰도, 타당도, 선별력 등의 영역에서 차이가 있기 때문이다. 따라서 임상가나 연구자들이 이러한 평가 도구를 사용할 때에는 반드시 각 평가도구의 특성에 대해 숙지한 상태에서 신중하게 사용해야 한다. 실제 임상 현장에서는 가능하면 2가지 이상의 평가도구를 활용하여 우울장애를 선별 및 평가하는 것이 권장된다. 또한, 암 환자의 우울장애 선별 및 평가가 일반 우울장애 환자를 대상으로 했을 때보다 일반적으로 어렵다고 알려져 있으며, 이는 다양한 신체증상, 피로나 주의력 감소 같은 인지증상 등이 암치료 자체로도 생길수 있어, 이를 우울장애와 혼돈할 수 있기 때문이다. 따라서, 암 환자의 우울장애 평가 및 감별 시에는 죄책감, 희망상실, 쓸모없다는 생각 등과 같은 심리적 증상에 보다 더 집중해야하는 경우도 있을 수 있음을 아는 것 또한 중요하다.

5. 원인 및 위험요인

1) 원인

암 환자에게 우울장애가 발생할 수 있는 주요 경로는 생물심리사회적 모델(생물학적, 심리적, 사회적 요인이 상호 의존적으로 기여하는 과정)을 통한 경로와 특정 암과 그 치료의 특정 정신건강 범위로의 영향이라는 두 가지 주요 경로로 나눌 수 있다.

(1) 생물심리사회적 원인

암 환자의 우울장애는 암 진단, 치료, 재발, 임종, 생존 등에 대해 환자가 심리적으로 반응하는 것과 관련하여 가장 흔하게 발생한다. 치료로 인한 신체변화(예: 화학 요법의 신체적 부작용인 탈모, 구토, 점막염, 말초 신경병증탈모, 성기능 장애 등), 생존에 대한 기대, 직업과 같은 사회적 역할에 미치는 부정적 영향 등이 흔한 심리적 스트레스 원인이 될 수 있으며, 이러한 장기간의 심리적 스트레스는 생리적 변화(예: 시상하부-뇌하수체-부신 축의 활성화)를 일으켜 우울장애의 진단 기준치에 도달하는 기분, 정신운동, 생물학적 증상 등을 유발할 수 있다. 전이나 재발에 대한 불안 또한 신체증상에 대한 잘못된 해석으로 인해 우울증상을 유발하는 데 심리적요인으로 작용할 수 있다.

(2) 암 또는 암 치료로 인한 직접적인 우울증상

특정 종양이나 암 치료의 직접적인 생물학적 영향으로 인한 우울증상에 대한 정확한 연구결과나 추정치에 대한 보고는 충분치 않으나, 제한된 연구 결과들을 통해 특정 암 및 치료법들이 우울장애와 임상적으로 유의미함이 보고되었다. 예를 들어, 췌장암으로 인한 사이토카인 인터루킨 6의 수치가 우울증의 중등도에 비례하다고 알려져 있으며, 폐암 환자의 약 15%가 내분비 부신생물 증후군 및 항이뇨호르몬 분비 증후군이 전해질의 불균형을 초래하여 우울증상을 유발함은 비교적 잘 알려진 내용이다. 이 외에도 골수종, 육종, 유방암, 신장암, 부인암, 두경부암, 비소세포 폐암 및 뼈 전이에서 이소성 파라토르몬 관련 펩티드 생성에 의해 악성 고칼슘혈증이 유발되어 우울증상을 초래하는 것으로도 알려져 있다. 암 치료법과 관련해서는, 코르티코스테로이드는 저용량 장기 치료 시 우울증을 유발할 수 있으며, 특정 화학요법, 호르몬 관련 치료법, 면역치료, 표적치료제 및 일부 수술이나 방사선 치료가 직접적으로 우울증상과 연관되어 있는 것으로 알려져 있다. 전립선 암에 대한 안드로겐 박탈 치료, 저분자 표적 치료제인 부팔리십으로 치료, 두경부암 환자를 대상으로 한 방사선 치료로 인한 갑상선 기능저하, 폐경 전 여성의 양측 난소 절제술 등이 우울증상의 증가와 관련이 있는 것으로 알려져 있다.

2) 위험요인

앞서 살펴본 암 환자 우울장애의 원인을 바탕으로, 암 환자의 우울장애 발생은 질병관련, 개인적, 심리사회적 요인의 불균형 및 스트레스 회복력이라는 틀로 이해할 수 있으며, 각 요인별 위험요인은 다음과 같이 정리할 수 있다(그림 34-1). 요컨대, 젊은 나이, 사회적 지원 부족, 안정감 저하, 부적응적 대처 전략, 암의 신체적 부담, 신체증상과 기능장애의 정도나 심리사회적 취약성 등이 우울장에에 걸릴 위험성이 높다고 할 수 있다. 이 외에도 과거 우울장애의 과거력이 있거나 가족력이 있는 경우에도 암 환자에게서 우울장애가 발생할 가능성이 높은 것으로 알려져 있다.

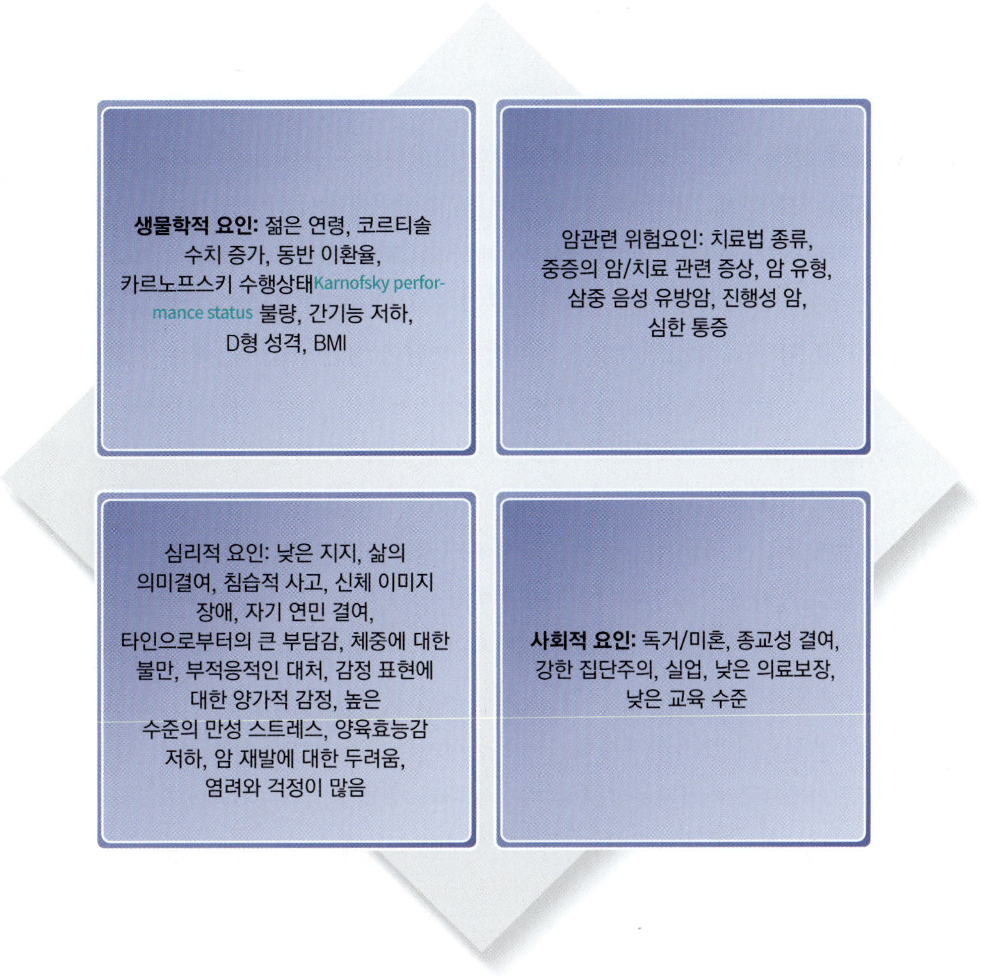

생물학적 요인: 젊은 연령, 코르티솔 수치 증가, 동반 이환율, 카르노프스키 수행상태Karnofsky performance status 불량, 간기능 저하, D형 성격, BMI

암관련 위험요인: 치료법 종류, 중증의 암/치료 관련 증상, 암 유형, 삼중 음성 유방암, 진행성 암, 심한 통증

심리적 요인: 낮은 지지, 삶의 의미결여, 침습적 사고, 신체 이미지 장애, 자기 연민 결여, 타인으로부터의 큰 부담감, 체중에 대한 불만, 부적응적인 대처, 감정 표현에 대한 양가적 감정, 높은 수준의 만성 스트레스, 양육효능감 저하, 암 재발에 대한 두려움, 염려와 걱정이 많음

사회적 요인: 독거/미혼, 종교성 결여, 강한 집단주의, 실업, 낮은 의료보장, 낮은 교육 수준

그림 34-1. 암 환자에게 우울장애가 발생할 수 있는 주요 위험 요인들

6. 진단

1) 우울장애의 진단 기준 및 감별진단

국제적으로 가장 널리 사용되는 정신과 분류 체계인 미국정신의학회APA에서 발행한 정신장애 진단 및 통계 편람 5판DSM-V과 세계보건기구WHO에서 발행한 국제질병분류 11판ICD-11 두 가지를 바탕으로 주요우울장애를 진단할 수 있다. 두 가지 진단체계는 모두 우울장애의 핵심적인 증상(지속적인 우울감 혹은 흥미 및 즐거움의 상실)을 포함하면서 개인 일상 생활이나 사회생활의 영향을 진단 시 고려하되, 개인차를 허용하고 있다. 즉, DSM-5는 '최소 2주 동안 우울한 기분이나 무감동증(활동에 대한 흥미나 즐거움의 감소)이 지속되고, 다음 중 4가지 이상, 즉 유의미한 체중 변화, 과다 수면 또는 불면증, 정신 운동 변화, 피로, 죄책감 또는 무가치감, 집중력 저하, 자살 충동 중 한 가지 이상이 나타날 때' 주요우울장애로 진단하게 된다. 단, 이러한 증상은 심각한 고통이나 장애를 유발해야 하며, 약물이나 다른 의학적 상태의 생리적 영향에 기인하지 않아야 한다. 한편 ICD-11에서는, 우울한 기분(예: 슬픔, 짜증, 공허함) 또는

개인의 기능에 중대한 영향을 미치는 기타 인지, 행동 또는 신경행동 증상과 동반된 즐거움 상실이 특징으로, 주요 차이점은 부가증상 9가지 외에도 '절망감'을 포함한 총 10가지 증상을 부가증상으로 나열하며, 이 중 5개 이상의 증상이 있어야 한다는 점이다.

주요우울장애의 진단은 병력 및 정신상태검사를 포함한 임상면담을 통해서 이루어진다. 현재까지 우울장애 진단을 위한 영상검사나 진단의학적 방법은 없다. 따라서, 실제 임상현장에서 암 환자의 우울장애를 정확하게 진단하는 것은 늘 쉬운 것만은 아니다. 특히 앞서 언급 임상양상에서 언급된 바와 같이 통증, 피로 등과 같은 다양한 신체증상생물학적 신체증상은 우울장애 자체의 증상인지 아니면 암 혹은 암 치료 부작용과 관련된 것인지 구분하기가 쉽지 않기 때문이다. 더불어 바쁜 암 치료 임상현장에서 세부적인 면담이 제한됨으로 인해 우울장애에 대한 진단이 간과될 수 있다.

우울장애와의 감별진단이 필요한 주요질환으로는 적응장애, 지속성우울장애, 물질/약물로 인한 우울장애, 저활동형 섬망 등이 있다. 우울증상을 동반한 적응장애는 매우 유의미한 스트레스원이 증상의 원인인 경우에 진단이 가능하며, 이 때 주요우울장애와 같은 다른 정신질환으로 환자 증상이 설명되지 않을 때 진단될 수 있다는 점에서 차이가 있다. 주요우울삽화의 3-4가지 증상을 만족시키고 2년 이상 우울증상이 지속될 경우에는 지속성 우울장애로 진단내릴 수 있다. 또한, 다양한 암 치료 약물들이 우울장애를 유발할 수 있는데, 이러한 약물을 복용하는 환자의 경우 우울장애 증상이 일차적인 증상인지, 아니면 만성적인 질환에 의한 것인지, 혹은 약물에 의한 것인지 감별진단이 필요하다. 저활동형 섬망은 신체질환이 있는 환자들에게서 우울장애와 흔하게 혼돈하는 질환으로 의식수준, 주의력, 인지기능 및 지각에 있어 변화가 두드러진다는 점에서 우울장애와 차이가 있다. 이 외에도 양극성장애에서도 주요 우울삽화가 나타날 수 있으므로, 환자의 과거력이나 가족력에 대한 충분한 조사를 통하여 양극성장애의 가능성을 배제하는 것도 필요하다.

2) 진단의 문화적 고려

우울증상은 많은 다른 정신건강질환과 마찬가지로 진단 및 치료 과정에서 문화적 요인을 고려해야 하는 문화 관련 증상군을 포함하고 있는 반면에, DSM-5와 ICD-11은 서구 정신의학의 개념을 기반으로 하고 있어, 한국인을 대상으로 우울장애를 진단할 때에 고려해야 할 내용들이 있다. 이는 DSM-IV에서 DSM-5로의 변화 과정에서 문화적 공식화cultural formulation가 강조된 것과도 관련된다. 첫째, 북미와 유럽과 같은 서구권 우울장애의 주요 증상은 기분저하인 반면, 동아시아 인구를 포함한 다른 많은 사회에서는 두통, 요통, 불면증, 피로, 복통과 같은 신체적 증상을 주로 호소하는 경향이 있다는 점이다. 이는 정신과 신체를 별개의 실체로 간주하는 데카르트 이원론과 달리 동양 문화에서 정신과 신체를 전체적으로 표현하는 것과 관련이 있을 수 있다. 둘째, 한국인 외래 환자는 미국인 주요우울장애 외래 환자와 비교했을 때 자살사고와 기분변화는 더 자주 경험하지만 죄책감은 덜 경험하는 것으로 보고되었다. 우울한 기분과 죄책감에 대한 보고가 적고, 신체증상에 대한 호소가 많은 한국인의 특성을 고려할 때, 한국인 암 환자에게서 주요울장애가 과소 진단될 가능성을 배제할 수 없다. 따라서, 임상가는 이러한 문화적 차이를 잘 숙지하고 한국인 암 환자 평가 시, 우울장애 진단이 간과되지 않도록 주의를 기울여야 한다.

7. 치료

환자의 우울장애 치료로는 정신치료, 약물치료 혹은 두 치료를 병용하는 방법이 임상에서 주로 사용된다. 일반적으로 경도의 우울장애에는 정신치료 혹은 심리사회적 치료법을 주로 적용하며, 필요시 약물치료법을 고려해 볼 수 있다. 중등도 이상의 우울증이나 적절한 정신치료에도 충분한 반응을 보이지 않는 다양한 우울장애에 대해서는 약물치료 혹은 약물치료와 정신치료의 병합요법이 추천된다. 그러나, 실제 치료 과정에서 임상의사는, 일반적인 치료 원칙의 적용을 고려함과 함께, 우울장애가 있는 암 환자의 질병에 대한 인식, 신체증상, 동반된 다른 스트레스, 대인관계 및 병식 등과 같은 환자의 생물정신사회적biopsychosocial 측면에 대한 이해를 바탕으로, 포괄적comprehensive이고 개인화된individualized 치료법을 적용하는 것이 무엇보다 중요하다. 최근에는 암 치료 외래진료소 내에서 심리사회적 치료법을 통합하여 제공하는 것의 효과에 대한 보고가 늘어나고 있으며, 이러한 접근방식은 암 치료 팀과 전문정신건강의학서비스 팀 간의 조율을 통해 우울장애 암 환자의 치료적 접근성을 향상시킬 수 있을 것으로 기대되고 있다.

1) 정신치료 및 심리사회적 치료

일반적으로 약물치료가 정신치료에 비해 치료효과가 빠르고 치료비용이 저렴하며 형태가 간편하고 용이하기 때문에 중등도 이상의 우울장애 환자에게는 더 선호되는 치료방법이긴 하나, 정신치료 및 심리사회적 치료법은, 증상이 호전된 후에 치료를 중단하더라도 그 치료효과가 지속되는 이점이 있다. 현재 우울장애 암 환자에게 임상에서 사용되는 정신치료법은 매우 다양하여, 일반적인 우울장애에 사용되는 지지적 정신치료, 인지행동치료, 문제해결치료법, 이완요법, 심상기법, 마음챙김기반 치료법과 더불어, 의미중심치료, CALM (Managing Cancer and Living Meaningfully) 치료법, 존엄치료dignitiy therapy, 인지실존치료cognitive-existential psychotherapy 등과 같이 암 환자의 우울장애를 위해 개발된 치료법들이 효과적인 것으로 알려져 있다. 정신치료는 개인, 집단, 혹은 부부나 가족치료의 형태 등 다양한 방식으로 제공될 수 있으며, 특히 진행성 암 환자 집단을 대상으로는 인지행동치료나 지지적 정신치료법보다는 의미중심치료, CALM치료 혹은 존엄치료법 등이 보다 더 선호되는데, 이러한 치료법은 삶의 불확실성과 같은 실존적 문제나 삶의 의미, 또는 존엄과 관련한 주제 등을 포함한다. 일반 우울장애의 정신치료와는 달리, 우울장애 암 환자에게 정신치료법을 제공할 때 어려운 점은, 환자들이 불확실성을 수용하도록 하고 희망과 좌절 사이에서 균형을 찾도록 하는 것일 수 있으나, 어떤 치료법을 임상가가 수행하더라도, 환자의 장점을 존중하고, 비판단적이며, 지지적 및 수용적으로 환자를 대하고 치료에 임하는 것이 가장 효과적인 치료결과를 낼 수 있다는 점을 기억하는 것이 중요하다. 암 환자 대상 정신치료법의 효과성에 대한 과학적 근거는 암 환자의 건강상태의 불안정성과 질병 경과의 다양성 등과 같은 여러 제한점으로 인해 그 결과들이 아직 충분하지 않으나, 최근 효과성을 입증하는 메타 분석 연구 결과들을 포함하여 특히 경도에서 중등도 우울증 환자들에 대한 효능에 대한 보고들이 급격하게 증가하고 있다.

2) 약물치료

우울장애가 있는 암 환자의 약물치료로는 다양한 항우울제 사용이 추천된다. 일반 우울장애 환자들에서 항우울제의 효과성에 대한 검증자료가 풍부한 것과 달리 암 환자를 대상으로 한 항우울제의 효과성 검증 문헌들은 충분하지 않으며, 몇몇 메타분석 연구결과들을 통해 항우울제의 효능에 대해 제한적으로 보고되었다. 그러나, 중증의 우울장애 암 환자 및 정신치료에 효과를 보이지 않는 환자들을 대상으로 항우울제를 사용하는 것은 일반적으로 임상적 관점에서 널리 받아들여지고 있으며, 다만 어떤 항우울제가 더 효과적인지에 대한 근거 기반의 가이드라인이나 권고안 등은 부재한 상황이다. 따라서, 우울장애가 있는 암 환자를 위한 최적의 항우울제나 약물은 없으므로, 임상의는

표 34-1. 우울장애 암 환자에게 사용될 수 있는 주요 항우울제

약제 종류	초기사용 용량 (mg/day)	일반유지 용량 (mg/day)	최대사용 용량 (mg/day)	가능한 주요 부작용	주의 사항	기타
SSRI 1차 치료제로 선호						
escitalopram	5–10	10–20	20	오심, 체중증가, 성기능장애		
sertraline	25–50	50–150	200	오심, 체중증가	discontinuation syndrome 흔함	
paroxetine	20	20–60	60	오심, 체중증가, 성기능장애, 가장 항콜린작용 및 진정작용이 강한 SSRI	강한 2D6 억제제로 Tamoxifen과 같이 사용할 경우 효능 억제, discontinuation syndrome 흔함	
fluoxetine	10–20	20–60	80	오심, 성기능장애	긴 반감기, 강한 2D6 억제제	
citalopram	10	20–40	40	오심, 체중증가, 성기능장애	고용량에서 QT prologation 가능	
SNRI						
venlafaxine	37.5	75–225	225	오심	discontinuation syndrome 흔함, 혈압상승 가능	Hot flashes나 neuropathic pain에 효과가 있을 수 있음
desvenlafaxine	50	50	200	오심		
duloxetine	30	30–60	60	오심, 진정		neuropathic pain에 병용 투여 가능
Other antidepressants						
agomelatine	25	25–50	50	오심, 어지럼, 두통	간기능 모니터링 필요	불면치료 효과
vortioxetine	5–10	10	20	소화장애		인지기능개선효과
mirtazapine	15	15–45	45	진정, 입마름, 체중증가		오심치료에 효과
bupropion	75	150–450	450	과민성	경련역치 저하	활력 증가효과, 성기능부작용 적음, 체중의 영향이 적음

환자의 내외과적 공존질환, 약물 간 상호작용, 이전 항우울제 치료에 대한 반응 정도, 항우울제의 부작용 등을 고려하여 신중하게 약물을 선택해야 한다. 다음은 우울장애 암 환자에게 사용될 수 있는 주요 항우울제에 대한 내용이다 (표 34-1).

이 외에도 amitriptylin이나 nortriptyline과 같은 삼환계 항우울제가 사용되고 있으나, 다른 항우울제에 비해 부작용 비율이 높아 1차 치료제로는 사용되지 않고 있으며, 동반된 neuropathic pain에 저용량이 사용되기도 한다. 특히 높은 항콜린작용으로 인해 변비나 뇨정체와 같은 부작용이 생길 수 있으므로, 노인 환자에게 사용 시에는 각별한 유의가 필요하다. 기타 , 우울장애 치료에 공식적으로 승인되지는 않았지만, methylphenidate, D-amphetamine 및 modafinil과 같은 정신자극제도 필요에 따라 특히 진행성 우울장애 암 환자의 무기력 및 피로 증상 치료를 위해 사용될 수 있다. 최근에는 우울장애 치료에 케타민 치료가 이루어지기도 하지만, 그 효과를 확인하려면 보다 더 많은 임상연구가 필요하다.

모든 항우울제 약물은 가능한 심각한 부작용이 있을 수 있으므로 임상가는 이에 대해 잘 숙지한 후 신중하게 투여하는 것이 필요하며, 특히 노인, 여성, 저체중, 동반신체질환이 있는 환자들에게 투약을 고려할 경우, 기존 약물과의 상호작용과 부작용에 대한 충분한 고려 후 투약을 해야 한다. 특히 약물상호작용과 관련하여서는 사이토크롬 p450 효소 유도, 혹은 억제를 통한 암 치료 약물 간의 잠재적 상호작용을 포함한 약물 상호작용을 고려애햐 한다. 타목시펜은 이러한 맥락에서 가장 널리 연구된 약물로, fluoxetine이나 paroxetine과 같은 강력한 2D6 억제제와 함께 사용될 경우, 타목시펜의 유방암 치료의 효능을 감소시킬 수 있어 주의를 요한다.

3) 기타 생물학적 치료

심각한 자살 위험이 있는 상황이나 약물치료의 빠른 효과를 기대하기 어려운 경우, 약물치료를 시행하기 어려운 심각한 신체 질환이 있는 경우, 기타 약물 치료가 곤란한 임상상황에서 전기경련치료를 고려해 볼 수 있다. 전기경련치료는 안전하고 효과적인 치료법으로 알려져 있으나, 두통, 지남력 장애, 기억력 장애의 부작용이 있을 수 있다. 전기경련치료의 경우 비교적 높은 재발률을 보여 재발방지를 위한 유지치료가 필요할 수도 있다. 이 외에 다양한 치료법들이 시도되고 있으나, 아직 암 환자의 우울장애에 대한 근거가 부족한 실정이다.

8. 경과 및 예후

일반적으로 일반 인구군에서 발생하는 주요우울장애의 대부분은 적절한 치료로 잘 회복이 된다. 일부 만성화되거나 재발이 반복되는 것으로 알려져 있으나, 암 환자 우울장애의 예후에 대해서는 거의 알려진 바 없다. 따라서 암 환자의 우울장애 치료반응이나 예후를 예측하는 것은 어렵지만, 일반적이으로 환자의 취약요인과 보호요인에 따라 치료가 영향을 받는다. 취약요인으로는 암의 진행, 재발, 스트레스가 많은 환경 등이 포함되고, 보호요인으로는 지지적인 대인관계 및 성공적인 암 치료, 긍정적인 태도 등이 포함된다. 임상가는 약물치료나 심리사회적 치료와 더불어, 환자의 취약요소를 최소화하고 보호요소를 극대화할 수 있는 다양한 조정을 시행하는 것이 중요하며, 여기에는 주변 가족 및 환경에 대한 관심과 개입이 포함된다. 마지막으로 주요우울장애의 나쁜 예후로 자살을 꼽을 수 있으며, 우울장애 암 환자에게서도 자살률이 높은 것으로 알려져 있어, 무가치감, 미래에 대한 부정적 전망, 현재의 나쁜 상황이 바뀌지 않을 것이라는 생각 등, 자살 위험 요인을 감지하고 이에 대한 적극적인 개입과 대처가 매우 중요하다.

참고문헌

1. Andersen BL, DeRubeis RJ, Berman BS, Gruman J, Champion VL, Massie MJ, et al. Screening, assessment, and care of anxiety and depressive symptoms in adults with cancer: an American Society of Clinical Oncology guideline adaptation. J Clin Oncol. 2014;32(15):1605-19.
2. Antoni MH, Lutgendorf SK, Cole SW, Dhabhar FS, Sephton SE, McDonald PG, et al. The influence of bio-behavioural factors on tumour biology: pathways and mechanisms. Nat Rev Cancer. 2006;6(3):240-8.
3. Butow P, Price MA, Shaw JM, Turner J, Clayton JM, Grimison P, et al. Clinical pathway for the screening, assessment and management of anxiety and depression in adult cancer patients: Australian guidelines. Psychooncology. 2015;24(9):987-1001.
4. Caruso R, Breitbart W. Mental health care in oncology. Contemporary perspective on the psychosocial burden of cancer and evidence-based interventions. Epidemiol Psychiatr Sci. 2020;29:e86.
5. Chochinov HM. Depression in cancer patients. Lancet Oncol. 2001;2(8):499-505.
6. Dy SM, Apostol CC. Evidence-based approaches to other symptoms in advanced cancer. Cancer J. 2010;16(5):507-13.
7. Furler J, Kokanovic R, Dowrick C, Newton D, Gunn J, May C. Managing depression among ethnic communities: a qualitative study. Ann Fam Med. 2010;8(3):231-6.
8. Hodes GE, Kana V, Menard C, Merad M, Russo SJ. Neuroimmune mechanisms of depression. Nat Neurosci. 2015;18(10):1386-93.
9. Ikhile D, Ford E, Glass D, Gremesty G, van Marwijk H. A systematic review of risk factors associated with depression and anxiety in cancer patients. PLoS One. 2024;19(3):e0296892.
10. Jeon HJ, Walker RS, Inamori A, Hong JP, Cho MJ, Baer L, et al. Differences in depressive symptoms between Korean and American outpatients with major depressive disorder. Int Clin Psychopharmacol. 2014;29(3):150-6.
11. Kalibatseva Z, Leong FT. Depression among Asian Americans: Review and Recommendations. Depress Res Treat. 2011;2011:320902.
12. Kessler RC, Chiu WT, Demler O, Merikangas KR, Walters EE. Prevalence, severity, and comorbidity of 12-month DSM-IV disorders in the National Comorbidity Survey Replication. Arch Gen Psychiatry. 2005;62(6):617-27.
13. Kim YA, Lee YR, Park J, Oh IH, Kim H, Yoon SJ, et al. Socioeconomic Burden of Cancer in Korea from 2011 to 2015. Cancer Res Treat. 2020;52(3):896-906.
14. Kissane DW, Levin T, Hales S, Lo C, Rodin G. Psychotherapy for depression in cancer and palliative care. John Wiley & Sons; 2010.
15. Kleinman A. Culture and psychiatric diagnosis: A DSM-IV perspective. Amer Psychiatric Pub Inc; 1996.
16. Krebber AM, Buffart LM, Kleijn G, Riepma IC, de Bree R, Leemans CR, et al. Prevalence of depression in cancer patients: a meta-analysis of diagnostic interviews and self-report instruments. Psychooncology. 2014;23(2):121-30.
17. Linden W, Girgis A. Psychological treatment outcomes for cancer patients: what do meta-analyses tell us about distress reduction? Psychooncology. 2012;21(4):343-50.
18. Lo C, Zimmermann C, Rydall A, Walsh A, Jones JM, Moore MJ, et al. Longitudinal study of depressive symptoms in patients with metastatic gastrointestinal and lung cancer. J Clin Oncol. 2010;28(18):3084-9.
19. Luckett T, Butow PN, King MT, Oguchi M, Heading G, Hackl NA, et al. A review and recommendations for optimal outcome measures of anxiety, depression and general distress in studies evaluating psychosocial interventions for English-speaking adults with heterogeneous cancer diagnoses. Support Care Cancer. 2010;18(10):1241-62.
20. Mausbach BT, Schwab RB, Irwin SA. Depression as a predictor of adherence to adjuvant endocrine therapy (AET) in women with breast cancer: a systematic review and meta-analysis. Breast Cancer Res Treat. 2015;152(2):239–46.

21. Mitchell AJ, Chan M, Bhatti H, Halton M, Grassi L, Johansen C, et al. Prevalence of depression, anxiety, and adjustment disorder in oncological, haematological, and palliative-care settings: a meta-analysis of 94 interview-based studies. Lancet Oncol. 2011;12(2):160-74.
22. Okuyama T, Endo C, Seto T, Kato M, Seki N, Akechi T, et al. Cancer patients' reluctance to discuss psychological distress with their physicians was not associated with underrecognition of depression by physicians: a preliminary study. Palliat Support Care. 2009;7(2):229-33.
23. Patten SB, Barbui C. Drug-induced depression: a systematic review to inform clinical practice. Psychother Psychosom. 2004;73(4):207-15.
24. Pitman A, Suleman S, Hyde N, Hodgkiss A. Depression and anxiety in patients with cancer. BMJ. 2018;361:k1415.
25. Riedl D, Schuessler G. Prevalence of Depression and Cancer - A systematic review. Z Psychosom Med Psychother. 2022;68(1):74-86.
26. Rodin G, An E, Shnall J, Malfitano C. Psychological Interventions for Patients With Advanced Disease: Implications for Oncology and Palliative Care. J Clin Oncol. 2020;38(9):885-904.
27. Vita G, Compri B, Matcham F, Barbui C, Ostuzzi G. Antidepressants for the treatment of depression in people with cancer. Cochrane Database Syst Rev. 2023;3(3):CD011006.
28. Wakefield CE, Butow PN, Aaronson NA, Hack TF, Hulbert-Williams NJ, Jacobsen PB. Patient-reported depression measures in cancer: a meta-review. Lancet Psychiatry. 2015;2(7):635-47.
29. Więckiewicz G, Weber S, Florczyk I, Gorczyca P. Socioeconomic Burden of Psychiatric Cancer Patients: A Narrative Review. Cancers (Basel). 2024;16(6):1108.
30. Zahid JA, Grummedal O, Madsen MT, Gögenur I. Prevention of depression in patients with cancer: A systematic review and meta-analysis of randomized controlled trials. J Psychiatr Res. 2020;120:113-23.

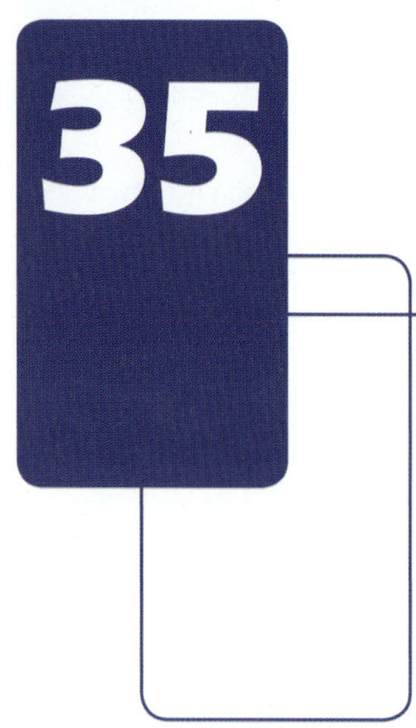

조현병 및 양극성장애

김남우

1. 서론

중증정신질환severe mental illness, SMI은 정신질환 중에서도 특히 심각한 질환을 지칭하는 것으로, 개인의 사고, 감정, 행동, 관계, 일상 생활에 심각한 영향을 미치며, 장기간에 걸친 지속적인 치료와 지원을 필요로 한다. 중증정신질환에 포함되는 정신질환은 연구마다 차이가 있으나 많은 경우에 조현병과 양극성장애가 주요 질환으로 다루어진다. 조현병 혹은 양극성장애와 같은 중증정신질환을 겪는 환자 중 암에 걸린 환자에 대한 연구는 최근까지도 큰 관심을 받지 못하여 밝혀진 것이 많지 않다. 현재까지는 암이 아닌 심혈관질환, 예를 들어 고혈압, 당뇨, 대사증후군 등에 대한 연구가 주를 이루었다. 정신종양학의 외국 교과서에서도 조현병 혹은 중증정신질환을 겪는 환자들의 암에 대한 연구를 소개하는 경우가 매우 드물었고, 조현병에 비해 양극성장애에 대한 연구는 더욱 찾기 어려웠다. 중증정신질환의 유병률을 고려해보면, 정신종양학에서 이들에 대한 연구가 향후 많이 이루어져야 함이 분명하다. 현재까지는 주로 중증정신질환을 겪는 암 환자에 대한 역학 연구가 주로 이루어져 있기에 본 챕터에서는 이에 대해 주로 기술하였으며, 나아가 이들의 암 관리에 대한 학자들의 의견을 소개하였다.

2. 조현병 및 양극성장애 소개

조현병은 청소년 및 초기 성인에게서 주로 발병하는 질환으로, 환청이나 망상, 와해된 사고나 행동, 그리고 감정 표현 둔화, 무의욕 등의 음성 증상을 특징으로 한다. 조현병은 만성적인 질환으로 임상경과는 환자에 따라 다양하다.

종종 약물 중단 후 양성 증상의 재발을 겪고, 점차 음성 증상이 악화되어 사회적 관계에서 철수하고 의욕이 상실된 채 지내며, 문제해결능력을 비롯한 인지기능 저하가 동반되는 경우가 많다. The Global Burden of Disease (GBD) 데이터를 이용한 전세계 195개 국가를 대상으로 한 조현병 역학 연구에 따르면, 2016년 조현병의 전 세계 시점 유병률 point prevalence은 0.28%였다. 남녀 간 유병률의 차이는 없었고 국가 및 대륙 간 유병률의 차이도 뚜렷하지는 않았다. 해당 논문에서 보고한 대한민국의 2016년 조현병 시점 유병률은 0.26%이다. 우리나라의 건강보험공단 데이터를 이용한 연구에서는 2015년 조현병의 12개월 유병률을 0.5%로 보고하였다. 양극성장애는 기분장애에 속하며, 조증(높은 목표 추구 행동, 높은 활동량, 수면 필요성 감소, 생각의 비약, 비현실적인 자신감 등)삽화와 우울(흥미 저하, 우울감, 수면문제, 자살 충동 등)삽화를 일으키는 질환으로, 그 정도와 기간에 따라 아형으로 나뉜다. 양극성장애의 임상경과는 조현병에 비해 연구가 부족한 편이며, 환자에 따라 차이가 매우 크다. 일부 연구에서는 고령에 가까워질수록 조증삽화가 감소하고 우울삽화의 빈도가 증가한다는 보고가 있으며, 질환으로 인한 인지기능의 저하 여부는 일치된 의견을 보이고 있지 못하다. 양극성장애는 비록 세계적으로 공용되는 진단기준이 있으나, 전문가에 따라서 진단이 달라지는 경우가 조현병에 비해 많은 편이다. 이에 따라 유병률에 대한 신뢰도가 조현병보다 낮으나, GBD 데이터를 이용한 연구에서 보고한 양극성장애의 2013년 전세계 유병률은 0.7%이었으며, 대한민국의 건강보험데이터를 이용한 양극성장애 12개월 유병률은 0.2%였다.

3. 암 역학

1) 암 발생 위험

조현병 환자들의 암 발생률, 혹은 암에 걸릴 위험성은 일반인과 차이가 있을까? 이에 대한 첫 보고는 1909년에 발표된, 조현병 환자들의 암 발생률이 더 낮다는 논문이었다. 그 뒤로 많은 연구들이 조현병과 암 발생률 사이의 연관성을 조사하였으나, 일치된 결과를 보이지 않았다. 2022년에 보고된 메타분석에 따르면, 31개의 논문에서 26개 종류의 암을 대상으로 나이를 보정한 결과, 정신병적 장애psychotic disorders를 가진 환자의 암 발생 위험도relative risk, RR는 1.08 (95% 신뢰구간: 1.01, 1.15)이었다. 그러나 암에 따라, 그리고 성별에 따라 차이가 매우 크기 때문에 암의 종류별로 살펴볼 필요가 있다. 발생 위험도가 일반인보다 높은 암은 유방암(RR = 1.22), 식도암(1.36), 고환암(1.27), 자궁경부암(1.35), 자궁내막암(1.62)이 있다. 발생 위험도가 일반인보다 낮은 암은 대장암(0.91), 전립선암(0.57), 피부암(0.71), 갑상선암(0.76)과 같다. 이러한 양상은 정신병적 장애의 종류(조현병, 단기정신병 등)에 따라 유의한 차이를 보이지 않았다. 특히, 여성에게서만 나타나는 암에 대한 연구가 이전부터 보고되었다. 위 메타분석 연구에 따르면, 정신병적 장애를 겪는 여성 환자는 유방암, 자궁경부암, 그리고 자궁암의 발생률이 일반인에 비해 높았다. 그러나 조현병을 비롯한 정신병적 장애와 암 발생률 사이의 연관성을 살펴보는 연구의 해석에는 많은 주의가 필요하다. 암 진단의 누락, 건강하지 못한 행동(흡연 등), 그리고 유전적 또는 약물로 인한 영향과 같은 요소를 고려할 필요가 있다. 특히 조현병 환자들은 상대적으로 기대수명이 짧으며 주로 젊은 성인에게서 발병하는 것에 비해, 대부분의 암은 고령이 된 후에 발생한다는 것 또한 고려되어야 한다. 양극성장애 환자들의 암 발생률에 대한 연구는 매우 드물다. 2013년에 보고된, 대만의 국가건강보험 정보를 이용하여 양극성장애 환자를 대상으로 한 연구에 따르면, 양극성장애 환자의 암에 대한 표준 발생 비율standardized incidence ratios은 일반인에 비해 1.42배(95% CI 1.14, 1.77) 높았는데, 남성의 경우만 유의하게 차이가 있었고 여성은 차이가 유의하지 않았다.

2) 암 위험인자

중증정신질환을 겪는 환자와 보호자, 그리고 의료진의 노력으로 특정 암의 발생 위험을 일부 낮출 수 있다. 심혈관대사질환 혹은 흡연과 같은 건강 관련 요소나 행동들이 암 발생에 큰 영향을 줄 가능성이 높다. 조현병 및 양극성장애 환자는 일반인에 비해 흡연율이 높고, 금연 성공률이 더 낮다. 비록 흡연이 폐암과 방광암의 발생 위험성을 높이나, 최근의 메타분석 연구에 따르면 조현병 환자에게서 이들 암의 발생률은 일반인과 유의한 차이가 없었다. 한 연구에서는 조현병과 폐암 발생의 연관성이 보고되었으며, 흡연 여부를 보정하면 그 위험성이 다소 낮아졌다. 조현병 환자들은 고혈압, 고지혈증, 당뇨와 같은 심혈관대사질환의 위험성이 높다는 것은 매우 잘 알려져 있다. 당뇨나 비만은 유방암과 대장암 등의 암에 위험인자로 작용한다. 지난 10년 동안 많이 이루어진 유전자 연구에 따르면(특히 인과관계를 살펴볼 수 있는 mendelian randomization study), 비록 조현병 환자는 유전적으로 높은 심혈관대사질환 위험성을 갖는다는 것이 반복적으로 보고되고 있으나, 조현병 증상 조절에 필수적인 항정신병제anti-psychotics 복용과 안 움직이는 생활습관, 그리고 건강하지 못한 식습관이 암 발생에 끼치는 영향이 매우 크다고 볼 수 있다. 조현병과 암 발생의 연관성을 설명하기 위한 연구들은 다음과 같다. 동물실험 결과, 항정신병제가 일부 암을 줄이는 데 매우 큰 효과가 있음이 여러 차례 관찰되었으나(예외: 유방암 및 간암은 발생률을 더 높임), 사람에게도 항정신병제의 꾸준한 복용이 암 발생에 직접적인 영향을 주었는지 여부는 아직 불명확하다. 일부 연구에 따르면 조현병의 병인과 깊은 연관이 있는 도파민과 세포 증식cell proliferation의 연관성이 보고되었다. 항정신병제의 복용은 종종 프로락틴prolactin 상승을 유발하는 것으로 잘 알려져 있다. 연구에 따르면 조현병 환자의 유방암 및 자궁내막암 발생이 항정신병제 복용과 연관성을 보였는데, 프로락틴 상승이 관여하였을 것이라는 가설이 제시되기도 하였다. 한편 항정신병제는 전립선암과 대장암의 발생률 저하와 연관성을 보였는데, 높은 프로락틴 농도가 전립선암의 성장에 관여하는 주요 인자인 테스토스테론을 억제하기 때문일 수 있다는 주장도 있다. 대장암의 경우, 항정신병제가 섬유아세포 성장 인자 수용체fibroblast growth factor receptors를 억제하는 기전으로 암 발생률을 낮춘다는 보고가 있었다. 양극성장애 환자들 또한 일반인에 비해 심혈관대사질환을 겪을 위험성이 높다. 양극성장애 환자들은 술, 담배, 도박 등 다양한 중독 행위에 취약하다고 알려져 있으며, 폭식을 하거나 인스턴트 식품을 섭취하는 일이 많다. 또한 다수의 양극성장애 환자들이 항정신병제를 함께 복용하며, 정서 안정화를 위해 복용하는 기분조절제mood stabilizer 중 항간질제anti-epileptic drugs 계열의 약물은 체중 증가를 일으킨다. 위와 같이, 조현병 및 양극성장애를 겪는 환자들은 복용 약물의 적절한 조절 및 행동 조절 등의 전략을 통해 암의 위험인자를 감소시킬 수 있기 때문에 환자의 질환 및 생활의 여러 측면에 대해 보호자, 그리고 의료진의 세밀한 노력이 요구된다.

3) 암 선별검사

조현병 및 양극성장애를 겪는 환자들이 암 선별검사를 받을 가능성이 일반인과 차이가 있는지 여부를 조사한 연구들이 보고되었다. 연구에 따르면, 중증정신질환을 겪는 환자들은 표준적인 질병 관리, 예를 들어 간단한 건강검진이나 생활습관과 연관성이 높은 심혈관질환 예방을 위한 관리를 받을 가능성이 일반인에 비해 낮았다. 나아가 다양한 종류의 암 선별검사를 받을 가능성이 낮은 것으로 나타났다. 유방암, 전립선암, 자궁경부암, 대장암 등에 대한 선별검사를 받을 가능성이 낮았으며, 유방암의 경우, 조현병 환자가 유방조영술을 받을 가능성은 일반인의 절반 수준이고, 한 번 받더라도 매년 받을 가능성 또한 낮았다. 선별검사를 받지 않는 것은 암의 발견을 지연시키며, 이는 환자의 수명에 영향을 줄 수 있다. 연구에 따르면 선별검사를 받지 못한 것이 조현병을 겪는 암 환자의 15-20년 수명 단축을 일으키는 것으로 나타났다. 또한 조현병 환자의 기능 저하functional impairment가 선별검사를 받지 않을 위험성에 대한 주요 예측인자였다. 양극성장애 환자들의 암 선별검사와 관련된 연구는 매우 드물었다. 양극성장애 환자들이 겪는 기분삽화는 환자의 일상생활 기능에 큰 영향을 미치며, 아마도 암의 선별검사를 받는 행위와도 연관성이 있을 가능성이 충분히 있다. 향후에는 양극성장애 환자에 대한 암 선별검사 연구가 더 이루어져 이 취약군이 겪는 미충족 수요가 다루어질 필요가 있다.

4) 암 진단시점 병기 및 암 사망률

최근 보고된 두 가지 메타분석 연구 모두, 정신병적 장애를 겪는 환자들이 처음 암 진단(종류에 상관없이)을 받았을 때, 그 암이 진행암advanced cancer일 가능성이 일반인에 비해 각각 1.2, 1.3배 유의하게 높은 것으로 보고되었다. 이 또한 암의 종류에 따라 큰 차이를 보였다. 사망률의 경우, 조현병 환자는 암을 겪는 중에 암 이외의 동반질환으로 인한 사망 가능성이 일반인에 비해 높은데, 이는 이들이 대사 관련 질환, 간질환, 신장질환을 겪는 경우가 훨씬 많고, 그 외에도 약 복용 순응도, 의료서비스의 차이 등이 사망 위험성을 높이는 것으로 나타났다. 조현병 환자의 폐암과 관련된 연구에서도 환자들이 시기적절한 치료를 받지 못하여 대조군에 비해 더 사망률이 높았다. 전립선암의 경우, 중증정신질환을 겪는 환자들이 수술, 방사선, 그리고 호르몬치료를 받을 가능성이 더 낮았다. 암 이외의 사망 관련 위험인자를 보정하여도 암으로 인한 사망률이 중증정신질환자들에게서 더 높았다. 이와 같이, 조현병 혹은 중증정신질환을 겪는 암 환자들은 암 관련 사망률cancer-related mortality과 암 관련이 아닌 사망률non-cancer-related mortality이 모두 높은 것으로 볼 수 있다.

4. 암 관리

1) 낙인 및 의사결정능력

낙인stigma은 사회적, 심리적 요인에 의해 특정 질병이나 특정 상태에 있는 사람을 향한 부정적인 인식이나 차별을 말한다. 조현병 환자에 대한 낙인은 환자가 받는 치료의 수준과 범위에 큰 영향을 줄 수 있다. 의료진에게 조현병 환자는 환청 및 망상을 겪는, 사회적 상식으로 의사소통을 나눌 수 없는 사람으로 보일 수 있으며, 환자는 자신에 대한 주변의 부정적 태도와 평가를 내면화하여 스스로를 부정적인 존재로 인식하여 적절한 암 치료를 받을 자격이 없다고 인식할 수 있다. 이러한 낙인은 환자의 진단, 치료, 관리에 영향을 주며, 조현병 환자의 의사결정능력의 손상과 연결되어 더욱 부정적인 결과로 이어질 수 있다. 2017년에 출판된 미국의 한 증례 보고의 예시를 소개하면, 조현병 환자는 신체증상(연하 곤란)을 호소하여도 의사가 신체검진이나 계통적 문진을 충분히 시행하지 않고, 이를 조현병의 증상 혹은 항정신병제의 부작용이라고 성급하게 진단을 내릴 수 있음을 보였다. 조현병 환자는 이처럼 자신을 이해해주고 충분히 관심을 가져주는 의사를 만나기 어려우며 이러한 경험은 의사에 대한 부정적 인식을 강화한다. 해당 증례에서 환자는 수술이 필요한 폐암을 진단받았으나, 자신의 건강상태에 대한 불충분한 이해 및 판단력의 저하로 수술을 받을지 여부에 대해 명료하게 결정하지 못하였다. 정신건강의학과 전문의 및 보호자의 설득으로 환자는 수술을 받기로 결정하였으나, 수술을 담당할 외과 전문의가 수술 집행을 거부하였다. 그 외과 전문의는 환자가 수술 후 합병증을 이겨낼 수 없을 것 같다는 이유로 거절하였는데, 여기에는 의학적 근거가 부족하였을 뿐만 아니라 환자 및 보호자와 충분한 대화를 시도조차 하지 않았다. 이와 같은 조현병 환자에 대한 치료격차treatment disparities는 환자가 신체적으로, 그리고 정신적으로 치료를 견디거나 복잡한 치료 지침을 준수할 능력에 대한 우려에서 발생할 수도 있으며, 혹은 조현병 환자의 예측할 수 없는 행동에 대한 두려움에서 기인하기도 한다. 조현병 환자는 권장된 치료 및 관리 프로토콜을 따르지 않을 가능성이 더 높기에 의료진의 더 큰 노력이 소요됨이 보고되기도 하였다. 이러한 치료격차를 해소하기 위해, 의사 혹은 종양전문의는 조현병에 대한 학문적 교육을 받을 필요가 있으며, 조현병 환자를 대하는 의사소통 훈련을 받거나 혹은 정신건강의학과 전문의의 중재하에 의사결정 과정을 진행하는 것 등이 도움이 될 수 있다. 건강 문해력health literacy이라는 개념은 환자 자신의 건강에 대한 이해 수준을 의미하며, 담당의는 중증정신질환을 가진 환자를 진료할 때 환자의 건강 문해력을 파악하고 환자의 이해 능력에 걸맞은 설명을 하기 위한 노력을 잊지 말아야 할 것이다. 그럼에도 불구하고 조현병 환자의 의사결정능력이 결핍되어 있다면 의사는 대리결정자와 충분히 상의하여 최선의 이익을 위한 결정을 하거나 혹은 환자의 건강할 당시의 가치관에 기초하여 결정을 내릴 필요가 있다.

2) 완화의료

연구에 따르면, 중증정신질환 환자에 대한 암 말기의 관리가 부족한 것으로 나타났는데 여기에는 낙인, 빈곤, 가족 지원 부족, 사회적 고립, 인지기능 저하, 그리고 정신병적 증상이 관여되었다. 캐나다 연구에 따르면, 조현병 환자는 일반인보다 정신건강의학과 전문의를 제외한 전문의를 만날 기회가 적으며, 완화 의료를 받을 가능성이 낮았다. 또한 그들은 신체적, 정신적, 영적 돌봄이 완화의료보다 부족한 요양원에서 사망하는 경우가 훨씬 많았다. 호주 연구에서는 조현병 환자가 생의 마지막 1년 동안 일반인에 비해 입원 비율 및 완화의료 이용률이 낮았다. 중증정신질환을 가진 환자는 일반인과 마찬가지로 완화의료를 필요로 하며, 필요로 하는 서비스 또한 유사(통증 및 증상 조절, 기능 유지, 삶의 질 향상, 관계 지원 등)하기에, 더욱 이들에 대한 적극적인 완화의료 제공이 고려되어야 한다.

5. 결론

정신종양전문가는 중증정신질환을 겪는 암 환자의 건강 불평등을 더 잘 이해하고 효과적인 개입을 계획하고 시행해야 할 중요한 역할을 갖는다. 최근까지의 연구 결과를 살펴보면 다음 두 가지가 관찰된다. 첫째는 조현병 환자가 시기 적절한 암 선별검사와 최적의 치료를 받지 못한다는 것, 둘째는 이로 인해 암의 예후가 나쁘고 생존율이 떨어지며 적절한 완화치료를 받지 못한다는 것이다. 따라서, 이들에 대한 암 관리와 치료에 있어서 보다 특화된 접근과 통합적인 관리 전략이 요구된다. 이를 위해서는 의료진의 추가 교육, 환자와의 충분한 의사소통, 그리고 낙인을 줄이기 위한 사회적 노력이 필수적이다.

참고문헌

1. Charlson FJ, Ferrari AJ, Santomauro DF, Diminic S, Stockings E, Scott JG, et al. Global Epidemiology and Burden of Schizophrenia: Findings From the Global Burden of Disease Study 2016. Schizophr Bull. 2018;44(6):1195-203.
2. Ferrari AJ, Stockings E, Khoo JP, Erskine HE, Degenhardt L, Vos T, et al. The prevalence and burden of bipolar disorder: findings from the Global Burden of Disease Study 2013. Bipolar Disord. 2016;18(5):440-50.
3. Fond G, Baumstarck K, Auquier P, Pauly V, Bernard C, Orleans V, et al. End-of-Life Care Among Patients With Bipolar Disorder and Cancer: A Nationwide Cohort Study. Psychosom Med. 2020;82(7):722-32.
4. Grassi L, Riba M. Cancer and severe mental illness: Bi-directional problems and potential solutions. Psychooncology. 2020;29(10):1445-51.
5. Hwong A, Wang K, Bent S, Mangurian C. Breast Cancer Screening in Women With Schizophrenia: A Systematic Review and Meta-Analysis. Psychiatr Serv. 2020;71(3):263-8.
6. Lyckholm LJ, Aburizik AK. Ethical Management of Patients with Cancer and Mental Illness. AMA J Ethics. 2017;19(5):444-53.
7. Valery KM, Prouteau A. Schizophrenia stigma in mental health professionals and associated factors: A systematic review. Psychiatry Res. 2020;290:113068.
8. Weinstein LC, Stefancic A, Cunningham AT, Hurley KE, Cabassa LJ, Wender RC. Cancer screening, prevention, and treatment in people with mental illness. CA Cancer J Clin. 2016;66(2):134-51.
9. Woods A, Willison K, Kington C, Gavin A. Palliative care for people with severe persistent mental illness: a review of the literature. Can J Psychiatry. 2008;53(11):725-36.
10. Wootten JC, Wiener JC, Blanchette PS, Anderson KK. Cancer incidence and stage at diagnosis among people with psychotic disorders: Systematic review and meta-analysis. Cancer Epidemiol. 2022;80:102233.

물질사용장애

정사임

1. 서론

물질사용장애에서 물질이란 알코올, 진정 수면제, 카페인, 니코틴 등의 합법적 물질과 아편류, 암페타민, 코카인, 환각제, 마리화나, 흡입성 물질 등의 비합법적인 물질을 모두 포함한다. 물질사용장애는 사회적 안전 문제, 가정의 붕괴, 실업, 인적 자원의 손실, 예방 및 치료를 위한 의료기관 및 지역사회 경제적 자원 지출 등 사회 전반에 걸쳐 직간접적인 영향을 미치고 개인에게도 기능 장애와 삶의 질 저하를 유발하는 주요 장애 중 하나이다. 암 환자에서도 물질사용장애의 동반 이환 문제에서 자유로울 수 없으며, 암 전 단계에 걸쳐 물질 사용률이 2%에서 35%에 이르는 것으로 나타났다. 물질사용장애는 암 발병 이전부터 시작되거나, 암 치료 중과 치료 후에 발생 가능한 통증 및 그 외 동반된 신체 증상의 조절 또는 디스트레스에 대한 부적절한 대응 전략의 방식으로서 발생할 수 있다. 암 발병 이전 시작된 물질사용장애는 암 발병의 위험 요인으로서 작용할 수 있다. 담배는 모든 폐암 사망의 80%와 연관되며 알코올 소비가 구강, 간, 위, 대장암 등 다양한 유형의 암 발생과 관련이 있다는 연구 결과들이 있다. 또한, 코카인 및 헤로인과 같은 불법 약물은 종종 암 유발 성분과 혼합되어 사용되고 이러한 불법 약물에 대한 중독은 암 발생 위험을 증가시킨다. 암 치료 환경에서 물질사용장애의 동반 이환은 환자와 의료진 모두에게 복잡한 문제를 야기한다. 지속적인 물질 사용은 치료 순응도를 떨어뜨리고, 건강 관련 삶의 질을 악화시키며, 암 치료를 복잡하게 하고, 통증 및 기타 동반 증상의 관리를 방해한다. 이 장에서는 암 환자에서 물질사용장애의 역학, 감별 진단 및 진단적 평가 그리고 임상 환경에서의 치료 및 관리를 위한 권장 사항에 대해 폭넓게 논의한다.

2. 유병률 및 임상적 중요성

2021년 정신건강실태조사 결과, 국내 알코올 사용 장애 평생 유병률과 1년 유병률은 11.6%, 2.6%이었다. 마약류 사용 장애 관련 최근 현황 및 유병률 자료는 부족한 실정으로 2016년 정신건강실태조사상 약물 오용의 평생유병률은 0.5%, 약물 남용은 0.02%, 의존은 0.2%으로 나타났고, 식품의약품안전처가 조사한 2022년 의료용 마약류의 제조·유통·처방 현황을 분석한 결과, 의료용 마약류를 처방받은 환자는 1946만명으로 전년 대비 3.3%가 증가했다고 발표하였다. 이는 마약류통합관리시스템으로 관련 통계를 수집한 2018년 이후 역대 최다 수치이다. 2021년 마약류 사용자 실태조사에 따르면 마약류 사용자 중 펜타닐 등 진통제의 평생, 1년 유병률은 12%, 7%로 보고되었다.

암 환자에서 물질사용장애 유병률은 2%에서 35% 범위로 다양하게 나타났다. 암 진단 전과 후의 개인을 대상으로 한 연구에서는 암 진단 전에 2.0%가 물질 의존 기준을 충족하였고, 다른 연구에서는 암 환자 중 6.64%가 물질사용장애 진단 기준을 충족했다. 또 물질 남용과 물질 남용에 대한 태도를 조사한 연구에서는 연구 참여자의 28.8%가 처방된 통증 또는 불안 관련 약물 사용을 스스로 통제할 수 없을 것을 걱정했다.

암 환자에서의 알코올 사용 장애 유병률은 연구마다 상당한 편차를 보였으며, 연구마다 용어가 일관되지 않았다. 기저 질환으로 다른 물질사용장애가 있는 사람을 제외하고 알코올 의존이 있는 암 환자를 조사하였을 때 3%에서 진단 기준을 충족하였고, CAGE 설문지를 사용한 유방암 표본에서는 4%, 두경부암 표본에서는 33.6%로 나타났다. 또 다른 연구에서는 12.2%와 20.4%가 각각 알코올 남용과 알코올 의존의 기준을 충족하는 것으로 나타났다. 암 환자에서 고위험 알코올 사용은 13%에서 49%까지 다양한 방식으로 분류되었다. 완화의료 상담자 중 13%가 알코올 남용 병력을 보고했고, 두경부암 환자 중 16%가 문제 음주 기준을 충족했으며, 진행성 암 환자 중 17%가 알코올 문제를 가지고 있었다. 말기 암 환자를 대상으로 한 연구에서는 각각 27%와 28%가 알코올 중독이 있었다. 또 진행성 두경부암 환자 중 28%가 문제 음주자로 분류되었다.

암 환자의 아편계 사용 장애 유병률에 관한 연구는 대부분 처방용 오피오이드에 중점을 두었다. 완화치료를 받는 환자 중 21%, 응급실에 내원한 암 환자 중 34%가 오피오이드 관련 고위험군으로 나타났다. 그러나 암 생존자 중 아편계 사용 장애 유병률은 2.2%에서 4.1%로 비교적 낮았으며, 이는 다른 연구에서도 2.9%로 추정되었다.

국내 암 환자의 물질사용장애 유병률에 대한 대표성 있는 연구 결과는 없지만, 최근 진행된 연구에 따르면 암 생존자 중 6.5%가 암 진단 1년 전에 정신 장애를 진단을 받았고 이 정신 장애 중 7.2%가 물질 남용이었으며 남성에서 유병률이 더 높았다. 또 국내 암 환자 중 처방 오피오이드의 비의료적 사용 비율을 전체 암 환자의 0.23%, 오피오이드 장기 사용 암 환자의 6.37% 로 보고한 연구 결과가 있었고 해당 연구에서 가장 흔하게 오용된 오피오이드는 옥시코돈과 펜타닐이었다.

미국에서 조사한 암 환자의 응급실 방문 건수 중 22%가 정신 장애와 관련이 있었으며 이 중 알코올 관련 장애가 가장 큰 의료비용 부담을 차지했다. 또 수술 전 물질사용장애의 이환이 수술 후 30일 사망률과 유의미한 연관성이 있는 것으로 나타났고, 이러한 연관성은 유방암, 폐암, 신장암 수술을 받은 환자에서 더욱 뚜렷하게 나타났다. 이는 정신종양학 전문의가 암 환자에서 물질사용장애를 평가하고 치료하는 것이 임상적으로 중요함을 시사한다.

3. 진단 기준 및 임상적 특성

정신 장애 진단 및 통계 편람 제5판Diagnostic and Statistical Manual of Mental Disorders, Fifth Edition (DSM-5)의 물질사용장애진단 기준은 물질 사용과 관련된 병적인 행동양식에 기초한다. 물질 사용 기간 및 빈도의 상승, 조절 능력 상실과 조절 시도 실패, 물질 추구 행동 및 시간의 할애, 갈망, 물질 사용으로 인한 직장 또는 가정 생활 수행 실패 손상, 대인관계 문제 발생, 사회활동 또는 여가 활동 축소, 신체적 또는 심리적으로 해가 되는 상황에서의 반복적 물질 사용, 내성 및 금단 증상의 11개의 진단 기준 중 지난 12개월 사이에 최소 2개 이상을 만족해야 한다. 2–3개를 만족하면 경도, 4–5개를 만족하면 중등도, 6개 이상을 만족하면 고도로 위험 수준을 나누어 판단한다.

1) 담배 사용 장애와 암

미국에서 발생하는 모든 암 사망의 약 30%는 담배 사용 장애에 의해 발생한다. 18개 부위의 암이 흡연과 인과 관계가 있으며, 그 중 가장 흔한 암은 폐, 두경부, 방광, 식도암이다(그림 36-1). 암 진단 후 금연 성공률과 금연 시도율은 비교적 높지만, 재흡연율도 높다. 따라서 암 환자와 암 생존자 사이에서 담배 사용 장애를 선별하고 치료하고 재발을 방지하는 것이 중요하다. 금연 성공률을 최대화하기 위해 개인 맞춤형 약물 치료와 행동 치료의 병행이 필요하다. 적절한 자원 및 교육의 제공 부족과 더불어 타 정신장애와의 높은 동반 이환율이 담배 사용 장애 치료의 진전을 늦추는 요인이 된다. 계속된 흡연은 CYP1A1, 1A2, 1B1 및 2E1을 유도하고 CYP2A6을 억제하므로 이러한 효소에 의해 대사되는 항암제의 약동학을 변화시켜 흡연자에서 암 치료의 효과를 제한할 수 있고, 합병증 발생 위험과 이차적인 암 발병 위험 또한 증가시킨다. 정신종양학 전문의는 모든 암 환자에서 흡연 여부를 선별하고 가능한 경우 치료로 환자를 연계하는 것을 권장한다. 흡연 중단에 대한 기본적인 조언과 약물 치료를 제공하거나 외부 자원(예: 금연지원센

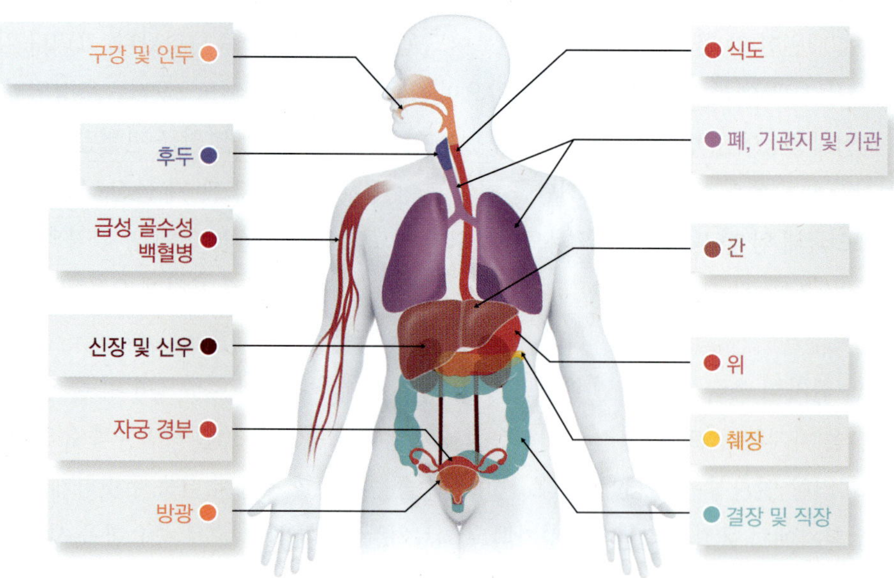

그림 36-1. 담배 사용과 신체 각 부위의 암 발생

터)으로 연계할 수 있다.

2) 알코올 사용 장애와 암

음주와 다른 암의 위험 사이에 연관성이 있는지에 대한 수많은 연구가 진행되었다. 미국 보건복지부의 국립독성학프로그램은 발암물질에 관한 연구 보고서에서 알코올을 인체 발암물질로 명시하고 있다. 알코올 섭취는 암의 예방 가능한 위험 요소이며, 암 유병률 및 사망률과 함께 알코올 소비의 추세를 조사한 연구에 따르면 알코올 섭취를 줄이면 암 위험을 줄일 수 있는 것으로 나타났다. 술을 많이 마실수록, 특히 장기간에 걸쳐 정기적으로 술을 많이 마실수록 음주 관련 암에 걸릴 위험이 높아지는 것으로 나타났다. 미국 내 암 사망자의 약 3.5%가 음주와 관련된 것으로 추정된다. 음주는 원발성 암의 위험 증가와도 관련이 있을 수 있다. 미국에서는 구강암, 인두암, 후두암, 식도암(편평 세포암), 간암, 대장암, 여성 유방암 등 암 발생의 5.6%가 알코올과 관련이 있는 것으로 추정된다. 구강, 인두, 후두, 식도를 포함하는 상부 호흡기 및 소화관 암 환자 중 첫 번째 암 진단 전 매일 10 g의 알코올 섭취를 한 환자는 두 번째 원발성 상부 호흡 소화관 암 발생 위험이 1.09배 높아지는 것으로 나타났다.

유방과 같은 다른 부위에서도 두번째 원발성 상부 호흡기 및 소화관의 암 발생 위험을 증가시키는지는 명확하지 않다(그림 36-2).

(1) 두경부암: 중등도 이상의 음주자는 두경부암 중 구강 및 인두암 발병 위험이 5배, 후두암 2.6배 높고, 담배 사용 장애를 함께 동반한 경우 위험도가 훨씬 더 높아진다.
(2) 식도암: 모든 수준의 음주는 편평 상피 세포암이라는 식도암의 한 유형에 대한 발병 위험 증가와 관련이 있다. 음주를 하지 않는 경우와 비교했을 때 가벼운 음주의 경우 1.3배, 과도한 음주의 경우 5배까지 높아진다. 또한 유전적으로 알코올을 대사하는 효소의 결핍이 있는 사람이 알코올을 섭취할 경우 식도 편평 상피 세포암의 위험이 상당히 증가하는 것으로 밝혀졌다.
(3) 간암: 과도한 음주는 간세포암 및 간 내 담관암의 위험을 약 2배 증가시킨다.
(4) 대장암: 중등도 이상의 음주자는 비음주자에 비해 결장 및 직장암의 위험이 1.2-1.5배 높다.
(5) 유방암: 알코올 섭취량이 증가하면 유방암 위험이 증가한다. 가벼운 음주자도 비음주자에 비해 유방암 위험이 1.04배 높고 중등도 음주자는 1.23배, 과도한 음주자 1.6배 더 높았다.

난소암, 전립선암, 위암, 자궁암, 방광암의 경우 음주와 연관성이 발견되지 않았거나 연관성에 대한 증거가 일관되지 않다. 반면 음주가 흑색종과 전립선암 및 췌장암의 위험 증가와 관련이 있다는 증거는 축적되고 있다. 신장암 및 호지킨/비호지킨 림프종과 같은 암에 대해서는 위험을 감소시키는 보호효과가 있는 것으로도 나타났다. 그러나 일부 암의 위험 감소를 위한 음주의 이점보다 음주의 해로움이 더 클 가능성이 높다. 음주는 원발성 암의 위험 증가와도 관련이 있을 수 있다. 구강, 인두, 후두, 식도를 포함하는 상부 호흡 소화관 암 환자 중 첫 번째 암 진단 전, 매일 10 g의 알코올 섭취를 한 환자는 두 번째 원발성 상부 호흡 소화관 암 발생 위험이 1.09배 높아지는 것으로 나타났다. 유방과 같은 다른 부위에서도 두 번째 원발성 암의 발병 위험을 증가시키는지는 명확하지 않다.

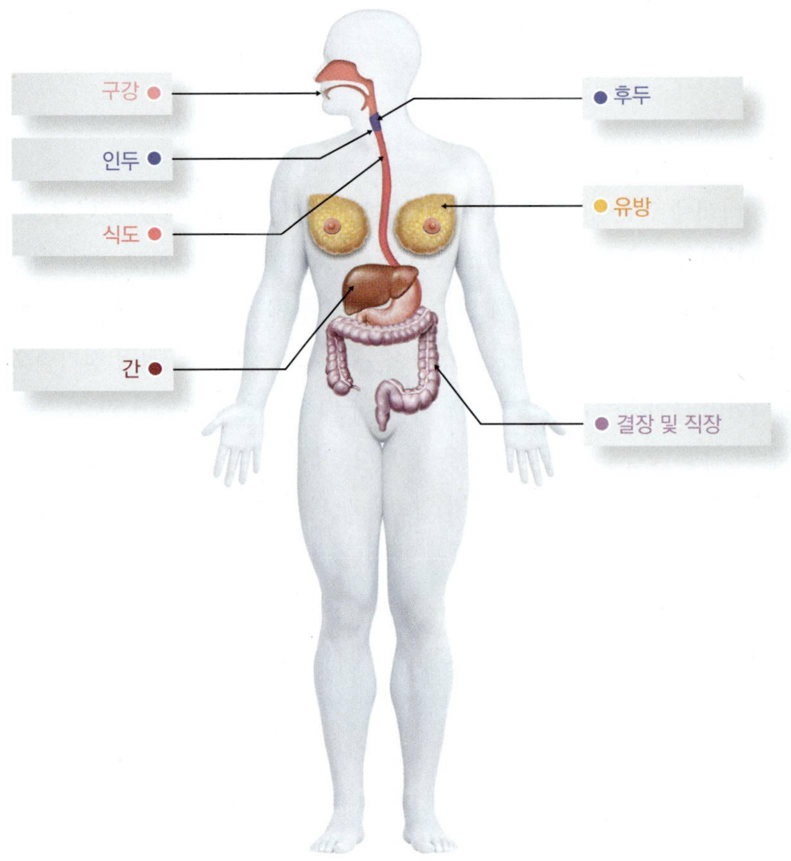

그림 36-2. 알콜 사용과 신체 각 부위의 암 발생

정신종양학 전문의는 암 예방의 한 형태로 환자와 알코올 사용 문제를 다루어 환자의 알코올과 암의 연관성에 대한 지식을 높이고 알코올 사용 장애에 대한 검사와 치료를 강화하여야 한다. 추후 알코올 사용 장애가 암 치료 충실도, 암 재발 및 이차 암 발병 위험에 미치는 영향에 대한 더 많은 연구가 필요하다.

3) 아편계 사용 장애와 암

암 생존자의 처방 오피오이드 사용 행동 양식에 대한 조사한 한 연구에서 암 생존자의 처방 오피오이드 사용률이 암을 진단받지 않은 사람들보다 거의 2배 더 높은 것으로 나타났다. 한 연구에서는 암 환자의 55%가 암 진단 후 12개월 이내에 오피오이드를 처방받았으며, 이 중 37.7%가 치료 전, 40.8%가 치료 중, 31.4%가 치료 후에 처방을 받은 것으로 나타났다. 특히 진행성 암 환자의 경우, 초진 시 통증이 심하고 삶의 질이 떨어져 있는 환자에서 오피오이드 사용을 통한 대처 행동이 증가하였다. 오피오이드 진통제의 장기 사용에 대한 논란에도 불구하고, 오피오이드 진통제는 암 환자의 만성 통증 관리에 처방되어 왔다. 오피오이드 사용 경험이 없는 암 환자에서 지속성 오피오이드를 사용하게 되는 비율은 화학요법 없이 치료적 수술을 받은 환자의 7-11%, 화학요법을 받은 경우의 15-21%로 일반 인구의 6-8%보다 높았다. 국내 연구에서도 폐암 수술 환자 중 수술 전 오피오이드 비사용자의 6.1%가 장기 오피오이드 사용자가 되었다. 오피오이드는 중등도 이상의 암 관련 통증을 치료하는 데 효과적이지만, 높은 중독성을 가질 수 있어 심각한 아편계 사용 장애는 사망으로 이어질 수 있다. 미국에서 암 생존자들 사이에서 오피오이드 관련 사망률을 살펴보았을 때, 시간에 따라 천천히 증가하는 추세를 보였고, 이는 암 환자의 생존율이 증가하면서 만성 통증의 조절 필요성이나 오피오이드 남용이 증가하였기 때문일 것으로 보았다. 그러나 암 생존자에서 오피오이드 관련 사망률은 일반 인구에 비해 10배가량 낮았고, 오피오이드를 처방받은 암 생존자들의 아편계 사용 장애 유병률은 아편계 사용 장애 유병률은 암 진단 병력이 없는 사람들과 차이가 없는 것으로 나타났다. 이는 암 생존자의 처방 오피오이드 사용 증가가 반드시 아편계 사용 장애 위험 증가로 이어지지는 않음을 시사한다. 아편계 사용 장애 위험이 있는 암 생존자들은 일반 인구의 아편계 사용 장애 환자와 다른 특성을 가질 수 있다. 암 생존자들 사이 처방 오피오이드에 대한 아편계 사용 장애 위험 요인으로 젊은 연령, 암 유형, 주요 우울증 병력, 알코올 사용 장애 및 비오피오이드 물질사용장애 병력이 제안되었다. 또 응급실을 내원한 암 환자를 대상으로 한 연구에서는 우울증, 대처 능력 부족, 심한 통증, 현재 불법 물질사용장애 병력이 아편계 사용 장애의 높은 위험과 관련 있는 것으로 나타났다. 처방 오피오이드의 비의료적 사용에 의한 결과에 대한 우려가 높아지면서 부적절한 낙인 효과로 인하여 암 환자에서 오피오이드 진통제의 사용 장벽이 높아지고, 효과적인 통증 관리를 어렵게 만들 위험이 있다. 따라서 정신종양학 전문의는 물질사용장애에 대한 이해를 높이고 균형 있는 관점을 가지는 것이 중요하며, 이를 통해 암 환자들에게 적절한 오피오이드 처방 지침을 안내하는 데 도움을 줄 수 있다.

(1) 약물 복용 관련 이상 행동

과거 또는 현재 물질사용장애 진단 유무와 관계없이, 약물 복용 행동 문제가 의료진에게 확인되면 정신종양학 전문의와 상담하게 될 가능성이 높다. 오피오이드를 처방받은 암 환자의 약 20%가 약물 복용 관련 이상 행동을 보인다. 이러한 행동은 연속선상에 존재하며, 일부는 덜 일탈적인 이상 행동(예: 공격적으로 약물을 요청하는 것)이고 일부는 더 일탈적인 이상 행동(예: 경구용 제재 주사)이라는 사실을 인식하는 것이 중요하다. 정신종양학 전문의는 이러한 이상 행동이 심리사회적 고통을 완화하기 위한 화학적 대처와 관련이 있는지 아니면 조절되지 않는 통증을 완화하기 위한 가성 중독과 관련이 있는지 구분할 수 있어야 한다.

많은 임상의들에서 오피오이드를 증량해야만 조절되지 않은 통증으로 인한 행동을 해결할 수 있다고 너무 단순하게 생각할 수 있기 때문에 이 개념을 수정할 필요가 있다. 암 환자의 절망적이고 고통스러운 상황 속에서 평소와 다른 행동 양상이 나타날 수 있지만, 오피오이드의 임의 자가 용량 조절은 항상 주의 깊게 다루어져야 하며 의료진의 관심을 필요로 한다. 따라서 단지 오피오이드 용량을 늘려서 통증을 개선할 것을 고려하는 것이 아니라 다른 방식을 포함한 다양한 치료적 개입, 처방 기간 단축, 모니터링 강화, 빈번한 재평가 및 심리적 지원과 같은 포괄적인 위험 완화 전략을 동시에 도입해야 한다. 많은 암 환자에서 6개월 동안 적어도 몇 가지 약물 관련 이상 행동을 보이는 것이 일반적이지만 일생 동안 한 번이라도 4가지 이상의 약물 관련 이상 행동을 보였다면 물질사용장애 진단 기준을 충족할 확률이 85%에 가깝다.

표 36-1. 약물 관련 이상 행동의 범주

중독을 암시하는 약물 관련 이상 행동	중독을 덜 암시하는 약물 관련 이상 행동
처방약 판매	더 많은 복용량이 필요하다는 공격적인 불만 제기
처방전 위조	증상이 감소한 기간 동안 약물 비축
다른 환자의 약을 훔치거나 빌리는 행위	특정 약물 요청
경구용 제재 주사	다른 의료 출처에서 유사 약물 획득
비의료인으로부터 처방약 취득	승인되지 않은 용량 증량, 1-2회
관련 불법 약물의 동시 남용	다른 증상을 치료하기 위해 승인되지 않은 약물 사용
승인되지 않은 여러 차례의 용량 증량	임상의가 의도하지 않은 정신과적 효과 보고
반복적인 처방전 손실	

4. 정신종양학에서 물질사용장애의 임상 관리

암 환자 관리에 있어 가장 어려운 문제 중 하나는 알코올이나 기타 약물을 적극적으로 남용하는 환자에게서 발생하는데, 약물을 적극적으로 남용하는 환자는 통증 관리에 더 많은 어려움을 겪기 때문이다. 통증이 중독 치료를 받는데 장애물로 작용하여 만성 통증 치료를 복잡하게 만드는 악순환에 빠질 수 있다. 또한, 통증이 충분히 치료되지 않으면, 약물 남용 환자들에서 처방 약물이나 다른 물질을 과다 복용할 위험이 증가한다.

1) 물질 사용 관련 병력 평가

임상의는 환자를 불쾌하게 만들까 걱정하여 또는 주제를 다루기 어려워서 약물 사용에 대해 묻는 것을 피하는 경우가 많다. 또한 환자가 정직하게 대답하지 않을 것이라는 예상도 있다. 그러나 약물 사용 기간, 빈도, 원하는 효과에 대한 자세한 이력을 파악하는 것은 매우 중요하다. 환자의 약물 남용 이력을 파악할 때는 판단하지 않는 입장을 취하고 환자의 상태에 공감하고 진실한 방식으로 소통하는 것이 가장 좋은 전략이다. 환자로부터 방어적인 반응이 예상된다면 임상의는 환자가 낙인, 면담자에 대한 불신, 통증 관련 약물 감량에 대한 우려와 같은 이유로 약물 사용 사실을 잘 진술하지 않는 경우가 많다는 것을 언급하는 것이 도움이 될 수 있다. 또한 금단 상태를 예방하고 통증 및 증상 조절을 위한 충분한 약물을 처방하여 환자를 최대한 편안하게 유지하기 위해서는 약물 사용에 대한 정확한 평가가 필요하다는 점을 임상의가 설명하는 것이 좋다.

신중하고 단계적인 방식의 면담을 실시하여 약물 남용에 대한 평가를 천천히 도입하여야 한다. 카페인, 니코틴 사용 등 환자의 삶에서 약물의 역할에 관한 광범위하고 일반적인 질문으로 시작하여 점차 불법 약물에 관한 보다 구체적인 질문으로 진행한다. 이러한 면담 방식은 비정상적인 약물 복용 행동에 영향을 줄 수 있는 공존 정신 장애를 감별하는 데 도움이 될 수 있다. 감별된 정신 장애의 치료는 임상 관리를 크게 향상시키고 재발의 위험을 줄일 수 있다.

환자의 약물 사용 이력을 파악할 때는 사실에 입각한 접근 방식을 채택하는 것이 중요하다. 최근 사용량을 포함하여 현재 사용량에 대해 논의하고 중독 또는 금단 증상을 기록해야 한다. 알코올 중독 및 중독의 가족력과 법적, 고용 및 사회적 영역에서 물질사용장애를 나타내는 문제에 대해 질문해야 한다. 또한 중독, 우울증, 불안, 자살 시도에 대한 이전 치료를 포함한 정신건강의학과 병력도 파악하는 것이 중요하다. 약물 사용을 부인하거나 의료진에게 약물 사용을 공개하지 않으려는 물질사용장애 환자를 식별하는 것은 어려울 수 있다. 약물 남용에 대한 구체적인 질문에 대해 모호하거나 일관성 없는 답변을 하는 경우 주의 깊게 살펴봐야 한다. 물질사용장애의 가족력 및 정신건강의학과 병력 외에도 어린 나이(15세 미만)에 처음 사용, 높은 빈도의 외상, 단독 차량 사고, 10-30세에 발병한 경련, 어릴 때의 성적 학대 등이 위험 신호이다. 관해 중인 환자의 경우, 약물과 알코올을 끊은 기간과 상황을 파악해야 한다. 주요 남용 물질과 현재 지지 체계나 의료진과의 관계도 기록해야 한다. 치료 과정에서 남용 가능성이 있는 진통제(예: 오피오이드, 마리화나)에 노출되는 것에 대한 환자의 우려를 조사해야 한다. 환자에게 물질사용장애에 대한 약물 치료가 암 치료 내내 계속될 것이며 필요에 따라 적절한 진통제를 제공하는 데 방해가 되지 않을 것임을 확신시켜야 한다.

2) 위험도 선별 도구

물질 사용은 위험도 평가 및 관리가 함께 이루어져야 한다. 모든 환자에서 정신건강의학과 면담을 실시하는 것이 현실적이지 않을 수 있으므로, 시간 및 자원이 제한된 상황에서 도움이 되는 조치가 필요하다. 많은 선별 도구에는 중독에 대한 개인력 및 가족력과 함께 청소년기 이전의 성적 학대, 연령, 정신 장애와 같은 기타 위험 요인에 대한 항목이 포함되어 있다. 이러한 도구는 임상의의 진단 및 치료적 결정을 보조하기 위한 것이므로 반드시 결과값이 진단적으로 정확한 것으로 간주해서는 안 된다. 임상의는 선별 과정이 환자를 효과적으로 치료하는 데 부정적인 영향을 미치지 않는다는 확신을 가지고 제시하는 것이 좋다(표 36-2).

표 36-2. 국내 사용 가능한 물질사용장애 위험도 선별 도구

위험도 평가 도구 명	약어	도구 형식 및 사용 방법
중독 심각도 지수 (Addiction Severity Index)	ASI	- 알코올 사용 장애를 포함하는 물질 남용 및 의존의 심각도를 평가 - 200문항, 10점 척도, 7개 하위 척도 - 반 구조화된 면담 도구
니코틴 의존도 설문 도구 (Fagerstrom Test for Nicotine Dependence)	FTND	- 니코틴에 대한 신체적 의존과 내성 - 6문항 - 자가 보고식 척도 - 절단점: 7점
Cut, Annoyed, Guilty, Eye Opener	CAGE/CAGE-AID	- 알코올/약물 중독 관련 4가지 문항 - 자가 보고식 척도
알코올 사용 장애 선별 검사 (Alcohol Use Disorder Identification Test-Korean)	AUDIT-K	- 위험음주자의 조기발견 및 중재를 위해 음주량, 음주 행위, 음주 형태, 정신 사회적 문제 등의 문항으로 구성 - 자가 보고식 척도 - 10문항 - 절단점: 남 10점, 여 6점

위험도 평가 도구 명	약어	도구 형식 및 사용 방법
한일 알코올 병식척도 (Hanil Alcohol Insight Scale)	HAIS	- 알코올 사용 장애 환자들의 병식 - 자가 보고식 척도 - 20문항
알코올중독 선별검사 (Alcohol Screening Test of National Mental Hos-pital Center)	NAST	- 입원 및 상담을 위해 찾아온 환자에서 알콜 문제의 심각도 및 중독 단계를 파악 - 자가 보고식 척도 - 12문항
약물 남용 선별 검사 (Drug Abuse Screening Test)	DAST-10	- 술을 제외한 약물에 대하여 지난 12개월 간 경험이나 생각에 대해 질문 - 10문항
Opioid Risk Tool	ORT	- 진료 환경에서 성인 환자의 오피오이드 위험도를 평가하기 위해 설계

3) 치료 목표 설정

약물 남용과 중독은 일반적으로 재발률이 높다. 암 환자의 경우, 암과 관련된 스트레스의 동반과 중추신경계 작용 약물의 쉬운 사용은 이러한 위험을 증가시킨다. 따라서 이러한 환경에서는 재발을 예방하는 것이 불가능할 수 있다. 물질사용장애에 대한 치료 순응도 유지와 단약이 현실적인 목표가 아니라는 점을 이해하면 환자의 관리 목표와 관련하여 환자와 의료진 간의 갈등을 줄일 수 있다. 대신, 충분한 사회적, 정서적 지원을 제공하고 물질사용장애의 재발로 인한 피해를 통제하기 위한 제한 설정이 포함된 치료 구조를 만드는 것으로 목표로 할 수 있다. 중증의 물질사용장애 및 동반된 정신건강의학과적 진단으로 인해 치료 요건을 준수할 수 없는 환자 집단이 있을 수 있다. 이러한 경우 임상의는 상황에 맞게 제한을 수정하고 더 다양하고 강도 높은 지원을 개발하기 위해 노력해야 한다. 이를 위해서는 주기적인 다학제 팀 회의 및 다른 임상의와의 상담이 필요할 수 있다. 이를 통해 적절한 치료적 목표를 설정하고 성공적이지 않은 치료는 수정해 나가야 한다.

(1) 통증 관리

암성 통증 치료에 자주 사용되는 오피오이드 계열의 약물은 남용 가능성이 있다는 점에서 물질사용장애가 있는 암 환자의 통증 관리는 특히 어렵다. 물질사용장애의 동반 이환은 금단 증후군, 중독 또는 금단 관련 교감 신경계 각성 또는 근육 긴장, 수면 장애, 정서 변화 및 기능 변화로 인해 불편함이 가중되는 통증 촉진 증후군을 유발해 암 환자의 통증 경험을 악화시킬 수 있다. 현재 오피오이드 혹은 코카인을 남용하는 암 환자는 통증에 대한 내성이 감소하는 반응이 관찰된다. 이러한 변화는 지속적인 오피오이드 사용에 대한 신경학적 적응으로 발생하는 오피오이드 유발 통각 과민증 때문으로 보인다. 지속적인 오피오이드의 사용은 통증에 대한 민감도를 증가시켜 오히려 통증 완화를 방해할 가능성이 있다. 이는 동물 연구에서 잘 입증되었고 오피오이드 사용 장애 환자에서도 추론할 수 있다. 그러나 비암성 통증이든 암성 통증이든 통증이 있는 암 환자에서 오피오이드 유발 통각과민증의 유무와 영향은 경험적으로 설명되지 않았다. 물질사용장애 병력이 있는 암 환자에게 오피오이드 진통제를 제공할 때의 원칙은 다른 환자들에서와 동일하다. 임상의는 약물 작용이 서서히 시작되고 24시간에 걸쳐 작용할 수 있는 지속성 오피오이드를 선택하는 것이 좋다. 입원 환자의 경우, 환자가 자가 조절하는 통증 치료는 오피오이드 총 요구량을 감소시킬 뿐만 아니라 약물을 찾는 행동도 감소시킬 수 있다. 오피오이드를 자가 투여하는 경우 단일한 약물 제공자, 소변 독성 검사 등 오피오이드 사용을 주의 깊게 모니터링할 수 있는 오피오이드 치료 관련 약속이 포함되도록 치료 계획을 확대해야 한다. 그리고 매 면담 때마다 진통제 사용과 반응을 주의 깊게 문서화해야 한다. 가능하면 정신종양학 및 중독 정신의학 전문의가 포함된 다학제 간 팀 접근 방식을 적극 권장한다.

4) 동반 정신 장애의 평가 및 치료

암 환자에서 정신 장애는 흔히 발생하며 주요 정신 장애의 유병률은 31%에 달하는 것으로 추정된다. 약물 남용 병력이 있는 환자에서는 성격 장애, 우울 장애, 불안 장애의 동반 이환율이 높다. 또한 알코올 남용 병력이 있는 사람은 다른 정신 장애에 걸릴 위험이 더 높은 것으로 밝혀졌다. 알코올 사용 장애 환자에서 동반 정신 장애가 발생하면 인지적 제한과 암 진단과 관련된 기저 질환으로 인한 통증 및 신경학적 결손으로 인해 치료 순응도가 떨어질 수 있다. 오피오이드 남용과 같이 물질사용장애를 가진 환자의 85%가 약물 남용과 무관한 정신 장애를 동반한다. 따라서 물질사용장애 또는 다른 정신 장애가 있는 암 환자를 평가하는 정신종양학 전문의는 동반된 정신 장애가 있는지 확인하고 치료해야 한다. 우울과 불안을 치료하면 환자의 편안함을 높이고 재발이나 비정상적인 약물 복용의 위험을 줄일 수 있다.

5) 다학제적 접근

물질사용장애를 가진 암 환자들의 통증 및 증상 관리는 다양한 의학적, 심리사회적, 행정적 문제를 동반한다. 가장 효과적인 다학제 팀은 통증 치료 전문의, 간호사, 사회 복지사, 약사, 상담사, 환자 보호자, 정신종양학 및 중독 정신의학 분야의 전문성을 갖춘 정신건강의학과 전문의가 포함될 수 있다. 전문 다학제 팀 접근 방식은 암 환자의 비정상적인 오피오이드 사용과 오피오이드 사용 빈도를 줄이는 것으로 나타났다.

5. 증상과 임상 상황에 맞는 치료 선택

암성 통증의 치료에 대한 접근 방식은 암 환자에서는 오피오이드 남용 위험이 낮을 것이라는 가정하에, 자가 조절을 하는 것이었다. 환자들은 속방형immediate-release, IR 오피오이드를 복용하기 시작하여 통증을 완화하고 정상적인 일상생활 기능 회복을 위해 '필요한 만큼만' 복용하도록 권장되었다. 만약 통증이 24시간 내내 지속되는 경우, 속방형 용량을 서방형extended-release, ER 용량에 통합하여 사용하도록 하고, 그럼에도 통증이 발생 시 추가적으로 속방형 제재를 사용하도록 허용하였다. 이후 주기적으로 평가하며 추가적으로 사용하는 속방형 용량을 서방형 용량에 통합하여 용량을 늘려가도록 했다. 이러한 접근 방식은 일부 암 환자에서의 통증 조절에 도움이 되었지만, 진단되지 않은 물질

사용장애 병력이나 인지되지 않은 약물 남용의 위험 요인이 있는 경우에는 상당히 문제가 될 수 있다.

오피오이드 위기opioid crisis가 문제시되면서 이러한 접근 방식에 내재된 문제가 드러났고, 정신종양학, 중독 정신의학 분야에 대한 교육이 부족하여 이를 해결할 방법을 찾지 못한 종양학 전문가들에서 통증 관리와 오피오이드 사용에 대한 두려움과 기피 현상이 나타나고 있다. 한 가지 중요한 점은 오피오이드에 단기간 이상 노출될 가능성이 있는 모든 환자에서 중독과 남용의 위험에 대해 신중하게 평가해야 한다는 것이다. 점점 더 많은 암 환자가 더 오랜 기간 동안 생존하고 상당수는 만성 통증 환자로 전환되므로 이러한 평가가 더 중요해졌다. 또한 속방형 오피오이드 계열에 대한 과도한 의존은 환자의 주변에 오피오이드를 남용하는 친구나 가족이 있을 수 있는 가능성이 있기 때문에 주의해야 한다. 따라서 물질사용장애 저위험군 환자라도 자신의 약물을 안전하게 보관하고 폐기하는 방법에 대해 주의 깊게 교육받아야 한다. 물질 남용 위험이 높은 환자는 통증 관리 시 비전형적 오피오이드 하위 계열 약물들(예: 부프레노르핀, 트라마돌, 타펜타돌)을 고려해 볼 수 있다. 이들은 오피오이드와 작용 기전이 다르기 때문에 안전성이 높고, 오피오이드의 남용, 과다 복용과 관련이 적다고 보고된다. 약물 남용 이력이 있는 환자에서 속방형 제재를 사용하는 것이 어려울 수 있으므로 충분한 용량의 서방형 진통제를 사용하면 필요시 추가 투약 용량을 최소화하고 오피오이드에 대한 갈망을 줄이며 처방된 약물의 남용 위험을 줄일 수 있다.

약물 선택이나 투여 경로에 대해 지나치게 우려하기보다는 오피오이드 및 기타 남용 가능성이 있는 약물의 처방은 제한과 지침에 따라 수행해야 한다. 아편계 사용 장애가 있는 환자들은 통증 조절을 위해 오피오이드 복용 경험이 없는 환자보다 더 높은 용량이 필요하다. 오피오이드는 부작용을 최소화하면서 통증 완화 효과를 얻을 수 있도록 투여해야 한다. 현재 많은 임상의들은 복용 중인 고용량 오피오이드에 대해 다른 종류의 오피오이드로 전환하는 치료 방법을 선택하고 있다. 이 방법은 오피오이드 간 불완전 교차 내성 또는 메타돈의 독특한 약리학적 기전을 활용하는데 기반한다. 이를 통해 통증 완화 효능을 유지 또는 개선하고 금단 증상을 예방하면서 약물의 효능과 독성의 균형을 바꾸어 기존 투약 중이던 오피오이드 용량을 낮추기 위한 것이다. 불완전한 교차 내성을 감안하여 정신종양학 전문의는 계산된 등가 진통 용량보다 25% 낮은 용량으로 시작해야 한다. 일부 임상의는 다양한 오피오이드에 대해 임의의 용량 제한을 설정하거나, 위험성이 높다고 판단되는 특정 오피오이드의 사용을 중단하기도 한다.

1) 특정 약물 남용 행동 모니터링

비정상적인 약물 복용 행동의 발생을 모니터링하기 위해 남용 가능성이 있는 약물을 처방받은 모든 환자가 평가되어야 한다. 특히 알코올 남용을 포함한 약물 남용의 과거력 또는 현 병력이 있는 경우 더욱 면밀히 평가되어야 한다. 약물 관련 비정상적인 행동을 조기에 인식하기 위해 최근 불법 약물 또는 허가되었지만 처방되지 않은 약물에 대한 남용이 있었던 환자에게는 정기적인 소변 검사를 요청할 수 있다. 환자에게 검사 필요성에 대해 설명할 때, 임상의가 환자를 신뢰하고 증상 중심의 치료를 적극적으로 하기 위한 기반을 제공하는 것이며 이를 통해 환자와의 치료 동맹을 강화할 수 있는 모니터링 방법이라고 이야기한다.

2) 약물 보조 요법

(1) 알코올 사용 장애

현재 FDA에서 승인한 알코올 사용 장애 치료제는 경구 및 응급실 주사용 날트렉손, 아캄프로세이트, 디설피람의 세 가지가 있다. 암 환자에서의 이러한 약물 보조 요법에 대한 데이터는 매우 부족하다. 디설피람은 아세트알데히드 탈수소 효소를 억제하여 홍조, 저혈압, 두근거림, 메스꺼움 및 구토의 불쾌한 반응을 일으키는 '아세트알데히드'를 축적시킨다. 저혈압으로 인해 이차적으로 사망한 사례가 보고된 바 있으며, 이러한 이유로 암이나 만성 질환이 있는 환자에게는 디설피람을 사용하지 않는 것이 적절하지 않을 수 있다. 여러 체계적 고찰 연구에서 날트렉손이 알코올 섭취량와 재발률을 감소시킨다는 사실이 입증되었다. 그러나 날트렉손은 오피오이드 금단 증상을 촉진할 위험이 있으므로 오피오이드를 적극적으로 투여 중인 암 환자에게는 금기이다. 아캄프로세이트는 글루탐산 시스템을 억제하고 가바 신경계를 강화한다. 아캄프로세이트는 안전성 프로파일이 양호하며 일반적으로 만성 질환이 있고 오피오이드를 처방받는 환자에게는 안전한 것으로 간주된다. 따라서 아캄프로세이트는 적극적으로 치료를 받고 있는 암 환자의 알코올 사용 장애 치료에 날트렉손 및 디설피람보다 선호될 수 있다.

(2) 아편계 사용 장애

아편계 사용 장애에 대한 FDA 승인을 받은 약물 보조 요법은 세 가지가 있다: 부프레노르핀, 메타돈, 날트렉손이다. 약물 보조 요법은 재발 위험을 감소시키고 사회 기능을 향상시키며 전염성 질환 전파를 줄이고 범죄 활동을 감소시키는 것으로 나타났다. 부프레노르핀은 뮤-오피오이드 수용체 부분 작용제로 FDA에 의해 아편계 사용 장애의 유지 치료로 승인되었다. 부프레노르핀은 안정된 오피오이드 요구량을 가진 환자의 통증 조절에도 효과적일 수 있으며, 특히 4단계 이상의 만성 신부전을 가진 환자에게 오피오이드 중 안전한 선택으로 권장된다. 다만 암 환자에게 부프레노르핀을 사용하면 뮤-오피오이드 수용체에서의 높은 친화력과 부분 작용제 활성으로 인해 질병 진행 과정 중 발생 가능한 급성 통증 치료가 복잡해질 수 있다. 따라서 복잡한 상황에서는 정신종양학, 중독 정신의학 전문의와 상담이 필요할 수 있다. 급성 통증을 관리하는 방법에는 부프레노르핀의 일일 총 투여량을 늘리고 투여량을 6-8시간 간격으로 나누는 것, 펜타닐과 같은 단기간 효과적이고 강력한 뮤-오피오이드 수용체 작용제를 추가하고 조절하는 것, 또는 부프레노르핀을 중단하고 뮤-오피오이드 수용체 완전 작용제로 전환하는 것이 있을 수 있다. 최근 연구 결과에 따르면 아편계 사용 장애 환자는 급성 통증을 관리하는 동안 부프레노르핀 치료를 지속하는 것을 지지한다. 날트렉손은 오피오이드의 다행감과 진통 효과를 차단하는 뮤-오피오이드 수용체 길항제이다. 이는 오피오이드 사용을 완전히 중단하려는 환자에게 적합한 방식이며, 통증 관리를 위해 오피오이드가 필요한 암 환자에게는 적절하지 않다. 날트렉손을 사용하게 되면 뮤-오피오이드 수용체의 길항제 작용 때문에 10배에서 20배 더 많은 오피오이드 용량이 필요하다. 따라서 날트렉손은 통증 관리를 위해 오피오이드가 필요한 암 환자들에게는 적절한 선택이 아니다. 날트렉손은 중독으로 어려움을 겪고 있고 통증이 오피오이드 처방이 필요할 정도로 심각하지 않은 암 생존자에게는 역할을 할 수 있다. 또 초저용량 날트렉손은 암 관련 통증을 조절하기 위한 오피오이드 치료 효과를 보강하고 변비와 같은 오피오이드 부작용을 치료하는 데 사용되어 왔다. 메타돈은 뮤-오피오이드 수용체 작용제로서, 수십 년 동안 아편계 사용 장애의 유지 치료 및 통증 관리에 사용되어 왔다. 그러나 진통 효과를 위해 메타돈을 처방하는 정신종양학 전문의들은 메타돈이 예측할 수 없는 약동학과 약력학을 가지고 있어 과다 진정과 호흡 억제 부작용의 발생을 주의하며 신중한 약물 적정이 필요하다. 또한 메타돈의 총 일일 투여량을 증가시키면 QT 간격이 길어져 치명적인 부정 빈맥인 torsades de pointes의 위험이 증가할 수 있다. 메타돈과 달리 부프레노르핀은 의학적 독성이 적고 남용 가능성이 낮으며 호흡 억제 위험이 낮고 진료실 기반 환경에서 처방할 수 있기 때문에 오피오이드 대체 치료제로 선호될 수 있다.

3) 비약물적 접근법

물질사용장애를 동반한 암 환자에서 가장 효과적인 정신 치료적 접근법은 효과적인 대처 기술 개발, 재발 방지 및 치료 순응도에 초점을 맞추는 것이다. 알코올 또는 남용되는 특정 물질은 부적응적이기는 하지만 의존성 환자의 주요 대처 도구 중 하나이다. 따라서 이러한 환자의 대처 기술을 향상시키는 것이 매우 중요하다. 암 진단 및 투병과 관련된 스트레스가 가중될 때, 물질 사용을 중단하는 것이 심리적으로 감당하기 어려울 수 있으며, 결국 물질사용장애 치료의 순응도 저하나 치료 중단으로 이어질 수 있다. 물질 사용 삽화가 재발생하지 않도록 예방할 수 있는 구체적인 대처 방법을 가르치는 것이 중요하다. 또한 불안과 우울증상을 인식하고 치료하면 알코올이나 약물에 대한 환자의 필요와 욕구를 줄일 수 있다. 금주, 단약과 같은 물질 사용의 중단의 대안 치료 방법으로 위기 개입을 통한 위험 감소를 활용할 수 있는데, 이 방식의 근본적인 목표는 사회적 지지를 강화하고 치료 순응도를 극대화하고 일시적 재발로 인한 위험을 예방하는 것이다. 이와 더불어 환자의 물질 사용 빈도와 강도를 최소화하는 것이 치료의 넓은 목표이다. 이를 통해 환자의 추가 손상을 줄이고 치료 순응도를 높일 수 있다. 물질사용장애를 동반한 암 환자 집단에서 도움이 되는 또 다른 심리 치료적 접근 방식은 12단계 프로그램이다. 12단계 프로그램은 자조 모임으로 환자의 질병 단계와 기능 수준에 따라 임상의는 환자를 12단계 프로그램에 의뢰하는 것을 고려할 수 있다. 지속적인 치료적 관리를 위해 12단계 프로그램 규정상 출석을 문서화해야 한다. 다만 기존의 12단계 프로그램은 '물질 사용 중단'을 정책의 기반으로 한다는 데 있다. 이는 통증 관련 증후군으로 오피오이드 치료를 받고 있는 암 환자에게는 문제가 될 수 있다. 따라서 이러한 특정 집단의 특성을 반영한 맞춤화된 프로그램의 개발이 필요하다. 교육적 개입에는 이완 요법, 통증 경험을 생각하고 설명하는 방법, 신체적 및 정서적 고통을 직원에게 전달하는 방법 등이 포함될 수 있다. 이러한 여러가지 비약물적 접근법을 사용하면 암 환자가 만성 통증에 대처하는 데 도움을 줄 수 있다. 그러나 이러한 비약물적 접근법은 물질사용장애를 동반한 암 환자에서 통증을 포함한 신체적 또는 심리적 증상을 관리하는 데 도움이 되는 보조 수단일 수는 있지만, 약물 치료를 대체하는 것으로 인식되어서는 안 된다.

4) 치료 수준의 설정

미국중독의학회American Society of Addiction Medicine, ASAM에서는 물질사용장애 환자를 평가하여 적절한 치료 수준을 결정하도록 권고하였다. ASAM 기준은 물질 사용장애 환자를 포괄적으로 평가하는 기준으로 환자의 신체적, 심리적, 사회적 욕구, 장애물 및 책임감뿐만 아니라 환자의 강점, 자산, 자원 및 지지 체계를 고려한다. 6가지 다차원 평가는 중독 및/또는 금단 증상의 유무와 심각도, 의학적 상태 및 합병증, 정서적, 행동적 또는 인지적 상태, 변화에 대

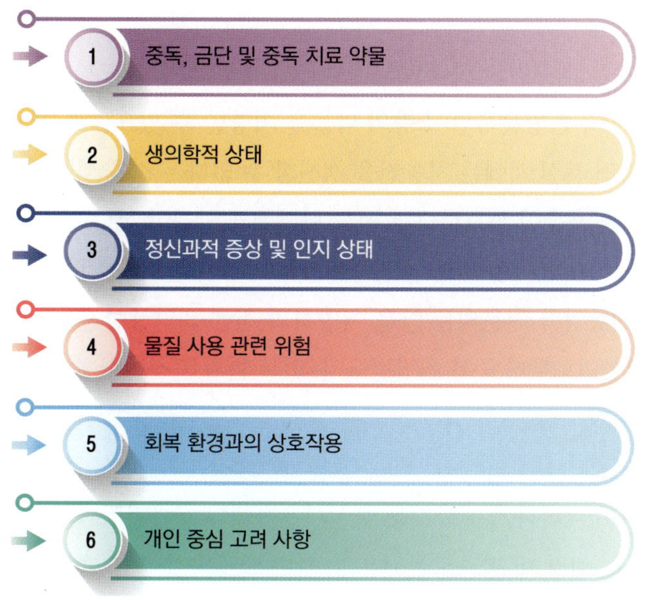

그림 36-3. ASAM 기준

한 준비 정도, 재발, 지속적 물질 사용 가능성, 회복 환경, 환자의 선호도와 같은 개인 중심 고려사항에 결정된다(그림 36-3). 이 평가 정보는 적절한 치료 수준을 결정하는 데 사용된다. 치료 수준은 1단계부터 4단계까지로 구성되어 있으며 적절한 치료 수준을 결정하는 것은 임상 결과를 최적화하는 데 매우 중요하다.

5) 관리 계획

암 환자의 물질사용장애의 치료에 있어 의료진과 환자 간의 지속적인 관계 유지는 환자의 회복을 지원할 수 있는 이상적인 환경을 제공한다. 최적의 암 치료 결과와 의미 있는 임종 경험을 위해 물질 중독과 통증을 잘 치료하면 가족 관계, 기능 및 심리적 상태를 개선할 수 있다. 환자들에게 암 진단과 치료를 받는다는 것은 일상생활에 통합해야 하는 많은 새로운 행동 변화를 필요로 한다. 예를 들어, 환자는 적절한 운동과 휴식을 취하고 영양 섭취를 개선하고 수분 섭취를 늘리는 것이 권장된다. 또한 암 환자는 매일 복용하는 처방약과 여러 전문의와의 진료가 필요할 수 있다. 물질사용장애 환자의 행동 양식은 상대적으로 단조로울 수 있기 때문에 이러한 새로운 치료 관련 행동을 기존의 물질 남용 생활 방식에 통합하지 못할 수 있다. 즉, 처방대로 약을 복용하지 않을 수 있으며 치료 약속을 놓칠 수도 있다. 또 적절한 영양 섭취와 수면을 포기하고 물질 및 알코올 사용을 계속할 수 있다. 지속적인 물질사용장애는 최적의 암 치료 계획 준수를 방해하여 궁극적으로 더 나쁜 결과를 초래한다. 환자에게 보호자가 있는 경우, 임상의는 환자의 진단과 약물 치료의 필요성을 알리기 위해 환자의 보호자에게 연락할 수 있다.

(1) 처방 지침

물질 남용이 동반된 암 환자는 의료진과 협력적인 관계를 구축하고 증상 조절 및 중독 관련 문제를 평가할 수 있도록 매주 진찰을 받아야 한다. 자주 방문하면 소량의 약물을 처방할 수 있으므로 약물 남용의 유혹을 줄이고 치료 순응도를 개선할 수 있다. 처방전 분실 시에는 처방전을 갱신할 수 없다는 점을 환자에게 명시적으로 설명해야 한다. 또한 용량 변경은 의료진과 사전 소통이 필요하다는 점도 환자에게 알려야 한다. 뿐만 아니라 주치의를 대신하는 임상의에게 약물 남용 병력이 있는 각 환자에 대한 물질사용장애 치료와 관련된 확립된 지침을 알려 치료 계획의 충돌과 중단을 방지해야 한다. 정신종양학 전문의는 약을 처방하기 전에 의약품안전사용서비스 정보를 확인해야 한다. 처방하려고 하는 약을 여러 임상의로부터 중복 처방받을 수 있는 환자를 식별할 수 있다.

(2) 소변 약물 검사

심각한 조직이나 장기 손상이 나타나기 전까지는 물질사용장애의 객관적인 징후를 발견하기 어렵거나 비특이적일 수 있다. 알코올 남용의 경우, 혈장 내 평균적혈구용적, 감마-글루타밀 전이 효소 및 탄수화물결핍 트랜스페린 수치의 증가는 각각 적혈구, 간세포 및 간 단백질 합성에 대한 알코올의 직접적인 독성 작용을 반영할 수 있다. 모든 유형의 물질 남용 환자에게서 면역 억제가 보고되고 있지만, 이는 물질 자체의 영향보다는 물질을 남용하는 생활 방식에서 기인할 가능성이 높다. 이러한 지표는 물질사용장애가 아닌 물질 사용의 증거만을 제공한다.

암 환자의 수명이 길어지면서, 약물 남용의 위험 요인을 가진 암 환자들이 오피오이드에 오래 노출될 가능성이 과거보다 높아졌고 물질 남용, 중독, 약물 간 상호 작용 및 과다 복용의 위험성도 훨씬 더 높아졌다. 따라서 일반적인 오피오이드 치료의 위험 관리를 위한 접근법을 통증을 동반한 암 환자에게도 적용할 필요가 있다. 만성 비암성 통증 관리와 중독 치료의 순응도 모니터링을 위해 가장 일반적으로 사용되는 객관적 검사 중 하나는 소변 약물 검사이다. 하지만 중독 문제를 동반한 암 환자뿐만 아니라 암 관련 통증으로 오피오이드 진통제를 복용하는 환자에서 소변 약물 검사는 잘 사용되고 있지 않다. 많은 임상의들이 아직도 소변 약물 검사를 법의학적 진단 검사라는 관점에서 범죄를 확인하기 위한 수단이라고 생각하기 때문이다. 그래서 환자의 치료적 관리를 위해 소변 약물 검사를 하는 것이 환자에게 불쾌감을 줄 수 있다는 두려움이 있고, 환자에게 검사 시행에 대한 동의를 얻고 검사 결과를 논의하기 어려울 것이라고 생각할 수 있다. 그러나 소변 약물 검사는 환자가 처방된 약을 잘 복용하고 있는지, 처방 되지 않은 허가 약물을 복용하고 있는지, 불법 약물 및 알코올을 사용하고 있는지 여부를 측정하는 데 사용할 수 있는 유용한 검사이다.

(3) 가족 치료

임상의는 환자의 지지 기반 강화와 일상생활 기능 향상을 위해 치료 계획에 가족과 친구를 참여시켜야 한다. 가족 치료는 의료진이 치료 과정 중 환자에게 지지 기반이 될 수 있는 신뢰할 수 있는 개인을 식별하는 데 도움이 된다. 뿐만 아니라 만약 남용 가능성이 있는 약물을 함께 사용하거나 타인에게 사고 팔려는 시도를 하는 환자의 가족 구성원이나 친구가 있을 때 이를 식별하는 데에도 도움이 될 수 있다. 이렇게 확인된 가족 구성원이나 친구가 있을 경우 그들에게도 정신과적 치료를 받도록 권유하는 것이 필요하다.

6) 결론

물질사용장애가 있는 암 환자를 치료하는 것은 복잡하고 어려운 문제이다. 다학제적 팀 접근 방식을 포함하는 치료 계획을 통해 환자의 복잡한 욕구를 충족하는 것이 중요하다. 특히 통증 관리는 여러가지 치료 방법을 적용하더라도 환자가 지속적으로 어려움을 겪을 수 있지만, 가능한 가장 적합하고 환자를 존중하는 치료를 제공할 수 있어야 한다.

참고문헌

1. Baliga S, Klamer B, Palmer JD, Gregirio SWD, Kale SS, Bonomi M, et al. Defining the psychiatric and financial burden of mental and substance use disorders in cancer patients. Cancer Med. 2023;12(7):8594-603.
2. Chino F, Kamal A, Chino J. Incidence of opioid-associated deaths in cancer survivors in the United States, 2006-2016: a population study of the opioid epidemic. JAMA Oncol. 2020;6(7):1100-2.
3. Crotty K, Freedman KI, Kampman KM. Executive summary of the focused update of the ASAM national practice guideline for the treatment of opioid use disorder. J Addict Med. 2020;14(2):99-112.
4. Cunningham C, Edlund MJ, Fishman M, Gordon AJ, Jones HE, Langleben D, et al. The ASAM national practice guideline for the treatment of opioid use disorder: 2020 focused update. J Addict Med. 2020;14(2S Suppl 1):1-91.
5. Go SI, Kwon JH, Park SW, Lee GW, Kang JH, Bruera E. Proportion of Non-Medical Opioid Use of Prescription Opioids among Cancer Patients in Korea. J Hosp Palliat Care. 2023;26(4):185-9.
6. Heo J, Noh OK. Psychiatric comorbidities among cancer survivors in South Korea: A nationwide, population-based, longitudinal study. J Thorac Dis. 2020;12(4):1312-19.
7. Jones KF, Malinowski J, Paice J, Childers J, Bulls HW, Morrison J, et al. Opioid-prescribing considerations in patients with cancer and substance misuse or substance use disorder: a scoping review protocol. JBI Evid Synth. 2023;21(4):812-25.
8. Jun S, Park H, Kim UJ, Choi EJ, Lee HA, Park B, et al. Cancer risk based on alcohol consumption levels: a comprehensive systematic review and meta-analysis. Epidemiol Health. 2023;45:e2023092.
9. Kim Y. Validating a Korean version of the drug abuse screening Test-10 (DAST-10). Journal of Social Service Research. 2014;40(2):232-41.
10. Lee CT, Lin CY, Koós M, Nagy L, Kraus SW, Demetrovics Z, et al. The eleven-item Alcohol, Smoking and Substance Involvement Screening Test (ASSIST-11): Cross-cultural psychometric evaluation across 42 countries. J Psychiatr Res. 2023;165:16-27.
11. McNally GA, Sica A. Addiction in patients with cancer: Challenges and opportunities. J Adv Pract Oncol. 2021;12(7):740-6.
12. Oh TK, Jeon YT, Choi JW. Trends in chronic opioid use and association with five-year survival in South Korea: a population-based cohort study. Br J Anaesth. 2019;123(5):655-63.
13. Rehm J, Shield KD. Alcohol use and cancer in the European Union. Eur Addict Res. 2021;27(1):1-8.
14. Sanford NN, Sher DJ, Xu X, Ahn C, D'Amico AV, Aizer AA, et al. Alcohol use among patients with cancer and survivors in the United States, 2000–2017 J Natl Compr Canc Netw. 2020;18(1):69-79.
15. Scheideler JK, Klein WM. Awareness of the link between alcohol consumption and cancer across the world: a review. Cancer Epidemiol Biomarkers Prev. 2018;27(4):429-37.
16. Tsuno T, Fujimiya T, Kawaguchi T, Yanaizumi R, Kojima K, Miyasato A, et al. Psychological barriers to the use of opioid analgesics for treating pain in patients with advanced recurrent cancer (BAROC): protocol for a multicentre cohort study. BMJ open. 2022;12(3):e054914.
17. Weimer MB, Herring AA, Kawasaki SS, Meyer M, Kleykamp BA, Ramsey KS. ASAM clinical considerations: buprenorphine treatment of opioid use disorder for individuals using high-potency synthetic opioids. J Addict Med. 2023;17(6):632-9.
18. Yoon D, Lee H, Baek YH, Jeong HE, Shin JY. Prevalence and its correlation with sustained opioid use in Korea: A group-based tra-

jectory analysis. J Psychoactive Drugs. 2021;53(3):224-9.

19. Yoon J, Kim HS, Lee JW, Kim J, Kang H-T. Recent Trends in Opioid Prescription in Cancer Patients in Korea. Korean J Fam Pract. 2021;11(2):142-6.

20. Yusufov M, Braun IM, Pirl WF. A systematic review of substance use and substance use disorders in patients with cancer. Gen Hosp Psychiatry. 2019;60:128-36.

37 자살

김경란

1. 서론

자살은 매년 70만 명 이상이 사망하는 세계 주요 사망원인이다. 미국에서는 2020년에 45,000명 이상이 자살로 사망했으며, 이는 인구 10만 명당 14명에 해당하는 비율이다. 유럽과 북미에서 실시된 이전 연구에서 암 진단을 받은 환자들의 자살 사망 위험이 일반인에 비해 최대 11배 더 높다고 보고한 바도 있다. 우리나라의 자살률은 2020년 기준 인구 10만 명당 24명으로 OECD 회원국 중 1위이며, 전체 사망원인의 5위를 차지하고 있다.

암은 전 연령대를 포함한 단일 원인으로 한국인 사망원인 중 1위를 차지하고 있다. 신체적 어려움뿐 아니라 암을 진단받는 순간부터 힘든 치료 과정과 치료 결과를 받아들이면서 심리사회적 문제와 고통을 동시에 경험하게 된다. 따라서, 암을 진단받은 환자가 자살 사고를 가지게 되는 경우는 일반인에 비해 높을 수밖에 없다. 암 치료 및 경과에 대한 두려움, 투병 과정의 고통, 사회경제적인 스트레스, 일상생활 적응의 문제, 신체적 불편감과 대인관계 위축 등이 잘 알려져 있는 자살 사고의 위험 요인이다. 치료를 마친 생존자의 경우에도 신체상 및 기능의 변화, 직업 및 사회생활 복귀와 적응의 어려움 등으로 인해 자살 및 우울증상의 위험이 여전히 높다.

1) 암 환자 자살의 위험 요인

암 환자의 자살 위험은 암의 종류나 진행 정도에 따라 차이가 있으나, 시기적으로는 특히 진단 직후에서 1년 이내에 가장 높다고 알려져 있다. 암의 종류별로는 두경부암, 폐암, 췌장암, 인후두암 환자에서 다른 암종과 비교해 자살 위험이 높다. 두경부암 환자의 경우 암 진단 이전에도 우울 증상 척도 점수가 높다고 알려져 있는데, 이는 암 관련 증상 외에 생물학적 원인이 공존할 수 있다는 것을 시사한다. 대부분의 두경부암은 흡연, 음주, 기타 물질의존이 원인인 경우가 많은데, 기존의 기분장애가 이러한 물질의존에 영향을 주었을 가능성이 있다. 폐암의 경우도 치료 성적이 좋아지면서 자살의 위험이 점차 감소하는 추세이기는 하지만 여전히 유방암, 전립선암, 대장암보다는 높으며, 완치가 가능한 경우의 환자에서도 자살의 위험이 높은 것이 특징이다. 유방암의 경우는 수술을 받은 환자에서의 자살 위험이 상대적으로 높았는데, 이는 손상을 받은 수술 부위가 환자의 신체상과 성 역할에 부정적 영향을 줄 수 있는 미용적인 영향이 크기 때문일 것으로 생각된다. 대장암의 경우, 병변 위치에 따라 자살 위험의 차이가 있는데, 수술 부위가 항문에 인접한 암일 경우 자살의 위험이 높았으며, 이는 장루 사용 및 처치 등 삶의 질과 밀접한 연관이 있기 때문이다. 위암의 경우는 설사 증상과 영향이 높았는데, 이 또한 일상의 삶의 질에 중요한 영향을 주기 때문이다.

표 37-1. 자살의 위험 요인

일반적인 위험 요인	암과 관련한 위험 요인
자살의 가족력 아동기 학대의 과거력 자살시도 과거력 우울증 및 기타 정신질환 알코올 및 약물 남용 무망감 공격적인 성향 고립	신체적인 불편 암 진단 기간(1년 이내) 암 병기(진행암 혹은 수술 불가) 암 종류(두경부암, 위암, 췌장암, 폐암) 동반질환 여부 의미, 존재감의 상실 증상 소아청소년기 암 생존자

Data from the Centers for Disease Control and Prevention
www.cdc.gov

일반 인구와 마찬가지로, 암 환자의 경우에도 남성, 사회적 지지의 부족, 기존의 기분 및 불안 장애 여부가 중요한 자살의 위험인자로 알려져 있다. 이외에, 고령, 통증, 진행암, 좋지 않은 예후 또한 암 환자에 있어서는 자살사고 및 자살의 위험인자이다. 신체질환을 가진 사람에서 일상생활에 지장을 줄 정도의 통증은 자살의 위험인자이며, 이 위험은 나이와 비례한다. 조절되지 않는 통증을 가진 환자는 자살의 고위험군으로, 적절한 통증 조절은 자살 예방에 중요하다. 처방을 받은 진통제와 안정제 남용이 암 환자에서 가장 흔한 자살 시도의 방법이기도 하기에, 이에 대한 모니터링 또한 매우 중요하다.

2) 암 환자 자살의 위험 평가

자살 예방에서 가장 중요한 것은 자살 사고와 의도에 대해 효과적으로 평가하는 것이다. 모든 환자를 대상으로 심층적인 정신과적 평가나 면담을 시행하는 것을 불가능하기에, 진료 시에 자살 및 정신 건강에 대한 간단한 질문이나 척도를 사용하여 자살의 위험에 대해 선별하는 것이 현실적으로 필요하다.

표 37-2. 자살 위험 스크리닝 도구

선별도구		
설문지	장점	단점
C-SSRS	전문가가 아닌 사람도 쉽게 적용 가능, validated	선별 후 추가 단계에 대한 지침이 부족
BHS	쉽게 적용 가능	문항이 많음 전문가의 해석이 필요
HDRS	높은 민감도, 오랜 기간 사용해온 도구	낮은 특이도, 트레이닝이 필요
PHQ-9	문항이 간결 높은 민감도	낮은 특이도

Columbia Suicide Severity Rating Scale (C-SSRS), Beck Hopelessness Scale, BHS (Hamilton Depression Rating Scale (HDRS), Patient Health Questionnaire-9 (PHQ-9)

컬럼비아 자살 위험도 평가 척도Columbia Suicide Severity Rating Scale, C-SSRS는 자살사고 및 시도 평가를 위해 널리 사용되는 척도이다. 이전의 정신과적 과거력이 없는 환자, 인지기능저하가 있는 사람이나 소아에서도 사용 가능한 버전이 있다.

벡 무망감 척도Beck Hopelessness Scale, BHS는 미래에 대한 희망, 동기, 기대 등에 대한 문항으로 구성되어 있어, 자살사고에 대해 직간접적으로 평가할 수 있다. 누구나 쉽게 적용할 수 있는 장점이 있지만, 결과 해석은 반드시 전문가에 의해 행해져야 한다.

해밀턴 우울 평가 척도Hamilton Depression Rating Scale, HDRS는 우울증의 다양한 증상에 대한 문항으로 이루어져 있다. 자살은 17개 문항 중 1개에 언급되어 있으며 점수로 표시하게 되어 있다. 민감도는 높으나 특이도는 낮다.

환자 건강 질문지Patient Health Questionnaire-9, PHQ-9는 간결한 문항들로 이루어져 간편하게 적용할 수 있는 장점이 있으며, 여러 연구에서 이미 검증된 바 있다. HDRS와 마찬가지로 민감도는 높으나 특이도는 낮다.

3) 치료 및 중재

암 환자의 고통을 줄이고, 유대감을 회복하고, 환자의 안전을 확보하기 위해 적절히 개입하면 자살 충동을 호전시키고 자살 시도 등의 행동화를 예방할 수 있다. 보통의 경우 종양 전문의가 암 환자의 심리적 고통을 가장 먼저 마주하기 때문에 암 환자와 종양 전문의 사이의 강력한 치료적 관계는 자살을 예방하는 데 중요한 역할을 한다. 종양 전문의와 암 환자 간의 치료적 동맹은 특별한 의미가 있기 때문에 적극적인 경청, 환자의 일상 생활과 감정적인 부분에 대한 관심, 개방적인 태도 및 명확한 설명은 환자에게 최선의 암 치료를 제공하는 것 이상의 의미를 갖게 된다. 또한 많은 환자들이 정신 건강 의학과의 진료를 거부하기 때문에 종양 전문의는 가교로서 중요한 역할을 한다.

암 환자에게 적절한 도움을 제공하기 위해 자살에 대한 대화를 자연스럽게 할 필요가 있다. 자살에 대해 묻고 이야기하는 것 자체가 자살을 유발하지 않으며, 진료나 대면 시 대화 속에 환자의 디스트레스를 탐색하는 질문을 하는 것 자체가 치료적인 의미가 있다.

또한 심리적으로 고통받는 암 환자에게 정신건강 서비스를 병행할 수 있도록 해야 한다. 약물 치료 및 면담 치료 등 연결 가능한 정신건강의학과 서비스에 대해 적극적으로 교육하고 안내하는 것이 필요하다.

2. 결론

자살과 암은 성인의 사망원인 중 10위 안에 포함된다. 암 환자의 경우 자살 사고와 자살 모두에서 높은 위험이 있다. 생물학적 심리사회학적 요인 모두를 포함하고 있어, 알려진 자살의 위험 요인을 가지고 있는 환자의 경우 우울 등의 기분 증상과 함께 자살의 위험 또한 평가되어야 한다. 치료에 대한 거부의사를 모두 자살 사고로 판단해서는 안 되지만, 환자 개개인의 가능한 치료 옵션과 치료 목표를 고려해서 면밀하게 평가되어야 한다. 자살에 대한 평가 및 예방은 암 진단을 받은 환자, 치료 중 부작용이나 합병증을 경험하거나 예상치 못한 치료 결과를 경험하게 되는 경우, 장기적으로 보존적 치료를 받는 환자 및 생존자 관리에도 통합되어야 한다. 또한 암 치료 전반에 걸쳐 종양내과 전문의, 정신종양학을 전공으로 하는 정신건강의학과 전문의, 1차 진료 의사, 정신 건강 전문가 포함한 의료진들에게 적절한 치료 및 개입에 대한 중요성에 대해 교육하고 홍보해야 한다.

참고문헌

1. Aboumrad M, Shiner B, Riblet N, Mills PD, Watts BV. Factors contributing to cancer-related suicide: A study of root-cause analysis reports. Psychooncology. 2018;27(9):2237-44.
2. Anguiano L, Mayer DK, Piven ML, Rosenstein D. A literature review of suicide in cancer patients. Cancer Nurs. 2012;35(4):E14-E26.
3. Posner K, Brown GK, Stanley B, Brent DA, Yershova KV, Oquendo MA, et al. The Columbia-Suicide Severity Rating Scale: initial validity and internal consistency findings from three multisite studies with adolescents and adults. Am J Psychiatry. 2011;168(12):1266-77.
4. Centers for Disease Control and Prevention. Suicide and self-harm injury. 2022.
5. Davies AD, Davies C, Delpo MC. Depression and anxiety in patients undergoing diagnostic investigations for head and neck cancers. Br J Psychiatry. 1986;149:491-3.
6. Janes T. How can a suicide screening and prevention procedure be implemented in a cancer center? Clin J Oncol Nurs. 2018;22(2):232.
7. Klaassen Z, Arora K, Wilson SN, King SA, Madi R, Neal DE Jr, et al. Decreasing suicide risk among patients with prostate cancer: Implications for depression, erectile dysfunction, and suicidal ideation screening. Urol Oncol. 2018;36(2):60-6.
8. Kumar V, Chaudhary N, Soni P, Jha P. Suicide rates in cancer patients in the current era in United States. Am J Psychiatry. 2017;12(1):11-4.
9. Ostuzzi G, Matcham F, Dauchy S, Barbui C, Hotopf M. Antidepressants for the treatment of depression in people with cancer. Cochrane Database Syst Rev. 2018;4:CD011006.
10. Posner K, Brown GK, Stanley B, Brent DA, Yershova KV, Oquendo MA, et al. The Columbia-Suicide Severity Rating Scale: initial validity and internal consistency findings from three multisite studies with adolescents and adults. Am J Psychiatry. 2011;168(12):1266-77.
11. Urban D, Rao A, Bressel M, Neiger D, Solomon B, Mileshkin L. Suicide in lung cancer: who is at risk? Chest. 2013;144(4):1245-52.
12. World Health Organization. Suicide worldwide in 2019: global health estimates. 2021.

인지기능장애

이정재

1. 도입

지난 세기 동안 암 치료는 수술적 기법뿐만 아니라 항암치료, 타겟치료, 면역요법, 방사선치료 등 다양한 치료법의 발전으로 암 생존율도 비약적으로 늘어나고 있다. 장기간 생존하는 암 생존자 수도 늘어남에 따라 암 생존자들이 겪어야 하는 부작용도 많아지고 있다. 그중 암 관련 인지장애cancer-related cognitive impairment, CRCI는 치료 중인 환자뿐만 아니라 치료가 종결된 이후의 암 생존자들도 흔히 겪는 부작용이며 지각, 집중력, 언어능력, 기억력, 실행기능, 이해력, 추론 및 문제해결 능력의 저하를 포함한다. 특히 암 치료 이후 생기는 인지기능 저하를 'chemobrain', 또는 'chemofog'라고 부르기도 한다.

암 관련 인지장애의 원인으로는 암 자체, 암 치료, 심리적 요인을 들 수 있으며 단독 또는 복합적으로 암 관련 인지장애를 야기할 수 있다. 나이나 유전적 요인, 심리적, 사회인구학적 요인이 선행 요인으로 작용하며 인지장애를 야기하는 암 치료는 수술, 항암치료, 방사선치료, 호르몬치료, 타겟치료 모두 가능하다.

암 관련 인지장애는 진단시기, 치료 중, 치료가 끝나고 나서 수주에서 수년에 이르기까지 다양한 시기에 나타나며 주로 유방암 환자를 대상으로 많은 연구가 이루어졌으나 대장암, 폐암, 난소암을 포함한 부인암, 혈액암, 특히 조혈모세포 이식의 경우에도 인지기능저하가 보고되고 있다.

급성기 또는 만성기에 장기적인 신경학적 손상과 그로 인한 인지기능장애는 암 환자가 독립적으로 일상생활을 영위하거나, 직장 복귀, 사회 관계, 자존감 등 삶의 질에 부정적인 영향을 주게 되므로 암 관련 인지장애를 조기에 발견하고 인지재활치료와 같은 치료 및 관리가 필요하다.

이 장에서는 암 관련 인지장애에 대한 역학, 임상양상, 위험요인과 기전, 치료에 대해 알아보고자 한다.

2. 역학

암과 관련된 인지기능장애는 인지기능 평가방법, 인지기능장애의 정의가 일관되지 않아 연구에 따라 유병률이 다양한데, 자기보고형 척도를 통해 측정한 주관적인 인지기능 저하는 17-78%로 폭넓게 보고되고 있다. 항암치료를 받은 유방암 환자의 약 50% 이상이 주관적인 인지기능 저하를 호소하는 반면 신경심리검사를 이용하여 인지기능을 평가한 경우에는 15-25%만이 인지기능장애를 보여 주관적 인지저하와 객관적인 검사로 평가한 인지기능장애 유병률이 차이를 보였다. 유방암 환자를 대상으로 한 연구에서 주관적인 인지기능 저하가 우울감과 관련이 있다는 연구결과는 심리적 요인과 암 환자의 인지기능저하 사이의 연관성에 대한 추가 연구가 필요함을 시사한다.

항암치료를 받은 후 10년이 지난 유방암 생존자는 정상인과 비교했을 때 작업기억, 정신운동 속도, 실행기능의 저하가 보였으며 항암치료 10-20년 후에도 뇌백질의 미세구조의 변화가 관찰되었다. 최근의 전향적 코호트 연구에서는 항암치료를 받은 유방암 환자는 한 달 내 약 15%, 1년 내에는 31%만이 저하된 인지기능이 호전된다는 결과를 보고하였는데 이는 항암치료를 받은 유방암 환자의 다수가 지속적인 인지기능저하를 경험하고 있다는 것을 의미한다.

암 관련 인지기능장애에 영향을 미치는 요인 중에는 항암제의 용량, 나이, 유전적 위험요인을 들 수 있다. 항암제의 평균 용량으로 치료받은 환자의 약 17%가 인지기능저하를 호소한 것에 비해 고용량으로 치료받은 환자는 32%가 인지기능저하를 호소하였다. 폐경이 된 60세 이상의 유방암 환자는 폐경이 되지 않은 환자보다 항암치료 후 인지기능의 저하가 더 심하다는 것은 연령와 호르몬의 변화가 인지기능 저하에 중요한 요인이라는 것을 시사한다.

3. 임상양상

암 관련 인지기능장애의 증상은 주의력, 기억력, 정신운동속도, 실행기능 등 다양한 인지영역에서 나타날 수 있으며, 관련된 인지영역에 따라 증상도 다양하게 나타난다. 예를 들어 기억력의 문제는 무언가를 잘 잊어버리거나 사람의 이름을 떠올리는 것의 어려움으로, 주의력의 문제는 과제 수행을 완수하기까지 집중을 유지하지 못하거나 사고의 궤적을 놓치는 것으로 나타날 수 있다. 연관된 인지영역이 다양하고 그 증상이 미묘해서, 암 관련 인지기능장애를 탐지하고 평가하는 것은 쉽지 않다.

신경심리학적 검사를 통해 암 관련 인지기능장애 증상을 객관적으로 평가하는데 연구들마다 사용한 검사의 종류나 방법이 다양해 상호 간 비교가 어렵다는 문제가 있어 ICCTF (International Cognition and Cancer Task Force)에서는 Hopkins Verbal Learning Test-Revised (HVLT-R), Controlled Oral Word Association Test (COWA), 그리고 Trail Making Test (TMT)를 표준화된 검사로 권고하였다(표 38-1). 다만 이런 노력에도 불구하고 환자가 주관적으로 느끼는 불편과 객관적인 검사소견 사이에는 차이가 존재하는 것으로 나타나, 현재의 검사들이 인지장애 초기의 미묘한 변화를 찾아내는 데에는 한계가 있어 보인다. 암 생존자들을 대상으로 한 연구에서 환자들은 인지기능 영역 중 주로 실행기능, 작업기억, 주의력, 처리속도 영역의 수행 감퇴를 보였다.

표 38-1. Neuropsychological measures recommended by the international cancer and cognition task force (ICCTF)

Main measures	Administration time (min)	Domains assessed
Hopkins Verbal Learning Test-Revised (HVLT-R)	10	Verbal memory and delayed recall
Controlled Oral Word Association Test (COWA)	5	Speeded lexical fluency and executive function
Trail Making Test (TMT)	7	Psychomotor speed and executive function
Additional measures		**Domains assessed**
Auditory Consonant Trigrams	7	Working memory,a executive function, complex attention
Letter-Number Sequencing (WAIS)	4	
Paced Auditory Serial Addition Test (PASAT)	15	
Brief test of attention	10	

WAIS, Wechsler Adult Intelligence Scale.

항암화학요법을 받은 암 생존자들의 MRI 뇌영상 연구에서 환자들은 대조군에 비해 전두엽prefrontal, 전대상회 피질anterior cingulate cortex 부위의 회백질 감소를 보였으며 백질 미세구조 integrity의 손상을 포함한 뇌 네트워크의 변화도 나타났다. 기능적 MRI를 활용한 연구에서는 실행기능의 결함과 관련된 전측두엽 영역의 활성 저하를 보였다. PET 연구에서는 항암치료를 받은 유방암 환자들이 치료받지 않은 환자들에 비해 소뇌와 전두엽의 뇌혈류 modulation이 손상되었고, 화학요법을 받은 군 환자들의 낮은 기저 대사량resting metabolism이 단기기억의 저하와 연관된 결과가 나타났다.

4. 위험요인

암 생존자의 인지기능을 저하시킬 수 있는 위험요인으로는 다양한 생물학적 요인과 심리사회적 요인이 있는 것으로 보고되고 있다.

1) 유전적 요인

암 생존자의 인지기능 저하와 관련성이 있는 유전자로는 치매와 관련 있는 유전자로 알려진 Apolipoprotein E (APOE) 유전자와 뇌내에서의 도파민 대사와 관련이 있는 것으로 알려젼 catechol-O-methyltreasferase (COMT) 유전자 및 뇌의 신경영양인자로 알려진 Brain-derived neurotrophic factor (BDNF) 등이 있다. APOE 유전자의 경우에는 체계적 고찰에 포함된 10개의 연구 중 6개의 연구에서 APOE4 allele이 한 개 이상 있는 경우 암 생존자의 인지기능 저하와 관련이 있다고 보고된 반면, 다른 4편에서는 유의미한 관련성이 관찰되지 않았다. COMT 유전자의 경우는 3편의 연구 중 2편에서 암 생존자의 인지기능 저하와 유의미한 연관성이 보고되기도 하였다. 또한 BDNF 유전자의 경우 BDNF VAL66MET 단일유전자 다형성에서 Valine보다 Methionine 대립유전자를 지닌 암 생존자가 화학치료요법 후 유의미하게 더 낮은 인지기능 저하를 보이는 것으로 보고되었다. 이들 유전자 외에도 염증이나 DNA 수정, 산화스트레스 등과 연관성이 있는 IL6, TNF, ERCC3, PARP1, GPX1 등의 유전자와 암생존자의 인지기능 저하에 대한 연구가 이루어졌으나, 그 연관성에 대한 근거는 충분히 정립되지 않은 상태이다.

2) 나이

고령의 나이는 치매나 섬망 등 여러 인지기능 저하에 매우 중요한 위험인자로 알려져 있다. 암 치료를 받은 생존자의 인지기능에서도 높은 연령은 인지기능 저하의 주요 위험인자인 것으로 여러 연구에서 일관되게 보고되고 있다.

3) 불면

불충분한 수면도 암 생존자의 인지기능 저하의 중요한 위험요인으로 보고되어 왔다. 1,072명의 유방암 치료를 받은 폐경기 여성을 대상으로 한 대규모 연구에서는 불면증이 환자들의 인지기능 저하와 유의미한 연관성이 있다고 보고하였다. 특히 경증의 불면증은 회귀계수 0.35인 반면, 중등도의 불면은 0.51, 심한 불면증은 0.94로 불면증의 중증도와 인지기능 저하와는 선형적인 상관관계가 있는 것으로 보고되었다. 이는 암 생존자에서 충분한 수면은 인지기능 저하를 막는 데에 중요한 치료 요인이 될 수 있음을 시사한다.

4) 불안, 우울 및 인구사회학적 요인

불안, 우울, 피곤은 암 환자에게 흔히 동반되는 증상으로 암 환자의 인지기능 평가에서 반드시 고려되어야 한다. 인지기능 저하를 호소하는 암 환자에게 불안장애, 우울장애, 외상후 스트레스장애는 흔한 공존 질환이며 있으며 피로, 불면, 무의욕은 흔히 동반되는 증상이다. 교육수준과 지능은 암 환자의 인지기능저하의 인구사회학적 위험요인이 된다.

5. 기전

암 관련 인지기능장애의 원인이 되는 단독 기전에 대한 명확한 증거는 없지만, 치료와 관련된 직접적인 신경독성 효과, 뇌혈류 장벽blood brain barrier 파괴, 산화적 손상oxidative damage, 신경염증neuroinflammation, 신경생성neurogenesis 등이 복합적으로 작용하여 인지기능장애를 일으키는 것으로 보인다.

뇌-혈관 장벽blood brain barrier는 별아교세포, 혈관주위세포, 내피세포 등으로 구성된 선택적 확산 장벽으로, 불필요한 성분을 뇌세포 밖으로 방출시키는 역할을 한다. 화학요법 후에는 말초 전염증 사이토카인과 활성 산소reactive oxidative species 농도가 높아지게 되는데 이는 뇌-혈관 장벽을 손상시키고 신경독성물질이 뇌조직으로 침투하여 뇌손상을 야기한다. 말초에서 생성된 전염증 사이토카인는 대식세포를 활성화시켜 신경염증반응을 야기하고 활성 산소 농도가 높아지면 신경세포의 DNA를 손상시키고 apoptosis와 신경세포사멸을 일으킨다. 사이토카인과 관련된 신경염증반응, 활성산소에 의한 신경전구세포 손상, 화학요법약물에 의한 신경독성반응은 해마에서의 신경재생을 방해한다. 또한 시냅스간 신경전달물질의 이동이 저하되는데 catechol mehthyltransferase (COMT)의 SNP 돌연변이는 시냅스의 도파민과 같은 신경전달물질의 농도에 영향을 준다고 알려져 있다.

암 환자들이 받게 되는 화학요법, 방사선요법, 수술 등의 치료법들은 다양한 사이토카인 생성을 유발할 수 있는데, 항암화학요법 제제 중 특히 메토트렉세이트와 5-플루오로우라실이 신경독성을 가지며, 뇌영상검사에서도 전반적인 백질 변화를 일으키는 것으로 보고되었다. 또한, 암 진단과 치료를 받는 과정은 심리적으로도 스트레스가 큰 상황인데, 스트레스 또한 염증성 사이토카인을 활성화시킨다는 보고가 있다.

1) 화학요법으로 인한 인지저하

doxorubicin, cisplatin, taxane, methotrexate 등 화학 항암 약제들은 세포의 성장을 억제하고 사멸을 유도하게 되는데, 이런 약제들의 작용이 신경세포에 대한 세포독성과 염증반응으로 인해 신경세포에 악영향을 미침으로써 암 생존자의 인지기능을 저하시킬 수 있는 것으로 여러 연구를 통해 보고된 바 있다.

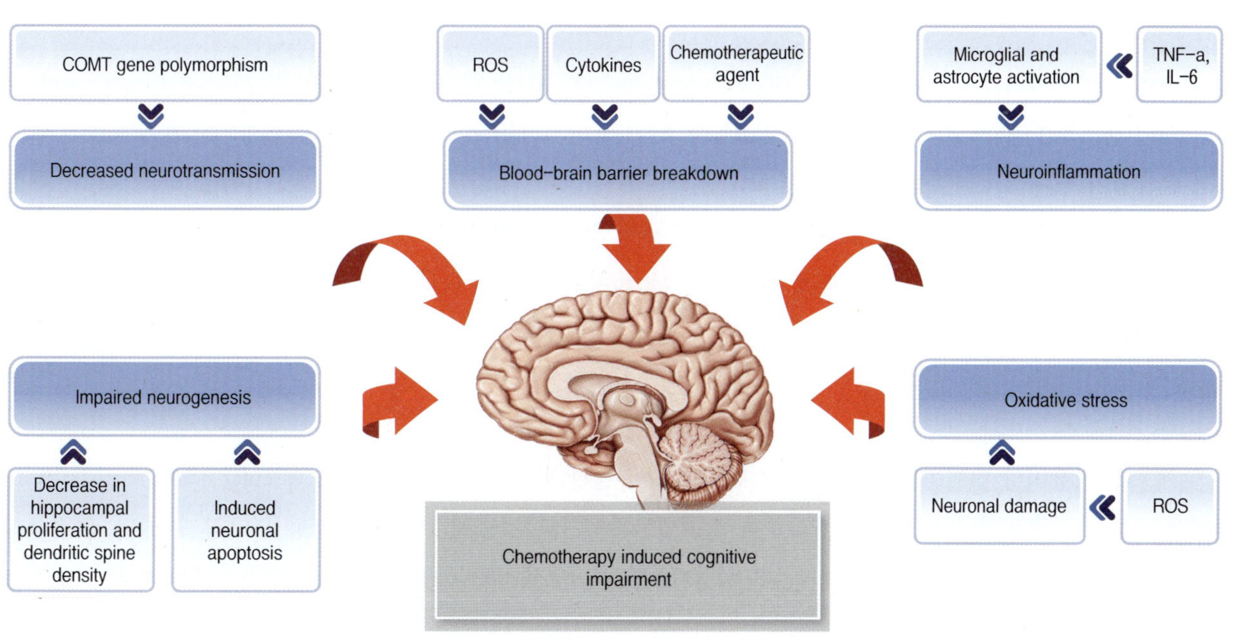

그림 38-1. 화학요법으로 인한 인지기능저하 기전.
ROS, reactive oxygen species

2) 호르몬 치료에 의한 인지저하

암종에 따라서는 시행되는 호르몬 치료가 인지저하에 영향을 줄 수 있다. 에스트로겐 수용체 양성인 유방암의 경우 선택적 에스트로겐 수용체 조절제인 selective estrogen receptor modulator (SERM)과 아로마타제 억제제와 같은 호르몬 치료를 하게 되는데, 이런 치료들이 인지기능에 부정적인 영향을 미칠 수 있다. 2018년에 보고된 14편의 연구를 포함한 메타분석에서는 호르몬 치료를 받은 환자들이 그렇지 않은 환자 혹은 일반대조군에 비해서 언어 학습과 언어 기억이 떨어져 있음을 보고하여 호르몬 치료의 부정적 영향의 가능성을 제시하였다. 그러나, 2018년에 발표된 6년간 189명을 대상으로 한 대규모 종단적 연구에서는 호르몬 치료 전후의 인지기능 변화에 큰 차이가 없음이 보고되기도 하였다. 이런 차이들은 폐경의 영향이 인지기능 저하의 영향을 미치는 교란변인으로 작용할 수 있으므로 호르몬 치료와 인지기능 저하 간의 관계에 대한 확정적인 결론을 내리기는 어려운 상황이다.

전립선암에서도 안드로겐을 억제하는 호르몬 요법을 시행하게 되는데, 이들을 대상으로 한 연구에서도 서로 상반되는 결과가 보고된 바가 있다. 14편의 연구를 대상으로 시행한 메타분석에서는 호르몬 요법을 시행한 전립선암 환자의 경우 시간운동평가에서 대조군 대비 유의미하게 저조한 수행을 보여 호르몬 요법이 인지기능에 부정적 영향을 미칠 수 있음을 보고한 바 있다. 그러나, 다른 22편의 연구를 대상으로 한 메타분석에서는 호르몬 요법이 주관적 인지기능 저하에는 영향을 미칠 수 있으나 객관적 인지기능 검사에서는 영향이 없는 것으로 보고되어 호르몬 치료와 인지기능 저하에 대한 추가적 연구가 필요하다.

3) 면역항암요법에 의한 인지저하

최근에는 대두되고 있는 programmed cell death protein 1 (PD-1)을 억제하는 면역관문억제제나 chimeric antigen receptor-T (CAR-T) 세포 치료 같은 면역항암요법이 인지기능 저하를 야기할 수 있다. 면역항암요법에 동반된 탈수초성 질환이나 자가면역 뇌염등의 부작용을 보고한 연구가 있으며, 다른 면역관문치료제인 Ipilimumab 치료에 대한 연구에서도 41%의 환자에서 인지기능의 저하가 보고된 바 있다. CAR-T 세포 치료에 대한 연구에서도 84명의 림프종 환자 중 43%에서 신경독성 증상이 보였으며, 그 중 36%의 환자가 인지기능 저하를 호소하였다.

4) 표적치료제에 의한 인지저하

암세포의 성장이나 전이를 막기 위한 표적치료제로서 혈관내피성장인자 억제제인 vascular endothelial (VEGF) 억제제의 경우 신경재생이나 혈관 신생성 등을 방해함으로써 인지기능에 부정적인 영향을 미칠 수 있다. 혈관생성 억제치료를 받은 전이성 신장암 환자를 대상으로 한 전향적 연구에서도 75명의 환자 중 31%의 환자에서 인지기능의 저하가 보고되었다.

5) 방사선 치료에 의한 인지저하

방사선 치료 역시 많은 연구를 통해 인지기능 저하에 부정적인 영향을 미칠 수 있는 것으로 보고되어 왔다. 특히 뇌로 전이된 암을 치료하기 위한 뇌부위의 방사선 치료를 했을 때는 신경세포의 손상과 뇌혈류 조직 및 신경교세포의 구조적, 기능적 변화와 더불어 뇌신경생성의 억제와 신경염증 등의 기전을 통해서 인지기능의 저하가 유발되며 특히 주의력, 학습, 기억, 처리속도, 실행기능 등의 고위인지기능이 많이 영향받는다. 그러나, 정위 방사선 치료stereotactic radiosurgery의 경우 단기적으로 인지기능 저하를 유발할 수 있으나, 9-15개월 이후에 기저수준으로 회복될 수 있다는 결과를 제시함으로써 뇌의 방사선 치료가 필요한 상황에서 환자의 치료 예후와 인지기능 저하 간의 실익 비교를 하여 정위 방사선 치료를 선택할 수 있음을 권고하기도 하였다.

6. 치료

암 생존자의 인지저하에 대한 표준적인 치료에 대한 가이드라인은 그 필요성이 매우 대두되고 있음에도 아직은 충분히 정립되어 있지 않다. 다만, 기존 연구에서는 경도 인지장애에 대한 가이드 라인을 유방암 환자에게도 유사하게 성공적으로 적용할 수 있음을 보여준 바가 있다. 인지장애의 치료법으로는 아래와 같이 크게 약물치료와 비약물적 치료 두 가지로 나눠서 고려할 수 있다.

1) 약물치료

The National Comprehensive Cancer Network (NCCN)은 암 생존자의 인지기능 저하에 대해서는 가능한 비약물적 치료를 권장하며, 약물적 치료는 다른 중재가 충분치 않을 때 마지막 수단으로 고려하는 것을 추천한 바 있다. 효과에 대한 연구가 이루어진 약물로는 methyphenidate, modafinil, donepezil, memantine, ginko biloba, erythrpoietin 등의 약물이 있다.

(1) 정신자극제

대표적인 정신자극제인 methylphenidate와 modafinil은 몇몇 연구에서 암 생존자의 인지저하 치료를 위한 치료제로서 연구가 진행되었다. methylphenidate의 효과에 대해 7편의 논문을 리뷰한 연구에서는 아동기의 암 생존자에서는 인지기능의 저하에 잠재적으로 긍정적 치료효과를 나타낼 수 있으나, 성인의 암 생존자에서는 그 효과가 불분명하다고 보고하였다.

다른 정신자극제인 modafinil의 효과에 대한 연구도 인지기능 개선의 효과가 상반되는 결과가 보고되고 있어 아직까지 암 환자에 있어서 정신자극제의 인지기능 개선 효과에 대한 충분한 근거는 부족하다.

(2) 인지기능개선제

치매환자에게 쓰이는 인지기능개선제인 donepezil과 mematine을 이용하여 암 생존자의 인지기능 저하를 치료하려는 시도들이 있었다. 먼저 뇌신경 종양 환자의 인지기능 개선을 위해 시도된 donepezil의 효과에 관해서는 4건의 기존 연구에서 모두 긍정적인 치료효과를 보고하여 donepezil의 치료제로서의 가능성을 보여주었다. 다른 연구에서는 비 뇌신경 종양환자의 인지기능 개선에서도 donepezil은 긍정적 효과가 있음을 보고한 바 있다. memantine의 경우 뇌의 방사선치료를 받은 508명의 환자를 대상으로 한 연구에서 메만틴을 투약한 환자들이 인지기능의 유의미하게 긍정적인 결과를 보였다.

(3) ginkgo biloba

은행잎 추출물인 ginkgo biloba의 효능을 보기 위한 두 건의 연구 중 한 건은 유의미하게 긍정적인 효과를 보고하였으나, 대조군이 없었던 연구로 제한점이 있으며, 다른 연구에서는 Ginkgo biloba가 유의미한 효과가 없었다.

(4) eyrthropoietin

eyrthropoietin은 적혈구의 생성을 자극하는 호르몬으로 조직의 세포사멸을 억제하는 효과를 가지는 기전으로 암 생존자의 인지저하를 치료하기 위한 약물로 연구가 이루어졌다. 총 4건의 임상연구를 리뷰한 연구에서는 결론적으로 헤모글로빈 농도가 인지기능에 영향이 있을 수는 있으나, 현재까지는 암생존자에서 확정적으로 eyrthropoietin이 뇌신경을 보호할 수 있다고 결론을 내리기 어려우며 추가적인 연구가 필요하다.

2) 비약물치료

암 생존자의 인지기능 저하에 대한 비약물적 치료는 주로 인지행동적 요법을 이용하는 방법으로 인지행동치료, 인지재활치료, 인지 훈련, 명상 기반 중재, 운동요법 등에 대한 연구가 진행되었다. 2022년에 발표된 메타분석에서는 총 27편의 논문을 분석한 결과 인지행동요법, 인지재활치료, 인지훈련, 명상기반 중재, 정신교육, 지지적 요법의 일곱 가지 요법이 확인되었으며, 주관적 인지기능을 개선하는 데에는 인지행동요법의 상대적 효과크기가 0.94로 가장 컸으며, 그 다음으로 인지재활이 0.54, 인지훈련이 0.47로 유의미한 효과가 있는 것으로 나타났다. 반면 주의력 개선에는 명상기반 중재가 효과 크기가 0.58로 가장 큰 것으로 나타났으며, 언어적 기억에는 인지훈련이 1.16으로 가장 큰 효과를 보여 인지영역별로 효과적인 중재가 서로 다른 것으로 나타났다. 총 29편의 RCT 연구를 분석한 다른 메타분석에서는 명상, 인지훈련, 인지적 재활, 운동요법의 순으로 암 생존자의 인지저하에 유의미한 치료적 효과가 있는 것으로 보고하기도 하였다. 비약물치료의 경우 유사한 치료법이라도 치료의 프로토콜이 서로 이질적인 경우가 많고, 또한 측정하는 인지영역 간 효과의 차이가 있으므로 비약물적 치료의 효과성에 대해서는 추가적인 연구가 필요하다.

참고문헌

1. Ahles TA, Root JC, Ryan EL. Cancer- and cancer treatment-associated cognitive change: an update on the state of the science. J Clin Oncol. 2012;30(30):3675-86.
2. Ahles TA, Root JC. Cognitive Effects of Cancer and Cancer Treatments. Annu Rev Clin Psychol. 2018;14:425-51.
3. Attia A, Rapp SR, Case LD, D'Agostino R, Lesser G, Naughton M, et al. Phase II study of Ginkgo biloba in irradiated brain tumor patients: effect on cognitive function, quality of life, and mood. Journal of neuro-oncology. 2012;109:357-63.
4. Belin C, Devic P, Ayrignac X, Dos Santos A, Paix A, Sirven-Villaros L, et al. Description of neurotoxicity in a series of patients treated with CAR T-cell therapy. Scientific Reports. 2020;10(1):18997.
5. Bernstein LJ, Edelstein K, Sharma A, Alain C. Chemo-brain: An activation likelihood estimation meta-analysis of functional magnetic resonance imaging studies. Neurosci Biobehav Rev. 2021;130:314-25.
6. Brown PD, Pugh S, Laack NN, Wefel JS, Khuntia D, Meyers C, et al. Memantine for the prevention of cognitive dysfunction in patients receiving whole-brain radiotherapy: a randomized, double-blind, placebo-controlled trial. Neuro-oncology. 2013;15(10):1429-37.
7. Buskbjerg CD, Amidi A, Demontis D, Nissen ER, Zachariae R. Genetic risk factors for cancer-related cognitive impairment: a systematic review. Acta Oncologica. 2019;58(5):537-47.
8. Cheng AS, Wang X, Niu N, Liang M, Zeng Y. Neuropsychological interventions for cancer-related cognitive impairment: a network meta-analysis of randomized controlled trials. Neuropsychology Review. 2022;32(4):893-905.
9. Denlinger CS, Ligibel JA, Are M, Baker KS, Demark-Wahnefried W, Friedman DL, et al. Survivorship: cognitive function, version 1.2014. Journal of the National Comprehensive Cancer Network. 2014;12(7):976-86.
10. Dijkshoorn ABC, van Stralen HE, Sloots M, Schagen SB, Visser-Meily JMA, Schepers VPM. Prevalence of cognitive impairment and change in patients with breast cancer: A systematic review of longitudinal studies. Psychooncology. 2021;30(5):635-48.
11. Duong SL, Barbiero FJ, Nowak RJ, Baehring JM. Neurotoxicities associated with immune checkpoint inhibitor therapy. Journal of neuro-oncology. 2021;152:265-77.
12. Fleming B, Edison P, Kenny L. Cognitive impairment after cancer treatment: mechanisms, clinical characterization, and management. BMJ. 2023;380:e071726.
13. Frank MG, Baratta MV, Sprunger DB, Watkins LR, Maier SF. Microglia serve as a neuroimmune substrate for stress-induced potentiation of CNS pro-inflammatory cytokine responses. Brain Behav Immun. 2007;21(1):47-59.
14. Gifford AR, Lawrence JA, Baker LD, Balcueva EP, Case D, Craft S, et al. National Institute on Aging/Alzheimer's Association criteria for Mild Cognitive Impairment applied to chemotherapy treated breast cancer survivors. Journal of oncology research. 2017;1(1).
15. Joly F, Giffard B, Rigal O, De Ruiter MB, Small BJ, Dubois M, et al. Impact of Cancer and Its Treatments on Cognitive Function: Advances in Research From the Paris International Cognition and Cancer Task Force Symposium and Update Since 2012. J Pain Symptom Manage. 2015;50(6):830-41.
16. Joly F, Heutte N, Duclos B, Noal S, Léger-Hardy I, Dauchy S, et al. Prospective evaluation of the impact of antiangiogenic treatment on cognitive functions in metastatic renal cancer. European urology focus. 2016;2(6):642-9.
17. Karschnia P, Parsons MW, Dietrich J. Pharmacologic management of cognitive impairment induced by cancer therapy. The Lancet Oncology. 2019;20(2):e92-e102.
18. Koppelmans V, de Ruiter MB, van der Lijn F, Boogerd W, Seynaeve C, van der Lugt A, et al. Global and focal brain volume in long-term breast cancer survivors exposed to adjuvant chemotherapy. Breast Cancer Res Treat. 2012;132(3):1099-106.
19. Lange M, Joly F, Vardy J, Ahles T, Dubois M, Tron L, et al. Cancer-related cognitive impairment: an update on state of the art, detection, and management strategies in cancer survivors. Ann Oncol. 2019;30(12):1925-40.
20. Lawrence J, Griffin L, Balcueva E, Groteluschen D, Samuel T, Lesser G, et al. A study of donepezil in female breast cancer survivors with self-reported cognitive dysfunction 1 to 5 years following adjuvant chemotherapy. Journal of Cancer Survivorship. 2016;10:176-84.
21. Liou KT, Ahles TA, Garland SN, Li QS, Bao T, Li Y, et al. The relationship between insomnia and cognitive impairment in breast cancer survivors. JNCI cancer spectrum. 2019;3(3):pkz041.

22. Lundorff L, Jønsson B, Sjøgren P. Modafinil for attentional and psychomotor dysfunction in advanced cancer: a double-blind, randomised, cross-over trial. Palliative medicine. 2009;23(8):731-8.
23. McDuff SG, Taich ZJ, Lawson JD, Sanghvi P, Wong ET, Barker FG, et al. Neurocognitive assessment following whole brain radiation therapy and radiosurgery for patients with cerebral metastases. Journal of Neurology, Neurosurgery & Psychiatry. 2013;84(12):1384-91.
24. McGinty HL, Phillips KM, Jim HS, Cessna JM, Asvat Y, Cases MG, et al. Cognitive functioning in men receiving androgen deprivation therapy for prostate cancer: a systematic review and meta-analysis. Supportive Care in Cancer. 2014;22:2271-80.
25. Mehnert A, Scherwath A, Schirmer L, Schleimer B, Petersen C, Schulz-Kindermann F, et al. The association between neuropsychological impairment, self-perceived cognitive deficits, fatigue and health related quality of life in breast cancer survivors following standard adjuvant versus high-dose chemotherapy. Patient Educ Couns. 2007;66(1):108-18.
26. Miladi N, Dossa R, Dogba MJ, Cléophat-Jolicoeur MIF, Gagnon B. Psychostimulants for cancer-related cognitive impairment in adult cancer survivors: a systematic review and meta-analysis. Supportive Care in Cancer. 2019;27:3717-27.
27. Mulder SF, Bertens D, Desar IM, Vissers KC, Mulders PF, Punt CJ, et al. Impairment of cognitive functioning during Sunitinib or Sorafenib treatment in cancer patients: a cross sectional study. BMC cancer. 2014;14:1-10.
28. Niu R, Du M, Ren J, Qing H, Wang X, Xu G, et al. Chemotherapy-induced grey matter abnormalities in cancer survivors: a voxel-wise neuroimaging meta-analysis. Brain Imaging Behav. 2021;15(4):2215-27.
29. Országhová Z, Mego M, Chovanec M. Long-term cognitive dysfunction in cancer survivors. Frontiers in molecular biosciences. 2021;8:770413.
30. Ponto LL, Menda Y, Magnotta VA, Yamada TH, Denburg NL, Schultz SK. Frontal hypometabolism in elderly breast cancer survivors determined by [(18)F]fluorodeoxyglucose (FDG) positron emission tomography (PET): a pilot study. Int J Geriatr Psychiatry. 2015;30(6):587-94.
31. Rogiers A, Leys C, Lauwyck J, Schembri A, Awada G, Schwarze JK, et al. Neurocognitive function, psychosocial outcome, and health‐related quality of life of the first‐generation metastatic melanoma survivors treated with ipilimumab. Journal of Immunology Research. 2020;2020(1):2192480.
32. Sales MVC, Suemoto CK, Apolinario D, Serrao V, Andrade CS, Conceicao DM, et al. Effects of Adjuvant Chemotherapy on Cognitive Function of Patients With Early-stage Colorectal Cancer. Clin Colorectal Cancer. 2019;18(1):19-27.
33. Schagen SB, Muller MJ, Boogerd W, Rosenbrand RM, van Rhijn D, Rodenhuis S, van Dam FS. Late effects of adjuvant chemotherapy on cognitive function: a follow-up study in breast cancer patients. Ann Oncol. 2002;13(9):1387-97.
34. Schagen SB, Wefel JS. Chemotherapy-related changes in cognitive functioning. EJC Suppl. 2013;11(2):225-32.
35. Tan CJ, Lim SWT, Toh YL, Ng T, Yeo A, Shwe M, et al. Replication and meta-analysis of the association between BDNF Val66Met polymorphism and cognitive impairment in patients receiving chemotherapy. Molecular neurobiology. 2019;56:4741-50.
36. Tchen N, Juffs HG, Downie FP, Yi QL, Hu H, Chemerynsky I, et al. Cognitive function, fatigue, and menopausal symptoms in women receiving adjuvant chemotherapy for breast cancer. J Clin Oncol. 2003;21(22):4175-83.
37. Underwood E, Rochon P, Moineddin R, Lee P, Wu W, Pritchard K, et al. Cognitive sequelae of endocrine therapy in women treated for breast cancer: a meta-analysis. Breast cancer research and treatment. 2018;168:299-310.
38. van Dam FS, Schagen SB, Muller MJ, Boogerd W, vd Wall E, Droogleever Fortuyn ME, et al. Impairment of cognitive function in women receiving adjuvant treatment for high-risk breast cancer: high-dose versus standard-dose chemotherapy. J Natl Cancer Inst. 1998;90(3):210-8.
39. Van Grinsven EE, Nagtegaal SH, Verhoeff JJ, Van Zandvoort MJ. The impact of stereotactic or whole brain radiotherapy on neurocognitive functioning in adult patients with brain metastases: a systematic review and meta-analysis. Oncology Research and Treatment. 2021;44(11):622-36.
40. Wefel JS, Vardy J, Ahles T, Schagen SB. International Cognition and Cancer Task Force recommendations to harmonise studies of cognitive function in patients with cancer. Lancet Oncol. 2011;12(7):703-8.

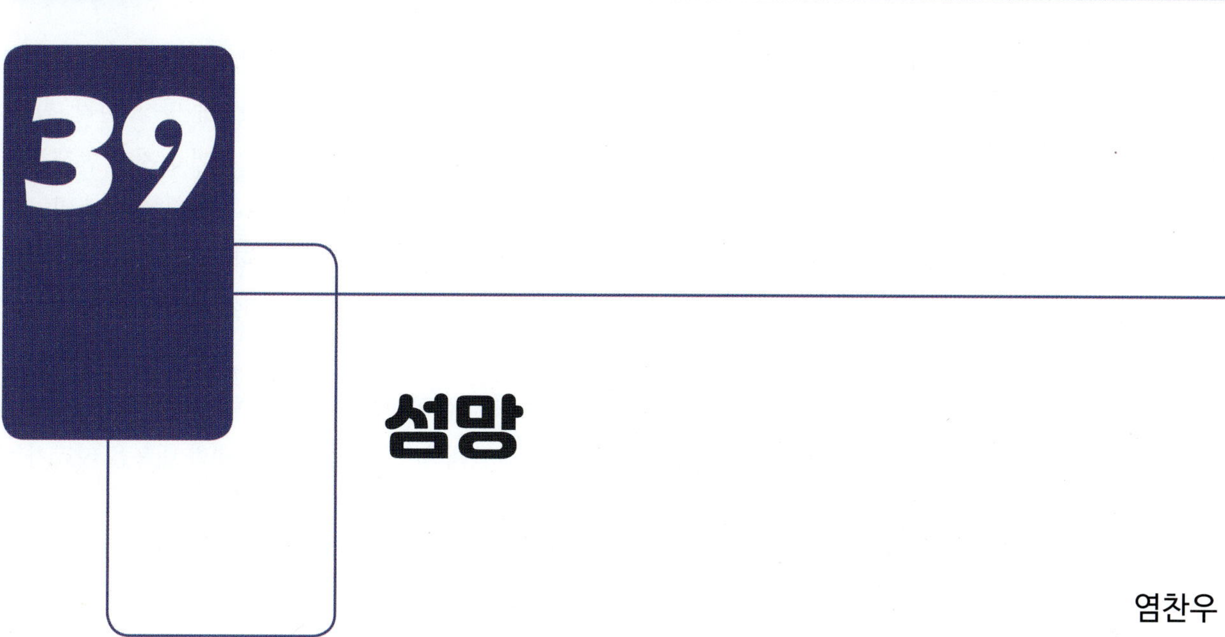

39 섬망

염찬우

1. 개요

섬망은 암 환자에게 흔히 동반되는 의학적 상태이다. 고령의 암 환자들은 암으로 인한 장기 기능 저하, 전해질 불균형, 통증 등이 이미 있는 상태에서, 치료를 위한 입원, 수술, 약물 사용 등의 촉발 요인이 더해지면서 섬망의 발생에 취약해진다. 급성기 완화치료를 받는 입원환자의 28-58%에서 섬망이 발생하며, 임종을 수시간에서 수일 앞둔 암 환자의 85-90%가 섬망을 겪는다. 섬망은 진행암으로 완화의료치료를 받는 환자의 여명을 감소시키는 독립적 인자일 뿐 아니라, 환자와 보호자, 의료진을 고통스럽게 한다. 연구에 따르면, 섬망을 겪은 환자의 약 50%는 섬망 당시를 기억하며, 과활동형 섬망, 저활동형 섬망에 상관이 없이 매우 고통스러운 수준의 고통을 경험한 것으로 보고하였다. 따라서, 암 환자의 섬망 발생위험을 낮추고 섬망이 발생할 경우 조기에 선별하여 관리하는 것은 중요하다.

2. 역학

암 환자의 섬망 발생률은 입원병동의 유형이나 암의 진행 상태에 따라 다양하게 나타난다. 내과 암병동에 입원 중인 환자의 16.5-18%, 완화의료병동 환자의 42%가 섬망 상태인 것으로 나타났다. 특히 임종기에 있는 암 환자의 경우 88%가 섬망을 겪는 것으로 보고되었다. 완화의료에서는 저활동형 섬망의 유병률이 48%로 가장 흔하며, 저활동형 섬망이 동반될 경우 과활동형 섬망인 경우보다 사망률이 증가하는 것으로 알려져 있다.

3. 임상양상

섬망은 급성 뇌 부전acute brain failure으로 인해 뇌의 주요 기능인 주의력과 의식수준의 장해가 발생하는 증후군이다. 주의력장애, 의식변화, 인지기능저하, 지남력장애, 기억력장애, 언어능력장애, 시공간능력장애, 망상, 환각, 착각, 수면장애, 행동문제 등의 증상이 흔히 동반된다. 섬망은 신체적 상태의 악화나 약물이 원인이 되어 갑자기 발생하고 일중에 기복이 있는 것이 일반적이다. 섬망의 원인이 제거될 경우 대개 회복되지만 회복된 이후 병전 수준에 비하여 인지저하가 악화되어 치매로 진행될 수 있으며, 원인이 지속될 경우 회복되지 않을 수도 있다. 섬망으로 인한 의식수준의 저하, 행동 장애로 인해 외상, 흡인성 폐렴, 욕창 등의 합병증이 발생할 수 있다. 표 39-1에 섬망이 있는 환자가 흔히 보일 수 있는 증상의 빈도를 나타내었다.

주의력장애는 섬망의 핵심 증상으로 주의를 돌리고, 유지하는 능력의 감퇴를 말한다. 주의력장애가 있을 경우 의료진이 환자에게 다가가 면담을 하려고 하여도 환자의 주의가 쉽게 산만해져 무관심해하거나 대화 내용을 따라가는데 어려움이 있어 면담의 진행이 어려울 수 있다. 주의력저하는 아증후군 섬망에서 흔히 나타나는 주요증상이다.

의식의 변화는 각성상태의 변화를 말한다. 섬망이 있을 경우 각성의 정도가 고정되어 유지되기보다는 하루 중에도 명료, 졸림, 과각성으로 변화되는 양상을 흔히 보인다. 섬망의 아형에 따라 각성의 정도에 차이가 있으나, 일반적으로 주간에는 졸림이나 명료 상태를 보이다가 야간에는 과각성이 나타나는 경향을 보인다. 섬망이 발생한 환자를 치매로 오인하기도 하는데, 섬망의 취약요인과 촉발요인이 있는 환자가 의식상태의 변화를 유의미하게 보일 경우 치매보다는 섬망을 의심해야 한다.

인지장애에는 기억력 장해, 지남력 장해, 언어 장해, 시공간 장해 또는 지각 장해가 포함된다. 인지장애는 주의력장애, 의식의 변화와 동반되어 발생하는 섬망의 주요증상이다. 일반적으로 섬망이 동반된 환자는 단기기억 및 장기기억의 손상이 모두 나타나지만, 특히 최근기억의 저하가 두드러져 식사를 언제, 무엇을 하였는지를 대답하지 못할 수 있으며, 수시간 전에 시행한 검사나 방문한 가족을 기억하지 못할 수 있다. 섬망 환자들은 시간, 장소, 사람 지남력의 손상이 발생할 수 있다. 지남력을 묻는 것은 의료진이 병상에서 흔히 시행는 인지평가이지만, 증상의 변동성이 있으므로 섬망의 선별을 위하여 사용기에는 정확성이 떨어진다. 기억언어상실증dysnomia, 착어증paraphasias, 지리멸렬incoherence, 단어 찾기 어려움word-finding difficulties 등과 같은 언어장해는 흔히 발생한다. 또한 와해된 사고로 인하여 인하여 사고이탈tangentiality, 연상이완loosening of association, 우원증circumstantiality과 같은 사고장애가 동반되며, 철자 오류, 거친 필체, 구성 실조증과 같은 쓰기장애도 섬망의 증상으로 나타날 수 있다. 시공간 장해가 동반된 섬망환자들은 병실을 배회하거나 병원 안에서 길을 잃을 수 있으며 식사도구를 잘 이용하지 못하는 등의 증상을 보일 수 있다. 지각장해는 착시나 환시 같은 지각에 대한 잘못된 해석을 말하는 것으로 환자가 벽에서 물이 떨어진다고 지각하거나 병원 밖 풍경을 실재와 다르게 해석하는 등의 증상을 보일 수 있다. 섬망 환자의 50%가량에서 환각(주로 환시), 30% 정도에서 망상이 동반되는 것으로 보고되었다. 망상의 경우 자신을 해치려 한다거나 기괴한 일이 발생하고 있다고 생각하는 피해적 내용일 수 있다.

섬망에서는 흔히 정신운동활성psychomotor 이상이 동반된다. 환자가 대화하는 동안 몸을 움직이지 않거나, 눈에 띄게 느린 방식으로 움직였다면 정신운동활성의 감소가 있는 것일 수 있으며, 환자가 시트를 잡아당기거나 몸의 일부분(주로 손)을 부적절하고 불안정한 방식으로 움직였다면 정신운동활성의 증가 상태일 수 있다. 그러나, 치매나 우울증도 정신운동활성에 영향을 미칠 수 있으므로, 이에 대한 정확한 평가를 하려면 평소 환자의 정신운동활성의 정도가 어떠하였는지 병력을 확인하여 이를 판단하는 것이 필요하다.

섬망 환자들은 대부분 수면-각성 주기의 이상이 동반된다. 특징적으로 주간에는 수면을 취하며 야간에는 불면이나 수면분절이 발생하는 경우가 많으며, 야간에 꿈과 현실이 구분이 가지 않는다거나 생생한 꿈을 꿨다고 표현하기도 한다. 수면-각성 주기의 이상이 동반된 섬망 환자의 행동증상은 환자에게 큰 고통을 유발할 뿐 아니라 환자를 간병하는 보호자들과 의료진을 지치게 하므로 적절히 조절하는 것이 필요하다.

섬망이 동반된 환자들은 기분의 변동을 보이기도 한다. 입원한 상황에 맞지 않게 다행감이나 고양감이 나타나기도 하며, 평소 성격에 비하여 자극에 과민해져 쉽게 짜증을 내거나 분노하는 모습을 보이기도 한다. 이러한 기분증상은 초조를 동반한 우울부터 경조증 증상까지 일중에 변동성을 보이는 경우가 많으며 환자가 주관적으로 보고하는 기분과 관찰되는 정동의 불일치가 관찰되기도 한다. 따라서, 환자가 우울이나 불안, 기분변동 등의 증상이 있을 경우 섬망이나 아증후군 상태는 아닌지 검토해 보아야 한다.

그 외에 섬망을 유발한 원인질환에 따라 떨림, 자세고정불능증, 안진, 조화운동 불능증, 요실금, 변실금, 근간대경련성 반사, 구음장애, 자율신경계 항진 및 불안정성과 같은 운동 및 신경학적 이상이 섬망에 동반될 수 있다.

표 39-1. 섬망평가척도-98로 평가한 섬망 증상의 빈도

	섬망 증상의 빈도
신경정신의학, 행동	
수면 각성 주기 이상	97%
지각 장애	50%
망상	31%
정동 가변성	53%
언어 장애	57%
사고과정 이상	54%
운동성 초조	62%
운동성 지체	62%
인지 장애	
지남력	76%
주의력	97%
단기 기억	88%
장기 기억	89%
시공간 능력	87%

4. 원인 및 위험요인

섬망은 기저에 취약요인predisposing factor이 있는 환자가 촉발요인precipitating factor에 노출되면, 두 요인이 복합적으로 상호작용을 일으켜 발생하는 것(다요인모델multifactorial model)으로 알려져 있다. 취약요인은 환자의 연령이나 기저질환과 같이 이미 발생하여 변화시킬 수 없는 고정된 섬망의 위험요인들을 말한다. 촉발요인은 수술이나 감염, 다약제 사용과 같이 환자의 신체기능 유지에 부정적인 영향을 주어 섬망의 발생위험을 높이는 요인들을 말한다. 촉발요인에는 수술이나 외상과 같이 조절하기 어려운 요인들도 있으나, 감염이나 탈수, 저산소증과 같이 관리를 통해 노출의 위험을 최소화할 수 있는 요인들도 있다. 따라서, 조절 가능한 촉발요인들을 인지하고 관리하는 것은 섬망의 발생을 예방하거나 섬망의 기간을 줄일 수 있으므로 중요하다. 표 39-2에 암 환자의 주요 취약요인과 촉발요인을 정리하였다.

완화의료 받고 있는 암 환자는 특히 취약요인과 촉발요인을 모두 가지고 있어 섬망의 발생 가능성이 높다. 그중 약물에 의한 요인은 암 환자 섬망 발생의 가장 흔한 요인으로 마약성 진통제, 벤조디아제핀, 스테로이드제제 등이 섬망을 유발시키는 위험인자로 알려져 있다. 마약성 진통제는 완화의료를 받는 환자에게 가장 일관되게 보고되는 섬망의 주요 원인이다. 그중 pethidine이 섬망 발생의 위험이 가장 높고, morphine, fentanyl, oxycodone 순으로 위험도가 낮아지는 것으로 보고되고 있다. 완화의료 환자는 신기능 저하, 간기능 저하, 탈수 등으로 인하여 마약성 진통제 독성의 발생위험이 높을 뿐 아니라, 마약성 진통제 금단증상도 쉽게 동반되므로 섬망 발생에 더욱 취약하다. 또한, 환자가 섬망의 증상으로 나타나는 신음이나 찡그림을 의료진이 통증으로 오인해 마약성 진통제를 증량 투약하여 섬망이 악화되기도 한다.

암의 진행도 섬망의 발생에 영향을 미친다. 일반적으로 초기 암 환자보다 완화의료를 받는 환자가 더 많은 취약요인과 촉발요인을 가지게 되므로, 섬망의 발생위험이 더 높다. 대개 완화의료를 받는 환자는 이미 인지장애나 섬망의 과거력, 다수의 병발 질환, 고령 등 다수의 취약요인이 있는 상태이며, 여기에 암의 진행으로 탈수, 저알부민혈증, 감염, 저산소성 뇌병증, 약물 등의 촉발요인이 더해져 섬망이 빈발하게 된다.

급성기 완화치료를 위해 입원 중인 진행성 암 환자를 대상으로 국내에서 시행된 경과관찰 연구에 따르면, 70세 이상의 고령, 남성, 입원 중 화학요법을 실시하지 않은 경우, 청력 손상, 저체중, 현재 마약성 진통제 사용, 과거 섬망 발생의 병력, 정신과적 병력이 섬망 발생의 위험요인인 것으로 나타났다. 그중 과거 섬망 발생의 병력이 있는 경우가 그렇지 않은 경우보다 12.5배 더 발생위험이 높았으며, 다음으로는 청력손상이 있는 경우가 그렇지 않은 경우 보다 3.5배 높았다. 일반적으로 혈뇌장벽blood brain barrier을 통과하는 항암화학요법은 섬망의 유발인자로 알려져 있으나, 해당 연구에서는 입원 중 화학요법 실시하지 않은 경우가 섬망 발생위험이 높은 것으로 나타났다. 저자들은 이를 항암화학요법을 받지 않은 환자들이 항암화학요법을 받기 어려울 정도로 전반적 내과 상태가 좋지 않기 때문인 것으로 판단하였다.

표 39-2. 암 환자 섬망의 주요 취약요인과 촉발요인

암 환자의 취약요인	암 환자의 섬망 촉발요인
연령>70세	**암 관련 요인**
선행하는 인지장애	중추신경계 종양: 원발성, 2차성
섬망	전이: 뇌, 뇌수막
시각기능 장애	부신생물 신경증후군paraneoplastic neurological syndrome
청각기능 장애	**암 치료 독성**
요정체, 도뇨관 사용	뇌 방사선 치료: 급성 혹은 지연성 뇌병증
변비	항암치료
알코올 사용장애	스테로이드제제
뇌질환의 과거력	생물학적 치료monoclonal antibodies
간부전	**신체적 이상**
신부전	대사성 뇌병증
말기 심질환	전해질 불균형,
말기폐질환	혈당조절 이상, 탈수
내분지질환	감염
	혈액학적 이상
	영양결핍: Thiamine, Folic acid, Cobalamin
	탈수
	발작 후, 비경련성 간질지속상태
	혈관염
	약물
	벤조디아제핀, 수면제
	마약성 진통제
	항구역제
	항경련제
	항콜린제: scopolamine, atropine, TCAs, diphenhydramine
	항히스타민제
	H2차단제
	다약제 사용

American Psychiatric association, 정신질환의 진단 및 통계편람 5판, 학지사

5. 진단

환자가 단기간에 걸쳐 주의력저하, 기억력장해 같은 인지기능에 저하가 생기거나 수면-각성 주기의 이상, 치료 협조도가 저하 등 이전과 변화된 모습을 보인다면 섬망의 발생을 의심하고 진단적 평가를 시행해야 한다. 섬망은 미국

정신의학회에서 발행한『정신장애의 진단 및 통계 편람 제5판(Diagnostic and Statistical Manual of Mental Disorder, DSM-5)』의 진단기준에 따라 진단한다.

1) DSM-5 진단기준

A. 주의의 장애(즉, 주의를 기울이고, 집중, 유지 및 전환하는 능력 감소)와 의식의 장애(환경에 대한 지남력 감소)
B. 장애는 단기간에 걸쳐 발생하고(대개 몇 시간이나 며칠), 기저 상태의 주의와 의식으로부터 변화를 보이며, 하루 경과 중 심각도가 변동하는 경향이 있다.
C. 부가적 인지장애(예: 기억 결손, 지남력장애, 시공간능력 또는 지각)
D. 진단기준 A와 C의 장애는 이미 존재하거나, 확진되었거나, 진행 중인 다른 신경인지장애로 더 잘 설명되지 않고, 혼수와 같이 각성 수준이 심하게 저하된 상황에서는 일어나지 않는다.
E. 병력, 신체 검진 또는 검사 소견에서 장애가 다른 의학적 상태, 물질 중독이나 금단(즉, 남용약물 또는 치료약물로 인한), 독소 노출로 인한 직접적·생리적 결과이거나, 또는 다중 병인 때문이라는 증거가 있다.

다음 중 하나를 명시할 것:
물질 중독 섬망: 이 진단은 진단기준 A와 C의 증상이 임상양상에서 두드러지고 임상적 주목을 보증할 정도로 충분히 심할 때에만 물질 중독의 진단 대신에 내려져야 한다.
물질 금단 섬망: 이 진단은 진단기준 A와 C의 증상이 임상양상에서 두드러지고 임상적 주목을 보증할 정도로 충분히 심할 때에만 물질 금단의 진단 대신에 내려져야 한다.
약물치료로 유발된 섬망: 이 진단은 진단기준 A와 C의 증상들이 처방받아 복용 중인 치료약물의 부작용으로서 발생할 때에 적용한다.
다른 의학적 상태로 인한 섬망: 병력, 신체 검진 또는 검사 소견에서 장애가 다른 의학적 상태의 생리적 결과에 기인한다는 증거가 있다.
다중 병인으로 인한 섬망: 병력, 신체 검진 또는 검사 소견에서 섬망이 한 가지 이상의 병인을 가지고 있다는 증거가 있다(예: 병인이 되는 의학적 상태가 한 가지 이상, 다른 의학적 상태에 더해지는 물질 중독이나 치료약물의 부작용).

다음의 경우 명시할 것:
급성: 몇 시간이나 며칠 지속하는 경우
지속성: 몇 주나 몇 개월 지속하는 경우

다음의 경우 명시할 것:
과활동성: 정신운동 활동 수준이 과잉되어 기분 가변성, 초조
그리고/또는 의학적 치료에 대한 협조 거부를 동반할 수 있다.
저활동성: 정신운동 활동 수준이 저조하여 혼미에 가깝게 축 늘어지거나 무기력을 동반할 수 있다.

혼합성 활동 수준: 비록 주의와 의식의 장애가 있지만, 정신운동 활동은 보통 수준이다. 또한 활동 수준이 빠르게 변동하는 경우도 포함한다.

2) 섬망의 아형

섬망은 정신운동장애 또는 각성장애의 유형에 따라 과활동형hyperactive type, 저활동형hypeoactive type, 혼합형mixed type의 3가지 아형으로 나뉘어진다. 환자가 섬망의 진단기준에 부합하는 증상을 보이더라도 아형에 따라 발견되는 정도와 치료 약물 등이 다를 수 있으므로 이를 민감하게 파악하는 것이 중요하다. 과활동형 섬망은 정신운동 활동 수준이 항진되어 과각성, 안절부절 못함, 짜증 또는 분노, 불안, 초조 등의 증상이 두드러지는 아형을 말하며, 이러한 경우 교감신경계 항진으로 인한 빈맥, 동공산대, 안면 홍조, 혈압 상승이 관찰될 수 있다. 환자가 과활동형 섬망을 보일 경우 카테터를 제거하는 등 행동장애를 보이고 낙상의 위험이 증가하므로, 의료진들의 주목을 끌어 진단이 가장 빈번하게 이루어지는 경향이 있다. 저활동형 섬망은 정신운동 활동 수준이 저하되어 활동량 감소, 기면, 각성수준 저하, 무관심, 느린 억양을 보인다. 이 유형은 완화의료에서 가장 흔한 유형으로 섬망 환자의 20-53%가 저활동형 섬망 상태인 것으로 보고되고 있다. 저활동형 섬망의 경우 치료진이나 주위 환자들을 곤란하게 하지 않아 진단을 놓치는 경우가 많으며, 그로 인하여 환자가 적절히 돌봄을 받지 못하여 영양부족이나 탈수, 욕창이 생기는 경우가 있으므로 주의를 요한다. 혼재형 섬망은 이전 24시간 동안 과활동형과 저활동형 섬망의 증상이 혼재되어 변동성을 보이며 나타나는 경우를 말한다. 혼재형 섬망은 주로 밤에는 과활동형을 낮에는 저활동형 섬망의 양상을 나타낸다.

3) 아증후군 섬망

섬망의 진단기준을 만족하지는 않지만, 섬망의 증상을 1가지 이상 보이는 경우 아증후군 섬망을 진단할 수 있다. 이러한 상태는 섬망으로 진행되는 혹은 섬망이 회복되는 과정일 수 있으며, 아증후군 섬망이 있을 경우 사망, 요양시설입소, 치매 발생 위험, 기능저하, 입원기간 연장 등 섬망이 없는 경우와 있는 경우, 중간 정도의 예후를 보이므로 중요한 임상적 의미를 갖는다. 아증후군 섬망이 동반된 환자는 경한 수면-일주기리듬 장애, 인지기능 저하, 주의력 저하, 초조 등의 증상을 보일 수 있다. 아증후군 섬망의 발생 위험요인은 섬망과 동일하며 섬망과 마찬가지로 항정신병 약물을 투여하여 증상을 개선시킬 수 있다. 이러한 상태를 단순 불면이나 불안, 우울 등으로 오인하여 수면제나 벤조디아제핀을 투약할 경우 섬망으로 진행될 수 있어 주의해야 한다. 따라서, 섬망 발생의 위험요인을 가지고 있는 환자가 불면이나 초조를 보일 경우, 먼저 아증후군 섬망에 의할 가능성을 의심하여 평가 후 가능성이 있다고 판단될 경우 저용량의 항정신병약물을 투여하여 증상을 조절하도록 한다.

6. 섬망의 관리

섬망의 관리는 섬망의 예방과 치료로 이루어진다. 일반적 원칙은 섬망의 예방과 치료에 모두 도움이 되므로 동일하게 적용한다. 그러나, 아직까지 섬망의 예방을 위한 약물치료는 근거 수준이 낮아 섬망의 치료에 국한되어 적용한다.

1) 일반적 원칙

섬망 관리의 일반적 원칙은 통합적 의사, 간호사, 보호자, 간병인의 통합적 접근으로 구성되어 있다. 작은 중재라도 여러 위험요인들을 동시에 교정하는 것은 섬망의 개선에 도움이 될 수 있다.

(1) 고위험약물의 조절

약물은 섬망 발생의 가장 흔한 원인이며, 동시에 조정이 가장 용이한 요인이기도 하다. 그러나, 암은 일반적으로 노령인구에서 호발하므로 암 환자들은 진단 시에 이미 여러 기저질환이 있어 다량의 약물을 투여 중인 경우가 많다. 또한, 암이 진행하면서 동반되는 증상들을 조절하기 위하여 불가피하게 여러 종류의 약물을 추가적으로 투여받게 된다. 연구에 따르면 환자가 약물의 종류에 무관하게 5가지 이상의 다약제polypharmacy 투여 받을 경우 항콜린효과가 나타나 섬망의 발생 위험이 높아지는 것으로 나타났다. 그러므로, 가능하다면 약물의 처방 시 투여 중인 약물을 재검토하여 꼭 필요하지 않은 약물은 중단하고, 섬망의 유발 위험이 높은 약물은 감량, 변경, 중단하도록 한다. 표 39-3에 섬망의 고위험 약물과 기전 그리고 이에 대한 의견을 정리하여 놓았다.

(2) 감염의 관리

감염은 섬망의 흔한 촉발요인이다. 완화치료를 받는 환자의 약 40%는 감염을 겪는다. 가장 호발하는 부위는 요로urinary tract이며 다음으로 호흡기계respiratory tract, 피부연조직skin/soft tissue 감염의 순인 것으로 보고되고 있다. 그러나, 완화치료 중인 노인환자에게 세균 감염이 있을 경우 환자의 40-50%는 초기에 열과 백혈구 수의 증가 없이, 주로 식욕감퇴, 피로, 기능저하와 같은 증상을 보이는 것으로 알려져 있다. 따라서, 평소 암 환자의 감염원을 최소화하고 감염 여부를 확인하여 감염이 섬망의 촉발요인으로 판단된다면 항생제를 이용하여 치료하도록 한다.

(3) 전해질 이상의 관리

고칼슘혈증, 항이뇨호르몬 부적합분비증후군syndrome of inappropriate secretion of amtidiuretic hormone, SIADH, 저마그네슘혈증이 있을 경우 이를 조절해야 한다. 암 환자의 10-20%가 고칼슘혈증 겪게 되므로 암 환자가 섬망 상태일 경우 고칼슘혈증에 의한 것은 아닌지 검토해 보아야 한다. 고칼슘혈증에 의한 섬망은 이를 교정할 경우 약 40%가 회복되는 것으로 보고되고 있다. 암 환자에게서 SIADH는 주로 소세포폐암에 의한 부신생물증후군paraneoplastic syndrome 또는 항암제, 진통제, 항염증제, 항경련제, 항우울제 등의 약물에 의해 유발된다. 따라서, 발생 원인을 찾고 이에 맞추어 저나트륨혈증을 교정하도록 한다. 진행성 암 환자가 항암치료를 받을 경우 저마그네슘혈증이 나타날 수 있으며, 이로 인하여 섬망이 발생할 수 있다. 따라서, 섬망이 있을 경우 저마그네슘혈증 여부를 검토하여 필요시 이를 교정한다.

표 39-3. 섬망 발생의 고위험군 약물의 관리

섬망의 고위험 약물	섬망 유발의 기전	의견
벤조디아제핀	중추신경계 억제 및 금단CNS sedation and withdrawal	이미 벤조디아제핀 복용 중일 경우 감량하거나 감량하여 섬망 발생위험이 낮고 진정효과 있는 약물(예: nortriptyline, trazodone, quetiapine 등)과 병용 투약 혹은 대체(예: clonezepam), 갑작스러운 중단 시 금단증세로 섬망 발생 위험 증가
마약성 진통제 (특히 pethidine)	항콜린성 독성anticholinergic toxicity, 중추신경계 억제, 분변매복fecal impaction	통증이 섬망을 악화시킬 수 있으므로 위험/이득risk/benefit 고려, 국소 통증조절, 비마약성 진통제 사용acetaminophen, NSAIDs, 오피오이드 회전opioid roatation, 섬망 발생 위험: pethidine > morphine > fentanyl > oxycodone
비벤조디아제핀계 수면제 (예: zolpidem)	중추신경계 억제 및 금단	이미 수면제 복용 중일 경우 감량하거나 감량하여 섬망 발생 위험이 낮고 진정효과 있는 약물(예: nortriptyline, trazodone, quetiapine 등)과 병용 투약 혹은 대체(예: clonezepam), 갑작스러운 중단 시 금단증세로 섬망 발생 위험 증가
항히스타민, 특히 1세대 약물 (예: doxylamine, diphenhydramine)	항콜린성 독성	진정효과 약한 항히스타민제로 변경
항콜린약물 (예: oxybutynin, benztropine)	항콜린성 독성	감량 혹은 투여 중단
항경련제	중추신경계 억제	경련 조절을 위한 치료 용량의 범위에서도 섬망 발생 가능, 항경련제 투여 유지가 필요시 valproate로 변경, 경련발작 가능성이 낮다면 투여 중단
삼환계항우울제TCA, 특히 3차 아민계 (예: amitryptyline, imipramine, doxepin)	항콜린성 독성	가능할 경우 단계적으로 감량하여 투여 중단, 항우울제 계열 약물의 유지가 필요할 경우 SSRI, SNRI (통증 조절 시 duloxetine), 2차 아민 TCA (nortriptyline)로 변경
H2 수용체 차단제	항콜린성 독성	감량 혹은 PPI로 변경
항파킨슨제 (예: levodopa, amantadine)	도파민성 독성dopaminergic toxicity	말기환자나 고용량의 항파킨슨 약물 사용 시 유발가능, 감량 혹은 투약 시간에 따라 용량(예: 야간 투여 용량 감량)을 변경
항정신병약물, 특히 저역가 전형항정신병약물, (예: chormpromazine, thioridazine)	항콜린성 독성, 중추신경계 억제	투여 중단, 고역가 항정신병약물 변경
바비츄레이트	중추신경계 억제, 금단	급작스러운 투여 중단 시 금단증세 발생 위험 증가, 점진적 투여 중단 또는 벤조디아제핀으로 대체

(4) 항암 약물의 관리

항암 약물들은 섬망의 원인이 될 수 있다. 특히, 혈액뇌장벽blood brain barrier을 관통하는 항암제들이 섬망을 더 많이 유발하는 것으로 알려져 있다. 면역치료제들도 염증성 사이토카인을 증가시키므로 섬망의 원인이 될 수 있다. 그러므로, 항암제나 면역치료제들이 섬망 발생의 원인이라고 판단될 경우 이를 고려하여 항암 약물의 투여를 결정하도록 한다

(5) 탈수 방지, 영양 공급, 대소변 배출의 유지

완화치료를 받는 환자는 피로, 식욕감퇴 등의 증상과 함께 약물에 의한 인지저하, 과진정, 항콜린효과 등의 부작용으로 탈수, 영양결핍, 대소변 배출 이상이 쉽게 생긴다. 따라서, 환자의 수분 섭취, 영양 공급, 대소변 배출이 일정하게 유지되는지 여부를 검토하고 관리해야 한다. 환자가 탈수 되지 않도록 일정량의 수분섭취를 권하고, 하루에 섭취한 수분의 양을 확인하고 관리하도록 한다. 또한, 환자가 매일 일정량의 식사를 유지할 수 있도록 식사량을 확인하고, 환자 스스로 식사하기 어려울 경우 간병인이나 가족이 식사를 보조하도록 한다. 대변의 배출이 적절히 이루어지는지 정규적으로 확인하여 필요할 경우 하제를 사용하여 대변의 배출이 유지되도록 한다. 특히 환자가 마약성 진통제를 사용하고 있을 경우 변비의 발생 여부를 철저히 검토해야 한다. 소변의 배출량을 소변통 등을 이용하여 확인하며, 요정체urinary retention가 없을 경우 가능하면 도뇨관urinary catheter은 사용하지 않도록 한다.

(6) 통증의 관리

환자의 통증 여부를 정규적으로 확인하여 조기에 조절하도록 한다. 통증은 그 자체로 섬망의 촉발요인이지만, 통증을 조절하기 위한 약물 또한 섬망의 촉발요인이 될 수 있으므로 진통제의 사용에도 주의가 필요하다. 특히, 마약성 진통제의 사용은 섬망을 유발할 수 있는 위험요인으로 널리 알려져 있다. 그러므로, 가능하다면 국소통증 관리나 acetaminophen, NSAIDs를 이용하여 통증을 조절하여 마약성 진통제의 사용을 줄이거나 대체하도록 한다. 또한, 일반적으로 통증은 불면, 불안, 우울 등의 정신증상과 밀접한 연관이 있으므로, 이러한 증상이 있는 통증 환자는 정신증상을 항우울제나 항정신병약물로 관리하여 줌으로써 통증의 완화와 진통제의 요구량을 감소시킬 수 있다.

(7) 환경 개선, 지남력 제공, 감각 기능의 보존

환자에게 지속적으로 지남력을 인지할 수 있는 단서를 제공하고, 수면/각성이 유지될 수 있는 안정적인 환경을 조성하도록 한다. 환자가 볼 수 있는 곳에 시계와 달력을 비치하여 시간지남력을 스스로 인지할 수 있게 하며, 의료진과 보호자는 여기가 어디인지, 환자 본인이 누구인지, 무엇을 위해 입원했는지, 설명하는 치료자의 역할은 무엇인지를 알려준다. 또한, 가능하다면 정기적으로 환자의 가족과 지인이 방문하여 환자가 현재의 상황을 인지하고 안심할 수 있도록 한다. 환자의 수면-각성주기의 유지를 위하여 병실은 낮 동안 채광이 잘되도록 하고 야간에는 은은한 빛과 조용한 환경이 되도록 하여 적절한 수면 환경을 제공하도록 한다.

시청각 기능의 박탈은 섬망의 취약요인으로 알려져 있다. 입원 시 안경이나 보청기 사용 여부를 확인하여, 안경을 사용하던 환자는 입원기간에도 안경을 착용하게 하고, 보청기를 사용하던 환자는 보청기 사용을 유지하도록 한다. 환자의 가족과 간병인에게도 입원기간 동안 안경과 보청기를 유지하는 것이 중요함을 교육하여, 시청각 기능이 유지되도록 한다.

(8) 보행 및 움직임 격려, 강박의 제한적 적용

환자의 보행과 움직임을 격려한다. 가능하면 환자를 병상에 누워 있게 하기보다는 앉아 있도록 하며, 조기에 보행할 수 있도록 한다. 침상에서 나와 걷거나 앉아 있게 하는 것은 무기폐atelectasis, 상태악화deconditioning, 욕창의 발생을 예방할 수 있다. 보행이 어렵다면 보조기를 이용하여 보행을 도우며 움직임이 어렵다면 물리재활치료 등을 이용해 관절운동가동범위의 운동range of motion exercise을 하도록 한다. 신체강박은 강박 자체가 섬망을 악화시킬 수 있으므로 제한적으로 적용해야 한다. 신체강박의 적용은 낙상 및 자해, 타해의 발생의 위험이 있거나, 약물치료 등 행동문제를 조절하기 위한 노력에도 증상이 지속될 경우에 한하여 사용하며, 가능하면 필요한 최소의 시간 동안 적용하도록 한다.

2) 약물치료

항정신병약물은 섬망 증상의 조절을 위한 1차치료제이다. 여러 신경전달 물질의 이상이 섬망과 연관되어 있으나, 섬망의 주요 신경병리 기전은 대뇌의 도파민 과잉과 콜린의 결핍으로 제안되고 있다. FDA에서 항정신병약물을 섬망치료제로 아직 승인하지는 않았으나, 여러 가이드라인과 근거 수준이 높은 문헌들에서 섬망 증상의 조절을 위한 주치료제로 항정신병약물을 권고하고 있는 것은 이에 근거하고 있다.

(1) 투약의 기본 원칙

섬망은 환자에 따라 그리고 의학적 상태에 따라 치료 약물에 의한 효과와 부작용이 다양하게 나타나기 때문에 세심한 관찰과 조정이 필요하다. 약물을 선택하고 사용할 때 다음의 사항을 고려하여 조절하도록 한다. 첫째, 한 가지 약물을 선택하여 투여를 시작한다. 섬망 환자에게 처음 약물 투여할 경우 금기증(예: 파킨슨증후군, 루이소체치매)이 없다면, haloperidol을 1차 선택약으로 투여하기를 권한다. 최근 임상에서 다양항 비전형항정신병약물을 섬망의 치료에 사용하고 있으나, 장기간에 걸친 임상경험과 연구결과들을 고려하였을 때 안전성safety과 효능성efficacy이 가장 높은 약물은 여전히 저용량의 haloperidol이다. 코크란 리뷰Cochrane review에서도 haloperidol을 섬망의 치료 시 먼저 고려drug of choice하고, 환자가 haloperidol에 민감성이 있거나 사용이 부적합할 경우 2세대 항정신병약물을 대안으로 선택할 것을 권하고 있다. 또한, haloperidol은 저활동형, 과활동형 섬망에 모두 사용할 수 있다. 이러한 임상적 결과들은 haloperidol의 약물학적 특성에서 기인하는 것 같다. Haloperidol은 일반적으로 섬망의 치료에 효과가 있는 약물들과 비교하여 높은 D2 수용체 친화력을 보이며, 저용량에서 항정신병 효과를 나타낸다. 또한, 저용량의 haloperidol (<3.5 mg/day)은 2세대 항정신병약물과 비교하여 추체외로 부작용의 발생위험이 높지 않으며, 항콜린효과와 항히스타민효과가 크지 않아 과진정될 가능성도 작다. 따라서, 섬망 환자에게 haloperidol을 저용량 투여할 경우 증상의 개선을 위하여 요구되는 수준의 도파민 수용체 차단효과는 나타나고 약물에 의한 부작용은 상대적으로 작게 발생하는 것으로 생각된다. olanzapine, quetiapine, risperidone, aripiprazole은 섬망의 조절에 haloperidol과 유사한 정도의 효과를 보이는 것으로 보고되고 있다. olanzapine은 진정작용이 강하여 초조를 동반한 섬망 환자에게 효과적일 뿐 아니라, 항구역 작용과 식욕개선 효과가 있으므로 구역과 식욕감퇴가 동반되는 암 환자의 섬망 치료에 도움이 될 수 있다. quetiapine은 항정신병약물 중 추체외로 부작용의 발생위험이 가장 작으므로, 파킨슨증후군이나 루이소체 치매가 있는 환자의 경우 섬망 치료의 첫 번째 투여 약물로 고려하여 볼 수 있다. olanzapine, quetiapine, risperidone은 haloperidol보다 진정효과가 강하여 초조를 동반한 섬망의 조절에 도움이 될 수 있으나, 이러한 진정효과는 저활동형 섬망의 치료에는 부정적 영향을 미칠 수 있다. 따라서, 저활동형 섬망이 의심되는 환자에게는 진정효과가 강한 항정신병약물은 사용하지 않도록 한다. aripiprazole은 과활동형 섬망보다는 저활동형 섬망의 개선에 더 도움이 되는 보고되고 있다. 그러나, 도파민 부분효현제인 aripiprazole은 약동학적 특성상 불면, 피로, 안절부절못함과 같은 부작용이 있을

수 있으며, 오히려 환자의 초조와 공격성이 악화될 수 있어 사용에 주의를 요한다.

둘째, 저용량으로 약물 투약을 시작하여 부분적으로 반응이 있다고 판단되면 원하는 효과를 얻을 때까지 부작용이 발생하지 않는 범위에서 단계적으로 증량 투약한다. 섬망의 치료에 사용하는 항정신병약물들은 대부분 진정효과가 있으므로 저녁이나 자기전약물로 투약하나, 행동문제 등이 심할 경우 낮에도 사용하여 볼 수 있다. 완화의료를 받고 있는 환자들은 탈수나 대사기능이 저하되어 있을 가능성이 높으므로, 다른 환자들에 비하여 더 쉽게 부작용이 발생할 수 있다. 따라서 저용량으로 약물을 투약하며 약물에 반응이 있는 정도를 판단하는 동시에 부작용의 발생 여부를 살펴야 한다. 항정신병약물들은 섬망의 개선에 도움이 될 수 있지만, 동시에 무스카린성 아세틸콜린 수용체 길항작용 있으므로 용량이 올라갈수록 항콜린 효과가 강해져 오히려 섬망을 악화시킬 수 있다. 따라서, 투여 중인 항정신병약물이 효과가 있다고 판단될 경우 가능하면 효과가 있는 최저용량으로 증상을 조절한다.

셋째, 투여한 약물의 반응이 부족하거나 약물 부작용이 나타날 경우 약물을 교체하거나 병용 투여한다. 다른 환자에게 효과가 있었던 항정신병약물을 동일용량으로 투여하여도 환자에 따라 그 효과나 부작용의 정도가 다르게 나타날 수 있다. 사용 중인 항정신병약물의 용량을 조절하여도 효과가 없다고 판단될 경우 사용 중인 항정신병약물을 중단하고, 섬망의 치료에 효과가 있는 것으로 알려진 다른 항정신병약물로 변경하여 투여하도록 한다. 이와 달리 사용 중인 항정신병약물이 일정 정도 증상의 개선에 도움이 되지만, 원하는 정도의 개선이 이루어지지 않는다고 판단될 경우 현재 사용 중인 항정신병약물을 그대로 유지한 채 다른 항정신병약물을 병용 투여하도록 한다. 항정신병약물의 병용 투약은 임상적으로 조절을 요하는 주요 섬망증상과 개별 약물의 치료적 특성을 고려하여 약물을 선택할 수 있게 하므로 증상을 효율적으로 조절할 수 있다. 뿐만 아니라, 한 가지 약물을 단독으로 고용량 사용할 경우 부작용 발생의 위험이 올라가지만, 두가지 이상의 약물을 저용량으로 병용 투약할 경우 부작용의 발생을 낮출 수 있다.

넷째, 투여 중인 항정신병약물의 감량 및 중단은 섬망이 충분히 호전되었다고 판단된 이후 단계별로 감량하여 중단한다. 섬망의 약물치료로 환자의 상태가 호전되었더라도 환자는 아증후군 섬망 상태일 가능성이 있다. 섬망을 경험한 노인 환자의 경과를 추적 관찰한 연구에서 입원 시 섬망이 발생한 환자의 44.7%가 퇴원 시에도 여전히 섬망 상태이며, 퇴원 후 6개월에도 21%의 환자는 섬망이 지속되는 결과를 보였다. 더구나, 완화치료를 받는 암 환자들은 경과가 진행하면서 취약요인과 촉발요인이 지속적으로 증가하는 경향이 있으므로 이익과 위험을 고려하여 약물의 중단을 신중히 판단할 필요가 있다. 그러므로, 급성기 치료 후 퇴원하는 환자의 섬망이 완전히 관해되었다고 판단하기 어려울 경우 섬망의 조절에 도움이 된 약물을 일정기간 유지 후 외래에서 단계별로 감량하여 중단하도록 한다.

다섯째, 섬망의 치료 시 벤조디아제핀은 항정신병약물의 보조제로 저용량 사용한다. 벤조디아제핀은 섬망 환자의 진정을 위해 임상에서 종종 사용된다. 초조를 동반한 섬망 상태에 있는 진행성 암 환자에게 haloperidol의 단독투여[IV]와 haloperidol, lorazepam을 병용 투여[IV]한 경우의 효과를 비교한 연구에서 haloperidol과 lorazepam을 병용 투여하는 것이 더 유의미한 진정효과를 보이는 것으로 나타났다. 그러나, 섬망 환자에게 lorazepam의 효과와 안전성을 검토한 문헌들은 lorazepam과 같은 벤조디아제핀은 섬망의 악화 및 유발 인자이며, 과진정, 호흡억제 등을 유발할 수 있는 것으로 보고하고 있다. 따라서, 벤조디아제핀은 가능하면 알코올 금단성 섬망이나 벤조디아제핀 금단성 섬망에 사용하고, 그 외의 섬망에서는 초조 등의 증상을 조절하기 위하여 항정신병약물의 보조제로 필요시 사용하도록 한다.

(2) 항정신병약물의 부작용 및 주의사항

Part 13. 69. 항정신병약물 참고

3) 말기, 임종기 섬망의 관리

섬망은 말기와 임종기에 있는 환자가 흔히 겪게 되는 의학적 상태로, 특히 완화치료를 받는 임종기 환자의 약 90%가 섬망을 겪는 것으로 알려져 있다. 말기 및 임종기 환자의 섬망은 환자를 육체적으로 고통스럽게 할 뿐 아니라, 임종이 다가온 환자가 가족들과 소통할 수 없게 되어 사별의 과정을 적절히 밟아가지 못하게 한다. 따라서, 말기와 임종기 섬망을 관리하는 것은 '치료가 어려운 말기 질환을 가진 환자와 가족을 대상으로 통증 및 신체적, 심리적, 사회적, 영적 고통을 완화하여 삶의 질을 향상시킨다'는 완화의료 본연의 목적을 이루기 위하여 필수적인 의료 행위이다.

(1) 말기, 임종기 섬망의 정의

말기 섬망end of life delirium은 진행성 질환으로 인하여 여명이 6개월 이하인 환자에게 발생하는 섬망을 말한다. 말기에 발생하는 섬망은 50% 정도가 회복이 가능한 것으로 알려져 있다. 임종기 섬망terminal delirium은 임종하기 수 일에서 수 시간 전에 발생하는 섬망을 가리킨다. 이러한 상태는 사망의 과정으로 발생하는 것으로 생각되며 비가역적이다. 임종기에 발생하는 섬망은 사망이 임박하였음을 예측할 수 있는 요인이 될 수 있으나, 말기 섬망과 임종기 섬망을 명확히 구분하는 것은 어렵다.

(2) 말기, 임종기 섬망 치료의 목적

일반적으로 섬망의 치료는 섬망의 위험요인을 찾고 교정하여 섬망을 회복하는 것을 목적으로 한다. 그러나, 이와 달리 말기 섬망은 암이 진행되고 있으므로 교정 가능한 요인에 제한되므로 섬망의 회복이 어려울 수 있다. 따라서, 말기, 임종기 섬망의 치료의 목적은 환자의 고통을 경감시키고, 인지기능과 의사소통 기능을 유지시켜 평안히 삶을 마감할 수 있도록 돕는 것이다.

(3) 정보전달 및 동의

환자와 보호자에게 임종기, 말기 섬망의 발생위험, 임상양상, 치료의 목적에 대하여 설명하고, 섬망이 발생할 경우 위험요인을 탐색하기 위한 검사의 범위와 위급상황 시 처치의 정도를 논의하여 미리 결정한다. 또한, 불가피한 상황에서 신체강박을 시행할 수 있음을 알리고, 신체강박동의서를 받아 놓는다. 가능하다면 이러한 모든 과정에 환자가 직접 참여하고 결정할 수 있도록 한다.

(4) 말기, 임종기 섬망의 치료

① 일반적 원칙

말기, 임종기 섬망 환자 관리의 일반적 원칙은 일반병실의 환자와 동일하게 시행한다. 특히, 말기 환자의 섬망이 약물에 의하여 섬망이 유발되거나 대사이상에 의하여 유발된 경우 회복의 가능성이 있으므로 가능한 유발요인을 탐색하고 교정을 시도하도록 한다. 임종기 섬망이 의심되는 상황이라고 하여도 죽음의 과정으로 간주하고 환자의 증상을 관망하지 않아야 하며, 통증, 소변 정체, 항문 막힘 등을 평가하고 관리하도록 한다. 환자가 임종이 임박하여 의사소통이 어려워지더라도 의료진과 보호자는 환자를 존중하고, 섬망이 발생하지 않은 시기와 동일하게 환자를 대하도록 한다. 또한, 말기, 임종기의 상태에 있는 환자와 가족은 임종을 앞두고 두려움과 초조 등을 겪을 수 있으므로 환자나 보호자가 요청할 경우 영적인 도움을 받을 수 있도록 연결해 준다.

② 약물치료

환자에게 고통을 유발하는 초조, 불면, 환시, 망상 등의 섬망 증상을 항정신병약물을 이용하여 대증적으로 조절한다. 말기 및 임종기 상태에 있는 환자들은 영양결핍, 탈수, 장기부전 등으로 인하여 약물 대사가 저하되어 정좌위불능증, 피킨슨증후군, 삼킴곤란 등의 약물부작용 발생의 위험이 높을 뿐 아니라, 부작용이 발생하여도 인지저하로 환자가 이를 표현할 수 없어 더욱 고통을 받게 될 수 있다. 따라서, 가능하면 항정신병약물을 저용량으로 시작하여 단계별로 증량하며, 효과가 있는 최소용량을 사용하도록 한다. 최근 FDA에서 치매 노인에게 항정신병약물을 장기간 사용할 경우 사망위험이 증가할 수 있음을 경고하고 있으므로, 말기나 임종기 섬망의 조절을 위하여 항정신병약물을 사용할 경우 사망의 위험이 높아지는 것은 아닌지 염려가 있을 수 있다. 그러나, 아직까지 말기나 임종기 섬망 환자에게 항정신병약물을 사용하였을 때 사망위험을 높인다는 증거는 없으며, 최근에 시행된 연구에서는 임종기 섬망 환자에게 haloperidol을 투여하였을 때 사망위험이 증가하지 않음을 보고하였다.

약물치료를 시행함에도 불응성 섬망이 지속될 경우 완화적 진정을 고려할 수 있다. 완화적 진정은 완화의료를 받는 환자의 불응성 증상으로 인한 고통을 경감시키기 위해 환자와 그 가족, 의료진이 윤리적으로 수용할 수 있는 방식으로 약물을 사용해 의식을 저하시키는 의료행위를 말한다. 완화적 진정은 여명을 늘리거나 단축시키지 않으며, 안락사와는 구분되는 의료행위로 불응성 섬망은 완화적 진정을 시행하게 되는 가장 큰 원인이다. 완화적 진정은 고통의 경감을 목적으로 하며 주로 midazolam, propofol, lorazepam 등 진정효과가 강한 약물을 이용하여 시행한다. 그러나, 아직까지 국내에서는 완화적 진정과 관련된 세부적인 지침과 사회적 합의가 마련되어 있지 않으므로 이와 관련된 내용은 다루지 않겠다.

참고문헌

1. 서울대학교병원, 보건복지부 암정복추진기획단. 암환자 섬망 관리지침. 2019.
2. 염찬우, 함봉진. 섬망 관리지침. 하나의학사; 2023.
3. Agar MR, Quinn SJ, Crawford GB, Ritchie CS, Phillips JL, Collier A, et al. Predictors of Mortality for Delirium in Palliative Care. J Palliat Med. 2016;19(11):1205-9.
4. Agar MR. Delirium at the end of life. Age Ageing. 2020;49(3):337-40.
5. Breitbart W, Alici Y. Agitation and delirium at the end of life. JAMA. 2008;300(24):2898-910.
6. Breitbart W, Alici Y. Evidence-based treatment of delirium in patients with cancer. J Clin Oncol. 2012;30(11):1206-14.
7. Breitbart W, Gibson C, Tremblay A. The delirium experience: delirium recall and delirium-related distress in hospitalized patients with cancer, their spouses/caregivers, and their nurses. Psychosomatics. 2002;43(3):183-94.

8. Bruera E, Bush SH, Willey J, Paraskevopoulos T, Li Z, Palmer JL, et al. Impact of delirium and recall on the level of distress in patients with advanced cancer and their family caregivers. Cancer. 2009;115(9):2004-12.
9. Bush SH, Lawlor PG, Ryan K, Centeno C, Lucchesi M, Kanji S, et al. Delirium in adult cancer patients: ESMO Clinical Practice Guidelines. Ann Oncol. 2018;29(Suppl 4):iv143-65.
10. Bush SH, Leonard MM, Agar M, Spiller JA, Hosie A, Wright DK, et al. End-of-life delirium: issues regarding recognition, optimal management, and the role of sedation in the dying phase. J Pain Symptom Manage. 2014;48(2):215-30.
11. Clegg A, Young JB. Which medications to avoid in people at risk of delirium: a systematic review. Age Ageing. 2011;40(1):23-9.
12. Cole MG. Persistent delirium in older hospital patients. Curr Opin Psychiatry. 2010;23(3):250-4.
13. De La Cruz M, Fan J, Yennu S, Tanco K, Shin S, Wu J, et al. The frequency of missed delirium in patients referred to palliative care in a comprehensive cancer center. Support Care Cancer. 2015;23(8):2427-33.
14. De La Cruz M, Ransing V, Yennu S, Wu J, Liu D, Reddy A, et al. The frequency, characteristics, and outcomes among cancer patients with delirium admitted to an acute palliative care unit. Oncologist. 2015;20(12):1425-31.
15. Duppils GS, Wikblad K. Delirium: behavioural changes before and during the prodromal phase. J Clin Nurs. 2004;13(5):609-16.
16. Gaudreau JD, Gagnon P, Harel F, Roy M-A, Tremblay A. Psychoactive medications and risk of delirium in hospitalized cancer patients. J Clin Oncol. 2005;23(27):6712-8.
17. Göl M, Hoşoğlu Y, Tükrkbeyler İH. Management of the infectious diseases during palliative care. Rev Assoc Med Bras (1992). 2022;68(9):1127-9.
18. Gupta N, de Jonghe J, Schieveld J, Leonard M, Meagher D. Delirium phenomenology: what can we learn from the symptoms of delirium? J Psychosom Res. 2008;65(3):215-22.
19. Hein C, Forgues A, Piau A, Sommet A, Vellas B, Nourhashémi F. Impact of polypharmacy on occurrence of delirium in elderly emergency patients. J Am Med Dir Assoc. 2014;15(11):850.e11-5.
20. Hosker C, Ward D. Hypoactive delirium. BMJ. 2017;357:j2047.
21. Hui D, Frisbee-Hume S, Wilson A, Dibaj SS, Nguyen T, De La Cruz M, et al. Effect of lorazepam with haloperidol vs haloperidol alone on agitated delirium in patients with advanced cancer receiving palliative care: a randomized clinical trial. JAMA. 2017;318(11):1047-56.
22. Inouye SK, Westendorp RG, Saczynski JS. Delirium in elderly people. Lancet. 2014;383(9920):911-22.
23. Lawlor PG, Gagnon B, Mancini IL, Pereira JL, Hanson J, Suarez-Almazor ME, et al. Occurrence, causes, and outcome of delirium in patients with advanced cancer: a prospective study. Arch Intern Med. 2000;160(6):786-94.
24. Lea JW, Stoner SC, LaFollette J. Agitation associated with aripiprazole initiation. Pharmacotherapy. 2007;27(9):1339-42.
25. Lee SW, Jung EH, Kim HJ, Min C, Yoo SH, Kim YJ, et al. Risk factors for delirium among patients with advanced cancer in palliative care: a multicenter, patient-based registry cohort in South Korea. Eur Rev Med Pharmacol Sci. 2023;27(5):2068-76.
26. Ljubisavljevic V, Kelly B. Risk factors for development of delirium among oncology patients. Gen Hosp Psychiatry. 2003;25(5):345-52.
27. Marcantonio ER. Delirium in hospitalized older adults. N Engl J Med. 2017;377(15):1456-66.
28. Marcantonio ER. Postoperative delirium: a 76-year-old woman with delirium following surgery. JAMA. 2012;308(1):73-81.
29. Marra A, Ely EW, Pandharipande PP, Patel MB. The ABCDEF bundle in critical care. Crit Care Clin. 2017;33(2):225-43.
30. Matsuda Y, Tanimukai H, Inoue S, Inada S, Sugano K, Hasuo H, et al. JPOS/JASCC clinical guidelines for delirium in adult cancer patients: a summary of recommendation statements. Jpn J Clin Oncol. 2020;50(5):586-93.
31. Meagher DJ, Moran M, Raju B, Gibbons D, Donnelly S, Saunders J, et al. Phenomenology of delirium: assessment of 100 adult cases using standardised measures. Br J Psychiatry. 2007;190(2):135-41.
32. Nagy-Agren S, Haley HB. Management of infections in palliative care patients with advanced cancer. J Pain Symptom Manage. 2002;24(1):64-70.
33. Rieck KM, Pagali S, Miller DM. Delirium in hospitalized older adults. Hosp Pract (1995). 2020;48(sup1):3-16.
34. Roberts RJ, Lohano KK, El-Mallakh RS. Antipsychotics as antidepressants. Asia Pac Psychiatry. 2016;8(3):179-88.

35. Stiefel F, Fainsinger R, Bruera E. Acute confusional states in patients with advanced cancer. J Pain Symptom Manage. 1992;7(2):94-8.
36. Thom RP, Mock CK, Teslyar P. Delirium in hospitalized patients: Risks and benefits of antipsychotics. Cleve Clin J Med. 2017;84(8):616-22.

PART 9

선별과 평가

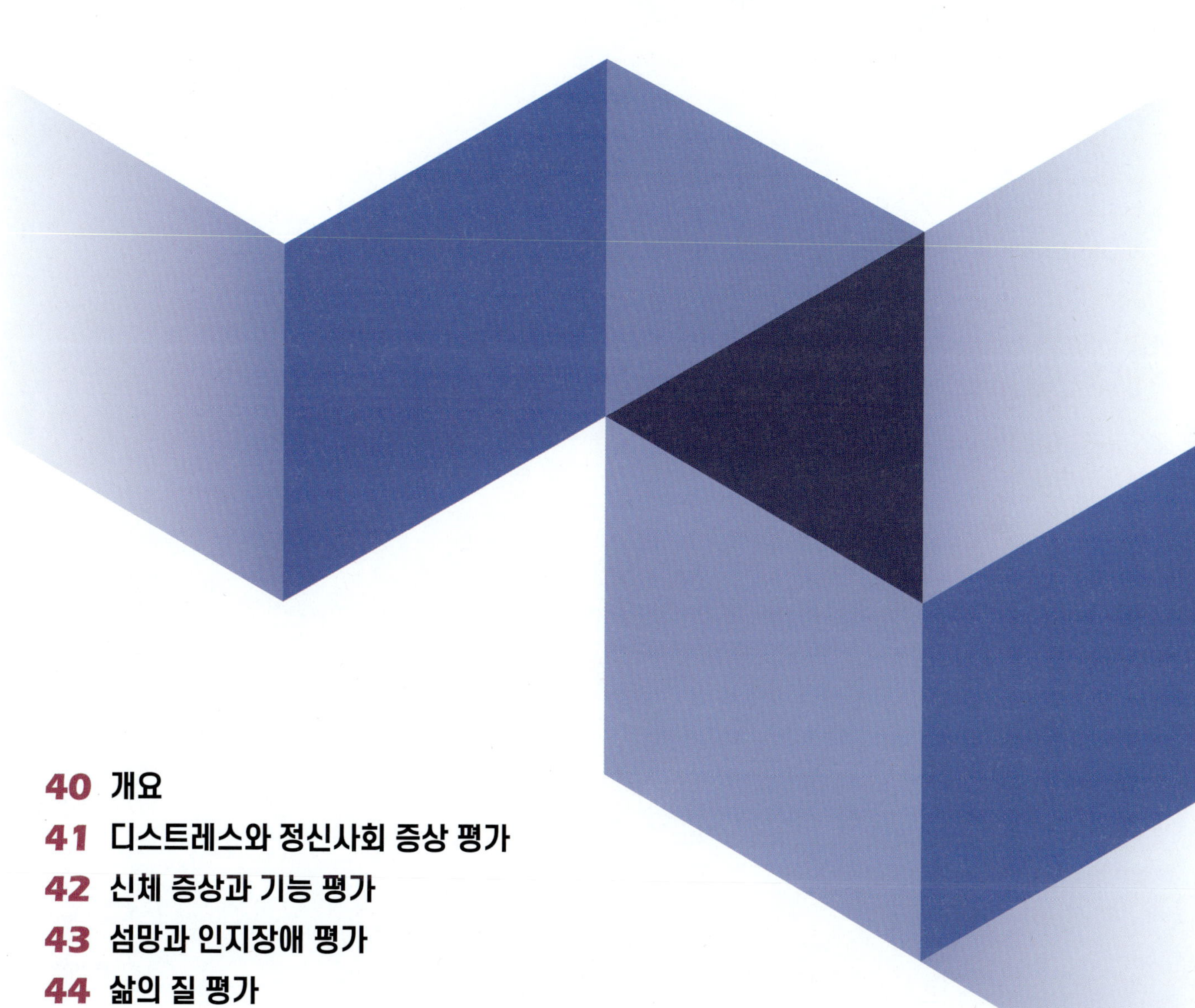

40 개요

심은정

암 진단, 치료, 그리고 이후 과정에서 암 환자가 경험하는 다양한 신체적 및 심리적 증상을 적시에 평가하여 효과적인 개입을 제공하는 것은 정신종양학자의 핵심 과업 중 하나이다.

제9부에서는 암 환자가 겪는 주요 신체적 및 심리적 증상과 삶의 질 평가에 대해 다룬다. 41장에서는 암 환자의 제6의 활력 징후인 디스트레스와 외상후 스트레스 증상, 재발에 대한 두려움, 사기저하, 그리고 빠른 죽음에 대한 두려움 등 주요 심리사회적 증상에 대한 선별 및 평가 도구를 개관한다. 42장에서는 디스트레스에 부정적인 영향을 미치는 주요 신체 증상과 기능, 즉 통증, 피로, 체중감소 및 식욕부진, 오심 및 구토 등의 평가와 관리, 그리고 신체 기능의 평가에 대해 소개한다. 섬망은 특히 완화의료 및 호스피스 케어 현장에서 자주 발생하며, 관리 부담을 가중하는 주요 증상 중 하나이다. 인지 기능은 암 치료의 부작용이나 후유증으로 저하될 수 있으며, 암 환자가 일상 생활과 직장으로 복귀하는 데에도 중요하다. 43장에서는 이러한 섬망과 인지 기능에 대한 주요 선별 및 진단 도구를 소개한다. 마지막으로, 암 치료의 성과는 생존기간으로 대표되는 삶의 양과 삶의 질로 구분된다. 삶의 질은 환자 중심 의료에서 중요한 환자 보고 성과 지표 중 하나이다. 암이 만성질환으로 변화함에 따라, 치료가 환자의 삶의 질에 미치는 부정적인 영향을 평가하고 이를 최소화하는 것이 점점 더 중요해 지고 있다. 44장에서는 암 환자의 삶의 질에 영향을 미치는 다양한 요인과 주요 삶의 질 평가 도구에 대해 개관한다.

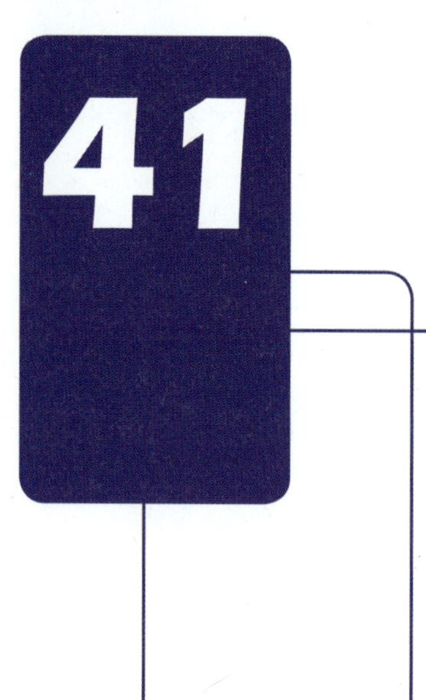

디스트레스와 정신사회 증상 평가

심은정

1. 서론

암 진단과 치료 경험은 환자와 그 가족에게 상당한 심리사회적 고통을 유발한다. 정확한 평가를 통해 시의적절하게 다루어지지 않을 경우, 암 투병의 전 과정에 여러 부정적 영향을 줄 수 있다. 암 환자가 겪는 심리사회적 고통을 포괄하는 개념인 디스트레스distress의 평가와 관리는 정신종양학자의 핵심 업무 중 하나다. 미국 통합암센터 네트워크National Comprehensive Cancer Network, NCCN의 디스트레스 관리 지침distress management guidelines은 디스트레스를 '암, 암의 신체 증상과 치료를 효과적으로 대처할 수 있는 능력을 저해할 수 있는 심리적(즉, 인지, 행동, 정서적), 사회적, 영적, 신체적 성격의 다요인적인 불쾌한 경험'으로 '취약성, 슬픔, 두려움과 같은 일반적 감정부터 우울, 불안, 공황, 사회적 고립, 실존적 및 영적 위기 등'을 아우르는 개념으로 정의한다. 디스트레스는 불안이나 우울과 같은 정신의학 용어보다 낙인이 적고 일반인이나 비정신건강 의료진도 이해하는 데 더 유용하다는 관점에서 채택되었다.

상당수의 암 환자가 개입이 필요한 수준의 디스트레스를 경험하는데, 실제 북미 지역 55개 암센터 대상 다기관 연구에서 암 환자의 46%, 그리고 국내 암 환자 대상 다기관 연구에서도 유사하게 42.1%의 암 환자가 임상적으로 유의한 수준의 디스트레스를 경험하였다. 높은 암 재발 및 사망률 위험, 삶의 질 및 치료 준수도 저하 등 디스트레스가 치료 결과 및 환자 보고 성과patient-reported outcomes에 미치는 부정적 영향이 일관되게 확인되면서 다수 국가에서 디스트레스 평가와 관리를 암 환자 치료의 일환으로 통합할 것을 권고하였다. 2004년 캐나다 암 관리 전략 협의회Canadian Strategy For Cancer Control가 체온, 맥박, 호흡, 혈압, 통증에 이어 정서적 디스트레스를 제6의 활력 징후로 공인한 것은 암 환자 디스트레스 관리의 중요성을 공식화하는 계기가 되었다. 2015년 미국 외과의사협회 암 위원회The American College of Surgeons, Commission on Cancer가 의료 기관 내 심리사회적 디스트레스 선별 검사 및 심리사회적 돌봄을 위한 연계 프로그램 시행을 환자 중심 의료 기관 인증 기준으로 의무화한 것은 암 환자의 디스트레스 관리에 또 다른 중대한 분수령이 되었다. 이에 암 환자의 디스트레스의 평가와 관리에 대한 안내 지침들이 발표되었는데, 2014년 미국 임상 종양학회American Society of Clinical Oncology, ASCO의 성인 암 생존자의 불안과 우울 관리 지침에서 타당화된 척도를 이용한 정기적 평가와 및 증상 심각도에 기반한 단계 별 돌봄 모형stepped-care model을 제안하였다. 유사하게 영국 National Institute for Health and Care Excellence (NICE)의 암 환자의 지지 및 완화치료 향상 권고안과 호주 성인 암 환자 대상 심리사회적 서비스 임상 지침도 모든 암 환자가 암 치료의 중요 시기에 정기적으로 체계적인 심리 평가를 받고 그 결과에 기반하여 적절한 수준의 심리적 개입을 받을 수 있는 단계별 관리를 권고하고 있다. 국내에서는 2008년 암 환자 대상 근거 기반 심리사회적 지지 서비스 제공을 안내하기 위한 디스트레스 관리 지침 권고안을 제안한 바 있다. 다수의 지침들은 디스트레스 위험이 높아질 수 있는 중요한 시점, 즉 암 진단 초기, 수술 전후, 추적 관찰 시기, 그리고 재발, 진행 그리고 완화 및 임종 치료로 전환되는 치료의 주요 변곡점에서 최소 1회 이상, 적절한 간격으로 디스트레스를 평가할 것을 권고한다. 이처럼 암 환자의 디스트레스 관리는 암 치료 일환으로 통합되어 이루어져야 하며, 정확한 선별과 평가는 중요한 첫 단계이다. 이 장에서는 암 환자 대상으로 진단적 정확성이 검증된 주요 디스트레스 선별 및 평가 도구들에 대해 소개한다.

2. 디스트레스 선별 및 정신사회증상의 선별 및 평가

암 환자 디스트레스 및 정신 사회 증상의 선별 및 평가는 기존 관련 평가 도구를 암 환자 대상으로 검증하여 사용하는 경우가 주를 이룬다. 그러나 NCCN의 디스트레스 온도계 등 암 환자를 대상으로 개발된 도구들도 있으며, 주로 환자가 자신의 디스트레스 수준을 평가하는 자기 보고 형태가 다수이다. 여기선 암 환자 대상으로 광범위하게 사용되고 있으면서 타당화된 한국어판이 있는 도구 중심으로 소개하겠다. 주요 도구의 진단적 정확성diagnostic accuracy 관련 정보는 표 41-3에서 제시하였다.

1) 디스트레스

환자 부담을 최소화하면서 주기적 평가가 가능한 대표적인 암 환자 디스트레스의 초간이 선별도구로는 NCCN의 디스트레스 온도계distress thermometer, DT가 있다. 지난 주 경험한 디스트레스 수준을 평가(0: 디스트레스 없음-10: 극도의 디스트레스)하는 DT와 더불어 디스트레스에 기여하는 문제를 확인하기 위한 6개 범주의 문제 목록(2024년 v1 기준 신체, 정서, 사회, 실생활, 영적/종교, 기타)으로 구성되어 있다. DT는 가장 광범위하게 진단적 정확성이 검증된 선별 도구이기도 하며, 가중 민감도 78.5% (95% CI: 69.8-86.1) 그리고 특이도 67.4% (60.1-74.3)를 보였고, 병원불안우울 검사HADS에 상응하는 진단적 정확성이 확인되었다. 단일 문항이므로 효율성에서도 우위를 지닌다. NCCN 디스트레스 지침은 4점을 절단점으로 제시하였고, 21개 비영어 번역본 DT 검토 결과 민감도와 특이도가 최적화된 절단점은 4점이었다. 2022년 비영어권 국가에서의 DT 번역 및 타당화에 대한 체계적 고찰도 78%의 연구에서 4 혹은 5점을 제시한 것으로 확인하였다. 한국 암 환자 대상 연구에서도 4점(민감도 0.83, 특이도 0.59)이 적절한 것으로 확인되었다. 그러나 검증된 임상 절단점을 참고하면서 각 기관의 여건에 부합하는 절단점 적용도 고려할 수 있다.

DT 등 초간이 선별도구가 우울 의심 사례 배제에 우수한 반면 의심 진단을 확인하는 데는 덜 적합하다는 평가 등을 고려하여 DT의 진단적 정확성을 향상시키려는 시도들이 이어졌다. 남유럽 4개국 312명 외래 암 환자 대상 연구는 우울 기분을 평가하는 기분온도계mood thermometer, MT와 DT를 비교했는데, DT는 HADS 우울보다는 불안과 더 관련성이 높은 반면 MT는 둘 다 관련이 있었고, DT에 비해 MT가 HADS로 정의된 디스트레스에 대한 더 나은 선별력을 보였다. 정서 온도계emotion thermometers, ET는 DT의 진단적 정확성을 높이려는 또 다른 시도로, 네 개 기분 문항(디스트레스, 불안, 우울, 분노)과 1개 도움 요구도를 평가한다. 선별력 향상의 이점이 일부 확인되었으나, 효율성 관점에서 선별 첫 단계에서는 DT 등 단일 온도계 사용이 권장되었다. 일본의 Distress and Impact Thermometer (DIT)는 디스트레스로 인한 지장도를 추가로 평가하여 DT의 정확성을 향상하고자 시도했다. 국내에서는 국립암센터 심리증상 평가지(national cancer center psychological symptoms inventory, NCC-PSI, 그림 41-1)가 암 환자의 디스트레스 관리 권고안의 일부로 개발되었다. 암 환자의 디스트레스 중 우울, 불안, 불면 등 유병률이 높은 세 증상의 심각도와 지장도를 평가하고, 수준에 따라 단계별 관리 방안을 권고하고 있다. 세 증상 모두 심각도 및 지장도에서 5점이 적절한 민감도와 특이도를 보였다.

별도의 디스트레스 선별 평가가 어려운 경우 기존 암 환자 대상 삶의 질 평가 도구(예: EORTC, FACT-G, EQ5D) 또는 암 환자 대상으로 개발된 증상 평가 척도의 심리적 디스트레스 문항을 사용한 평가도 고려할 수 있다. MD 앤더슨 증상 평가 척도MD Anderson symptom inventory, MDASI의 슬픔, 괴로움 문항, 에드먼턴 증상 평가 체계Edmonton symptom assessment system, ESAS의 우울, 불안, 안녕감 저하 문항, 간이형 메모리얼 증상 평가 척도memorial symptom assessment scale short form, MSAS-SF의 슬픔, 걱정됨, 짜증, 신경질 문항 등의 활용을 고려할 수 있다.

암 환자 대상으로 검증된 간이 선별 도구가 양호한 진단적 정확성을 보이나, 주기적 평가 그리고 DT의 문제 목록과 같은 개입이 요구되는 환자의 미충족 요구 및 전문적 도움 필요 여부를 함께 확인될 때 효과적일 수 있다고 제안한다(표 41-1).

2) 우울과 불안

유병률이 높은 대표적 심리적 디스트레스로 우울과 불안을 들 수 있다. 구조화된 면담으로 평가한 암 환자의 정신장애 유병률에 대한 메타분석 결과 정신장애 진단 및 통계 편람DSM 혹은 국제질병분류ICD 진단 기준 우울 유병률은 16.3%, DSM 기준 주요우울증 14.9%, 경미한 우울증은 19.2%, 그리고 불안은 10.3%로 추정되었다. 국내 암 환자 대상으로 Mini-International Neuropsychiatric Interview 시행 결과 우울 장애 16% 그리고 불안 장애는 17.1%였다. 이처럼 상당수의 암 환자들의 임상적 관심이 필요한 수준의 우울과 불안을 경험하며, 이에 미국 ASCO 성인 암 생존자의 불안과 우울 관리 지침은 모든 암 환자를 대상으로 검증된 척도로 우울과 불안 증상을 주기적으로 평가할 것을 권고한다.

(1) 우울

암 환자 대상으로 검증된 주요 우울 평가도구로는 병원불안우울척도의 우울 하위 척도hospital anxiety and depression scale-depression, HADS-D, Patient Health Questionnaire-9 (PHQ9), 벡 우울 척도Beck depression inventory, BDI, 역학 연구 센터 우울증 척도center for epidemiologic studies depression scale, CES-D 등이 있다.

NCC 심리 증상 평가지

다음에는 암 환자 분들께서 무병과정에서 경험하실 수 있는 주요한 심리적 증상들이 기술되어 있습니다. 각 문항에 대해 지난 일주일을 기준으로 응답하여 주십시오.

1-1. 지난 일주일 동안 불면 증상이 얼마나 심하셨습니까?										
전혀 없음										극도로 심함
0	1	2	3	4	5	6	7	8	9	10
1-2. 불면 증상이 일상 생활에 얼마나 지장을 주었습니까?										
지장을 주지않음										완전히 지장을 줌
0	1	2	3	4	5	6	7	8	9	10

2-1. 지난 일주일 동안 얼마나 불안하셨습니까?										
불안하지 않음										극도로 불안함
0	1	2	3	4	5	6	7	8	9	10
2-2. 불안이 일상 생활에 얼마나 지장을 주었습니까?										
지장을 주지않음										완전히 지장을 줌
0	1	2	3	4	5	6	7	8	9	10

3-1. 지난 일주일 동안 얼마나 우울하셨습니까?										
우울하진 않음										극도로 심함
0	1	2	3	4	5	6	7	8	9	10
3-2. 우울이 일상 생활에 얼마나 지장을 주었습니까?										
지장을 주지않음										완전히 지장을 줌
0	1	2	3	4	5	6	7	8	9	10

4. 다음 중 전문 의료진의 도움을 원하는 모든 증상들에 체크해(✓) 표시해 주십시오		
☐ 불면	☐ 불안	☐ 우울

그림 41-1. 국립암센터 심리증상 평가지(NCC-PSI)

HADS는 암 환자 대상으로 가장 광범위하게 사용되고 검증된 척도로 우울과 불안을 평가하는 두 개의 하위 척도로 구분하여 사용하거나, 총점으로 임상적 수준의 디스트레스를 평가하는 데 사용된다. HADS의 가중 민감도weighted sensitivity는 70.4%, 특이도 80.6%로 우수한 선별력이 검증되었다. 암 환자 대상 HADS의 선별력에 대한 체계적 고찰 및 메타분석 연구에서 민감도와 특이도가 최적화된 절단점은 7점이었다. 다만 HADS는 우울증의 신체 증상을 배제하고 평가하는데, 암 맥락에서 우울증 진단 시 신체 증상의 영향력을 고려하여 신체 증상 평가 배제에 대한 주의가 필요하다는 의견도 있다.

PHQ-9는 ASCO 성인 암 생존자의 불안과 우울 관리 지침의 기준이 되는 선별 척도로 암 생존자의 우울 증상 평가에 우수한 선별력을 보인다. PHQ-9은 HADS와 상응하는 진단 정확성을 보였으며(ROC curve PHQ9 0.78 vs.

표 41-1. 디스트레스 선별 척도

도구	측정영역	문항 수	총점	저자	한국어판	선별력(한국어판)						
						준거	절단점		민감도	특이도	AUC	대상[a]
DT & PL	디스트레스 및 문제목록(실생활, 가족, 정서, 영적/종교, 및 신체 문제)	1	0–10	Roth et al. (1998); NCCN (2024)	Shim et al. (2008)	HADS-T	4		.83	.59	.75	C
						HADS-A	4		.86	.56	.75	
						HADS-D	4		.79	.61	.76	
NCC-PSI	불면, 불안, 및 우울의 심각도 및 일상생활 지장도	6	각 0–10	–	Shim et al. (2016)	ISI	심각도	5	.83	.82	.89	C
							지장도	5	.72	.89	.90	
							총점	10	.83	.89	.92	
						MINI-AD	심각도	5	.36	.78	.66	
							지장도	5	.31	.82	.61	
							총점	9	.34	.80	.65	
						MINI-MD	심각도	5	.44	.86	.75	
							지장도	5	.41	.89	.74	
							총점	10	.42	.89	.76	
DT & IT	디스트레스 및 일상생활에의 영향	2	각 0–10	Akizuki et al. (2005)[b]	–	MDD	DT: 5, IT: 4		.89	.70	–	C
						MDD with SI	DT: 5, IT: 5		.94	.67	–	
ET	디스트레스DT, 불안AnxT, 우울DepT, 분노AngT 및 도움요구HelpT	5	각 0–10	Mitchell et al. (2010a[c]; 2010b)	–	HADS-A	DT	2	.81	.70	.82	C
							AnxT	6	.67	.88	.87	
							DepT	2	.76	.62	.84	
							AngT	3	.57	.91	.77	

주. AD: Anxiety disorder; AngT: Anger Thermometer; AnxT; Anxiety Thermometer; AUC: Area Under the Curve; DT: Distress Thermometer; DepT: Depression Thermometer; HADS-A: Hospital Anxiety and Depression Scale-Anxiety; HADS-D: HADS-Depression; HADS-T: HADS-Total score; HelpT: Need for Help Thermometer; ISI: Insomnia Severity Index; MD: Mood Disorder; MINI: Mini-International Neuropsychiatric Interview; NCC-PSI: National Cancer Center Psychological Symptom Inventory; PL: Problem List; NCCN: National Comprehensive Cancer Network; SI: Suicidal ideation.

[a] C: Patients with Cancer; CS: Cancer Survivors; G: General population; Ps: Patients with Psychiatric Disorder; Ph: Patients with Physical illness; O: Other.

[b] 한국어판의 선별력 정보가 부재하여 해당 문헌의 선별력 정보를 제시함.

[c] 제시된 HASD-A 외에도 HADS-T, HASD-D 및 DSM-IV-MDD 준거에 따른 절단점을 제시함.

HADS 0.75), 7점이 최적의 선별력(민감도 83%, 특이도 61%)을 보였다. ASCO 지침은 PHQ-9의 핵심 두 문항(무쾌감증, 우울 기분) 평가 후 점수에 따라(2 혹은 3점) 해당될 경우 나머지 7 문항 평가로 진행하는 단계별 평가를 권고한다. PHQ-9의 통상적 절단점은 10점(중등도 수준)이나 ASCO 지침은 외래 암 환자 대상 진단 정확성 연구 및 메타 분석 연구에 기반하여 8점-14점을 중등도, 15점-19점(중등도에서 심각) 그리고 20점 이상을 심각한 증상 수준으로 분류한다. PHQ-2도 중등도 수준 우울을 선별하는 데 적합했으며, 핵심 2문항PHQ2에 도움 문항을 조합한 축약형도 양호한 선별력을 보였다. BDI는 여러 암종과 병기에 걸쳐 전반적으로 선별력이 양호한 것으로 평가되며, CES-D 척도는 치료 효과를 탐지할 수 있는 응답성responsiveness 측면에서 우수했다. 암 환자 대상으로도 진단적 정확성이 검증되었으나 BDI와 CES-D 모두 다소 긴 문항 수가 한계로 지적되나 검증된 여러 단축형 버전의 사용이 가능하고, 일반 집단을 대상으로도 자주 사용되는 척도이므로 암 환자와 일반 집단의 우울 수준을 비교하는 데 유용할 수 있다.

(2) 불안

검증된 한국어판 및 절단점이 제시된 주요 불안 증상 평가도구로는 HADS의 불안 하위 척도HADS-A, 범불안장애 척도GAD-7, 그리고 벡의 불안척도Beck anxiety inventory, BAI가 있다. 암 환자 대상으로는 주로 HADS-A로 불안을 평가하고 있으며, 불안장애 선별을 위한 한국어판 HADS-A의 절단점은 8점이다. GAD-7은 미국 ASCO 성인 암 생존자의 불안과 우울 관리 지침의 기준이 되며, 중등도 이상의 불안을 선별하는 데 10점의 절단점을 적용한다. 한국어판 GAD-7과 단축형 GAD-2는 우수한 진단적 정확성을 보였고, 8점 이상이 최적화된 절단점으로 확인되었다. 반면 두통 환자 대상으로는 이보다 낮은 5점GAD-7 그리고 1점GAD-2을 절단점으로 제시하였다. 그 외 BAI나 GHQ-12도 범불안 장애 선별을 위한 절단점 기준이 검증되었다(표 41-2).

3) 기타 심리사회 증상 평가

평가와 관리가 필요한 암 환자의 기타 심리사회 증상으로는 외상후스트레스 증상, 암 재발에 대한 두려움, 사기저하, 자살 위험, 빠른 죽음에 대한 소망 등이 있으며, 각 증상에 대한 주요 평가 도구의 진단적 정확성 지표는 표 41-3과 같다.

(1) 외상후 스트레스 증상

암 진단과 치료는 일부 암 환자에게 잠재적인 외상적 경험이 될 수 있다. DSM-5에서 의학적 질환은 더이상 잠재적인 외상 사건에 해당하지 않으나 암 환자의 외상후 스트레스장애posttraumatic stress disorder, PTSD 위험은 일반 집단에 비해 1.66배 높았다. PTSD 유병률은 평가 방법에 따라 자기 보고 척도 기준 7.3-13.8%, 구조화된 진단 면담 기준으로 평생 유병률 12.6%, 현재 유병률은 6.4%로 추정된다. 암 환자의 외상후스트레스 증상 평가에는 22문항의 개정판 사건 충격 척도impact of event scale revised, IES-R가 주로 사용되었고, 한국어판 IES-R은 22점 이상이 적절한 진단적 정확성을 보였다. 외상후 스트레스장애 체크리스트post-traumatic stress disorder checklist-civilian version, PCL-C도 한국어판의 진단적 정확성이 검증되었고, 56점을 절단점으로 제시하였다.

표 41-2. 주요 우울 및 불안 척도

도구	측정영역	문항 수	총점	저자	한국어판	선별력 (한국어판)					
						준거	절단점	민감도	특이도	AUC	대상 [a]
HADS	불안, 우울	14	0-21 0-21	Zigmond & Snaith (1983)	오세만 등(1999)	DSM-IV-AD DSM-IV-MD	HADS-A: 8 HADS-D: 8	.79 .89	.83 .83	- -	Ps
BDI	우울	21	0-63	Beck et al(1961)	한홍무 등(1986);	-	-	-	-	-	-
					신호철 등(2000)	DSM-IV-PC-MD	14	.78	.82	-	Ph
BDI-II	우울	21	0-63	Beck et al(1996)	Lee et al(2017);	-	-	-	-	-	-
					Park et al(2020)	MINI-MDD MINI-DD	23 17	.83 .81	.87 .76	.92 .85	G
CES-D	우울	20	0-60	Radloff(1977)	전겸구 등(2001)	-	-	-	-	-	
					Cho & Kim(1998);	DSM-III-R MDD	25	.91	.79	.93	Ps
HRSD	우울	17	0-52	Hamilton(1960)	Yi et al(2005)	-	-	-	-	-	
PHQ-9	우울	9	0-27	Kroenke et al(2001)	박승진 등(2010);	-	-	-	-	-	
					안제용 등(2013);	MINI-MDD	9	.89	.95	.98	Ps
					Han et al(2008);	MINI-MDD	5	.80	.78	.88	O
					Kim et al(2023)	CIDI-MDD	5	.90	.84	.91	G
PHQ-2	우울	2	0-6	Kroenke et al(2003)	신재현 등(2013);	MINI-MDD	3	.92	1.00	-	Ps
					Kim et al(2023)	CIDI-MDD	2	.85	.83	.90	G
BAI	불안	21	0-63	Beck et al(1988);	Lee et al(2016)	-	-	-	-	-	
				Beck & Steer(1993)		-	16	-	-	-	-
GAD-7	불안	7	0-21	Spitzer et al(2006)	Ahn et al(2019);	MINI-GAD	8	.81	.85	.91	G
					Seo & Park(2015)	MINI-GAD	5	.78	.75	.85	Ph
GAD-2	불안	2	0-6	Kroenke et al(2007)	Ahn et al(2019);	MINI-GAD	3	.76	.88	.90	G
					Seo & Park(2015)	MINI-GAD	1	.84	.73	.84	Ph
GHQ-12	우울, 불안 및 사회적 역기능	12	L: 0-36; B: 0-12	Goldberg et al(1997)	박종익 등 (2012);	-	-	-	-	-	
					Kim et al(2013)b	CIDI-MDD CIDI-GAD	2 or 3 (B) 2 or 3 (B)	.74-.82 .84-.93	.63-.77 .62-.77	.82 .88	G

주. AD: Anxiety disorder; AUC: Area Under the Curve; B: Bimodal scoring, 0-0-1-1; BAI: Beck Anxiety Inventory; BDI: Beck Depression Inventory; CES-D: Center for Epidemiological Studies-Depression scale; CIDI: Composite International Diagnostic Interview; DD: Depressive related disorder; DSM-IV: Diagnostic and Statistical Manual of mental disorder-IV; DSM-IV-PC: DSM-IV-Primary Care; GAD: Generalized Anxiety Disorder; GHQ-12: 12 item of General Health Questionnaire; HADS: Hospital Anxiety and Depression Scale-Depression; HRSD: Hamilton Rating Scale for Depression; L: Liker-type scoring, 0-1-2-3; MD: Mood disorder; MDD: Major Depressive Disorder; MINI: Mini-International Neuropsychiatric Interview; PHQ: Patient Health Questionnaire; SCL-90-R: Symptom Checklist-90-Revised.

[a] C: Patients with Cancer; CS: Cancer Survivors; G: General population; Ps: Patients with Psychiatric Disorder; Ph: Patients with Physical illness; O: Other.

[b] 제시된 MDD 와 AD 외에도 20여 개 준거에 따른 절단점을 제시함.

(2) 암 재발 혹은 질병 진행에 대한 두려움

암 환자에게 암 재발은 실제적 위험이며 이를 두려워하고 불안해하는 것은 정상적인 반응이다. 그러나 재발에 대

표 41-3. 기타 심리사회 증상 평가 척도

도구	측정영역	문항 수	총점	저자	한국어판	선별력(한국어판)					
						준거	절단점	민감도	특이도	AUC	대상[a]
IES-R	외상 후 스트레스 증상	22	0-88	Weiss & Marmar (1997)	Lim et al(2009)	MINI-PTSD	22	.95	.80	.91	Ps
PCL-C	외상 후 스트레스 증상	17	17-85	Weathers et al. (1993)	오송인 등(2014)	CAPS	56	.88	.50	.73	O
PCL-5 &	외상 후 스트레스 증상	20/	0-80/	Weathers et al. (2013);	Kim et al(2022)	SCID-5-RV-PTSD	33	.89	.89	.95	Ps
short form		4	0-20	Zuromski et al(2019)			6	.92	.89	.94	Ps
FCRI &	암 재발의 두려움	42/	0-168	Simard & Savard (2009)	Shin et al(2017)	-	-	-	-	-	
short form		9	0-36	Simard & Savard (2015)b		SIFCR	13	.88	.75	.88	CS
FOP-Q &	병 진행의 두려움	43/	43-215/	Herschbach et al., (2005);	Shim et al. (2010)						
short form		12	12-60	Mehnert et al. (2006);							
				Wagner et al. (2018)b		HADS-A	34	.73	.77	.88	C
QOL-CS-fear items	진단 검사, 이차 암, 재발 및 전이에 대한 두려움	4	0-40	Ferrell et al(1995)	Cho et al(2018)	-	-	-	-	-	
DS-II	사기저하 (Demoralization)	16	0-32	Robinson et al. (2016)	전민 등(2022)	HADS-T	10	.86	.85	.86	C
DDRS	빠른 죽음에 대한 소망	-	0-6	Chochinov et al. (1995)b	-	-	4	-	-	-	
SAHD &	빠른 죽음에 대한 소망	20/	0-20/	Rosenfeld et al. (1999);	Shim & Hahm (2011)	-	-	-	-	-	
short form		6	0-6	Kolva et al. (2017)[b]		SAHD	3	.91-.97	.91	-	C, Ph
MASC-20	신체, 심리, 사회 디스트레스 및 자살 위험	20	0-60	-	Shim et al. (2023)	MINI-suicidality	16	.85-.88	.78-.81	.90	Ph

주. AUC: Area Under the Curve; CAPS: Clinician-Administered Post-Traumatic Stress Disorder Scale; DDRS: Desire for Death Rating Scale; DS-II: Revised Demoralization Scale; FCRI: Fear of Cancer Recurrence Inventory; FOP-Q: Fear of Progression Questionnaire; HADS-A: Hospital Anxiety and Depression Scale-Anxiety; HADS-T: HADS-Total score; IES-R: Impact of Event Scale-Revised; MASC-20: Multi-dimensional Assessment of Suicide risk in Chronic illness-20; MINI: Mini International Neuropsychiatric Interview; MINI-suicidality: Mini-International Neuropsychiatric Interview-Suicidality; PCL-5: Post-Traumatic Stress Disorder Checklist for the Diagnostic and Statistical Manual for Mental Disorders-fifth edition; PCL-C: PCL-Civilian version; PTSD: Post Traumatic Stress Disorder; SAHD: Schedule of Attitudes toward Hastened Death; SCID-5-RV: structured clinical interview for DSM-5-research version; SIFCR: Semi-Structured Interview on Fear of Cancer Recurrence.

[a] C: Patients with Cancer; CS: Cancer Survivors; G: General population; Ps: Patients with Psychiatric Disorder; Ph: Patients with Physical illness; O: Other.

[b] 한국어판의 진단적 정확성 정보가 부재하여 해당 문헌의 선별력 정보를 제시함.

한 두려움이 빈번하고 만성적인 침습적 사고, 재발의 위험 가능성에 대한 과도한 두려움, 극도의 안심 추구 행동을 보이거나 기능적 손상으로 나타날 때 문제가 될 수 있다. 암 재발에 대한 두려움fear of cancer recurrence, FCR은 암 환자들의 가장 자주 경험하는 미충족 요구 중 하나이다. 2019년 델파이 연구는 임상적 수준의 FCR의 주요 특징으로 지속적인 높은 수준의 집착preoccupation 및 걱정, 그리고 신체 증상에 대한 과잉 경계를 제안하였다. 유사한 증상 양상을 보이나 불안 장애와는 별도로 구분되는 심리적 상태로 간주된다. 58.8%의 암 환자가 임상적 수준의 FCR을 보였다.

암 재발에 대한 두려움의 평가 척도 중 임상적 수준의 FCR 선별을 위한 절단점 및 한국어판이 검증된 도구로는 재발에 대한 두려움 척도fear of cancer recurrence inventory, FCRI가 있다. FCRI 단축형 기준 13점이 최적의 절단점으로 확인되었다. 만성질환에서 병 진행에 대한 두려움을 평가하는 병 진행에 대한 두려움 질문지fear of progression questionnaire도 암 재발에 대한 두려움을 평가하는 데 널리 사용되며 문항 수 부담을 줄인 12문항의 단축형도 자주 사용된다. EORTC의 암 생존자의 삶의 질 평가 도구quality of life-cancer survivors, QOL-CS-K의 재발 및 전이에 대한 두려움을 평가하는 4개 문항의 사용도 고려할 수 있다.

(3) 사기 저하Demoralization

사기저하는 희망 잃음, 삶의 의미와 목표 상실 등이 특징인 심리적 및 실존적 디스트레스 관련 증후군으로 자신감 저하부터 낙심disheartenment, 허탈감despondency과 절망despair을 아우르는 연속적 개념이다. 진행성 질환이나 암 환자의 13-18%가 임상적으로 유의한 수준의 사기저하 경험을 보였고, 제대로 조절되지 않는 신체 증상, 우울 및 불안, 사회적 기능 저하, 실직, 독신 상태 등 다양한 요인이 사기 저하 위험을 높이는 것으로 나타났다. 특히 사기 저하는 정신 장애를 통제한 후에도 자살 사고 위험 증가와도 관련이 있었다. David Kissane과 동료들은 사기저하를 평가하기 위해 5개 하위 요인(삶의 의미 상실, 불 쾌감, 낙담, 무력감, 실패감)으로 구성된 24 문항의 사기저하demoralization 척도를 개발하였다. 이후 원척도를 개정한 2판이 개발되었고, 암 환자를 대상으로 한국어판의 심리측정 속성이 검증되었다. 2개 하위 요인(삶의 의미와 목적 및 디스트레스와 대처 능력)의 16문항으로 구성되어 있으며, HADS 총점 15점 이상으로 정의된 준거 기준으로 10점의 절단점을 제시하였다.

(4) 자살 위험, 빠른 죽음에 대한 소망, 죽음을 앞당기고 싶은 소원

암 진단은 높은 자살 위험성과도 관련이 있다. 암 생존자의 자살 위험은 일반인에 비해 대략 1.4-1.6배 높고, 정신 장애의 영향을 고려하더라도 1.48배 높다. 암 환자 자살 사례의 40%가 암 진단 후 1년 이내 발생할 정도로 암 진단 초기에 위험성이 특히 높지만 5년 이후 시점까지도 높은 수준으로 나타났다. 암 환자의 자살 위험은 주로 PHQ-9의 자살 사고 문항이나 기존 자살 위험 평가척도로 평가한다. 국내에서는 만성신체질환에서의 자살 위험 요인과 자살 위험성을 통합적으로 평가하기 위해 개발된 20문항의 만성질환에서의 다차원적 자살위험 평가 척도multi-dimensional assessment of suicide risk in chronic illness-20, MASC-20가 신체질환에서의 자살위험 평가를 위한 진단적 정확성이 검증되었고, 현재 암 환자 대상으로 한 타당화 및 진단 정확성 검증 연구가 진행 중이다.

자살 위험성 평가와 관련하여 안락사 혹은 의사조력 자살 위험에 대한 높은 예측력을 지닌 죽음을 앞당기고 싶어하는 소망도 평가가 필요하다. 빠른 죽음에 대한 혹은 죽음을 앞당기고 싶은 소망desire for or wish to hastened death, DHD 혹은 WTHD으로 개념화되었으며, 생명을 위협하는 질병으로 인한 고통에 대한 반응으로 죽음을 앞당기는 것 외에는 다른 방안이 없다고 여기는 심리적 디스트레스 상태이다. 현재 혹은 예상되는 신체 증상, 심리적 디스트레스(우울, 무망감, 두려움 등), 실존적 고통(삶의 무의미) 또는 사회적 요인(짐이 된다는 느낌)이 WTHD 위험을 높인다. WTHD 유병률은 1.5%에서 37.8%까지 연구 대상 및 평가도구 등에 따라 상당한 차이를 보인다.

DHD 혹은 WTHD를 평가하는 데 가장 많이 사용되는 척도로는 빠른 죽음에 대한 소망schedule of attitudes toward hastened death, SAHD 척도와 죽음에 대한 소망 평정 척도the desire for death rating scale, DDRS가 있다. 총 20문항의 SAHD는 심리측정 속성이 가장 광범위하게 검증된 도구이며, 한국어판 SAHD의 일부 심리측정 속성이 검증되었다. 6문항의 단축형이 검증되었고 3점이 절단점으로 제시되었다. DDRS는 병이 더 빠르게 진행되어 고통이 더 빨리 끝나기를 바랐던 적이 있는지를 묻는 선별 질문으로 시작하여, 후속 질문을 진행하는 반구조화된 면담 형태로 진행된다. 이후 6문항의 수정 버전의 심리측정 속성이 검증되었으나, 검증된 한국어판은 현재 확인되지 않는다(표 41-3).

3. 결론

이 장에선 암 환자의 디스트레스와 주요 심리사회적 증상 선별 및 평가도구에 대해 살펴보았다. 그러나 암 환자의 디스트레스 관리 필요성에 대한 광범위한 지지에도 불구하고 기존 암 진료 체계 내 암 환자 디스트레스 선별 및 평가를 통합하여 실행하는 데는 여러 현실적인 어려움이 따른다. 우선 디스트레스를 암 진단 및 치료 과정에서 누구나 겪을 수밖에 없는 정상적인 정서 반응으로 간과하지 않고, 적절한 관리가 필요한 상태로 인식하는 것이 필요하다. 디스트레스 선별 검사 결과에 따른 후속 조치에 필요한 자원 및 시간 확보, 직원 교육 등 기관 차원의 지원과 환자 자기보고 척도 활용, 선별 및 평가 과정의 디지털화 등 평가 효율을 향상하려는 노력은 이러한 어려움을 극복하고 디스트레스 선별 및 관리를 향상시킬 수 있는 방안으로 제안된 바 있다. 디스트레스 관리는 암 환자의 치료 및 환자 보고 성과 향상뿐 아니라 의료 서비스 운영 효율성과 비용 절감으로도 이어질 수 있다. 실제 미국 55개 암 센터의 8,409개 전자의무기록 검토 결과 전체 디스트레스 선별 프로토콜 준수율은 62.7%였고, 준수율이 낮을 경우 의료 서비스 이용률이 높아진 반면 프로토콜 준수는 응급실이나 입원 등 의료 서비스 이용 비율 감소와 관련이 있었다.

더불어 현 디스트레스의 선별 및 평가가 임상적 수준의 디스트레스 혹은 정신 장애의 정확한 진단에만 과도하게 초점을 두고 있다는 지적도 성찰이 필요해 보인다. 이러한 진단적 관점은 선별 및 평가 도구의 진단적 정확성 향상에만 집중하게 했고, 근원적으로 무엇을 평가해야 하는지, 이 정보를 어떤 방식으로 얻는 것이 적절한지 등을 고민해야 한다고 제안한다. 예를 들어, 선별 검사상 임상적 절단점을 넘을 경우 개입을 제공하는 것은 전문가가 정의한 규범적 요구normative need만 다루는 것으로 단순한 디스트레스 수준보다 지속적인 디스트레스를 예측할 수 있는 심리적 과정을 평가하는 것이 이러한 규범적 요구 평가를 향상시킬 수 있다고 제안한다. 관련하여 캐나다 암센터 3,095명의 암 환자를 대상으로 한 연구에서 37.8%가 임상적 수준의 전반적 디스트레스를 보였으나, 이들 중 거의 절반이 전문적인 심리사회적 도움을 찾지 않았고 향후에도 그럴 의향이 없는 것으로 나타났다. 이러한 관점에서 암 환자의 미충족된 요구의 평가는 디스트레스 선별 효과를 향상시킬 수 있으며 환자가 필요로 하는 요구expressed need 평가 관점에서도 효과적일 수 있다.

암 환자와 가족의 디스트레스의 평가와 관리는 정신종양학의 핵심 축이다. 검증된 도구를 활용한 선별부터 구조화된 진단 면담에 이르기까지 시의 적절하고 정확하게 환자의 디스트레스를 평가하고 개입하며, 국내 암 환자 의료 관리 체계와 개별 기관의 상황에 적용 가능한 디스트레스 관리 체계를 구축하기 위한 지속적인 노력이 필요하겠다.

참고문헌

1. 국립암센터. 암 환자 삶의 질 향상을 위한 디스트레스(Distress) 관리 권고안. 2008.
2. 신호철, 김철환, 박용우, 조비룡, 송상욱, 윤영호, 외. 우울증 선별 검사 도구로서 Beck Depression Inventory (BDI)의 타당성. 가정의학회지. 2000;21(11):1451-65.
3. 오세만, 민경준, 문석규. 병원 불안-우울 척도에 관한 표준화 연구. 신경정신의학. 1999;38(2):289-95.
4. 오송인, 이소희, 원성두, 유소영, 김현정, 김혜진. 한국판 외상후 스트레스 장애 체크리스트-민간인용(PTSD Checklist Civilian Version)의 신뢰도 및타당도 연구: 북한이탈주민을 대상으로. 신경정신의학. 2014;53(6):410-7.
5. 전겸구, 최상진, 양병창. 통합적 한국판 CES-D 개발. 한국심리학회지: 건강. 2001;6(1):59-76.
6. 전민, 김선영, 김재민, 김성완, 신일선, 이주연, 외. 암 환자에서 한국어판 사기 저하 척도(DS-II-Kr)의 표준화 및 타당도. J Korean Neuropsychiatr Assoc. 2022;61(2):90-7.
7. 한홍무, 염태호, 신영우, 김교헌, 윤도준, 정근재. Beck Depression Inventory의 한국판 표준화 연구-정상집단을 중심으로 (I). 신경정신의학. 1986;25(3):487-502.
8. Ahn JK, Kim Y, Choi KH. The Psychometric Properties and Clinical Utility of the Korean Version of GAD-7 and GAD-2. Front Psychiatry. 2019;10:127.
9. Ahn JK, Kim Y, Choi KH. The Psychometric Properties and Clinical Utility of the Korean Version of GAD-7 and GAD-2. Front Psychiatry. 2019;10:127.
10. Akizuki N, Yamawaki S, Akechi T, Nakano T, Uchitomi Y. Development of an Impact Thermometer for use in combination with the Distress Thermometer as a brief screening tool for adjustment disorders and/or major depression in cancer patients. J Pain Symptom Manage. 2005;29(1):91-9.
11. American College of Surgeons Commission on Cancer. Cancer Program Standards: Ensuring Patient-Centered Care Manual. 2016.
12. Andersen BL, DeRubeis RJ, Berman BS, Gruman J, Champion VL, Massie MJ, et al. Screening, assessment, and care of anxiety and depressive symptoms in adults with cancer: an American Society of Clinical Oncology guideline adaptation. J Clin Oncol. 2014;32(15):1605-19.
13. Andersen BL, Lacchetti C, Ashing K, Berek JS, Berman BS, Bolte S, et al. Management of Anxiety and Depression in Adult Survivors of Cancer: ASCO Guideline Update. J Clin Oncol. 2023;41(18):3426-53.
14. Balaguer A, Monforte-Royo C, Porta-Sales J, Alonso-Babarro A, Altisent R, Aradilla-Herrero A, et al. An international consensus definition of the wish to hasten death and its related factors. PLoS One. 2016;11(1):e0146184.
15. Batty GD, Russ TC, Stamatakis E, Kivimäki M. Psychological distress in relation to site specific cancer mortality: pooling of unpublished data from 16 prospective cohort studies. BMJ. 2017;356:j108.
16. Beck AT, Epstein N, Brown G, Steer RA. An inventory for measuring clinical anxiety: psychometric properties. J Consult Clin Psychol. 1988;56(6):893-7.
17. Beck AT, Steer RA. Beck Anxiety Inventory Manual. Psychological Corporation. The psychological corporation; 1993.
18. BECK AT, WARD CH, MENDELSON M, MOCK J, ERBAUGH J. An inventory for measuring depression. Arch Gen Psychiatry. 1961;4:561-71.
19. Bellido-Pérez M, Monforte-Royo C, Tomás-Sábado J, Porta-Sales J, Balaguer A. Assessment of the wish to hasten death in patients with advanced disease: A systematic review of measurement instruments. Palliat Med. 2017;31(6):510-25.
20. Bruera E, Kuehn N, Miller MJ, Selmser P, Macmillan K. The Edmonton Symptom Assessment System (ESAS): a simple method for the assessment of palliative care patients. J Palliat Care. 1991;7(2):6-9.
21. Carlson LE, Angen M, Cullum J, Goodey E, Koopmans J, Lamont L, et al. High levels of untreated distress and fatigue in cancer patients. Br J Cancer. 2004;90(12):2297-304.
22. Carlson LE, Waller A, Mitchell AJ. Screening for distress and unmet needs in patients with cancer: review and recommendations. J Clin Oncol. 2012;30(11):1160-77.
23. Carlson LE, Zelinski EL, Toivonen KI, Sundstrom L, Jobin CT, Damaskos P, et al. Prevalence of psychosocial distress in cancer patients across 55 North American cancer centers. J Psychosoc Oncol. 2019;37(1):5-21.

24. Chang VT, Hwang SS, Feuerman M, Kasimis BS, Thaler HT. The memorial symptom assessment scale short form (MSAS-SF). Cancer. 2000;89(5):1162-71.
25. Cho MJ, Kim KH. Use of the Center for Epidemiologic Studies Depression (CES-D) Scale in Korea. J Nerv Ment Dis. 1998;186(5):304-10.
26. Chochinov HM, Wilson KG, Enns M, Mowchun N, Lander S, Levitt M, et al. Desire for death in the terminally ill. Am J Psychiatry. 1995;152(8):1185-91.
27. Choi Y, Park EC. Suicide after cancer diagnosis in South Korea: a population-based cohort study. BMJ Open. 2021;11(9):e049358.
28. Cleeland CS, Mendoza TR, Wang XS, Chou C, Harle MT, Morrissey M, et al. Assessing symptom distress in cancer patients: the M.D. Anderson Symptom Inventory. Cancer. 2000;89(7):1634-46.
29. Cordova MJ, Riba MB, Spiegel D. Post-traumatic stress disorder and cancer. Lancet Psychiatry. 2017;4(4):330-8.
30. Crist JV, Grunfeld EA. Factors reported to influence fear of recurrence in cancer patients: a systematic review. Psychooncology. 2013;22(5):978-86.
31. Donovan KA, Grassi L, McGinty HL, Jacobsen PB. Validation of the distress thermometer worldwide: state of the science. Psychooncology. 2014;23(3):241-50.
32. Fitch MI, Ashbury F, Nicoll I. Reflections on the implementation of screening for distress (sixth vital sign) in Canada: key lessons learned. Support Care Cancer. 2018;26(12):4011-20.
33. Fradgley EA, Byrnes E, McCarter K, Rankin N, Britton B, Clover K, et al. A cross-sectional audit of current practices and areas for improvement of distress screening and management in Australian cancer services: is there a will and a way to improve? Support Care Cancer. 2020;28(1):249-59.
34. Gil F, Grassi L, Travado L, Tomamichel M, Gonzalez JR. Use of distress and depression thermometers to measure psychosocial morbidity among southern European cancer patients. Support Care Cancer. 2005;13(8):600-6.
35. Goldberg DP, Gater R, Sartorius N, Ustun TB, Piccinelli M, Gureje O, et al. The validity of two versions of the GHQ in the WHO study of mental illness in general health care. Psychol Med. 1997;27(1):191-7.
36. Hartung TJ, Friedrich M, Johansen C, Wittchen HU, Faller H, Koch U, et al. The Hospital Anxiety and Depression Scale (HADS) and the 9-item Patient Health Questionnaire (PHQ-9) as screening instruments for depression in patients with cancer. Cancer. 2017;123(21):4236-43.
37. Herschbach P, Berg P, Dankert A, Duran G, Engst-Hastreiter U, Waadt S, et al. Fear of progression in chronic diseases: psychometric properties of the Fear of Progression Questionnaire. J Psychosom Res. 2005;58(6):505-11.
38. Kelly B, Burnett P, Pelusi D, Badger S, Varghese F, Robertson M. Terminally ill cancer patients' wish to hasten death. Palliat Med. 2002;16(4):339-45.
39. Kennard BD, Stewart SM, Olvera R, Bawdon RE, et al. Nonadherence in adolescent oncology patients: preliminary data on psychological risk factors and relationships to outcome. Journal of Clinical Psychology in Medical Settings. 2004;11:31-9.
40. Kim YJ, Cho MJ, Park S, Hong JP, Sohn JH, Bae JN, et al. The 12-item general health questionnaire as an effective mental health screening tool for general korean adult population. Psychiatry Investig. 2013;10(4):352-8.
41. Kissane DW, Wein S, Love A, Lee XQ, Kee PL, Clarke DM. The Demoralization Scale: a report of its development and preliminary validation. J Palliat Care. 2004;20(4):269-76.
42. Kolva E, Rosenfeld B, Liu Y, Pessin H, Breitbart W. Using item response theory (IRT) to reduce patient burden when assessing desire for hastened death. Psychol Assess. 2017;29(3):349-53.
43. Kroenke K, Spitzer RL, Williams JB. The Patient Health Questionnaire-2: validity of a two-item depression screener. Med Care. 2003;41(11):1284-92.
44. Kroenke K, Spitzer RL, Williams JB. The PHQ-9: validity of a brief depression severity measure. J Gen Intern Med. 2001;16(9):606-13.
45. Kwon JH, Nam SH, Koh S, Hong YS, Lee KH, Shin SW, et al. Validation of the Edmonton Symptom Assessment System in Korean patients with cancer. J Pain Symptom Manage. 2013;46(6):947-56.

46. Lee HK, Lee EH, Hwang ST, Hong SH, Kim JH. Psychometric properties of the Beck Anxiety Inventory in the community-dwelling sample of Korean adults. Korean Journal of Clinical Psychology. 2016;35(4):822-30.
47. Lim HK, Woo JM, Kim TS, Kim TH, Choi KS, Chung SK, et al. Reliability and validity of the Korean version of the Impact of Event Scale-Revised. Compr Psychiatry. 2009;50(4):385-90.
48. Luckett T, Butow PN, King MT, Oguchi M, Heading G, Hackl NA, et al. A review and recommendations for optimal outcome measures of anxiety, depression and general distress in studies evaluating psychosocial interventions for English-speaking adults with heterogeneous cancer diagnoses. Support Care Cancer. 2010;18(10):1241-62.
49. Luigjes-Huizer YL, Tauber NM, Humphris G, Kasparian NA, Lam WWT, Lebel S, et al. What is the prevalence of fear of cancer recurrence in cancer survivors and patients? A systematic review and individual participant data meta-analysis. Psychooncology. 2022;31(6):879-92.
50. McElroy JA, Waindim F, Weston K, Wilson G. A systematic review of the translation and validation methods used for the national comprehensive cancer network distress thermometer in non-English speaking countries. Psychooncology. 2022;31(8):1267-74.
51. Mehnert A, Herschbach P, Berg P, Henrich G, Koch U. Fear of progression in breast cancer patients--validation of the short form of the Fear of Progression Questionnaire (FoP-Q-SF). Zeitschrift fur Psychosomatische Medizin und Psychotherapie. 2006;52(3):274-88.
52. Mitchell AJ, Baker-Glenn EA, Park B, Granger L, Symonds P. Can the Distress Thermometer be improved by additional mood domains? Part II. What is the optimal combination of Emotion Thermometers? Psychooncology. 2010;19(2):134-40.
53. Mitchell AJ, Chan M, Bhatti H, Halton M, Grassi L, Johansen C, et al. Prevalence of depression, anxiety, and adjustment disorder in oncological, haematological, and palliative-care settings: a meta-analysis of 94 interview-based studies. Lancet Oncol. 2011;12(2):160-74.
54. Mitchell AJ, Lord K, Symonds P. Which symptoms are indicative of DSMIV depression in cancer settings? An analysis of the diagnostic significance of somatic and non-somatic symptoms. J Affect Disord. 2012;138(1-2):137-48.
55. Mitchell AJ. Short screening tools for cancer-related distress: a review and diagnostic validity meta-analysis. J Natl Compr Canc Netw. 2010;8(4):487-94.
56. Mitchell, A. J. (2007). Pooled results from 38 analyses of the accuracy of distress thermometer and other ultra-short methods of detecting cancer-related mood disorders. Journal of Clinical Oncology, 25(29), 4670-4681.
57. Mutsaers B, Butow P, Dinkel A, Humphris G, Maheu C, Ozakinci G, et al. Identifying the key characteristics of clinical fear of cancer recurrence: An international Delphi study. Psychooncology. 2020;29(2):430-6.
58. National Breast Cancer Centre, et al. Clinical Practice Guideline for the Psychosocial Care of Adult with Cancer. 2023.
59. National Comprehensive Cancer Network [Internet]. Distress Management Guideline version 2. Available from: https://www.nccn.org/guidelines/guidelines-detail?category=3&id=1431.
60. Nho JH, Kim SR, Chang VT, Nam JH. Reliability and Validity of the Korean Memorial Symptom Assessment Scale-Short Form in Gynecological Cancer Patients. J Pain Symptom Manage. 2018;55(1):101-7.
61. NICE [Internet]. Improving supportive and palliative care for adults with cancer. Available from: https://www.nice.org.uk/guidance/csg4.
62. Oh CM, Lee D, Kong HJ, Lee S, Won YJ, Jung KW, et al. Causes of death among cancer patients in the era of cancer survivorship in Korea: Attention to the suicide and cardiovascular mortality. Cancer Med. 2020;9(5):1741-52.
63. Radloff LS. The CES-D scale: A self-report depression scale for research in the general population. Applied psychological measurement. 1977;1(3):385-401.
64. Rebalance Focus Action Group. A position paper: screening key indicators in cancer patients: pain as a 5th vital sign and emotional distress as a 6th vital sign. Canadian Strategy for Cancer Control Bulletin. 2005;7:4.
65. Riba MB, Donovan KA, Andersen B, Braun I, Breitbart WS, Brewer BW, et al. Distress Management, Version 3.2019, NCCN Clinical Practice Guidelines in Oncology. J Natl Compr Canc Netw. 2019;17(10):1229-49.
66. Robinson S, Kissane DW, Brooker J, Burney S. A systematic review of the demoralization syndrome in individuals with progressive

disease and cancer: a decade of research. J Pain Symptom Manage. 2015;49(3):595-610.

67. Robinson S, Kissane DW, Brooker J, Michael N, Fischer J, Franco M et al. Refinement and revalidation of the demoralization scale: The DS-II-internal validity. Cancer. 2016;122(14):2251-9.

68. Rosenfeld B, Breitbart W, Galietta M, Kaim M, Funesti-Esch J, Pessin H, Nelson CJ, Brescia R. The schedule of attitudes toward hastened death: Measuring desire for death in terminally ill cancer patients. Cancer. 2000;88(12):2868-75.

69. Salmon P, Clark L, McGrath E, Fisher P. Screening for psychological distress in cancer: renewing the research agenda. Psychooncology. 2015;24(3):262-8.

70. Seo JG, Park SP. Validation of the Generalized Anxiety Disorder-7 (GAD-7) and GAD-2 in patients with migraine. J Headache Pain. 2015;16:97.

71. Shim EJ, Ha H, Kim BR, Kim SM, Moon JY, Hwang JH, et al. The Multi-dimensional Assessment of Suicide Risk in Chronic illness-20 (MASC-20): Development and validation. Gen Hosp Psychiatry. 2023;83:140-7.

72. Shim EJ, Hahm BJ, Yu ES, Kim HK, Cho SJ, Chang SM, et al. Development and validation of the National Cancer Center Psychological Symptom Inventory. Psychooncology. 2017;26(7):1036-43.

73. Shim EJ, Hahm BJ, Yu ES, Kim HK, Cho SJ, Chang SM, et al. Prevalence, correlates, and impact of depressive and anxiety disorder in cancer: Findings from a multicenter study. Palliat Support Care. 2018;16(5):552-65.

74. Shim EJ, Hahm BJ. Anxiety, helplessness/hopelessness and 'desire for hastened death' in Korean cancer patients. Eur J Cancer Care (Engl). 201;20(3):395-402.

75. Shim EJ, Shin YW, Jeon HJ, Hahm BJ. Distress and its correlates in Korean cancer patients: pilot use of the distress thermometer and the problem list. Psychooncology. 2008;17(6):548-55.

76. Shim EJ, Shin YW, Oh DY, Hahm BJ. Increased fear of progression in cancer patients with recurrence. Gen Hosp Psychiatry. 2010;32(2):169-75.

77. Shin J, Goo A, Ko H, Kim JH, Lim SU, Lee HK, et al. Validation Study for the Korean Version of Fear of Cancer Recurrence Inventory. J Korean Med Sci. 2017;32(11):1792-99.

78. Simard S, Savard J. Fear of Cancer Recurrence Inventory: development and initial validation of a multidimensional measure of fear of cancer recurrence. Support Care Cancer. 2009;17(3):241-51.

79. Simard S, Savard J. Screening and comorbidity of clinical levels of fear of cancer recurrence. J Cancer Surviv. 2015;9(3):481-91.

80. Simard S, Thewes B, Humphris G, Dixon M, Hayden C, Mireskandari S, et al. Fear of cancer recurrence in adult cancer survivors: a systematic review of quantitative studies. J Cancer Surviv. 2013;7(3):300-22.

81. Swartzman S, Booth JN, Munro A, Sani F. Posttraumatic stress disorder after cancer diagnosis in adults: A meta-analysis. Depress Anxiety. 2017;34(4):327-39.

82. Thewes B, Bell ML, Butow P, Beith J, Boyle F, Friedlander M, et al. Psychological morbidity and stress but not social factors influence level of fear of cancer recurrence in young women with early breast cancer: results of a cross-sectional study. Psychooncology. 2013;22(12):2797-806.

83. van der Donk LJ, Bickel EA, Krijnen WP, Tovote KA, Sanderman R, Schroevers MJ, Fleer J. The value of distinct depressive symptoms (PHQ-9) to differentiate depression severity in cancer survivors: An item response approach. Psychooncology. 2019;28(11):2240-3.

84. Vehling S, Kissane DW, Lo C, Glaesmer H, Hartung TJ, Rodin G, et al. The association of demoralization with mental disorders and suicidal ideation in patients with cancer. Cancer. 2017;123(17):3394-401.

85. Vodermaier A, Millman RD. Accuracy of the Hospital Anxiety and Depression Scale as a screening tool in cancer patients: a systematic review and meta-analysis. Support Care Cancer. 2011;19(12):1899-908.

86. Wagner LI, Spiegel D, Pearman T. Using the science of psychosocial care to implement the new american college of surgeons commission on cancer distress screening standard. J Natl Compr Canc Netw. 2013;11(2):214-21.

87. Wakefield CE, Butow PN, Aaronson NA, Hack TF, Hulbert-Williams NJ, Jacobsen PB. Patient-reported depression measures in cancer: a meta-review. Lancet Psychiatry. 2015;2(7):635-47.

88. Watanabe SM, Nekolaichuk CL, Beaumont C. The Edmonton Symptom Assessment System, a proposed tool for distress screening in cancer patients: development and refinement. Psychooncology. 2012;21(9):977-85.

89. Weathers FW, Litz BT, Herman DS, Huska JA, Keane TM. The PTSD Checklist (PCL): Reliability, validity, and diagnostic utility. annual convention of the international society for traumatic stress studies. 1993.

90. Weiss DS. The impact of event scale: revised. Springer; 2007.

91. Wu Y, Levis B, Sun Y, He C, Krishnan A, Neupane D, et al. Accuracy of the Hospital Anxiety and Depression Scale Depression subscale (HADS-D) to screen for major depression: systematic review and individual participant data meta-analysis. BMJ. 2021;373:n972.

92. Yun YH, Mendoza TR, Kang IO, You CH, Roh JW, Lee CG, et al. Validation study of the Korean version of the M. D. Anderson Symptom Inventory. J Pain Symptom Manage. 2006;31(4):345-52.

93. Zebrack B, Kayser K, Bybee D, Padgett L, Sundstrom L, Jobin C, et al. A Practice-Based Evaluation of Distress Screening Protocol Adherence and Medical Service Utilization. J Natl Compr Canc Netw. 2017;15(7):903-12.

94. Zigmond AS, Snaith RP. The hospital anxiety and depression scale. Acta Psychiatr Scand. 1983;67(6):361-70.

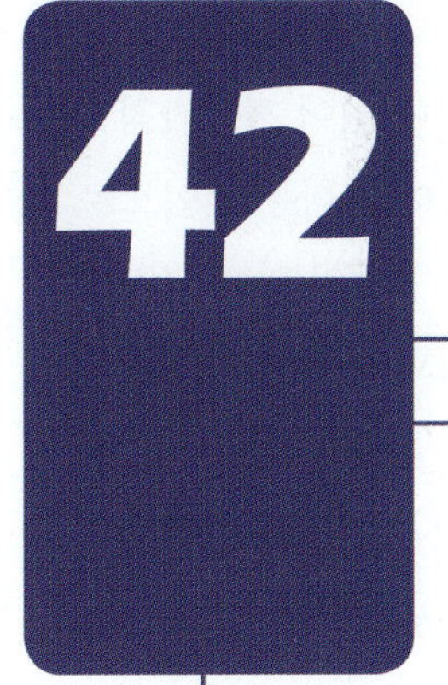

42 신체 증상과 기능 평가

정사임

1. 서론

암 환자는 다양한 신체 증상과 일상생활 기능 저하를 겪는다. 암 환자들이 경험하는 신체 증상과 일상생활 기능 저하 중에는 암의 종류와 관계없이 발생될 수 있는 공통적인 문제들이 있고 암종이나 암 진행 단계, 연령에 따라 혹은 환자의 치료 방법 및 투병 경과에 따라 다르게 나타나는 문제들이 있다. 이러한 문제들은 암 자체 치료 부작용 또는 부종양증후군paraneoplastic syndrome에 의해 발생된다. 암 환자들은 이러한 문제로 인해 많은 괴로움을 겪는다. 국내 연구결과를 보면, 암 치료 중 및 치료 종료 이후에 87%의 환자들이 한 가지 이상의 신체적 증상을 호소하였다. 거의 모든 종류의 암 환자에서 높은 비율로 피로를 호소하였고, 암 종류와 관계없이 통증, 손발 저림, 관절운동장애 및 근위약을 호소하는 환자도 많았다. 반면, 인지 저하, 림프 부종, 호흡기 장애, 삼킴 장애 및 언어 장애는 특정 암 종류와 관련이 있었다. Canadian Strategy for Cancer Control (CSCC)에서는 암 환자에서 다섯 가지 주요 활력 징후인 환자의 체온, 호흡, 심박, 혈압, 통증을 기본적으로 확인해야 한다고 제안한다. 이를 통해 환자의 건강 상태, 욕구, 질병의 과정 등을 예측할 수 있다는 것이다. 또한 미국 암 생존자를 대상으로 건강 관련 삶의 질health-related quality of life에 대해 연구한 논문에 의하면 암 생존자에서 보이는 삶의 질 저하는 특히 동반된 신체 증상들에 의해 영향을 받는다고 하였다. 따라서 암 환자에서 발생 가능한 신체 증상과 일상생활 기능 저하를 선별 및 평가 하는 것은 암 환자의 삶의 질 향상에도 매우 중요하다. 이 장에서는 암 환자에서 신체 증상과 기능의 선별과 평가에 대해 폭넓게 논의한다.

2. 통증의 선별과 평가

정신종양학 전문의는 환자가 경험하는 통증의 정도를 정량화하고 그 특성을 파악할 뿐 아니라 통증과 함께 동반된 심리적 증상 및 기저 정신 장애 이환 여부를 고려해야 한다. 암 관련 통증의 다학제적 관리에 있어 정신과적 개입은 이제 필수적인 부분이다. 통증의 관리에서 중요한 요소는 통증 평가를 지속적으로 반복해야 한다는 것이므로 모든 암 환자는 진료 시마다 통증에 대한 평가를 받는 것이 필요하다. 암 관련 통증은 종양의 직접적인 침범, 진단이나 치료를 위한 시술 또는 수술 그리고 암 치료(항암화학요법, 호르몬 치료와 방사선 치료)의 결과와 같은 다양한 원인에 의해 발생할 수 있다. 암 환자의 통증 경험에 대한 평가는 통증 강도, 통증 완화 요인, 통증 관련 기능 장애(예: 기분, 일상생활 활동, 특정 사회 활동), 중재 효과 모니터링(예: 진통제 부작용, 오남용)의 네 가지 측면을 고려하여 평가해야 한다. 임상의는 환자와 가족 및 간병인이 보고하는 통증 병력을 포괄적으로 평가함으로써 암 치료 경과의 개선과 악화를 파악하는 데 도움을 받을 수 있고 환자에게 최적의 치료를 제시할 수 있다. 암 환자의 생존율이 효과적인 통증 조절과 관련 있다는 연구도 더 많아지고 있다. 통증 치료의 목표는 통증을 없애는 것이 아니라, 통증에 대한 걱정에서 벗어나 다른 것에 초점을 맞출 수 있고 활동적으로 생활 할 수 있을 정도의 견딜 만한 통증 수준을 유지하면서 일상생활 기능을 최대한 회복하게 하는 것이다. 이러한 통증 치료 목표에 대해 환자에게 교육하고 환자와 함께 치료 계획을 수립하는 것이 통증 치료 결과에 도움이 된다. 표 42-1에는 환자와의 면담을 통한 통증 평가 시 원칙이 요약되어 있다.

표 42-1. 통증 평가

통증 평가(NCCN 가이드라인에서 발췌)
- 언제 시작되었나요? - 얼마나 오래 지속되었나요? - 어떤 식으로든 양상이 변했나요? - 간헐적으로 나타나나요, 아니면 지속적인가요? - 다른 증상은 없나요? - 통증이 다른 곳으로 퍼지거나 이동하나요? - 무엇이 통증을 악화시키거나 호전시키나요? - 통증을 치료하기 위해 어떤 시도를 해봤나요? 도움이 되었나요? 부작용이 있나요? 복용량은 얼마인가요? • **심리사회적 문제:** 환자의 고통, 통증에 대한 문화적 신념, 가족/간병인 지지, 정신과적/약물남용 병력, 환자의 안녕과 기능에 대한 목표 등을 평가한다. • **디스트레스:** 통증이 얼마나 큰 정신적 고통을 유발하는가? 통증이 견딜 수 있는가 아니면 견딜 수 없는가? 정신적 고통이 신경통보다는 정서적 괴로움에 의한 것을 말하는가? 통증이 무엇을 의미한다고 생각하는가(예: 암 진행이나 악화)? 통증에 대한 우려는 무엇인가? • **지지체계:** 도움을 받을 수 있는 사람은 누구인가? 가족이나 다른 사람이 있는가? 집에서 통증 및 약물 관리를 안정적으로 도와주는 사람이 있는가? 다약제 복용 및 발생 가능한 약물 상호작용/부작용에 대한 평가 • **정신과적 질환:** 1) 불안: 드레싱을 갈거나, 통증이 발생 가능한 보행을 시작하기 전에 조건화된 예기 불안이 발생할 수 있다. 환자는 통증보다는 불안이나 불면증을 치료하기 위해 진통제를 찾을 수 있다. 2) 우울증: 우울증 환자에서는 통증이 증폭된다. 우울증의 병력과 현재의 우울 증상(수면 장애, 흥미 상실, 죄책감/절망감/무력감, 에너지 저하, 집중력 장애, 식욕 변화, 정신 운동 지체, 자살 생각)을 평가한다. 3) 약물 남용 및 중독 – 향정신성 약물 또는 아편계 약물 남용 병력이 있는 환자는 내성으로 인해 더 많은 진통제 용량이 필요할 수 있다. 약물 의존 또는 알코올 중독 병력이 있는 환자에서는 진통제를 주의해서 사용해야 한다. 초기 선별 도구를 사용했을 때

위험 점수가 높을수록 약물 남용 가능성이 높다. 약물 남용 가능성이 높은 상황에서는 정신종양학, 중독정신의학 전문의와 협력하여 아편계 약물 사용 계획을 정하는 것이 좋다. 이러한 환자에서 규칙적인 진통제 처방은 통증으로 인한 위기 상황과 비정상적인 약물 추구 행동을 예방하는 전략으로 작용할 수 있다.

- **치료 목표:** 환자의 안녕 및 기능 수준과 관련하여 통증 관리에 대한 환자의 치료 목표와 기대치를 논의한다. 이때 가족/간병인을 포함하는 것이 좋다.
- **의학적/종양학적 병력:** 통증은 암 및 기타 주요 의학적 질환의 맥락에서 평가되어야 한다.
- **최근 투약력:** 일반의약품 및 보조제를 포함하여 현재 복용 중인 약물을 검토해야 한다.
- **신체 검사:** 적절한 혈액 검사 및 영상 검사 시행한다.
- **통증에 대한 진단:** 통증의 근본적인 원인을 파악하고 가능한 경우 치료해야 한다. 척수 압박이나 감염과 같은 응급한 문제는 즉시 치료해야 한다.

국내 표준화된 여러 통증 평가 도구를 활용함으로써 통증 평가에 도움을 받을 수 있다. 통증 평가 도구는 통증에 대해 정량 평가하는 단면평가설문지unidimensional questionnaire와 통증의 정도를 포함한 다양한 증상에 대해 평가하는 다면평가설문지multidimensional questionnaire가 있다. 단면평가설문지는 통증의 정도를 환자가 표시하게 하는 가장 단순한 방법으로 이해하기 쉽고 수행하는 시간이 오래 걸리지 않아 빠르게 통증의 정도를 판단하기에 좋은 방법이다. 그러나 통증의 정도 외에 여러 가지 다양한 통증의 양상이나 빈도 등 다른 정보를 알지 못하는 단점이 있고, 환자가 한 번 보고하는 것에 의존하므로 신뢰도가 떨어질 수 있는 단점이 있다. 단면평가설문지에는 대표적으로 시각통증등급visual analogue scale과 숫자통증등급numerical rating scale가 있다. 다면평가설문지는 통증의 정도뿐 아니라 통증의 위치와 양상, 정동 등의 다양한 면을 평가할 수 있도록 고안된 설문지이다. 표 42-2에는 국내에서 표준화되어 사용가능하며 임상 환경에서 수행하기 용이하면서도 환자로부터 얻을 수 있는 정보 수준이 높은 세 가지 통증 평가 도구를 제안한다. 단순통증척도brief pain inventory는 통증 강도와 통증에 의해 영향받는 일상생활 기능 정도를 다면적으로 평가하기 위한 도구로 사용된다. 암성 통증의 강도는 하루 중에도 변동될 수 있기 때문에 지난 24시간 동안 경험한 가장 심한 통증, 가장 약한 통증, 평균 통증 강도 및 현재 통증 강도에 대해 11점 척도(0점 = '전혀 통증 없음', 10점 = '상상할 수 있는 가장 심한 통증')를 사용하여 평가한다. 그리고 통증이 일상 활동, 기분, 보행, 일, 대인 관계, 수면 및 여가에 미치는 영향 정도를 11점 척도(0점 = '전혀 방해되지 않음', 10점 = '완전히 방해됨')로 측정한다. 단축 맥길 통증 설문지short-form McGill pain questionnaire는 통증의 질과 강도를 평가할 수 있다. 총 17문항으로, 이 중 15문항은 11개의 감각 영역, 4개의 정서 영역 통증을 나타내는 형용사로 구성되어 4점 척도 (0점 = '전혀 그렇지 않다', 3점 = '항상 그렇다')로 통증의 질을 평가한다. 나머지 2문항은 6점 척도(0 ='통증 없음', 5 = '극심한 통증')로 평가하는 현재 통증 강도present pain intensity와 전반적인 통증 강도를 평가하는 시각통증등급으로 구성되어 있다. 진행성 치매 통증사정 척도pain assessment in advanced dementia는 통증이 있으나 통증에 대한 자가 보고가 불가능한 환자를 평가할 때 사용할 수 있다. 호흡breathing, 부정적인 발성negative

표 42-2. 통증 평가 도구

통증 평가 도구Pain assessment tool
단순통증척도Brief Pain Inventory, BPI-K
단축 맥길 통증 설문지Short-form McGill Pain Questionnaire, KSF-MPQ
진행성 치매 통증사정 척도Pain Assessment in Advanced Dementia Scale, PAINAD-K

vocalization, 얼굴표정facial expression, 신체 언어body language, 안정도consolability 5가지 범주를 관찰하도록 되어있다. 각 문항은 3점 척도로, 총점 범위는 0-10점이다. 이 외 표준형 성인 암성 통증 평가도구Korean cancer pain assessment tool, K-CPAT도 암성 통증 부위, 통증의 성격, 현재 통증 강도, 12가지 동반 신체 증상 및 8가지 심리사회적 특성을 평가한다. 또 돌발 통증 평가 도구breakthrough pain assessment tool, BAT-K를 통해 돌발성 암성 통증의 발생 부위, 빈도, 지속 시간, 강도, 유발 및 완화 요인, 통증으로 인한 디스트레스 및 일상생활 기능 저하의 정도 등을 평가할 수 있다. 그리고 세계보건기구의 암성 통증 관리 가이드라인을 기반으로 하는 통증관리지표pain management index, PMI를 사용해 환자가 보고한 통증 강도와 처방된 진통제 단계를 비교하여 통증의 조절의 적절성을 평가할 수 있다.

3. 피로의 선별과 평가

암성 피로는 암 진단부터 임종에 이르기까지 암 환자가 겪는 가장 흔한 증상이다. 암 환자의 경우 피로 증상은 감수하며 살아야 한다고 생각하여 과소 보고하는 경향이 있다. 암성 피로의 유병률과 암성 피로가 환자의 일상생활 기능 및 삶의 질 그리고 치료 순응도에 미치는 영향을 고려할 때, 피로 증상의 유무와 중증도에 대한 선별 및 평가를 받는 것은 중요하다. 모든 암 환자에서 피로에 대한 선별 및 평가는 초진 시, 암 치료 중 그리고 치료 후 관리 중에도 정

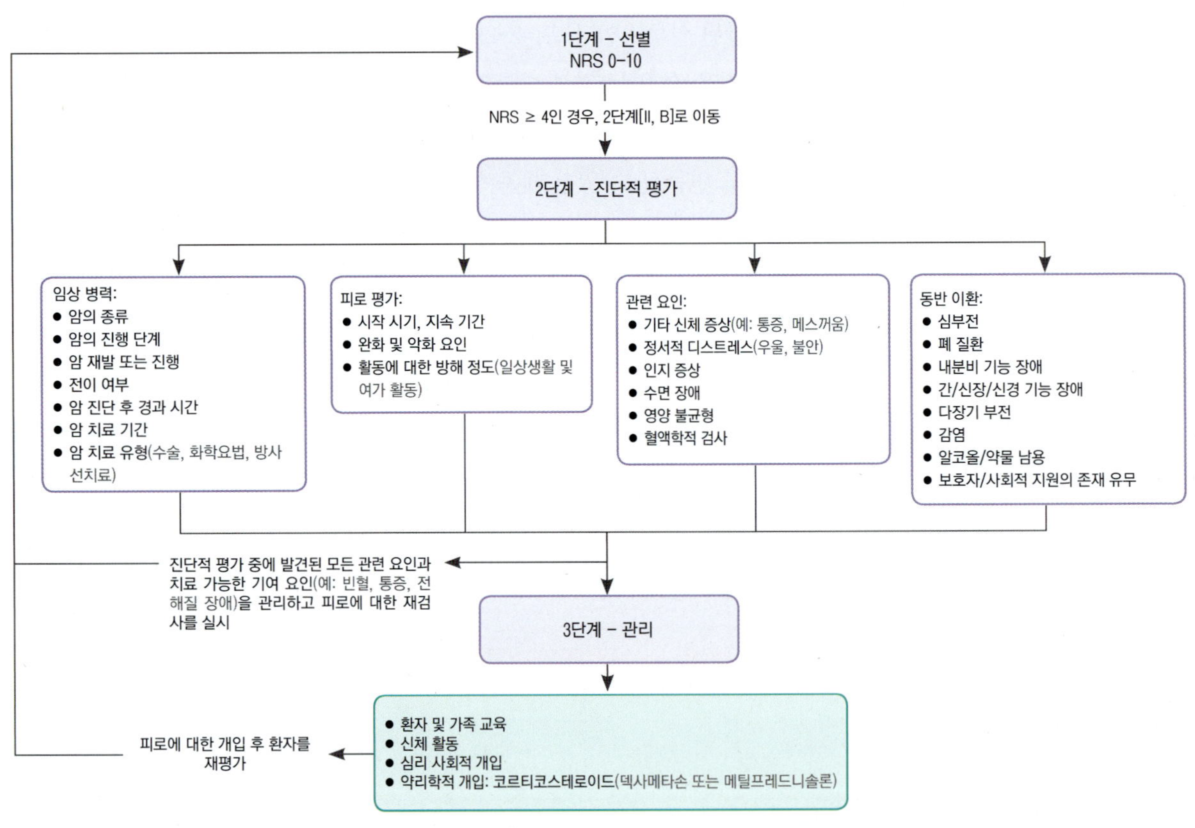

그림 42-1. 암성 피로의 선별 및 진단적 평가 알고리즘

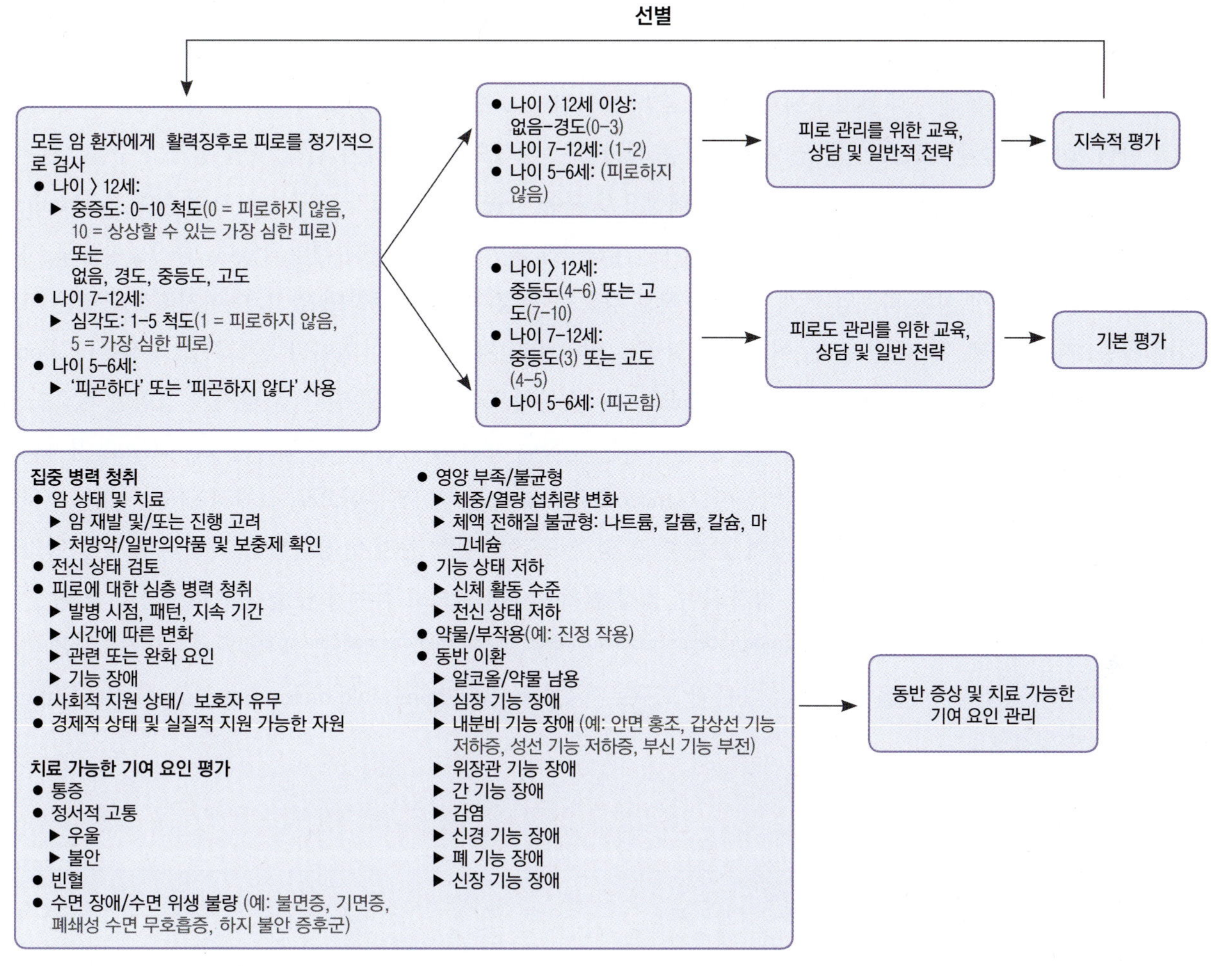

그림 42-2. NCCN의 암성 피로 관련 임상 진료 지침

기적으로 이루어져야 한다. 암성 피로의 평가 및 치료는 선별, 진단적 평가, 개입, 재평가의 4단계 알고리즘을 따른다. 그림 42-1은 유럽종양학회European Society for Medical Oncology, ESMO의 임상 진료 지침에서 제시한 피로의 선별 및 진단적 평가 알고리즘을 보여준다.

피로는 통증과 같이 환자가 주관적으로 인지하는 증상이므로 자가 보고를 통해 가장 정확하게 측정된다. 미국 국립 종합 암센터 네트워크National Comprehensive Cancer Network, NCCN의 암성 피로 관련 임상 진료 지침에서도 수치화된 자가 보고 척도 또는 구두 척도를 사용하여 피로의 심각도를 평가할 것을 권장한다(그림 42-2).

숫자통증등급은 피로의 강도에 따라 0점부터 10점까지의 수치로 평가하는 좋은 선별 도구이다. 숫자통증등급에서 4점 이상으로 중등도 이상의 피로 강도가 동반된 모든 암 환자는 피로의 치료 가능한 원인 및 동반 질환을 파악하기 위한 포괄적인 평가를 받아야 한다. 평가에는 피로의 시작 시점, 양상, 지속 기간, 경과, 악화 혹은 완화 요인, 기능 저하 수준 등을 포함하는 피로에 대한 구체적인 병력 청취, 암의 경과에 대한 평가, 치료 유형 및 치료 반응에 대한 평가, 동반 신체 증상 및 정신 증상에 대한 평가, 혈액 검사 등의 의학적 검사, 사회 환경적 요인에 대한 고려가 포함된다. 또한 항암 치료 외에도 환자가 복용 중인 다른 처방약이나 일반의약품, 보충제를 알고 있어야 한다. 평가 과정에서 임상의는 피로가 암의 재발 혹은 암의 진행과 관련이 있는지 여부를 가능한 판단해야 한다. 암 환자에서 피로는 종종 경과에 대한 추가적인 평가를 받도록 하는 중요한 요인이 된다. 피로가 암의 재발 혹은 진행과 관련이 없다고 판단하는 경우, 이 사실을 환자와 보호자에게 알림으로써 불안감을 크게 줄일 수 있다.

피로 관련 동반 증상과 피로로 인한 일상생활 기능 저하를 통합적으로 평가하기 위해 다면 평가 도구를 사용 할 수 있다. 표 42-3은 국내에서 표준화되어 암 환자를 대상으로 사용 가능한 피로 평가 도구들을 보여준다. Brief fatigue inventory는 암으로 인한 그리고 암 치료와 관련된 피로의 중증도를 평가하기 위해 개발되었다. 총 9문항으로 지난 24시간 동안 경험한 가장 심한 피로와 현재 및 평균 피로 강도를 측정하는 3개 문항이 있고, 나머지 6개 문항은 피로로 인해 활동, 기분, 보행, 일, 대인 관계, 여가를 포함하는 일상생활 기능 저하가 얼마나 심한지를 측정한다. Functional assessment of chronic illness therapy-fatigue scale는 총 13 문항으로 지난 일주일간 암 환자가 경험한 피로를 측정하며, 피로가 식사, 수면, 활동에 미치는 영향을 평가하는 문항이 포함되어 있다. 각 항목은 5점 척도로 평가되며 점수가 높을수록 피로의 정도가 심함을 의미한다. Cancer fatigue scale는 총 15 문항으로 신체적 영역 7문항, 정서적 영역 4문항, 인지적 영역 4문항으로 구성되어 있는 다면 평가 도구이며 암 환자가 경험하는 피로의 특성을 평가하기 위해 개발되었다. 각 문항은 5점 척도로 평가되며, 총점 범위는 0-60점으로 점수가 높을수록 피로가 더 심함을 의미한다. 최근 유럽 암 연구 및 치료 기구European Organisation for Research and Treatment of Cancer, EORTC에서는 암 관련 피로의 신체적, 인지적, 정서적 측면을 평가하는 다차원 도구로서 Quality of life module measuring cancer related fatigue (QLQ-FA12)를 개발했다.

표 42-3. 피로 평가 도구

피로 평가 도구Fatigue assessment tool
간이 피로 평가지brief fatigue inventory, BFI-K
Functional Assessment of Chronic Illness Therapy–Fatigue Scale, FACIT-F
Cancer Fatigue Scale, CFS
Revised Piper Fatigue Scale, PFS
다차원 피로 측정도구Multidimensional Fatigue Inventory, MFI-K

피로의 원인은 암 유형 및 특성, 환자 요인(예: 정신과적 병력), 치료 요인(예: 항암제, 수술, 방사선)과 관련이 있다. 주요 원인으로는 암 치료(세포독성 항암치료, 생물학적 반응 조절제, 표적 치료, 면역 치료, 호르몬 치료), 진행성 종양의 성장 및 확산, 신체 상태(예: 통증), 정신과적 동반 질환(예: 우울증, 수면 장애), 대사/영양/호르몬 문제(예: 갑상선 기능 저하증, 부신피질 기능 저하증, 폐경, 탈수, 영양 부족), 빈혈, 약물(예: 오피오이드 또는 기타 진통제, 항우울제, 항정신병약물, 항경련제, 베타 차단제, 벤조디아제핀, 항히스타민제)이 있다. 특히 완화의료에서 빈혈, 다약제 복용, 인지기능 저하, 영양 결핍, 악액질은 피로를 유발하는 가장 흔한 원인이다. 임상의는 우선 심장, 폐, 신장, 간, 내분비, 신경 질환 및 감염과 같은 동반 질환 여부를 확인해 배제할 수 있어야 하며 피로의 가역적 원인(우울증, 수면 장애, 빈혈, 갑상선 기능 저하증 등)이 있다면 치료해야 한다. 불필요한 중추신경계 작용 약물은 중단해야 하며 알코올 및 기타 약물 오남용 동반 여부도 검사해야 한다. 또한 영양 상태와 활동 수준을 평가하는 것도 중요하다. 메스꺼움,

구토, 식욕 부진, 점막염, 장폐색, 설사, 변비 등이 영양 섭취에 영향을 미칠 수 있다. 활동량 및 기능 수준에 대한 평가는 운동을 포함한 치료 계획을 수립할 때 중요하다. 운동은 특정 암 환자의 피로 수준을 낮추는 데 도움이 되는 것으로 나타났다. 그러나 피로한 환자에게 운동으로 증상이 개선될 것이라고 설득하기 어려운 경우가 많다. 따라서 처음에는 낮은 강도의 활동으로 시작하여 시간이 지남에 따라 점진적으로 강도와 빈도를 높이는 것이 좋다.

우울 및 불안 장애, 수면 장애와 같은 정신과적 질환은 암성 피로가 있는 환자에게 흔히 동반되며, 환자가 보고하는 피로의 양상이 무기력, 무의욕, 주간 졸림, 주의력 및 기억력 저하, 정신운동 지연 등의 증상과 중복되기도 한다. 따라서 암성 피로를 효과적으로 평가하고 치료하기 위해서는 정신과적 증상의 동반 여부에 대한 평가가 필요하다. 우울 장애가 동반된 경우 무망감, 무가치감, 죄책감, 자살 관련 증상이 나타날 가능성이 더 높고, 우울장애의 가족력을 더 흔하게 보인다. 암성 피로와 우울 장애 간의 관계는 아직 명확하지 않으나 상호 간 영향을 주는 관계가 존재할 수 있다. 통증 또한 피로와 같이 동반 시 암 환자의 전반적인 증상 경험을 악화시키는 것으로 나타났으며, 이는 이 두 증상 간의 상승 효과가 있음을 시사한다. 또 암 환자에서는 잘못된 수면 위생 습관이 동반되어 있는 경우가 많으며, 암 치료의 결과로 상기도에 영향을 받거나 체중의 변화, 호르몬 상태(예: 갑상선, 에스트로겐, 테스토스테론)의 변화가 발생할 경우 폐쇄성 수면 무호흡증이 발생할 가능성이 높아지므로 관련 증상에 대해 평가해야 한다. 뿐만 아니라 의료진은 알코올이나 약물 남용의 징후도 주의 깊게 살펴야 한다. 이러한 문제는 수면 장애와 같은 다른 건강 문제를 유발하거나 악화시킬 수 있으며 피로를 유발할 수 있다.

4. 식욕부진의 선별과 평가

체중 감소와 식욕부진은 암 환자, 특히 진행성 암 환자에게서 흔히 나타나는 증상이다. 식욕부진은 식욕이 없어져 음식 섭취량이 줄어드는 증상으로 정의된다. 여러 가지 병리 생리학적 이상으로 인해 체중이 감소할 수 있으며, 음식 섭취 장애, 신체 활동 감소 및 이와 관련된 신진대사 효과, 전신 염증 및 이화 작용 활성화로 이어지는 대사 변화 등 여러 요인이 동시에 발생하는 경우가 많다(그림 42-3). 체중 감소를 되돌리기 위한 적극적인 영양 보충이 되지 않으면 지방 및 골격근의 감소를 특징으로 하는 악액질이 발생할 수 있다.

체중 감소의 정도는 암의 예후나 일상생활 수행 기능 상태에 큰 영향을 미치며 식욕부진은 암 환자의 삶의 질의 신체적, 심리적 측면에서 가장 중요한 요인으로 보고되고 있다. 또 식욕부진으로 인한 영양결핍은 입원 기간 연장, 암 치료 관련 독성 증가, 삶의 질 저하, 예후 악화, 생존율 감소와 관련이 있다. 생존 기간이 90일 미만인 진행성 암 환자를 대상으로 한 메타 분석 연구결과, 체중 감소 및 식욕부진 증상이 암의 진행을 반영하기 때문에 예후가 좋지 않았다. 따라서 표준화된 선별과 평가를 정기적으로 시행하여 영양 관련 문제를 가진 암 환자를 발견하는 것이 중요하다. 유럽종양학회의 암 악액질에 대한 임상 진료 지침에서는 항암 치료를 받는 모든 암 환자와 생존 기간이 3-6개월 이상으로 예상되는 암 환자에서는 영양 관련 위험을 선별하는 검사를 정기적으로 실시해야 하며, 예상 생존 기간이 3개월 미만인 환자의 경우 식사와 관련된 디스트레스에 대한 선별 검사를 실시하도록 권고하고 있다(그림 42-4). 표 42-4는 국내에서 사용 가능한 암 환자 대상 영양결핍 선별 도구들을 보여준다. Short nutritional appetite questionnaire는 식욕, 포만감, 입맛, 하루 식사 횟수에 대해 묻는 4가지 문항으로 이루어진 자가 보고식 설문지로 짧고 간단하

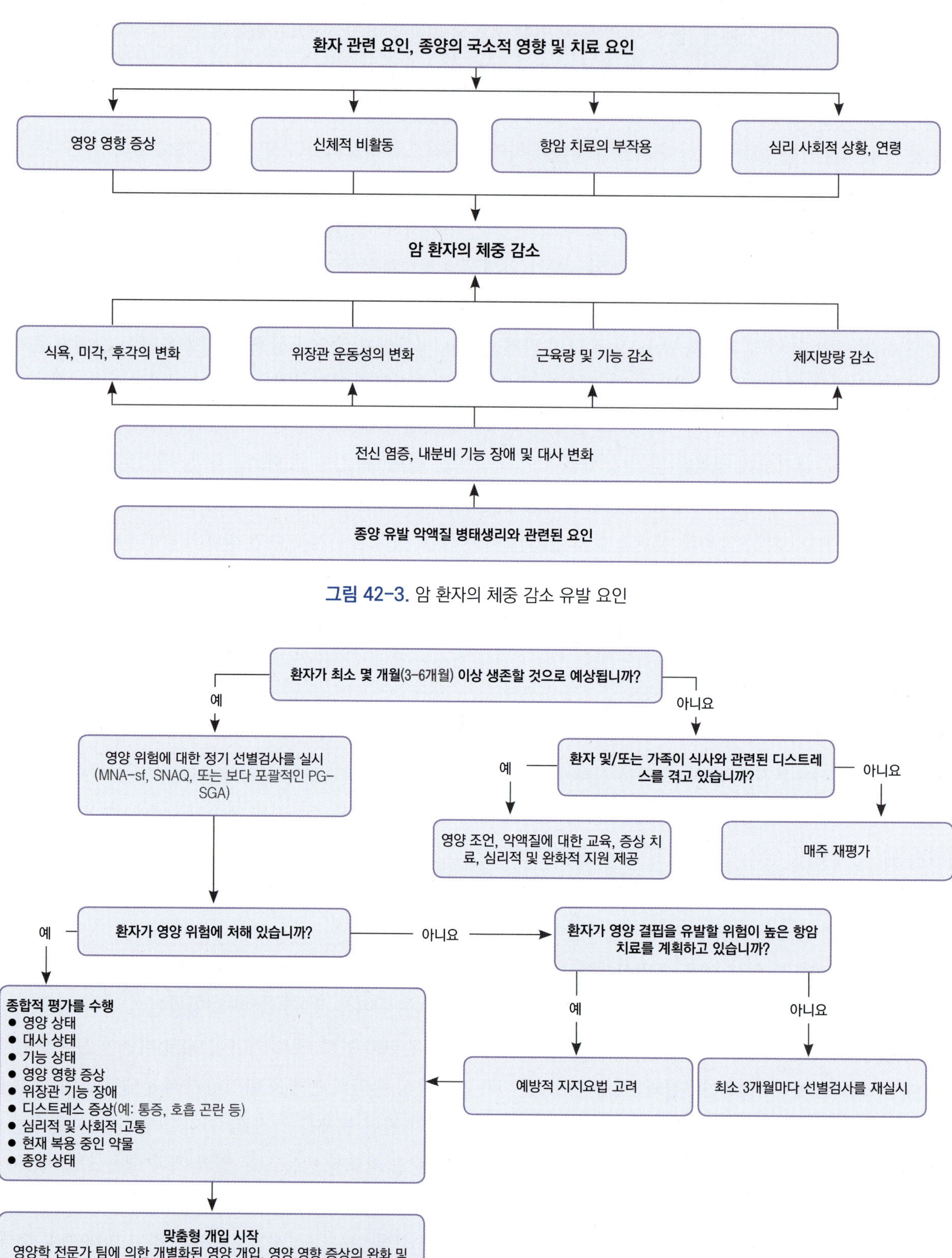

그림 42-3. 암 환자의 체중 감소 유발 요인

그림 42-4. 암 환자에서 영양 위험의 선별 및 평가 알고리듬

표 42-4. 영양결핍 평가 도구

영양결핍 평가 도구Malnutrition assessment tool
Short Nutritional Appetite Questionnaire, SNAQ
Patient-Generated Subjective Global Assessment, PG-SGA
Mini-Nutritional Assessment Short Form, MNA-SF

게 시행할 수 있다. 5점 척도로 총점은 4-20점이며, 점수가 낮을수록 식욕이 좋지 않음을 나타낸다. Patient-generated subjective global assessment는 환자가 작성하는 문항과 의료진이 작성하는 문항으로 구성되어 있다. 환자가 작성하는 문항은 현재 체중, 과거 체중 이력, 2주 내 체중 변화, 최근 음식 섭취량 변화, 2주 이내에 음식 섭취량에 영향을 미치는 증상들, 활동 수준과 기능의 변화에 대한 항목이 포함되어 있다. 의료진이 작성하는 문항에는 질병 단계, 연령, 신진대사 요구량 구성 요소, 신체 평가와 같은 진단과 관련된 항목이 포함되어 있다. 9점 이상이면 영양결핍에 대한 치료적 개입이 매우 필요함을 나타낸다. Mini-nutritional assessment short form은 음식 섭취량 변화, 체중 변화, 이동 능력, 심리적 스트레스, 신경심리문제, 체질량 지수와 같은 6가지 항목으로 구성되어 있다. 0-7점은 영양결핍, 8-11점은 영양결핍 위험군, 12-14점은 정상으로 분류한다.

영양결핍을 조기에 발견하기 위해 암 진단 시점부터 정기적으로 영양 상태를 평가해야 한다. 영양 상태 평가에는 체중 변화, 체질량 지수, 근육량을 중심으로 한 체성분, 에너지와 단백질에 중점을 둔 음식 섭취량, 전신 염증, 탈수 및 전해질 불균형에 관한 정보와 같은 객관적인 평가가 포함된다. 선별검사에서 이상 소견이 있는 경우, 영양 상태를 유지하는 데 방해가 될 수 있는 요인에 대해 확인해야 한다. 식욕부진, 오심과 구토, 미각 및 후각 변화, 점막염, 연하곤란, 만성 통증, 복통(예: 위경련), 변비 혹은 설사와 같은 영양에 영향을 주는 증상이 있는지 확인하고 이러한 증상의 원인이 될 수 있는 위장 기능 장애, 대사 장애에 대해 평가해야 한다. 피로, 신체 활동 저하, 호흡곤란, 심리사회적 디스트레스에 대한 평가도 함께 진행한다. 뿐만 아니라 암 치료 관련 독성이나 병용약물 투여에 따른 부작용으로 식욕부진이 발생하는지에 대한 고려도 필요하다. 이러한 평가 시, 치료적 개입을 통해 수정 가능한 요인에 보다 초점을 맞춰야 한다.

5. 오심 및 구토의 선별과 평가

암 환자에서 오심과 구토 발생 시 원인을 확인하기 위한 구체적인 병력 청취과 신체 검사가 필요하다. 병력 청취를 통해 오심과 구토의 패턴(예: 하루 중 시간, 식사 또는 기타 증상과의 연관성, 빈도)을 파악해야 한다. 예를 들어 오심이 없는 이른 아침 구토는 두개 내압 상승과 관련이 있다. 구토의 양과 내용물(예: 토혈, 소화되지 않은 음식물 또는 담즙)은 구토의 원인을 파악하는 데 도움이 되며, 오심을 완화하는 큰 구토가 드물게 발생한다면 장폐색이 동반되어 있을 수 있다. 통증, 변비, 불안, 거식증, 조기 포만감, 소화불량, 기침과 같은 관련 증상들을 함께 평가한다. 환자가 현재 복용 중인 약물과 보충제의 전체 목록을 검토하고 최근 복용량과 일정에 변경이 있었는지 주의해야 한다. 예를 들어, 오피오이드 용량을 늘리거나 고용량 스테로이드를 중단하면 오심과 구토가 유발될 수 있다. 동반 질환 또는 그 치료가 메스꺼움과 구토의 원인이 될 수 있다. 또한 부신 기능 저하증, 갑상선 질환, 심장 질환 및 위식도 역류 질환과 같은 동반 질환은 오심과 구토를 유발할 수 있다. 알코올 또는 불법 약물 사용도 오심, 구토 발생에 영향을 미칠 수 있다. 예를 들어, 대마 사용은 메스꺼움을 감소시키지만 과도한 알코올 사용은 메스꺼움을 유발할 수 있다. 또한 원발성 암이나 전이된 암은 오심을 동반할 수 있다. 중추신경계 원발성 종양, 뇌 전이 또는 연수막 질환은 두개 내압 상승 및 수막 자극으로 인해 이차적인 오심을 유발할 수 있다. 위암과 같은 위장관 원발성 종양은 오심과 구토를 포함한 폐쇄성 증상을 유발할 수 있다. 복막 암종증과 복수도 오심을 유발할 수 있고 과도한 기침은 기침으로 인한 복강 내 압력 증가로 이차적인 오심을 유발할 수 있다. 탈수가 메스꺼움을 유발할 수 있으므로 신체 검사에서 구강 및 피부 건조, 기립성 저혈압에 대한 평가가 포함된다. 구내염이나 아구창과 같은 구강 병변도 오심의 원인이 될 수 있다. 복부 검사에서 장음의 변화, 종괴 혹은 장기 비대 촉진, 복수 유무를 확인하여 추가 진단 평가로 이어질 수 있다. 직장 검사를 통해 변비로 인한 오심을 유발하는 분변매복을 확인할 수 있다. 뇌신경 이상이나 유두부종과 같은 신경학적 징후는 두개 내압 상승을 나타낸다. 신경학적 소견이 있는 환자의 경우, 뇌/척수 및 수막의 자기공명영상이 필요할 수 있다. 혈액 검사를 통해 요독증, 고칼슘혈증, 저나트륨혈증, 간 질환 등 오심과 구토의 대사적 원인을 확인한다. 갑상선 기능 검사와 공복 코티솔은 환자의 임상 증상이 갑상선 기능 저하증이나 부신 기능 부전으로 진단되는 경우 필요하다. 복부 팽만감, 복통, 변비, 장음 저하가 있는 환자는 장폐색을 배제하기 위해 복부 영상검사가 필요할 수 있다.

종양의 위치, 사용된 항암제, 방사선 노출 등 종양, 치료, 환자와 관련된 요인이 모두 오심 및 구토에 영향을 미친다. 환자 관련 요인에는 과거 항암화학요법 과정 중 오심 및 구토의 발생률 및 중증도, 만성적인 알코올 사용 병력, 나이, 성별, 출산 경험이 있는 여성인 경우 임신 중 입덧 또는 구토 병력이 있다. 과거 항암화학요법 주기 동안 오심 및 구토가 조절되지 않았던 환자는 이후 주기에서도 오심 및 구토를 경험할 가능성이 높다. 만성적인 알코올 섭취병력이 있는 환자는 시스플라틴으로 인한 오심 및 구토를 경험할 가능성이 낮다. 50세 미만의 환자에서 오심 및 구토가 발생할 가능성이 더 높고 여성에서 더 많이 발생한다. 치료 관련 요인으로는 오심 및 구토에 대한 NCCN 가이드라인에서 항암화학요법 약물을 오심 유발 위험도에 따라 4단계로 분류한다. 고위험 항암화학요법을 받는 경우 환자의 대부분이 부작용으로 오심 및 구토를 경험한다. 또한 오심 발생 위험도를 평가하기 위해 약물의 종류뿐 아니라 주사제와 경구약 같은 투약 방식도 고려해야 한다. 표 42-5는 주사로 투여하는 고위험군 항암제를 보여준다. 항암 치료와 관련된 오심 및 구토의 유무와 중증도는 세계암완화·지지의료학회Multinational Association of Supportive Care in Cancer, MASCC의 MASCC Antiemesis Tool (MAT)을 사용하여 평가할 수 있다. 방사선 치료는 더 많은 양의 방사선을 더 자주 투여하거나 더 많은 부위를 치료할 때 오심과 구토를 유발할 가능성이 높다. 화학요법과 마찬가지로 방사선 치료도 오심

표 42-5. 오심 및 구토 유발 고위험 주사 항암제

오심 및 구토 유발 고위험 주사 항암제High emetic risk parenteral anticancer agents		
Carboplatin AUC ≥ 4	Dacarbazine	Mechlorethamine
Carmustine > 250 mg/m^2	Doxorubicin ≥ 60 mg/m^2	Melphalan ≥ 140 mg/m^2
Cisplatin	Epirubicin > 90 mg/m^2	Sacituzumab govitecan-hziy
cyclophosphamide	Ifosfamide ≥ 2 g/m^2 per dose	Streptozocin

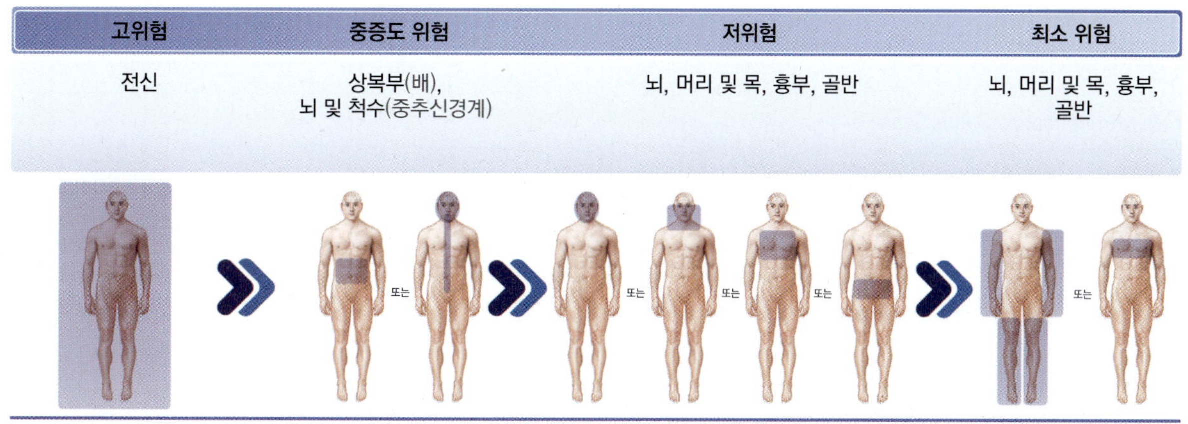

그림 42-5. 방사선 치료로 인한 오심 및 구토 위험

유발 위험도에 따라 4단계로 분류한다(그림 42-5). 위험 수준은 방사선을 받는 신체 부위에 따라 결정된다. 임상의는 이러한 오심 및 구토의 모든 잠재적 원인과 요인을 확인하고 염두에 두어야 한다.

6. 기능의 선별과 평가

암 환자는 삶의 질에 큰 영향을 미치는 신체 기능의 현저한 저하를 종종 보인다. 신체 기능 저하는 임상에서 암 환자의 전반적인 상태를 반영하는 신뢰할 수 있는 지표로서, 신체 기능이 좋을수록 예후가 좋다는 것을 의미한다. 신체 기능은 암 환자의 생존율 및 치료 결정을 위한 중요한 예후 인자이다. 수술, 방사선, 화학요법 치료의 선택 또는 완화 치료의 강도를 결정하는 데 중요한 요소가 된다. 따라서 환자의 신체 활동을 평가하는 것은 중요하다. 표 42-6은 임상에서 사용되는 기능을 평가하는 도구들을 보여준다. ECOG 수행 상태 척도ECOG performance status scale와 카르노프스키 수행 상태 척도Karnofsky performance status scale는 암 환자의 기능 상태를 평가하는 데 널리 사용되는 두 가지 도구이다(표 42-7). 두 척도 모두 기능 장애에 따라 환자를 분류하고, 치료 효과를 비교하고, 환자의 예후를 평가하는 데 널리 사용되고 있다. ECOG 수행 상태 척도는 암이 일상 생활 기능 수준에 미치는 영향을 자기 관리 능력, 일상 활동, 신체 능력(걷기, 일하기 등) 측면에서 평가한다. 이 외 Accelerometer-based monitoring and electronic activity monitoring (EAM)은 걸음 수 및 다양한 강도의 활동을 수행하는 데 소요되는 시간을 측정하는 것으로, 연구에서 치료적 개입 결과를 객관적으로 평가하기 위해 신체 기능을 객관적으로 측정하는 방법으로 사용되었다.

표 42-6. 기능 평가 도구

기능 평가 도구Performance assessment tool
Karnofsky Performance Status Scale
Eastern Cooperative Oncology Group Performance Status Scale
Short-Form 36

표 42-7. ECOG 수행 상태와 Karnofsky 수행 상태 척도

Grade	ECOG 수행 상태	Score	Karnofsky 수행 상태
0	활동적이며, 질병 이전의 모든 업무를 제한 없이 수행할 수 있다.	100 90	정상, 증상 호소 없음, 병의 증거 없음 정상 활동 가능, 질병의 경한 징후 또는 증상이 있음
1	육체적으로 격렬한 활동에는 제한이 있지만 보행이 가능하고 가벼운 집안일, 사무 업무 등 가벼운 또는 앉아서 하는 일을 수행할 수 있다.	80 70	노력하면 정상적인 활동 가능, 질병의 징후 또는 증상이 다소 있음 자기 관리는 가능하나 정상적인 활동을 계속하거나 활동적인 일을 할 수 없음
2	보행이 가능하고 모든 자기 관리가 가능하지만 업무 활동은 수행할 수 없다; 깨어 있는 시간의 약 50% 이상을 서 있다.	60 50	가끔 도움이 필요하지만 대부분의 개인적 필요를 처리할 수 있음 상당한 도움과 잦은 치료가 필요함
3	제한적인 자기 관리만 가능, 깨어 있는 시간의 50% 이상을 침대나 의자에 있다.	40 30	장애인; 특별한 관리와 지원이 필요함 중증 장애인, 사망이 임박하지는 않았지만 입원이 필요한 경우
4	완전 장애, 자기 관리가 전혀 불가능하며 완전히 침대나 의자에만 있다.	20 10	중증, 입원 및 적극적 지지 치료 필요 빈사 상태, 사망 과정이 급격히 진행 중
5	사망	0	사망

참고문헌

1. Affronti ML, Lee J, Molassiotis A, Johnson L, Tinianov S, Clark-Snow R, et al. MASCC 2023 Patient-Centered Antiemetic Guidelines and Education Statements: an evidence-based and consensus resource for patients. Support Care Cancer. 2024;32(6):335.
2. Arends J, Strasser F, Gonella S, Solheim TS, Madeddu C, Ravasco P, et al. Cancer cachexia in adult patients: ESMO Clinical Practice Guidelines☆. ESMO open. 2021;6(3):100092.
3. Berger AM, Mooney K, Alvarez-Perez A, Breitbart WS, Carpenter KM, Cella D, et al. Cancer-related fatigue, version 2.2015. J Natl Compr Canc Netw. 2015;13(8):1012-39.
4. Choi SA, Son C, Lee J-H, Cho S. Confirmatory factor analysis of the Korean version of the short-form McGill pain questionnaire with chronic pain patients: a comparison of alternative models. Health and Quality of Life Outcomes. 2015;13:15.
5. Fabi A, Bhargava R, Fatigoni S, Guglielmo M, Horneber M, Roila F, et al. Cancer-related fatigue: ESMO Clinical Practice Guidelines for diagnosis and treatment. Ann Oncol. 2020;31(6):713-23.
6. Karnofsky DA. The clinical evaluation of chemotherapeutic agents in cancer. Evaluation of chemotherapeutic agents. Columbia University Press; 1949.
7. Kelly CM, Shahrokni A. Moving beyond Karnofsky and ECOG performance status assessments with new technologies. J Oncol. 2016;2016(1):6186543.

8. Kennedy SKF, Goodall S, Lee SF, DeAngelis C, Jocko A, Charbonneau F, et al. 2020 ASCO, 2023 NCCN, 2023 MASCC/ESMO, and 2019 CCO: a comparison of antiemetic guidelines for the treatment of chemotherapy-induced nausea and vomiting in cancer patients. Support Care Cancer. 2024;32(5):280.
9. Key RG, Liebling D, Malhotra VT, Passik SD, Moryl N, Breitbart WS. Cancer-related pain. Psycho-Oncology. doi:10.1093/med/9780190097653.003.00333.
10. Kim SH, Jo MW, Lee SI. Psychometric properties of the Korean short form-36 health survey version 2 for assessing the general population. Asian Nurs Res (Korean Soc Nurs Sci). 2013;7(2):61-6.
11. Kwon SH, Cho YS, Kim H. Reliability and Feasibility of the Pain Assessment in Advanced Dementia Scale-Korean Version (PAIN-AD-K). Pain Manag Nurs. 2021 Oct;22(5):660-7.
12. Lee EH. Construct validity of the revised Piper Fatigue Scale in Korean women with breast cancer. Journal of Korean Academy of Nursing. 1999;29(3):485-93.
13. Lee H, Park EY, Sung JH. Validation of the Korean Version of the Cancer Fatigue Scale in Patients with Cancer. Healthcare. 2023;11(12):1796.
14. Lee JY, Oh EG, Hyung WJ, Kim H-I. Translation and validation of the Patient-Generated Subjective Global Assessment against the Mini-Nutritional Assessment for patients with gastric cancer. Asia Pac J Oncol Nurs. 2022;10(1):100148.
15. Lee WG, Kim HJ. Psychometric Evaluation of the Korean Version of the Functional Assessment of Chronic Illness Therapy-Fatigue. J Nurs Res. 2022;30(3):e206.
16. McFarland DC, Bjerre-Real C, Alici Y, Breitbart WS. Cancer-related fatigue. Psycho-Oncology. doi:10.1093/med/9780190097653.003.0035.
17. Montagut‑Martínez P, Pérez‑Cruzado D, Gutiérrez‑Sánchez D. Cancer‑related fatigue measures in palliative care: a psychometric systematic review. Eur J Cancer Care (Engl). 2022;31(5):e13642.
18. Muscaritoli M, Arends J, Bachmann P, Baracos V, Barthelemy N, Bertz H, et al. ESPEN practical guideline: Clinical Nutrition in cancer. Clin Nutr. 2021;40(5):2898-913.
19. Oh SY, Koh SJ, Baek JY, Kwon KA, Jeung HC, Lee KH, et al. Validity and Reliability of Korean Version of Simplified Nutritional Appetite Questionnaire in Patients with Advanced Cancer: A Multicenter, Longitudinal Study. Cancer Res Treat. 2019;51(4):1612-9.
20. Seyidova-Khoshknabi D, Davis MP, Walsh D. A systematic review of cancer-related fatigue measurement questionnaires. Am J Hosp Palliat Care. 2011;28(2):119-29.
21. Song M, Lee SH, Jahng S, Kim SY, Kang Y. Validation of the Korean-Everyday Cognition (K-ECog). J Korean Med Sci. 2019;34(9):e67.
22. Yun YH, R Mendoza T, Heo DS, Yoo T, Heo BY, Park H, et al. Development of a cancer pain assessment tool in Korea: a validation study of a Korean version of the brief pain inventory. Oncology. 2004;66(6):439-44.

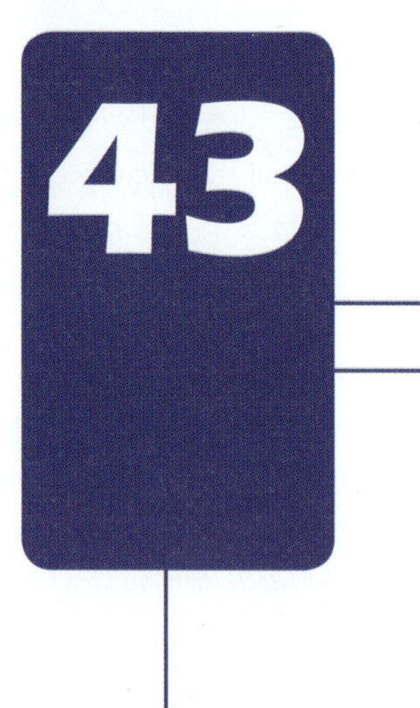

섬망과 인지장애 평가

염찬우

1. 섬망의 평가

섬망의 진단은 섬망의 지표가 있거나 섬망의 선별검사에서 유의미한 진단의 가능성이 있을 경우, 임상가가 환자의 가족이나 간병인, 간호사로부터 병력을 청취하고 환자에게 문진 및 임상적 평가를 시행하는 과정으로 이루어진다. 섬망의 지표에는 주의력 저하, 반응의 느려짐, 움직임 감소, 안절부절 못함, 식욕변화, 수면장애, 치료 협조도 저하, 의사소통 이상, 기분변화 등이 있으며, 이러한 행동의 변화는 보호자나 간병인이 먼저 보고하는 경우가 많다. 선별검사는 환자가 섬망의 고위험군 일 경우 섬망의 선별도구들을 이용하여 평가할 수 있으며, 섬망의 발생 위험이 높지 않을 경우 숫자 거꾸로 따라 말하기digit span backward, 요일 역순으로 말하기, 월 역순으로 말하기와 같은 주의력 검사를 통해 시행할 수 있다. 선별된 환자를 임상가가 Diagnostic and Statistical Manual of Mental Disorders-5 (DSM-5) 진단기준에 맞추어 병력을 검토한 후 문진과 관찰을 통해 섬망을 진단하게 된다.

본 장에서는 Marcantonio와 Inouye가 발간한 3D-CAM manual에 기술된 문진 및 관찰을 통한 섬망의 주요 4가지 증상의 평가기준들을 요약, 보완하여 전달하고, 섬망의 주요 선별도구들을 소개하겠다.

1) 증상의 변동성

환자가 섬망 상태에 있을 경우 아래 항목들의 변동성이 있을 수 있다.

(1) 의식수준

의식수준의 변동은 일정 의식상태가 나타났다가 사라지는 변동성이 있다고 판단할 수 있으며, 일정 의식수준의 상태가 계속 유지된다면 의식의 변동이 있다고 볼 수 없다. 의식의 변동이 있을 경우 첫 문진 시 환자가 과각성 상태에 있어 임상가를 경계하는 모습을 보이더라도, 일중의 다른 시간에 방문하였을 때는 기면 상태에 있어 환자를 깨우기 어려운 상태에 있을 수 있다.

(2) 주의력

환자는 문진 시에도 주의력의 변동이 있어 일부 질문에 대해선 올바른 답변을 하더라도 다른 질문에는 부정확한 답변을 하는 모습을 보일 수 있다. 이러한 경우 숫자 거꾸로 따라 말하기나 요일 거꾸로 말하기 등의 검사를 할 때도 항목 내에서 또는 검사 간에 수행의 정도가 다를 수 있다. 또한, 임상가가 처음 진료할 때에는 집중을 유지하며 검사의 지시를 따를 수 있으나, 다른 시간에 방문하였을 때에는 환자가 지시에 고집을 부리거나 대답을 부적절하게 할 수 있다.

(3) 와해된 사고

섬망이 동반된 환자는 사고에 변동이 있을 수 있다. 예를 들어, 첫 문진 시에는 매우 느리고 무의미한 답변을 하는 반면, 다음 면담 시에는 매우 빠르지만 비논리적으로 답변하는 모습을 보일 수 있다.

2) 주의의 장애

(1) 문진

주의력에 대한 평가는 숫자 거꾸로 따라 말하기, 요일 역순으로 말하기, 거꾸로 월 말하기로 구성되어 있다. 평가를 시행하기 전에 먼저 환자와 눈을 마주치고 환자의 주의를 끌어야 한다. 아래의 3가지 중 하나라도 정확히 수행하지 못한다면 주의의 장애가 있는 것으로 판단한다.

① 숫자 거꾸로 따라 말하기 Digits backward

3개의 숫자를 초당 1개씩 불러 준 후 거꾸로 말하게 한다. 숫자를 반복적으로 알려주지 않으며, 다시 불러줄 것을 요청하면 새로운 숫자를 3개 말하고 다시 따라하게 한다. 3개의 숫자를 완전히 거꾸로 따라 말하기를 해야 숫자 거꾸로 말하기를 완수한 것으로 판단한다.

② 요일 역순으로 말하기

일요일부터 요일을 역순으로 말해보도록 한다. 환자가 답변을 하지 못할 경우 "일요일 앞에 있는 요일은 무엇인가요?" 라고 묻는다. 환자가 대답을 하다가 중단될 경우 해당 요일을 한번 더 말해주고 그 앞의 요일은 무엇인지 묻는다. 환자가 두 번 권유한 후에도 계속할 수 없는 경우 진행을 중단한다.

③ 월 역순으로 말하기

12월부터 거꾸로 월을 말해보도록 한다. 요일을 역순으로 말하기와 동일한 원칙하에 시행한다.

(2) 관찰

환자의 주의력 이상은 관찰을 통하여도 판단할 수 있다. 일반적으로 환자가 주의력 이상이 있을 경우 임상가는 원하는 답변을 얻기 위하여 반복적으로 질문하게 된다. 환자는 주의가 산만하여 문진하는 도중 임상가를 바라보지 않거나 답변을 하지 않을 수 있으며, 자신이 진료를 받고 있다는 사실을 잊어버리고 다른 사람에게 말을 거는 모습을 보이거나 자신이 말하고 있다는 것을 잊고 눈 마주침을 하지 않을 수도 있다. 또한, 주의력 이상이 동반될 경우 환경자극에 부적절하고 산만하게 반응할 수 있다. 예를 들어, 텔레비전 소리, 다른 환자가 복도에서 이야기하는 소리, 비가 내리는 소리 등 중요하지 않은 자극으로 인하여 질문에 대한 답변이 중단될 수 있다.

3) 와해된 사고

와해된 사고는 문진을 통한 지남력에 대한 평가와 사고흐름의 이상, 비논리성, 대화의 산만함, 목표에서 벗어남, 답변의 비정상적 간결함에 대한 관찰로 이루어진다.

(1) 문진

지남력에 대한 평가는 시간과 장소에 대한 인지여부로 이루어진다. 아래 3가지 항목 중 하나라도 오류가 있다면 지남력의 손상이 있다고 판단한다. 시간 지남력은 답변이 정확하여야 한다. 장소를 답할 때는 시설의 이름을 알 필요는 없으며, 단지 병원, 요양원 등 시설의 역할을 표현하고 인지하고 있으면 된다. 그러나, 시설의 잘못된 이름을 자발적으로 말할 경우 지남력의 손상이 있는 것으로 판단한다. 지남력 손상의 평가는 아래 3가지 문항으로 시행한다.

- 올해가 몇 년도 입니까?
- 오늘은 무슨 요일 입니까?
- 이곳은 무엇을 하는 곳입니까?

(2) 관찰

환자가 사고의 흐름이 불분명하거나 비논리적인 상태를 보일 경우 와해된 사고를 의심할 수 있다. 와해된 사고가 있는 환자는 묻는 말에 대하여 취지에 맞지 않는 답변, 모순된 답변을 하거나 동문서답을 할 수 있으며, 대화 주제의 전환이 예측할 수 없이 나타날 수 있다. 또한, 환자가 대화를 할 때 산만하거나 부적절하게 말이 많거나 주제에서 벗어난 양상tangential, 사고이탈을 보일 수 있다. 이러한 경우 문진 시 말이 많고 장황하여 요구하는 답변을 얻을 때까지 오랜 시간이 걸릴 수 있다. 사고의 이탈이 있을 경우 환자는 질문과 관련이 없거나 주제에서 벗어난 답변을 하는 모습을 보일 수 있다. 예를 들어 임상가가 수면 문제에 대하여 질문하였는데, 환자가 가족에 대하여 이야기를 하거나 임상가에게 결혼을 하였는지 여부를 묻는 모습을 보일 수 있다. 반면 이와는 반대로 답변이 부적절하게 간결하거나 상동언어stereotyped speech를 보일 수도 있다. 이러한 경우 환자는 먼저 대화를 시작하지 않으며 예/아니요 로만 답변하기도 하며, 환자에게 답변을 듣기 위해 여러 번 질문을 반복해야 하거나 답변을 하지 않을 수도 있다.

4) 의식수준의 변화

의식의 저하나 과각성이 있을 경우 의식수준의 변화가 있다고 판단한다.

(1) 의식저하

병실에 들어가 환자를 깨웠을 때 환자가 일어나 문진이 끝날 때까지 깨어 있지 못하고 다시 잠이 든다면 의식이 저하되어 있을 가능성이 높다. 환자에게 단계별로 자극을 주어 깨웠을 때 아래와 같은 모습을 보인다면 의식의 저하가 있다고 판단할 수 있다.

- 기면drowsy: 환자를 부르거나 손이나 팔을 만지면 깨어남
- 혼미stupor: 환자를 깨우려면 반복적으로 큰 소리로 불러야 하거나 몸을 흔들어야 함
- 혼수coma: 어떠한 방법으로도 환자를 깨울 수 없음

(2) 과각성Hypervigilance

환자가 과각성 된 상태일 경우 문진 시 매우 경계하고 지속적으로 환경을 확인하는 모습을 보일 수 있다. 또한, 불안, 초조가 동반되어 질문에 대하여 과도하게 반응하거나 안절부절 못하며 무언가를 계속 만지작거리거나 붙잡고 있는 모습을 보일 수도 있다.

5) 암 환자 섬망의 선별도구 및 진단도구, 주황색으로 변경

섬망의 선별을 위한 도구는 다양하게 개발되어 있으나, 암 환자의 섬망을 선별하고 진단하기 위해 사용 할 수 있는 근거가 있는 주요 도구로는 Memorial Delirium Assessment Scale (MDAS), Nursing Delirium Screening Scale (Nu-DESC), Richmond Agitation and Sedation Scale (RASS), Confusion Assessment Method (CAM) 등이 있다.

(1) Memorial Delirium Assessment Scale (MDAS)

MDAS는 Breitbart 등이 섬망의 심각도를 평가하기 위해 DSM-Ⅳ의 섬망 진단기준을 기반으로 하여 암 환자와 AIDS 환자를 대상으로 1997년에 개발한 도구다. MDAS는 임상가가 시행하는 도구이며, 섬망의 선별 및 진단 그리고 중증도를 평가할 수 있다. MDAS는 호스피스완화의료 현장에서 가장 널리 사용되고 있는 있으며, 암 환자 섬망의 평가에도 그 타당성을 인정받았다. 또한, 섬망의 중증도를 평가할 수 있으므로 섬망의 상태를 지속적으로 모니터링하고 치료효과를 판정할 수 있는 장점이 있다. MDAS는 의식수준의 저하, 지남력 장애, 단기 기억 장애, 숫자세기 장애, 주의력 장애, 와해된 사고, 지각 이상, 망상, 정신행동증상의 저하 및 수면각성주기 장애의 10가지 항목으로 구성되어 있으며, 검사의 수행에 약 10분 정도가 소요된다. 검사의 총점은 30점이며, 섬망 진단의 절단점은 13점으로 섬망의 선별에 있어 각각 96%, 92%의 민감도와 특이도를 가진다. 한국판 MDAS (Korean version of Memorial Momentary Assessment Scale)는 국내 완

화의료 병동 환자 102명을 대상으로 타당화되었고, 만감도 96%, 특이도 92%였으며 절단점은 9점이었다.

(2) Nursing Delirium Screening Scale (Nu-DESC)

Nu-DESC는 Gaudreau 등이 2005년에 혈액종양내과 및 내과 병동 환자의 섬망을 간호사들이 선별할 수 있도록 개발하였다. 이 도구는 지남력 저하, 부적절한 행동, 부적절한 대화, 환각의 4문항에 더하여 정신운동성 지연 문항이 있어 저활동형 섬망환자를 선별할 수 있다. 도구의 수행에 1분 정도의 시간이 소요되므로, 간호사들이 일상적 간호 업무 중 관찰만으로 빠르게 섬망을 선별할 수 있다. 각 문항은 0-2점으로 평정하며, 최적 절단점은 1점이었다. 한국어판 Nu-DESC는 종합병원에 입원중인 노인환자를 대상으로 타당화 되었다. 예비조사와 도구 개발 전문가 자문에 따라 각 문항을 0점 (없음) 1점(있음)으로 평정하도록 되어 있으며, 절단점은 2점이었다.

(3) Richmond Agitation and Sedation Scale (RASS)

RASS는 Sessler 등이 2002년에 중환자실 환자의 의식 수준을 평가하기 위해 개발한 척도로, 섬망의 주요 증상 중 하나인 의식수준의 변화를 연속적으로 평가하여 섬망의 발생 여부를 선별할 수 있다. RASS를 일부 수정, 보완하여 섬망의 선별에 특화되도록 개발한 도구들이 있다. Chester 등은 섬망의 평가를 위하여 RASS의 평가 문항에 주의력과 관련된 내용을 추가하여 종합병원에 입원 중인 노인환자를 대상으로 modified RASS를 2011년에 개발하였으며, Bush 등은 완화치료 중인 환자의 상태를 더 잘 반영할 수 있도록 평가 문항을 일부 수정하여 RASS for palliative care inpatients (RASS-PAL)를 2014년에 개발하였다. RASS는 간호사와 임상가 모두 사용할 수 있으며 30초 내에 평정을 수행할 수 있다. 매일 연속적으로 평가하였을 때, 환자의 의식상태 점수에 변화가 있을 경우 섬망이 발생하였을 가능성이 높다고 판단한다.

(4) Confusion Assessment Method (CAM)

CAM은 1990년에 Inouye 등이 DSM-III-R의 진단기준을 근거로 하여 개발한 섬망의 진단도구로 중환자실, 응급실, 완화병동에 있는 환자들에게 사용할 수 있다. CAM은 섬망의 증상과 관련된 9개 항목으로 구성되어 있다. CAM을 이용한 섬망의 진단은 4가지 주요양상cardinal features인 (1) 급격한 발생과 변동성 경과, (2) 주의력장애, (3) 와해된 사고, (4) 의식수준의 변화를 평가하여 (1)과 (2) 항목이 양성이고, (3) 또는 (4) 중 1개 이상의 항목이 양성일 경우 이루어진다. CAM의 민감도와 특이도는 각각 94-100%, 90-95%이다. CAM은 주로 임상의사가 사용하는 도구로 인지기능과 관련된 항목을 적절히 평가하기 위해선 일정 정도의 훈련이 필요하다. CAM의 수행에는 약 10분가량이 소요되며, 섬망의 중증도를 평가할 수는 없는 단점이 있다.

2. 인지장애의 평가

1) 노인 암 환자의 인지평가

인지기능은 암 환자가 치료 과정을 계획하고 진행하는 의사결정의 과정에 영향을 줄 수 있다. 최근 암 치료의 복잡성이 증가함에 따라, 암 환자에게 인지 장애가 있을 경우 고위험 치료의 정보에 입각한 동의Informed consent에 필요한 정보를 기억하여 판단하는 것에 어려움이 있을 수 있다. 또한, 치료 과정에 발생하는 부작용을 표현하고 도움을 청하지 못 할 수도 있다. 따라서, 치료를 시작하기 전에 암 환자의 인지장애 여부를 평가하는 것은 치료 과정의 진행과 관리를 위하여 중요하다.

노인 암 환자의 인지 장애 관리의 첫 단계는 암 치료 전에 이미 존재하는 인지기능의 정도를 판단하는 것이다. 노인 암 환자의 인지기능 평가에 사용할 수 있는 주요 선별도구들로는 Montreal Cognitive Assessment (MoCA), Mini Mental Status Exam (MMSE), Mini-cog가 있다.

(1) Montreal Cognitive Assessment (MoCA)

MoCA는 경도 인지장애와 초기치매를 조기에 선별하기 위하여 2005년에 Nasreddine 등이 개발한 도구이다. MoCA는 단기 기억, 시공간/집행 기능, 언어기능, 기억력, 주의력, 추상력, 지남력 평가로 되어 있으며, 수행에는 약 10분 정도가 소요된다. MoCA는 MMSE에서 평가하지 않는 집행기능을 기호잇기 검사Trail-making test와 시계/육면체 그리기를 통해 평가할 수 있다. MoCA는 MMSE와 비교하여 일반환자군에서 MCImild cognitive impairment의 선별에 더 나은 민감도(90%)와 특이도(87%)를 보였으며, 경도 치매의 선별에 높은 민감도와 특이도(각각 100% 및 87%)를 나타냈다. 또한, 노인 암 환자들과 젊은 성인 암 환자들의 인지장애 평가에 MMSE 보다 선별력이 더 높은 것으로 보고되었고, 뇌 전이가 있는 암 환자에서도 MMSE보다 민감도가 더 우수한 것으로 나타났다. 국내에 일반 노인 인구를 대상으로 표준화된 MOCA-K는 높은 민감도(89%)와 특이도(84%)를 보였다.

(2) Mini Mental Status Exam (MMSE)

MMSE는 1975년에 Folstein 등이 단시간에 인지장애를 선별하기 위하여 개발하였다. MMSE의 평가문항은 지남력, 기억등록, 주의집중 및 계산, 기억회상, 언어 및 시공간구성능력으로 구성되어 있다. MMSE는 완화치료를 받고 있는 진행성 암 환자나 뇌종양 환자의 인지장애를 선별할 수 있는 것으로 보고되고 있다. MMSE는 국내에서 MMSE-K, K-MMSE, MMSE-KC, K-MMSE-2 등이 표준화 되어 널리 사용되고 있다.

(3) Mini-Cognitive Assessment Instrument (Mini-Cog)

Mini-Cog는 2000년에 Soo Borson 등이 인지장애와 치매를 단시간에 선별하기 위하여 개발된 도구로 지연된 회상 항목과 시계 그리기 검사의 두 가지 항목으로 구성되어 있다. Mini-Cog는 일반 노인인구를 대상으로 검토하였을 때 높은 민감도와 특이도를 가지며 수행에 약 3분 정도 소요된다. Mini-Cog는 암을 가진 노인 환자의 인지장애 선별에도 유용성이 있는 것으로 보고되었다. 국내의 노인들을 대상으로 Mini-Cog의 표준화를 진행한 연구에서 Mini-Cog는 MMSE-KC보다 높은 민감도(86.11%)와 유사한 정도의 특이도(72.09%)를 보였다.

2) 암과 관련된 인지장애의 평가

암 환자들은 종종 암 치료 이후에 인지저하를 경험한다. 인지저하는 주로 단기 및 작업 기억, 주의, 실행 기능 및/또는 처리 속도의 저하로 나타나며, 이를 암 관련 인지 장애cancer related cognitive impairment라고 한다. 여러 연구들의 보고에 따르면, 유방암 환자의 경우 항암화학요법 이후 50% 이상이 주관적 인지저하를 경험하며 호르몬 치료, 표적치료 및 면역치료 또한 잠재적으로 인지에 부정적 영향을 미치는 것으로 나타나고 있다. 그러나, 항암화학요법을 받은 암 환자들에게 인지 검사를 시행할 경우 15-25%에서만 인지저하가 확인되므로 이에 대한 논쟁이 있다. 이러한 간극은 최근 시행된 뇌영상 연구들을 통하여 설명될 수 있다. 암 생존자들에게 fMRI를 촬영하며 신경심리검사를 시행하였을 때, 암 생존자들은 대조군에 비하여 수행을 유지하기 위하여 추가적으로 뇌 영역의 보상 활성화가 나타남을 확인하였다. 이 결과는 암 환자들은 구조화되고 안정된 환경에서 시행하는 신경심리 검사에서는 보상 메커니즘이 활성화되어 인지기능이 유지되는 결과를 보이지만, 여러가지 일을 동시에 수행하여야 하고 다양한 자극이 주어지는 일상에서는 인지 저하를 경험하게 될 가능성이 높음을 시사하고 있다. 따라서, 전통적인 신경심리검사는 암 환자가 일상에서 경험하는 미묘한 인지변화를 감지하지 못할 수 있다. 이에 International Cancer and Cognition Task Force (ICCTF) 에서는 암 관련 인지저하를 평가할 경우, 암 치료 시 가장 흔히 손상이 나타나는 영역에 민감성이 있는 검사를 시행할 것을 권고하고 있다(표 43-1).

표 43-1. International Cancer and Cognition Task Force (ICCFT)에서 암 관련 인지장애의 평가에 권장하는 신경심리측정 도구

주요 평가도구	수행 시간(분)	평가 영역
Hopkins Verbal Learning Test-Revised (HVLT-R)	10	구술 기억, 지연 회상
Controlled Oral Word Association Test (COWA)	5	속도 제한 어휘 유창성speeded lexical fluency, 실행 기능
Trail Making Test (TMT)	7	신경운동 속도, 실행 기능
추가 도구		**평가 영역**
Auditory Consonant Trigrams	7	작업 기억, 실행 기능, 복합 주의complex attention
Letter-Number Sequencing (WAIS)	4	
Paced Auditory Serial Addition Test (PASAT)	16	
Brief test of attention	10	

참고문헌

1. 김경남, 김철호, 김광일, 유현정, 박시영, 박연환. 한국어판 간호 섬망 선별 도구 개발 및 검증. Journal of Korean academy of nursing. 2012;42(3):414-23.
2. 박준현, 이동우. Validity of Dementia Screening Test ‘Korean Version of the Mini-Cog. Korean Association for Geriatric Psychiatry. 2012;16(2):111-6.
3. 양은정, 함봉진, 심은정. 호스피스 완화의료 암환자 대상 섬망 선별및 평가도구: 체계적 문헌고찰. 2021;24(4):1-22.
4. Ahles TA, Root JC, Ryan EL. Cancer-and cancer treatment-associated cognitive change: an update on the state of the science. J Clin Oncol. 2012;30(30):3675-86.
5. Apple AC, Schroeder MP, Ryals AJ, Wagner LI, Cella D, Shih P-A, et al. Hippocampal functional connectivity is related to self-reported cognitive concerns in breast cancer patients undergoing adjuvant therapy. Neuroimage Clin. 2018;20:110-8.
6. Bae K, Bruner DW, Baek S, Movsas B, Corn BW, Dignam J. Patterns of missing mini mental status exam (MMSE) in radiation therapy oncology group (RTOG) brain cancer trials. J Neurooncol. 2011;105(2):383-95.

7. Breitbart W, Rosenfeld B, Roth A, Smith MJ, Cohen K, Passik S. The memorial delirium assessment scale. J Pain Symptom Manage. 1997;13(3):128-37.

8. Bush SH, Grassau PA, Yarmo MN, Zhang T, Zinkie SJ, Pereira JL. The Richmond Agitation-Sedation Scale modified for palliative care inpatients (RASS-PAL): a pilot study exploring validity and feasibility in clinical practice. BMC Palliat Care. 2014;13(1):17.

9. Chester JG, Beth Harrington M, Rudolph JL, Group VDW. Serial administration of a modified Richmond Agitation and Sedation Scale for delirium screening. J Hosp Med. 2012;7(5):450-3.

10. Ganz PA, Kwan L, Castellon SA, Oppenheim A, Bower JE, Silverman DH, et al. Cognitive complaints after breast cancer treatments: examining the relationship with neuropsychological test performance. J Natl Cancer Inst. 2013;105(11):791-801.

11. Inouye SK, van Dyck CH, Alessi CA, Balkin S, Siegal AP, Horwitz RI. Clarifying confusion: the confusion assessment method: a new method for detection of delirium. Ann Intern Med. 1990;113(12):941-8.

12. Joly F, Giffard B, Rigal O, De Ruiter MB, Small BJ, Dubois M, et al. Impact of cancer and its treatments on cognitive function: advances in research from the Paris International Cognition and Cancer Task Force Symposium and update since 2012. J Pain Symptom Manage. 2015;50(6):830-41.

13. Kang B, Kim YJ, Suh SW, Son KL, Ahn GS, Park HY. Delirium and its consequences in the specialized palliative care unit: validation of the Korean version of memorial delirium assessment scale. Psycho-Oncology. 2019;28(1):160-6.

14. Lange M, Joly F, Vardy J, Ahles T, Dubois M, Tron L, et al. Cancer-related cognitive impairment: an update on state of the art, detection, and management strategies in cancer survivors. Ann Oncol. 2019;30(12):1925-40.

15. Lee JY, Lee DW, Cho SJ, Na DL, Jeon HJ, Kim SK, et al. Brief screening for mild cognitive impairment in elderly outpatient clinic: validation of the Korean version of the Montreal Cognitive Assessment. J Geriatr Psychiatry Neurol. 2008;21(2):104-10.

16. Leonard MM, Nekolaichuk C, Meagher DJ, Barnes C, Gaudreau J-D, Watanabe S, et al. Practical assessment of delirium in palliative care. J Pain Symptom Manage. 2014;48(2):176-90.

17. Magnuson A, Mohile S, Janelsins M. Cognition and cognitive impairment in older adults with cancer. Curr Geriatr Rep. 2016;5(3):213-9.

18. Menning S, De Ruiter MB, Veltman DJ, Boogerd W, Oldenburg HS, Reneman L, et al. Changes in brain activation in breast cancer patients depend on cognitive domain and treatment type. PloS one. 2017;12(3):e0171724.

19. Mystakidou K, Tsilika E, Parpa E, Galanos A, Vlahos L. Brief cognitive assessment of cancer patients: Evaluation of the mini-mental state examination (MMSE) psychometric properties. Psycho-Oncology. 2007;16(4):352-7.

20. Nasreddine ZS, Phillips NA, Bédirian V, Charbonneau S, Whitehead V, Collin I, et al. The Montreal Cognitive Assessment, MoCA: a brief screening tool for mild cognitive impairment. J Am Geriatr Soc. 2005;53(4):695-9.

21. National Clinical Guideline Centre (UK). Delirium: Diagnosis, Prevention and Management. London: Royal College of Physicians; 2010.

22. O'Sullivan R, Meagher D, Leonard M, Watne LO, Hall RJ, Maclullich AM, et al. A comparison of the revised delirium rating scale (DRS-R98) and the memorial delirium assessment scale (MDAS) in a palliative care cohort with DSM-IV delirium. Palliat Support Care. 2015;13(4):937-44.

23. Olson RA, Chhanabhai T, McKenzie M. Feasibility study of the Montreal Cognitive Assessment (MoCA) in patients with brain metastases. Support Care Cancer. 2008;16(11):1273-8.

24. Palihnich KG, J, Inouye SK, Marcantonio ER. The 3D CAM Training Manual for Research. Version 4.1. Boston: Hospital Elder Life Program. 2016.

25. Rambeau A, Beauplet B, Laviec H, Licaj I, Leconte A, Chatel C, et al. Prospective comparison of the montreal cognitive assessment (MoCA) and the mini mental state examination (MMSE) in geriatric oncology. J Geriatr Oncol. 2019;10(2):235-40.

26. Sessler CN, Gosnell MS, Grap MJ, Brophy GM, O'Neal PV, Keane KA, et al. The Richmond Agitation-Sedation Scale: validity and reliability in adult intensive care unit patients. Am J Respir Crit Care Med. 2002;166(10):1338-44.

27. Wefel JS, Vardy J, Ahles T, Schagen SB. International Cognition and Cancer Task Force recommendations to harmonise studies of cognitive function in patients with cancer. Lancet Oncol. 2011;12(7):703-8.

44 삶의 질 평가

원근희

삶의 질quality of life, QoL은 다양한 방식으로 정의된다. 세계보건기구World Health Organization, WHO는 삶의 질을 '개인이 몸담고 있는 문화와 가치체계 맥락에서의 목표, 기대, 기준, 관심사와 관련하여 삶에서 스스로의 위치에 대한 인식'으로 정의하였다. 이는 단순히 경제적인 수준뿐만 아니라 건강, 교육, 개인의 자유, 사회적 관계, 환경과 같은 다양한 측면을 아우르는 개념이다. 건강관련 삶의 질health related quality of life, HRQoL은 개인이 스스로의 건강 상태가 삶에 미치는 영향을 어떻게 인식하고 평가하는지에 대한 개념이다. HRQoL은 개인의 건강 상태뿐만 아니라, 그 상태가 일상 생활에 미치는 영향을 이해하는 데 중요하며, 이를 통해 임상가는 환자 중심의 치료 계획을 수립할 수 있다. 현대의 치료환경에서 생존survival이나 무병생존disease-free survival과 같은 전통적인 의미의 치료목표는 환자에게 더 이상의 이점을 제공하지 못하는 한계에 이르렀다. 주요 건강문제는 더 이상 급성, 감염성 질환이 아니라 장기간에 걸쳐 지속되고 재발하는 만성 질환이다. 현대의 건강은 단순히 질병이 없는 상태가 아니라 신체적, 정신적, 사회적으로 안녕한 상태로 간주된다. 이러한 상황에서 건강관련 삶의 질은 보건의료 연구와 임상에서의 측정가능한 결과로서 상당한 이점을 제공한다. 이러한 경향은 암에서도 마찬가지이다. 많은 경우 암은 치명적인 급성 질환에서 년에 걸쳐 치료가 필요한 만성 질환의 개념으로 변화하였다. 수술, 화학요법, 방사선 치료를 결합한 복합요법의 출현으로 암의 예후는 눈에 띄게 향상되었다. 그러나 치료의 독성과 부작용이라는 값비싼 비용 또한 동반되었는데, 이는 치료 급성기에 국한된 것이 아니라 만성적, 혹은 지연된 독성을 나타내어 환자의 삶에 지속적인 영향을 미치는 것으로 나타났다. 이에 따라 삶의 질은 비용 대비 효용의 측면에서 치료에 대한 의사결정 시 고려할 주요 인자로 여겨지게 되었다.

1. 암 환자의 삶의 질

삶의 질이 치료효과와 예후에 대한 강력한 예측인자로 알려지면서, 암 치료의 결과에 대한 측정값으로 생존율이나 치료에 대한 객관적인 반응뿐만 아니라 삶의 질 평가의 필요성이 대두되었다. 실제로 암 환자의 삶의 질은 일반 인구집단뿐만 아니라 여러 만성질환 환자와의 비교 시에도 저하되어 있다. 암 자체의 병리적 영향뿐만 아니라, 암으로 인한 기능의 저하, 정신적인 어려움, 치료 과정에서 발생하는 부작용이 암 환자의 전반적인 삶의 질을 저하시킨다. 수술, 방사선 치료, 화학 요법 등의 항암 치료는 식욕 감소, 피로, 메스꺼움, 구토, 설사, 변비, 말초신경병증, 통증, 수면 장애, 소화 문제, 근육 손실, 우울, 불안 등 다양한 부작용을 유발할 수 있으며, 이러한 신체 및 정신증상들은 치료가 끝난 이후에도 지속되어 환자의 삶의 질에 장기적인 영향을 끼치게 된다. 실제로 암과 그 치료는 생존자들에게 다양한 장기 및 후기 영향을 미칠 수 있다. 한국의 암 생존자에 대해 보고된 유병률은 통증 43.6%, 피로 66.1-71.1%, 수면 장애 58.9%, 불안 39.5-47.2%, 우울증 24.9-36.7%, 디스트레스 67.8%였다. 국가 데이터 분석에 따르면 새로 진단된 암 환자의 25.9%는 진단 후 1년 이내에 일자리를 잃었고, 47%는 5년 이내에 직장을 잃었다. 이러한 신체적, 정신적, 사회적 후유증은 궁극적으로 삶의 질을 저하시킨다. 한국의 질병이 없는 암 생존자disease-free Korean cancer survivors의 약 20%가 문제 있는 삶의 질 수준을 겪고 있는 것으로 나타났다.

2. 암 환자의 삶의 질에 영향을 미치는 요인

일단 환자가 암을 처음 진단받게 되면 급성 디스트레스가 발생한다. 1936년 한스 셀리에 박사에 의해 네이처 학술지에 소개된 일반 적응 증후군general adaptation syndrome은 스트레스를 받을 때 신체가 겪는 생리적 변화를 세 단계로 설명한다. 첫 번째는 초기 반응 단계alarm reaction stage로, 스트레스가 처음 가해졌을 때 우리 신체는 급격한 호르몬 변화를 수반하게 되며 투쟁 혹은 도피flight-or-fight의 반응이 일어난다. 두 번째 단계는 저항 단계resistance stage로 스트레스가 지속될 때 신체가 스트레스원에 적응하려고 시도하는 단계이다. 신체는 지속적으로 에너지를 사용하면서 스트레스에 대응하려고 한다. 다만 장기간에 걸친 스트레스는 결국 신체 자원의 고갈을 초래하여 세 번째 단계인 고갈 단계exhaustion stage로 이어진다. 해당 단계에서는 결국 신체의 저항력이 저하되어 만성 피로나 질병에 취약해지는 등 다양한 건강문제가 함께 동반된다. 이 이론은 암 투병과정과 같은 장기간의 스트레스가 인체와 환자의 적응, 더 나아가 삶의 질에 미치는 영향을 이해하는 데 도움을 준다.

암 환자의 적응과 삶의 질에 영향을 미치는 요인으로는 크게 의학적 요인, 정신사회적 요인, 심리적 요인으로 나눌 수 있다(표 44-1). 일단 암 자체 혹은 치료의 부작용으로 인한 여러 신체증상 즉, 통증, 식욕부진, 메스꺼움, 구토, 피로, 변비, 탈모, 말초 신경병증, 안면홍조 등 혈관 운동 증상, 성기능 저하, 외모변화, 수면장애, 숨가쁨, 인지기능의 변화 등이 삶의 질에 영향을 미친다. 치료 과정은 때로 신체의 기능뿐만 아니라 구조적인 변화를 동반하는데(예: 유방절제 수술, 결장조루술 등) 이는 신체상body image 및 자아상의 변화를 유발할 수 있다. 이외에도 고정된 치료스케줄에 얽매이거나 암의 재발이나 유전에 대한 걱정으로 학업, 취업, 결혼, 출산 등의 미래계획을 지연하는 등 암 환자의 삶은 전반적인 변화를 겪게 된다. 진단 이후 이어지는 치료과정은 불확실성의 연속이며, 부작용에 대한 예기불안이나 걱정, 두려움 등이 흔히 동반되기도 한다. 정신종양학적 외상psycho-oncologic trauma은 암의 진단이나 치료경험과 관련된 매우 고통스러운 경험으로 정의되며 외상후 스트레스장애post-traumatic stress disorder, PTSD 발병의 위험 요소이다. 암 관련 PTSD의 유병률 추정치는 7-14%이며, 추가로 10-20%의 환자가 진단 역치보다는 낮은 수준의 외상후 스트레스 증상을 경험하고 있는 것으로 보고된다.

진단 후 수 개월과 초기 생존기간 동안은 많은 심리, 행동의 변화가 동반된다. 가족을 포함한 대인관계의 변화, 사회활동 및 참여의 변화, 고용상태와 경제적 변화가 초래되며, 이는 곧 심리적 격동으로 이어진다. 우울, 불안, 치료과정에 대한 막연한 공포, 재발이나 전이에 대한 잠재적인 두려움에서부터 우울장애, 적응장애, 급성 스트레스장애, 외상후 스트레스장애, 약물 사용 장애 등의 정신질환이 동반되기도 한다. 스트레스나 정서적 어려움은 여러 행동학적 후유증으로 이어지며, 부정적인 건강행동의 빈도가 증가하기도 한다. 불안은 알코올이나 물질 사용을 유발하며, 스트레스로 흡연과 카페인 사용이 증가한다. 미각 또는 식습관 장애(예: 화학요법으로 인한 맛의 변화)가 발생하기도 한다. 수면의 어려움 역시 자주 동반된다. 그런데 이러한 부정적인 건강행동은 결국 스트레스 호르몬을 상승시키며 면역반응을 저하시킨다. 알코올 사용은 자연살해세포natural killer cell, NK cell와 인터루킨-2interleukin-2, IL-2 활성을 억제하는 등 면역 반응을 둔화한다. 흡연은 자연살해세포 억제 및 사이토카인의 생성과 관련이 있다. 불면은 야간 교감신경 각성(순환 노르에피네프린의 증가) 및 자연살해세포 용해의 감소와 관련 있다. 변화하는 또 다른 행동요인은 치료 순응도이다. 일반적으로 우울증은 의학치료의 불순응을 야기하는 위험 요인 중 하나이며, 암에서 정서적 고통은 낮은 비율의 화학요법 지속 및 종결과 관련이 있는 것으로 알려져 있다.

앞선 예시는 암의 진단이 어떤 식으로 삶의 질 저하까지 이어지는지 흐름을 보여준다. 그런데 반대로 자기효능감, 극복력, 사회적 지지 등은 더 나은 삶의 질과 관계된 요인으로 알려져 있다. 즉, 역경 안에서도 무엇인가를 얻어내는 사람들이 있다는 의미이다. 암 생존자에서 외상후 성장post-traumatic growth은 생명에 위협을 초래하는 중대한 사건을 겪은 후, 개인이 그 경험으로부터 긍정적 변화를 경험하는 과정을 말한다. 암 진단과 치료 과정은 많은 사람들에게 심리적, 신체적, 사회적 도전을 제공하며, 이 과정에서의 극복과 성장은 외상후 성장의 중요한 요소이다. 암 생존자에서 외상후 성장에 영향을 미치는 요인들은 사회적 지지, 회복력, 적응적 대처 전략, 긍정적 재평가, 영적 신념 등으로 더 나은 삶의 질과 관련된 인자들이다. 예를 들어 항암 치료를 받는 유방암 환자의 연구에서는 투병과정에서 소극적 대처방식을 사용하거나 낮은 수준의 사회적 지지가 있을 경우 향후 외상후 스트레스장애 발병 가능성이 높았다. 국내에서는 하은혜 등이 국내 유방암 환자들을 대상으로 한 연구를 통해, 자기 존중감이 낮을수록 더 많은 심리적 고통을 받게 되고, 적응에 상당한 어려움을 겪게 되어 결국 삶의 질이 낮아지는 것으로 보고하였다. 가족, 친구, 동료, 지지 그룹으로부터의 사회적 지지는 외상후 성장을 촉진하는 중요한 요인이다. 사회적 지지는 스트레스와 압박감을 줄이고, 긍정적인 감정을 증가시키며, 회복력을 키우는 데 도움을 준다. 개인의 회복력, 즉 어려움과 도전에 맞서 극복하는 능력은 외상후 성장을 촉진한다. 회복력이 높은 사람은 부정적인 경험을 긍정적인 성장의 기회로 전환할 가능성이 더 높다. 문제 중심 대처, 감정 중심 대처, 그리고 의미 중심 대처와 같은 적응적 대처 전략의 사용은 외상 후 성장을 촉진할 수 있다. 이러한 전략들은 개인이 스트레스 상황을 효과적으로 관리하고 긍정적인 변화를 이끌어내는 데 도움을 준다. 이외에 암 경험을 긍정적으로 재평가하고, 그 경험에서 의미와 가치를 찾으려는 노력은 외상후 성장을 촉진할 수 있다. 이는 자신의 강점을 인식하고, 인생의 새로운 목적과 가치를 발견하는 데 도움이 된다. 또한 많은 암 생존자들에게 영적 신념과 관행은 어려움을 극복하고 성장하는 데 중요한 역할을 한다. 영성은 사람들이 자신의 경험에 깊은 의미를 부여하고, 희망과 위안을 찾는 데 도움을 준다. 마지막으로 암에 대한 충분한 정보와 교육은 환자가 자신의 질병을 더 잘 이해하고, 치료 과정에서 능동적인 역할을 하도록 돕는다. 이는 스트레스를 감소시키고, 긍정적인 성장을 촉진할 수 있다. 다만 외상 후 성장은 개인차가 있으며, 모든 암 생존자가 동일한 수준의 성장을 경험하는 것은 아니기에 이를 촉진하기 위한 개입은 개인의 특성, 필요, 자원에 맞춰 맞춤화되어야 한다.

표 44-1. 암 환자의 삶의 질에 영향을 미치는 요인

의학적 요인	암 혹은 치료부작용에 따른 신체증상(통증, 식욕부진, 메스꺼움, 구토, 피로, 변비, 탈모, 말초신경병증, 혈관운동증상, 성기능저하, 외모변화, 불면, 숨가쁨, 인지기능 저하), 치료와 관련된 증상 경험, 복합 만성질환의 수, 신체 변화(기능 및 해부학적 변화), 치료스케줄에 얽매임
정신사회적 요인	성별, 연령, 종교, 취미, 경제적 상태, 고용상태, 사회적 기능 상태, 질병지각 여부, 스티그마, 삶의 의미, 외상 후 성장, 일상생활 수행 능력과 주관적 건강 상태, 사회적 지지, 회복탄력성, 자기효능감, 자아존중감
심리적 요인	우울, 불안, 재발 및 전이에 대한 잠재적인 두려움, 가족 등에 대한 짐스러움, 신체상 및 자아상의 변화, 정신장애(수면장애, 적응장애, 급성 스트레스장애, 외상후 스트레스장애, 불안장애, 우울장애, 양극성장애와 정신병적 장애, 약물사용장애, 자살, 섬망과 인지장애 등)

3. 삶의 질 평가도구

앞서 서술하였듯 건강의 개념이 단순히 질병이 없음에 그치지 않고 확장되면서 건강의 상태를 평가하는 데 있어 기존의 변수만으로의 측정에 한계가 발생하였다. 이에 따라 삶의 질이 측정가능한 결과변수 중 하나로 대두되었고, 치료결과에 대한 수치화된 지표 및 치료 전후의 비교를 위하여 정량적인 평가법이 필요하게 되었다.

정량적인 평가를 위해서는 삶의 질의 다차원적 측면에 대한 이해가 필요하다. 주요 관심의 대상이 되는 신체적 건강은 통증이나 피로와 같은 주관적인 느낌뿐만 아니라, 구토, 운동 범위, 면역 체계 기능 등의 객관적인 지표를 통해 측정된다. 정서적 차원은 우울, 불안, 스트레스 대처 능력 등의 심리적인 요소들이 포함된다. 삶의 질의 또 다른 요소인 사회적 차원은 인간 관계와 사회적 지지, 결혼 생활의 만족도, 의사소통 능력, 성생활의 질과 같은 요소로 구성된다. 기능적 삶의 질은 개인이 직업, 가사 활동, 일상 생활에서 얼마나 생산적일 수 있는지를 나타내며, 경제적 상황도 포함한다. 이외에 환경적 삶의 질, 영적 삶의 질을 포함하는 등 다양한 측면들이 삶의 질을 이해하는 데 있어 필수적이다.

또 하나의 고려 지점은 측정의 방식이다. 삶의 질에 대한 측정 필요성이 대두되던 당시에 연구들은 환자의 자가보고 대신 임상의가 증상을 관찰하고 보고함으로써 환자의 건강 관련 삶의 질을 더 객관적으로 평가할 수 있는 방법을 제시하였다. Stephens 등은 로테르담 증상 체크리스트를 사용하여 700명이 넘는 폐암 환자를 조사하였다. 환자와 임상의는 각 평가 기간에 동일한 증상에 대해 보고하였다. 비교했을 때, 임상의들은 종종 환자의 기능 수준을 과소평가하고 환자가 실제로 보고한 증상을 과소보고하였다. 환자의 증상이 심할수록 오히려 임상의가 그 증상을 심각하게 평가할 가능성이 더 낮아지는 경향 또한 관찰되었다. Titzer 등은 163명의 암 환자를 대상으로 한 연구에서, 환자 HRQOL을 임상 평가(경미, 중등, 또는 심각한 장애로 평가됨)와 비교했을 때, 오직 54%의 의사 평가만이 환자 평가와 일치했다. 이후, 환자 보고형 설문지의 사용은 암 환자 HRQOL 평가에서 표준 관행이 되었다. 일반적으로 종양학에서 사용되는 측정도구를 표 44-2에 제시하였다.

표 44-2. 종양학에서 자주 사용되는 HRQOL 측정 도구

Name of measurement	Type
World Health Organization Quality of Life Assessment Instrument (WHOQOL)	General
Short Form 36 (SF-36)	General
European Organisation for the Research and Treatment of Cancer QLQ-C30 (EORTC QLQ-C30)	Cancer specific
Functional Assessment of Cancer Therapy-General (FACT-G)	Cancer specific
European Quality of Life-5 Dimensions (EQ-5D)	Cancer specific

1) 삶의 질을 측정하는 일반적인 도구

World Health Organization Quality of Life Assessment Instrument (WHOQOL), Short Form 36 (SF-36)

(1) World Health Organization Quality of Life Assessment Instrument (WHOQOL)

과거 삶의 질에 대한 평가 도구들은 평가자 중심의, 기능적인 측면만을 단일 차원으로 측정하는 경향이 존재하였다. 이러한 한계를 극복하고자, 세계보건기구WHO는 개인의 주관적인 경험을 반영할 수 있는 자기보고 방식의 삶의 질 평가 도구인 WHOQOL을 개발하였다. 한국에서도 번역되어 표준화가 이루어져 있다. WHOQOL은 24개의 다양한 하부척도를 포함하고 있으며, 각 하부척도는 4개의 문항으로 구성되어 총 100문항으로 이루어져 있다. 이를 통해 삶의 질의 다양한 측면을 세밀하게 평가할 수 있지만, 이와 동시에 시간이 많이 소요된다는 단점이 있다. 이러한 시간적 제약을 해결하기 위해 WHOQOL의 축약형인 WHOQOL-BREF가 개발되었다. WHOQOL-BREF는 전체척도의 핵심 문항들만을 포함하여 구성되어 있으며, 신뢰도와 타당도 면에서도 높은 수준을 유지한다. WHOQOL-BREF의 한국판 역시 그 신뢰도와 타당도는 다른 나라와 비슷한 수준이다.

(2) Short Form 36 (SF-36)

SF-36은 포괄적이며 전반적인 건강 수준의 측정을 위하여 설계되었으며, 신체적 수행 능력physical function, 신체적 원인으로 인한 역할제한role-physical, 신체적 통증bodily pain, 전반적 건강 인식general health과 주로 정신건강을 반영하는 활력vitality, 사회적 수행social functioning, 감정으로 인한 역할제한role-emotion, 정신적 건강mental health으로 구성된 36개의 항목을 포함한다. SF-36의 각 영역별 점수는 변환 과정을 거쳐 0에서 100까지의 척도로 나타낼 수 있으며, 높은 점수는 더 좋은 건강 상태를 의미한다. 이러한 8개의 하위척도들의 점수는 신체건강physical component summary, PCS과 정신건강mental component summary, MCS의 두개의 영역으로 요약할 수 있다.

2) 암 환자에 특화된 삶의 질 측정 도구

European Organisation for the Research and Treatment of Cancer Quality of Life Questionnaire (EORTC QLQ-C30), Functional Assessment of Cancer Therapy-General (FACT-G), EuroQoL-5D (EQ-5D)

(1) European Organization for Research and Treatment of Cancer Quality of Life Questionnaire Core Modul (*EORTC QLQ-C30*)

EORTC QLG 핵심 설문지EORTC QLQ-C30는 모든 암 환자의 삶의 질을 측정하기 위해 고안된 30개 항목으로 구성된 도구이다. 전반적인 삶의 질(전반적인 건강상태, 삶의 질), 기능영역(신체, 역할, 인지, 정서, 사회), 증상영역(피로, 통증, 오심구토, 호흡곤란, 불면증, 식욕저하, 설사, 변비, 경제적 어려움)의 3개 하부영역으로 구성되어 있다. EORTC QLQ-C30 scoring manual에 따라 0-100점까지 점수로 환산했으며 전반적인 삶의 질, 기능영역은 점수가 높고, 증상영역의 점수가 낮으면 삶의 질이 좋음을 의미한다. EORTC QLQ-C30 외에도 EORTC QLQ-C30에서 파생된 두 버전의 핵심 설문지(EORTC QLQ-C15-PAL; 완화 암 치료 환자를 위한 단축 버전, EORTC QLQ-F17; 기능 척도와 글로벌 건강 상태만 포함하는 더 짧은 17개의 항목 버전)가 존재한다. 핵심 설문지에 더하여 다양한 모듈을 추가로 사용할 수 있는데, 이는 다양한 상태의 환자군에 대한 QOL 측정의 민감도와 특이도를 향상시키기 위함이다. 각 모듈의 내용에는 차이가 있으며, 종양의 유형(예: 원발 부위, 전이 부위)이나 환자 그룹(예: 소아청소년에서 발생한 암), 증상(예: 피로, 악액질), 치료 부작용(예: 방사선 직장염) 등 다양한 요구에 대한 모듈이 개발되어 표준화 과정을 거치고 있으며 이는 공식 웹사이트에서 확인 가능하다(https://qol.eortc.org/questionnaires/).

(2) Functional Assessment of Cancer Therapy-General (FACT-G)

암 환자의 포괄적인 삶의 질을 평가하기 위하여 개발된 도구로, 총 27개의 문항으로 구성되어 있으며, 신체영역(기운 없음, 치료 부작용 등), 사회영역(친구들과의 친밀감, 가족과의 대화 만족도 등), 정서영역(희망 상실, 두려움 등), 기능영역(일을 할 수 있는 능력, 일 완수도 등)의 네 영역에서 암 환자들의 삶의 질을 평가한다. 각 문항은 0점(전혀 그렇지 않다)부터 4점(매우 그렇다)까지의 5점 리커트 척도로 점수화되며, 점수가 높을수록 삶의 질이 높음을 의미한다.

FACT-G는 코어 설문으로 모든 종양 유형의 환자에게 사용하며, 도구의 사용은 FACIT 사이트 (http://www.FACIT.org)를 통하여 허가 가능하다. 앞선 EORTC QLQ-C30의 개념과 흡사하게 코어 설문과 더불어 특정 질병, 치료 또는 상태 관련 문제를 다루는 개별 모듈을 함께 사용할 수 있다. 예를 들어 Functional Assessment Cancer Therapy-Breast (FACT-B)는 공통의 27문항에 유방암 특이적 상태에 대한 10문항이 추가되는 형태이다. 한국문화에 맞추어 번안되어 신뢰도와 타당도가 입증된 한국어판 FACT-B 버전이 존재한다.

(3) European Quality of Life-5 Dimensions (EQ-5D)

유럽 삶의 질 연구 그룹EuroQol Group에 의해 1987년 개발되어 건강관련 삶의 질을 측정하는 포괄적인 도구로 보건의료분야에 널리 사용되었다. 개인의 건강 상태를 다섯 가지 차원인 운동능력mobility, 자기관리self-care, 일상활동usual activity, 통증 및 불편pain/discomfort, 불안 및 우울anxiety/depression으로 평가한다. 각 영역에 level 1 (문제없음), level 2 (다소 문제있음), level 3 (심각한 문제있음)의 세 가지 수준으로 평가하며, 이는 최악의 건강상태 -1점부터 최상의 건강상태를 +1점까지의 범위 중 하나의 숫자로 매겨진다. 즉, EQ-5D는 이 5개 영역의 3가지 수준을 조합하여 총 243 (3^5)가지 가능한 건강 상태를 나타내며, 여기서 도출된 점수가 EQ-5D 지수index에 해당한다.

4. 제언

삶의 질의 측정은 건강한 인간에 대한 전인적인 이해를 가능케 한다는 점에서 미래의 의료가 더욱 투자하여야 할 가치를 설명해준다고 할 수 있겠다. 의료 개입이나 치료의 성공을 평가할 때, 삶의 질의 개선 여부는 이제는 매우 중요한 지표가 되었다. 예를 들어, 어떤 치료가 생존율을 늘리긴 했지만 환자의 삶의 질을 크게 저하시킨다면, 그 치료의 가치를 재고해야 할 수 있다는 것이다.

이외에도 삶의 질에 대한 평가는 건강 상태의 포괄적 평가, 정책 결정과 자원 분배, 개인 맞춤형 의료에 대한 접근을 용이케하며, 향후 의료계뿐만 아니라 사회적, 경제적 의사 결정 과정에서도 점점 더 중요해질 것으로 생각된다.

참고문헌

1. Abbey G, Thompson SB, Hickish T, Heathcote D. A meta-analysis of prevalence rates and moderating factors for cancer-related post-traumatic stress disorder. Psycho-Oncology. 2015;24(4):371-81.
2. Ahn SH, Park BW, Noh DY, Nam SJ, Lee ES, Lee MK, et al. Health-related quality of life in disease-free survivors of breast cancer with the general population. Ann Oncol. 2007;18(1):173-82.
3. Annunziata MA, Muzzatti B, Flaiban C, Gipponi K, Carnaghi C, Tralongo P, et al. Long-term quality of life profile in oncology: a comparison between cancer survivors and the general population. Support Care Cancer. 2018;26(2):651-6.
4. Bottomley A. The cancer patient and quality of life. Oncologist. 2002;7(2):120-5.
5. Cella DF, Tulsky DS, Gray G, Sarafian B, Linn E, Bonomi A, et al. The Functional Assessment of Cancer Therapy scale: development and validation of the general measure. J Clin Oncol. 1993;11(3):570-9.
6. Fisch MJ, Titzer ML, Kristeller JL, Shen J, Loehrer PJ, Jung S-H, et al. Assessment of quality of life in outpatients with advanced cancer: the accuracy of clinician estimations and the relevance of spiritual well-being—a Hoosier Oncology Group Study. J Clin Oncol. 2003;21(14):2754-9.
7. Gotay CC, Kawamoto CT, Bottomley A, Efficace F. The prognostic significance of patient-reported outcomes in cancer clinical trials. J Clin Oncol. 2008;26(8):1355-63.
8. Group TW. The World Health Organization quality of life assessment (WHOQOL): development and general psychometric properties. Soc Sci Med. 1998;46(12):1569-85.
9. Group W. Study protocol for the World Health Organization project to develop a Quality of Life assessment instrument (WHOQOL). Qual Life Res. 1993;2(2):153-9.
10. Jang MK, Kim S, Park CG, Collins EG, Quinn LT, Ferrans CE. Quality of life and prolonged symptoms in Korean breast cancer survivors. Cancer Nurs. 2022;45(1):E124-33.
11. Ju YH, Kim YH, Kim JH. Distress and quality of life in patients with esophageal cancer. Asian Oncol Nurs. 2018;18(1):40-6.
12. Kim DM, Park YH. Quality of Life of Hepatocellular Carcinoma Patients with Transarterial Chemoembolization. Journal of muscle

and joint health. 2019;26(1):46-53.
13. Kim K, Soh H, Min S. A study on quality of life of cancer patients. J Korean Assoc Soc Psychiatry. 2002;7:116-22.
14. Kim SH, Choe YH, Choi J, Park JY, Yi E. Factors Associated With Quality of Life Among Posttreatment Cancer Survivors in Korea: A Meta-analysis. Cancer Nurs. doi: 10.1097/NCC.0000000000001273.
15. Kwakkenbos L, Coyne JC, Thombs BD. Prevalence of posttraumatic stress disorder (PTSD) in women with breast cancer. J Psychosom Res. 2014;76(6):485-6.
16. Lee A, Park JH. Symptom Experience and Quality of Life in Colorectal Cancer Patients Undergoing Chemotherapy. Asian Oncol Nurs. 2022;22(3):136-44.
17. Lee CE, Kim NY, Park MH, Lee YJ, Kim JR, Baek MJ, et al. Quality of life in colorectal cancer patients at home 5-fluorouracil chemotherapy with disposable elastomeric infusion pumps. Journal of Korean Clinical Nursing Research. 2022;28(1):76-87.
18. Lewandowska A, Rudzki G, Lewandowski T, Próchnicki M, Rudzki S, Laskowska B, et al. Quality of life of cancer patients treated with chemotherapy. Int J Environ Res Public Health. 2020;17(19):6938.
19. Lim JW, Yi J, Zebrack B. Acculturation, social support, and quality of life for Korean immigrant breast and gynecological cancer survivors. Ethn Health. 2008;13(3):243-60.
20. Lim JW, Zebrack B. Social networks and quality of life for long-term survivors of leukemia and lymphoma. Support Care Cancer. 2006;14(2):185-92.
21. Manitta V, Zordan R, Cole-Sinclair M, Nandurkar H, Philip J. The symptom burden of patients with hematological malignancy: a cross-sectional observational study. J Pain Symptom Manage. 2011;42(3):432-42.
22. Min SK, Kim KI, Lee CI, Jung YC, Suh SY, Kim DK. Development of the Korean versions of WHO Quality of Life scale and WHOQOL-BREF. Qual Life Res. 2002;11(6):593-600.
23. Min SK, Kim KI, Lee CI, Jung YC, Suh SY, Kim DK. Development of the Korean versions of WHO Quality of Life scale and WHOQOL-BREF. Qual Life Res. 2002;11(6):593-600.
24. Pachman DR, Barton DL, Swetz KM, Loprinzi CL. Troublesome symptoms in cancer survivors: fatigue, insomnia, neuropathy, and pain. J Clin Oncol. 2012;30(30):3687-96.
25. Park JH, Park EC, Park JH, Kim SG, Lee SY. Job loss and re-employment of cancer patients in Korean employees: a nationwide retrospective cohort study. J Clin Oncol. 2008;26(8):1302-9.
26. Stephens RJ, Hopwood P, Girling DJ, Machin D. Randomized trials with quality of life endpoints: are doctors' ratings of patients' physical symptoms interchangeable with patients' self-ratings? Qual Life Res. 1997;6(3):225-36.
27. Velikova G, Stark D, Selby P. Quality of life instruments in oncology. Eur J Cancer. 1999;35(11):1571-80.
28. Ware JE Jr, Gandek B. Overview of the SF-36 Health Survey and the International Quality of Life Assessment (IQOLA) Project. J Clin Epidemiol. 1998;51(11):903-12.
29. Ware JE Jr, Sherbourne CD. The MOS 36-item short-form health survey (SF-36). I. Conceptual framework and item selection. Med Care. 1992;30(6):473-83.
30. Ware JE. SF-36 physical and mental health summary scales: a user's manual. 3rd ed. Boston: MA; 1994.
31. Webster K, Odom L, Peterman A, Lent L, Cella D. The Functional Assessment of Chronic Illness Therapy (FACIT) measurement system: Validation of version 4 of the core questionnaire. Qual Life Res. 1999;8:604.
32. Yoo HJ, Ahn SH, Eremenco S, Kim H, Kim WK, Kim SB, et al. Korean translation and validation of the functional assessment of cancer therapy-breast (FACT-B) scale version 4. Qual Life Res. 2005;14(6):1627-32.
33. Yoo SH, Choi-Kwon S. Changes in quality of life and related factors in thyroid cancer patients with radioactive iodine remnant ablation. J Korean Acad Nurs. 2013;43(6):801-11.

PART 10

암 환자 케어와 의사소통

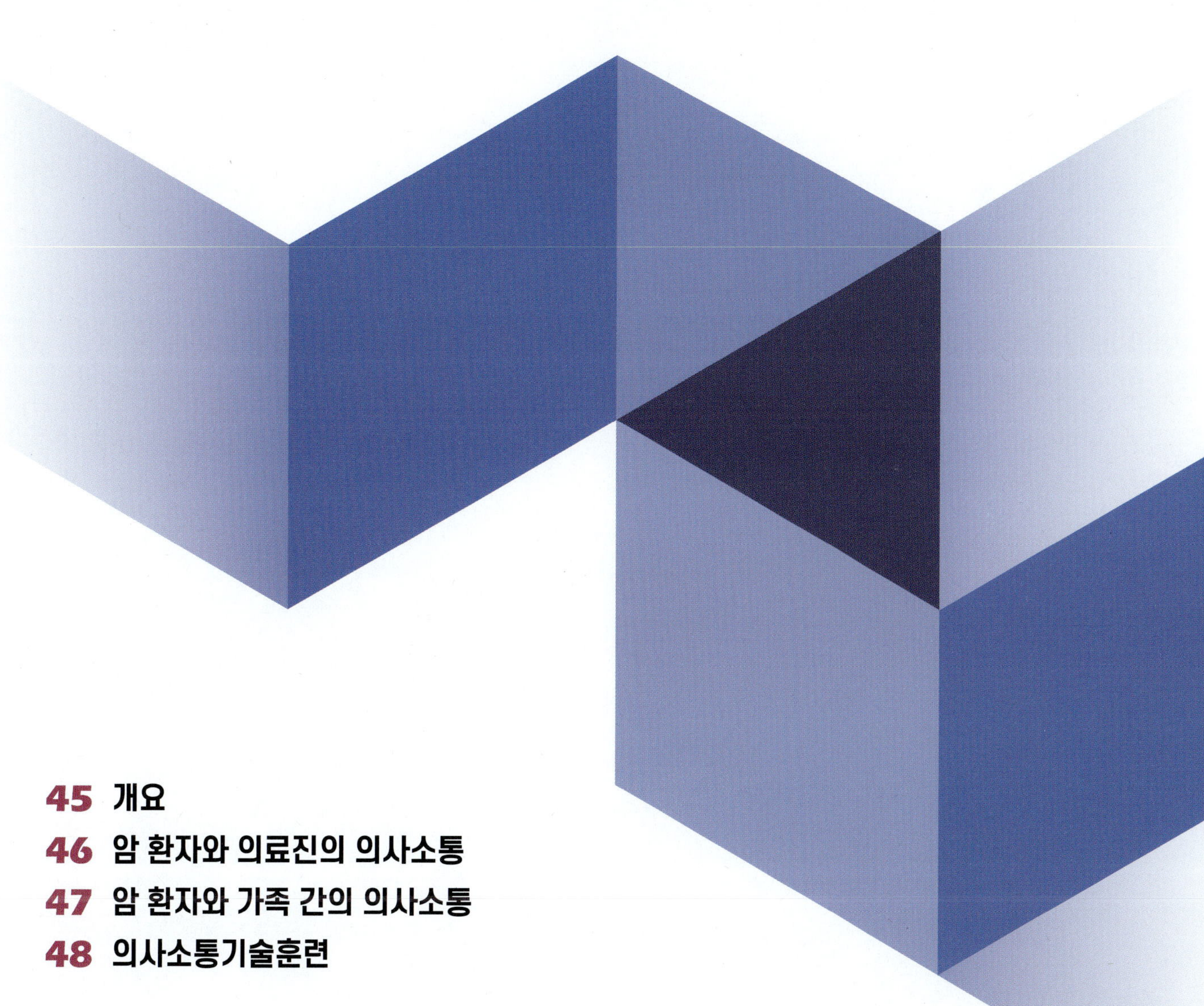

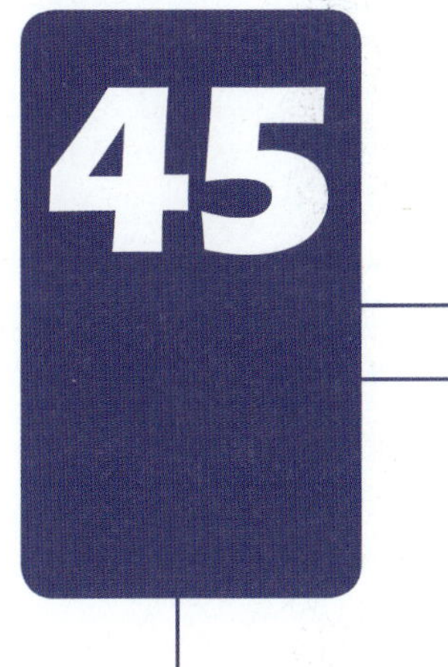

개요

손은정

원활한 의사소통은 환자와 의료진 간의 정보교환에 긍정적인 영향을 미치고, 나아가 환자에게 적합한 치료 및 관리 방법을 선택하는 데에 도움을 준다. 의사소통은 의료진이 환자의 욕구를 명확히 파악할 수 있도록 유도하고, 환자가 자신의 상태 및 질병 치료과정에 대한 이해를 높일 수 있게 하여, 진단-치료-관리의 과정이 원활해지도록 한다. 환자와 의료진의 공동 의사결정에 대한 사회적 요구가 높아지게 되면서, 환자와 의료진 간의 원활한 의사소통의 중요성이 점차 강조되고 있다. 이에 더해, 암 환자와 가족 구성원 간 긍정적 의사소통패턴 유지의 중요성도 강조되고 있다. 암 진단 및 치료 이후에도 지속적인 관리가 필요한 암의 만성적 특성이 암 환자와 가족의 관계 및 삶의 질에 영향을 미치고, 암 질환의 장기적 치료 예후 및 관리에도 영향을 미치기 때문이다. 진단-치료-관리과정에 의료진과 환자/가족 혹은 환자와 가족 간의 의사소통이 원활하지 못할 경우, 환자의 불안감이 가중되고 명확한 의사결정을 내리는 데에 어려움이 야기될 수 있기에, 치료과정뿐 아니라 의료진과의 관계형성 및 유지에도 부정적인 영향을 미치게 되는 것이다. 그렇기에, 효과적인 의사소통 과정에 대해 명확히 이해하고 접근할 필요가 있다. Part 10에서는 암 환자와 가족을 위한 의사소통과정의 일환으로, 나쁜 소식 전하기, 공유 의사결정과정, 암 생존 단계에서의 환자-의료진-다학제 간의 의사소통, 암 환자와 가족의 의사소통, 의사소통 기술훈련에 대해 논하고자 한다.

나쁜 소식 전하기에 대한 가이드라인의 일환으로 'SPIKES protocol'이 안내될 계획이고, 공유 의사결정 과정에 대해서는 '권위주의 접근paternalistic approach, 정보제공 접근informed approach, 공유적 접근shared approach'과 같이 세 가지 접근방법이 소개될 것이다. 암 생존 단계에서의 환자-의료진-다학제 간의 의사소통에 대해서는, 공동진료모형shared care model, SCM과 만성질환 관리모델chronic care model, CCM의 긍정적 측면과 제한적 측면이 함께 논의될 예정이다. 암 환자와 가족의 의사소통 세션에서는 환자와 가족 간의 의사소통이 암 생존 및 관리에 미치는 영향에 대해 주로 안내될 것이고, 마지막 의사소통 기술훈련에 대해서는 환자와 의료진 간 의사소통기술 향상을 위한 실제 훈련프로그램과 그 효과에 대해 점검하고, 의사소통기술훈련의 핵심 요소를 소개할 계획이다.

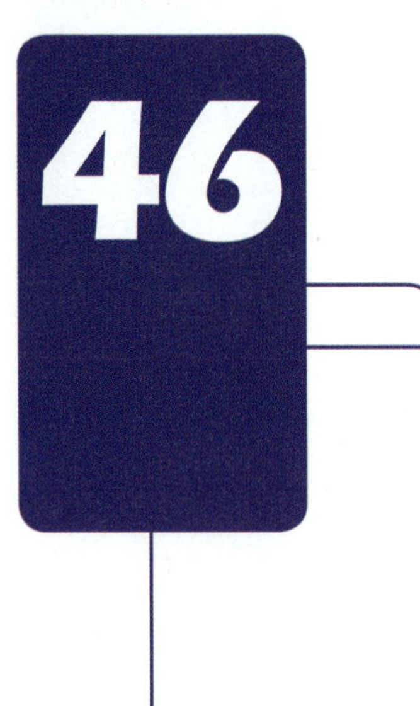

암 환자와 의료진의 의사소통

손은정, 임정원

1. 나쁜 소식 전하기

일반적으로 환자의 건강에 심각하고 부정적인 영향을 미치는 요인들을 전달하는 과정을 '나쁜 소식'이라고 한다. 암 환자가 나쁜 소식을 받아들이는 과정에는 환자의 주관적 평가가 상당한 영향을 미친다. 환자의 주관적 평가에 영향을 미치는 대표적인 요인 중 하나는 환자에게 제공된 정보의 정확성 및 신뢰도이고, 다른 요인은 환자의 기대치와 실제 의료 상황의 차이인 것으로 나타났다. 즉, 의료적 상황을 명확하게 인지하지 못한 상태에서 치료에 임하게 될 때, 환자는 더 큰 좌절을 경험하게 되고 치료 예후도 부정적일 수 있다. 따라서 의료진은 환자가 현재 지니고 있는 의료적 상태에 대한 이해 및 기대 수준을 명확하게 파악하고, 환자에게 정확하고 신뢰할 수 있는 정보를 제공하기 위해 노력해야 한다.

과거에는 의료진 및 가족이 환자에게 제공할 정보의 수준과 내용을 결정하는 경우가 많았다. 이는 환자가 진단을 접한 후에 경험하게 되는 심한 좌절과 우울이 치료과정 및 예후에 미치게 될 부정적인 상황에 대한 우려 때문이었다. 지금까지도 이에 관한 많은 논쟁이 있지만, 환자의 알 권리가 무시된 채로 치료가 이루어지는 것은 바람직하지 않다는 의견에 조금 더 힘이 실리고 있다.

나쁜 소식이 제대로 전달되지 않으면, 환자의 불안감이 가중되어 치료과정과 의료진과의 관계형성 및 유지에도 부정적인 영향을 미칠 수 있다. 따라서 나쁜 소식을 전달하기 위한 적절한 의사소통 과정은 절대적으로 요구된다. 나쁜 소식을 전달하는 것은, 치료계획 등에 관해 논의하기 위한 첫 관문이기 때문에 보다 계획적인 의사소통 방식을 통해 전달할 필요가 있다. 환자와 의료진 간의 의사소통이 체계적이고 구조적인 틀 내에서 이루어질 때, 나쁜 소식은 보다 효과적으로 전달될 수 있고, 이를 통해 치료, 예후, 생존과정에의 긍정적 방향을 도모할 수 있다. 의사소통을 전달하기 위한 다양한 틀이 있는데, 그 중 SPIKES protocol은 나쁜 소식을 효과적으로 전달하기 위한 방향성 제시의 대표적인 가이드라인이다. SPIKES는 아래와 같이 총 여섯 단계를 거쳐 나쁜 소식을 전달해야 한다고 조언한다. 표 46-1은 SPIKES의 각각의 단계에서 수행해야 하는 태도 및 의사소통 방식을 설명하고 있다.

표 46-1. SPIKES에 대한 이해와 활용 사례

S (SETTING up the interview): 인터뷰를 위한 준비하기 • 환자가 안정감을 느낄 수 있는 상담 장소를 선택하고, 환자가 감정적으로 반응할 것을 대비해 티슈 등을 준비한다. • 환자가 의지할 만한 가족 구성원을 선택해서 함께 자리할 수 있도록 안내한다. • 의료진은 서두르지 않으며, 환자와 가족에게 충분한 시간을 제공한다. • 가장 중요한 것은 정보를 전달하기에 앞서 환자와 의료진 간에 라포를 형성하는 것이다. 의료진은 표정 및 행동에 신중을 가하며, 필요할 경우 긴장한 환자의 손을 잡아주는 등의 배려를 한다.
P (assessing the patient's PERCEPTION): 환자의 인식을 사정하기 • 환자가 자신의 상태에 대해서 어떻게 인식하고 있는지 확인하는 과정이다. • 의료진은 환자의 현 인식상태 및 심리상태를 파악하여 정확한 정보를 제공할 준비를 한다. 예) "OO씨, 자신의 건강상태에 대해서 어느 정도까지 알고 계신가요?" 예) "MRI 혹은 PET CT 등과 같은 정밀검진을 받게 된 이유를 알고 계신가요?"
I (obtaining the patient's INVITATION) 환자를 초대하기 • 본격적으로 구체적인 정보를 제공하는 단계이다. 환자의 응답에 따라, 치료가능 옵션에 대해 논의를 시작하거나 환자와 가족에게 약간의 시간을 부여한 뒤 다시 계획을 수립할 수 있다. 예) "정밀검진 결과를 있는 그대로 안내해 드린 뒤에, 구체적 치료계획에 대해 보다 깊이 있게 논의하길 원하십니까?"
K (giving KNOWLEDGE and information to the patient): 환자에게 지식과 정보를 제공하기 • 환자와 가족의 교육수준 등을 고려해, 이해하기 쉬운 언어를 선택하고 사용한다. • 전문용어 사용은 지양한다. 예) '전이' 대신 '암이 다른 장기로 퍼져 있다' 예) '생검' 대신 '장기 조직의 일부를 통한 조직검사' • 공포스러운 상황을 연출하지 않는다. 예) "현재, 당신의 암 진행 정도가 매우 심각하기 때문에 즉시 치료를 시작하지 않으면 매우 위험할 수 있습니다" 와 같은 표현은 지양해야 한다. • 절망적인 표현 또한 지양한다. 예) "현재, 환자분에게 적용할 수 있는 치료방법이 없습니다" (X) "현재 가능한 방법은 통증관리 혹은 완화의료 방법입니다" (O)
E (addressing the patient's EMOTIONS with empathic responses): 공감하면서 환자의 정서를 다루기 • 환자의 감정이 매우 격하거나 침울할 가능성을 염두하고, 의료진은 감정적 공감을 한다. • 사실에 근거한 정보를 제공하되, 행동, 언어, 표정 등을 활용해 정서적 지지를 제공한다. • 환자 혹은 가족의 감정을 일시적으로 통제하기 위한 임기응변 식 긍정적 코멘트는 피한다. 예) "(환자의 반응)…… 저도 보다 나은 상황이기를 바랬지만, 유감입니다. 현재 환자 분의 감정은 지극히 정상적이며, 얼마나 힘드실지 예측이 됩니다."
S (STRATEGY and SUMMARY): 전략과 요약 • 환자의 감정이 정리된 후, 의사결정을 위한 논의과정이다. • 환자와 의료진의 협력에 의한 의사결정과정이 매우 중요함을 언급하고, 적용 가능한 치료방법에 대해 구체적인 논의를 시행한다.

Annual Meeting of the American Society of Clinical Oncology (ASCO)에서 실시한 설문조사 결과, 위에서 제시한 SPIKES가 유용한지에 대한 질문에 99%의 종양학 전문의가 "유용하다"고 답한 것으로 확인되었다. 또한, Marschollek 외(2019)는 SPIKES를 통해 정보를 전달받은 환자들의 만족도가 향상되었음을 확인한 바 있다(표 46-1).

2. 공유의사결정

공유의사결정shared-decision-making: SDM은 의료현장에서 의사결정을 하는 데에 영향을 미치는 주요 의사소통 방식이다. 공유의사결정은 특히 암과 같이 생명을 위협하는 질환에 대처하기 위해 필요한 의사소통 방법이라고 알려져 있다. 즉, 암 진단 이후에는 수시로 불확실성에 직면하게 되고, 불확실성 하에서 부작용, 예후, 생존율 등을 고려하면서 치료방법 등에 대한 결정을 내려야만 한다. Charles 외(1999)는 공유의사결정의 종류를 크게 세가지로 세분화하여 제시했다. 즉, (1) 권위주의 접근paternalistic approach, (2) 정보제공 접근informed approach, (3) 공유적 접근shared approach이다. 이러한 세 가지 접근방식을 다루는 데 있어 각각의 옳고 그름을 판단하기 보다는 접근방식이 지닌 고유의 특성 및 장-단점을 이해하는 데에 중점을 둘 필요가 있다.

먼저, 권위주의 접근은 의사소통의 흐름이 일 방향이다. 의료진이 환자에게 일방적으로 정보를 제공하고, 환자에게 반드시 알려야 하는 질환 및 치료관련 사항에 한하여 정보를 제공하는 방식이다. 즉, 원칙적으로 제공해야 하는 정보 위주의 내용전달이라고 볼 수 있다. 이 때, 담당 의사는 단독 혹은 동료 의료진과의 협의과정을 통해 실제로 환자에게 적용할 치료법을 결정하고, 결정된 사항을 환자와 가족에게 일방적으로 통보하게 된다. 환자와 가족은 제시된 치료방법 및 과정에 대한 설명을 듣고 동의서에 서명을 하는 등의 형식으로 수동적인 참여를 하게 된다. 하지만, 몇몇 전문가들은 권위주의 접근의 한계점을 지적한 바 있다. 과연 의료진이 단독으로 치료방법을 결정하는 것이 대상자에게 최선의 방법이 될 수 있을지에 관한 의문을 제기한 것이다. 환자가 지금까지 살아온 문화적 혹은 환경적 배경이 다양할 수 있기 때문에 그들이 자신의 질환 및 치료 방향에 대해 부여하는 의미는 다양할 수 있다. 따라서 이러한 문화적, 환경적 배경은 환자의 선호도 및 신념에 영향을 미칠 수 있고, 환자에 따라 질환에 대처하는 방식과 치료방법을 결정하는 과정도 다를 수 있음을 시사한 것이다.

둘째, 정보제공 접근은 환자가 주도적으로 의사결정을 할 수 있도록 유도하는 의사소통 방식이다. 의료진은 환자에게 적용 가능한 모든 치료방법에 대해 정보를 제공하고, 각 치료방법이 내포하고 있는 위험요인과 긍정요인에 대해 자세히 설명한다. 의료진에게 주어지는 의무는 환자가 최선의 선택을 할 수 있도록 가능한 최대한의 정보를 제공하는 것이다. 권위주의 접근과 유사하게, 정보제공을 위한 의사소통은 일 방향으로 이루어진다. 다만, 환자의 주체적 결정을 존중하는 과정이 추가된다. 이 때, 환자는 자신의 신념 및 선호도를 고려하여 가장 최선의 방법이 무엇인지 고민한 뒤 결정을 내린다. 결국, '정보제공 – 정보에 대한 이해 – 환자의 선호도 적용 – 선택'이라는 단계를 통해 의사 결정이 이루어진다. 즉, 의료진과 환자의 역할이 철저하게 구분되는 구조라고 할 수 있다. 이때, 의료진은 자신들의 주관적 선호도 혹은 편견을 완벽히 배제하여 정보를 제공할 의무가 있다. 정보제공 접근방법이 지닌 한계점과 관련해서 Gafni와 Charles(2017)는 정보제공 접근의 실현 가능성에 대한 의문을 제기했다. 환자와 가족은 의학적 지식 및 경험이 충분하지 않기 때문에, 자신들에게 제공된 정보를 명확하게 이해하지 못할 가능성이 있다고 보았다. 암과 같이 생명에 위협을 가할 수 있는 질환을 접하게 된 환자는 많은 양의 정보를 수용하여 활용하는 데에 한계를 경험하기 때문에, 오히려 환자는 의료진이 최선의 방법을 선택하여 결정해 주기를 바랄 수 있다고 지적한다. Tattersall와 Kissane(2017)는 환자의 불안 정도, 연령, 성별, 문화적 배경, 성격 등에 따라 정보제공 접근방법에 대한 선호도에 편차가 있음을 언급했다. 즉, 고연령층은 저연령층에 비해 의사결정에 참여하는 것을 선호하지 않고, 남성이 여성에 비해 의사결정에 직접 참여하는 것을 부담스러워했다. 이와는 반대로 젊은 여성일수록 스스로 의사결정에 참여하고자 하며 그것을 자신들의 권리라고 여겼다. 또한, Coulter와 Jenkinson(2005)는 8,119명의 유럽인을 대상으로 의사결정 참여 선호도에 대한 조사를 수행했는데, 과반수가 의사결정 참여를 원했고 참여의사를 밝힌 대상자 중에는 35세 미만의 성인이 월등하게 많은 것으로 보고하였다.

셋째, 공유적 접근은 의사소통의 흐름이 양방향으로 이루어지는 의사소통 방식 중 하나이다. 의사소통의 모든 단계에서 의료진과 환자는 지속적으로 정보를 교환하게 된다. 다만 의사소통을 이끄는 역할은 의료진이 수행한다. 의료진은 환자에게 적용 가능한 치료방법을 모두 공개하고 각 치료 방법의 위험 및 긍정 요인에 대해 설명한다. 의료진은 각 치료방법의 위험 및 긍정요인에 대한 이해를 돕기 위해 검증된 근거자료를 제시하며 의사소통을 이끌어 나간다. 즉, A 치료 방법의 위험 및 긍정요인에 대한 축적된 현황자료 혹은 실제 사례를 공유하여 환자가 정보를 신뢰할 수 있도록 유도한다. 이와 동시에, 의료진은 환자 개개인에 대한 파악을 한다. 즉, 환자의 질환에 대한 이해수준, 가능한 치료방법에 대한 위험요인과 긍정요인에 대한 이해수준, 그리고 환자의 생활환경 및 생활습관 등을 확인한다. 환자로부터 제공된 정보를 바탕으로 환자를 위한 최적의 방법으로 의견을 좁혀간다. 결정은 의료진과 환자의 동의 하에 이루어진다. 의료진과 환자가 협력하여 합의과정을 거치기 때문에, 두 집단 모두의 만족도를 증진시킬 수 있다(표 46-2).

공유의사결정을 수행하는 과정에는 다양한 의사결정 지원 도구decision-aid가 활용된다. 의사결정을 지원하기 위해 질문지, 책자, 혹은 비디오 등 다양한 형태의 도구가 제작되어 사용되고 있다. 이처럼 공유의사결정 과정에 의사결정 지원 도구가 자주 활용되기 때문에, 이 둘을 같은 의미로 간주하는 경우도 있다. 일반적으로 의사결정 지원 도구에 포함되는 내용은 맞춤형 접근을 위한 진단명 및 병기stage, 환자 개인의 신체건강 상태 및 암 질환 특성에 따른 예후, 선택 가능한 치료방법, 치료방법의 장단점 등이다. Ke 외(2022)의 체계적 문헌 고찰에 따르면, 의사결정 지원 도구는 환자의 지식을 향상시키는 것과 더불어 환자 개인의 의사결정상의 갈등을 해소하는 데 긍정적인 영향을 주며, 환자의 참여의지를 강화하고 실제 상황에 대한 이해도를 높이는 것으로 나타났다. 결국, 의사결정 지원 도구를 활용한 공유의사결정은 환자 개인이 부적절한 선택을 할 가능성을 감소시키는 데에 효과적으로 기여하고 있음을 알 수 있다. 하지만, Ke 외(2022)는 연구 결과가 의사결정 지원 도구의 효과성을 충분히 증명하지는 못했다는 의견도 동시에 제시하고 있다. 즉, 의사결정 지원 도구가 실질적으로 반영되지 못하는 경우가 많고, 도구의 유용성에 대한 의료진의 인식이 부족하며, 환자의 연령, 건강, 문해력 등에 의해 사용이 적절하지 않는 경우가 많을 수 있음을 지적한 것이다. 결국, 현장의 의료진들은 담당 환자의 질환, 인지기능, 신체기능, 정서상태, 인구사회학적 요인 등을 고려하여 도구를 활용한 공유의사결정을 적용할 것인지 하지 않을 것인지를 선택할 필요가 있다. 이를 활용하기로 선택한 후에는, 권위주의적 접근, 정보제공 접근, 공유적 접근 중 하나의 방법을 선택하여 적용할 수 있다. 환자와 의료진 자신에 대한 명확한 이해가 우선시된 후, 치료과정을 비롯한 생존과정에 대한 신중한 선택을 하는 것이 바람직할 것이다.

현재 우리나라의 경우, 공유의사결정의 세가지 유형 중 '정보제공 접근' 및 '공유적 접근'을 위한 도구를 많이 활용

표 46-2. 공유적 접근 과정에 적용 가능한 질문유형 예시

주요 질문 주제		예시
환자의 이해 수준을 파악하기 위한 질문	질환에 대한 이해 수준	• "OO씨, 본인의 질환에 대해 얼마만큼 알고 있는지 알고자 합니다. 병명이 무엇이라고 들었습니까?" • "질환이 얼마만큼 심각하다고 알고 계십니까?" • "가족 구성원 혹은 친한 지인이 유사한 질환을 경험한 바 있나요? 만약 그렇다면, 본 질환에 대해 익히 들어 알고 있습니까?"
	각 치료방법의 위험요인 및 긍정요인에 대한 이해수준	• "가능한 치료 방법에 대해 누군가에게 설명을 들은 바 있습니까?" • "어떤 치료방법이 가능하다고 들으셨습니까?" • "치료 방법에 대해서 논의하는 것은 처음인가요? • "OO씨에게 가능한 총 00개의 치료 방법을 모두 안내해 드리겠습니다. 그 후, 보다 세밀하게 들여다보며 환자분께 적합한 방법이 무엇일지 결정해 나아갔으면 합니다." • "제가 안내해 드린, 가능한 치료방법의 이로운 점과 해로운 점에 대해 이해했습니까? 그렇다면, 얼마만큼 이해하고 계시는지 제가 확인을 해 보고자 합니다" (추가 질문 유연하게 적용 가능)
	치료방법 결정에 영향을 미칠 수 있는 환자 본인의 가치 및 생활습관에 대한 이해	• "각 치료방법에 대해 생각할 때, 각각의 방법이 OO씨의 생활 패턴에 영향을 미치게 될 것을 우려하고 계시는지 궁금합니다. 이를테면, 직장, 평상시 생활습관, 식생활, 가정생활, 부부관계 혹은 임신계획 등 말입니다." • "각 치료방법 중에서 특별히 선호하는 방법이 어떤 것일까요? 있다면, 그 이유는 무엇일 지 궁금합니다."
최적의 치료 방법 결정을 위한 질문		• "이제 OO씨께서는 가능한 치료방법 및 각 치료방법이 지닌 장점과 단점에 대해 명확히 이해하셨습니다. 혹시, 추가적인 질문이 있다면, 편안하게 하셔도 좋습니다. 지금 이 자리에서 결정을 하셔도 좋고, 조금 더 고민을 할 시간이 필요하다면 그렇게 하셔도 좋습니다" • "명확한 결정을 하셨다면, 이후 과정에 대해 설명을 드리고 진행을 하도록 하겠습니다"

하고 있지는 않다. 앞서 언급한 바와 같이, 공유의사결정의 세 가지 접근방식이 지닌 특성 및 장·단점을 충분히 이해하여 한국 상황에 맞게 수정 및 변경하여 암 치료 및 관리를 위한 의료 환경 전반에서 이를 활용하기 위한 노력이 필요할 것이다.

3. 암 생존 단계에서의 의사소통Communication for survivorships: 환자, 의료진, 다학제

'암 생존자'에 대한 정의는 여전히 논쟁 중에 있다. 과거에는 '암 생존자'를 암 치료 이후 재발 혹은 전이 없이 5년 이상 생존한 상태로 이해했으나, 최근에는 암 진단을 받은 직후부터의 시기를 포함하여 보다 광범위하게 적용해야 한다는 의견이 제시되고 있다. 이는 다양한 종류의 개인적 혹은 환경적 요인의 영향으로 암 진단 이후 암 환자의 생존율 및 생존기간 등에 변화가 있음을 감안하여, 암 진단 직후부터 장기적인 치료 및 생존관리 계획을 세워야 한다는 전문가의 의견이 반영된 것이다. 즉, 과거부터 적용되었던 5년이라는 기간이 더 이상 절대적인 수치로 적용될 수 없음을 의미한다.

'암 생존자'에 대한 체계적인 관리의 필요성은 지속적으로 언급되고 있다. 집중 치료시기를 거친 환자를 대상으로 퇴원 계획에만 집중할 것이 아니라 장기적인 측면에서 암 생존 케어플랜survivorship care plan, SCP을 제공해야 한다는 의견이다. 암 생존 케어플랜에는 암 치료 이후 나타날 수 있는 신체증상 및 암 재발 가능성을 감소시키기 위한 관리 계획뿐 아니라 심리사회적인 요인(예: 암 진단 이후 사회적 관계형성 문제, 출산과 육아, 직장문제, 심리적 변화 문제 등)에 대한 관리 계획도 포함된다. 암 생존 케어플랜을 체계적으로 제공하기 위해서는 의료진뿐 아니라 암 생존자와 가족들 간의 효과적인 의사소통이 필수적으로 이루어질 필요가 있다.

암 생존 케어플랜에서의 의사소통 모델로는 미국 및 유럽 등지에서 많이 활용되고 있는 '공동진료모형shared care model, SCM'이 있다. 최근 공동진료모형의 효과성이 제시되면서 국내에서의 도입이 권장되고 있으며, 최근 서울대학교병원, 서울 아산병원, 삼성 서울병원 등 몇몇 대형 병원을 중심으로 공동진료모형을 도입하여 적용한 바 있다. 공동진료모형은 암 진단 직후부터 일차 진료의primary physician와 암 전문의oncologist가 지속적인 의사소통을 통해 치료 및 생존자 관리의 효과를 높이고자 하는 것으로, 각 단계별 욕구에 맞춰 암 진단 직후인 집중 치료 기간에는 암 전문의가 환자 및 가족과 주로 의사소통을 하고, 집중치료시기 후에는 일차 진료의가 암 전문의와의 협의 및 동의과정을 바탕으로 생존자 관리를 맡아서 하는 형태이다. 다만, 공동진료모형 적용과정에는 환자·가족, 암 전문의, 기타 전문인력 간의 협력적이며 적극적인 의사소통이 필수적이다. 구성원 각자가 책임감을 갖고 업무를 수행할 때 효과성이 극대화될 수 있지만, 그렇지 않을 경우 오히려 혼란이 야기될 수 있다는 단점이 있다. 한국의 경우, 미국의 일차 진료 개념을 적용하는 데 제한이 있기 때문에, 해외에서 적용되고 있는 공동진료모형을 그대로 반영해서 확장하는 데에는 한계가 있을 것으로 예상된다. 향후 공동진료모형을 확대 적용하기 위해서는 한국 의료시스템 내의 인프라 형성 및 구조개편 등이 선행되어야 할 것이다.

암 생존 단계의 의사소통과 관련하여, 공동진료 모형만큼 빈번히 거론되는 모델은 만성질환 관리모델chronic care model, CCM이다. 최근 높은 암 생존율과 증가하는 암 생존자 수를 고려해서 암 생존자를 만성질환자로 고려해야 된다는 움직임이 일고 있다. 따라서 암 생존자를 만성질환자로 고려할 경우, 만성질환관리모델에서 제시하는 생산적 상호작용 개념을 활용한 의사소통 접근이 요구된다. 만성질환관리모델에서는 만성질환 관리를 위해 환자, 의료 시스템, 진료팀이 생산적인 상호작용을 유지해야 함을 강조하고 있다. 만성질환관리모델에서 제시하는 효과적인 전달체계는 다음과 같은 사항들을 강조하고 있다.

표 46-3. 만성질환 관리모델에서 제시하는 효과적인 전달체계

- 협의 진료팀을 구성하고 있는 의료진 및 기타 전문가들(약사, 영양사, 사회복지사 등)의 명확한 역할 배분이 선행되어야 한다.
- 각 전문가 간의 협의진료과정 및 암 생존자와 각 전문가 간의 상호작용은 명확한 근거에 입각하여evidence-based 이루어져야 한다.
- 협의 진료를 행하는 전문가는 암 생존자가 성공적인 자기 관리를 할 수 있도록 체계적 사후관리follow-up care를 시행할 필요가 있다.

※ 만성질환 관리모델에서 제시하는 '전달체계'에 입각한 사항만을 부분적으로 발췌

만성질환관리모델에서는 전문가 간의 원활한 의사소통 및 명확한 역할분배, 그리고 협의진료 팀원 간의 구조화된 상호작용이 암 생존자의 신체·심리·사회적 적응과정 관리 및 지원에 긍정적인 영향을 미치게 됨을 강조하고 있다.

참고문헌

1. Baile WF, Buckman R, Lenzi R, Glober G, Beale EA, Kudelka AP. SPIKES-A six-step protocol for delivering bad news: application to the patient with cancer. Oncologist. 2000;5(4):302-11.
2. Baile WF, Parker PA. Breaking bad news. Oxford University Press; 2010.
3. Breitbart WS, Butow PN, Jacobsen PB, Lam WWT, Lazenby M, Loscalzo MJ, et al. Psycho-Oncology. Oxford University Press; 2021.
4. Buckman R. Breaking bad news: why is it still so difficult? Br Med J (Clin Res Ed). 1984;288(6430):1597-9.
5. Business Bliss Consultants FZE [Internet]. Telling or not telling the truth to terminal cancer patients. Available from: https://nursinganswers.net/essays/telling-or-not-telling-the-truth-to-terminal-cancer-patients-nursing-essay.php?vref=1.
6. Charles C, Gafni A, Whelan T, O'Brien MA. Treatment decision aids: conceptual issues and future directions. Health Expect. 2005;8(2):114-25.
7. Charles C, Gafni A, Whelan T. Decision-making in the physician-patient encounter: revisiting the shared treatment decision-making model. Soc Sci Med. 1999;49(5):651-61.
8. Cheung WY, Aziz N, Noone AM, Rowland JH, Potosky AL, Ayanian JZ, et al. Physician preferences and attitudes regarding different models of cancer survivorship care: A comparison of primary care providers and oncologists. J Cancer Surviv. 2013;7(3):343-54.
9. Coulter A, Jenkinson C. European patients' views on the responsiveness of health systems and healthcare providers. Eur. J. Public Health. 2005;15(4):355-60.
10. Forsythe LP, Parry C, Alfano CM, Kent EE, Leach CR, Haggstrom DA, et al. Use of survivorship care plans in the United States: Associations with survivorship care. J Natl Cancer Inst. 2013;105(20):1579-87.
11. Hanratty B, Lowson E, Holmes L, Grande G, Jacoby A, Payne S, et al. Breaking bad news sensitively: What is important to patients in their last year of life? BMJ Support Palliat Care. 2012;2(1):24-8.
12. Huang SH, Tang FI, Liu CY, Chen MB, Liang TH, Sheu SJ. Truth-telling to patients' terminal illness: What makes oncology nurses act individually? Eur J Oncol Nurs. 2014;18(5):492-8.
13. Institute of Medicine. Implementing cancer survivorship care planning: Workshop summary. The National Academies Press; 2007.
14. Ke Y, Zhou H, Chan RJ, Chan A. Decision aids for cancer survivors' engagement with survivorship care services after primary treatment: a systematic review. J Cancer Surviv. 2022;18(2):288-317.
15. Kissane DW, Bultz BD, Butow PN, Bylund CL, Noble S, Wilkinson S. Oxford Textbook of Communication in Oncology and Palliative Care. Oxford University Press; 2017.
16. Ko HM, Kim JR, Lee JS. The current status of cancer survivorship care and a consideration of appropriate care model in Korea. Korean J Clin Oncol. 2020;16(2):110-8.
17. Makoul G, Clayman ML. An integrative model of shared decision making in medical encounters. Patient Educ Couns. 2006;60(3):301-12.
18. Marschollek P, Bąkowska K, Bąkowski W, Marschollek K, Tarkowski R. Oncologists and breaking bad news-from the informed patients'point of view. The evaluation of the SPIKES protocol implementation. J Cancer Educ. 2019;34(2):375-80.
19. Moumjid N, Gafni A, Brémond A, Carrère MO. Shared decision making in the medical encounter: are we all talking about the same thing? Med Decis Making. 2007;27(5):539-46.
20. Oeffinger KC, McCabe MS. Models for delivering survivorship care. J Clin Oncol. 2006;24(32):5117-24.
21. Wagner EH. Chronic disease management: what will it take to improve care for chronic illness? Eff Clin Pract. 1998;1(1):2-4.
22. Yun YH, Kang E, Park S, Koh SJ, Oh HS, Keam B, et al. Efficacy of a decision aid consisting of a video and booklet on advance care planning for advanced cancer patients: Randomized controlled trial. J Pain Symptom Manage. 2019;58(6):940-8.e2.
23. Yun YH, Kwon YC, Lee MK, Lee WJ, Jung KH, Do YR, et al. Experiences and attitudes of patients with terminal cancer and their family caregivers toward the disclosure of terminal illness. J Clin Oncol. 2010;28(11):1950-7.

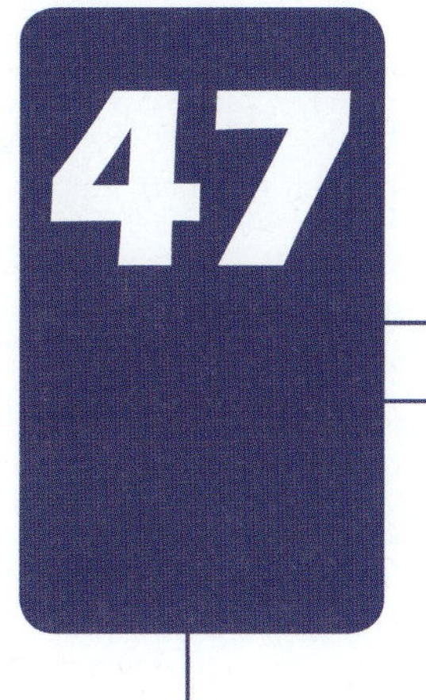

암 환자와 가족 간의 의사소통

손은정, 임정원

암 환자의 가족 구성원은 암 환자의 치료가 시작됨과 동시에 환자의 건강관리(치료, 통증관리, 부작용 모니터링, 병원방문일정 관리 등) 지원뿐 아니라 일상생활 지원(가정 내의 역할조정, 재정적 지원 등)에 적극 관여하게 된다. 암 환자 가족에게 새롭게 부여된 역할은 이들의 체력적/심리적 소진 및 사회 관계망의 변화를 야기하게 된다. 즉, 암 환자와 가족은 암 진단 이후부터 생존관리에 이르기까지 만성적인 스트레스를 함께 경험하게 되는 것이다.

암 진단 및 치료 이후에도 지속적인 관리가 요구되는 암의 만성적 특성은 암 환자와 가족의 관계에도 영향을 미치기 때문에, 가족 구성원 간 긍정적 의사소통을 유지하는 것이 매우 중요하다. 암에 대한 불확실성을 최소화하기 위해 암 생존자와 주요 가족 간의 원활한 소통이 필요하고, 이는 암 생존자들의 적응력을 향상시키는 데에 주요하게 작용한다. 선행연구에 의하면, 암 환자와 주요 돌봄 제공자 간의 의사소통 방식이 이들의 친밀감과 심리적 적응에 영향을 미치고, 친밀감을 강화시키는 소통 방식은 당사자 간의 친밀감을 향상시켜 암 생존자와 돌봄 제공자의 심리적 적응을 향상시키는 것으로 알려져 있다. 또한 Lim과 Shon(2018)의 연구에서는 암 생존자와 배우자가 개방적 의사소통을 유지할 때 암 생존자의 삶의 질이 향상되지만, 회피성 의사소통을 유지하는 경우는 암 생존자의 삶의 질이 저하됨을 확인했다. 또한, 배우자가 암 생존자와 긍정적인 의사소통 패턴을 유지하고 있다고 인지할 경우에 배우자 스스로의 삶의 질이 향상되는 것으로 나타났다.

결국, 암 환자 혹은 생존자와 주요 돌봄 제공자 간의 심리사회적 소진을 최소화하기 위해, 가족 구성원 간의 긍정적인 의사소통 방식을 제시하고 이를 실천하도록 유도할 필요가 있다. 가족 내의 효과적인 의사소통을 위해 개별 가족이 지니고 있는 의사소통 패턴을 확인한 뒤, 긍정적인 측면은 강조하고 부정적인 측면은 지양할 수 있도록 가족 맞춤형 가족치료 혹은 의사소통기술훈련 등을 제공하고, 이를 통해 암 생존자의 성공적인 자기관리를 증진시키려는 노력이 필요하다.

참고문헌

1. Berg CA, Upchurch R. A developmental-contextual model of couples coping with chronic illness across the adult life span. Psychol Bull. 2007;133(6):920-54.
2. Lim JW, Shon EJ. The dyadic effects of family cohesion and communication on health-related quality of life: The moderating role of sex. Cancer Nurs. 2018;41(2):156-65.
3. Lim JW. The relationship between communication and psychologcial distress for cancer survivors and their family members: Application of the actor-partner interdependence model. Health and Social Welfare. 2023;43(1):226-45.
4. Manne SL, Kashy D, Myers-Virtue S, Zaider T, Kissane DW, Heckman CJ, et al. Relationship communication and the course of psychological outcomes among couples coping with localised prostate cancer. Eur J Cancer Care. 2021;30(4):e13401.
5. Romito F, Goldzweig G, Cormio C, Hagedoorn M, Andersen BL. Informal caregiving for cancer patients. Cancer. 2013;119 Suppl 11:2160-9.

48 의사소통기술훈련

유은승

의료진clinician은 신뢰와 라포형성을 바탕으로 환자-의료진 간의 관계를 구축하고 정보를 교환하며, 환자의 감정에 대응하고, 암 진단 및 치료와 관련된 불확실성을 관리하고, 공유의사결정에 참여하기 위해 환자와 효과적으로 소통해야 한다. 효과적인 의사소통은 환자의 자가관리self-management를 가능하게 할 뿐 아니라 환자의 빠른 회복, 효과적인 통증 조절, 치료 순응도, 심리적 기능에도 긍정적인 효과를 가져온다. 반대로 비효과적인 의사소통은 환자의 불안과 불확실성을 높이고, 치료의 순응도를 떨어뜨리며, 암 치료에 대한 불만을 높인다. 따라서 환자가 의료진과 긴밀히 소통하며 정보를 주고받을 수 있는 기회를 제공하는 것이 매우 중요하다. 본 세션에서는 암 의료 현장에서 환자-의료진의 의사소통기술 향상을 위한 훈련프로그램과 그 효과를 개관하고, 의사소통기술훈련의 핵심 요소를 살펴보고자 한다.

1. 환자-의료진 의사소통기술훈련

의료진의 효과적인 의사소통 능력이 필수적인 임상능력으로 강조됨에 따라 미국, 영국 등 선진국에서는 의사소통기술훈련communication skills training: CST이 활성화되고 있다. 그럼에도 여전히 많은 암 환자의 의사소통 요구가 충족되지 않고 있다. 암 의료 현장에서는 일반적인 의사소통 기술뿐 아니라 나쁜 소식 알리기, 예후 및 위험 논의, 치료 계획 수립을 위한 공유 의사결정 사용, 감정에 대응, 재발 상황에서의 대처, 변화 대처, 죽음과 임종에 대한 논의 등을 포함한 특수 의사소통 기술이 필요하기 때문이다. 특히, 생명을 위협하는 질환의 특성상 나쁜 예후, 재발이나 진행에 대해 논의하는 등 나쁜 소식을 전하는 것이 의료진에게는 매우 일상적인 업무이다. 그럼에도 불구하고 2000년에 출판된 문헌에 따르면, 단지 종양학자의 10% 미만이 나쁜 소식을 전하는 교육을 공식적으로 받았으며, 훈련 중 다른 의료진이 환자에게 나쁜 소식을 전하는 것을 정기적으로 관찰할 있는 기회를 얻은 경우는 32%에 불과한 것으로 나타났다. 이처럼 암 의료 현장에서 일상적으로 이뤄지는 대화에서 의료진은 환자와 효과적으로 의사소통하는 기술을 훈련받은 경우가 거의 없다. 이에 암 환자와 함께 일하는 의료진을 대상으로 한 의사소통기술훈련은 여러 연구의 초점이 되어 왔으며, 전문 교육 프로그램에서 암 치료 팀cancer care team의 구성원을 대상으로 의사소통에 대한 포괄적이고 공식적인 훈련을 제공할 것을 권고한다.

1) 의사소통기술훈련 모형

지난 몇 년간 CST와 의사소통기술 평가를 위한 개념적 틀이 될 수 있는 환자-의사 의사소통의 여러 모형이 제안되어 왔다. 많은 CST 문헌에서 의사소통기술훈련을 위해 (1) 치료가 지속적으로 이루어지는 암 의료 현장에서 발생하는 의사소통 문제를 설명하고, (2) 이러한 문제들을 해결하는 데 필요한 기술들을 명확하게 하고, (3) 교육 커리큘럼과 평가 사이에 직접적인 연결을 제공하는 모형이 필요함을 강조한다.

이러한 요구에 따라 개발된 것이 미국 Memorial Sloan-Kettering Cancer Center의 Comskil이다. Comskil은 목표goal, 계획plans, 행위action, GPA이론과 사회언어학 이론을 기반으로, 상담의 구성 요소를 정의하고 효과적인 의사소통을 위한 전략과 기술을 소개한다. Comskil의 가이드라인에 따라 특정 의사소통 상황에서 순차적으로, 미리 결정된 일련의 전략을 사용하여 상담을 진행할 수 있도록 훈련한다. 이 밖에도 암 의료 현장에서 환자와의 면담에 필요한 의사소통기술을 프로토콜화하여 훈련하는 프로그램으로는, 일본의 SHARE와 NURSE, 미국 워싱턴 대학의 Oncotalk과 Tough Talk, 텍사스 대학 MD Anderson 암 센터의 CLASS와 SPIKES 등이 있다.

2) 의사소통기술훈련의 핵심 커리큘럼

일반적으로 의과대학에서 실시하는 의사소통기술훈련에서는 임상 면담의 개시와 종결, 현병력 및 과거력 청취, 예상되는 진단과 예후, 검사 처방과 잠재적 관리 계획 논의 등에 대해 가르친다. 대조적으로, 암 의료에서 의사소통기술훈련의 핵심 커리큘럼은 나쁜 소식 전하기, 예후 논의하기, 공유의사결정을 발전시키기, 슬픔에 압도되어 있거나 실존적인 고통에 있는 등 어려운 환자에게 반응하기, 가족 회의를 운영하거나, 환자를 완화의료로 전과하기, 여명에 대해 이야기 나누기 등이 포함되어 있다.

의사소통기술훈련은 집중 코스intensive Course, 모듈식 코스modular course, 경험적 학습에 포커스를 둔 워크숍 등 다양한 형태로 제공된다. 이러한 의사소통훈련 프로그램을 통해 정보수집, 공감, 초점화된 질문과 관련된 의사소통기술이 향상되는 것으로 나타났다. 프로그램에 참석한 의료진은 자신감 증가와 사람중심의료person-centered care 제공이 향상된 것으로 스스로 보고하였다. 그러나 프로그램의 최적의 기간과 내용, 다양한 프로그램의 효과비교 등을 위한 추가 연구가 필요하다.

3) 의사소통기술훈련의 핵심 요소 및 전략

전통적으로 의사소통기술의 훈련은 멘토가 환자와 의사소통하는 것을 지켜보거나 교육적인 접근을 통해 이루어졌다. 그러나 의사소통기술을 향상시키는 데 더 효과적인 방법이 소개되면서 전통적인 의사소통기술 교육의 패러다임이 바뀌어야 한다는 주장에 힘이 실리고 있다. Back 외(2009)를 비롯한 여러 연구에서 암 의료 현장에서 효과적인 의사소통기술훈련의 핵심 요소를 아래와 같이 기술하였다.

- 의사소통에 필요한 핵심 기술의 정의(예: 공감표현, 개방적 질문 사용, 심리사회적 care needs 평가)
- 역할극을 통해 임상의가 의사소통기술을 연습할 수 있는 기회
- 숙련된 의사소통가로부터 사려 깊은 피드백
- 비디오 및 오디오 녹음을 통한 자기-성찰self-reflection
- 지속적인 의사소통기술 연습

Berkhof 외(2011)는 일반의physician를 대상으로 한 의사소통기술훈련 프로그램의 효과를 보고한 12편의 문헌을 검토하였다. 그 결과, 효과적인 훈련 프로그램은 학습자 중심, 최소 1일 진행, 기술 연습 중심의 프로그램이 긍정적인 효과와 관련이 있었다. 프로그램 중에서 가장 효과가 있었던 훈련 전략은 역할극, 피드백, 소그룹 토론이었다. 구두 발표, 모델링, 책자 제공 등은 보조적인 전략이 될 수 있음을 확인하였다.

2. 의사소통기술훈련 프로그램과 효과

의사소통기술훈련은 종양전문의, 간호사 등 다양한 직종을 대상으로, 일반적인 의사소통기술훈련에서부터 나쁜 소식 전하기, End-of-life care 등 특수한 상황에서의 의사소통기술에 이르기까지 다양한 주제로 진행이 된다. 그 과정에서 효과적으로 의사소통을 할 수 있는 프로토콜을 개발하여 기술을 훈련하기도 한다. 이 세션에서는 대표적인 의사소통기술훈련 프로그램을 소개하고자 한다.

미국의 Baile 외(2000)는 나쁜 소식을 전하는 상황에 대한 의사소통 프로토콜인 'SPIKES'를 개발하였다. SRIKES 프로토콜은 'S: Setting up the interview', 'P: assessing the patient's Perception', 'I: obtaining the patient's Invitation', 'K: giving Knowledge and information to the patient', 'E: addressing the patient's Emotions with Empathic responses', 'S: Strategy & Summary'의 여섯 단계로 구성되어 있다. 반나절씩 2회에 걸쳐 강의, 역할극, 피드백을 통해 의사소통기술훈련을 진행한다. SPIKES 프로토콜은 환자에게 나쁜 소식을 전하는 상황에서 보다 환자의 감정에 집중할 수 있으며, 종양학 전문의들이 프로토콜을 이해하고 기억하기 쉽다는 장점이 있다. SPIKES 프로토콜은 중국, 독일 등 여러 나라의 의사소통기술훈련 프로그램에서 널리 활용되고 있다. 또한 간호사, 약사 등을 대상으로 SPIKES 프로토콜을 적용한 의사소통기술훈련 프로그램의 효과도 보고된 바 있다. Mahendiran 외(2023)는 나쁜 소식 전하기에서 SPIKES 모델을 사용한 의사소통기술훈련의 효과를 보고한 문헌을 기반으로 체계적 고찰을 실시하였다. 37편의 문헌에 대한 내러티브 분석 결과, 교육, 표준 환자standardized patients를 통한 역할연기, 비디오 사용, 마무리 회기, 컴퓨터

시뮬레이션 등이 훈련에 활용되었으며, 참여자의 의사소통 만족도, 지식, 및 수행에서 향상을 보인 것으로 나타났다.

영국의 Fallowfield 외(2002)는 Cancer Research UK Communication Skills Program을 개발하였다. 이 프로그램은 3일 숙박형으로, 34곳의 암 센터에서 160명의 내과, 외과, 방사선학과의 종양전문의를 대상으로 시행되었다. 나쁜 소식을 전하는 상황, 치료 선택에 관한 대화, 설명과 동의, 가족과의 대화, 심리적 문제 등 다양한 상황에서 의사소통 훈련을 역할극과 토론을 통해 진행하였다. 이 연구에서 특징적인 것은, 640명의 암 환자들이 실제 주치의와의 면담 상황에 대한 녹화에 참여하였고, 1,816명의 암 환자가 설문 조사에 응하였다. 그 결과, 이 프로그램에 참여한 종양학 전문의들은 심리사회적 문제를 다루는 태도가 향상된 것으로 나타났으나, 환자 만족도의 향상은 유의하지 않았다. 그러나 1.5일 프로그램과 비교했을 때, 개방형 질문과 공감적 표현이 유의하게 증가하였으며, 12개월 후 추적 평가에서도 개방형 질문과 요약의 사용이 증가한 것으로 나타났다.

호주의 Butow 박사 연구팀(2008)은 30명의 내과와 방사선학과의 종양학 전문의를 대상으로 의사소통기술훈련 프로그램의 효과를 검증하였다. 3-6명이 참여하는 1.5일 워크숍 후 의사가 만든 시나리오의 역할극을 포함하는 1.5시간짜리 화상 회의를 4회 진행하였다. 워크숍에는 이상적 행동을 모델링 하기 위한 DVD 제공, 모의 환자stimulated patients와 함께 표준 사례와 자신의 경험을 활용한 역할극과 피드백, 역할극의 영상을 제공하였다. 더불어 환자와 협력적 관계를 형성하는 방법, 환자의 우울, 불안, 분노에 반응하는 방법 등을 훈련하였다. 그 결과, 의사소통기술이 향상되었고, 소진burn-out이 감소하는 경향을 보였으나 통계적으로 유의하지는 않았다.

일본의 Fujimori 외(2014)는 '나쁜 소식 전하기'를 위한 SHARE model를 중심으로 한 2-day workshop을 개발하였다. 이 워크숍에는 사전에 제작된 시나리오를 바탕으로 모의환자와 8시간 동안 역할극을 소그룹으로 진행한다(4명의 참여자, 2명의 촉진자, 1명의 모의환자). 30명의 종양학 전문의를 대상으로 무선할당통제연구를 진행하였는데, 그 결과 지지적 환경 조성, 정보 제공, 안심 제공 등에서 의사소통기술이 향상된 것으로 나타났다.

독일의 Goelz 외(2011)는 완화의료로 전환transition과 관련된 의사소통기술을 훈련하는 프로그램communication challenges in oncology related to the transition to palliative care training program, COM-ON-p을 개발하였다. 이 프로그램은 사전에 모의환자의 평가가 1시간 동안 진행되며, 11시간 동안 훈련 과정이 진행된다. 훈련에서는 모의환자와 의사소통 연습을 하게 되며, 프로그램 종료 2주 후에 30분 간의 개인 코칭이 진행된다. 프로그램 효과 검증을 위해 무선할당통제연구를 실시하였고, 41명의 종양전문의가 참여하였다. 그 결과, 의사소통훈련 집단이 완화의료-특정 의사소통기술과 일반적인 의사소통기술이 모두 유의하게 향상된 것으로 나타났다. 또한 Harnischfeger 외(2022)는 진행성 암 환자에게 조기에 완화의료와 end-of- life (EoL) care를 설명하는 의사소통 훈련 프로그램인 'PALLI-COM'의 효과를 검증하였다. 141명의 종양전문의를 대상으로 무선할당통제연구를 진행한 결과, 공감적 반응하기, 기회와 희망을 주기, EoL과 완화의료를 설명하는 기술이 유의하게 향상되었다. 더불어 자기효능감, 임종 환자 케어에 대한 태도, 완화의료 및 EoL 이슈를 다루는 자신감이 향상된 것으로 나타났다.

Brighton 외(2017)는 완화의료를 제공하는 일반의generalist를 대상으로 한 End-of-life care (EoLC) 의사소통기술 훈련에 대한 체계적 문헌 고찰을 실시하였다. 157편의 문헌에 대한 체계적 고찰 결과, 대부분의 훈련이 강의나 발표와 같은 교육didactics, 성찰, 토론, 역할극의 조합을 사용하여 진행한 것으로 나타났다. 전체 과정은 40분에서 길게는 16개월에 걸쳐 이루어졌다. 다만, 대조 또는 무작위실험설계를 통한 연구는 소수에 불과했기 때문에 훈련 효과를 정량적으로 보고하는 데에 한계가 있었다.

Moore 외(2013)는 체계적 문헌 고찰을 통해 암 의료 현장에서 의사소통기술훈련 프로그램의 효과를 확인하였다. 그의 연구에 따르면 의사소통기술훈련이 의료진의 공감과 개방형 질문 사용을 증가시키는 것으로 나타났다. 그러나 이러한 의사소통기술훈련이 실제로 환자 보고 결과patient report outcome의 개선에까지 이르는지 둘의 연관성을 확인하기 위해서는 추가 연구가 필요할 것이다.

최근에는 의사소통기술훈련 프로그램을 종일 실시하는 것이 의료현장에서 일하고 있는 의료진에게는 부담이 될 수 있다는 의견에 따라, 기존의 one-day 훈련 프로그램communicating actively, responding empathically, CARE을 2시간 과정으로 수정한 CARE Express를 개발하여 효과를 검증하였다. Nixon 외(2020)는 간호사 등 암의료 전문가 147명을 대상으로 통제군, CARE express군, CARE군으로 부분무선할당을 하였고, 자기보고설문지를 통해 지각된 자신감과 의사소통 기술을 평가하였다. 그 결과, CARE expression군과 CARE군 모두에서 감정을 인식하고 반응하는 것에 대한 자신감이 향상되었으며, 심리사회적 케어에 대한 태도 역시 향상되었고, 두 군 간의 차이가 유의하지 않은 것으로 나타났다. 저자들은 흔히 의사소통기술훈련에 있어서 1-day 워크숍이 골드 스탠다드로 여겨지고 있지만, 현실적으로 접근이 어려운 환경에서 2시간의 짧은 훈련이 대안적인 모델로 제공될 수 있다고 강조하였다.

한편, 간호사를 대상으로 의사소통기술훈련 프로그램도 여러 연구자들에 의해 개발되어 그 효과가 보고된 바 있다. 벨기에의 Lazavi 연구팀(2002)은 기본적인 의사소통, 환자의 심리적 문제와 스트레스에 관한 대처, 환자의 심리적 반응 탐지, 죽음과 안락사에 관한 대화 등을 주제로 강의, 역할극, 토론을 통해 훈련하도록 하였다. 훈련은 1개월에 5일씩, 총 3개월에 걸쳐 105시간 동안 진행되었다. 115명의 종양전문간호사를 대상으로 무선할당통제연구를 진행한 결과, 의사소통기술 및 환자의 만족도 증가, 참여자의 업무 관련 스트레스 감소, 업무에 대한 태도 개선, 환자와의 의사소통에 대한 만족감이 향상된 것으로 보고되었다.

국내의 경우, 국립암센터에서 2008년부터 일본의 SHARE모델을 적용한 의사소통기술훈련 프로그램을 개발하여 운영하였다. 사전에 암 진단, 적극적 암 치료의 중단, 완화의료로 전환 등 나쁜 소식 전하기와 관련된 사례를 수집하여 시나리오를 개발하고, 모의환자를 훈련하였다. 이렇게 훈련된 모의환자와 함께 역할극과 피드백, 강의로 구성된 1박2일 워크숍을 진행하였다. 첫째 날은 SHARE 프로토콜을 바탕으로 나쁜 소식을 전하는 기본적인 의사소통기술에 역할극을 통해 훈련한다. 둘째 날은 환자와의 의사소통 상황에서 다루기 어려운 상황을 참여자가 경험한 사례를 중심으로 역할극과 소그룹 논의를 진행한다. 이 때 문제해결적인 관점에서 각자 도움이 되었던 방법들을 공유하며, 의사소통에서 최적의 방안을 찾아낸다. 초기에는 종양전문의를 대상으로 진행되었으나, 점차 간호사, 보건직 등으로 그 대상을 확대하여 시행하였다. 또한 최근에는 워크숍을 1일로 축소하여 진행하였는데, 축소된 워크숍을 통해서도 참여자들은 훈련을 통해 나쁜 소식을 전하는 상황에서 의사소통에 대한 자신감이 증가한 것으로 보고하였다.

암 의료 현장에서 환자-의료진 간의 효과적인 의사소통은 환자의 치료 순응도를 높이고, 삶의 질을 향상시킬 뿐 아니라, 의료진의 소진을 예방하는 데 긍정적인 영향을 줄 수 있다. 의사소통기술훈련은 나쁜 소식 전하기, 공유의사결정 과정에서 환자의 감정을 이해하고, 공감하며, 성공적인 대화를 이끌어 가는 능력을 배양한다. 이때 정신종양학자는 의사소통기술을 가르치고 훈련시키는 의사소통 전문가로서 암 의료 현장에서 의료진을 도울 수 있다.

참고문헌

1. Back AL, Arnold RM, Baile WF, Tulsky JA, Barley GE, Pea RD, et al. Faculty development to change the paradigm of communication skills teaching in oncology. J Clin Oncol. 2009;27(7):1137-41.
2. Baile WF, Buckman R, Lenzi R, Glober G, Beale EA, Kudelka AP. SPIKES-A six-step protocol for delivering bad news: application to the patient with cancer. Oncologist. 2000;5(4):302-11.
3. Berg CA, Upchurch R. A developmental-contextual model of couples coping with chronic illness across the adult life span. Psychol Bull. 2007;133(6):920-54.
4. Berkhof M, van Rijssen HJ, Schellart AJ, Anema JR, van der Beek AJ. Effective training strategies for teaching communication skills to physicians: An overview of systematic reviews. Patient Educ Couns. 2011;84(2):152-62.
5. Breitbart WS, Butow PN, Jacobsen PB, Lam WWT, Lazenby M, Loscalzo MJ, et al. Psycho-Oncology. Oxford University Press; 2021.
6. Brighton LJ, Koffman J, Hawkins A, McDonald C, O'Brien S, Robinson V, et al. A systematic review of end-of-life care communication skills training for generalist palliative care providers: Research quality and reporting guidance. J Pain Symptom Manage. 2017;54(3):417-25.
7. Brown RF, Bylund CL. Communication skills training: Describing a new conceptual model. Acad Med. 2008;83(1):37-44.
8. Buckman R. Breaking bad news: why is it still so difficult? Br Med J (Clin Res Ed). 1984;288(6430):1597-9.
9. Business Bliss Consultants FZE [Internet]. Telling or not telling the truth to terminal cancer patients. Available from: https://nursinganswers.net/essays/telling-or-not-telling-the-truth-to-terminal-cancer-patients-nursing-essay.php?vref=1.
10. Butow P, Cockburn J, Girgis A, Bowman D, Schofield P, D'Este C, et al. Increasing oncologists' skills in eliciting and responding to emotional cues: Evaluation of a communication skills training program. Psychooncol. 2008;17(3):209-18.
11. Charles C, Gafni A, Whelan T, O'Brien MA. Treatment decision aids: conceptual issues and future directions. Health Expect. 2005;8(2):114-25.
12. Charles C, Gafni A, Whelan T. Decision-making in the physician-patient encounter: revisiting the shared treatment decision-making model. Soc Sci Med (1982). 1999;49(5):651-61.
13. Cheung WY, Aziz N, Noone AM, Rowland JH, Potosky AL, Ayanian JZ, et al. Physician preferences and attitudes regarding different models of cancer survivorship care: A comparison of primary care providers and oncologists. J Cancer Surviv. 2013;7(3):343-54.
14. Coulter A, Jenkinson C. European patients' views on the responsiveness of health systems and healthcare providers. Eur J Public Health. 2005;15(4):355-60.
15. Fallowfield L, Jenkins V, Farewell V, Saul J, Duffy A, Eves R. Efficacy of a cancer research UK communication skills training model for oncologists: A randomised controlled trial. Lancet. 2002;359(9307):650-6.
16. Fellowes D, Wilkinson S, Moore P. Communication skills training for health care professionals working with cancer patients, their families and/or carers. Cochrane Database Syst Rev. 2004(2):CD003751.
17. Forsythe LP, Parry C, Alfano CM, Kent EE, Leach CR, Haggstrom DA, et al. Use of survivorship care plans in the United States: Associations with survivorship care. J Natl Cancer Inst. 2013;105(20):1579-87.
18. Fujimori M, Shirai Y, Asai M, Akizuki N, Katsumata N, Kubota K, et al. Development and preliminary evaluation of communication skills training program for oncologists based on patient preferences for communicating bad news. Palliat Support Care . 2014;12(5):379-86.
19. Goelz T, Wuensch A, Stubenrauch S, Ihorst G, de Figueiredo M, Bertz H, et al. Specific training program improves oncologists' palliative care communication skills in a randomized controlled trial. J Clin. Oncol. 2011;29(25):3402-7.
20. Hanratty B, Lowson E, Holmes L, Grande G, Jacoby A, Payne S, et al. Breaking bad news sensitively: What is important to patients in their last year of life? BMJ Support Palliat Care. 2012;2(1):24-8.
21. Huang SH, Tang FI, Liu CY, Chen MB, Liang TH, Sheu SJ. Truth-telling to patients' terminal illness: What makes oncology nurses act individually? Eur J Oncol Nurs. 2014;18(5):492-8.
22. Institute of Medicine. Implementing cancer survivorship care planning: Workshop summary. Washington DC: The National Acad-

emies Press; 2007.

23. Ke Y, Zhou H, Chan RJ, Chan A. Decision aids for cancer survivors' engagement with survivorship care services after primary treatment: a systematic review. J Cancer Surviv. 2022.
24. Kissane D, Bultz B, Butow P, Finlay I. Handbook of Communication in Oncology and Palliative Care. Oxford University Press; 2010.
25. Kissane DW, Bultz BD, Butow PN, Bylund CL, Noble S, Wilkinson S. Oxford Textbook of Communication in Oncology and Palliative Care. 2nd ed. Oxford University Press; 2017.
26. Lee JE, Shin DW, Cho BL. The current status of cancer survivorship care and a consideration of appropriate care model in Korea. Korean J Clin Oncol. 2014;10(2):58-62.
27. Lim JW, Shon EJ. The dyadic effects of family cohesion and communication on health-related quality of life: The moderating role of sex. Cancer Nurs. 2018;41(2):156-65.
28. Lim JW. The relationship between communication and psychologcial distress for cancer survivors and their family members: Application of the actor-partner interdependence model. Health and Social Welfare. 2023;43(1):226-45.
29. Mahendiran M, Yeung H, Rossi S, Khosravani H, Perri GA. Evaluating the effectiveness of the SPIKES model to break bad news - A systematic review. Am J Hosp Palliat Care. 2023;40(11):1231-60.
30. Makoul G, Clayman ML. An integrative model of shared decision making in medical encounters. Patient Educ Couns. 2006;60(3):301-12.
31. Manne SL, Kashy D, Myers-Virtue S, Zaider T, Kissane DW, Heckman CJ, et al. Relationship communication and the course of psychological outcomes among couples coping with localised prostate cancer. Eur J Cancer Care. 2021;30(4):e13401.
32. Marschollek P, Bąkowska K, Bąkowski W, Marschollek K, Tarkowski R. Oncologists and breaking bad news-from the informed patients'point of view. The evaluation of the SPIKES protocol implementation. J Cancer Educ. 2019;34(2):375-80.
33. Moore PM, Rivera Mercado S, Grez Artigues M, Lawrie TA. Communication skills training for healthcare professionals working with people who have cancer. Cochrane Database Syst Rev. 2013;2013(3):CD003751.
34. Moumjid N, Gafni A, Brémond A, Carrère MO. Shared decision making in the medical encounter: are we all talking about the same thing? Med Decis Making. 2007;27(5):539-46.
35. Nixon J, Gray L, Turner J, Bernard A, Scaife J, Cartmill B. Communicating Actively Responding Empathically (CARE): Comparison of communication training workshops for health professionals working in cancer care. J Cancer Educ. 2020;35(1):54-60.
36. Oeffinger KC, McCabe MS. Models for delivering survivorship care. J Clin Oncol. 2006;24(32):5117-24.
37. Razavi D, Delvaux N, Marchal S, Durieux JF, Farvacques C, Dubus L, et al. Does training increase the use of more emotionally laden words by nurses when talking with cancer patients? A randomised study. Br J Cancer. 2002;87(1):1-7.
38. Romito F, Goldzweig G, Cormio C, Hagedoorn M, Andersen BL. Informal caregiving for cancer patients. Cancer. 2013;119 Suppl 11:2160-9.
39. Wagner EH. Chronic disease management: what will it take to improve care for chronic illness? Eff Clin Pract. 1998;1(1):2-4.
40. Yun YH, Kang E, Park S, Koh SJ, Oh HS, Keam B, et al. Efficacy of a decision aid consisting of a video and booklet on advance care planning for advanced cancer patients: Randomized controlled trial. J Pain Symptom Manage. 2019;58(6):940-8.e2.
41. Yun YH, Kwon YC, Lee MK, Lee WJ, Jung KH, Do YR, et al. Experiences and attitudes of patients with terminal cancer and their family caregivers toward the disclosure of terminal illness. J Clin Oncol. ASCO. 2010;28(11):1950-7.

PART 11

생활습관관리

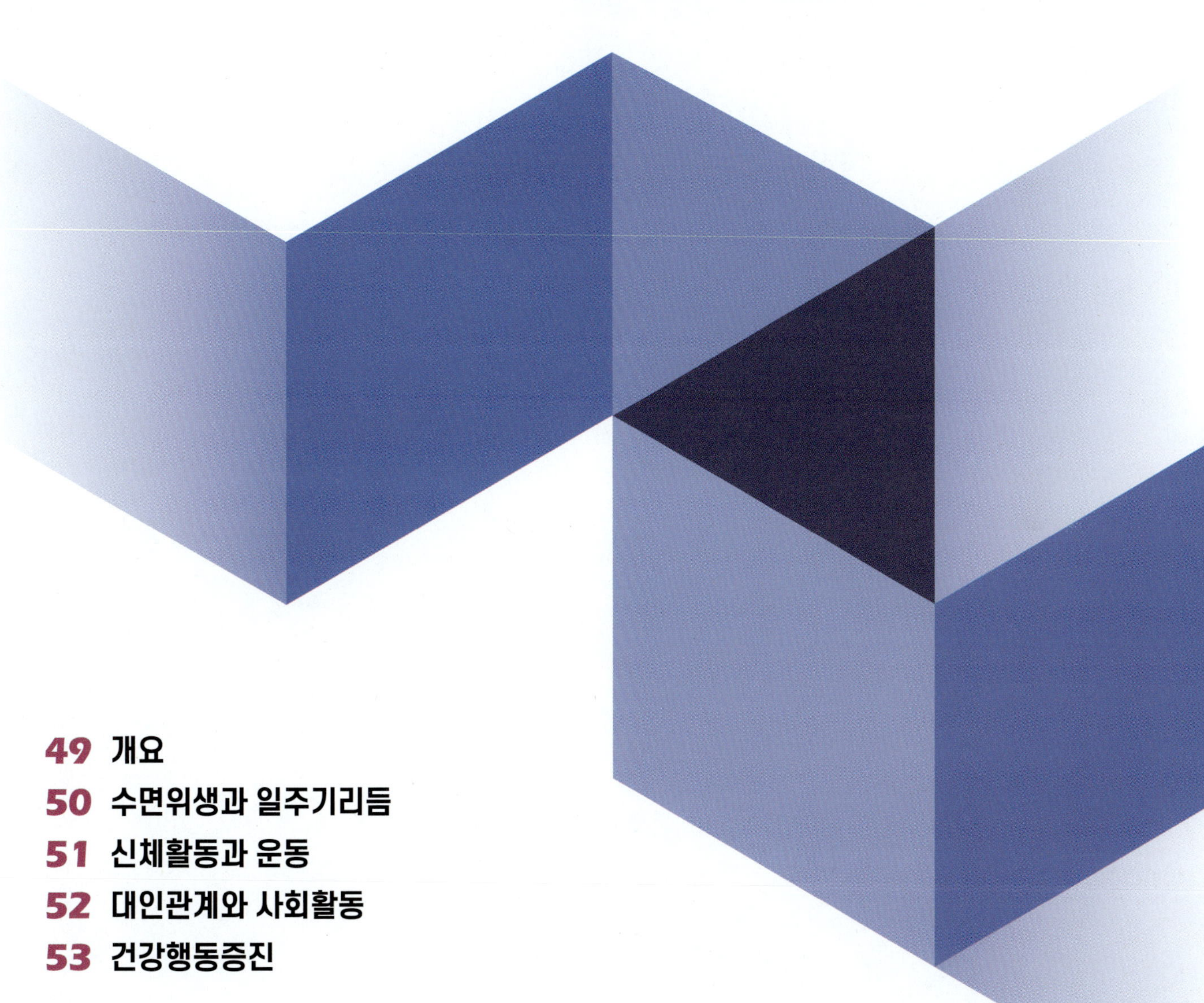

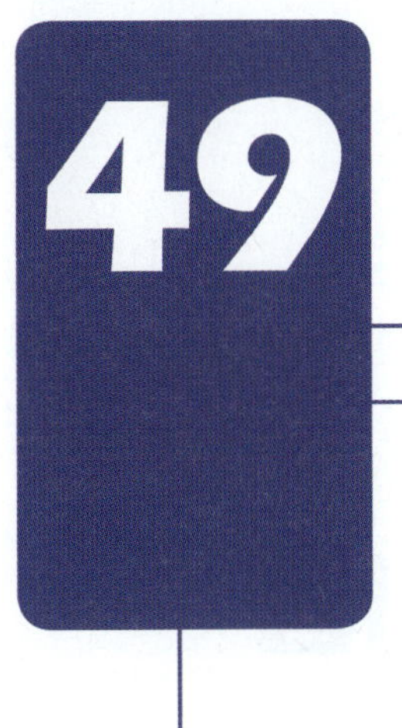

개요

박은영, 정석훈

생활습관은 암의 원인, 암 발생의 촉진기전, 암 치료의 부작용과 후유증 등 여러 영역에서 암과 밀접한 관련을 갖는다. 암의 원인이 되는 생활습관에는 흡연, 음주, 식생활, 비만관리, 예방접종 등이 포함되고 암 발생의 촉진기전의 생활습관에는 면역력에 영향을 주는 스트레스 관리가 있다. 암 치료 후 부작용과 후유증으로 발생환 생활습관 장애에는 수면장애, 운동장애, 정서장애로 구분할 수 있다.

암 치료 후 생활습관장애는 암 치료방법 후 발생한 부작용인 신체증상에서 비롯되는 경우가 많다. 예로, 수술로 인한 운동장애와 신체상 장애, 항암제의 부작용으로 나타나는 여러 신체증상에 의한 수면장애와 정서장애 그리고 운동장애, 암 진단과 재발에 대한 염려에서 비롯된 정서장애와 수면장애 등이 있다. 생활습관장애를 회복하기 위해 개인의 생활습관을 보다 건강하게 변화시키는 것은 암 경험자뿐 아니라 모두에게 중요한 실천 과제이다. 특히 암 경험자들은 암 치료후의 온전한 회복과 재발 예방을 위해 적극적인 생활습관 관리가 요구된다.

본 장에서는 암 경험자들에게 필요한 생활습관 변화의 주요 영역을 수면장애, 신체활동과 운동, 대인관계와 사회활동, 건강행동 증진으로 다루고자 한다. 암 치료 후 경험되는 생활습관 장애를 예방하고, 건강한 일상생활 복귀를 위한 생활습관 관리의 필요성과 기본적인 개념을 설명하고 생활습관 관리의 구체적인 전략들을 설명하였다. 암 치료 후 발현되는 증상의 치료방법은 본 교재의 다른 장을 참조하기 바란다.

수면위생과 일주기리듬

박은영, 정석훈

1. 도입

수면은 인간 생활에 있어 필수적인 것이다. 인간은 하루의 1/3 정도의 시간을 잠을 자면서 보내고 있으며, 이 시간을 통해 뇌 기능과 생리학적 건강에 영향을 미친다. 적정량의 수면은 인간이 정상적인 생활을 영위하는 데 필수적인 조건이다. 수면의 정확한 기능은 알려지지 않았지만 뇌의 재충전기능에 수면이 중요한 역할을 하는 것은 확실하다. 뿐만 아니라 수면동안에는 단백질의 합성과 세포분열이 증가하며 성장호르몬의 분비도 증가한다. 불면증에 시달려 본 사람은 좋은 수면의 중요성을 절감하게 된다. 단기간의 수면부족이 있었을 때는 피곤, 심리적인 불안정과 집중력 장애 등의 현상이 유발되고, 장기간의 수면부족이 지속되면 안절부절못하거나, 정신혼돈, 피해의식, 감각장애, 수전증 등의 신경계 장애가 심화된다고 알려져 있다. 수면부족이 생명에 영향을 주는 경우는 드물지만 삶의 질을 저하시키는 중요한 요소이다.

수면은 일주기리듬에 의해 조절된다. 일주기리듬이란 우리체내에서 하루 중 일정시간을 수면과 활동으로 구분하는 생리 조절 기전을 말한다. 일주기리듬을 조절하는 기관은 뇌의 시상하부와 송과체이다. 이 기관은 외부로부터 받는 빛의 조사 정도나 사회적 활동 주기 등의 영향을 받아서 호르몬 분비를 조절한다.

일주기리듬(24시간 리듬)에는 호르몬 분비, 체온, 수면-각성 활동 주기의 변화 또는 교대가 포함된다. 일주기리듬이 무너지면 노인은 물론 암 환자의 사망률을 높인다. 암 환자의 경우에는 화학 요법의 첫 번째 투여가 일시적인 일주기 중단에 영향을 주고 있지만 화학 요법을 반복적으로 투여하면 점차적으로 악화되고 지속적인 리듬 장애가 발생한다.

수면 각성 장애sleep-awakening disorder, SWD는 흔하지만 쉽게 간과되는 암의 부작용이다. 여러 연구에 따르면 암 환자의 수면 각성 장애는 일반 인구 집단보다 더 높은 것으로 보고되고 있다. 처음 진단받은 암 환자 중 수면 각성 장애 유병률은 30-50% 정도에서 발생한다. 수면 각성 장애는 일반적으로 적극적인 치료 후에 감소한다. 그러나 일부 보고에 따르면 치료 후 1년이 지난 암 생존자에서도 비암 환자군에 비해 수면장애가 여전히 11-32% 더 많이 발생하고, 치료 후 2-5년 동안에도 23-44%에서 수면장애를 경험한다.

수면 각성 장애는 신체적, 정신적 불편함과 치료로 인해 발생한다. 건강하지 않은 수면 관련 행동, 일정 및 환경, 그리고 유전적 소인과 밀접하게 관련되어 있다. 수면 각성장애의 위험 요인은 다차원적이며 암 이전부터 존재할 수 있고, 암 또는 그 치료와 직접 관련되어 있을 수 있으며, 암 치료가 끝난 후에도 오랫동안 지속될 수 있다. 위험 요인에는 개인의 생물학적 특성, 종양 병태생리학, 치료법, 약물, 환경 요인, 심리사회적 장애 및 기타 동반된 의학적 장애가 포함된다. 건강한 성인과 마찬가지로 암 환자 수면 각성 장애는 주간 피로, 기분 장애, 인지 장애 등 건강 결과에 해로운 영향을 미친다. 이러한 수면 관련 정신신경학적 질환이 지속되면 개인의 사회생활, 직장과 가정에서의 일상 기능, 삶의 질에 부정적인 영향을 미칠 수 있다.

여러 암종의 환자를 대상으로 한 최근 종단적 연구에서 암 환자의 수면각성장애의 영향요인으로 수정 가능한 요인과 수정 불가능 위험 요인이 구분되어 밝혀졌다. 이 중 수정 가능한 요인에는 높은 체질량 지수, 피로, 불안, 우울증 및 낮은 기능 상태가 포함되어 있다. 중요한 점은 수면장애에 영향을 주는 이런 요인들이 신체활동이 적은 경우 더 악화된다는 사실이다.

이에, 암 예방 및 암 치료후 발생할 수 있는 수면장애의 예방을 위해 수면에 대한 이해와 수면의 증진을 위한 여러 중재에 대해 살펴보고자 한다.

2. 수면에 대한 이해

1) 일주기리듬과 수면-각성주기

인간의 행동 양상, 생활 패턴, 체내에서 발생하는 여러 현상 등은 빛에 의해 맞춰지고 조정된다. 하루를 주기로 변화하는 신체의 리듬을 일주기리듬circadian rhythm이라 지칭한다. 일주기리듬 이외에도 신체리듬 중 식사 시간 등과 같이 하루 중 여러 번 변동하고 24시간보다 짧은 주기를 ultradian rhythm이라 하며, 생리 주기와 같이 24시간보다 긴 주기를 infradian rhythm이라 한다. 수면-각성 주기, 체온, 호르몬 생성 및 분비와 관련된 신체 내 여러 현상들이 하루를 주기로 변동하고, 이러한 일주기리듬은 주로 시상하부에 위치한 상시각교차핵suprachiasmatic nucleus, SCN에서 조절된다. 그런데, 인간의 일주기리듬은 24시간에 맞춰져 있지 않고 24.2-24.9시간에 맞춰져 있기 때문에 24시간의 하루에 생체 리듬을 맞추기 위해서 외부자극zeitgeber의 도움을 받아 재조정circadian entrainment 및 동기화synchronization하는 과정이 필요하다.

SCN에서 신체의 일주기리듬을 조절하는 데 있어 24시간 주기를 맞출 수 있도록 도움을 주는 가장 강력한 인자는 빛이다. 빛 이외에도 규칙적인 식사 시간, 규칙적인 신체 활동, 체온 또한 일주기리듬을 조절하는 데 영향을 준다. SCN은 망막으로부터 광신호를 받아 체내의 생물학적 리듬의 위상과 기간을 설정한다. 예를 들어, 빛은 SCN을 자극하여 송과체에서 멜라토닌 분비를 억제한다. 빛에 대한 노출이 늦은 시간까지 지속되면 잠을 자기 위해서 정상적으로 분비가 되어야 할 멜라토닌의 분비가 억제되고, 이로 인하여 잠을 제대로 못 이루게 된다. 체온의 경우, 밤에 잠을 자기 위해서는 중심체온의 저하가 유도되어야 하는데, 늦게까지 체온이 제대로 저하되지 않으면 잠을 이루기가 어렵다. 이 두 가지 현상이 복합되어 발생하는 현상이 열대야이다. 즉, 더운 여름날에는 늦게까지 환하고 체온도 쉽게 저하되지 않아 잠을 이루지 못하는 현상이 발생한다.

우리는 어떤 원리로 잠을 자고 깨는가? 이러한 수면-각성 주기를 설명하는 가장 널리 알려진 이론이 two-process 모형이다. 이 모형은 신체에서 조정되는 일주기리듬circadian rhythm(process C)과 각성 시간에 따른 수면 항상성homeostatic drive(process S)의 상호작용으로 수면-각성이 이뤄진다는 이론이다. 우리는 밤이 되면 잠이 오고, 낮에 식곤증을 주로 경험한다. 즉, 졸리는 시기는 일주기리듬 상 어느 정도 정해져 있는데process C, 낮 동안 계속 잠을 자지 않고 활동을 하면 각성 상태가 지속되어 수면에 대한 압박이 증가하고process S, 이 두 가지 요소가 조화롭게 맞물리면서 밤에 잠을 자게 된다. 만약 낮잠을 계속 자서 수면에 대한 압박이 증가하지 않은 경우, 즉 process S가 작동하지 않으면 밤에 되어도 잠이 잘 오지 않는다. 반대로 낮잠은 자지 않았으나 잠이 잘 시간이 되지 않은 경우, 즉 process C가 작동하지 않는 오후 5-6시경에 자려고 누워도 잠이 잘 오지 않는다.

암 환자들은 암 진단과 치료 중에 이 두 가지 기전의 불균형이 자주 관찰된다. 항암주사를 맞고 난 뒤 첫 3일 정도는 심한 피로감을 느끼고 구역감과 체력 저하로 자꾸 눕게 된다. 그러다 보면 process S가 제대로 작동하지 않는다. 또한, 피곤하다 보니 이른 시간부터 잠을 자기 위해 노력하지만 process C가 작동할 시간이 아직 되지 않았는데도 불구하고 잠을 자려 하다 보니 쉽게 잠에 들지를 못한다. 이러한 현상은 일주기리듬을 반영하는 코티솔이나 멜라토닌의 분비가 불규칙해져 있다는 연구 결과들과 일맥상통한다. 따라서 규칙적인 수면-각성 주기를 만들기 위해서는 매일 빛을 쬐고 규칙적으로 활동을 하고 식사를 하는 것이 중요하다는 의미가 된다.

3. 수면 증진 전략

암 환자의 수면을 증진하기 위하여 가장 쉽게 사용할 수 있는 방법은 수면제를 복용하는 것이다. 그러나 수면제를 복용하는 것에 대해 많은 환자들이 거부감을 갖고 있고, 실제로 수면제를 복용하더라도 잠을 잘 자지 못한다고 호소하는 경우가 흔하다. 따라서 수면제를 복용하기 전 규칙적인 수면-각성 주기를 조정해 주는 불면증 인지행동치료를 먼저 시행하는 것이 좋다.

1) 수면습관 교육(수면위생)

평소에 일주기리듬이 깨어지지 않도록 하는 것이 중요하다. 어느 날 밤에 잠을 설치는 일이 있었더라도 다음날 낮에 낮잠을 자지 않아야 다음 날 다시 빠르게 정상적인 일주기리듬으로 돌아가게 만들어 밤에 쉽게 잠들 수 있는 방법이 된다. 또 무슨 일로 늦게 잠자리에 들었더라도 다음날에 평소처럼 일어나 활동하고 낮잠도 평소 이상으로 취하지 않게 하는 것이 수면리듬이 빨리 정상으로 돌아가게 하는 방법이다.

일반적으로 수면위생교육은 Hauri가 제시한 개념이 대표적이다. 보통 1) 다음 날 피곤하지 않을 정도만 잠을 잘 것, 2) 아침에 규칙적인 시간에 일어날 것, 3) 매일 적당량의 운동을 지속할 것, 4) 자는 동안 심한 소음을 피할 것, 5) 침실을 너무 덥게 하지 않을 것, 6) 배가 고프지 않도록 할 것, 7) 수면제는 일시적으로만 사용할 것, 8) 저녁에 카페인을 피할 것, 9) 술을 피할 것, 10) 잠 들기 위하여 과도하게 애쓰지 말 것 등을 지침으로 한다. 이는 분명 도움이 되는 방법이기는 하나, 숙면을 취하기 위한 방법으로 부족하다. 수면습관교육에 더하여 자극조절법이나 수면제한법과 같은 행동치료와 인지치료를 병합하여야 한다. 자극조절법은 잠자리와 수면간의 관계를 조정하는 것으로, 잠자리는 자는 공간으로만 인식하도록 교육한다. 미국수면의학회의 수면교육 내용을 참조하는 것도 좋겠다(표 50-1).

암 환자들은 쉽게 피로감을 느끼기 때문에 주간에 누워서 지내는 시간이 많고, 밤과 낮을 거실에서만 혹은 침실에서만 지내는 일이 허다하다. 이러한 습관은 잠자리와 일상생활 공간의 경계를 무너뜨려 불면증을 악화시킨다. 수면제한법은, 누워있는 시간이 길수록 수면 효율이 저하된다는 것에 기초한다. 수면효율이 낮다는 것은 잠들지 않은 채 누워있는 시간이 많다는 의미이므로, 누워있는 시간을 줄여 수면의 효율을 증가시키도록 만든다. 다만, 암 환자의 경우 누워있는 시간을 감소시키기 위해서는 피로감을 줄일 수 있는 방안이 동시에 고려되어야 한다. 내과적 문제를 교정하고, 규칙적인 운동을 격려하고, 우울증 등 정신적인 문제를 같이 해결해야 한다.

인지치료는 수면에 대한 역기능적 사고를 교정하는 치료기법이다. 잠을 잘 못 잘 경우 나에게 심각한 문제가 발생할 것이라는 잘못된 믿음이 역설적으로 불면증을 악화시킨다. 특히 국내 암 환자의 경우 '특정시간에 잠을 자지 않으면 면역력이 저하된다'거나, '잠을 잘 자지 못하면 암이 재발한다'는 믿음을 갖는 경우가 흔하다. 이러한 역기능적 생각은 잠에 대해 지나치게 걱정하게 만들어 오히려 불안과 두려움을 증가시켜 결과적으로 불면증을 악화시킨다. 좋은 수면 환경을 조성하는 것도 매우 중요하다. 소음이 적고 불빛이 차단된 편안한 방에서 익숙한 침구를 사용하는 것이 생각이상으로 도움이 된다. 노인은 청년에 비해 수면 중에 깨게 되는 소음의 역치가 더 낮기 때문에 작은 소음에도 잘 깬다고 알려져 있다.

나쁜 수면 습관을 개선하기 위해서는 주기적인 수면교육으로 수면습관 개선활동을 강화할 필요가 있다.

표 50-1. 미국수면의학회, 수면교육 American Academy of Sleep Medicine, Sleep Education

1. 일관된 수면 일정을 유지하십시오. 주말이나 휴가에도 매일 같은 시간에 일어나십시오.
2. 적어도 7-8시간의 잠을 잘 수 있도록 취침 시간을 일찍 설정하세요.
3. 졸리지 않는 이상 잠자리에 들지 마세요.
4. 20분 후에도 잠들지 않으면 침대에서 일어나세요. 빛에 많이 노출되지 않고 조용한 활동을 하십시오.
5. 편안한 취침 시간 루틴을 설정하세요.
6. 침대는 수면과 섹스를 위해서만 사용하십시오.
7. 침실을 조용하고, 편안하고, 편안하고, 시원한 온도로 만드십시오.
8. 저녁에는 밝은 빛에 노출되는 것을 제한하십시오.
9. 잠자리에 들기 최소 30분 전에 전자 기기를 꺼두세요.
10. 자기 전에는 과식하지 마세요. 대신 배가 고프면 가볍고 건강한 간식을 먹습니다.
11. 규칙적으로 운동하고 건강한 식단을 유지하세요.
12. 오후나 저녁에는 카페인 섭취를 피하세요.
13. 취침 전 음주를 피하세요.
14. 취침 전 수분 섭취를 줄이세요.

2) 수면일기

암 환자는 암에 의한 통증, 암 치료와 관련된 부작용, 낮 시간의 피로감 등으로 수면위생을 지키기가 어렵다. 환자는 낮 시간의 피로감을 해소하기 위하여 낮잠을 자거나 야간에 의도적으로 수면시간을 늘리려 한다. 이러한 행동은 역으로 불면증을 지속시키거나 악화시키는 요인으로 작용한다. 하루 동안의 활동을 임상적으로 쉽게 파악하기 위해서는 수면일기와 같은 평가를 하는 것이 도움이 된다. 수면일기를 작성하는 방식은 다양하나 잠자리에 눕는 시간, 잠이 드는 시간, 수면 중에 깬 횟수와 다시 잠들 때까지 걸린 시간, 아침에 깬 시간, 최종적으로 침대에서 일어난 시간, 낮 동안 누워있었던 시간, 낮잠 횟수 등을 기록한 2주간의 수면일기를 작성하는 것이 일반적이다. 이를 활용하면 하루동안의 활동도를 쉽게 파악할 수 있어 수면-각성 주기 개선에 도움이 된다. 또한 수면일기를 통해 환자와 의료인 모두가 미처 인지하지 못했던 수면 주기와 관련된 문제를 파악할 수 있게 하는 정보를 제공할 수 있다. 스마트폰의 어플리케이션을 활용하여 수면의 효율을 평가하는 것도 도움이 되기는 하지만, 실제 수면과 일치할 정도로 정확하다고 보기는 어렵다. 수면일기를 통해 평가된 결과에 대해서는 추가적인 임상적 판단이 필요하다.

3) 햇빛과 야외활동

임상적으로 "잠을 잤건 자지 않았건 하루 중에 누워서 지낸 총 시간이 얼마나 되십니까?"라는 질문은 매우 유용하다. 환자들은 누워있는 시간이 별로 없다고 얘기를 하지만, 의외로 많은 환자들이 누워있는 시간이 매우 길다. 이를 정확히 파악하여 누워있는 시간을 줄이고 활동을 늘리는 것은 분명 수면에 도움이 된다. 더 나아가 체력을 회복하고 근력을 증가시키는 데에도 활동이 중요하다. 주간의 야외활동과 적절한 일조량은 생각보다 수면에 매우 중요하다. 실제적인 누워있는 시간을 줄여야만 불면증이 해소된다. 즉, "17시간의 활동이 있어야 7시간의 수면을 취할 수 있다."로 표현할 수 있다. 불면증과 관련된 여러 가지 이론과 자료를 종합하면 7시간의 수면이 우리에게 필요하며, 이를 달성하기 위해서는 17시간의 활동이 필수적이다. 신체적인 활동이 수면장애를 개선할 수 있다는 많은 연구결과에 의하면 일주기리듬을 정상화시키고 불면증 증상을 호전시킬 뿐 아니라 신체적 건강을 회복하기 위해서 규칙적인 야외 활동과 근력 운동은 매우 중요하며, 환자들의 활동을 저해하는 암 관련 증상, 심리적 문제, 무기력감, 피로감 등의 문제를 같이 해결할 수 있는 방법들이 필요하다.

수면부족에 부정적인 영향을 주는 주요요인은 모든 상황에서 부족한 신체활동으로 나타난다. 신체활동의 부족에 의해 수면장애가 악화되고 시너지 효과가 있을 수 있으므로 수면증진을 위해서는 활동을 증진하는 것을 목표로 삼아야 할 필요가 있다. 특히 구조화된 운동은 유방암 여성의 주관적 수면의 질과 휴식시간을 증가시키고 수면 장애와 주간 기능 장애 증상을 감소시켰다. 구조화된 운동 프로그램의 프로토콜은 중간 강도부터 높은 강도의 유산소 운동과 저항 운동이 포함된 다중 운동으로 구성되어야 효과적이다.

낮 동안에 신체적 활동 혹은 육체적 운동을 함으로서 뇌와 신체가 약간 피로한 상태가 되도록 만드는 것도 숙면에 도움이 된다. 그러나 저녁에 너무 격렬한 운동이나 과도한 긴장이 요구되는 활동을 하게 되면 쉽게 이완상태로 전환되지 못하여 오히려 수면을 어렵게 할 수 있다. 그러므로 약간 빠르게 걷기, 편안한 사람들과의 만남, 따뜻한 물에 목욕하는 등의 가벼운 활동이 유용하다.

낮에 적당량의 빛을 쬐이는 것이 야간수면에 도움이 된다. 치매노인들이 야간에 자지 않고 배회하는 증상이 있을 때 주간에 적정량의 빛을 쬐이게 한 결과 야간배회 문제가 준다. 이때 빛은 햇빛이어도 되고 인공조명도 괜찮다. 빛이 뇌의 수면조절중추에 영향을 주는 것으로 생각된다. 송과체에서 분비하는 호르몬인 멜라토닌도 수면유도를 목적으로 사용되었으나 아직까지 큰 효과는 발견되지 않았다.

4. 맺음말

수면은 건강한 생활습관의 중요한 부분으로, 특히 암 치료 후 건강한 생활습관 유지를 위해 이들이 개인에 적합한 수면증진전략을 사용하는 것이 필요하다. 매일의 일상에서 낮 동안의 활동과 수면위생 관리를 통해 수면이 질을 높이는 것이 중요하다.

참고문헌

1. 윤소영, 최병일, 이기경, 정석훈. 암 환자를 위한 불면증 인지행동치료. Korean J Psycho-Oncol. 2017;3(1):1-10.
2. 정석훈. 암 환자의 불면증과 수면장애, 어떻게 관리할 것인가? J Sleep Med. 2020;17(1):11-8.
3. Allada R, Bass J. Circadian mechanisms in medicine. N Engl J Med 2021;384:550-61.
4. Ancoli-Israel S. Sleep disturbances in cancer: a review. Sleep Med Rev. 2015;6:45-9.
5. Bootzin RR. Stimulus control treatment for Insomnia. In: Proceedings of the 80th Annual.
6. Borbély AA. A two process model of sleep regulation. Hum Neurobiol. 1982;1:195-204.
7. Chung S, Youn S, Choi B. Assessment of cancer-related dysfunctional beliefs about sleep for evaluating sleep disturbance in cancer patients. Sleep Med Res In press; 2017.
8. Convention of American Psychological Association. 1972. pp. 395-6.
9. Czeisler CA, Richardson GS, Coleman RM, Zimmerman JC, Moore-Ede MC, Dement WC, et al. Chronotherapy: resetting the circadian clocks of patients with delayed sleep phase insomnia. Sleep. 1981;4(1):1–21.
10. Ellyn E. Matthews, Shu-Yi Wang. Cancer-related sleep wake disturbances. Seminars in Oncology Nursing. 2022;38:151253.
11. Haleh Ghavami, Neriman Akyolcu. The impact of lifestyle interventions in breast cancer women after completion of primary therapy: A randomized study. J Breast Health. 2017;13:94-9.
12. Harvey AG. A cognitive model of insomnia. Behav Res Ther. 2002;40:869–93.
13. Krueger JM, Frank MG, Wisor JP, Roy S. Sleep function: Toward elucidating an enigma. Sleep Med Rev. 2016;28:46–54.
14. Nys LD, Anderson K, Ofosu EF, Ryde GC, Connelly J, Whittaker AC. The effects of physical activity on cortisol and sleep: A systematic review and meta-analysis. Psychoneuroendocrinology. 2022(143).
15. Park B, Youn S, Hann C-WC, Yi K, Lee S, Lee JS, et al. Prevalence of insomnia among patients with the ten most common cancers in South Korea: health insurance review and assessment service-national patient sample. Sleep Med Res. 2016;7:48-54.
16. Perlis ML, Giles DE, Mendelson WB, et al. Psychophysiological insomnia: the behavioural model and a neurocognitive perspective. J Sleep Res. 1997;6:179–88.
17. Rina A. Yarosh, Chandra L. Jackson, Chelsea Anderson, Hazel B. Nichols, Dale P. Sandler. Sleep disturbances among cancer survivors. Cancer Epidemiology. 2023;87:102471.
18. Rogers LQ, Courneya KS, Oster RA, Anton PM, Robbs RS, Forero A, et al. Physical Activity and Sleep Quality in Breast Cancer Survivors: A Randomized Trial. Med Sci Sports Exerc. 2017 Oct;49(10):2009-15.

19. Savard J, Morin CM. Insomnia in the context of cancer: a review of a neglected problem. J Clin Oncol. 2001;19:895-908.
20. Spielman AJ, Saskin P, Thorpy MJ. Treatment of chronic insomnia by restriction of time in bed. Sleep. 1987;10:45-56.
21. Zhou ES, Suh S, Youn S, Chung S. Adapting cognitive-behavior therapy for insomnia in cancer patients. Sleep Med Res. 2017;8:51-61.

51 신체활동과 운동

이하늘

1. 도입

건강한 생활을 영위하는 데 있어 신체활동은 모든 사람들에게 기본적인 요소이지만, 암 치료와 회복 과정을 거치는 이들에게 더욱 중요한 의미를 갖는다. 암 진단과 그 치료로 인해 암 환자들은 정신적 스트레스뿐만 아니라 삶의 질에 심각한 영향을 미칠 수 있는 신체적 어려움을 야기시킨다. 디스트레스 중 암 환자 및 생존자가 많이 경험하는 건강문제로는 피로, 통증, 수면 등이 있다. 특히 피로는 암 또는 치료와 관련된 지속적이고 고통스러운 주관적인 증상으로 정서적, 신체적, 인지적으로 쇠약하거나 소진된 상태를 의미한다. 이러한 피로는 암 환자의 일상생활 기능을 심각하게 방해할 수 있고, 피로도가 높을수록 디스트레스가 높아지며 이는 궁극적으로 삶의 질을 감소시키므로 암 환자의 생활습관 관리는 중요하며, 이들에게 생활습관 관리는 생존을 넘어 삶의 질을 향상시키는 핵심 요소이다. 신체 활동은 단순한 건강한 생활 습관을 넘어서 치료 부작용 완화, 재발 및 기타 질병 위험 감소에 중요한 역할을 한다. 많은 연구들은 일관되게 신체활동이 암 환자에게 주는 다양한 이점에 대해 강조해오고 있다. 규칙적인 신체활동은 불안, 우울증 감소, 피로 완화 및 전반적인 삶의 질 개선에 긍정적인 영향을 주고, 암 치료 과정에서 겪는 신체적, 정신적 고통을 완화하는 데도 많은 영향을 끼친다.

이 장에서는 신체활동과 운동을 암 환자의 생활 습관 관리에 어떻게 적용될 수 있는지를 탐구하고, 이론적 근거와 임상연구 결과를 바탕으로, 암 환자의 정신건강을 위한 실질적인 운동 프로그램의 설계 및 적용 방안을 제시하고자 한다. 이를 통해 암 환자의 건강을 적극적으로 관리하고, 삶의 질을 향상시킬 수 있는 방법을 모색할 수 있을 것이다.

2. 암 환자 신체활동과 운동의 이점

1) 암 환자 신체건강 증진을 위한 신체활동과 운동의 역할

암 환자에게 규칙적인 신체활동은 단순히 일상적인 웰빙을 넘어서, 병의 진행을 늦추고, 치료의 부작용을 관리하며, 생존율을 향상시킬 수 있는 중요한 역할을 한다. 운동은 교감신경계를 활성화시켜 심혈관 기능을 개선하고, 대사율 증가, 면역세포 활성화를 도모하여 면역력을 증가시키고, 암으로 인해 발생화는 활성산소를 효율적으로 제거하여 이로 인한 신체의 피로 물질 제거에 효율적이다. 특히 운동 활동에 따른 혈관기능 개선과 심혈관 기능의 향상은 오랜 침상생활로 인해 감소된 운동능력을 회복시키며, 피로와 통증을 개선하는 데 효과가 있다. 이러한 이유로 암 환자의 신체활동 및 운동은 치료 및 관리 프로그램의 필수적인 부분이며, 신체활동으로 인한 주요 생리학적 이점은 다음과 같다.

(1) 세포기능의 향상

규칙적인 운동은 세포 내 미토콘드리아의 기능을 향상시켜 세포 에너지 생성을 증가시킨다. 이는 암 치료 과정에서 손상된 세포의 복구와 건강한 세포의 성장을 촉진시킬 수 있다. 또한 운동은 염증을 유발하는 사이토카인의 수준을 감소시키는 효과가 있어 암 환자의 전반적인 염증 반응을 줄이는 데 도움을 준다.

(2) 근육기능의 향상

암 환자는 줄어든 신체활동과 화학요법, 방사선 치료, 호르몬 치료와 같은 암 치료의 직접적인 결과로 근감소와 근력의 약화를 경험한다. 규칙적인 운동, 특히 저항성 훈련은 근육 섬유의 크기와 수를 증가시켜 근력을 개선하고, 근육 소모를 방지한다. 이는 암 환자가 일상 활동을 수행하고, 치료 과정에서 발생할 수 있는 신체적 한계를 극복하는 데 도움이 된다.

(3) 심혈관 건강의 개선

암과 그 치료는 심혈관 계통에 부정적인 영향을 미칠 수 있으며, 이는 심장질환의 위험을 증가시킨다. 신체활동과 운동은 심장 근육을 강화하고, 혈압과 콜레스테롤 수치를 개선하며, 전반적인 심혈관 건강을 증진시키는 데 기여한다. 이는 심장의 효율적인 작동을 촉진하고, 혈액 순환을 개선하여 신체의 다른 부위로의 산소와 영양소 공급을 증가시켜 신체가 에너지를 생성하는 데 도움을 준다.

(4) 대사기능 향상

암 환자는 치료로 인한 신체의 스트레스와 활동 부족으로 인해 대사와 관련된 합병증을 경험할 수 있다. 운동은 혈당 조절을 개선하고, 인슐린 민감도를 증가시키며, 이는 당뇨병과 같은 대사 질환의 위험을 감소시키는 데 도움이 된다. 또한, 운동은 체중 관리에 필수적인 역할을 하며, 이는 특히 호르몬 관련 암의 예방 및 관리에서 중요한 역할을 한다.

(5) 면역 기능의 강화

규칙적인 운동은 면역 체계의 기능을 향상시키는 것으로 알려져 있으며, 이는 면역 세포의 활성화와 순환을 촉진하여, 신체가 암 세포를 포함한 감염원과 효과적으로 싸울 수 있게 한다. 또한, 운동은 염증을 감소시키고, 암의 성장과 전이를 억제하는 데 도움이 될 수 있는 면역 매개 반응을 조절할 수 있다.

(6) 암성 피로 감소

암 환자들은 종종 극심한 피로를 경험한다. 이러한 암성 피로는 충분한 휴식으로 해결할 수 있는 문제가 아니며, 실제로 과거에 권장되었던 과도한 휴식은 오히려 신체 기능의 저하를 가져와 피로감을 더욱 악화시킬 수 있다고 밝혀졌다. 이와 대조적으로, 적절한 신체활동과 운동은 피로를 감소시키고 에너지 수준을 증가시키며, 환자의 전반적인 삶의 질을 향상시킬 수 있다. 적절한 신체활동과 운동은 스트레스 호르몬, 특히 코르티솔 수준을 최적화하고, 이는 신체의 스트레스 관리 능력을 향상시켜 피로감을 줄인다.

2) 암 환자 정신건강 증진을 위한 신체활동과 운동의 역할

암 진단과 치료는 환자에게 상당한 심리적 스트레스를 유발할 수 있으며, 이는 우울증, 불안, 스트레스, 그리고 삶의 질 저하로 이어질 수 있다. 운동은 이러한 심리적 어려움을 완화시키는 데 중요한 역할을 하며, 신체활동으로 인한 주요 생리학적 이점은 다음과 같다.

(1) 우울증과 불안의 감소

규칙적인 신체활동과 운동은 우울증과 불안 증상을 감소시키는 효과적인 방법으로 잘 알려져 있다. 규칙적인 운동은 기분조절에 중요한 역할을 하는 세로토닌의 합성과 방출을 촉진하여 기분을 개선하고 우울 증상을 감소시킨다. 또한, 통증을 완화하고 기분을 좋게 하는 데 도움을 주는 엔도르핀의 방출을 촉진하여 자연스러운 기분 좋은 상태를 유발하고, 스트레스와 불안을 감소시킨다.

(2) 스트레스 감소

신체 활동은 스트레스 반응을 조절하는 신체의 능력을 향상시키는 것으로 알려져 있으며, 규칙적인 운동은 코르티솔 수치를 조절하여 과도한 스트레스 반응을 완화시키며, 환자가 스트레스를 더 잘 관리하고, 전반적인 심리적 안정감을 느끼게 한다.

(3) 삶의 질 향상

운동은 암 환자의 삶의 질을 향상시키는 데 중요한 역할을 한다. 신체 활동은 수면의 질을 개선하고, 에너지 수준을 증가시키며, 일상 활동의 수행 능력을 향상시켜 환자가 자신의 삶에 대해 더 긍정적인 태도를 가지게 하며, 이는 환자가 자신의 질병과 치료 과정을 더 잘 수용하고, 삶의 만족도를 높일 수 있게 도울 수 있다.

(4) 사회적 지원과 네트워크 구축

그룹 운동 프로그램이나 커뮤니티에 참여하여 운동을 하는 것은 암 환자에게 중요한 사회적 지원을 제공할 수 있다. 이러한 활동은 동료 지지를 통해 고립감을 감소시키고, 다른 암 환자들과의 경험을 공유할 기회를 제공하는 역할을 한다. 이는 환자가 자신의 경험을 긍정적으로 받아들이고, 질병과 싸우는 과정에서 동기를 얻는 데 도움을 줄 수 있다.

(5) 정신적 탄력성의 증진

규칙적인 운동은 암 환자가 직면하는 심리적 도전에 대처하는 데 필요한 정신적 탄력성을 증진시킨다. 정기적인 신체활동은 암 환자 및 생존자가 자신의 건강과 회복과정에 대해 더 큰 통제감을 느끼게 하며, 이는 자존감과 자기 효능감을 증가시킨다. 또한, 운동을 통해 환자는 스트레스를 관리하고, 부정적인 감정을 긍정적인 방향으로 전환하는 방법을 배우게 되며, 이는 전반적인 정신 건강을 강화하는 데 기여한다.

3. 암 환자를 위한 운동

1) 암 환자를 위한 운동지침

신체활동의 이점을 극대화하기 위해, 신체활동 및 운동 프로그램은 개인의 건강상태, 치료과정 및 신체능력을 고려하여 환자에게 적합한 운동을 수행해야 한다. 이는 운동이 암 환자의 삶의 질을 향상시키고, 치료 과정 중 겪을 수 있는 다양한 신체적 정신적 문제들을 완화시키는 데 중요한 역할을 한다는 것을 의미하며, 다음과 같은 구체적인 적용방안이 포함되어야 한다.

(1) 개인맞춤형 운동계획 수립

암 환자 및 암 생존자는 의료전문가와 함께 자신의 건강상태와 운동능력을 평가하여 개인에게 적합한 운동 계획을 수립해야 한다. 이때 치료과정, 신체능력, 개인의 선호도를 반영하여 계획을 수립하는 것이 좋다.

(2) 점진적 운동 강도

모든 운동프로그램은 환자의 안전을 최우선으로 고려해야 하며, 일반적으로 운동 프로그램은 저 강도에서 시작하여 점차 강도를 높여가는 방식으로 구성되어야 한다. 이는 부상의 위험을 최소화하고, 운동에 대한 적응력을 점진적으로 향상시킨다.

(3) 다양한 운동유형 포함

유산소 운동, 근력훈련, 유연성 운동 및 균형 운동을 포함한 다양한 운동 유형을 통합함으로써 전반적인 신체건강과 기능을 향상시킬 수 있다.

(4) 일상활동의 증진

운동 프로그램에 참여하는 것 이외에도, 일상 생활 중에 신체활동의 양을 늘리는 것이 중요하다. 예를 들어, 걷기, 계단 오르기, 정원 가꾸기 등 일상생활 중 신체활동을 늘리는 것은 지속적인 신체활동을 유지할 수 있는 좋은 방법이다.

(5) 정기적인 모니터링

운동 프로그램은 정기적인 평가를 통해 환자의 신체상태와 질병의 진행 상황과 피드백 등을 반영하여 조정되어야 한다. 개인의 건강상태, 변화, 운동에 대한 반응 및 운동 선호도의 변화를 반영하기 위해 운동에 대한 계획은 정기적으로 검토하고 필요에 따라 조정해야 한다.

이러한 지침을 통해 암 환자 및 생존자는 치료 전, 중, 후 단계에서 신체활동의 잠재적인 이점을 극대화할 수 있으며, 이는 신체적, 정신적 회복을 지원하고, 전반적인 삶의 질을 향상시키는 데 기여한다. 치료 전의 신체활동은 생리학적 과정 또는 기능을 최적화하여 치료를 준비하고 진단을 대처하는 데 도움이 된다. 암 치료를 진행하는 시기의 신체활동은 치료와 관련된 부작용의 빈도 및 심각도를 감소시킬 수 있으며 치료효과를 촉진시킬 수 있다. 치료 후의 신체활동은 생리학적 과정 및 기능을 빠르게 회복시키고, 치료와 관련된 부작용을 지속적으로 관리하는 데 도움이 된다. 그러므로 암 환자가 겪는 특정 시기에서만 신체활동을 하는 것이 아닌 꾸준한 신체활동을 하는 것이 바람직하다. 하지만 암의 종류와 치료의 방법 및 단계에 따라 발생하는 부작용이 다양하기 때문에 주의하여 환자에게 적합한 신체 활동 및 운동이 필요하다. 개인의 상태와 필요에 맞는 맞춤형 운동 프로그램의 설계와 실행은 암 환자의 회복 과정에서 중요한 역할을 하며, 의료 전문가와 상의가 필요하다.

2) 암 환자를 위한 운동방법

미국임상종양학회American society of clinical oncology, ASCO는 암 환자를 위한 체계적인 근거기반운동 지침을 발표하였다. 암 환자를 위한 신체활동 권장사항은 환자의 상태에 따라 달라질 수 있지만 이 지침은 전이가 발생하지 않은 암 환자들에게 일주일에 약 150분 동안 중등도 강도의 유산소 운동(또는 75분 이상의 고강도 운동)과 주 2회의 근력운동을 권장하고 있다. 암 환자에게 필요한 운동은 크게 유연성 운동, 유산소 운동, 근력운동으로 나눌 수 있지만 각 운동마다 목적이 다르기 때문에 개인의 건강상태, 암의 종류, 치료의 단계 등을 고려하여 의료 전문가와 상의하여 개인에게 적합한 운동 계획을 수립하는 것이 중요하다.

(1) 운동유형

① 유연성 증진 운동

유연성 운동(스트레칭)은 근육의 길이를 증가시키고 유연성을 개선하는 데 중요한 역할을 한다. 이는 근육과 주변 조직에 혈액 순환과 산소 공급을 촉진하여, 근육의 회복 과정을 지원하고 통증을 감소시킨다. 특히, 암 치료 후의 환자들에게 유연성 운동은 매우 중요하다. 암 치료 과정에서 경험할 수 있는 장기간의 침대 안정 및 신체 운동능력을 현저히 감소시킬 수 있으며, 스트레칭은 이러한 감소된 운동 능력을 회복하는 데 첫 걸음이 될 수 있다.

암 절제 수술을 받은 환자의 경우, 수술 부위 주변의 움직임이 제한될 수 있으며, 이는 통증, 수술 부위에 대한 우려, 또는 사용제한으로 인해 발생할 수 있다. 이러한 제한은 관절의 경직과 가동 범위의 감소를 초래할 수 있다. 방사선 치료 또한 비슷한 영향을 미칠 수 있으며, 환자의 운동 범위를 제한하고 근육, 인대, 활막 조직을 포함한 연부조직의 경직을 유발할 수 있다. 이렇게 치료 중 또는 후에 실시하는 유연성 운동은 가동성과 유연성을 향상시킨다. 규칙적인 유연성 운동을 근육의 길이를 늘려 주어 관절의 움직임을 원활하게 하며 이로 인해 생기는 통증을 완화시켜 궁극적으로 환자의 일상 활동으로의 복귀를 돕는다. 또한, 유연성 운동은 수술 후 생기는 흉터 조직에도 적용할 수 있다. 흉터 조직으로 인해 흉터 조직 주변의 관절과 근육의 경직을 느슨하게 하여 운동 범위를 회복시키는 데 도움을 준다. 스트레칭은 또한 수술 부위의 통증을 관리하고, 장기적인 회복과정에서의 기능적 장애를 최소화하는 데 기여할 수 있다. 따라서 스트레칭은 암 치료를 받는 환자들에게 필수적인 부분으로, 적절한 스트레칭 프로그램은 환자의 회복에 도움을 준다.

② 유산소 운동

유산소 운동은 심박수를 증가시키며 심혈관계와 호흡기계의 기능을 향상시킨다. 유산소 운동은 근육의 연속적인 활동을 통해 신체의 산소 사용 능력을 증가시킨다. 일상적으로 접근 가능하고 안전한 활동인 걷기, 조깅, 자전거타기, 계단 오르기, 수영 등은 유산소 운동의 대표적인 운동으로 중간 강도로 지속적으로 수행할 때 효과적이며 신체 전반적인 건강 상태를 개선하는 데 기여한다. 유산소 운동은 체온을 상승시켜 전신에 긍정적인 영향을 미치며 이는 동맥 압, 심박출량, 심박수의 증가로 이어지며, 심장과 폐의 기능을 향상시킨다. 또한, 혈관 재형성remodeling을 촉진하여 말초 부위로의 산소 전달 능력을 향상시키고, 이는 종양의 성장을 지연시키는 데 도움이 된다. 또한, 적절한 유산소 운동은 오히려 암성 피로를 감소시키고, 항산화 능력을 향상시켜 산화 스트레스를 감소시켜, 화학 요법으로 인해 발생할 수 있는 심근 손상을 예방할 수 있다.

유산소 운동은 호르몬 및 신경전달물질 분비에 영향을 미쳐, 감정 및 심리적 웰빙에 긍정적인 영향을 준다. 연구에 따르면, 약 30분 간의 적당한 유산소 운동은 코르티솔 농도를 감소시켜 스트레스와 부정적인 감정을 완화시킬 수 있으며, 꾸준한 운동은 엔도르핀의 방출을 촉진하여 기분을 개선할 수 있다. 특히, 유방암과 전립선 암 환자들을 대상으로 한 연구에서는 암 치료중 병행하는 유산소 운동이 암성피로, 수면장애, 우울증, 불안감을 감소시키고 심폐기능과 삶의 질을 향상시키는 것으로 나타났다. 또한, 유산소 운동은 암 환자와 생존자들의 수면의 질을 향상시키는 것으로 보고되었다. 예를 들어, 호르몬 치료를 받으며 중등도 걷기 운동에 참여한 유방암 생존자들의 경우, 수면의 질이 향상되었다는 연구 결과가 보고되었다. 그러나, 서혜부 림프절을 절제한 암 환자의 경우, 장시간의 걷기와 같은 운동이 오히려 하지의 부종을 악화시킬 수 있으므로, 이러한 환자에게는 주의가 필요하다.

③ 저항운동

암 치료 및 회복 과정에서 환자들은 신체활동의 감소를 경험하며, 이는 근육 손실로 이어질 수 있다. 특히, 일부 암 치료 방법은 근육 약화를 초래할 수 있으며, 이로 인해 환자들은 골격근량의 지속적인 감소를 겪을 수 있다. 이러한 상태는 악액질cachexia로 진행하며 신체 기능과 삶의 질에 부정적인 영향을 미친다. 따라서, 근력 운동을 통해 근육량을 유지하고 증가시키는 것이 암 환자의 건강 관리에 중요한 요소이다.

저항운동은 근육을 저항하는 힘에 대항하여 근육을 수축시킴으로써 근육량, 근력, 골밀도를 개선시킨다. 이러한 운동에는 스쿼트, 플랭크, 윗몸 일으키기, 팔 굽혀 펴기 등이 포함되며, 맨몸으로 수행할 수 있거나, 탄력밴드나 아령과 같은 도구를 사용하여 근력 운동의 강도를 조절할 수 있다. 저항운동을 통한 근육량의 증가는 염증 및 산화 스트레스를 감소시키고, 인슐린 감수성을 개선하는 등 여러 건강상의 이점을 제공하고, 이는 신체의 균형과 피로 회복을 증진시켜, 암 환자가 일상 생활을 보다 효율적으로 수행하는 데 도움을 준다.

저항운동 중에 골격근은 다양한 마이오카인을 분비하여 항 종양 면역반응을 촉진시키고, 종양의 성장 및 전이를 억제할 수 있어 암 치료 및 회복에 효과적인 도움을 줄 수 있다. 연구에 따르면, 유방암 환자들이 화학요법 기간 동안 저항훈련을 실시했을 때, 상하지의 근력과 체지방량이 증가하였으며, 상대적으로 더 높은 용량의 화학요법을 견뎌내는 힘도 향상되었다. 접립선암 생존자에게 실시한 주 3회의 저항운동은 암성 피로, 인지기능, 근력 및 삶의 질을 향상시켰다. 또한, 치료를 완료한 유방암 생존자를 대상으로 한 6개월 동안의 중등도 저항훈련은 림프부종 등의 부작용을 야기하지 않고 안전하다는 것을 보고하였다. 이러한 저항운동은 암 치료 중과 후에도 안전하며, 삶의 질을 향상시키고, 치료 부작용을 줄이는 데 도움이 된다. 그러나, 과도한 근력운동은 림프액의 과도한 생성을 유발하여 림프부종을 악화시킬 수 있으며, 뼈에 무리를 줄 수 있어 골절 위험을 증가시킬 수 있다.

④ 복합운동

유산소 운동과 저항운동은 결합한 복합운동 프로그램은 암과 그 치료로 인한 부작용에 매우 효과적이다. 각 운동들은 운동마다 고유의 효과를 가지고 있으며, 그 목적이 다 이를 적절하게 같이 시행함으로써 환자의 신체적, 정신적 건강을 극대화할 수 있다. 최근 발표된 체계적 문헌고찰 연구에 따르면, 유산소 운동과 저항운동의 복합운동은 암성 피로를 감소시키는 데 개별 운동보다 효과적이다.

(2) 운동 시간, 빈도 및 강도

미국대학스포츠의학회American college of sports medicine, ACSM의 암 환자 및 생존자를 위한 운동 권장사항에 따르면, 전이가 일어나지 않은 암 환자들에게 일주일에 약 150분 동안(하루 30분씩, 주 5일) 중등도 강도의 또는 75분 이상의 고강도 유산소 운동을 권장하고 있다. 하지만, 체력이 완전히 회복되지 않은 환자의 경우 점진적으로 시간을 늘려가는 것이 좋다. 예를 들어, 하루 30분의 운동을 10분씩 3번에 나누어 운동을 수행한다. 중등도 강도의 운동은 일반적으로 개인의 최대 심박수의 50-70% 사이에서 수행되는 활동을 의미한다(운동자각도 12-13 사이). 강도에서의 운동은 신체 활동 중 숨이 차긴 하지만, 옆 사람과 대화를 지속할 수 있는 수준이다. 고강도 운동은 최대 심박수의 70-85% 사이에 수행되는 활동을 의미하며(운동자각도 17-18 사이), 이러한 강도에서는 숨이 더 많이 차고, 대화를 나누기가 어려운 수준이다.

저항운동의 경우, 유산소 운동과 병행하며 주 2-3회를 권장하고 있으나, 개인의 건강상태를 고려하여 신체에 부담이 가지 않은 선에서 주 5일 수행하는 것도 가능하다. 근력 운동은 개인의 체력에 맞춰 중등도 저항 강도로 8-12회를 2-3세트로 구성하고, 총 시간은 20-30분 정도가 적당하다. 운동 강도를 증가시킬 때 운동 강도를 늘리기보다는 반복 횟수를 늘려서 시행하는 것이 바람직하다. 주 2-3회의 운동 빈도를 유지하며, 각 운동 사이에 충분한 휴식기간을 갖도록 하여, 운동으로 자극받은 근육이 충분히 회복될 수 있도록 하는 것이 중요하다.

표 51-1. ACSM 암 환자 및 생존자를 위한 운동 권장사항

운동 종류	권장사항
유연성 운동	운동 시행 시 주요 근육 스트레칭
유산소 운동	일주일에 150분의 중등도 강도 운동 또는 75분의 고강도 운동
저항 운동	일주일에 2-3회의 주요 근육을 중점으로 한 저항 운동
추가 정보	가능한 빨리 일상생활로 복귀하여 운동 실시 운동을 시작하는 것이 중요 점진적으로 운동량을 증가시켜 목표 달성 운동 전 평가 및 운동처방은 전문가와 상의하기

(3) 암 환자 운동 시 주의해야 할 점

암 환자 및 생존자의 운동 시 환자의 신체에 영향을 미칠 수 있는 잠재적 금기사항에 대해 인지하고 있어야 한다. 대부분의 경우 암 환자나 생존자는 운동을 시행하는 데 문제가 없지만 종양 전문가 및 운동 전문가와 상의하여 개인에 맞는 적절한 운동을 수행해야 한다. 또한, 암 환자는 건강한 사람과 달리 수술에 의한 통증, 림프부종, 화학요법으로 인한 신경병증 등 치료에 의한 부작용이 있을 수 있기 때문에 운동 프로그램을 실시할 때 환자에 맞추어 진행하여 부작용 발생에 주의해야 한다. 예를 들어, 호르몬 치료를 받았거나 현재 받고 있는 경우 근골격계 질환, 말초신경병증 및 골절의 위험성에 대해 인지해야 하고, 뼈 전이 및 심장 독성이 있는 경우, 안전하게 운동을 수행할 수 있는지에 대한 평가가 필요하다. 경도의 유산소 운동과 저항운동 전에는 특별한 평가가 요구되지 않으나, 중등도 강도의 유산소 운동 시행 전에는 운동 전 평가를 시행할 것을 권장하고 있다.

항암제 치료 24시간 이내인 환자는 구역질, 구토, 탈수와 같은 증상을 경험할 수 있으므로, 이 시기에는 스트레칭과 같은 가벼운 유연성 운동이 권장된다. 항암 치료 1주일 이내에는 과도한 신체활동을 피하면서 걷기와 스트레칭을 병행함으로써 치료로 인한 피로와 전반적인 약화를 완화할 수 있다. 반복적인 방사선 치료는 피로를 누적시킬 수 있기 때문에, 치료 중과 이후 일정 기간 동안에는 피로를 유발하지 않는 수준에서 산책이나 가벼운 등산, 스트레칭 등을 실시하는 것이 바람직하다. 수술을 받은 경우, 수술 직후에는 가벼운 스트레칭 또는 가벼운 걷기 정도의 운동이 적절하며, 수술 4-6주 내에는 수술 부위에 대한 스트레칭은 피해야 한다. 연구에 따르면, 림프부종을 가진 유방암 환자에게 적절한 강도의 저항운동이나 압박치료를 시행해도 림프부종을 새롭게 유발하지는 않는다고 밝혀졌으나, 원발암 유형에 관계없이 새로운 부종이 관찰되면 운동을 중단하고 의학적 조치를 받아야 한다.

4. 맺음말

암 환자들이 이러한 신체활동과 운동을 통해 신체적인 건강은 물론 정신적 웰빙까지 개선할 수 있는 가능성을 보여주며, 이는 암 치료와 회복 과정에서 매우 중요한 요소이다. 따라서, 암 환자와 생존자들에게는 개별 맞춤형 운동 계획을 수립하고 이를 지속적으로 실천하는 것이 권장된다. 의료 전문가와의 상의를 통해 자신의 건강 상태와 필요에 가장 적합한 운동 방법을 찾아 암과 그 치료로 인한 다양한 부작용을 극복하고 삶의 질을 향상시키는 것이 중요하며, 이는 단순히 신체적 회복을 넘어서, 암 환자들의 삶에 활력을 불어넣고, 긍정적인 미래를 향한 발걸음을 내딛는 데 큰 도움이 될 것이다.

참고문헌

1. Bjørke AC, Sweegers MG, Buffart LM, Raastad T, Nygren P, Berntsen S. Which exercise prescriptions optimize V-O2 max during cancer treatment? A systematic review and meta-analysis. Scand J Med Sci Sports. 2019;29:1274-87.
2. Chae J, Park HJ, Lee JY, Jung HS, Lee SH. Physical Activity and Exercise Intervention for Cancer Survivors. J of Kor Traditional Oncology. 2012;17:27-38.
3. Courneya KS, Segal RJ, Gelmon K, Reid RD, Mackey JR, Friedenreich CM, et al. Six-month follow-up of patient-rated outcomes in a randomized controlled trial of exercise training during breast cancer chemotherapy. Cancer Epidemiol Biomarkers Prev. 2007;16(12):2572–8.
4. Courneya KS, Vallance JKH, McNeely ML, Karvinen KH, Peddle CJ, Mackey JR. Exercise issues in older cancer survivors. Crit Rev Oncol Hematol. 2004;51(3):249–61.
5. Hong Y, Wu C, Wu B. Effects of resistance exercise on symptoms, physical function, and quality of life in gastrointestinal cancer patients undergoing chemotherapy. Integr Cancer Ther. 2020;19:1534735420954912.
6. Jia N, Zhou Y, Dong X, Ding M. The antitumor mechanisms of aerobic exercise: A review of recent preclinical studies. Cancer Med. 2021;10(18):6365–73.
7. Kamel FH, Basha MA, Alsharidah AS, Salama AB. Resistance training impact on mobility, muscle strength and lean mass in pancreatic cancer cachexia: A randomized controlled trial. Clin Rehabil. 2020;34(11):1391–9.
8. Ligibel JA, Bohlke K, May AM, Clinton SK, Demark-Wahnefried W, Gilchrist SC, et al. Exercise, diet, and weight management during cancer treatment: ASCO guideline. J Clin Oncol. 2022;40:2491-507.
9. Mock V, Dow KH, Meares CJ, Grimm PM, Dienemann JA, Haisfield-Wolfe ME, et al. Effects of exercise on fatigue, physical functioning, and emotional distress during radiation therapy for breast cancer. Oncol Nurs Forum. 1997;24(6):991–1000.
10. Mock V, Frangakis C, Davidson NE, Ropka ME, Pickett M, Poniatowski B, et al. Exercise manages fatigue during breast cancer treatment: a randomized controlled trial. Psychooncology. 2005;14(6):464–77.
11. Mustian KM, Sprod LK, Janelsins M, Peppone LJ, Mohile S. Exercise Recommendations for Cancer-Related Fatigue, Cognitive Impairment, Sleep problems, Depression, Pain, Anxiety, and Physical Dysfunction: A Review. Oncol Hematol Rev. 2012;8:81-8.
12. Okechukwu C. Role of aerobic exercise in mitigating cancer treatment-induced cardiovascular toxicity. Cancer Res Stat Treat. 2020;3(3):636.
13. Park SY, Hwang BO, Song NY. The role of myokines in cancer: crosstalk between skeletal muscle and tumor. BMB Rep. 2023;56(7):365–73.
14. Peddle-McIntyre CJ, Bell G, Fenton D, McCargar L, Courneya KS. Feasibility and preliminary efficacy of progressive resistance exercise training in lung cancer survivors. Lung Cancer. 2012;75(1):126–32.
15. Piercy KL, Troiano RP, Ballard RM, Carlson SA, Fulton JE, Galuska DA, et al. The physical activity guidelines for Americans. JAMA. 2018;320:2020-8.
16. Schmitz KH, Courneya KS, Matthews C, Demark-Wahnefried W, Galvão DA, Pinto BM, et al. American College of Sports Medicine roundtable on exercise guidelines for cancer survivors. Med Sci Sports Exerc. 2010;42(7):1409–26.
17. Segal RJ, Reid RD, Courneya KS, Malone SC, Parliament MB, Scott CG, et al. Resistance exercise in men receiving androgen depri-

vation therapy for prostate cancer. J Clin Oncol. 2003;21:1653-9.

18. Spence, RR, Sandler, CX., Newton, RU, Galvão, DA., Hayes, SC. Physical activity and exercise guidelines for people with cancer: why are they needed, who should use them, and when? Semin Oncol Nurs. 2022;36:151075.

19. Sprod LK, Palesh OG, Janelsins MC, Peppone LJ, Heckler CE, Adams MJ, et al. Exercise, sleep quality, and mediators of sleep in breast and prostate cancer patients receiving radiation therapy. Community Oncol. 2010;7:463-71.

20. Tian L, Lu HJ, Lin L, Hu Y. Effects of aerobic exercise on cancer-related fatigue: a meta-analysis of randomized controlled trials. Support Care Cancer. 2016;24(2):969-83.

21. Van Oers, HM. Exercise effects on mood in breast cancer patients. S Afr J Sports Med. 2013;25: 55-9.

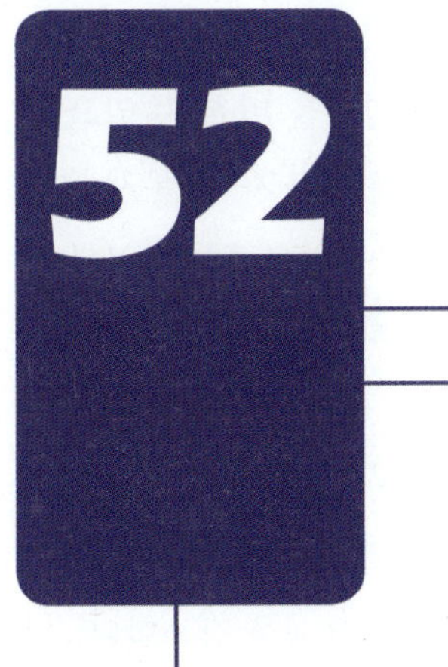

대인관계와 사회활동

류은정

1. 도입

사람은 일상화된 행동양식이나 습관을 방해하는 사건을 경험하게 되면 삶의 변화를 겪게 된다. 입학, 취업, 결혼 및 은퇴와 같은 변화는 인생의 정상적인 주기의 일부분이면서 일반적으로 예상되고 계획이 가능하다. 그러나 예상하지 못했거나 성격을 알 수 없는 변화는 삶에 긍정적일 수도 있으나, 암 진단이나 사별은 삶을 힘들게도 한다. 좋은 것이든 나쁜 것이든, 삶의 변화는 '현재의 나와 미래의 내가 얼마나 동일하게 느껴지는가'를 의미하는 자아연속성self-continuity에 영향을 미치기 때문에, 이러한 모든 상황에서 불확실성이 발생한다. 변화는 우리가 누구인지, 그리고 그 변화의 결과로 어떤 사람이 될 것인지에 대해 재평가하게 만든다. 이러한 변화에 대한 대응으로 다른 사람과의 관계 변화가 특히 중요하다. 예를 들면, 암 진단이나 장애를 부담으로 바라보게 되면서 관계의 변화를 가져온다. 결과적으로 개인 또는 사회정체성을 변화시켜 새로운 방식으로 자신을 정의(예: 암 환자 또는 장애인)하도록 만든다.

이러한 정체성 변화는 전환기뿐만 아니라 미래에도 사람들의 지원, 통제, 소속감, 포용성에 영향을 미치기 때문에 중요하다. 삶의 변화는 사람들이 변화에 대응하기 위해 사용할 수 있는 사회정체성 자원을 변화시켜, 가장 필요로 하는 시기에 종종 다른 자원을, 때로는 자원을 고갈시킬 수 있다. 이러한 자원이 손실되거나, 손상되거나, 부족해지면 오히려 건강이 악화될 가능성이 높아진다.

2. 사회정체성 이론

Thoits는 일상생활사건과 심리적 디스트레스에서 삶의 변화와 정체성의 관련성을 설명하였다. 생활사건과 그 결과에 부여하는 의미가 개인의 자존감과 변화에 대처하는 능력을 감소시켜 자아에 부정적인 영향을 미칠 수 있으며, 결과적으로 건강에도 부정적인 영향을 미칠 수 있다. Thoits는 주로 개인의 정체성('나'와 '나'로서의 자아) 문제에 초점을 맞추어 삶의 변화와 건강 문제를 다루었는데, 암 생존자로서 '우리'와 '우리'로서의 집단구성원으로서 자아를 정의함으로써 사회구성원으로 건강한 전환이 이루어질 수 있는 지를 사회정체성 측면에서 고찰하였다.

'사회정체성'이란 사회적 지지, 스트레스, 우울의 연관성을 포함하여 사회연결성의 이점을 설명하기 위한 개념이다. 개인의 안녕과 사회정체성의 관계를 설명하기 위하여 Tajfel 과 Turner의 '사회정체성 이론'과 Turner 와 Oakes의 '자기 범주화 이론'을 통합한 '사회정체성 접근법'이 대안적인 틀로 제시되었다. '사회정체성 접근법'은 개인이 하나의 그룹으로 동화되어 사회정체성을 형성하는 과정을 설명하며, 삶의 전반에 그룹 멤버십의 중요성을 강조한다. '사회정체성 접근법'에 따르면, 사회정체성은 다양한 그룹에 속해 있는 '다중그룹 멤버십'에 의해 형성되며, 중요하게 생각하는 '중요 그룹의 멤버십'이 존재할 때 사회정체성이 사회적 지지 등의 정신적 자원으로 활용되어 정신건강회복에 영향을 준다.

사회정체성은 개인의 안녕(스트레스, 우울, 삶의 만족도)에 긍정적인 영향을 끼치는 요인으로 우울 증상을 예방할 수 있으며, 우울증 진단을 받은 대상자들의 우울증상의 완화와 치료 후 우울증 재발을 막는 데 도움을 준다. 사회정체성은 우울 증상의 예방 효과 이외에 예상하지 못한 어려움이나 도전에 직면하였을 때, 낮은 우울증상과 건강한 안녕상태 상태를 유지시킨다. 트라우마를 겪는 사람들에 대한 사회정체성의 역할 또한 마찬가지다. 하지만 사회정체성의 변화 정도에 따라 개인의 안녕(우울, 삶의 만족도)에 미치는 효과크기가 다르다. 트라우마를 겪는 과정 중에 사회정체성이 변화하거나 상실되는 경우 삶의 만족도의 감소, 우울, 좌절감을 겪으며 트라우마를 극복하는 데 어려움이 있지만, 트라우마를 경험하기 이전에 '다중 그룹 멤버십'을 형성하였고, 트라우마 이후에 '중요한 그룹의 멤버십'이 유지되거나 새로운 그룹 멤버십이 형성되면, 지각하는 스트레스와 우울 정도가 낮아 트라우마를 긍정적으로 극복할 수 있다. 또한 트라우마의 경험이 성장의 기초로써 개인의 발전에 영향을 준다.

사회정체성 이론에 따르면, 개인은 자연스럽게 집단에 끌리는 사회적 존재이며 구성원으로 가치가 있을 때, 종종 소속감과 목적 의식을 가진다. 사회정체성은 개인이 사회적 범주화라는 인지 과정에 참여하여 그들의 집단에 대한 원형prototype 혹은 집단 규범에 대한 인식을 형성할 때 발생된다. 예를 들어, 이전의 암 환자들은 유사한 암경험과 다른 집단과 구별되는 특성을 바탕으로 스스로를 '생존자'라는 집단으로 범주화하고 싶어할 수 있다. 개인이 자신의 정체성을 이 집단과 더욱 동일시할수록, 집단 구성원 자격에 따라 행동할 가능성이 높아지며, 이러한 동일시는 불확실성 감소, 자존감 향상, 사회적 지지, 뇌졸중 회복, 전반적인 건강 및 안녕과 같은 긍정적인 효과와 관련이 있다.

암 진단 과정에서 개인들은 암 진단 이전의 정체성, 환자 정체성(치료 기간), 그리고 새롭게 형성된 암 치료 후 또는 생존자 정체성 등 다양한 정체성을 확인하게 된다. 암 생존율이 증가함에 따라 건강전문가들은 이러한 변화하고 복잡한 정체성이 정신적, 신체적 안녕 및 암 관련 행동에 어떤 영향을 미치는지 이해할 필요가 있다. 암 환자의 경험은 암 진단 유형, 질병의 단계 또는 진행, 치료, 결과, 받은 지원 등 많은 요인에 따라 다양하다. 중요한 것은 암 환자의 경험은 개인들이 생존자 정체성에 어떻게 접근하는지와 관련이 있다는 점이다. Harwood와 Sparks는 "암 환자로서 정체성이 긍정적이거나 부정적인 결과를 가져오는 정도는 정체성과 관련하여 가장 두드러지는 인지적 표상에 달려 있을지도 모른다"고 주장한다. 즉, 암 환자들이 형성하는 암 환자 또는 생존자 집단에 대한 전형은 긍정적 또는 부정적인 건강 결과를 가져오는 행동으로 이어진다. 대부분의 암 환자는 환자 정체성의 일부로서 취해야 할 행동(예: 진료 예약, 약 복용, 수술, 치료 등)이 상대적으로 명확할 수 있지만, 생존자들은 건강에 영향을 미칠 수 있는 복잡한 개인적, 사회정체성 문제에 직면한다는 것을 보여준다. 예로, 대장암 생존자의 경우 가족 혹은 장루 환우 모임 등과 같은 지지체계는 장루를 갖고 살아가는 대장암 생존자가 그들의 삶에 적응해 나아가는 데 중추적인 역할을 하였다. 그리고 암 환우 모임 등 등과 같은 자신과 동일한 특성을 지닌 그룹 활동을 다양한 정보를 교류함으로써 고통을 경감시킬 수 있다.

3. 대인관계와 사회활동 증진 전략

1) 생존자로서의 정체성

암이라는 용어는 부정적인 의미에 대한 일반적 합의가 있는 반면에, 생존자라는 용어의 해석과 정의는 다양하다. 과거 암 환자였지만 완치 또는 관해 판단을 받은 사람들은 종종 생존자로 불린다. 이 용어는 암을 이겨낸 것과 동일시되며 긍정적인 사회정체성처럼 보이지만, 암 환자들이 항상 이런 식으로 인식하는 것도 아니다. 개인들이 이 생존자 그룹과 스스로를 동일시하지 않으면 삶의 질을 향상시킬 수 있는 생존자 서비스 또는 건강관리 프로그램에 참여할 가능성이 낮아질 수 있다. 암 생존자는 어떤 방식으로든 자신을 다른 사람과 비교하고 생존자 정체성에 대해 분리, 수렴 또는 서로 상충되는 견해 등을 보인다. 암 환자들이 생존자라는 명칭으로부터 거리를 두고 분리되기를 원할 때 암 환자들의 언어는 분리를 반영하였고, 반대로 이 명칭을 수용한 암 환자들이 공유하는 메시지는 긍정적이어서 의사소통의 수렴을 보여주었다. SIT 이론에 따라, 생존자라는 용어와 동일시하지 않은 암 환자들은 암 생존자 프로그램이나 지침을 따르지 않을 가능성이 높고, 유익한 건강행동을 자신의 삶에 통합하지 않을 가능성도 높다. 따라서 이들을 위해 암에 초점을 둔 프로그램과 서비스의 명칭을 건강, 희망 및 웰니스프로그램과 같은 보다 나은 명칭을 사용하는 것도 단순하면서도 명료한 방법일 수 있다.

2) 자기연속성 유지

Rutchick 등은 '미래의 자기 연속성이 건강과 운동에 미치는 연관성' 연구를 통해 미래의 나에게 편지 쓰기가 건강과 관련한 현재의 행동에 어떤 변화를 주는지를 발표하였다. 한 그룹에게는 3개월 후의 자신에게, 다른 그룹에게는 20년 후의 자신에게 미래의 자신이 어떤 모습인지, 옆에는 누가 있는지, 무엇을 소중하게 여기는지, 삶을 어떻게 바라보고 있는지에 대한 구체적 내용을 담도록 했다. 편지 쓰기 과제를 실시한 이후 두 그룹에게 며칠 동안 하루 운동시간을 기록하도록 했더니 두 그룹 모두 평소보다 운동량이 증가했다.

암 치료 후의 암 환자는 이전의 나로 돌아갈 수 없다는 인식과 암 생존자로서의 정체성을 가지게 되고, 이러한 삶의 변화는 자아연속성에 변화를 주고 스스로를 재평가하게 만든다. 현재와 미래의 내가 가깝다고 느낄수록 미래의 자신을 염두에 둔 결정을 내린다고 설명했다. 편지 쓰기를 통해 미래에 대한 자기연속성이 강화되면서 미래 자신의 건강을 위해 운동량을 늘릴 수 있다. 자기 연속성을 강화하면 운동뿐 아니라 직장복귀 등 장기적 목표를 이루는 데 도움이 될 수 있다는 것이다.

3) 중요한 그룹멤버십 활동참여

삶의 질의 영향요인으로 사회적 지지는 기본적인 사회적 욕구를 충족시켜주고, 인간의 심리적 안녕감과 적응에 중요한 기능을 하는 것으로 알려져 있다. 사회적 지지가 사회정체성, 즉 사람들이 사회집단관계망에서 얻는 많은 심리적 혜택 중 하나이기 때문에 사회적 지지보다는 오히려 사회적 관계가 정신건강을 보호해 주는 핵심 요인으로 제시되고 있다.

암 환자에서 생존자로의 삶의 전환이 정체성 변화로 이어지며, 이러한 전환에 따른 정체성 상실이 암 생존자의 삶의 질이나 안녕의 저하를 촉발할 수 있다. 그룹멤버십과 그로부터 발생하는 사회정체성은 취약한 집단과 덜 취약한 집단 모두를 보호한다. 암 생존자들은 다양한 자조모임의 형태로 그룹활동에 참여해오고 있다. 이러한 활동을 사회적 지지로 분류하였으나, 생존자가 재발이나 사망에 이르는 경우도 있으므로 활동이 지속되지 않을 수도 있다. 그러므로 사회적 관계를 넓히고 다양한 그룹멤버십 활동을 함으로써 건강저하를 예방하는 것이 효과적일 것이다. 즉 삶의 전환 시 스트레스를 많이 받을 때 단순한 사회적 지지가 아니라 관계를 중시하는, 중요한 그룹멤버십이 더 많은 지원의 원천을 제공함으로써 삶의 만족을 유지할 수 있을 것이다.

참고문헌

1. 유미수. 황금 주머니를 가진 나로 재탄생하기: 장루를 가진 암환자의 사회 심리적 적응 과정. 서울대학교 대학원; 2016.
2. Crabtree JW, Haslam SA, Postmes T, Haslam C. Mental health support groups, stigma, and self-esteem: Positive and negative implications of group identification: Mental health and stigma. J Soc Issues. 2010;66(3):553–69.
3. Cruwys T, Alexander Haslam S, Dingle GA, Jetten J, Hornsey MJ, Desdemona Chong EM, et al. Feeling connected again: interventions that increase social identification reduce depression symptoms in community and clinical settings. J Affect Disord. 2014;159:139–46.
4. Cruwys T, Dingle GA, Haslam C, Haslam SA, Jetten J, Morton TA. Social group memberships protect against future depression, alleviate depression symptoms and prevent depression relapse. Soc Sci Med. 2013;98:179–86.
5. Gleibs IH, Haslam C, Haslam SA, Jones JM. Water clubs in residential care: is it the water or the club that enhances health and well-being? Psychol Health. 2011;26(10):1361–77.
6. Haslam SA, Jetten J, O'brien A, Jacobs E. Social identity, social influence, and reactions to potentially stressful tasks: support for the self-categorization model of stress. Stress Health. 2004;20:3–9.
7. Haslam SA, Jetten J, Postmes T, Haslam C. Social identity, health and well-being: An emerging agenda for applied psychology. Appl Psychol. 2009;58(1):1–23.
8. Iyer A, Jetten J, Tsivrikos D, Postmes T, Haslam SA. The more (and the more compatible) the merrier: multiple group memberships and identity compatibility as predictors of adjustment after life transitions. Br J Soc Psychol. 2009;48(Pt 4):707–33.
9. Jetten J, Bentley SV, Crimston CR, Selvanathan H, Haslam C. How COVID-19 affects our social life. Brisbane, Aust; 2020.

10. Khan SS, Hopkins N, Reicher S, Tewari S, Srinivasan N, Stevenson C. Shared identity predicts enhanced health at a mass gathering. Group Process Intergroup Relat. 2015;18(4):504–22.
11. Muldoon OT, Haslam SA, Haslam C, Cruwys T, Kearns M, Jetten J. The social psychology of responses to trauma: pathways associated with different forms of social identity change. Eur Rev Soc Psychol. 2019;30:311–48.
12. Padilla LL. Transitioning with an ostomy: The experience of patients with cancer following hospital discharge. 2013.
13. Praharso NF, Tear MJ, Cruwys T. Stressful life transitions and wellbeing: A comparison of the stress buffering hypothesis and the social identity model of identity change. Psychiatry Res. 2017;247:265–75.
14. Rutchick AM, Slepian ML, Mo R. Pleskus LN, Hershfield HE. Future self-continuity is associated with improved health and increases exercise behavior. Journal of Experimental Psychology: Applied. 2018;24(1):72–80.
15. Sani F, Herrera M, Wakefield JRH, Boroch O, Gulyas C. Comparing social contact and group identification as predictors of mental health: Social contact and group identification as predictors of mental health. Br J Soc Psychol. 2012;51(4):781–90.
16. Steffens NK, Larue CJ, Haslam C, Walter ZC, Cruwys T, Munt KA, et al. Social identification-building interventions to improve health: a systematic review and meta- analysis. Health Psychology Review. 2021;15:85–112.
17. Tajfel H, Turner J. An integrative theory of intergroup conflict. In: Organizational Identity. Oxford University PressOxford; 2000. p. 56–65.
18. Thoits PA. Dimensions of life events that influence psychological distress: An evaluation and synthesis of the literature. In: Psychosocial Stress. Elsevier; 1983. p. 33–103.
19. Turner JC. Toward a cognitive definition of the group. In: Tajfel H, editor. Social Identity and Intergroup Relations. Cambridge, UK: Cambridge Univ. Press; 1982. p. 15–40.
20. Wanzer MB, Simon KG, Cliff NJ. Interpreting cancer survivors' perceptions of the survivor label through social identity and communication accommodation theories. Health Commun. 2022;37(13):1600–8.
21. Yang D, Yao Z, Seering J, Kraut R. The channel matters: Self-disclosure, reciprocity and social support in online cancer support groups. Proc SIGCHI Conf Hum Factor Comput Syst. 2019;2019.

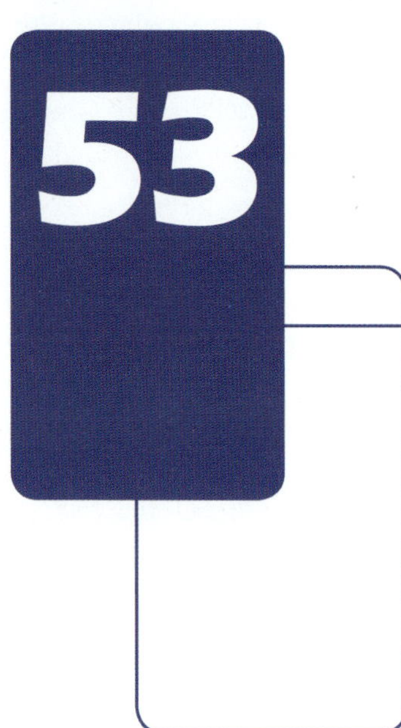

건강행동 증진

서은영

1. 도입

암 환자에게 있어 암을 치료하는 것 뿐만 아니라 건강을 회복하고 증진하는 것은 매우 중요하며, 건강 증진을 위해 건강행동을 실천하는 것은 꼭 필요하다. 본 장에서는 건강행동에 대해 정의하고, 건강행동을 시작하고 유지하게 하는 대표적인 행동변화 이론에 대해 설명한다. 이어 필수적인 건강행동으로 꼽히는 금연, 금주, 영양관리의 각론에 대해 기술한다.

건강행동이란 건강에 도움이 될 목적으로 개인이 의도적으로 수행하는 다양한 행동을 뜻한다. 건강행동은 개인적, 인지적, 정서적, 행동적 특성을 가지며, 건강의 유지, 회복, 증진과 관련된 습관과 행동을 포함한다. 암 환자들은 암을 진단받는 시점에 이미 암 관련 증상이 발현되거나 신체가 쇠약해 있는 경우가 많다. 아픈 몸으로 수술이나 항암제, 방사선 치료를 받게 되면 암 환자들의 신체적 정신적 건강 상태는 더 악화된다. 암 환자들이 장기적으로 암 치료에 순응하고, 암 치료로 인한 일상 생활의 변화에 적응하고, 건강을 회복하여 증진하게 하려면 건강행동을 교육하고 실천하게 하는 것이 필수적이다.

암 환자들의 대표적인 건강행동으로는 금연, 금주, 영양관리가 있으나, 그 외에도 개인마다 다르게 나타나는 암 치료관련 증상을 관리하고 후유증으로 부터 회복하며 일상생활을 유지할 수 있게 하는 모든 행동이 포함된다(그림 53-1 참조). 어떤 사람에게는 활발한 신체활동이 건강행동일 수 있지만, 또 다른 사람에게는 정적인 명상이 건강행동일 수 있다. 따라서 의료진들의 입장에서 암 환자들의 건강행동을 논할 때는 일반화된 건강증진 행위를 교육하고 관리감독하는 것을 넘어, 개인별로 맞는 건강행동을 찾아 일상에서 꾸준하게 실천할 수 있게 하는 전략까지 고민해야 한다.

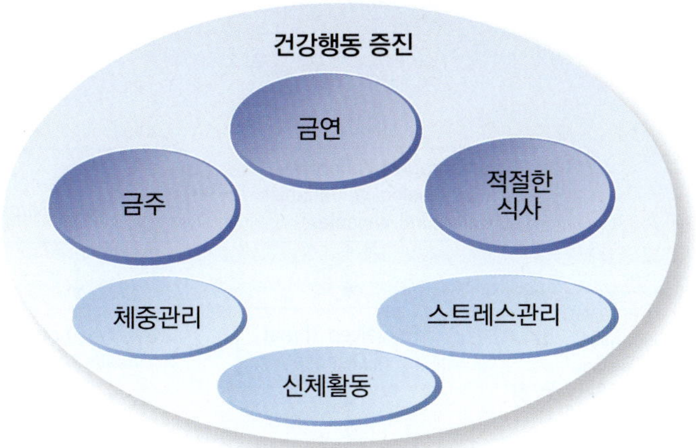

그림 53-1. 암 환자들의 건강행동

대표적인 금연, 금주, 영양관리에 대해서도, 암 환자마다 흡연, 음주, 식사와 관련한 기호와 습관이 다르므로 개인에게 필요한 건강행동을 적절하게 파악하여 더 나은 방향으로 습관을 수정하고, 새로운 습관을 지속적으로 실천하게 하는 것이 중요하다. 많은 연구에서 단편적이고 일시적인 건강행동 변화는 지속성이 떨어지지만, 강도는 약하더라도 조금씩 지속적으로 건강행동을 실천하게 하는 것이 더 큰 변화를 가져온다고 보고하였다.

2. 건강행동 증진 이론

한 사람의 일상 생활에서 바람직한 건강행동을 시작하게 하고 지속적으로 실천하게 하는 것은 어려운 일이다. 특히 건강행동에 대한 습관이 형성되어 있지 않거나 동기부여가 되어 있지 않은 사람일 수록 행동변화를 일으키는 것은 더 어렵다. 개인의 건강행동 변화에 영향을 미치는 변수들을 모아 개인의 건강행동을 설명하기 위한 건강행동변화 이론이 개발되어 다수의 연구에 쓰였기에, 대표적인 건강행동 변화 이론을 소개하고자 한다.

아래에 설명하는 건강행동 변화 이론들은 건강행동을 설명하기 위한 변수들을 제시하고 각 변수들이 대상자의 환경안에서 어떻게 영향을 주고 받는지 설명하고 있다. 다양한 사회문화적, 심리적, 환경적 요인을 고려하고 있고, 특히 대상자의 일상생활의 맥락에서 건강행동을 고려해야 한다고 언급하고 있다. 또한 이러한 건강행동 변화 이론들은 개인의 사회문화적, 심리적, 환경적 요인을 조절하면 건강행동을 예측하거나 변화시킬수 있다고 전제하고 있다.

1) 건강신념모델Health belief model

건강신념모델은 2차 세계대전 이후 미국에서 건강증진의 개념이 확대되면서 대두된 주요한 건강행위 이론이다. 건강신념모델은 1974년 Becker 등의 연구자들이 그 당시 미국 보건의료 관련 학계에 가장 많이 쓰이고 있는 이론을 고찰한 후, 개인의 건강행동을 설명하고 예측할 수 있도록 개발한 이론이다. 건강신념모델은 행동을 일으키는 긍정적 요인과 행동을 방해하는 부정적 요인의 힘겨루기의 결과로 건강행동이 나타난다고 하였다. 주된 변수로는 질병에 대한 취약성disease susceptibility, 질병의 심각성disease severity, 인지된 이익perceived benefits, 인지된 손해perceived barriers, 자기효능감self-efficacy, 건강 동기health motivation 등이 있다(그림 53-2 참조).

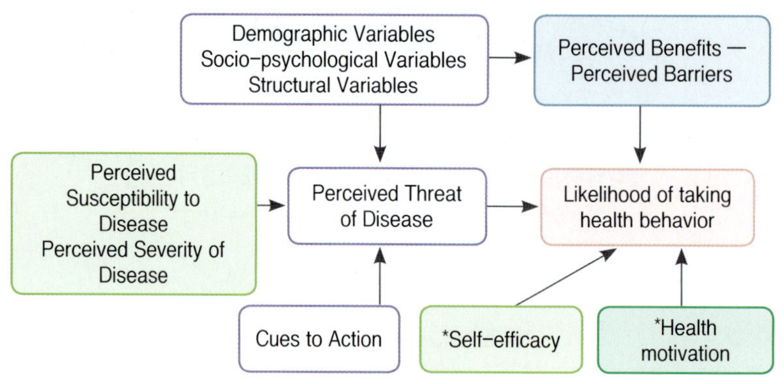

그림 53-2. 건강신념모델health belief model
* 컬러로 표기한 변수들이 주변수main variables

2) 사회인지이론Social cognitive theory

사회인지이론은 1977년 Bandura에 의해 개발된 이론으로 자기효능감self-efficacy과 결과예측도outcome expectancy가 주요 변수인 이론이다. 사회인지이론에 따르면, 특정한 건강행동의 수행 여부는 건강행동를 수행할 수 있을지에 대한 자기효능감 정도와 결과예측도가 긍정적이냐에 따라 결정된다고 하였다. 사회인지이론, 특히 자기효능감 변수는 한 개인의 행동을 예측하는 데 유효한 변수로 여러 연구에서 확인되었으며, 건강신념이론health belief model이나 계획된 행동이론theory of planned behavior에도 주요 변수로 추가되었다(그림 53-3 참조).

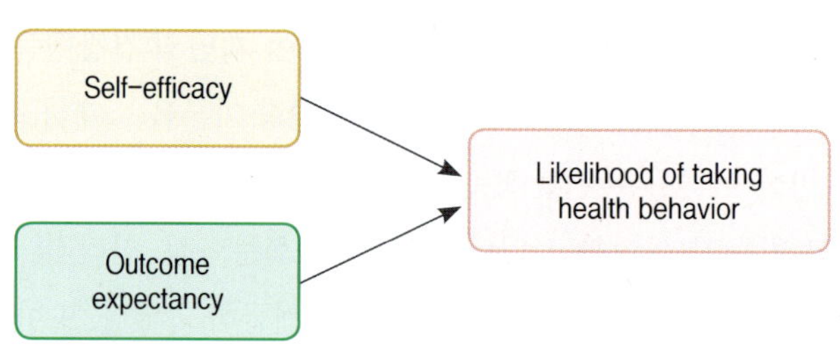

그림 53-3. 사회인지이론Social Cognitive Theory

3) 합리적행위이론Theory of reasoned action

합리적행위이론은 Fishbein과 Ajzen이 1975년에 개발한 건강행동 변화이론이다. 합리적행위이론은 개인의 행동 수행 여부는 행위를 수행하려는 의도intention의 여부에 따라 달라진다고 하였고, 의도가 행위를 예측할 수 있는 가장 강력한 변수라고 하였다. 그리고 일개 건강행동에 대한 의도는 그 행동에 대한 호감, 비호감 여부를 나타내는 태도

attitude와 그 행동과 관련된 주관적인 규범subjective norm에 의해 영향을 받는다고 하였다. 건강행동에 대한 태도attitude는 개인의 건강행동에 대한 신념behavioral beliefs과 결과평가outcome evaluation에 영향을 받고, 사회적 규범은 자신에게 중요한 영향을 미치는 사람들의 규범적 신념normative beliefs과 순응동기motivation to comply의 영향에 의해 결정된다고 하였다(그림 53-4 참조).

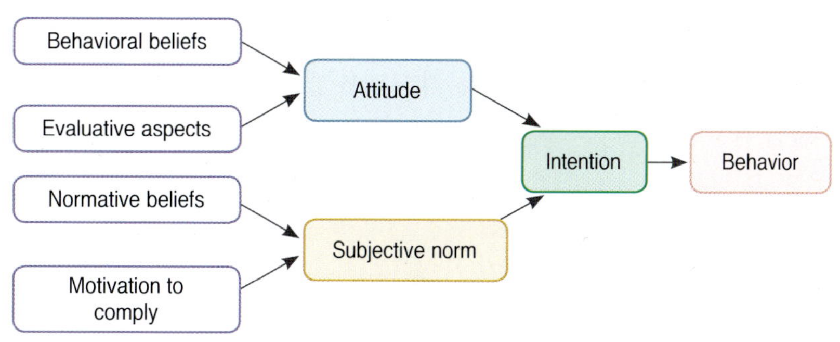

그림 53-4. 합리적행위이론theory of reasoned action

합리적행위이론은 건강신념모델이나 사회인지이론에는 없었던 개인을 둘러싸고 있는 인간관계의 규범에 대해 고려하고 있다. 개인의 행동 변화가 개인의 수준에서 모두 결정되지 않고, 주변에서 그 행동을 시작하는 것을 어떻게 생각하고 있는지, 그 생각을 대상자가 어떻게 인지하여 받아들이는지가 행동 여부에 영향을 미친다는 것이다.

4) 계획된 행동이론Theory of planned behavior

계획된 행동이론은 앞서 설명한 합리적행위이론을 개발했던 Ajzen이 1988년에 기존 이론에 인지된 통제 변수(자기효능감)를 추가하여 개발한 건강행동 이론이다. 합리적행위이론과 주된 변수들은 동일하나, 인지된 통제, 즉 해당 행동을 대상자 스스로가 수행할 수 있다고 생각하는 자기효능감의 유무에 따라 행동 수행여부가 달라진다고 하였다. 또한 인지된 통제는 자기 효능감에 대한 신념의 영향을 받는다고 하였다(그림 53-5 참조).

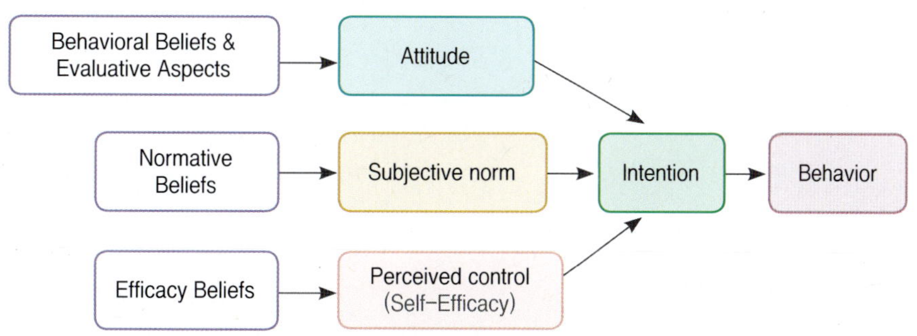

그림 53-5. 계획된 행동이론theory of planned behavior

계획된 행동이론은 이론 안에, 개인의 건강신념과 자기효능감, 그리고 주변 사람들의 규범과 의도까지 포함하고 있어, 당시 가장 정교하게 개인의 건강행위를 예측할 수 있는 이론이라 평가되었다.

5) 범이론적 모델Transtheoretical model

앞서 설명했던 여러 이론의 한계는 개인의 심리적인 변수로만 건강행동을 예측하고자 한 것인데, 이러한 한계를 극복하고자 1983년에 Prochaska와 DeClemete가 범이론적 모델을 개발하였다. 범이론적 이론은 개인의 심리적 변수로 이루어진 여러 이론들을 관통하는 또다른 행동 변인으로 '행동 변화에 대한 준비정도readiness to action'에 주목하였다.

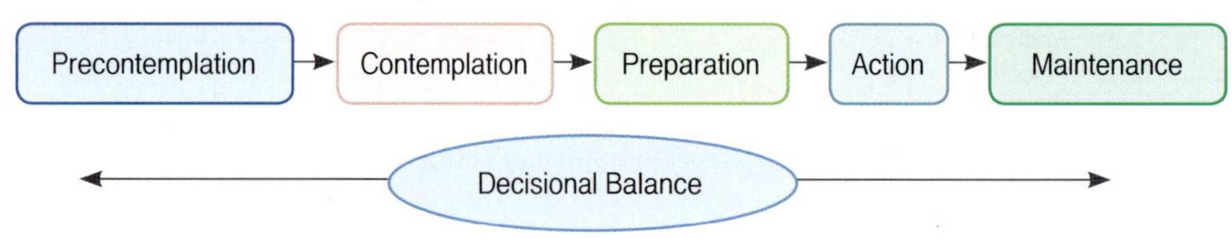

그림 53-6. 범이론적 모델transtheoretical model

대상자의 건강행동 변화에 대한 준비정도에 따라 다섯 개의 다른 집단으로 구분하였는데, 행동변화에 대한 준비정도가 전혀 되어 있지 않는 상태precontemplation부터 동기부여는 되어있지만 행동으로는 옮기지 않은 상태contemplation, 행동 변화에 필요한 조건을 만드는 준비단계preparation, 행동하는 단계action, 그리고 건강행동 수행을 유지하는 단계maintenance 등이다. 이 모델의 장점은 대상자의 심리적 상태와는 관계없이, 포괄적인 준비 정도로 대상자를 평가하여 필요한 중재를 적용할 수 있다는 것이다.

상기 설명한 다섯 개의 건강행동 증진 이론은 건강증진에 대한 개념을 세워가던 20세기 중후반에 개발된 이론들이며, 이후로 수없이 많은 이론들이 개발되어 간호, 보건, 의학, 사회과학 분야에 활용되어 왔다. 대상자의 다양한 특성을 고려하고 대상자가 살아가고 있는 환경의 맥락적 여건도 고려하여 적합한 건강행동 증진 이론을 적용함으로써, 대상자의 건강행동을 바람직한 방향으로 변화시키도록 해야한다.

3. 금연

1) 흡연 현황

흡연은 유일무이하고 가장 확실한 발암 원인이다. 오랜 기간 인류에게 막대한 폐해를 끼쳐온 흡연은 담배 연기에 함유된 유해물질들로 인해 다양한 질병을 유발하며, 이로 인한 건강 문제로 인한 폐해가 크다. 세계 보건 기구WHO에 따르면, 흡연은 폐암, 구강암, 식도암, 방광암, 위암 등 다양한 종류의 암을 유발할 수 있다. 특히 폐암은 흡연으로 인한 사망의 주요 원인 중 하나로 꼽히며, 흡연자의 폐암 발생률은 비흡연자에 비해 현격히 높은 것으로 알려져 있다.

뿐만 아니라, 흡연은 만성 폐쇄성 폐질환COPD과 관련된 주요 위험 요소 중 하나이다. 만성 폐쇄성 폐질환은 만성 기침, 가래, 호흡 곤란 등을 유발하며, 흡연자의 경우 호흡기계 질환에 걸릴 확률이 더 높다. 이는 흡연이 폐 기능을 저하시키고 염증을 유발함으로써 발생하는 것으로 알려져 있다. 또한, 흡연은 심혈관 질환과 관련된 위험도 높이는 요인 중 하나이다. 흡연은 혈관을 수축시키고 혈압을 상승시켜 심장 질환의 발병 위험을 증가시킨다. 이는 심장마비, 협심증, 심근경색 등과 연관되어 있으며, 특히 흡연이 지속되는 경우 심혈관 질환의 위험이 더욱 높아진다. 마지막으로, 흡연은 간접적으로 흡연하는 사람들에게도 해를 끼친다. 흡연자 주변의 비흡연자들도 흡연으로 인한 유해물질을 함께 흡입하게 되어 건강에 악영향을 미칠 수 있다.

현재 국립암센터와 질병관리본부의 흡연자 관련 통계에 따르면, 우리나라 성인 남성 중 흡연자 비율은 약 28.9%로 매해 줄어들고 있는 추세이며, 여성의 경우 약 7%로 낮은 수준이다. 그러나 청소년들의 흡연율은 높아지고 있어, 가장 우려되는 그룹 중 하나로 부각되고 있다. 이러한 흡연 현황은 건강을 위협하는 요인으로 여겨지며, 흡연 예방 및 금연 정책의 필요성을 더욱 부각시키고 있다.

2) 금연과 암 예방

우리나라 정부와 관련 기관은 이러한 흡연 현황을 개선하기 위해 다양한 교육, 캠페인 및 금연 지원 프로그램을 시행하고 있다. 그러나 여전히 흡연율의 감소와 흡연 예방에 대한 노력이 더욱 필요한 상황이다. 금연은 암 예방에 매우 중요한 요소로 작용한다. 다양한 연구와 통계를 통해 금연이 암 발생률을 감소시키는 것이 보고되었다. 예를 들어, 미국 국립암연구소National Cancer Institute에 따르면, 흡연을 중단함으로써 폐암 발생률이 10년 이상이 지난 후에도 감소하는 경향을 보이며, 30년이 지나면 비흡연자와 거의 비슷한 수준까지 낮아질 수 있다고 하였다.

뿐만 아니라, 금연은 다른 종류의 암 발생률도 줄일 수 있다. 흡연과 관련된 암 종류인 구강암, 식도암, 방광암 등도 흡연을 중단함으로써 예방할 수 있다. 특히 흡연을 그만둔 후 몇 년이 지나면 이러한 암 발생률이 점차 감소하는 것으로 나타났다. 실제로, 다양한 연구 결과를 종합해 볼 때, 금연은 암 예방에 매우 효과적인 방법 중 하나로 인정받고 있다. 그러나 암 발생률의 감소는 개인의 흡연 경력, 금연 기간 등에 따라 다를 수 있으며, 각각의 상황에 따라 결과는 달라질 수 있다.

3) 적용

흡연하는 사람에게 금연하도록 행동변화를 일으키도록 다양한 중재가 개발되어 연구되어 왔다. 가장 많이 연구된 금연 중재는 교육과 상담이다. 흡연의 폐해를 다양한 방식으로 교육, 각성하게 하여 금연하는 동기를 유발시키는 것이다. 과거에는 집단 혹은 개인의 단편적인 교육에 머물렀다면 최근 연구에서는 동영상, 숏폼, 만화, 가상현실 등의 최신 기술을 활용한 금연교육을 제공하고 그 효과를 검증하고자 한 연구들이 주를 이루고 있다. 금연 교육은 대부분 효과가 연구로 입증되기는 하나, 그 효과의 지속가능성을 담보하지는 않으며, 특히 금연 행위의 실천으로 이어지거나 지속적으로 금연하게 하는 효과는 입증하기 어렵다.

따라서 금연을 위한 다양한 중재 개발과 적용 연구가 이루어져야 할 것이고, 암 환자들에게 동기를 부여하고 행동 변화를 일으켜, 지속적으로 금연할 수 있게 하는 보다 세밀한 중재연구의 개발이 필요하다.

4. 금주

1) 알코올 섭취 현황과 금주의 중요성

WHO 국제암연구소에서는 알코올을 1급 발암물질로 규정하고 암을 예방하기 위해 금주해야할 것을 강조하고 있다. 알코올은 암 발생뿐만 아니라 간질환, 당뇨, 결핵, 치매 등 200여 가지의 질병 발생과 연관이 있다고 알려져 있다. 국립암센터는 국민암예방 수칙에서 '하루 한두 잔 소량 음주도 피하기'로 소량의 음주는 허용하던 과거 기준에서 더 강화된 기준을 내놓았다. 그러나 우리나라 성인의 고위험음주율, 즉 최근 1년 내 음주한 성인 남녀 중 한 번의 술자리에서 남성의 경우 7잔 이상(맥주 5캔 정도), 여성은 5잔(맥주 3캔 정도) 이상의 술을 주 2회 이상 마시는 사람의 분율로 정의되는 고위험음주율은 최근 5년간 그 수치가 거의 변화없이 유지되고 있어 그 심각성을 나타내고 있다.

2) 금주와 암 예방

음주는 여러 가지 암을 일으키는 위험 요인이다. 이에 따라 금주는 암 예방에 있어 중요한 전략이 될 수 있다. 알코올이 구강암, 인두암, 후두암, 식도암, 간암, 대장암, 직장암, 유방암 등 다양한 암의 위험을 증가시키는 것은 잘 알려진 사실이다. 구체적으로, 알코올 섭취는 식도암 발병 위험을 1.3배에서 최대 5배까지 증가시키며, 이는 알코올이 세포의 DNA에 손상을 주어 세포의 정상적인 복구 메커니즘을 방해하기 때문이다.

특히, 알코올은 호르몬 수치에 영향을 미쳐 여성에서 유방암 위험을 증가시킨다. 하루에 알코올을 한 잔만 섭취해도 유방암 발병 위험이 약 7% 증가한다는 연구 결과가 있다. 이러한 맥락에서 금주는 암 발병 위험을 감소시키는 효과가 있다. 예를 들어, 금주는 식도암 위험을 현저히 감소시키며, 금주 후 5년 이상이 지나면 식도암 발병 위험이 비음주자와 유사한 수준으로 낮아진다. 유방암의 경우도 금주를 통해 위험도가 감소한다. 장기간 금주하는 여성은 알코올을 섭취하는 여성에 비해 유방암 발병 위험이 감소하는 경향이 있다. 이러한 연구 결과와 데이터는 금주가 암 예방에 있어 중요한 역할을 한다는 것을 분명히 한다. 따라서, 암 발병 위험을 줄이고 건강한 생활을 유지하기 위해 알코올 섭취를 자제하고 금주를 실천하는 것이 권장된다.

3) 적용

알코올 섭취량을 줄이고 가능하다면 금주하게 하는 다양한 조사연구와 실험연구가 이루어지고 있다. 최근에는 고위험 음주자들의 특징 설명하기 위한 빅데이터 분석 연구도 이루어 졌다. 음주를 좋아하는 유전적 요인도 작용하지만 사회적 환경 요인도 영향을 미칠 뿐 아니라, 우울, 불안과도 같은 정서적인 장애도 유의한 변수로 알려졌다.

금주를 목표로 다양한 중재 연구가 이루어졌는데, 과거에는 주로 음주하는 대상자들에게 교육과 상담을 통한 설득이 주를 이루었다면, 최근에는 더 근원적인 정서적, 인지적 원인을 중재하고자 하는 다양한 중재가 적용되고 있다. 최근 연구에서는 고위험 음주자들을 대상으로 로고테라피 기반 절주 프로그램을 개발하여 제공하여, 대상자들이 스스로의 행동을 들여다 볼 수 있는 기회를 제공함으로써 보다 근본적인 효과를 보고한 바 있다.

5. 식이와 영양

1) 암 환자를 위한 식이와 영양 중요성

암 환자들에게 영양과 식이는 암 치료 과정과 치료 후 섭생 과정에서도 매우 중요한 역할을 한다. 적절한 영양 섭취는 암 치료의 효과를 높이고, 치료 부작용을 줄이며, 환자의 전반적인 생활 질을 향상시킬 수 있다. 암 환자들 사이에서 영양 불량은 흔한 현상이며, 이는 치료 과정에서의 합병증 위험을 증가시키고 생존율을 감소시킨다. 연구에 따르면, 적절한 영양 상태를 유지하는 암 환자들은 그렇지 않은 환자들보다 치료 결과가 더 좋은 경향이 있다.

2) 암 환자의 식이와 영양 섭취 기전

암 치료를 받는 환자들은 종종 증가된 에너지와 단백질 요구량을 가지며, 이는 조직의 회복과 면역 체계의 강화에 필수적이다. 단백질 부족은 치유 과정을 늦추고 감염의 위험을 증가시킨다. 암 치료, 특히 항암화학요법은 구토, 설사, 식욕 부진 등 다양한 영양 관련 부작용을 일으킬 수 있다. 이러한 부작용을 관리하기 위한 영양 전략의 적용은 치료를 지속할 수 있는 환자의 능력에 영향을 미친다. 영양 상담과 개별화된 식이 계획이 중요한 역할을 한다.

일부 영양소는 암 치료 과정에서 특별한 역할을 할 수 있다. 예를 들어, 오메가-3 지방산은 염증을 줄이고 면역 기능을 개선할 수 있으며, 비타민 D와 셀레늄은 암 환자들 사이에서 긍정적인 효과를 보인 연구 결과가 있다. 암 환자들의 생활 질은 식사 계획을 통해 크게 향상될 수 있다. 균형 잡힌 식단과 규칙적인 식사 습관은 체중 관리, 에너지 수준의 유지, 그리고 전반적인 복지 증진에 도움을 준다.

3) 적용

암 환자들을 위한 영양과 식이는 단순히 생존율을 높이는 것 이상의 중요성을 가진다. 이는 치료의 성공 가능성을 높이고, 부작용을 관리하며, 환자의 생활 질을 향상시키는 데 기여한다. 따라서, 암 환자들의 치료 계획에는 영양 상태 평가와 개별화된 영양 지원 전략이 포함되어야 한다. 암 환자의 영양과 식이에 관한 연구는 다수가 이루어졌고, 이는 한결같이 지속적이고 적절한 영양 섭취, 즉 식이 섭취가 암의 투병에 긍정적인 영향을 미친다는 것이다.

최근의 연구들은 암 환자가 선호하는 음식과 조리방법을 활용하여 맞춤형 식단을 제공하여 영양 지표가 대조군에 비해 유의하게 개선된 것을 보고하였다. 또한 섭취하는 음식의 영양 성분과 조리 방법에 대한 다양한 전략들이 제시되고 있다. 앞서 설명한 금연과 금주를 위한 암 환자 연구와 동일하게 영양과 식이 영역 또한 대상자 맞춤형 중재를 개발하고, 이를 적용하여 중재를 대상자의 상태와 상황적 맥락안에서 최적화해야 한다. 그 후에는 효과적인 중재가 지속가능하도록 구조화하고, 이를 지속할 수 있도록 필요한 자원과 인력을 지원하는 것이 미래 암 환자들을 위한 건강행동 증진 분야 연구의 방향이라 할 것이다.

참고문헌

1. Cotogni P, Pedrazzoli P, De Waele E, Aprile G, Farina G, Stragliotto S, et al. Nutritional therapy in cancer patients receiving chemo-radiotherapy: Should we need stronger recommendations to act for improving outcomes? J Cancer. 2019;10(18):4318–25.
2. Edelman CL. Kudzma EC. Health Promotion Throughout the Life. 10th ed. Elsevier; 2021.
3. Rejeski WJ, Fanning J. Models and theories of health behavior and clinical interventions in aging: a contemporary, integrative approach. Clinical Interventions in Aging. 2019;14:1007-19.

PART 12

정신사회적 중재

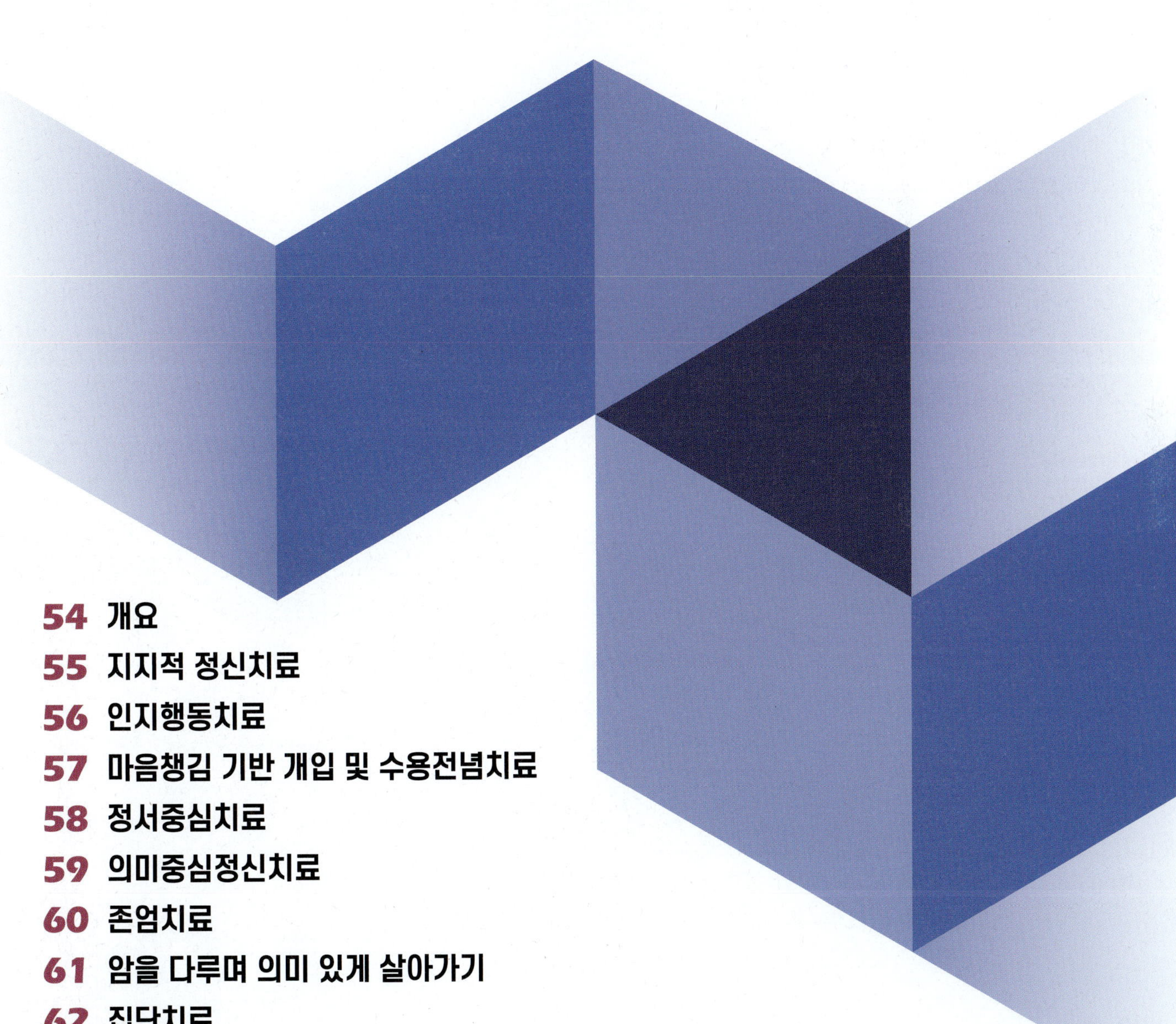

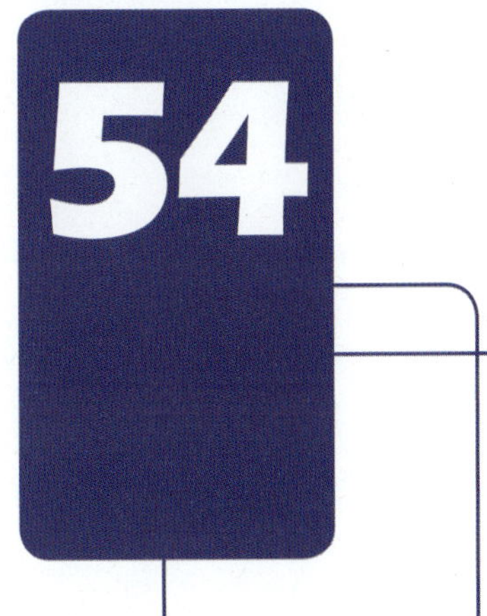

54 개요

심은정, 우정민

암 환자에게 정신건강돌봄은 중요하다. 정신 건강 없이는 암 치료에서도 건강을 유지하기 어렵기 때문이다. 신체 건강과 정신 건강은 상호작용하며 한 개인의 전체적 건강과 삶의 질을 결정한다. 오랫동안 암 치료에서는 신체적 측면만이 강조되어왔다. 하지만, 암 건강에 대한 이해가 깊어지고 정신 건강의 중요성이 부각되었고, 이에 따라 정신건강돌봄중재들이 개발되고 그 근거가 확립되었다. 현재는 이러한 중재들이 암 치료에 통합되는 방향으로 발전하고 있다. 더 나아가, 암 진단과 치료가 환자뿐만 아니라 그 가족에게도 미치는 영향을 이해하면서 정신건강돌봄 중재는 환자와 가족 모두를 대상으로 확대되고 있다. 55장에서는 암 환자의 자아기능을 강화하여 암과 그로 인한 디스트레스를 적응적으로 대처하도록 돕는 지지적 정신 치료와 주요 기법에 대해 소개한다. 파트 12에서는 이러한 중재들을 소개한다. 56장에서는 암 환자의 불안과 우울을 포함한 다양한 신체 및 심리 증상에 대한 근거 기반 중재법인 인지행동치료의 암 환자 대상 적용에 대해 개관한다. 57장에서는 인지행동치료의 제3의 동향으로 여겨지는 마음챙김 기반 개입과 수용 전념 치료의 암 환자 대상 적용과 효능에 대해 소개한다. 58장에서는 정서 변화를 통해 치료적 변화를 촉진하는 정서중심치료의 과정과 정서중심치료의 치료 과정과 암 환자의 디스트레스에 대한 적용 가능성을 소개한다. 진행성 암 및 말기 암 환자의 돌봄에서는 신체적, 심리적 증상 외에도 영적 및 실존적 디스트레스와 요구를 다루는 것이 더욱 중요해진다. 의미중심정신치료(59장), 존엄치료(60장) 그리고 '암을 다루며 의미 있게 살아가기(61장)' 중재는 이러한 진행성 및 말기 암 환자의 돌봄 요구를 반영한 정신사회 중재법이다. 62장에선 집단원 간 상호작용과 역동을 통해 치료적 효과를 도모하는 집단치료의 암 환자에의 적용 사례와 집단 치료의 실제 운영에 대해 개관한다. 63장에서는 제2의 환자로도 여겨지는 암 환자의 가족을 대상으로, 암이 가족에게 미치는 영향과 가족 및 커플을 위한 주요 치료 접근 및 기법에 대해 다룬다. 마지막으로 64장에서는 전문가가 주도하는 집단치료와 달리, 동료 환자들과의 상호작용을 통해 정보를 공유하고 경험을 나누며 상호 지지하는 환자 자조모임의 특성과 기능, 그리고 암 환자를 대상으로 한 자조모임의 효과적인 운영을 위한 지침을 소개한다.

참고문헌

1. Clarke DM. No cancer health without mental health. *Med J Aust*. 2010;193(S5):S43.

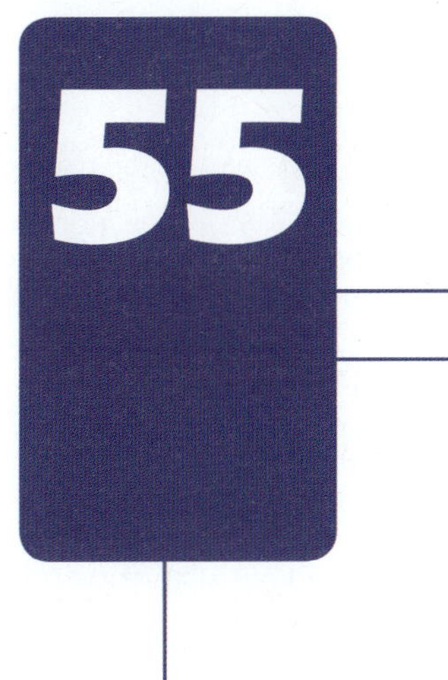

지지적 정신치료

신준성

1. 개요

미국의 의사인 Francis Peabody는 '환자를 돌보는 비결the secret of the care은 환자를 돌보는 데caring에 있다'는 표현을 통해 돌봄caring의 의미를 강조하였다. 암 환자들은 암 치료 과정에서 암 자체의 증상, 통증, 치료의 부작용 등 신체적 고통뿐만 아니라, 우울, 불안, 사회적 위축 등 정신사회적 고통을 포함한 다양한 방면의 어려움을 경험하게 된다. 첨단 정밀의료의 발전에 힘입어 암 치료 성적은 꾸준히 향상되고 있지만 정신사회적 돌봄에 대한 요구는 오히려 더 커지고 있다.

지지적 정신치료supportive psychotherapy는 정신종양학자가 암 환자와 가족을 돌보는 정신사회적 돌봄의 가장 중요한 도구이자 모든 암 돌봄의 기초가 되는 치료 방법이다. 지지적 정신치료는 사람 사이의 상호작용에 기반한 치료로써, 환자가 경험하는 치료 여정 속에서 환자의 대응 전략coping strategy을 강화하고, 자기 통제력self-mastery을 향상시킬 수 있는 근본적인 방법이다. 정신종양학 전문가는 지지적 정신치료를 통해 암 치료의 정신사회적 측면을 다룰 수 있다. 또한 환자에게 직접적인 해답을 제시하기보다는 환자의 적응적 방어를 강화하는 것에 목표를 두고 치료 과정에 동행하게 된다.

오늘날 암 환자들의 다양한 정신사회적 수요에 초점을 맞춘 정신치료 기법들이 개발되고 있지만, 지지적 정신치료는 이러한 치료들의 근간을 이루는 치료이자 진료 현장에서 가장 폭넓게 적용할 수 있는 치료로서 그 중요성이 여전히 강조되고 있다. 이번 장에서는 지지적 정신치료의 정의와 암 환자의 지지적 정신치료의 목표와 역할을 설명하고, 각 치료 단계에서 사용할 수 있는 지지적 정신치료 전략에 대해 소개하고자 한다.

2. 암 환자의 지지적 정신치료

1) 지지적 정신치료의 정의

지지적 정신치료란, 환자가 겪고 있는 디스트레스를 스스로 다룰 수 있도록 돕고, 환자의 자아 기능을 강화하여 질병에 대한 적응적 대응 전략을 촉진하기 위한 정신치료적 기법을 뜻한다. 과거 지지적 정신치료는 정신분석적 정신치료psychoanalytic psychotherapy, expressive psychotherapy(표현적 정신치료)와 달리, 무의식적 갈등을 억제하고, 환자가 갖고 있는 방어 기제defense mechanism를 강화하는 것에 초점을 맞추고 있어 적용 대상이 제한적이거나 낮은 수준의 치료로 인식되었다. 그러나 이후 다수의 연구를 통해 표현적 요소를 강조하는 정신분석적 정신치료에 비해 지지적 정신치료가 열등하지 않음이 입증되었으며, 모든 형태의 정신치료들이 표현적인 요소와 지지적인 요소를 모두 갖고 있다는 것이 알려지면서 표현-지지 연속선expressive-supportive continuum이라는 개념이 등장하게 되었다. 지지적 정신치료를 시행하는 중에도 이러한 표현-지지 연속선의 개념을 적용할 수 있다. 예를 들어 환자가 급성 증상이나 암 재발 등으로 인해 애도반응을 보이는 경우에는 조심스러운 탐색 또는 경청이 효과적이며, 증상이 호전되어 개인적인 문제나 가족 간의 갈등 등으로 주제가 이동한다면 정신역동적 접근이 도움이 될 수 있다. 오늘날 지지적 정신치료는 표현-지지 연속선상에서 양대 축을 이루는 치료 개념이자, 효과적이고 광범위하게 적용할 수 있는 정신치료적 접근법으로 사용되고 있다.

2) 지지적 정신치료의 목표와 기법

지지적 정신치료의 목표는 환자가 갖고 있는 증상을 경감시키기 위해 환자를 돕고, 정신 증상의 재발을 방지하는 것이다. 정신분석적 정신치료가 과거의 사건이나 무의식적 갈등을 주제로 작업을 하는 것과는 달리, 지지적 정신치료는 대인 관계 문제, 일상 생활과 같은 현재의 의식적인 문제를 다루는 것을 목표로 삼는다.

지지적 정신치료는 자아 기능, 적응적 기술을 향상시키는 개인 치료로, 자아심리학, 발달이론, 대상관계이론 등 다양한 심리학적 이론의 요소들에 바탕을 두고 있지만, 기본적으로는 공감empathy, 강화reinforcement, 격려encouragement와 같은 기법을 주로 사용한다. 일반적으로 지지적 정신치료에서 사용하는 기법들은 다음과 같다.

표 55-1. 지지적 정신치료에서 사용되는 기법

기법	예시
치료적 동맹 형성	공감, 관심 표현 등
자존감 향상	칭찬, 격려 등
증상 경감 및 방지	명료화, 일반화, 합리화 등
방어 강화	격려, 안심시키기 등
대처 기술 향상	조언, 교육 등
인지행동적 기법	자동적 사고 찾아내기, 이완 요법 등

지지적 정신치료에서는 인지행동치료에서 유래된 기법도 적용이 가능하며, 불안, 우울 등에 대처하는 전략을 제공하는 교육적 요소 역시 포함할 수 있다. 지지적 정신치료에서 치료자는 환자를 압도하는 정서적 어려움을 파악하고, 이를 명료화하여 처리할 수 있도록 돕는다. 또한 치료 과정에서 환자의 요구를 파악하여 환자에게 필요한 정보를 제공하고 조언과 교육을 통해 환자가 다른 의료진들과 효율적으로 의사소통할 수 있도록 도울 수 있다.

지지적 정신치료는 과거에는 현실검증력 저하, 대인관계 영역의 심각한 손상, 충동조절의 문제, 미성숙한 방어기제 등으로 인하여 정신분석적 정신치료를 적용하기 어려운 환자들을 위한 치료 방법으로 여겨졌으나, 최근에는 기능수준이 높은 환자들에게도 지지적 정신치료가 효과적임이 밝혀짐에 따라 다양한 환자군에서 사용되고 있다. 암 환자를 포함하여 의학적 상태로 인한 정신심리적 어려움을 호소하는 환자들에게도 지지적 정신치료를 적용하여 우울, 불안을 경감시키고 삶의 질을 향상시킬 수 있음이 입증된 바 있다.

3) 암 돌봄에서 지지적 정신치료의 역할

다양한 치료 이론과 기법을 포함하고 있는 지지적 정신치료의 특성상, 엄격한 프로토콜에 따라 일관된 치료 기법을 적용해야 하는 무작위 배정 임상시험과 같은 방식을 통한 효과성 분석에 어려움이 있었다. 그러나 2000년대 이후 다수의 연구진들의 리뷰를 통해 정신치료적 중재기법들이 암 환자들의 정신사회적 돌봄에 효과적인 치료임이 통계적으로 입증되었다. 이를 바탕으로 미국 Institute of Medicine은 「Cancer care for the whole patient: Meeting Psychosocial health needs(2008)」에서 지지적 정신치료를 암 환자의 우울, 불안, 삶의 질 개선에 효과적인 정신치료 기법으로 소개하였다. 무작위 배정 임상시험을 통해 지지적 정신치료의 치료적 효과가 입증됨에 따라 오늘날 지지적 정신치료는 암 돌봄에서 효과적인 정신사회적 중재기법으로 인정되고 있다.

지지적 정신치료의 목표가 증상의 경감과 적응적 전략의 향상이라는 점에서 암 돌봄의 목표와 그 맥락을 같이하는 만큼, 암 환자들이 겪는 우울, 불안, 디스트레스에 효과적으로 적용할 수 있다. 특히 지지적 정신치료는 치료자의 존중, 수용, 칭찬 등을 통해 환자의 자기 존중감self-esteem과 자신감을 강화함으로써 환자의 적응 방식을 향상시킬 수 있으며, 우울이나 불안과 같은 부정적 정서에 대한 조절 능력을 향상시켜 삶에 대한 의지를 북돋을 수 있다. 또한 암이 진행됨에 따라 존엄성dignity이나 역할 상실의 위기 속에서도 환자가 자기 정체감을 유지할 수 있도록 수용acceptance과 성취감을 향상시킬 수 있다. 뿐만 아니라 치료자는 환자와 치료자 자신이 느끼는 감정을 통해 환자의 애착 유형을 파악하고, 암 치료를 받는 여정 가운데에 안전한 기지secure base를 제공해주는 애착 대상으로 기능할 수 있다.

특히 암 치료과정에서 암이 진행되었거나 치료적 목적의 항암치료가 불가능하다는 것을 알게 되었을 때와 같이 받아들이기 어려운 현실을 마주하고 감정적으로 압도되었을 때 지지적 정신치료가 효과적일 수 있다. 이러한 상황에서 환자들은 흔히 주어진 정보를 자신의 인지적 틀cognitive scheme 안에서 처리하기 어려워하고, 현실을 숙고하고 통찰하는 것에 버거움을 느낀다. 이러한 상황에 놓인 환자들에게 지지적 정신치료를 통해 디스트레스를 경감시키고, 극심한 고통으로 인한 충동적인 의사결정이나 행동을 막을 수 있다.

그러나 지지적 정신치료가 고통과 불확실성의 감소를 목표로 한다고 해서, 환자가 주어진 상황을 정확하게 파악하지 못하도록 막는 것은 아니다. 환자가 본인의 병기와 치료 경과에 대해 정확한 정보를 알지 못한다면 적절한 치료 계획을 결정하고, 남은 시간을 의미 있게 마무리할 수 있는 기회를 놓칠 수 있다. 지지적 정신치료는 나쁜 예후나 수

개월의 기대 여명과 같이 당면한 현실을 부정하는 것이 아니라, 현실에 바탕을 두고 희망을 지지해 나갈 수 있도록 돕는 역할을 한다. 치료자는 환자가 현실을 수용해 나가는 속도에 맞추어 애도의 감정을 다루고 보다 효과적인 방법으로 대처할 수 있도록 돕는 것에 초점을 맞춘다. 만일 환자가 중요한 치료적 결정을 앞두고 있다면 인지적 관점에서 각 치료의 결과를 예상해보고 합리적인 의사결정을 할 수 있도록 돕는 것 역시 지지적 정신치료의 역할이 될 수 있다.

3. 암 돌봄에서 지지적 정신치료의 적용

1) 암 돌봄에서 지지적 정신치료의 적용

(1) 치료적 관계

암 돌봄에서 지지적 정신치료를 적용함에 있어서 필수 요건은 치료적 동맹therapeutic alliance을 형성하는 것이다. 치료적 동맹은 신뢰와 안전감sense of safety을 바탕으로 환자와 치료자가 관계를 맺고, 치료의 과제와 목표를 공유하는 것에서 출발한다. 이를 위해서는 치료적 작업을 지속할 수 있는 환자의 능력과 치료자의 공감적 관심과 돌봄의 자세가 필요하다. 특히 환자가 부정적인 감정에 압도되어 심리적으로 취약한 상태라면 신뢰와 정서적 안전을 담보할 수 있는 치료적 동맹을 형성하는 것이 가장 우선시되어야 한다. 치료자가 환자와 논쟁을 하거나 비판하는 태도를 피하고 긍정적으로 존중하는 태도로 대하면 환자는 수용 받는 느낌을 갖게 되고, 치료적 동맹을 강화할 수 있다.

한편, 지지적 정신치료의 치료자는 중립neutrality과 절제abstinence를 강조하는 정신분석적 정신치료의 치료자에 비해 보다 능동적인 역할을 하며, 자기 공개self-disclosure를 할 수도 있다. 정신치료 상황에서 환자에게 이득이 된다고 판단하는 경우 치료적 맥락 안에서 개인적 경험의 공유에 해당하는 자기 공개나 조언과 같은 기법을 사용할 수 있다. 그러나 다른 형태의 정신치료와 마찬가지로 전문가적인 역할을 벗어난 사적인 조언이나 관계형성은 경계선 위반에 해당한다. 또한 항암 치료의 지속 여부와 같은 의사 결정 과정에서 치료자의 의견을 강하게 드러내는 것은 환자의 자율성을 침해할 수 있다. 치료자가 전문가적 입장을 견지하면서 환자의 이익을 우선으로 고려할 때 안전하고 지지적인 치료적 관계를 구축할 수 있다.

(2) 치료 세팅

암 환자에 대한 지지적 정신치료는 개인치료와 집단치료group therapy 형태 모두 효과적인 것으로 알려져 있으며, 대면 면담, 전화 면담 등 다양한 형태로 제공할 수 있다. 외래나 입원 상황 모두에서 적용 가능하며, 환자의 신체적 상태에 따라 재택 의료에서도 시도해 볼 수 있다. 최근 연구에 의하면 모바일 어플리케이션을 이용한 지지적 정신치료도 암 환자의 우울, 불안 증상 및 삶의 질 개선 효과가 있는 것으로 나타났다.

지지적 정신치료의 치료 시간 및 주기는 환자의 상황에 따라 유동적으로 적용할 수 있다. 40명의 암 환자들을 대상으로 시행한 해외 연구에 의하면 매주 30-45분, 4-12주간의 지지적 정신치료를 시행한 결과 정신 증상과 삶의 질이 개선되는 것으로 나타났다. 그러나 피로, 통증 등의 암 관련 증상이 동반된 경우 증상의 정도에 따라 치료 시간이나 빈도를 융통성 있게 조절하는 것이 필요하다.

또한 지지적 정신치료를 시행하는 치료자는 치료과정 중에 암의 재발과 증상 악화 등 예상치 못한 사건들이 갑자기 나타날 수 있고, 이에 맞추어 치료의 형태나 주제가 변화할 수 있음을 예상하고 있어야 한다. 암 환자들은 자신에게 주어진 시간이 얼마 남지 않았다고 생각하는 경우가 흔하고, 항암 치료 등으로 인하여 정신치료에 시간을 할애하는 것이 물리적으로 어려울 수 있다. 따라서 당면한 고통이나 갈등을 적시에 다룰 수 있도록 치료자가 유연성을 발휘하는 것이 중요하다.

2) 암 진행 단계별 지지적 정신치료

암 환자들은 동질적인 집단이 아니며, 같은 종류의 암을 진단 받은 환자에서도 질병 초기, 재발, 말기 등 시점에 따라 다른 종류의 정신사회적 문제를 경험할 수 있다. 따라서 지지적 정신치료에서는 환자가 질병의 경과에 따라 마주하고 있는 문제를 파악하여 유연하게 접근하는 것이 중요하며, 환자가 각 질병 단계에서 느끼는 감정과 요구needs를 표현하고, 자신의 심리사회적 자원을 활용하여 대처할 수 있도록 돕는 것이 필요하다. 또한 정신종양학자로서 환자가 앓고 있는 암의 경과에 대한 의학적 지식을 갖추어야 하며, 종양내과 의사, 간호사 등 타 의료진들과 의사소통하며 환자의 암 진행 단계에 따른 의학적 상태 변화에 대해서도 파악하고 있어야 한다.

(1) 조기 암

치료나 관해가 가능한 초기 단계의 암 환자들은 흔히 치료 및 치료에 도움이 되는 활동을 하기 위해 열성적으로 바쁜 일과를 보내는 경우가 많다. 진단 단계에서는 다양한 검사를 받게 되므로 정해진 검사 및 진료 일정에 맞추어 수시로 병원을 오가며 바쁜 일정을 보내게 된다. 대부분 3차 병원에서 진단과 진료를 받는 국내 암 환자들의 여건상, 지방에 거주하는 환자들은 치료에 집중하고자 병원 근처에 숙소를 구하여 진료를 받거나 친인척의 집에서 통원을 하는 등 일상의 변화도 함께 경험하는 경우도 드물지 않다.

이 과정에서 환자와 보호자는 치료를 위해 물리적, 정신적 에너지를 최대한 할애하여 치료를 마치는 것에 몰두하며 가능한 치료를 모두 소화하기 위해 노력하게 된다. 치료에 몰두하다 보면 본인이 느끼는 부정적 감정을 포함한 암 진단의 정서적 측면을 다룰 여유가 부족하고, 치료의 효과와 예후에 대해 과도한 기대를 하면서 일상으로의 회복만을 고대하는 경우도 있다. 검사 결과를 기다리거나 예상하지 못한 치료 부작용을 처음 경험하는 과정에서 높은 수준의 불확실성과 불안을 경험하는 경우가 적지 않음에도 바쁜 치료 일정을 소화하느라 정신종양학적 진료를 받지 못하는 경우가 많다.

그러나 치료가 종료된 이후에도 일상으로의 완벽한 복귀가 불가능하다는 것을 깨닫게 되면서 뒤늦게 실망과 좌절을 경험할 수 있다. 치료를 위해 직장을 그만 둔 경우 본인의 사회적 역할의 변화로 인해 자존감 저하와 우울감을 경험할 수 있다. 또한 치료 종료 이후에도 지속적인 추적검사를 반복해야 하는 현실에서 오는 불안을 호소하는 경우도 흔하다. 치료가 끝나면서 그동안 겪었던 치료 부작용에서 해방된다는 안도감과 함께, 집중적인 의학적 처치가 끝나는 것에 대한 불안을 동시에 느낄 수 있으므로 치료 종료에 대한 양가감정을 고려해야 한다.

이처럼 조기 암을 진단받고 치료 과정을 마친 경우, 일상으로 복귀하는 과정에서 진단 초기에 비해 오히려 더 큰 심리적 변화를 경험할 수 있으며 이로 인해 정신종양학적 도움을 요청하게 되는 경우가 많다. 치료가 종료되면 치료에 전념하느라 억압되었던 정서적 반응들이 뒤늦게 우울, 불안 등 심리 변화로 나타날 수도 있다. 치료가 끝난 후 달라진 신체상을 마주하면서 치료 종료만을 기다리며 견뎌냈던 고통스러운 치료 과정들이 떠올라 우울해지거나, 실망감을 경험하기도 한다. 또한 이 시기의 환자들은 암 진단 이전과는 확연히 달라진 일상 자체를 트라우마로 경험할 수 있으므로, 특별한 스트레스 요인이 없더라도 삶의 전반에서 외상성 변화가 나타날 수 있음을 유념해야 한다.

따라서 이 시기의 지지적 정신치료는 변화된 자신의 신체상을 받아들이고, 자신의 정체성과 자기 인식self-awareness을 강화시키는 것에 목표를 두고, 암 진단 전과 후의 삶에 대한 연속성을 회복할 수 있도록 환자의 심리적 자원을 활용하는 것에 초점을 맞추어야 한다.

(2) 재발 및 진행성 암

암 진단이 예상하지 못했던 트라우마 사건을 마주하는 것이라면, 재발 진단은 예상해왔던 공포가 현실이 되는 트라우마 사건이라는 점에서 차이가 있다. 암 재발 두려움fear of cancer recurrence을 안고 살아가던 환자들이 재발 사실을 알게 되면 첫 진단 때 경험했던 우울, 불안, 절망, 죽음에 대한 공포와 같은 정서 반응과 함께 실존적 고통이 다시 재활성화 될 수 있다. 이와 함께 이전 치료 당시 경험했던 다양한 부작용들을 떠올리면서 실패감과 절망을 경험할 수 있다. 뿐만 아니라 어렵게 되찾은 일상과 사회적 역할을 포기하고 환자 역할로 돌아가야 한다는 현실을 마주하면서, 절망감과 무력감을 느끼고 때로는 치료를 포기하고 싶다는 생각을 하기도 한다. 무엇보다, 더 이상 치료가 불가능하다는 사실을 알게 되었을 때, 결국 환자는 희망의 상실과 죽음에 대한 공포를 직면하게 된다.

따라서 이 시기의 지지적 정신치료에서는 상실loss을 흔히 다루게 된다. 암의 진행과 치료 과정에서 발생하는 신체 일부나 기능의 상실에 대해 환자가 애도반응을 보일 때, 위로보다는 경청을 통해 지지적 정신치료를 시작하는 것이 필요하다. 건강의 상실뿐만 아니라 일상의 상실에서 오는 존엄성과 사회적 관계의 상실, 가족과 사랑하는 이들의 상실과 희망의 상실 모두 치료의 주제가 될 수 있다. 이 시기에 경험하는 상실에 대한 강렬한 공포는 과거에 경험했던 트라우마와 상실 경험을 재활성화 할 수 있으며, 환자가 현실을 인지하고 느끼는 방식과 감정을 왜곡할 수 있다. 이 경우 과거 사건에 대한 탐색이 도움이 될 수 있으나 환자의 정서적 안정 수준을 고려하여 조심스럽게 진행해야 한다.

궁극적으로는 죽음에 대한 주제를 다루고, 환자가 생각하는 좋은 죽음에 대해 논의하는 것이 이 시기의 지지적 정신치료의 과제가 된다. 치료자는 환자와 가족이 생각하는 좋은 죽음과 죽음에 대한 선호를 파악하고, 이 과정에서 환자가 가까운 이들과 죽음에 대한 의견을 나눌 수 있도록 도울 수 있다. 가까운 이들과 함께 죽음을 다루고 준비하면서, 환자는 자신이 잊혀지지 않을 것이라는 희망을 갖고 존엄성을 지킬 수 있게 된다.

(3) 암 경험자

2021년 국가암등록통계에 따르면 국내 암 경험자는 243만 명으로, 암 생존율이 증가함에 따라 암 경험자 수 역시 꾸준히 증가하고 있다. 그러나 암 치료를 마치고 신체적인 증상들이 호전되었다고 하더라도 정신사회적 합병증은 지속되는 경우가 흔한 것으로 알려져 있다. 불안, 우울과 같은 기분 증상 이외에도 암 진단과 치료 과정에서 촉발된 미래에 대한 불확실성, 사회적 역할과 삶의 의미 변화, 신체 이미지의 변화와 같은 실존적 문제 역시 암 경험자들이 흔히 겪는 정신사회적 합병증에 해당한다.

암 경험자들이 흔히 호소하는 정신사회적 증상 중 하나는 불확실성이다. 재발, 생존기간 등 의학적 정보를 다루는 과정에서 발생하는 불확실성을 다루고 대처하는 것을 돕는 것은 암 경험자의 지지적 정신치료에서 핵심적 과제이다. 특히 암 경험자에게 있어서 암 재발 두려움fear of cancer recurrence은 치료 종료 후 환자가 경험하는 불확실성의 주된 주제로, 암 경험자의 50% 이상이 경험하는 것으로 알려져 있다. 지지적 정신치료는 재발 불안을 비롯한 정서, 대인관계 문제 등 암 생존자의 장기적 정신심리적 문제를 다룸으로써 미래에 대한 불확실성을 감소시키고 삶의 의미와 목적을 강화하며, 본인의 상태를 보다 안전하게 받아들일 수 있도록 도울 수 있다.

4. 제언

암 환자들은 진단과 치료 과정에서 높은 수준의 디스트레스를 경험하며, 의료진과 환자, 환자 가족 모두 정신사회적 돌봄에 대한 요구도가 높다. 그러나 국내에서 정신과적 진단을 받는 암 환자는 10% 수준이며, 정신종양학 클리닉이 운영되는 병원에서조차 대다수의 환자들이 본인에 의한 진료 예약보다는 주치의에 의한 협진의뢰 형태로 진료를 접하고 있는 것으로 나타나 정신종양학적 진료에 대한 인지도가 여전히 낮은 실정이다.

이처럼 암 환자를 위한 정신사회적 돌봄이 아직 일상화되지 않은 국내 의료 현실에서, 지지적 정신치료는 다양한 환자들에게 폭넓게 적용할 수 있는 효과적인 치료이다. 지지적 정신치료는 치료적 동맹을 바탕으로 공감, 격려, 조언, 교육 등의 기법을 사용하여 환자의 대처 전략을 강화하는 것에 초점을 맞추며, 환자 개인의 요구와 암 진행 단계 및 신체 상태에 따라 치료 형식을 유연하게 조정할 수 있다. 최근에는 모바일 원격 의료 등 다양한 형태로 지지적 정신치료를 제공하려는 시도들이 있으며, 우울, 불안 및 삶의 질 등에 대한 개선 효과가 입증된 바 있다.

지지적 정신치료는 암 환자의 정신사회적 돌봄에 있어서 근간이 되는 치료이며 확장 가능성 역시 높은 치료이다. 앞으로 암 종류 및 진행 단계에 따라 치료 방법을 세분화하고, 환자 가족과 돌봄 제공자 등 보다 다양한 집단을 대상으로 한 대규모 연구가 수행된다면 지지적 정신치료의 저변을 넓히고, 암 환자들의 정신사회적 돌봄에 더욱 기여할 수 있을 것으로 기대된다.

참고문헌

1. 보건복지부, 중앙암등록본부. 2021 국가암등록통계. 2023.
2. Blanco C, Markowitz JC, Hellerstein DJ, Nezu AM, Wall M, Olfson M, et al. A randomized trial of interpersonal psychotherapy, problem solving therapy, and supportive therapy for major depressive disorder in women with breast cancer. Breast Cancer Res Treat. 2019 Jan;173(2):353-64.
3. Breitbart W, Butow P, Jacobsen P, Lam W, Lazenby M, Loscalzo M. Psycho-oncology. 4th ed. Oxford:Oxford University Press; 2021. pp.409-15.
4. Lee BO, Choi WJ, Sung NY, Lee SK, Lee CG, Kang JI. Incidence and risk factors for psychiatric comorbidity among people newly diagnosed with cancer based on Korean national registry data. Psychooncology. 2015;24(12):1808-14.
5. Mukherjee A, Mazumder K, Kaushal V, Ghoshal S. Effect of Supportive Psychotherapy on Mental Health Status and Quality of Life of Female Cancer Patients Receiving Chemotherapy for Recurrent Disease. Indian J Palliat Care. 2017 Oct-Dec;23(4):399-402.
6. Peabody FW. The care of the patient. JAMA. 2015;313(18):1868.

7. Teo I, Krishnan A, Lee GL. Psychosocial interventions for advanced cancer patients: A systematic review. Psychooncology. 2019 Jul;28(7):1394-407.
8. US) Committee on Psychosocial Services to Cancer Patients/Families in a Community Setting. Washington (DC; US): National Academies Press; 2008.

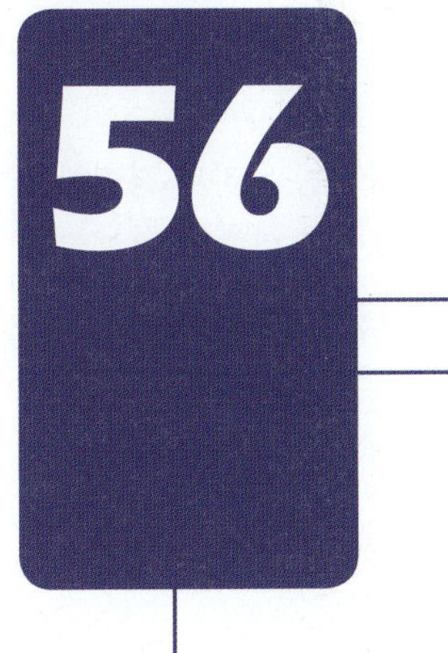

56 인지행동치료

유은승

암 여정에서 인지행동치료cognitive behavioral therapy, CBT는 암 환자의 심리적 문제를 개선하고, 삶의 질을 향상시키는 데 중요한 역할을 한다. 그간 축적된 연구결과들은 인지행동치료가 암 환자의 불안, 우울, 스트레스 등 정신적 고통을 완화시킬 뿐 아니라 피로, 통증, 항암화학요법으로 유발되는 구역 및 구토 등 암 치료 부작용을 조절하는 데도 효과적임을 보여주고 있다. 이러한 경험적 증거들은 인지행동치료가 정신종양학에서 근거기반의 치료로 자리매김하는 데 기여하고 있다.

인지행동치료는 1960년대 초반 아론 벡Aeron T Beck이 우울증의 인지에 초점을 맞추는 인지치료를 개발하면서 발전을 이루었고, 이후 불안장애, 외상후 스트레스장애, 섭식장애 등 다양한 정신장애로 적용이 확대되어 왔다. 최근에는 인지적 내용을 강조하는 전통적인 접근에서 벗어나 인지 과정에 초점을 둔 수용전념치료, 변증법적 행동치료, 마음챙김기반 인지치료, 스키마치료, 자비중심치료 등 제3세대 인지행동치료로 발전을 거듭하고 있다. 이들 치료는 일어난 사건 그 자체보다는 개인이 그 사건을 어떤 틀로 어떻게 바라보는가, 즉 인지적 매개를 강조한다는 점에서 광의의 인지행동치료에 속한다.

본 장에서는 전통적인 인지행동치료를 중심으로, 기본 개념과 원리, 주요기법, 치료 과정을 소개하고, 암 환자에의 적용 사례와 그 효과를 살펴보고자 한다.

1. 인지행동치료의 개요

1) 인지행동치료의 기본 개념

인지행동치료에서는 개인의 사고가 감정과 행동에 영향을 미치는 핵심기제라고 가정한다. 즉, 우리가 경험하는 감정과 행동은 주로 우리가 사건을 어떻게 생각하는지에 의해 결정된다. 같은 상황에서 사람마다 다르게 반응하는 이유는 개인이 각기 그러한 상황을 어떻게 인식하고 해석하는지에 따라 다르기 때문이다. 예컨대 암 환자가 자신의 병을 '치료가 불가능한 것'으로 인식한다면, 그로 인해 우울하거나 불안한 감정이 생기고, 이는 활동 회피와 같은 행동으로 이어질 수 있다. 이와 반대로 자신의 병을 '이겨낼 수 있는 하나의 도전'이라고 생각한다면 상대적으로 스트레스를 덜 받고, 병을 이겨내고자 적극적으로 노력할 것이다. 인지행동치료에서는 이러한 부정적인 사고패턴을 확인하여 수정하고, 건강하고 적응적인 행동으로 바꾸는 것을 목표로 한다.

2) 기본 원리와 기법

인지행동치료는 인지치료와 행동치료가 결합한 형태이다. 인지치료에서는 우울, 불안 등 부정적인 정서나 문제 행동을 야기하는 부정적인 자동적 사고를 찾아내어 인식하도록 돕는다. 그러한 생각 속에 담겨 있는 인지적 오류, 예를 들어 흑백논리, 파국화, 과잉일반화 등을 확인하고, 비합리적이고 왜곡된 사고를 현실적이고 균형잡힌 사고로 바꾸는 인지적 재구성을 통해 감정의 변화를 경험하게 한다. 또한 자신, 타인, 그리고 세상에 대한 부정적이고 역기능적인 중간 신념이나 핵심 신념을 찾아 수정함으로써 변화가 지속될 수 있도록 한다.

인지행동치료는 사고와 감정, 행동 간의 상호작용을 강조한다. 이러한 측면에서 행동적 개입은 적응적인 행동을 하도록 도움으로써 사고와 감정의 변화를 도모할 뿐 아니라 치료를 통해 얻은 변화가 지속되도록 한다. 즉, 행동 실험이나 과제를 통해 새로운 행동을 시도하고, 그 결과를 평가하여 긍정적인 변화로 이어지도록 한다. 과거보다 현재의 문제에 더 집중하며, 어려움에 직면했을 때 효과적으로 대처할 수 있는 기술들을 개발할 수 있도록 훈련한다. 이러한 행동적 개입을 통해 환자는 실제 삶에서 새로운 경험을 하게 되고, 이는 변화를 만들어내는 원동력이 된다. 인지행동치료에서 환자의 행동을 변화시키는 데 활용할 수 있는 행동적 기법은 다양하다. 대표적으로, 행동활성화, 역할연기를 통한 리허설, 과제 부여, 활동계획 세우기 등 적응적 행동을 증가시키는 방법과 자극통제, 체계적 둔감화, 노출훈련, 이완훈련 등 부적응적 행동을 감소시키는 방법이 있다. 더불어 의사소통훈련, 문제해결훈련, 정서조절훈련, 분노조절훈련, 자기주장훈련 등 기술훈련을 통해 다양한 문제 상황에서 대처할 수 있는 새로운 행동 레퍼토리를 습득하도록 도울 수 있다.

3) 인지행동치료의 진행과정

인지행동치료는 간략하게 구조화된 접근 방식을 취하며, 단기치료를 지향한다. 환자의 증상이나 문제를 해결하기 위해 명확한 목표를 세우고 단기에 변화를 이루고자 한다. 이를 위해 치료자는 환자와 치료적 동맹을 굳건히 맺고 환자가 적극적 참여를 통해 협력적으로 경험에 접근할 수 있도록 해야 한다. 치료자는 인지행동모델을 통해 생각, 감정, 행동 간의 복잡한 상호작용을 고려하여 암 환자가 겪고 있는 문제에 대한 역동적인 사례공식화를 제공할 수 있다. 또한 환자와 협력적 작업을 통해 어느 시점에서든 가장 효과적인 개입을 위해 집중할 곳(예: 인지 혹은 행동)을 결정하고, 치료과정에서 피드백을 받으며 개입의 초점을 변경할 수 있다.

인지행동치료의 표준적인 회기 구성은 세 부분으로 나눌 수 있는데, 도입 부분에서는 안부를 나누고 지난 회기 과제를 점검한다. 중간 부분은 회기의 주요 부분으로, 해당 회기에서 다룰 주요 아젠다agenda를 정하고 그것을 다루는 시간이다. 마지막에는 회기를 요약하고 과제를 공유하고, 피드백하고 마무리하는 시간을 갖는다.

인지행동치료 초기에는 환자의 문제에 대한 인지행동적 사례개념화가 이루어진다. 이때 치료자는 환자에게 증상이나 문제에 대한 인지행동모델을 교육하고, 인지행동치료의 기본 개념과 방법을 안내한다. 이때 인지행동치료의 주요 작업은 기분의 변화를 찾고, 자동적 사고와 인지적 오류를 찾는 등 인지적 재구성의 기초를 형성한다. 또한 활동계획하기나 행동활성화를 시행하기도 한다. 치료 중기에는 문제에 대한 인지행동치료 작업이 깊이 있게 이루어진다. 자동적 사고와 스키마 찾기, 두려운 자극에 대한 단계적 노출, 스키마를 변화시키기 위한 초보 또는 중간 수준의 작업이 실시된다. 인지행동치료 후기에는 스키마 찾기와 수정하기, 문제를 다루기 위한 행동계획 세우기, 수정된 스키마 연습하기, 노출 프로토콜 완성하기 등이 실시된다. 또한 재발 방지에 관해 다루거나 치료 종결을 준비하는 작업도 진행된다.

2. 암 환자의 인지행동치료

1) 적용 범위

인지행동치료는 암 진단 초기에서부터 말기에 이르기까지, 아동청소년에서 노인에 이르기까지, 시기와 대상이 폭넓게 적용될 수 있다. 암 환자들이 암 여정에서 직면한 다양한 심리적, 정서적, 신체적 문제에 적용할 수 있으며, 만성적인 심리적 증상과 고착화된 문제를 가진 환자들에게도 효과적이다.

인지행동치료가 적용될 수 있는 주요 문제는 다음과 같다.

표 56-1. 인지행동치료의 주요 아젠다

심리적, 정서적 문제	- 우울, 불안, 외상후 스트레스장애/증상, 공황장애, 건강 염려 등 정신과적 증상 - 암 치료 혹은 처치 과정에 대한 불안procedural anxiety - 신체상body image 손상 - 정체감 혼란 및 자존감 저하 - 암의 수용과 적응, 질병 대처 - 암 재발, 치료 중단, 호스피스 전환 등 과도기transition적 문제 - 암 생존자 이슈: 일상 복귀와 관련된 재적응 문제, 대인관계 문제, 재발에 대한 두려움 등 - 의료진과의 의사소통 문제
신체 증상, 암 관련 증상, 치료 부작용 및 후기 증상	- 통증, 구역/구토감 - 피로, 불면증 - 인지기능 저하 등 기능 저하 - 성기능 저하, 불임
건강행동	- 금주, 금연, 식이요법 등 건강행동 - 생활습관 교정 - 처방 준수 - 만성질환 관리

이렇게 암 여정에서 발생하는 여러 가지 문제를 다루는 인지행동치료는 개인치료, 집단치료, 인터넷기반치료, 마음챙김 접근과 같이 다양한 형태를 활용하여 접근성과 효과를 높일 수 있다.

2) 암 환자 인지행동치료의 특징과 기본 원칙

일반적인 인지행동치료와 마찬가지로, 암 환자 인지행동치료의 치료 회기는 구조화된 형식으로, 보통 6-12회기의 단기치료이다. 부정적인 사고와 반추에 효과적인 기법과 함께 '지금-이 순간'에 해결해야 할 문제에 초점을 두어 문제해결적으로 개입한다. 각 회기는 치료자와 환자가 정한 아젠다를 따라 진행되며, 부정적인 믿음을 검증하고, 새로운 대처방법을 연습하기 위한 과제를 정하고, 검토하는 과정이 포함된다.

중증질환에 대한 인지치료의 기본 원칙은 일반적인 인지행동치료의 원칙과 크게 다르지 않다. 환자가 자신에게 도움이 되지 않은 생각과 믿음, 행동을 찾아서 수정함으로써 스스로 치료자가 되도록 독려한다. 환자는 자기와 세상뿐 아니라, 자신이 앓고 있는 질병에 대한 부정적인 믿음을 확인하고, 인지행동적 기법을 사용하여 그러한 믿음을 검증한다. 암과 같이 생명을 위협하는 질병을 마주했을 때, 이것은 개인의 삶과 생존, 그것에 대처하는 자신의 능력에 대한 큰 도전이 된다. 뿐만 아니라 자신과 타인, 세상을 바라보는 관점에 대한 도전이 되기도 한다. 이때 개인이 발달 과정에서 형성된 암묵적인 핵심 믿음에 따라 암에 마주했을 때 적응과 대처가 달라질 수 있다.

일반 정신장애를 앓는 사람들과 암과 같이 심각한 신체 질병을 경험하는 사람들의 가장 큰 차이점은 이들이 직면한 위험과 질병의 현실reality이다. 생명을 위협하는 외상trauma으로서 암을 이해한다면, 암 환자가 경험하는 외상은 다른 외상들처럼 이미 사건이 종결된 상태이기보다는, 여전히 진행 중ongoing이거나 혹은 다시금 닥칠 가능성이 상당히 높은 경우가 많다. 이러한 특성을 고려하지 않고, 암 환자가 느끼는 위험에 대한 지각과 걱정을 단순히 비현실적이거나 과도한 해석 정도로 이해하고 접근해서는 안 된다. 이러한 접근은 환자로 하여금 자신의 고통이 충분히 이해 받지 못한다고 느끼게 할 수 있다. 이 때 치료자는 비현실적인 평가와 현실적인 평가를 구분하는 것이 중요하다. 환자의 생각이 명백하게 비현실적일 때에는 부정적인 사고를 다루는 표준적인 방법이 사용될 수 있다. 반면, 환자의 생각이 좀더 현실적이라면 문제 해결과 대처 전략에 초점을 두어야 한다. 예컨대, 수술 후 검사 결과에서 종양이 모두 제거된 것으로 확인됨에도 불구하고 암이 있을 것이라는 걱정은 비현실적이다. 반면, 여러 장기에 전이된 암이 치료되지 않는 상황에서 고통스러운 통증과 죽음에 대해 염려하는 것은 현실적인 고통이라 할 수 있다.

일반적으로, 심리적인 태세를 갖춘 환자psychologically-minded patients, 즉 자기 성찰, 사고 점검과 같은 것에 편안함을 느끼는 환자, 내성적인 경향을 보이고, 한 걸음 물러서서 문제와 그에 영향을 받은 이유를 성찰할 수 있는 환자, 분석적인 사고 경향이 강한 환자가 인지 기법을 더 잘 사용한다. 행동적인 기법은 일반적으로 이해하기 쉬우며, 환자 스펙트럼 전반에 걸쳐 더 일반적으로 적용되는 경향이 있다.

3) 암 환자 인지행동치료의 적용 시 고려사항

인지행동치료는 이미 일반인의 우울증, 불안장애, 외상후 스트레스장애와 같은 스트레스 관련 장애 등에서 치료가 잘 확립되어 있기 때문에, 암 환자에게 적용하는 것이 어렵지 않다. 다만, 암 환자에게 인지행동치료를 적용할 때에는 암 경험의 고유한 측면을 고려하여 수정할 필요가 있다. 각 환자마다 고유한 생물심리사회적 문제를 갖고 있으며, 그것을 효과적으로 해결할 수 있도록 인지행동치료는 그들이 속한 문화적, 사회적 맥락을 고려하여 맞춤화되어야 한다. Moorey(2010)는 암 환자를 대상으로 인지치료를 할 때 일반적으로 수정될 사항을 다음과 같이 안내한다.

- 회기는 덜 공식적이고 더 유연하고 더 많은 지원을 제공한다.
- 회기는 더 간략하게 진행될 수 있으며, 환자의 신체 상태에 따라 조정될 수 있다.
- 치료는 의료 기관이나 환자의 집에서 제공되어야 할 수도 있다.
- 기법들은 환자의 신체 상태에 맞게 조정한다.
- 치료에 가족과 의료진을 포함시킨다.
- 치료의 목표는 좀 더 제한적circumscribed이다.
- 치료의 주요 목표는 최소한의 개입으로 최대의 변화를 촉진하는 것이다.

특히 개인 맞춤형 치료personalized, tailored therapy를 제공함에 있어 암-특정적인 문제cancer-specific issue를 고려하는 것은 매우 중요하다. 예컨대, 유방암에서 유방절제와 항암화학요법에 따른 신체이미지 변화와 여성성 상실, 호르몬치료에 따른 불면증과 폐경증상, 대장암에서 장루 착용에 따른 스트레스, 생식기암에서의 성기능장애 등 암 고유의 문제와 그에 따른 심리적 어려움이 존재하며, 이는 인지행동치료에서 다루어야 할 주요 아젠다가 될 수 있다.

암 생존자는 암 재발 가능성과 같은 현실적인 걱정을 할 수 있다. 암 재발이나 2차 암 발생 등 암이 언제든 다시 생길 수 있는 가능성은 암 환자에게 지속적으로 불안과 불확실성을 경험하게 한다. 이러한 상황에서 인지재구조화를 위해 두려운 생각을 지지하는 증거와 반대되는 증거를 찾는 작업은 효과적으로 작용하지 않을 때가 많다. 그보다는 자신에게 더 도움이 되는 말이나 긍정적인 진술로 생각을 전환하도록 하는 것이 유용할 수 있다. 또한 실제 재발 가능성에 대한 정보를 확인함으로써 실제 위험을 명확히 하고, '지금-이 순간'에 머물러 재발 위험을 줄이기 위해 권장되는 건강행동을 하도록 독려하는 것도 도움이 될 수 있다. 이렇듯, 불안과 우울장애에 일반적으로 적용되는 표준적인 인지행동치료보다는 암 특정적인 상황에 맞추어 특정 증상의 감소에 효과적인 기법들로 초점화되어 있는 치료가 제공되어야 한다.

행동적 개입을 적용할 때, 암 환자의 신체적 상태를 고려해야 한다. 행동 활성화 전략은 암 환자의 피로, 통증, 신체 기능 등을 고려하여 현실적인 목표 수준을 갖고, 환자의 속도에 맞춰 점진적으로 접근해야 한다. 신체 활동은 피로나 통증을 악화시킬 수 있기 때문에 에너지 보존energy consevation과의 사이에서 균형을 이룰 필요가 있다. 이완훈련을 역시 세심한 접근이 필요하다. 점진적 근육이완의 경우, 근육의 긴장을 하는 상황에서 일부 환자의 통증을 악화시킬 수 있다. 횡경막 호흡의 경우, 수술이나 종양으로 인해 호흡 곤란이 있는 환자에게는 금기될 수 있고, 폐 재활과 같은 분야의 전문가가 지시하는 것이 가장 좋을 수 있다.

3. 인지행동치료의 적용 사례

1) 스트레스 감소를 위한 인지행동치료

1990년대 전후로 암 환자를 대상으로 인지행동치료의 개발과 효과검증이 체계적으로 이루어지기 시작했는데, 가장 대표적인 것이 Antoni 박사팀의 연구이다. 이들은 인지행동적 접근을 기반으로 한 스트레스 관리cognitive-behavioral stress management, CBSM 프로그램을 개발하였다. CBSM은 10회기의 집단치료로, 유방암 환자에게 최적화하여 이완훈련, 대처기술 및 기타 스트레스 관리 기법을 제공한다. 비전이성 유방암 환자를 대상으로 무선통제연구를 시행한 결과, 10-week group CBSM을 받은 유방암 환자군이 1-day 심리교육을 받은 통제군에 비해 유의하게 사회적 혼란이 감소하고, 정서적 웰빙, 긍정적 마음 상태, 의미 발견, 긍정적인 삶의 변화, 긍정 정서가 증가하는 것으로 나타났다. 추적관찰을 통해 이러한 변화가 1년 후에도 지속되었으며, 5년 후 장기 추적관찰을 하였을 때에도 CBSM을 받은 환자들이 통제군에 비해 우울증상을 더 적게 보고하는 것으로 나타났다. 이들의 연구가 특히 주목을 끄는 이유는, 인지행동치료의 효과를 객관적인 지표, 즉 면역지표의 변화로 확인하였을 뿐 아니라, 장기간의 추적을 통해 생존율에 미치는 영향을 확인하였기 때문이다. 11년간의 장기추적 결과, CBSM을 받았던 환자들이 통제군에 비해 유방암 관련 사망률breast cancer-related mortality이 유의하게 낮고, 무병생존 기간disease-free interval이 유의하게 긴 것으로 나타났다. 이들 연구팀은 최근에 전립선암 환자를 대상으로 CBSM을 적용하였을 때에도, 심리적 적응과 면역기능이 향상되는 것을 확인하였다.

한편, Antoni 연구팀은 그간 누적된 자료들의 2차 분석을 통해서 CBSM을 통해 효과를 볼 수 있는 환자의 특성을 살펴보았다. 그 결과, CBSM 프로그램의 효과는 치료에 참여할 당시 암-특정적인 디스트레스cancer-specific distress의 수준에 따라 달라지는 것을 확인하였다. 즉, 높은 수준의 암-특정적인 디스트레스를 호소한 환자의 경우, CBSM 후에 부정적인 정서와 침습적 사고가 줄어들고, 긍정적인 정서가 증가하는 것으로 나타났다. 그러나 낮은 수준의 암-특정 디스트레스를 보인 환자들에서의 변화는 유의하지 않았다. 이러한 결과는 비용-효과적인 측면에서 인지행동치료를 제공하는 대상을 선별하는 것이 중요함을 시사한다. 모든 암 환자가 심리사회적 개입을 필요로 하는 것은 아니다. 따라서 개입이 가장 필요한 환자를 파악하면 비용-효과적인 개입을 최적화할 수 있을 것이다.

국내에서는 김종흔 외(2012)는 항암화학요법이나 방사선치료 중인 0기에서 IIIa기 유방암 환자를 대상으로 인지행동적 스트레스 관리 프로그램National Cancer Center-Stress Management Program, NCC-SMP을 개발하여 효과를 검증하였다. 사전 선별 검사에서 유의한 수준의 디스트레스를 호소하는 유방암 환자를 대상으로, 총 10회기에 걸쳐 집단 프로그램을 실시하였다. 행동활성화, 인지적 재구조화, 이완훈련, 노출훈련 등을 통해 유방암 특정적인 디스트레스인 신체변화로 인한 여성성 상실, 성기능 문제, 재발의 두려움, 대인관계 문제를 다루고, 의사소통 기술과 스트레스 대처 기술을 훈련한다. 무선통제연구 결과, 일상 처치군treatment-as-usual, TAU에 비해 NCC-SMP를 받은 집단에서 유의하게 우울, 불안 등 디스트레스가 감소하고, 삶의 질이 향상된 것으로 보고되었으며, 이러한 효과는 3개월 후까지 지속되었다. NCC-SMP는 현재에도 임상현장에서 시행되고 있다.

2) 암 환자 우울, 불안, 불면의 인지행동치료

일반적으로 인지행동치료는 우울, 불안, 불면증 등 특정 문제에 특화된 프로토콜에 따라 치료가 진행된다. 각각의 증상이 발현되고 지속되는 요인으로서 인지적, 행동적 요소를 강조하며, 인지행동치료의 주요 기법들이 포함된다. 이를 암 환자에게 적용할 때에는 전통적인 프로토콜을 그대로 사용하기보다는 대상이 처한 상황적 맥락을 고려하여 수정하고, 적용한다.

Greer 외(2010, 2012)는 진행성 암 환자를 대상으로 한 불안 감소를 위한 인지행동치료를 개발하였다. 이 프로그램은 6-7회기에 걸쳐 진행되며, 1) 심리교육과 목표설정, 2) 이완 훈련, 3) 암 두려움의 대처, 4) 활동 계획의 4개 모듈로 구성되어 있다. 암 치료가 어려운 상황에서 암-관련 걱정과 병의 진행에 대한 대처를 다루는 기술이 포함된 매뉴얼화된 치료이다. 무선통제연구를 통해 진행성 암 환자의 불안 인지행동치료가 이들의 불안을 유의하게 감소시키는 것으로 나타났다. 이후 연구자들은 이 치료를 모바일앱으로 구현하여 불안이 높은 진행성 암 환자를 대상으로 효과를 검증하였다. 그 결과, 통제 집단이었던 건강 관련 교육을 제공한 집단과 유사하게 불안이 감소하고, 삶의 질의 향상을 보인 것으로 나타났다. 다만, 인지행동치료앱의 경우, 치료 전에 불안이 매우 높은 집안에서 통제군에 비해 더 높은 효과를 보였다.

우울증의 경우, 일반적인 우울증 인지행동치료의 프로토콜을 수정하여 개발된 프로그램들이 소개된 바 있다. Qiu 등(2013)은 주요우울증을 경험하는 유방암 환자를 대상으로, Beck의 인지치료를 적용하여 인지적 재구성, 행동활성화, 대인관계 의사소통, 점진적 근육이완으로 구성된 집단인지행동치료를 개발하여 효과를 검증하였다. Hopko 등(2011)은 주요우울장애 진단을 받은 유방암 환자를 대상으로 인지행동치료의 두 요소인 행동활성화와 문제해결치료를 비교하는 연구를 진행하였다. 그 결과, 두 집단에서 모두 우울 증상, 자살사고, 무망감이 감소하였으나 집단 간 차이는 유의하지 않았으며, 치료 효과는 12개월까지 유지되었다.

한편, 불면증은 인지행동치료가 치료적 개입의 first-choice로 권고된다. 암 환자의 경우, 암 치료로 인한 스트레스, 신체 상태의 저하, 항암제의 독성, 호르몬 치료의 영향 등 여러 이유로 수면 문제가 발생하며, 만성적으로 지속되기도 한다. 이런 때에도 인지행동치료는 암 환자의 불면 증상을 완화하는 데 도움이 된다. 대부분의 불면증인지행동치료CBT for Insomnia, CBT-I는 수면 위생, 자극 통제, 수면 제한 등의 행동요법을 포함하고 있다. 더불어 수면에 대한 비합리적인 믿음을 수정하고, 스트레스를 관리하는 방법을 훈련한다. 특히 암 환자의 경우, '잠을 잘 못자면 면역기능이 떨어질 것이다.', '불면증이 지속되면 암이 재발할 수 있다.' 등 암 특정적인 수면에 대한 비합리적인 믿음을 갖고 있다. 따라서 암 환자를 위한 CBT-I에서 환자가 갖고 있는 불면증을 지속시키는 데 영향을 미치는 암 관련 부정적인 사고를 다루는 것이 중요하다. 또한 암 환자의 불면증은 피로, 우울, 불안이 지속되는 악순환 패턴 속에서 중요한 요인이 되므로, CBT-I를 통해 불면증을 적극적으로 치료했을 때 다른 증상을 감소시키는 2차적인 이득을 기대할 수 있다.

국내에서는 불면증을 가진 암 환자를 대상으로 병원 장면에서 불면증인지행동치료를 적용한 효과가 보고된 바 있다. Jung 외(2020)는 만성 불면증을 호소하는 암 환자를 대상으로 6회기의 집단 CBT-I를 진행하면서 동시에 수면제를 점진적으로 중단하는 프로그램을 개발하였다. 프로그램에 참여한 환자들은 6주 후 불면 증상이 유의하게 감소하고, 수면 효율성과 수면의 질이 향상된 것으로 나타났다. 전체 참여자의 68.8%가 치료 후 수면제를 완전히 끊었고 25%는 수면제를 줄인 것으로 나타났다. 1달 후 추척 관찰에서 단 4.5%만이 수면제를 다시 복용한 것으로 나타나, CBT-I가 임상장면에서 효과적으로 적용될 수 있음을 제안하였다.

4. 암 환자 인지행동치료의 효과

암 환자를 대상으로 인지행동치료의 효과를 검증한 경험적 연구들이 누적되면서 그에 대한 체계적 고찰 연구와 메타분석 연구도 활발히 이루어지고 있다.

2023년 미국임상종양학회American Society of Clinical Oncology, ASCO는 기존의 체계적 고찰 및 메타분석, 무선통제연구의 결과들을 종합하여 성인 암 생존자의 우울과 불안 관리에 대한 권고안을 발표하였다. 이들은 증상의 심각도에 따라 가장 효과적이면서 적은 자원으로 밀도있는 중재를 제공하는 stepped-care model을 제안한다. 이 가이드라인에서 중간moderate 수준 이상의 우울, 불안에서 비약물치료가 1차적으로 권고되고 있다. 이때 인지치료, 인지행동치료, 행동활성화가 강하게 권고되는 반면, 약물치료는 치료 효과에 대한 근거수준이 낮아 1차 치료가 어렵거나 환자가 약물치료를 선호하는 경우에 제공하도록 권고하고 있다. 이처럼 인지행동치료는 암 환자의 우울과 불안 완화에 도움이 되는 핵심적인 치료로 여겨진다.

Wieland 외(2024)는 유방암 환자를 대상으로 Beck의 우울증 인지행동치료 프로토콜을 적용한 연구들의 치료효과를 검증하기 위해 메타분석을 시행하였다. 그 결과 통제집단에 비해 인지행동치료집단에서 유방암 환자의 우울증 감소효과가 유의하게 높은 것(SMD = -0.93)으로 나타났다.

적극적 암 치료가 끝난 암 생존자를 대상으로 인지행동치료의 효과를 검증한 메타분석 결과도 발표되었다. Zhang 외(2022)는 암 생존자를 대상으로 우울과 불안 감소를 위한 인지행동치료 효과 검증 연구들을 분석하였다. 15편의 연구를 분석한 결과, 인지행동치료가 암 생존자의 우울과 불안에 유의한 개선을 보였으며 그 효과는 치료 후 6개월까지 유지가 되었다. 그러나 12개월 추적 관찰에서는 치료 효과가 통계적으로 유의하지 않았다.

O'Keefe 외(2024)의 메타분석에서는 60세 이상의 노인 암 환자에게 인지행동치료를 적용하였을 때, 정신건강과 삶의 질 향상 효과가 small to moderate 수준의 효과를 보였다($d = 0.19$, $p < 0.05$; 17개 연구, $n = 3073$). 이때 인지행

동치료의 전달 형식이 치료 효과에 중요한 조절요인으로 확인이 되었는데, 디지털 플랫폼이나 기기를 통해 영상 전화, 온라인 채팅 등 환자와 치료자 간의 실시간 소통이 가능한 개입과 사전에 프로그램화된 요소를 결합했을 때 매우 강력한 치료효과를 보이는 것($d = 1.73$, $p < .001$)으로 나타났다.

Xie 외(2024)는 진행성 암 환자의 인지행동치료효과에 대한 메타분석을 실시하였다. 15개의 연구($n = 1597$)를 분석한 결과 인지행동치료가 진행성 암 환자의 우울과 불안을 감소시키는 데 효과적이었으며, 효과크기는 중간 정도(우울 SMD = -0.38, 불안 SMD = -.055)로 나타났다. 치료 기간은 중요한 조절 요인이었는데, 2-8주간 인지행동치료가 진행되었을 때 우울과 불안의 감소 효과가 가장 큰 것으로 나타났다.

Liu 외(2022)의 메타분석 연구에서 인터넷 기반 인지행동치료internet-based CBT, iCBT는 암 환자의 불안과 우울을 감소시키는 데 효과적인 것(불안 SMD = -0.75, 우울 SMD = -0.70)으로 나타났다. 이들 연구자들은 iCBT가 참여자들의 편의성과 참여율을 높이고, 환자가 원하는 시간으로 참여 일정을 조정할 수 있는 장점이 있다고 하였다. 이렇게 환자가 부담을 덜 갖고 편하게 느낄 때, 자신의 치료에 좀 더 적극적으로 참여하게 되고, 이는 높은 치료 효과로 이어진다고 보았다. 한편, Yu 외(2023)는 20편의 인터넷 기반 인지행동치료의 효과에 관한 연구를 대상으로 한 분석에서 therapist-guided iCBT가 self-guided iCBT보다 디스트레스, 우울, 불안을 감소시키고 전반적인 삶의 질을 향상시키는 데 더 효과적인 것으로 보고하였다.

불면증의 경우, 유방암 생존자를 대상으로 한 CBT-I의 효과에 대한 메타분석에서 14편($N = 1363$)의 연구를 분석한 결과, CBT-I는 불면증을 감소시키고, 수면의 질을 향상시키는 데 효과적으로 중간에서 큰medium to large 효과크기를 보였으며, 치료가 끝난 후에도 치료 효과가 유지되는 것으로 나타났다. 또한 만성통증을 경험하는 암 환자에게 불면증인지행동치료을 실시한 12편의 연구에 대한 메타분석에서도 CBT-I가 통증 감소에 효과가 있는 것으로 보고된다.

한편, 여러 연구들에서 통증, 피로, 구역·구토 등 암 치료로 인한 부작용과 신체증상을 완화하는 데 인지행동치료의 긍정적인 효과를 보고한다. 인지행동치료의 신체증상 조절 효과는 심리 증상에 비해 연구 편수가 많지 않지만, 체계적 고찰과 메타분석 결과가 보고되고 있다. 암성 통증의 경우, 마음챙김기반의 인지치료, 유도된 심상guided imagery, 점진적 근육이완이 효과적인 것으로 보고된다. 또한 항암화학요법으로 인한 구역·구토감을 완화시키는 데에도 효과적이며, 유방암 환자의 암성피로cancer-related fatigue, CRF를 감소시키는 데에도 인지행동치료가 가장 효과가 큰 것으로 보인다.

최근에는 인지행동치료의 회복탄력성 향상 효과를 확인하는 메타분석 연구도 시행되었다. Pinto 외(2024)는 인지행동치료 후 효과크기는 작은 수준이지만 회복탄력성이 유의미하게 향상되었고($Z = 4.98$, $p < .001$), 추적평가 시기까지 효과가 유지($Z = 3.71$, $p < 001$) 되는 것으로 보았다. 온라인보다 대면으로 인지행동치료를 시행하였을 때 회복탄력성 향상 효과가 더 컸다.

5. 맺음말

인지행동치료는 암 환자에게 매우 긍정적인 치료 효과를 보여주며, 특히 심리적 고통을 관리하고 삶의 질을 개선하는 데 효과적이다. 연구에 따르면 인지행동치료는 암 진단과 치료로 인한 정서적, 신체적 어려움으로 인해 발생하는 불안과 우울 증상을 효과적으로 감소시킬 수 있다. 또한 향상된 대처 전략을 제공하여 환자들이 자신의 질병과 치료 부작용을 더 잘 관리할 수 있도록 도와준다. 여러 연구에서 인지행동치료가 정신건강을 개선할 뿐만 아니라 치료 순응도를 높여 임상 결과를 향상시킬 수 있음을 강조하고 있다. 그러나 인지행동치료의 시행 방식의 차이, 프로토콜의 표준화와 장기적인 효과를 평가하기 위한 추가 연구의 필요성 등 몇 가지 제한점이 존재한다. 그럼에도 불구하고, 전반적으로 인지행동치료를 암 치료에 통합하는 것이 유익한 것으로 보이며, 암 환자를 위한 지지 의료의 표준적인 구성 요소로서 고려할 가치가 있다.

최근 문헌에서 암 환자 대상의 인지행동치료 효과가 보고됨에 따라 학문적, 임상적 관심과 수요가 증가하고 있다. 그러나 국내 임상현장에서는 인지행동치료를 시행할 만한 전문 인력과 경험이 부족한 현실이다. ASCO를 비롯한 국내외 불안과 우울 관리 가이드라인에서는 중등도moderate 이상의 증상을 경험하는 암 환자에게 자격을 갖춘 정신건강 전문가가 개인 및 집단 치료를 시행할 것을 권고하고 있으며, 개입의 핵심에는 인지행동적 기법의 적용이 포함되어 있다. 일반적으로 인지행동치료는 고도의 훈련을 통해 자격을 갖춘 자가 시행하도록 권장된다. 암 환자에게 인지행동치료를 제공하는 전문가는 인지행동치료에 능숙할 뿐 아니라, 암 치료와 암 환자에 대한 깊은 이해를 갖추어야 하며, 치료 과정에서 발생하는 암-특정적인 이슈를 효과적으로 다룰 수 있어야 한다. 따라서 체계적인 훈련을 통해 인지행동치료를 제공할 수 있는 전문 인력의 양성 역시 향후 해결해야 할 중요한 과제이다.

인지행동치료에 관한 연구들이 증가하고 있지만, 치료 효과를 높이는 인지행동치료의 주요 기법, 치료 대상, 전달 방식, 회기 수 등의 세부적인 사항에 대한 결론을 내리기에 아직 자료가 충분하지 않다. 그럼에도 적어도 우울과 불안을 경험하는 성인 암 환자에게 인지행동치료는 필수적인 치료 방법으로 자리잡고 있다. 따라서 개입이 필요한 이들에게 인지행동치료가 제공될 수 있도록 체계가 마련될 필요가 있다.

참고문헌

1. 권정혜. 인지행동치료: 원리와 기법. 서울: 학지사; 2020.
2. Andersen BL, Lacchetti C, Ashing K, Berek JS, Berman BS, Bolte S, et al. Management of anxiety and depression in adult survivors of cancer: ASCO guideline update. J Clin Oncol. 2023;41(18):3426–53.
3. Antoni MH. Stress management intervention effects on biobehavioral processes in breast cancer patients undergoing medical treatment. Cancer Epidemiol Biomarkers Prev. 2006;15(12_Supplement):CS12-02.
4. Barsevick AM, Dudley W, Beck S, Sweeney C, Whitmer K, Nail L. A randomized clinical trial of energy conservation for patients with cancer-related fatigue. Cancer. 2004;100(6):1302–10. doi:10.1002/cncr.20111.
5. Greer JA, Jacobs J, Pensak N, MacDonald JJ, Fuh CX, Perez GK, et al. Randomized trial of a tailored cognitive-behavioral therapy mobile application for anxiety in patients with incurable cancer. Oncologist. 2019;24(8):1111–20.
6. Greer JA, Traeger L, Bemis H, Solis J, Hendriksen ES, Park ER, et al. A pilot randomized controlled trial of brief cognitive-behavioral therapy for anxiety in patients with terminal cancer. Oncologist. 2012;17(10):1337–45.
7. Guarino A, Polini C, Forte G, Favieri F, Boncompagni I, Casagrande M. The effectiveness of psychological treatments in women with breast cancer: A systematic review and meta-analysis. J Clin Med. 2020;9(1):209.
8. Hall DL, Wagner LI, Lebel S, Smith AB, Bergerot CD, Park ER. Guidelines needed for the management of fear of cancer recurrence in adult survivors of cancer in the United States: A consensus statement. Cancer. 2024.
9. Hopko DR, Armento ME, Robertson S, Ryba MM, Carvalho JP, Colman LK, et al. Brief behavioral activation and problem-solving therapy for depressed breast cancer patients: randomized trial. J Consult Clin Psychol. 2011;79(6):834.

10. Hopko DR, Funderburk JS, Shorey RC, McIndoo CC, Ryba MM, File AA, et al. Behavioral activation and problem-solving therapy for depressed breast cancer patients: preliminary support for decreased suicidal ideation. Behav Modif. 2013;37(6):747–67.
11. Jung HJ, Yu ES, Kim JH. Combined program of cognitive-behavioral therapy for insomnia and medication tapering in cancer patients: A clinic-based pilot study. Behav Sleep Med. 2020.
12. Kilkus JL. Applications of cognitive behavioral therapy in cancer survivorship. Psychotherapy. 2022;59(2):245.
13. Li Y, Gao L, Chao Y, Lan T, Zhang J, Li R, et al. Various interventions for cancer-related fatigue in patients with breast cancer: a systematic review and network meta-analysis. Front Oncol. 2024;14:1341927.
14. Michaels C. The importance of exercise in lung cancer treatment. Transl Lung Cancer Res. 2016;5(3):235–8. doi:10.21037/tlcr.2016.03.02.
15. Moorey S. Cognitive therapy. In: Holland J, et al., editors. Psycho-Oncology. 2nd ed. New York: Oxford University Press; 2010.
16. O'Keefe K, Chen M, Lesser KJ, DuVall AS, Dils AT. Treating Mental Health and Quality of Life in Older Cancer Patients with Cognitive Behavioral Therapy: A Systematic Review and Meta-Analysis. Int J Environ Res Public Health. 2024;21(7):881.
17. Qiu J, Chen W, Gao X, Xu Y, Tong H, Yang M, et al. A randomized controlled trial of group cognitive behavioral therapy for Chinese breast cancer patients with major depression. J Psychosom Obstet Gynaecol. 2013;34(2):60–7.
18. Ruano A, García-Torres F, Gálvez-Lara M, Moriana JA. Psychological and non-pharmacologic treatments for pain in cancer patients: a systematic review and meta-analysis. J Pain Symptom Manage. 2022;63(5):e505-e520.
19. Samami E, Shahhosseini Z, Hamzehgardeshi Z, Elyasi F. Psychological interventions in chemotherapy-induced nausea and vomiting in women with breast cancer: a systematic review. Iranian J Med Sci. 2022;47(2):95.
20. Selvanathan J, Pham C, Nagappa M, Peng PW, Englesakis M, Espie CA, et al. Cognitive behavioral therapy for insomnia in patients with chronic pain: a systematic review and meta-analysis of randomized controlled trials. Sleep Med Rev. 2021;60:101460.
21. Stagl JM, Antoni MH, Lechner SC, Bouchard LC, Blomberg BB, Glück S, et al. Randomized controlled trial of cognitive behavioral stress management in breast cancer: a brief report of effects on 5-year depressive symptoms. Health Psychol. 2015;34(2):176.
22. Stagl JM, Lechner SC, Carver CS, Bouchard LC, Gudenkauf LM, Jutagir DR, et al. A randomized controlled trial of cognitive-behavioral stress management in breast cancer: survival and recurrence at 11-year follow-up. Breast Cancer Res Treat. 2015;154:319–28.
23. Walsh EA, Antoni MH, Popok PJ, Moreno PI, Penedo FJ. Effects of a randomized-controlled trial of cognitive behavioral stress management: Psychosocial adaptation and immune status in men with early-stage prostate cancer. Gen Hosp Psychiatry. 2022;79:128–34.
24. Wang AW, Bouchard LC, Gudenkauf LM, Jutagir DR, Fisher HM, Jacobs JM, et al. Differential psychological effects of cognitive-behavioral stress management among breast cancer patients with high and low initial cancer-specific distress. J Psychosom Res. 2018;113:52–7.
25. Watson M, Kissane DW. Handbook of psychotherapy in cancer care. John Wiley & Sons; 2011. Chapter 2. Cognitive-Behavioural Therapies in cancer care; p. 15-26.
26. Xia W, Zheng Y, Guo D, Zhu Y, Tian L. Effects of cognitive behavioral therapy on anxiety and depressive symptoms in advanced cancer patients: A meta-analysis. Gen Hosp Psychiatry. 2024.
27. Yu S, Liu Y, Cao M, Tian Q, Xu M, Yu L, et al. Effectiveness of Internet-Based Cognitive Behavioral Therapy for Patients With Cancer: A Systematic Review and Meta-analysis of Randomized Controlled Trials. Cancer Nurs. 2023.
28. Zhang L, Liu X, Tong F, Zou R, Peng W, Yang H, et al. Cognitive behavioral therapy for anxiety and depression in cancer survivors: a meta-analysis. Sci Rep. 2022;12(1):21466.

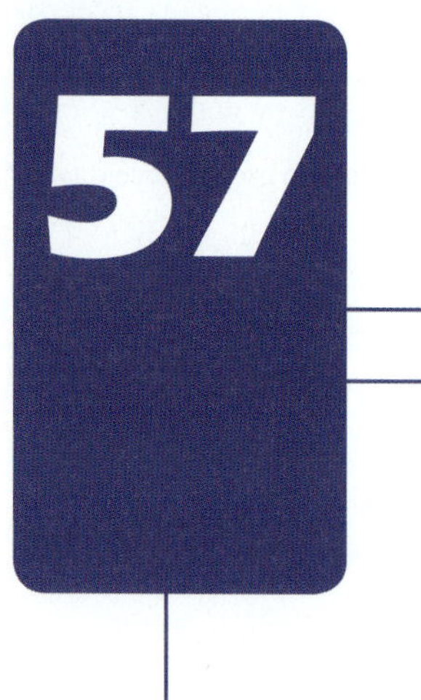

마음챙김 기반 개입 및 수용 전념치료

심은정

1. 서론

마음챙김 기반 개입mindfulness-based interventions과 수용 전념치료acceptance and commitment therapy, ACT는 인지행동치료의 제3의 동향으로 여겨지는 접근법이다. 특히 마음챙김기반 개입은 통합종양학integrative oncology 영역에서도 광범위하게 적용되고 그 효과도 입증되었다. 실제로 미국 임상종양학회ASCO와 통합종양학회는 암 치료 중과 치료 후 나타나는 불안 및 우울 증상에 대해 강력한 근거를 바탕으로 마음챙김 기반 개입을 권고한 바 있다. 이 장에서는 이 두 접근이 암 환자에게 어떻게 적용되는지 살펴본다.

2. 마음챙김 기반 개입

1) 마음챙김에 기반한 스트레스 관리 프로그램 개요

마음챙김 기반 개입은 마음챙김 기반 스트레스 관리 프로그램mindfulness-based stress reduction, MBSR을 바탕으로 한 다양한 형태의 마음챙김 개입을 포함한다. MBSR은 1970년대 후반 미국 매사추세츠 의과대학 행동의학과의 존 카밧진Jon Kabat-Zinn이 의학적 상태와 증상으로 고통받는 환자들을 위해 개발한 이후 암 환자들에게도 널리 적용되어 왔다.

암 환자들은 암 진단과 치료 과정에서 많은 변화와 불확실성에 직면하게 된다. 대부분의 환자는 암 진단을 받은 후 처음으로 죽음이라는 실존적 현실을 마주하게 된다. 기존의 생활 방식이나 삶의 계획을 수정해야 하며, 예후가 불확실해 미래에 대한 불안감이 커진다. 이로 인해 많은 암 환자가 두려움, 불안, 우울 등 심리적 고통을 경험하게 된다. 마음챙김 기반 접근은 암 환자가 암과 치료 과정을 경험할 때 마음챙김mindfulness(현재 순간에 비판단적인 태도로 주의를 기울이는 상태)을 적용하도록 돕는다. 두려움, 불안, 우울을 없애거나 통제하는 것이 어렵지만, 마음챙김을 통해 자동적이고 습관적인 반응을 피하고, 상황에 맞는 대응을 선택할 수 있다. 카밧진이 소개한 유방암 환자의 사례는 마음챙김 기반 개입의 효과를 잘 보여준다. 이 환자는 마음챙김 명상을 통해 암이 자신의 신체 안에서 진행되는 작은 과정일 뿐이며, 자신은 암 그 자체가 아니라는 통찰을 얻었다. 이러한 통찰을 통해 삶에 대해 더 명확하게 사고할 수 있었고, 암 경험을 개인 성장의 기회로 여기며 매 순간 충실하게 살아가기로 결심했다.

MBSR은 특정 증상에 초점을 맞추어 이를 줄이거나 없애려는 접근을 사용하지 않는다. 이는 증상에 지나치게 집중하는 것이 환자의 자기 몰두와 질병 행동을 조장할 수 있기 때문이다. 따라서 세부적인 문제에 집착하지 않고 현재 순간에 집중하여, 지금 이 순간 자신의 통합된 자아를 경험하도록 한다. 증상을 다루어야 할 때는 증상 자체보다는 그 순간의 실제 경험에 '현명한 주의'를 기울이는 것을 권장한다. 즉 증상이 자신에게 무엇을 전달하고 있는지, 바로 지금 자신의 몸과 마음이 어떠한지를 살피고 증상에 대한 감정을 알아차리고 있는 그대로 받아들이도록 한다. MBSR에서는 과거나 미래가 아닌 '지금' 이곳에 있는 자신을 알아차리고, 주의를 기울이는 훈련을 통해 내면을 탐구할 수 있다. 이를 통해 스트레스에 자동적이거나 습관적으로 반응하는 대신, 의식적으로 대응할 수 있는 능력을 기른다.

2) MBSR 구성

MBSR (Mindfulness-Based Stress Reduction)은 일반적으로 8주간 진행되는 구조화된 집단 기반 프로그램이다. 기본적으로 주 6일, 매일 45분간 최소 8주 동안 수련을 진행한다. 8주 훈련이 끝난 후에는 최소 1-2개의 공식 명상을 결합해 주 6일, 매일 45분씩 수련을 계속한다. 이때 공식 명상을 중심으로 비공식 명상도 병행하여 수행한다.

공식 명상은 바디 스캔, 호흡 명상, 정좌 명상, 하타 요가를 포함한다.

- 바디 스캔은 자신의 신체를 관찰하는 연습으로, 눕거나 앉은 자세에서 발가락부터 머리까지 몸의 각 부위에 차례로 집중하며, 감각을 알아차리되 바꾸려 하지 않고 그대로 경험하는 것이 목적이다. 이 과정은 45분 정도 진행되며, 누운 자세로도 수행할 수 있어 초보자도 비교적 편안하게 할 수 있다.
- 호흡 명상은 호흡이 느껴지는 콧구멍이나 복부에 주의를 집중하는 방식이다. 호흡에 주의를 집중하는 것은 명상의 핵심으로, 다른 공식 명상에서도 필수적이다. 호흡 명상은 공식 수련으로 수행하거나, 일상 속에서 호흡에 집중하는 비공식 수련으로도 활용할 수 있다.
- 정좌 명상은 의자나 방석에 앉아 등을 곧게 펴고, 머리와 목을 일직선으로 유지한 상태에서 수행한다. 호흡과 신체 감각에 주의를 기울이며, 불편한 감각에도 판단 없이 관심을 가지고 관찰하는 연습을 한다. 또한, 생각과 감정 등 마음속에 떠오르는 모든 것을 자연스럽게 알아차리는 훈련을 포함한다.
- 하타 요가는 움직이거나 자세를 유지하면서 몸에 대한 마음챙김을 길러주는 명상이다. 하타 요가는 참가자의 근력과 기동성에 맞춰 조정되며, 마음챙김을 통해 몸을 편견 없이 관찰하고, 있는 그대로 받아들이는 연습을 한다.

비공식 명상은 먹기 명상, 걷기 명상, 자비 명상이 포함된다. 먹기 명상과 걷기 명상은 일상에서도 쉽게 적용할 수 있어 마음챙김 수행의 입문 과정으로 활용된다. 예를 들어, 천천히 신중하게 걷는 동안 움직이는 신체의 감각에 집중하게 한다. 일상적인 활동인 집안일, 식사, 장보기 등에서도 마음챙김을 적용할 수 있다. 예를 들어, 호흡에 대한 마음챙김은 자기 인식과 통찰력을 높여, 자동적이고 부적응적인 습관적 반응을 줄이는 데 도움이 된다.

3) 암 환자 대상 마음챙김 기반 개입 적용 사례

MBSR (Mindfulness-Based Stress Reduction)은 정신종양학 및 통합종양학 분야에서 초기부터 암 환자들에게 광범위하게 적용되었다. 그 중에서도 캐나다 캘거리 대학의 Linda Carlson과 Michael Speca 팀이 암 환자를 대상으로 MBSR을 적용하고, 대규모 다기관 임상실험을 통해 그 효과를 체계적으로 검증한 사례는 주목할 만하다. 이 팀은 MBSR을 암 환자의 상황에 맞게 수정하여, 주 1회 90분씩 총 7회기로 구성된 프로그램을 개발했다(표 57-1). 이 프로그램은 스트레스에 대한 개인적 반응을 이해하고 적응적인 대응 방법을 개발하도록 돕는다. 또한 자기관리 기술을 교육하며, 이완, 명상, 몸과 마음의 관계에 대한 이론 교육, 집단 내 명상 실습, 일상 속 마음챙김 적용, 수행을 방해하는 장해물에 대한 문제 해결 등을 포함한다. 집단 개입으로 진행되어 참가자들은 새로운 기술을 학습하고 암 경험을 공유하는 안전하고 지지적인 환경에서 서로 지지적 상호작용을 경험할 수 있었다. 이 MBSR 프로그램을 90명의 암 환자에게 실시한 결과, 전반적인 기분 장애 수준이 65% 감소하고 스트레스 증상이 31% 감소하는 효과가 나타났다. 이후 이 프로그램은 마음챙김 기반 암 회복 프로그램mindfulness-based cancer recovery, MBCR으로 발전했다.

MBCR은 MBSR과 동일한 구조와 핵심 원칙을 유지하며, 비판단적인 태도로 현재 순간의 경험을 지속적으로 알아차리는 훈련을 통해 안정적인 마음챙김 주의를 개발하는 것을 목표로 한다. MBCR은 주 1회 90분씩 총 8회기로 구성되며, 6주차와 7주차 사이에 6시간 워크숍을 포함해 총 18시간의 개입으로 진행된다. 기본적인 MBSR 요소 외에도 암에 대한 대처, 수면 문제, 통증, 암 재발에 대한 두려움 등 추가적인 증상을 다루며, 인지행동치료CBT에 기반한 인지적 대처 전략도 포함된다. MBCR은 대규모 다기관 무작위 대조시험RCT을 통해 그 효과가 입증되었으며, 현재는 온라인Live Online Mindfulness-Based Cancer Recovery Program - eMindful 및 모바일 기반 개입The Mindfulness-Based Cancer Survivorship Journey mobile training program - Am Mindfulness App으로도 개발되어 적용되고 있다.

대부분의 마음챙김 기반 개입은 암 환자가 집중 치료를 마친 후 생존자들을 대상으로 적용되었다. 그러나 집중 치료 시기도 암 환자에게는 매우 높은 스트레스 수준을 경험하는 시기이다. 이에 따라, 항암 화학요법 등 집중적인 암 치료 중에도 적용할 수 있는 단기 마음챙김 기반 훈련brief mindfulness-based training, bMBT이 개발되었다. 이 프로그램은 3회기(회기당 90분)로 구성되었으며(표 57-2), 주로 마음챙김과 현재 순간에 대한 주의 집중을 연습하는 다양한 마음챙김 명상 요소를 포함한다. 68명의 화학요법 환자를 대상으로 단기 마음챙김 기반 훈련의 효과를 확인한 결과, 단기 마음챙김 기반 훈련 집단과 이완 치료 통제 집단 모두에서 전반적인 스트레스와 암과 관련된 스트레스 수준이 감소했다. 그러나 단기 마음챙김 기반 훈련 집단에서는 개입 직후 일시적으로 증상 디스트레스 수준이 증가하고, 삶의 질이 저하되는 양상이 나타났다. 이는 개입 기간이 짧아 효과를 충분히 발휘하지 못했을 가능성이나, 마음챙김이 화학요법 등 치료 부작용이 심한 집중 치료 시기에는 적합하지 않을 가능성을 시사한다. 따라서 집중 치료 시기에 마음챙김 기반 개입의 적절성과 효과에 대한 추가 연구가 필요하다.

표 57-1. 암 환자 대상 MBSR 프로그램

회기	회기 개요
1	– 프로그램 소개 및 참가 동기 공유 – 개입의 근거와 개요 설명 – 교육 자료 배포 및 집단 규칙(예: 비밀 유지, 출석, 과제, 기록 보관) 검토 – 이완된 호흡 연습 및 신체 감각 알아차림 연습 – 요가 매트 제공 – 과제 및 기록 방법 설명
2	– 정신적 심상과 신체 반응의 상호작용을 보여주는 시각화 연습(덥고 건조한 날 레몬을 맛보는 상상으로 타액 분비 유도) – 부드러운 요가gentle yoga 스트레칭 소개 – 바디스캔: 신체 각 부위 운동 감각을 인식하도록 안내
3	– 집단 토의 및 과제 수행 관련 문제 해결 – 스트레스에 대한 신체 반응, 이완 반응, 그리고 이들의 생리적 관련 요인에 대한 교육 – 마음챙김 명상 수행과 관련된 주의 집중 과정 설명 – 이후 모든 회기에서 부드러운 요가 스트레칭 실시 – 과제: 호흡을 주의 집중의 닻으로 사용하는 명상 수행
4	– 요가에서 파생된 호흡 연습을 통해 호흡과 감정 반응 패턴 간 상호관계 확인 – 걷기 명상 – 과제 수행
5	– 인지와 감정의 관계 탐색 – 사고 과정 알아차림에 마음 챙김 적용: 습관적으로 스트레스를 유발하는 평가와 사고 패턴 중단 및 수정 – 인지 왜곡 및 비합리적 가정/신념의 본질. 생각의 내용과 동일시하는 경향성 도전 – 과제: 스트레스 경험과 관련 인지적 평가에 대한 자기 모니터링 및 자신을 제한하는 신념에 도전
6	– 자기 모니터링 과제 검토 및 적용 중 문제 해결 – 명상 수행의 보조 도구로 시각화와 심상 교육 – 안내된 명상 도중 선택한 이미지를 알아차림으로써 집중력 강화 및 심상을 통해 의도를 행동으로 전환
7	– 이전 자료 검토, 다양한 경험 영역에서 안녕감wellness에 접근하는 방법으로 명상 강조 – 프로그램에서 얻은 통찰력을 활용하여 지속적 웰빙을 증진하기 위한 개인 계획 수립 – 끝이 아닌 시작으로서 개입 강조 – 지역사회 자원 논의

표 57-2. 단기 마음챙김 기반 훈련bMBT

회기	회기 개요
1	– 마음챙김 및 현재 순간에 주의 집중 연습grounding exercise 소개 – 교육: 알아차림 증진 – 건포도 명상 – 마음챙김 동작 – 바디스캔 명상 – 마음챙김 멈춤mindful pause – 마무리 및 과제
2	– 마음챙김 및 현재 순간에 주의 집중 연습 – 교육: 어려운 경험 다루기 – 부드럽게 달래기–진정하기–허용하기 연습soften-soothe- allow exercise – 마음챙김 동작 – 나무 시각화 – 마음챙김 멈춤 – 마무리 및 과제
3	– 마음챙김 및 현재 순간에 주의 집중 연습 – 교육: 생각은 사실이 아니다. – 마음챙김 손길 연습mindful touch exercise – 마음챙김 동작 – 호흡 알아차리기, '생각 흘려보내기' 명상 – 마음챙김 멈춤 – 마무리 및 과제

4) 암 환자 대상 마음챙김 기반 개입의 효과

암 환자를 대상으로 한 마음챙김 기반 개입의 효과를 검토한 체계적 고찰과 메타분석에 따르면, 마음챙김 기반 개입은 심리적 디스트레스, 불안, 우울, 암 재발에 대한 두려움, 스트레스, 피로 등에 효과가 있는 것으로 나타났다. 실제로, 암 환자와 생존자의 심리적 디스트레스와 건강 지표에 대한 마음챙김 기반 개입 효과를 분석한 29개의 무작위 대조시험RCT 연구 메타분석 결과, 심리적 디스트레스에 대한 작지만 유의한 효과가 있었고, 불안, 우울, 암 재발에 대한 두려움, 피로, 수면 장애, 통증에 대해서도 유의한 효과가 확인되었다. 특히 마음챙김 기반 개입 매뉴얼을 충실히 준수한 경우와 젊은 환자를 대상으로 했을 때, 심리적 디스트레스에 대한 효과가 더 컸으며, 마음챙김 기술의 향상은 심리적 디스트레스 감소와도 밀접한 관련이 있었다.

비슷하게, 2020년까지 출간된 3,476명의 암 환자와 생존자를 대상으로 한 29개의 RCT 메타분석에서도 불안, 우울, 삶의 질, 피로, 스트레스, 외상 후 성장, 마음챙김 측면에서 마음챙김 기반 개입의 효과가 입증되었다. 마음챙김 기반 개입의 세부 유형에 따라 효과의 크기는 다양했으며, MBSR, 유방암 환자 대상 MBSR/MBCR, 마음챙김 기반 인지치료mindfulness-based cognitive therapy, MBCT, 그리고 마음챙김 기반 예술치료mindfulness-based art therapy, MBAT로 구분하여 분석한 결과, 불안과 우울에 가장 큰 효과를 보인 것은 MBAT였다. 불안 감소 측면에서 MBSR/MBCR도 효과가 있었으나, MBCT는 유의한 효과가 확인되지 않았다. 반면 우울에 대해선 MBAT가 가장 큰 효과를 보였으며, 그 뒤를 이어 큰 효과를 보였다.

이러한 심리적 건강 지표 외에도, 마음챙김 기반 개입이 생물학적 지표에도 영향을 미칠 가능성을 시사하는 연구들이 있다. 2020년까지 출간된 체계적 고찰 및 메타분석 리뷰에 따르면, 마음챙김 기반 개입, MBCT, 그리고 MBCR은 불안, 우울, 스트레스, 삶의 질에 있어 작거나 중간 정도의 효과 크기를 보였으며, 소수의 연구에서는 T세포와 자연살해세포의 활동 및 면역 회복력과 같은 면역 관련 지표에도 긍정적인 영향을 미치는 것으로 확인되었다. 예를 들어, 임상적 수준의 디스트레스를 보인 271명의 유방암 생존자를 대상으로 지지적 표현 치료와 1일 스트레스 관리 프로그램을 비교한 연구에서는, MBCR이 기분 증상과 주간 코르티솔 경사에 미치는 긍정적인 효과가 확인되었다. MBCR 집단에서 코르티솔 프로파일이 유의하게 변화되었으며, MBCR과 지지적 표현 치료 모두 초기 코르티솔 경사를 유지하여 이 두 개입이 부정적인 생물학적 변화를 완충할 수 있음을 시사했다. 동일한 다기관 연구의 참가자 중 88명을 대상으로 한 추가 연구에서는, 개입 집단의 텔로미어 길이가 유지된 반면, 1일 스트레스 관리 집단에서는 텔로미어 길이가 감소하는 경향이 확인되었다.

국내에서는 주로 유방암 환자를 대상으로 마음챙김 기반 개입의 효과가 검증되었다. 한국형 마음챙김 명상 프로그램은 유방암 환자의 지각된 스트레스 수준을 감소시키고, 생리적 및 심리적 스트레스 반응을 개선하는 데 효과적이었다. 또한 유방암 환자 대상 마음챙김 명상 개입은 불안과 부정적 정서를 줄이고, 삶의 만족도와 긍정적 정서를 높이는 데 기여했다. 다만, 스트레스 반응, 우울, 수용 등의 측면에서는 유의한 효과가 확인되지 않았지만, 마음챙김 명상 집단에서는 개입 효과가 더 오랫동안 지속되는 양상이 관찰되었다. 또한, 주당 4시간씩 6주 동안 진행된 한국형 MBSR 프로그램은 삶의 질, 수면의 질, 우울, 반추적 사고를 개선하는 데 효과가 있었다. 통계적으로 유의하지는 않았으나, MBSR 집단에서 개입 후 코르티솔 수준이 감소하는 경향을 보여 스트레스의 생리적 반응에도 긍정적인 효과가 있을 가능성을 시사하였다.

3. 수용전념치료 Acceptance and commitment therapy, ACT

1) 개요

ACT는 Steven Hayes와 그의 동료들이 개발한 치료 접근법으로, 마음챙김, 수용, 전념, 행동 변화를 통해 심리적 유연성을 증진시키며, 전념 행동을 통해 개인이 자신의 가치에 맞는 삶을 살 수 있도록 돕는 것을 목표로 한다. ACT는 인지행동치료의 제3의 흐름으로 분류되지만, 전통적인 인지행동치료처럼 부적응적인 사고를 변화시키는 데 중점을 두기보다는, 부정적인 생각과 감정에 영향을 받지 않고 자신의 가치에 따라 행동할 수 있도록 돕는 데 초점을 맞춘다. 우울이나 불안과 같은 특정 증상을 치료하는 것보다 심리적 유연성을 증진시키는 것을 목적으로 하는 초진단적 개입 방식이다. ACT는 은유, 역설, 체험적 연습 등을 통해 내담자가 두려워하거나 회피했던 사고, 신념, 기억, 신체 감각과 건강하게 접촉할 수 있게 돕는다. 이를 통해 내담자는 자신의 내적 경험을 재맥락화하고 수용하는 방법을 배우며, 자신의 가치를 명확히 하여 필요한 행동 변화를 위해 전념할 수 있게 된다(https://contextualscience.org/act). 이 파트에서는 ACT의 여섯 가지 핵심 치료 과정과 암 환자에게 적용된 사례 및 그 효과를 살펴본다.

(1) ACT의 핵심 과정

심리적 유연성은 인간이 의식적으로 현재 순간을 온전히 받아들이고, 가치 있는 목적을 위해 행동을 변화시키거나 지속할 수 있는 능력을 의미한다. 이는 ACT의 여섯 가지 핵심 과정을 촉진하는 과정을 통해 증진될 수 있다. ACT의 핵심 과정은 암 환자의 디스트레스와도 밀접한 관련을 보인다. 실제로, 암 환자를 대상으로 한 77개 연구의 메타분석 결과에 따르면, 수용, 현재 머무르기, 자기자비와 같은 유연한 과정은 낮은 디스트레스와 연관된 반면, 경험적 회피와 인지적 융합은 높은 디스트레스와 연관된 것으로 나타났다. 반면 '맥락으로서의 자기'와 '전념행동'은 추가 검증이 필요한 것으로 확인되었다. 치료 과정에서 이 여섯 가지 핵심 과정을 다루는 데 있어 특정한 순서는 없으며, 내담자와 상황에 맞춰 적용할 수 있다. 또한, 내담자의 각 과정에서의 기능 수준을 고려해 더 취약한 부분에 중점을 두고 진행할 수 있다.

① 수용Acceptance

ACT는 고통 자체보다 그와 관련된 생각과 경험을 피하려는 시도, 즉 경험적 회피가 정신건강 문제를 일으키며, 우리가 원하는 가치 있는 삶과 멀어지게 한다고 본다. 고통스러운 경험은 인간이라면 누구나 겪는 자연스러운 것이며, 이를 통제하거나 회피하려 할 때 문제가 발생한다. 수용은 경험적 회피에 맞서는 적극적 선택으로, 비판단적인 태도로 생각, 감정, 신체 감각 등을 있는 그대로 받아들이는 것이다. 이는 수동적으로 포기하거나 견디는 것이 아니라, 자신에게 중요한 일을 위해 기꺼이 원치 않는 경험을 받아들이려는 의지이다.

암 환자들은 치료 결과에 대한 불안이나 암 재발에 대한 두려움을 느낄 수 있으며, 이러한 감정은 암과 치료를 상기시키는 상황을 회피하거나 병원 추적 진료를 거부하는 경험적 회피로 이어질 수 있다. 고통스러운 사고와 감정을 경험하면서도, 그것이 중요한 삶의 영역에 부정적 영향을 미치지 않도록 하는 것이 중요하다. 수용은 암 환자들이 힘든 감정에 접촉하고 그것을 받아들이며, 감정이 전달하는 메시지를 이해하여 자신이 가치 있게 여기는 삶을 위해 행동할 수 있도록 돕는다.

② 인지적 탈융합Cognitive defusion

ACT는 고통스러운 경험의 영향을 줄이기 위해 생각이 일어나는 맥락을 변화시키는 것을 목표로 한다. 인지적 탈융합은 생각을 없애거나 그 내용을 바꾸기보다는, 생각과 거리를 두고 그것이 자신에게 미치는 영향을 평가할 수 있게 하는 과정이다. 이를 통해 생각, 감정, 기억, 감각 등을 있는 그대로 관찰할 수 있으며, 이러한 것들에 휘둘리지 않고 자신의 가치에 부합하는 행동을 할 수 있게 된다. 개념화된 자기는 평가적인 자기 참조 관계들의 집합으로, 이러한 평가적 요소들은 심리적 유연성을 저해할 수 있다. 인지적 탈융합은 이처럼 개념화된 자기와의 융합을 약화시키는 데도 사용된다.

③ 맥락으로서 자기Self as context

'맥락으로서 자기'는 자신에 대한 생각, 신념, 평가 등 개념화된 자기와 과도하게 융합된 상태를 다루기 위해, 사적인 경험의 내용과 그 경험이 발생하는 맥락을 분리해 인식하는 과정을 의미한다. 이 과정에서 경험을 알아차리는 자신, 즉 내부의 관찰자 자기가 존재함을 깨닫게 된다. 개념화된 자기와 맥락으로서의 자기를 구분할 수 있을 때, 심리적 유연성이 증진된다. ACT는 마음챙김, 명상, 체험적 연습, 은유 등을 통해 '맥락으로서 자기'를 경험하도록 돕는다.

④ 현재에 존재하기Being present

ACT는 현재 순간에 일어나는 모든 경험을 방어하지 않고 개방적으로 받아들이는 '현재에 존재하기'를 촉진하고자 한다. 이는 마음챙김과 유사하며, 의도적이고 비판단적으로 현재 순간에 주의를 기울이는 방식이다. 이를 통해 내담자는 자신이 만들어낸 생각의 세계가 아닌, 직접 경험하는 실제 세계에 초점을 맞추게 된다. 이 과정에서 환경과 개인적 경험이 있다는 것을 알아차리는 것이 중요하다. 자신의 경험을 판단하거나 평가하지 않고 있는 그대로 명명하고 기술할 수 있도록 돕는다(예: "나는 지금 ~을 느끼고 있다/생각하고 있다"). 현재 순간에 머무르는 능력을 키움으로써 자동적이고 도움이 되지 않는 반응을 줄이고, 상황에 맞는 대응을 선택할 수 있게 한다.

⑤ 가치Values

가치는 개인이 삶에서 중요하게 여기는 것으로, 지속적인 삶의 방향성을 부여한다. ACT는 수용, 탈융합, 그리고 현재와 접촉하는 과정을 바탕으로 내담자가 자신의 가치에 맞는 삶의 방향을 찾고, 그에 부합하는 방식으로 행동할 수 있도록 돕는다. 묘비명 작성, 기사 쓰기, 브레인 스토밍 등의 기법을 통해 환자가 진정으로 중요한 가치를 식별하는 가치 명료화 과정을 도울 수 있다. 가치에 대한 작업은 암 이후 자신의 삶의 목표와 열망이 어떻게 변화할 수 있는지 이해하고, 암 생존자로서의 의미와 목적에 부합하는 새로운 방향을 정립하는 데 유용한 전략이 될 수 있다.

⑥ 전념 행동Committed action

ACT의 핵심 과정인 '수용', '탈융합', '현재에 존재하기', '맥락으로서의 자기'를 촉진함으로써 심리적 유연성을 증진시키고, 가치 작업을 통해 내담자가 중요하게 여기는 가치를 명확히 한 후에는 그 가치에 맞는 삶을 살아가기 위한 행동이 필요하다. 전념 행동은 개인이 자신의 가치에 따라 삶의 목표를 설정하고, 그 목표를 책임감 있게 수행하는 과정을 의미한다. ACT의 다른 핵심 과정들은 환자가 전념 행동을 실천하는 동안 발생할 수 있는 고통과 불편함을 견디며, 자신의 가치에 맞는 방향으로 지속적으로 나아갈 수 있도록 돕는다.

2) 암 환자 적용 사례 및 효과

암 환자는 암 진단 및 치료 과정에서 고통스럽거나 불쾌한 생각, 감정, 감각, 기억 등을 경험할 수 있다. 이러한 고통스러운 경험을 회피하면, 질병과 치료 부작용 또는 후유증을 겪으면서도 자신의 가치에 맞는 행동을 선택할 기회를 차단할 수 있다. 하지만, 자신의 상황과 부정적인 내적 경험을 회피하기보다는 이를 수용함으로써 문제를 있는 그대로 바라보고 능동적으로 대처할 수 있다. 비록 부정적인 사건이나 사고의 본질을 변화시킬 수 없더라도, 그에 대한 태도를 바꾸면 스트레스를 줄이고 삶의 질을 향상시킬 수 있다. ACT는 환자의 경험적 회피를 줄이거나 없애고, 가치 있는 행동에 전념할 수 있도록 돕는다.

암 환자를 대상으로 한 ACT 개입은 단독으로 적용되기도 하고, ACT의 구성 요소와 다른 치료 요소를 결합해 사용되기도 했다. 개입 기간은 일반적으로 6-8주, 5-10회기에 걸쳐 이루어졌으며, 8회기로 진행된 사례가 가장 많았다.

대부분의 개입은 ACT의 6개 핵심 구성 요소를 모두 포함하고, 보통 3개 이상의 핵심 요소를 적용했다. 특히 '수용', '인지적 탈융합', '가치', '전념 행동'이 주로 사용되었으며, 마음챙김 관련 활동도 함께 활용되었다.

암 환자를 대상으로 한 ACT의 효과를 다룬 메타분석에서는, 심리적 디스트레스가 유의미하게 감소했고, 심리적 유연성, 삶의 질, 그리고 희망이 향상되었다는 결과가 확인되었다. 특히 ACT의 심리적 디스트레스 감소 효과는 동양 국가에서 이루어진 연구, 젊은 참가자, 그리고 치료 기간이 긴 경우에 더 크게 나타났다. 국내에서도 유방암 환자 15명을 대상으로 주 1회, 총 8회기로 진행된 수용전념치료 기반 심리적 수용 촉진 프로그램에서 불안, 삶의 질, 스트레스, 우울, 수용이 유의하게 개선된 것으로 나타났다.

(1) 가치로운 삶 살기Valued living

'가치로운 삶 살기' 개입은 불안을 겪는 암 환자를 위해 개발된 프로그램으로, 재입원 시 불안을 경험하는 암 생존자의 심리사회적 어려움을 다루는 것을 목표로 한다. 이 개입은 주 1회, 회당 2시간씩 7주 동안 진행되며, 암과 관련된 생각과 감정에 대한 인식과 수용을 증진시키고, 경직된 사고와 신념에서 벗어나 심리적 유연성을 높이는 동시에, 개인의 가치를 명확히 하여 그에 부합하는 의미 있는 활동을 추구하는 것을 목표로 한다.

첫 번째부터 세 번째 회기에서는 ACT 모델에 대한 교육이 진행된다. 매트릭스를 활용하여(그림 57-1), 암과 관련된 어려운 생각과 감정, 그리고 그러한 감정으로부터 벗어나기 위해 어떤 행동을 취했는지에 대해 논의한다. 참가자들은 자신에게 가장 중요한 가치와 이를 실현하기 위한 가치 행동valued action에 대해 공유한다. 이후 일상에서 암과 관련된 불편한 생각이나 감정, 신체 감각이 떠오를 때, 어떻게 대응했는지 그리고 그 대응이 자신의 가치에 얼마나 부합했는지를 추적한다. 네 번째부터 일곱 번째 회기에서는 '버스에 탄 승객의 은유'를 활용하여, 암과 관련된 생각과 감정에 유연하게 대응하면서도 가치 있는 행동을 이어가는 방법을 학습한다. 이 은유에서는 암과 관련된 도전적인 생각, 감정, 기억, 이미지 등을 '승객'에 비유한다. 이러한 승객들이 삶을 지배하지 않도록 하면서도 이들을 받아들이고, 유연성을 기르며, 연민으로 대응하는 방법을 배운다. 특히 암 재발 또는 새로운 암 진단에 대한 두려움, 정상적인 생활로 복귀하지 못할 것에 대한 두려움, 변화된 개인 우선순위에 대한 불안, 그리고 타인으로부터 다르게 대우받거나 오해받는 것에 대한 두려움과 같은 암 관련 문제에 집중한다.

암 환자 135명을 대상으로 한 '가치로운 삶 살기' 개입의 효과를 검증한 결과, 불안, 우울, 삶의 의미에서는 집단 간 유의한 차이가 없었으나, '가치로운 삶 살기' 집단에서 암 관련 스트레스, 재발에 대한 두려움, 피로 및 에너지 수준, 의료서비스 이용(예: 진료 예약을 놓친 횟수가 적음)이 더 크게 개선된 것으로 나타났다. 유사하게, 통상적 치료 집단에 비해 ACT 개입 집단은 암 관련 스트레스, 재발에 대한 두려움, 가치 기반 행동, 자기 연민, 정서적 접근 대처에서 더 큰 개선을 보였다.

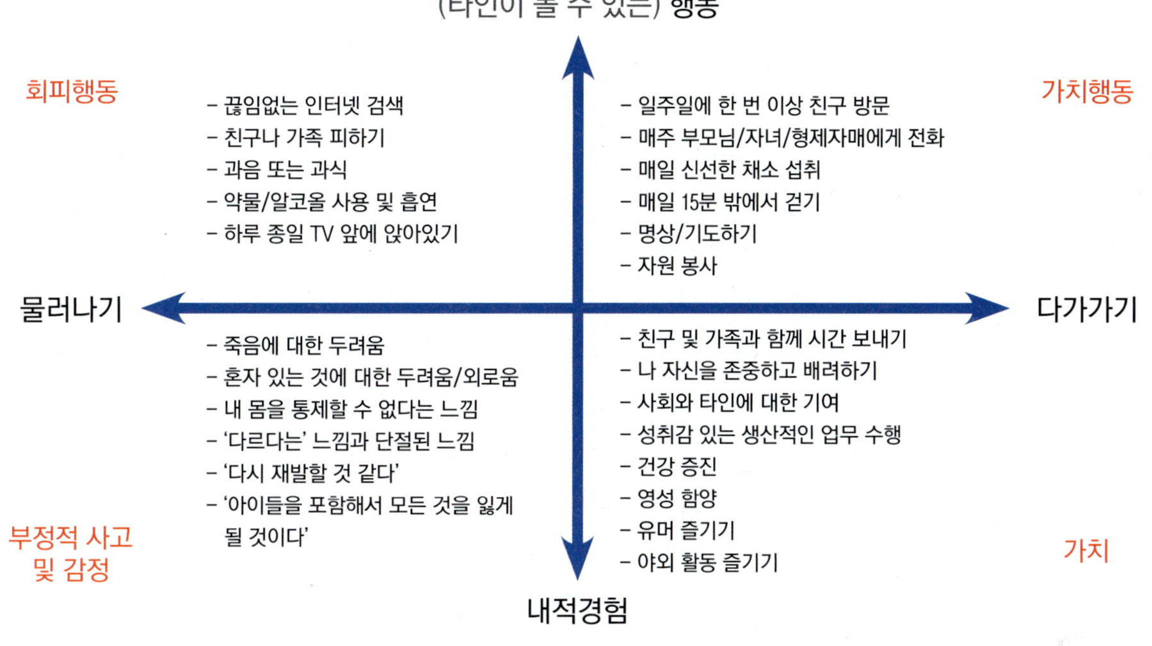

그림 57-1. ACT 집단치료 매트릭스 예시

(2) CanACT

ACT는 진행성 암 환자를 대상으로도 적용되었다. CanACT는 진행성 암 환자의 심리적 고통을 완화하고 삶의 질을 개선하기 위한 프로그램으로, 주1회, 총 8회기로 구성되었다. 첫 4회기에서는 ACT의 개념, 경험적 회피와 인지적 융합과 같은 정신병리적 요소들과 수용과 탈융합과 같은 ACT개입을 교육하며, 후반 회기에서는 심리적 유연성을 증진하기 위한 ACT 과정의 실습을 포함한다. 42명의 진행성 암 환자를 대상으로 CanACT의 실행 가능성을 검증한 결과, 통제 집단(치료자 경청 및 공감 제공)과 비교하여 개입 후 3개월 시점에서 전반적 웰빙(신체적, 사회/가족, 정서적, 기능적 웰빙), 심리적 디스트레스, 신체 기능, 수용, 가치에 따른 삶, 그리고 건강 서비스 비용에서 유의미한 차이는 없었으나, 6개월 시점에서는 ACT의 효과가 관찰되었다.

또한, 회기 수를 줄인 단기 ACT도 효과가 있는 것으로 나타났다. 항암 치료 중인 유방암 환자 60명을 대상으로 회기당 60분, 총 4회기로 구성된 단기 ACT의 효능을 검증한 결과, 단기 ACT 집단에서 주관적 인지 장애, 우울, 불안, 심리적 유연성 등이 개선되었으며, 특히 심리적 비유연성을 개선하는 데 효과적이었다.

진행성 폐암 환자와 그 돌봄 제공자 50쌍을 대상으로 전화 기반 6회기 ACT 개입을 적용한 예비 검증 결과, 참가자의 76%가 6주 개입 후에도 지속적으로 참여하여, 진행성 암 환자에게도 적용 가능성이 있는 것으로 확인되었다. 그러나 교육 및 지지 통제 집단과 비교했을 때 환자의 피로, 수면 장애, 돌봄 제공자의 부담 완화, 환자와 돌봄 제공자의 일상 활동 참여, 가치관 변화, 심리적 유연성, 삶의 질에서 ACT의 효과가 확인되지 않아 추가 검증이 필요하다.

(3) CanChange

ACT는 대장암 환자의 긍정적인 생활 습관을 증진하기 위한 전략으로도 적용되었다. CanChange는 전화 기반의 생활 방식 개입으로, ACT 요소와 건강 코칭을 결합해 개발된 프로그램이다. 이 프로그램은 증상 관리, 생활 습관(신체 활동, 식이, 체중 관리, 금연) 개선, 그리고 심리사회적 지지에 중점을 둔다. CanChange는 정서와 사고가 생활 습관 유지에 미치는 영향을 강조하며, 생활 습관을 개선하는 데 저해가 되는 내적 장애물을 극복하는 데 ACT 전략이 효과적일 수 있다고 제안한다.

CanChange는 전화 건강 코칭 세션, 참가자 핸드북, 정기적인 동기 부여 엽서, 만보계 제공으로 구성된다. 회기는 암 경험, 대장암 관련 증상, 생활 방식과 연관된 ACT 구성 요소(예: 가치, 마음챙김, 탈융합, 감정 수용, 전념 행동)와 건강 행동을 증진하기 위한 ACT 전략, 동기 강화 면담, 문제 해결, 행동 계획 및 목표 설정 등의 개입 전략을 포함한다. 첫 10회기는 격주로 5개월 동안 진행되며, 마지막 회기는 4주 후 전화로 이루어진다. 전화 회기 사이에 참가자는 이전 회기 내용과 행동 계획에 기반한 동기 부여 엽서를 받으며, 신체 활동을 촉진하기 위해 매일 만보 걷기를 권장한다.

CanChange의 실행 가능성과 단기 효과를 예비 검증한 결과, 72%의 참가자가 이 개입이 문제 해결에 도움이 되었으며, 모든 참가자가 긍정적인 삶의 변화에 대한 동기를 얻었다고 보고했다. 일부에서는 가공육 섭취 감소 등 유의미한 변화가 있었지만, 대장암 관련 증상, 삶의 질, 좌식 행동, 야채나 과일 섭취 등에서는 유의미한 변화가 관찰되지 않았다. 대장암 환자 410명을 대상으로 CanChange의 효과를 검증한 결과, 외상 후 성장, 영성, 수용, 신체적 삶의 질에서 긍정적인 효과가 확인되었으며, 수용과 마음챙김의 ACT 과정이 이러한 변화의 주요 기전으로 나타났다. 그러나 좌식 행동 등에서는 유의한 효과가 관찰되지 않았다.

4. 결론

마음챙김 기반 개입과 ACT는 특정 증상을 직접적으로 없애거나 줄이는 데 초점을 두기보다는, 마음챙김의 자세와 심리적 유연성을 증진시켜 다양한 어려운 상황에 대처하는 방식을 변화시키는 데 중점을 둔다. 암 환자가 현재 순간에 머물러 수용적이고 비판단적인 자세로 두렵거나 고통스러운 생각과 감정을 피하지 않고 그대로 경험할 수 있도록 돕는다. 이 과정에서 암 환자는 자신의 어려움을 점차 직면하게 되고, 결과적으로 암과 치료 과정을 보다 적응적이고 안정적으로 대처할 수 있게 된다.

이러한 개입은 암 환자의 디스트레스를 다루는 초진단적 접근으로 활용 가능성이 높으며, 마음챙김 기반 개입은 암 환자의 다양한 심리사회적 및 신체적 증상에 대해 일관된 효과를 보였다. 그러나 암 투병 과정의 여러 단계에서 적용할 수 있도록 더 간소화된 프로그램이 필요하며, 온라인 및 모바일 기반 개입으로도 적용되어 기존 방식의 개입과 상응하는 효과가 있는지에 대한 검증이 필요하다. 또한, 대기 집단과 같은 소극적 통제 집단과의 비교보다는 기존 치료 접근과의 비교를 통해 마음챙김 기반 개입과 ACT의 고유한 효과를 확인하는 것이 더 적절한 치료 접근을 선택하는 데 도움이 될 수 있다. 암 환자의 심리사회적 건강 지표에 대한 이들 개입의 효과는 다수 검증된 바 있지만, 생물학적 건강 지표에 미치는 영향에 대한 검증은 여전히 필요하다.

참고문헌

1. 강광순, 오상은. 마음챙김명상 프로그램이 유방암 환자의 스트레스 지각, 대처방식 및 스트레스 반응에 미치는 효과. Journal of Korean academy of nursing. 2012;42(2):161-70.
2. 강민지, 김정호. 수용전념치료가 유방암 환자의 부정정서, 수용 및 삶의 질에 미치는 효과에 대한 예비연구. 한국심리학회지: 건강. 2015;20(1):17-34.
3. 김상대, 김정호. 마음챙김 명상이 유방암 환자의 스트레스, 수용, 삶의 질 및 주관적 웰빙에 미치는 영향. 한국심리학회지: 건강. 2024;29(1):157-78.
4. 박경, 전진수, 정선용. 한국형 마음챙김 명상기반 스트레스 완화 프로그램 (K-MBSR) 이 유방암 환자의 심리적 증상, 수면 및 삶의 질에 미치는 효과. 스트레스研究. 2013;21(3):249-62.
5. Arch JJ, Mitchell JL, Genung SR, Judd CM, Andorsky DJ, Bricker JB, et al. Randomized trial of acceptance and commitment therapy for anxious cancer survivors in community clinics: Outcomes and moderators. Journal of consulting and clinical psychology. 2021;89(4):327.
6. Arch JJ, Mitchell JL. An Acceptance and Commitment Therapy (ACT) group intervention for cancer survivors experiencing anxiety at re-entry. Psycho-Oncology. 2016;25(5):610-5.
7. Carlson L, Speca M. Mindfulness-Based Cancer Recovery. Oakland, CA: New Harbinger; 2010.
8. Carlson LE, Beattie TL, Giese-Davis J, Faris P, Tamagawa R, Fick LJ, et al. Mindfulness-based cancer recovery and supportive-expressive therapy maintain telomere length relative to controls in distressed breast cancer survivors. Cancer. 2015;121(3):476-84.
9. Carlson LE, Doll R, Stephen J, Faris P, Tamagawa R, Drysdale E, et al. Randomized controlled trial of mindfulness-based cancer recovery versus supportive expressive group therapy for distressed survivors of breast cancer (MINDSET). Journal of clinical oncology. 2013;31(25):3119-26.
10. Carlson LE, Ismaila N, Addington EL, Asher GN, Atreya C, Balneaves LG, et al. Integrative oncology care of symptoms of anxiety and depression in adults with cancer: society for integrative oncology–ASCO guideline. Journal of Clinical Oncology. 2023;41(28):4562-91.
11. Carlson LE. Mindfulness-based interventions for coping with cancer. Annals of the New York Academy of Sciences. 2016;1373(1):5-12.
12. Cillessen L, Johannsen M, Speckens AE, Zachariae R. Mindfulness-based interventions for psychological and physical health outcomes in cancer patients and survivors: a systematic review and meta-analysis of randomized controlled trials. Psycho-oncology. 2019;28(12):2257-69.
13. Fawson S, Moon Z, Novogrudsky K, Moxham F, Forster K, Tribe I, et al. Acceptance and commitment therapy processes and their association with distress in cancer: a systematic review and meta-analysis. Health Psychology Review. 2023:1-22.
14. Fishbein JN, Arch JJ. Examining the effects of prior Acceptance and Commitment Therapy (ACT) treatment among anxious cancer survivors during the COVID-19 pandemic: Evidence from a randomized controlled trial. Journal of Contextual Behavioral Science. 2022;24:31-7.
15. González-Fernández S, Fernández-Rodríguez C. Acceptance and commitment therapy in cancer: review of applications and findings. Behavioral Medicine. 2019;45(3):255-69.
16. Hawkes AL, Gollschewski S, Lynch BM, Chambers S. A telephone-delivered lifestyle intervention for colorectal cancer survivors 'CanChange': a pilot study. Psycho-Oncology: Journal of the Psychological, Social and Behavioral Dimensions of Cancer. 2009;18(4):449-55.
17. Hawkes AL, Pakenham KI, Chambers SK, Patrao TA, Courneya KS. Effects of a multiple health behavior change intervention for colorectal cancer survivors on psychosocial outcomes and quality of life: a randomized controlled trial. Annals of Behavioral Medicine. 2014;48(3):359-70.
18. Hawkes AL, Pakenham KI, Courneya KS, Gollschewski S, Baade P, Gordon LG, et al. A randomised controlled trial of a tele-based lifestyle intervention for colorectal cancer survivors ('CanChange'): study protocol. BMC cancer. 2009;9:1-8.
19. Hayes SC, Strosahl K. 수용전념치료 :실무 지침서. 서울: 학지사; 2015.

20. Kabat-Zinn J. 마음챙김 명상과 자기치유. 서울: 학지사; 2006.
21. Lynch BM, Courneya KS, Sethi P, Patrao TA, Hawkes AL. A randomized controlled trial of a multiple health behavior change intervention delivered to colorectal cancer survivors: effects on sedentary behavior. Cancer. 2014;120(17):2665-72.
22. Mosher CE, Secinti E, Hirsh AT, Hanna N, Einhorn LH, Jalal SI, et al. Acceptance and commitment therapy for symptom interference in advanced lung cancer and caregiver distress: a pilot randomized trial. Journal of pain and symptom management. 2019;58(4):632-44.
23. Nicholas J. Hulbert-Williams RO, & Christian J. Nelson Acceptance and Commitment Therapy (ACT) for cancer patients In: William S. Breitbart PNB, Paul B. Jacobsen, Wendy Wing Tak Lam, Mark Lazenby, Matthew J. Loscalzo editor. Psycho-oncology, Fourth edition New York, USA Oxford University Press 2021. p. 438-43.
24. Pedro J, Monteiro‑Reis S, Carvalho‑Maia C, Henrique R, Jerónimo C, Silva ER. Evidence of psychological and biological effects of structured Mindfulness‑Based Interventions for cancer patients and survivors: A meta‑review. Psycho‑Oncology. 2021;30(11):1836-48.
25. Reynolds LM, Bissett IP, Porter D, Consedine NS. A brief mindfulness intervention is associated with negative outcomes in a randomised controlled trial among chemotherapy patients. Mindfulness. 2017;8:1291-303.
26. Serfaty M, Armstrong M, Vickerstaff V, Davis S, Gola A, McNamee P, et al. Acceptance and commitment therapy for adults with advanced cancer (CanACT): a feasibility randomised controlled trial. Psycho‑oncology. 2019;28(3):488-96.
27. Shari NI, Zainal NZ, Ng CG. Effects of brief acceptance and commitment therapy (ACT) on subjective cognitive impairment in breast cancer patients undergoing chemotherapy. Journal of Psychosocial Oncology. 2021;39(6):695-714.
28. Speca M, Carlson LE, Goodey E, Angen M. A randomized, wait-list controlled clinical trial: the effect of a mindfulness meditation-based stress reduction program on mood and symptoms of stress in cancer outpatients. Psychosomatic medicine. 2000;62(5):613-22.
29. Xunlin N, Lau Y, Klainin-Yobas P. The effectiveness of mindfulness-based interventions among cancer patients and survivors: a systematic review and meta-analysis. Supportive Care in Cancer. 2020;28:1563-78.
30. Zhao C, Lai L, Zhang L, Cai Z, Ren Z, Shi C, et al. The effects of acceptance and commitment therapy on the psychological and physical outcomes among cancer patients: A meta-analysis with trial sequential analysis. Journal of Psychosomatic Research. 2021;140:110304.

정서중심치료

신준성

1. 개요

정서중심치료emotion-focused therapy, EFT는 캐나다의 심리학자인 Leslie S. Greenberg와 동료들에 의해 개발되었으며, 정서의 변화가 환자의 치료적 변화에서 핵심적인 역할을 한다는 개념에서 출발한 심리치료이다. 정서중심치료는 인본주의적 치료이론과 정서에 대한 신경과학적 개념에 근거하여 정서가 환자의 동기를 유발하는 근본 요인이자 지각, 인식, 행동에 영향을 미치는 실체라고 본다.

암 환자를 대상으로 개발된 다른 심리치료 기법들에 비해 정신종양학 영역에서는 비교적 덜 알려져 있었으나, 최근 암 환자를 대상으로 하는 정서중심치료에 대한 연구들이 이루어지면서 정신종양학 분야에서도 관심을 받고 있다. 정서중심치료는 정서를 명료화하고 조절하여 새로운 의미를 창조하는 것을 목표로 하고 있어 정신종양학 분야에서도 활용 가능성이 높을 것으로 기대된다. 이번 장에서는 정서중심치료를 소개하고, 암 환자를 대상으로 시행된 정서중심치료의 연구 성과를 살펴보고자 한다.

2. 정서중심치료란?

1) 기본 개념

정서중심치료는 개인의 정서적 경험을 강조하는 경험주의 이론과 개인이나 조직 등의 관계를 다루는 체계이론을 결합한 모델로, 모든 개인은 경험적 존재라는 전제를 담고 있다. 정서중심치료에서 개인의 경험이란 지각, 감정, 기억, 행동 등의 즉각적인 반응을 의미하며, 경험을 이해하기 위해서는 정서 반응을 처리하는 과정이 필수적이라고 여긴다. 정서는 무의식적 요소를 포함할 수 있으며 때로는 미분화된 상태로 경험되기 때문에 정서 경험 속에는 분류되지 않은 다양한 정서가 섞여 있을 수 있다. 또한 정서는 개인의 충족되지 않은 소망을 알려주는 시그널이 되기도 하고, 이 소망을 실현할 수 있도록 개인을 움직이는 동기가 되기도 하는 등 적응적 기능을 갖고 있다. 따라서 이 정서 반응의 복잡성을 이해함으로써 만족스러운 삶을 영위하고, 적응적인 정서 기능을 유지할 수 있다는 것이 정서중심치료의 기본 개념이다.

정서중심치료에서는 정서를 행동을 유발하는 근본적인 요소라고 여긴다. 이는 인지행동치료를 비롯한 다른 치료 이론들에서 인지가 정서에 선행한다고 주장하는 것과는 상반되는 관점이다. 정서중심치료는 의식적인 이해나 사고나 행동의 변화에 초점을 맞춘 다른 심리 치료 기법들이 정서의 역할을 과소 평가했다는 인식에서 출발했다. 정서는 인지나 행동에 비해 겉으로 잘 드러나지 않고, 의도적으로 조절하는 것이 어렵기 때문에 치료의 대상으로 초점을 맞추는 것이 쉽지 않다. 그러나 정서중심치료에서는 부적응적인 정서 경험이 인지와 행동에 영향을 줄 수 있으므로 정서 경험을 변화시킴으로써 삶의 의미를 이해할 수 있다고 여긴다.

또한 정서중심치료에서는 정서가 사고와 신체 반응과 같은 내적인 변화를 일으키는 근본적인 신호가 되며, 다른 사람과 상호작용 하는 방식을 변화시킬 수 있다고 주장한다. 예를 들어 분노라는 정서를 느끼게 되면, 이 정서가 자율신경계에 영향을 미쳐서 심박수와 호흡수를 증가시키고, 적대적인 사고를 하게 되며, 분노의 대상에게 감정을 표현하기 위해 의사소통 방식의 변화가 나타난다는 것이다. 따라서 정서는 사고나 행동의 이차적인 부산물이 아니라, 인간의 기본적인 욕구와 연결된 적응 체계이며 개인의 지속적인 변화를 이끌어 낼 수 있는 핵심 요소라는 것이 정서중심치료의 관점이다.

이러한 맥락에서 정서중심치료에서는 정서를 의사소통 체계의 핵심 요소로 여기며, 자신의 욕구를 인식하고 평가하며, 타인에게 자신의 생각과 목적을 알리기 위한 근본적인 수단이 된다고 본다. 정서를 체험하고 이해하기 위해서는 정서에 이름을 붙이고labeling 명료화하여 동반된 신체 감각을 언어로 표현하는 것이 중요하다. 정서중심치료를 받는 환자는 다른 심리 치료와 마찬가지로 안전한 세팅 안에서 치료자와 치료적 동맹을 맺고 본인의 정서를 다루게 되며, 정서를 활성화시키고 자각, 수용하는 과정을 통해 정서를 직면하게 된다. 정서중심치료에서는 자신이 느끼는 정서를 있는 그대로 수용하고 자각함으로써 보다 적응적인 방식으로 정서를 활용하는 것을 목표로 삼는다.

정서를 적응적으로 활용하기 위해서는 개인의 의식 속에서 정서에 초점을 맞추고, 정서로부터 정보를 얻어 움직일 수 있어야 한다. 이 과정에서 중요한 것은 단순히 정서에 대해 표현하거나 정서가 나타나게 된 개인적 서사를 분석하거나 의식 수준에서 신념을 변화시키는 것이 아니라, 정서에 직접 접촉하는 것이다. 정서에 직접 접촉한다는 것은 정서를 수용하고, 부적응적 정서와 적응적 정서를 대조해보면서 탈바꿈시키고, 정서를 숙고함으로써 새로운 의미를 만들어 내는 것을 뜻한다.

그러나 정서중심치료에서 정서만을 다루는 것은 아니다. 다른 심리치료와 마찬가지로 환자가 일상 생활에서 경험하는 대인관계 문제를 다루면서 그 원인을 이해하도록 돕고, 환자의 생각이나 행동을 변화시킴으로써 상호작용 방식을 개선해나가는 것 역시 정서중심치료의 중요한 초점이 된다. 정서중심치료에서는 이 과정에서도 변화의 핵심 과정은 정서를 통해서 이루어진다고 생각하며, 치료자는 환자의 정서 체계의 역동을 이해함으로써 인지, 행동, 정서를 통합하고 이들의 상호작용을 통해 변화를 이끌어내는 것에 초점을 맞춘다.

2) 이론적 배경

정서중심치료는 인간중심치료, 게슈탈트치료, 체험치료의 요소들과 신인본주의적, 체험주의적 접근에 기반을 두고 있다. 정서중심치료에서 정서는 상황을 신속하게 판단하고 욕구에 따라 움직이는 행동의 근본적인 요인이 되며 정서조절이 동기의 핵심요소라고 여긴다. 예를 들어 상한 음식에서 나는 악취는 자동적으로 혐오감을 일으키며, 이 혐오감이 안전한 음식을 찾게 만드는 동기가 되어 감염을 막게 된다. 사람들은 원하는 정서를 추구하고, 원하지 않는 정서를 회피하기 위해 움직이며, 정서는 무엇이 좋고 나쁜지 알려주는 안내자의 역할을 함으로써 개인의 적응을 돕는다.

정서중심치료에 의하면 개인이 경험하는 정서는 크게 일차적 정서primary emotions와 이차적 정서secondary emotions로 나눌 수 있다. 일차적 정서는 외부 사건에 대한 즉각적이고 본능적인 반응이며, 다른 종류의 정서로 환원될 수 없는 근본적인 정서에 해당한다. 일차적 정서 중에서 주어진 상황의 복잡한 정보를 신속하게 처리하고 적절한 행동을 할 수 있도록 돕는 적응적인 기능을 하는 정서를 적응적 일차적 정서adaptive primary emotion라고 한다. 반면 외부 자극에 대해 적응적으로 대처하는 것을 방해하는 일차적 정서는 부적응적 일차적 정서maladaptive primary emotion라고 부른다. 부적응적 일차적 정서는 주로 과거의 부정적인 정서 경험에 의해 학습된 경우가 많다. 예를 들어 자신을 해치려고 하는 사람에 대한 두려움은 위험을 피하기 위한 행동을 즉각적으로 유발하므로 적응적 일차적 정서에 해당한다. 그러나 어린 시절 성인 남성에게 성추행을 당한 경험이 있는 여성이 성인이 된 후, 자신에게 친절하게 대하는 다른 남성에게 분노를 느낀다면 이는 과거의 트라우마 경험에 의해 유발된 부적응적 일차적 정서에 해당한다.

이차적 정서는 다른 정서나 인지 과정에 뒤따라 일어나는 반응으로 나타나는 정서이다. 이차적 정서는 최초로 경험한 일차적 정서를 숨기거나 변형시키고, 상황에 적절하게 대응하는 것을 방해하는 역할을 한다. 예를 들어 암 진단을 받은 환자가 슬픔과 두려움을 느끼기 시작하면서 진단을 설명한 의사에게 분노를 느끼거나, 두려움을 느끼는 자기 자신에게 화가 난다면 이것은 고통스러운 일차적 정서를 막기 위한 반작용으로 나타난 이차적 정서에 해당한다. 이때 느끼는 화는 적응적이거나 기능적인 역할을 하는 일차적 정서와는 구별되며, 일차적 정서를 모호하게 만들고 접촉하기 어렵게 만든다. 이차적 정서는 사고 과정에 의해 발생할 수도 있지만 모든 정서가 사고에서 유발되는 것은 아니며, 이 경우에도 이차적 정서가 발생한 근본 원인은 부적응적인 정서 도식에서 찾을 수 있다는 것이 정서중심치료의 관점이다.

정서는 변연계를 통해 즉각적으로 유발되기도 하지만, 때로는 대뇌피질에 저장된 기억과 인지과정을 통해 유발되기도 한다. 정서 도식emotion schemes은 정서적 기억과 정서적 경험을 통해 정서 반응을 일으키는 과정으로, 외부 자극이 주어지면 정서 도식 기억에 저장된 과거의 중요한 경험들이 활성화 되면서 정서 도식을 통해 정서가 촉발된다. 정서 도식은 언어적 요소들과 이미지, 신체 감각과 같이 언어화 되지 않는 암묵적인 요소들로 주로 구성되며, 삶의 경험을 통해 발달한다. 예를 들어 유아기에 학대를 당한 환자의 정서 도식은 화난 엄마의 표정과 같은 이미지, 두근거림과 같은 신체 감각, '상대는 나를 비난하는 사람'이라는 언어화된 신념 등으로 구성될 수 있다. 정서 도식은 개인이 살아오면서 겪은 경험을 통해 구성되고, 외부 자극에 따라 신속하게 활성화 되는 양식과 인지적인 평가를 거쳐 활성화 되는 양식의 두 가지 경로를 통해 정서를 유발할 수 있다. 그러나 두 경로 모두 자동적으로 발생하고 의식적인 수준에서 직접 자각하기 어렵기 때문에, 정서 도식이 활성화되는 정서 경험을 통해 간접적으로 접촉할 수 있다. 정서중심치료에서는 정서 도식에 접촉하여 정서 도식을 파악하고 활성화 하는 것을 최종 목표로 삼는다.

과거 부정적인 대인관계 경험이 많은 경우 부적응적 정서 도식이 만들어지기 쉽다. 발달 과정에서 양육자로부터 학대를 당하거나 부적절한 양육을 경험하게 되면 대인관계에서 적응적으로 대처할 수 있도록 돕는 유연한 정서 도식 대신 부적응적 정서 도식이 발달한다. 부적응적 정서 도식은 정서경험을 통해 자기를 조직해 나가는 과정에서 받아들이기 힘든 감정을 처리하기 위한 방법이 된다. 그러나 이 부적응적 정서 도식이 인생의 전환기나 큰 변화와 같은 상황에서 활성화되면 현재에 적응적으로 대처하기 어려워지고, 두려움이나 슬픔과 같은 과거의 부정적 정서가 현재를 지배하게 된다. 이러한 부정적 정서를 조절하지 못하고 회피하거나 부적절한 방법으로 처리하고자 할 때 역기능적으로 행동하게 되며 현실에 적응하기 어려워 진다.

부적응적 정서 도식이 공고화되는 것은 부적응적 정서반응이 얼마나 자주, 강하게 일어났는가와 관련이 있다. 정서 반응이 활성화 되는 빈도가 많을수록 해당 정서를 촉발했던 과거 경험은 더 강력하게 기억되고, 관련 경험을 재경험할 확률도 높아진다. 이는 학습이론에 기반한 관점으로, 과거에는 학습을 통해 공고화된 기억은 영구적으로 고정된다고 보았다. 그러나 최근 연구 결과에 의하면 기억이 회상될 때 기억이 취약해지고 재공고화가 일어나는데, 이 때 기억을 새롭게 변화시킬 수 있다는 사실이 알려져 있다. 정서중심치료는 이와 같은 학습이론에 대한 대안적 관점을 바탕으로, 정서에 접촉하고 숙고하는 과정과 새로운 정서 체험을 통해 정서 도식 기억을 변화시키는 것이 가능하다고 본다.

3) 치료과정

(1) 정서적 개입의 원리

① 자각Awareness

정서에 이름을 붙이고 정서를 알아차리는 것은 정서중심치료에서 가장 중요한 목표이다. 정서를 자각한다는 것은 단순히 정서에 대해 이야기를 나누는 것이 아니며, '정서를 느끼는 것'을 의미한다. 환자가 자신이 느끼는 것이 무엇인지 알아차릴 때, 자신의 욕구를 이해하게 되며 정서를 언어로 상징화함으로써 정서가 알려주는 정보를 받아들일 수 있게 된다. 정서중심치료에서는 정서를 회피하지 않고, 정서에 접근하고 수용하며, 이를 견디고 상징화할 수 있도록 한다. 정서에 접근하는 과정은 먼저 특정 사건에 의해 촉발된 정서를 자각하는 것에서부터 시작한다. 그 다음 정서적 반응을 일으키는 요인을 알아차리고, 부정적인 정서가 올라오려고 할 때 이를 알아차리고 충동적인 행동으로 나타나지 않도록 한다. 정서는 그 자체로 적응적이므로 환자는 정서를 알아차림으로써 정서를 이용할 수 있게 되고, 보다 적응적으로 대처할 수 있게 된다.

② 정서 표현Emotional expression

정서중심치료에서 정서 표현이란, 일차적 정서에 뒤따라 나타나는 이차적 정서를 표현하는 것이 아니라, 억제된 일차적 정서에 대한 회피를 극복하고 표현하는 것을 의미한다. 일차적 정서에 접촉하고 표현함으로써 의식 수준에서 상징화하고, 탐색할 수 있게 되며, 궁극적으로 삶의 목표를 추구하는 것에도 도움이 될 수 있다. 그러나 사람은 본능적으로 고통스러운 정서를 회피하려고 하기 때문에, 정서중심치료에서는 단계적으로 정서에 접촉할 수 있도록 신체적 경험에서부터 정서 표현을 시작하도록 하며, 정서를 수용하고 인내할 수 있도록 환자를 격려한다.

정서 표현은 정서 처리의 중요한 과정으로 트라우마, 대인관계 문제 등에 대한 적응과 관련이 있음이 알려져 있다. 특히 유방암 환자에서 정서 표현이 적응적 효과가 있다는 것이 Stanton 외(2000)의 연구를 통해 밝혀진바 있다. 연구 결과에 의하면 암에 대한 정서 표현 정도가 높은 환자들은 정서 표현 정도가 낮은 환자들에 비해 의료기관 방문 횟수가 적었으며, 추적관찰 시 주관적 건강 상태가 호전되고 디스트레스가 경감되는 것으로 나타났다.

③ 조절Regulation

디스트레스 수준이 높은 상황에서 절망감, 불안감, 수치심과 같은 부적응 정서들은 적응적 대처에 도움이 되지 않으며, 이 경우 정서를 다루기에 앞서 정서를 조절하는 능력을 함양하는 것이 필요하다. 정서 조절은 안전하고 공감적인 치료적 환경에서 시작된다. 치료자와 공감적인 관계를 맺고, 치료자가 정서를 진정시켜주는 경험을 반복하면서 치료자가 나의 마음속에 존재하고 있음을 느끼게 된다. 이 과정에서 환자는 스스로를 위로할 수 있는 능력을 내면화하게 되며, 정서 조절 능력이 발달하게 된다. 정서 조절은 일종의 교육 과정으로, 정서의 촉발 원인을 식별하고 회피하기, 심호흡과 명상을 통한 정서 수용하기 등 긍정적인 정서를 강화하고 부정적인 정서에 대한 취약성을 줄이는 훈련이 이 과정에 포함된다.

④ 숙고Reflection

정서를 숙고하는 것은 정서에 새로운 의미를 부여하고, 경험을 이해하는 데에 필요한 서사를 만들기 위한 필수적인 과정이다. 정서적 경험을 깊이 숙고함으로써 자신의 경험을 자신만의 온전한 이야기로 만들 수 있다. 언어를 통해 경험을 숙고하고 서사적 이야기로 표현하게 되면 자신의 정서적 경험을 체계화할 수 있으며, 자신의 경험을 의미 있고 일관된 이야기로 재구성할 수 있게 된다. 서사적 이야기는 개인의 경험을 조직화하는 인지적 과정으로, 정서적 경험이나 행동에 의미를 부여할 수 있는 수단이 된다. 숙고 과정을 거쳐 언어로 표현된 이야기를 통해 상황을 새로운 방식으로 바라볼 수 있게 되며, 자신과 타인에 대한 시각을 바꿀 수 있게 된다.

⑤ 탈바꿈Transformation

정서중심치료에서 두려움, 수치심과 같은 일차적 부적응 정서들을 다른 적응적 정서를 이용하여 변화시키는 것을 탈바꿈이라고 한다. 부적응적 정서를 탈바꿈하는 가장 효과적인 방법은 적응적인 정서 상태를 활성화시키는 것이다. 부적응적 정서를 탈바꿈 하기 위해서는 부적응 정서에 대한 반응으로 함께 나타나는 적응적 정서를 활성화 시키는 것이 중요하다. 암 환자의 경우, 암 진단 시에 경험한 수치심, 두려움과 같은 일차적 부적응 정서는 자기 자비와 같은 적응적인 정서 상태를 활성화 함으로써 극복하고 변화시킬 수 있다.

부적응 정서를 적응적 정서로 탈바꿈하기 위해서는 우선 탈바꿈해야 할 부적응 정서를 숙고하고, 조절하는 과정을 통해 의미를 이해하는 것이 필요하다. 예를 들어, 암 진단 과정에서 분노와 같은 부적응적 정서를 경험했다면 부적응적 정서를 표현하고 상징화하는 과정이 필요하며, 이 때 호흡하기나 명상과 같은 방법을 이용하여 정서의 의미를 탐색할 수 있다. 이후 적응적인 슬픔과 자기 자비와 같은 적응적 정서에 접촉함으로써 경험을 재구조화하고, 새로운 서사 속에 동화시킬 수 있게 된다.

⑥ 교정적 정서 경험Corrective emotional experience

치료적 관계 안에서 부정적인 감정을 표현했을 때 치료자로부터 거절 당하지 않고 수용되는 경험을 통해 환자는 정서를 재경험하고 통제할 수 있다고 느끼게 된다. 이러한 교정적 정서 경험은 치료자가 환자의 내적 세계를 이해하고 공감하고 있다는 것을 환자가 느끼게 될 때 일어난다. 환자가 경험했던 수치심과 같은 부적응 정서를 치료 안에서 탐색하고 직면했을 때 치료자가 이를 수용하는 것을 경험하면, 환자는 부정적 정서를 변화시키고 조절할 수 있다는 느낌을 갖게 된다. 교정적 정서 경험은 치료 전반에 걸쳐 일어나게 되며, 치료자와의 진정성 있는 관계를 통해 얻어질 수 있다.

(2) 치료 과정

① 도착하기와 떠나기Arriving and leaving

정서중심치료에서는 '어떤 곳을 떠나기 위해서는 먼저 그 곳에 도착해야 한다'는 대전제하에, 앞서 소개한 정서적 개입 원리를 바탕으로 정서에 접촉하고 탈바꿈시키는 일련의 과정을 통해 치료를 진행한다. 첫 단계는 정서에 '도착하기'로, 치료자가 환자로 하여금 정서를 알아차리고 핵심 주제를 자각할 수 있도록 돕는 것부터 시작한다. 치료자는 환자가 정서에 대해 생각하거나 회피하는 것이 아니라 정서에 접촉하고 느끼는 것에 집중하도록 격려하며, 환자는 치료자의 안내를 통해 정서 경험에서 적응적 대처를 위한 정보를 얻을 수 있음을 깨닫게 된다. 만일 부적응 정서가 환자를 압도하고 있다면, 정서 조절 기법에 대한 교육을 함께 시행할 수 있다. 치료자는 환자가 정서를 비유나 심상을 통해 상징화하여 표현하도록 격려한다. 이어서 정서 경험의 의미를 이해하고, 이차적 정서와 일차적 정서를 구분하는 작업을 하게 되는데, 대부분의 환자들이 일차적 정서를 억압하거나 회피하는 경향이 크기 때문에 치료 과정 중 상당 기간을 이 작업에 할애하게 된다.

두 번째 단계는 '떠나기'로, 환자는 자신의 정서적 경험이 적응적인 반응이었는지 평가해보고, 만일 부적응 정서를 경험했다면 이것의 의미를 이해하고 탈바꿈하는 것에 집중하게 된다. 부적응 정서의 기저에 깔려 있는 믿음을 파악하고, 자신의 욕구를 자각하게 되는 과정이 이 단계에서 일어난다. 치료자는 환자의 부적응 정서를 자기 자비와 같은 적응적 정서로 탈바꿈하는 것에 집중하며, 환자는 이를 바탕으로 새로운 서사적 이야기에 자신의 정서 경험을 통합하고 재구성하게 된다.

② 표식Markers

정서중심치료에서 말하는 '표식'이란 특정 유형의 정서처리 문제를 나타내는 환자의 상태를 나타내는 것으로, 치료자는 환자의 말과 행동을 바탕으로 표식을 식별하고, 각 표식에 맞는 효과적인 개입 방식을 선택하게 된다. 대표적인 표식으로는 문제시 되는 반응problematic reaction, 불분명하게 느껴진 감각취약성vulnerability, 미해결과제unfinished business 등이 있다. '문제시 되는 반응'은 특정 상황에서 본인이 경험한 정서나 행동에 대해 의아해하는 것으로, 체계적인 환기를 통해 상황을 재경험하고 정서 반응과의 관련성을 탐색하는 방식으로 문제에 접근하게 된다. '불분명하게 느껴진 감각 취약성' 표식은 자신이 안전하지 않다고 느끼는 상태이며, 치료자가 공감적인 타당화를 바탕으로 환자가 느끼는 정서의 내용을 파악하고 환자의 경험을 정상화normalize 해주는 것이 필요하다. '미해결과제'는 의미 있는 타인에게 느끼는 해묵은 감정을 나타내는 것으로, 미해결과제가 식별될 경우 '빈 의자 작업empty chair work'을 통해 의미있는 타인에 대한 자신의 정서 반응을 탐색하고 의미를 이해하게 된다. 빈 의자 작업에서 환자는 중요한 타인이 의자에 앉아 있다고 상상하면서 타인에 대한 자신의 관점을 환기하게 된다. 또한 치료자의 안내하에 과거의 기억을 활성화하고 재구성하면서 그 의미를 이해하게 되며, 타인에게 책임을 부여하거나 타인을 용서함으로써 문제를 해결하게 된다.

정서중심치료 연구자들에 의해 각 표식에 따른 효과적 해결 방식과 핵심 요소 등이 밝혀져 있으며, 치료자는 앞서 소개한 '도착하기와 떠나기'를 기반으로 각 표식에 따른 세부 기법들을 적용하여 치료를 진행할 수 있다.

4. 암 환자의 정서중심치료

정서중심치료는 우울증을 포함한 다양한 정신과적 질환 및 증상에 대한 효과성이 입증되어 있으나, 정신종양학 영역에서는 상대적으로 관련 연구가 다양하지는 않은 실정이다. 그러나 암 재발 두려움fear of cancer recurrence이나 암 환자의 부부 관계 등과 같은 주제를 중심으로 최근 정서중심치료의 효과성 연구가 이루어지고 있어 소개하고자 한다.

(1) 암 재발 두려움

암 재발 두려움은 암 경험자들이 흔히 경험하는 정신과적인 증상으로, 암 경험자들의 장기적인 삶의 질과 관련되어 있는 것으로 알려져 있다. Almeida 외(2022)의 연구에 의하면 암 재발 두려움을 경험하는 17명의 암 경험자들을 대상으로 평균 13회기의 정서중심치료를 시행한 결과 암 재발 두려움을 포함한 전반적인 심리적 디스트레스가 감소된 것으로 나타났다. 환자들이 보고한 가장 효과적인 치료요소는 자신의 경험을 언어로 표현한 것과 자기의 부분parts of self에 대한 작업이었다.

(2) 암 환자와 배우자의 디스트레스

정서중심치료는 부부치료의 형태로 널리 시행되고 있으며, McLean 외(2013)는 42명의 말기 암 환자와 환자의 배우자를 대상으로 정서중심치료를 시행한 결과를 보고하였다. 연구진은 8회기의 정서중심치료와 대조군(정신종양학 및 완화돌봄 표준 치료)의 효과를 무작위배정 연구를 통해 비교하였다. 치료 시행 전후를 비교하였을 때 대조군에 비해 정서중심치료를 시행한 집단에서 부부 관계와 관련된 디스트레스가 감소한 것으로 나타났다.

13쌍의 대장직장암, 유방암 환자와 환자의 배우자를 대상으로 정서중심부부치료를 시행한 다른 연구에서도 부정적인 정서가 감소하고 긍정적 정서가 증가하였으며, 부부관계 평가 시 배우자에 대한 반응성과 친밀감 등이 향상되었다. 그러나 개인 단위의 회귀분석 시에는 통계적으로 유의미한 차이를 보이지 않아, 앞서 소개한 연구들과 마찬가지로 효과성 검증을 위해서는 보다 많은 참가자를 대상으로 수행한 연구가 필요할 것이다.

5. 결론 및 제언

정서중심치료는 디스트레스를 경험하는 환자들이 정서를 알아차리고 조절할 수 있도록 돕기 위해 개발된 치료로, 다른 심리치료들과는 달리 정서를 직접 치료 대상으로 삼는다는 점에서 차이가 있다. 정서중심치료는 부부치료나 우울증 치료의 목적으로 널리 시행되어 왔으나, 정서 표현과 조절 등의 일부 치료적 요소들은 암 환자에서도 효과적인 중재방법으로 사용될 수 있음이 밝혀지고 있다. 정신종양학 영역에서 정서중심치료는 아직까지 널리 활용되고 있지는 않으나, 최근에 발표된 연구 결과들을 기반으로 추후 대규모 연구가 시행된다면 정신종양학 분야에서도 정서중심치료를 보다 폭넓게 활용할 수 있을 것으로 기대된다.

참고문헌

1. Almeida SN, Elliott R, Silva ER, Sales CMD. Emotion-focused therapy for fear of cancer recurrence: A hospital-based exploratory outcome study. Psychotherapy (Chic). 2022 Jun;59(2):261-70.
2. Breitbart W, Butow P, Jacobsen P, Lam W, Lazenby M, Loscalzo M(Eds.). Psycho-oncology. 4th ed. Oxford University Press; 2021. pp. 452-8.
3. Greenberg LS, Bolger E. An emotion-focused approach to the overregulation of emotion and emotional pain. J Clin Psychol. 2001;57(2):197-211.
4. Greenberg LS, Malcolm W. Resolving unfinished business: relating process to outcome. J Consult Clin Psychol. 2002;70(2):406-16.
5. Greenberg LS, 한기백 역. 정서중심치료 원서. 2판. 서울:학지사; 2023.
6. Greenberg LS. Emotion-focused therapy: A clinical synthesis. Focus. 2010;8(1):32-42.
7. Greenberg LS. Emotion-focused therapy. Clinical Psychology & Psychotherapy: An International Journal of Theory & Practice. 2004;11(1):3-16.
8. Manne SL, Myers-Virtue S, Darabos K, Ozga M, Heckman C, Kissane D, et al. Emotional processing during psychotherapy among women newly diagnosed with a gynecological cancer. Palliat Support Care. 2017;15(4):405-16.
9. McLean LM, Walton T, Rodin G, Esplen MJ, Jones JM. A couple-based intervention for patients and caregivers facing end-stage cancer: outcomes of a randomized controlled trial. Psychooncology. 2013 Jan;22(1):28-38.
10. Nadel L, Bohbot V. Consolidation of memory. Hippocampus. 2001;11(1):56-60.
11. Paivio SC, Greenberg LS. Resolving "unfinished business": efficacy of experiential therapy using empty-chair dialogue. J Consult Clin Psychol. 1995;63(3):419-25.
12. Stanton AL, Danoff-Burg S, Cameron CL, Bishop M, Collins CA, Kirk SB, et al. Emotionally expressive coping predicts psychological and physical adjustment to breast cancer. J Consult Clin Psychol. 2000 Oct;68(5):875-82.
13. van Diest SL, den Oudsten BL, Aaronson NK, Beaulen A, Verboon P, Aarnoudse B, et al. Emotionally focused couple therapy in cancer survivor couples with marital and sexual problems: a replicated single-case experimental design. Front Psychol. 2023;14:1123821.

의미중심치료

이재헌

1. 도입

암은 신체적, 정서적, 사회적, 영적, 실존적 측면을 포함하여, 인간 기능의 모든 수준에서 다양한 고통을 초래할 수 있다. 특히 암은 본질적으로 생존율을 최우선시하므로 다양한 실존적 두려움과 관련이 있다. 암은 환자들이 미래를 계획하는 능력을 제한하고, 미래의 삶을 계획하는 데에도 많은 영향을 끼칠 수 있는 것이다.

암 환자들이 직면한 이러한 실존적 고통에 대처할 수 있도록 어떻게 도울 수 있을까? 실존적 두려움 혹은 고통은, 많은 환자들로 하여금 삶의 의미에 대해 생각하게 하고 의미를 추구하도록 한다고 알려져 있다. 또한 암 환자들에게 있어 삶의 의미 형성 과정이 암 경험 중 가장 관련성이 높은 실존적 관심사로도 알려져 있다. 이러한 맥락에서, 의미를 찾고 구성하는 것을 통한 치료적 개입을 시도하는 의미중심치료meaning-centered psychotherapy, MCP가 윌리엄 브레이트바트 박사에 의해 고안되었다. MCP는 다수의 연구를 통해 특히 진행성 암advanced cancer 환자의 실존적 어려움에 대해 삶의 의미를 유지 혹은 증진시킴으로써, 심리적 웰빙well-being과 디스트레스distress를 호전시키는 데 매우 효과적인 것으로 알려져 있다. 즉, MCP는 일반적으로 삶의 질, 영적 안녕, 삶의 의미, 존엄성과 관련된 영역에 긍정적인 영향을 미치는 동시에 우울증, 불안, 죽음을 서두르고 싶은 마음과 같은 정신병리적 상태에 대해서 효과적인 치료법 중 하나로 현재 국제적으로 널리 활용되는 정신치료법 중 하나이다.

본 장에서는, 진행성 암 환자를 대상으로 하는 MCP에 대한 소개와 함께, 진행성 암 환자 외에 여러 다양한 임상 환자군을 대상으로 MCP가 확대 적용되고 있는 사례와 타 문화권에서의 MCP 적용에 대한 내용 등이 소개될 것이다.

2. 의미중심치료의 개발과 실존철학

MCP의 개발은 정신종양학 혹은 완화의료 분야에서의 많은 다른 정신치료법의 개발 배경과 유사하게, 이들 분야에서 효과적으로 사용 가능한 정신치료법이 부재하다는 임상적 고민에서 시작되었다. 적절한 항우울제 등의 사용으로 진행성 암 환자의 우울증이 치료되는 경우가 많았으나, 임상적 우울증이 없는 상태에서 의미의 상실 혹은 희망 없음과 같은 실존적 위기의 문제에 대해서는 효과적인 치료법이 없었다. 이에 윌리엄 브레이트 박사 팀은, 주로 실존철학 및 빅터 프랭클Vikor Frankl과 어빈 얄롬Irvin Yalom 등의 작품들에 영향을 받아, 인간 실존에 있어 의미가 중요하다는 개념 및 로고테라피logotherapy를 변형함으로써 MCP를 개발하게 되었다. MCP의 이론적 틀에 포함된 중요한 실존적 개념들로는 자유, 책임감, 선택, 창조성, 정체성, 진정성authenticity, 참여engagement, 실존적 죄책감, 돌봄, 초월, 변환transformation, 방향성direction, 죽음의 발견being unto death, 존재와 일시성, 그리고 실존적 고립 등을 들 수 있다. 이 실존적 개념들은 치료 개입에 관한 정보를 제공하며 MCP의 목표들을 강화하는 데 일차적으로 활용된다. 즉, MCP는 직접적으로 의미에 초점을 맞추지는 않지만 분명하게 의미를 추구하며, 의미와 연결되며, 의미를 창조해 내는 것과 같은 내용들을 앞서 언급된 실존적 개념을 기반으로 포함하고 있다.

MCP는 비교적 제한적인 예후(대략 기대여명이 6개월에서 1년 정도)가 예상되는 진행성 고형암 암 환자들을 위해 개발되었으며, DSM의 특정한 정신질환을 치료하기 위해 개발된 것이 아닌, 절망이나 사기저하demoralization와 같은 범진단적인meta-diagnostic 복합개념들을 규명하고자 하였다.

3. 의미중심치료의 이론적 기본틀

MCP에서는 인간 경험의 영적인 요소를 강조하고 의미의 핵심 중요성을 강조한다. MCP에서는 의미를 찾으려는 의지를 인간 심리의 원동력 혹은 본능으로 개념화하였다. 다음은 MCP에서 강조되는 의미 관련 개념과 정의이다.

1) 의미중심치료의 기본 개념

(1) 삶에는 의미가 있음Life has meaning

태어나는 순간부터 생의 마지막 순간까지 삶이 의미가 있으며, 또한 의미를 지닐 가능성은 결코 중단되지 않는다. 즉, 의미를 창출하고 경험하는 것은 우리의 삶 전체를 통해 존재한다. 심지어 마지막 달, 마지막 주, 마지막 날, 혹은 마지막 순간에서도 존재한다는 것이다. 만약 우리가 삶이 '의미 없다'고 느낀다면, 그것은 우리의 삶에 의미가 없기 때문이 아니라(혹은 의미를 창출하고 경험할 가능성이 없기 때문이 아니라), 우리가 의미로부터 분리되어 있거나 너무 의기소침하여 의미를 창출하고 경험할 수 있다고 생각하지 못하기 때문이다. 그러므로 정말 중요한 것은 끊임없이 의미와 의미 있는 순간들을 '추구하는search'것이다. 이 추구는 실제로 의미 있는 순간에 도달하는 것만큼 중요할 수 있다.

(2) 의미에 대한 의지Will to find meaning

인간 존재의 의미를 찾고자 하는 욕구는 인간행동을 조형하는 가장 기본적인 원동력이다. 의미를 만든다는 것은 인간 존재를 규정짓는 특징이다.

(3) 의지의 자유Freedom of Will

우리는 우리 존재 가운데 의미를 찾을 '자유'와, 역경suffering에 대해서 어떤 태도를 취할지를 선택할 '자유'를 가지고 있다. 사람들은 '역경'을 심각한 한계와 불확실함에 맞닥뜨리는 경험으로 생각한다. 비록 우리가 통제하지 못하는 역경의 측면이 많지만, 우리가 인간으로서 가진 마지막 최후의 흔적은 역경을 마주하는 우리의 태도에 대해 신중하게 생각하고 선택하는 것이다. 이는 심지어 거의 모든 자유를 박탈당했을 때조차도 그러하다. 암으로 진단받아 투병하는 것은 사실상 상당한 통제를 상실하는 것으로, 중대한 한계들significant limitations, 불확실함, 그리고 역경을 경험하는 것이다. 의지의 자유라는 것은, 암 때문에 초래된 모든 한계성, 불확실함, 역경에도 불구하고, 인간은 암 투병의 이러한 측면들에 어떻게 반응할지를 선택할 자유가 있다.

2) 의미의 정의

삶의 의미에 대한 가장 보편적인 정의 중 하나는 '자신의 존재와 존재의 본질에 대해 느끼는 의미와 중요성sense made of, and significance felt regarding, the nature of one's being and existence'이다. MCP에서도 이와 유사한 의미에 대한 정의를 하며, 다음의 내용을 포함한다.

· 삶의 의미는 주어진 삶에서 유일무이한 역할과 목적을 완수하고 있다는 개인의 신념과 연관이 있는 것으로 보고, 인간으로서 자신의 잠재력을 최대한으로 발휘하며 살 책임이 따르는 삶, 그리고 그렇게 함으로써 자신보다 더 큰 어떤 것에 연결되고, 이를 통해 평안, 만족감, 초월감 등을 얻을 수 있게 되는 것

· 의미 있다는 것은 존재에 연결되어 살아있음을 생생하게 느끼는 순간을 말하며, 뒤돌아보았을 때 생명력 넘치고 심오하다고 여기는 과거로부터 온 것들

4. 의미의 근원

MCP에서는 적어도 4개의 의미의 근원을 환자들에게 제시하며, 창의성(일, 행동, 대의를 위한 헌신), 경험(예술, 자연, 유머, 사랑, 대인관계, 역할), 태도(고통과 실존적 문제에 대해 취하는 태도), 유산(의미는 역사적 맥락에서 존재하므로 유산은 의미를 유지하거나 향상시키는 데 중요한 요소)을 포함한다. 각각의 내용은 다음과 같다(표 59-1).

표 59-1. 의미중심치료의 의미의 근원들

창의적 근원 Creative Meaning	일, 행동, 예술적 노력, 취미 등을 통해 삶에 참여함(예: 경력/직업, 자원봉사활동, 종교 공동체에 참여, 정치 및 사회 활동에 참여 등) 삶에 적극적으로 관여함으로써 자신의 삶을 창조하며 자신만의 독특함과 충만함으로 살아내는 것으로부터 기인한 것들
경험적 근원 Experiential Meaning	사랑, 대인관계, 자연, 예술, 유머를 통해 삶에 연결됨(예: 가족, 어린이, 사랑하는 사람, 일몰을 감상하기, 정원 가꾸기, 해변, 박물관, 반려동물과 놀기 등) 연결/유대감은 인간 생존에 필수적이며 인간경험의 본질로, 우리의 모든 감각을 통해 세상을 경험하는 데서 얻는 의미이며, 이러한 경험은 경외감과 의미감을 느끼게 함
태도적 근원 Attitudinal Meaning	개인적인 비극을 승리로 바꾸기, 역경에도 불구하고 성취한 것들, 어려운 상황을 극복하기 또는 초월하기 등을 통해 삶의 한계에 직면하는 것(예: 개인적/재정적 어려움에도 불구하고 학업을 완수하는 것, 애도/상실을 극복하는 것, 암 치료를 견디는 것 등). 역경이나 한계에 대한 우리의 태도를 선택하는 과정을 강조함
역사적 근원 Historical Meaning	주어진(과거), 살고 있는(현재), 그리고 물려줄(미래) 유무형의 유산들(예: 자신의 이야기, 가족 역사, 전통, 이름/성명의 역사, 성취, 다른 사람들에게 전하고 싶은 모든 것들이 포함됨)

이러한 MCP의 이론적 기본 틀과 의미의 근원들을 바탕으로 MCP 치료자들은 환자들이 삶의 다양한 의미의 원천을 성찰하고 이해하며 어려운 시기에 대처하기 위한 자원으로 활용할 수 있도록 한다. 이는 궁극적으로 개인의 의미 감각을 향상시키고자 위험이며, 결과적으로 의미의 증진은 삶의 질, 심리적 고통, 절망과 같은 심리사회적 결과를 개선하는 데 중요한 역할을 하게 된다. 따라서 의미는 이러한 심리사회적 결과의 중간 결과이자 변화의 매개체로서 개념화될 수 있다.

5. 의미 중심치료 회기 내용

진행성 암 환자 대상 MCP는 그룹(대략 6-8명의 환자와 두 명의 공동치료자로 구성)으로 진행할 경우 8회기, 개인으로 진행할 경우 7회기로 구성되어 있다. 그룹으로 진행할 경우 일반적으로 정신건강의학과 의사, 심리학자 또는 심리학 박사 과정생이 진행하며, 교훈적 강의, 경험적 연습experiential exercise과 과제, 그리고 개방적인 토의로 구성된다. 치료 시작 전에 삶의 의미의 근원을 발견하기 위해 집단을 이용하는 것은 참여자 개개인의 몫임을 알리고, 참여자가 치료자의 지혜를 수동적으로 받아들이는 사람들이 아니라 능동적 참여자임도 사전에 알려야 한다. 만약 참여자가 개인적 혹은 의학적 사유로 인해 매주 정기적으로 치료에 참여하기 어려운 상황과 같은 보다 유연한 적용이 필요할 경우에는 개인치료를 고려해 볼 수 있다.

MCP에서는 매 회기별 반구조화semi-structured된 내용 외에, 치료사는 전체 회기에 걸쳐 개인 유산 프로젝트의 촉진을 포함하는 '실존적 넛지nudge'를 제공하게 되는데, 이러한 프로젝트는 환자에게 가장 의미 있는 것에 초점을 맞추며, 단절된 관계 회복, 지역사회 봉사, 관심 있는 장소 여행, 인생 이야기를 담을 방법 찾기(예: 스크랩북, 동영상, 사진 앨범 만들기) 등이 포함될 수 있다.

궁극적으로, MCP는 애초에 진행성 암 환자를 위해 고안되었기 때문에 치료사는 죽음에 대한 불안과 두려움에 대해 직접 토론함으로써 '죽음을 해독'하려고 시도하게 되며, 치료회기 완료 시점에서 환자는 자신의 삶에서 의미의 근원을 식별하고 삶의 가장 의미 있는 측면을 대처 자원으로 사용하는 방법을 배우게 된다. 표 59-2에는 각 회기별 주제와 내용, 그리고 경험적 연습의 예시들이 제시되어 있다.

표 59-2. 의미중심치료의 각 회기주제와 내용들

회기	회기 제목	내용
1	의미의 개념과 근원	• 소개 • 의미의 개념과 근원들 살펴보기 • 경험적 연습: '의미 있는 순간들' (인생에서 의미 있었던 순간들이나 경험에 대한 질문) • 과제: '죽음의 수용소에서' 읽기 및 2회기 경험적 연습 생각해 보기
2	암과 의미	• 정체성과 의미의 근원들 사이의 연결에 대한 교훈적 강의 • 경험적 연습: '나는 누구인가?' (어떻게 암 진단이 정체성에 영향을 미쳤는지 등에 대한 질문) • 암 진단 전후의 정체성에 대한 토의 • 과제: 3회기 경험적 연습 생각해 보기
3*	의미의 역사적 근원: 과거 유산	• 역사적 맥락에서 의미의 존재, 유산의 정의, 주어진 (과거) 유산으로서의 삶의 개념에 대한 교훈적 강의 • 경험적 연습: '의미의 역사적 근원 - 과거' (현재의 당신에 가장 큰 영향을 끼친 기억, 관계 혹은 전통 등에 대한 질문) • 현재 의미의 근원을 형성하는 데 과거가 어떤 역할을 했는지에 대한 토의 • 과제: 4 회기 경험적 연습 생각해 보기
4	의미의 역사적 근원: 현재 및 미래 유산	• 살고 있는 (현재) 그리고 물려줄 (미래) 유산으로써 삶에 대한 교훈적 강의 • 경험적 연습: '의미의 역사적 근원 - 현재 및 미래' (현재 가장 자랑스러운 의미 있는 활동, 역할 또는 업적들에 대한 질문) • 업적과 그 너머에 남기고 싶은 유산에 대한 토의 • 과제: 자신의 이야기를 누군가와 나누기 및 5회기 경험적 연습 생각해 보기
5	의미의 태도적 근원: 삶의 한계에 직면하기	• 한계에 직면하여 자신의 태도를 선택할 수 있는 능력과 그 선택이 그 자체로 의미의 근원이 될 수 있는 방법에 대한 교훈적 강의 • 경험적 연습: '삶의 한계에 직면하기' (가장 의미있고 좋은 죽음에 대한 질문) • 도전에 직면하여 과거 및 현재 내린 선택, 그러한 선택이 가장 중요한 것을 반영한 이유, 그리고 훌륭하고 의미 있는 죽음은 어떤 모습일지에 대해 토의 • 유산 프로젝트 소개 • 과제: 6 회기 경험적 연습 생각해 보기
6	의미의 창의적 근원: 삶에 온전히 참여하기	• 창의성, 용기, 책임감에 대한 교훈적 강의 • 경험적 연습: '의미의 창의적 근원' (책임감에 대한 질문) • 가치 있는 행위로서의 '실행doing(일, 행동, 취미, 행동주의)' 및 이를 현재 상황, 자기 관리 및 실존적 죄책감에 적용하는 방법에 대한 토의 • 과제: 7 회기 경험적 연습 생각해 보기
7	의미의 경험적 근원: 삶에 연결되기	• 의미의 경험적 근원에 대한 교훈적 강의 • 경험적 연습: '사랑, 아름다움, 유머' (삶에 연결되는 방법 및 사랑, 아름다움, 유머와 살아있음을 느끼는 것에 대한 질문) • 가치 있는 경험(사랑, 아름다움, 유머, 예술, 자연, 음악)에 대한 토의와 현재 상황에서 그러한 것들과 연결을 유지하는 방법에 대해 토의 • 과제: 8회기에 발표할 유산 프로젝트 완료하기
8	미래로의 전환: 되돌아보기와 미래에 대한 희망	• 유산 프로젝트를 나누기 • 의미의 근원들 복습, 앞으로 이러한 근원들을 활용하는 방법, 배운 교훈에 대한 성찰 • 경험적 연습: '미래에 대한 희망' (삶의 의미의 근원에 대해서 이해하고 매일 적용할 수 있는지, 그렇다면 어떻게 활용할 수 있는지에 대한 질문들)

* 7회기로 구성된 개인 의미 중심 심리치료에서 회기 3과 4는 의미의 역사적 근원에 대한 단일 회기로 통합됨

6. 의미 중심치료의 확장 및 타문화권에서의 적용

브레이트박사 팀뿐만 아니라 타 국제연구자들에 의해 수행된 다수의 무작위대조시험randomized controlled trials들을 통해 MCP의 효과성이 입증되었으며, 여러 후속 연구결과들 또한 발표되고 있다. 이는 MCP 집단치료와 개인치료 모두가 심리, 실존, 영적 디스트레스를 경험하는 환자들에게 효과적임을 나타내었다. 이러한 연구 결과와 임상적 경험을 바탕으로 MCP는 진행성 암 환자뿐만 아니라 다른 환자군들에게까지 확장되고 있는데, 예컨대, 암 이외의 다른 만성질환으로 생의 마지막에 있는 환자들, 암 치료 과정에서의 다양한 부작용이나 재발의 두려움 등으로 의미를 찾는 데 어려움을 겪고 있는 암 생존자survivors들, 암 환자를 돌보는 간병가족caregivers, 애도과정을 겪고 있는 암 환자의 가족들을 위한 치료모듈이 개발되어 활용되고 있다.

문화적 관점에서는 MCP가 기존 백인white 그룹을 대상으로 개발되어 활용되었으나, 현재는 아시아 및 히스패닉 그룹과 같은 비 영어권 환자들을 위한 다양한 버전이 번역되어 있으며, 특정 문화집단에 맞게 문화적으로 조정된 버전 또한 현지 문화권 연구자들에 의해 개발되어 그 효과가 입증된 바 있다. 예컨대, 중국인 진행성 암 환자를 위한 6회기 원격 의료 MCP에서는 중국어 간체를 통해 수용성을 높이고, 일부 컨텐츠를 재구성하여 참여 환자들의 이해도를 높여 유의한 치료 결과를 보였다. 국내에서는 MCP 집단치료 매뉴얼이 한국어로 번안된 바, 한국인 진행성 암 환자를 위한 MCP 적용에 대한 관심이 다른 치료법들에 대한 관심과 함께 점차 높아지고 있다.

참고문헌

1. Andersen BL, DeRubeis RJ, Berman BS, Gruman J, Champion VL, Massie MJ, et al. Screening, Assessment, and care of anxiety and depressive symptoms in Adults With Cancer: An American Society of Clinical Oncology guideline adaptation. J Clin Oncol [Internet]. 2014;32(15):1605-19. Available from: http://dx.doi.org/10.1200/jco.2013.52.4611
2. Breitbart W. Depression, hopelessness, and desire for hastened death in terminally ill patients with cancer. JAMA [Internet]. 2000;284(22):2907. Available from: http://dx.doi.org/10.1001/jama.284.22.2907
3. Breitbart WS, editor. Meaning-Centered Psychotherapy in Cancer Setting: Finding Meaning and Hope in the Face of Suffering. New York, USA: Oxford University Press; 2017.
4. Costas-Muñiz R, Torres-Blasco N, Castro-Figueroa EM, Claros M, Narang B, Galindo Vazquez O, et al. International adaptation of Meaning-Centered Psychotherapy for Latinos: Providers' views on pre-implementation. Implement Res Pract [Internet]. 2022;3:263348952210962. Available from: http://dx.doi.org/10.1177/26334895221096291
5. Leng J, Lui F, Chen A, Huang X, Breitbart W, Gany F. Adapting meaning-centered psychotherapy in advanced cancer for the Chinese immigrant population. J Immigr Minor Health [Internet]. 2018;20(3):680-6. Available from: http://dx.doi.org/10.1007/s10903-017-0591-7
6. Park CL, Folkman S. Meaning in the context of stress and coping. Rev Gen Psychol [Internet]. 1997;1(2):115-44. Available from: http://dx.doi.org/10.1037/1089-2680.1.2.115

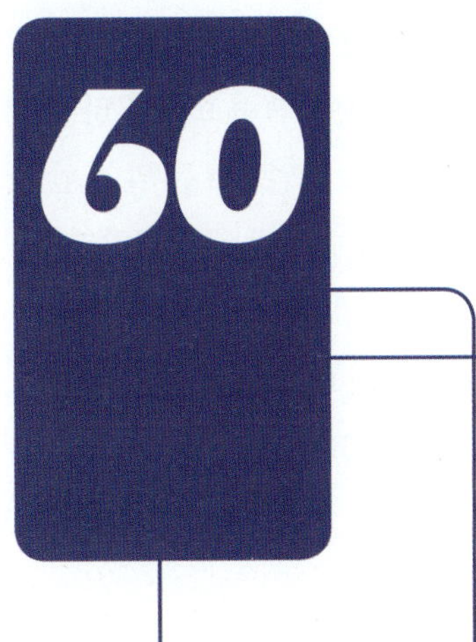

존엄치료

김경민

1. 서론: 왜 존엄성이 중요한가?

존엄성dignity 이란 '가치 있으며 존경받거나 존중 받는 자질 혹은 상태'로 정의된다. 말기 암과 같이 생명을 위협하는 질병을 가진 환자들에게 존엄성은 그들의 신체기능의 악화와 질병이 가져올 수 있는 심리적 고통에도 불구하고 존중 받고 있다는 느낌과 밀접하게 연결된다. 존엄성의 보존이 완화 치료의 목표가 되면, 돌봄은 증상 관리를 넘어서 환자의 임종 경험에 있어서 신체적, 심리적, 사회적, 영적 그리고 실존적인 측면을 포괄하게 된다. 존엄성은 신체적 편안함, 자율성, 의미, 영적인 안녕, 타인과의 연결, 소속감, 희망의 감정을 유지한다는 개념을 아우른다. 존엄성의 분열은 타락, 수치심, 당혹감과 연결되며 우울, 절망, 죽음에 대한 열망과 관련이 있다. 이러한 존엄성은 사회적 상호작용의 질에 의해 영향을 받으며 한 개인이 의지하고 지지 받는 사회적 관계에 의해 길러지고 지원될 수 있다.

주로 의사 조력 자살이나 안락사를 요청하는 환자들이 존엄성 상실과 관련된 문제들을 가질 수 있다. 암으로 인해 임종을 앞둔 환자들의 질적 연구 인터뷰에서 연구 참여자들의 안락사에 대한 태도는 다양했다. 이 중 안락사를 반대한 환자들은 고통이 다양한 방식으로 극복될 수 있다고 느꼈으며, 종종 자신의 고통 개선 경험이 의료 전문가와의 지지적 접촉과 관련된다고 보고하였다. 근위축성 측색 경화증amyotrophic lateral sclerosis, ALS 환자들의 생애 말기 결정에 대해 조사한 연구에서 간병인들은 환자들이 안락사나 의사 조력 자살을 원하는 이유 중의 하나로 개선이 될 희망이 없음, 의존성, 피로 등에 더하여 존엄성의 상실에 대해 보고했으며, 네덜란드 의사들은 의사 조력 자살을 환자들이 선택하는 이유 중 57%의 가장 높은 비율로 존엄성의 상실을 꼽았다. 미국의 두 개 주에서 28년간의 사망 의료 지원medical aid in dying, MAID 데이터를 조사한 결과 존엄성의 상실(68.6%)은 자율성의 상실(87.4%) 및 삶의 질 손상(86.1%)에 이어 환자들이 사망을 원하는 주된 이유로 드러났다.

Harvey Max Chochinov 교수를 포함한 그의 연구팀은 존엄성의 개념을 환자 자신의 관점에서 이해하고자 노력했고, 환자 돌봄에서 존엄성이 가족 구성원과 의료 제공자 모두에게 미치는 영향 역시 탐구해 왔다. 이 과정에서 임종에 가까운 환자의 존엄성에 대한 경험적인 모델을 개발하였으며, 이 모델을 통해 존엄성과 관련된 환자들의 디스트레스distress를 추적하는 새로운 방법인 환자 존엄성 조사patient dignity inventory, PDI 도구를 개발하여 그 유효성과 타당성을 입증하였다. 그리고 이러한 모델들과 도구들을 적용한 존엄치료dignity therapy를 개발하였다. 존엄치료는 말기 암을 포함해서 치료가 불가능한 질병을 가진 환자들의 고통을 완화하고 임종 경험을 개선하기 위해 개발된 간결하고, 개별적이며, 구조화된 정신치료이다. 이 치료법은 2011년에 개발된 이래 다양한 언어와 문화권, 그리고 여러 질병에서 치료가 적용되고 또 연구되었다. 이번 단원에서는 지금까지 존엄치료와 관련된 연구들을 바탕으로 하여 이론적 배경과 실제 치료 과정을 소개하고 앞으로 국내 상황의 적용에 있어서 나아갈 방향에 대해 제안하고자 한다.

2. 존엄치료의 이론적 배경

1) 존엄 모델

Chochinov 교수와 그의 연구 팀은 불치병을 가진 환자들의 존엄성을 강화하거나 약화시키는 요인을 더 잘 이해하기 위한 연구를 진행해 왔다. 그들은 반 구조화된 인터뷰를 통해 말기 암 환자가 존엄성을 어떻게 인식하는지 알아

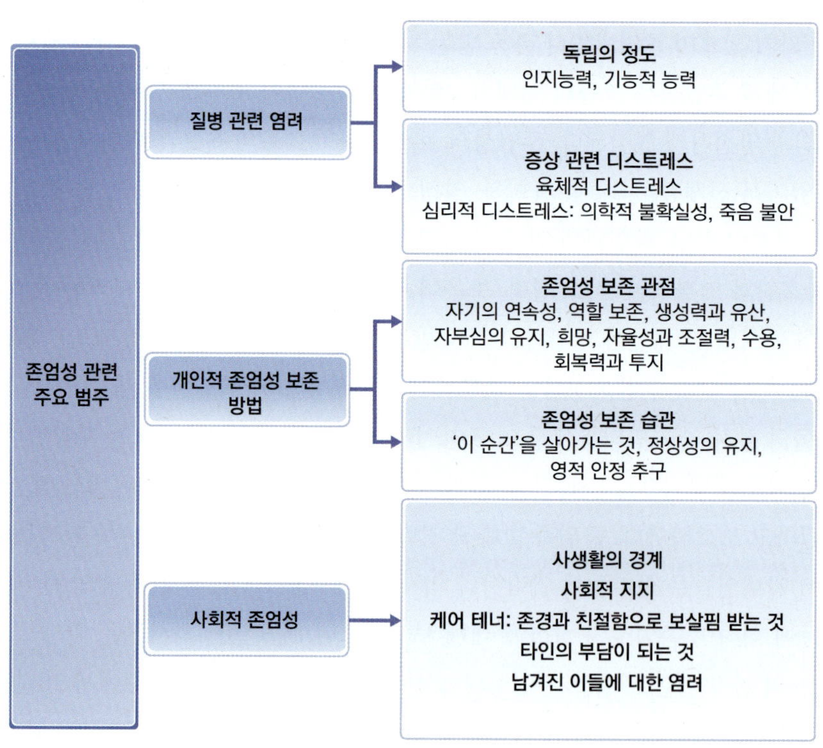

그림 60-1. 존엄 모델

보고자 했다. 질적 분석이 시행되었으며, 이 과정에서 크게 세 가지 범주가 존엄성 관련 이슈와 연관 있는 것으로 확인되었다. 이 세 가지 범주는 1) 질병 관련 염려, 2) 개인적 존엄성 보존 방법, 3) 사회적 존엄성을 포함한다(그림 60-1). 이 모델의 각 범주들은 관련된 주제와 소주제들로 나뉘며 의료 제공자뿐 아니라 환자와 환자의 가족이 임종기 의료의 기본 목표와 치료적 고려 사항을 정의하는 데 지침이 될 수 있는 틀을 제공한다.

(1) 질병 관련 염려

질병 관련 염려는 질병 자체에서 유래하거나 관련이 있는 문제로, 환자의 존엄성을 위협하거나 지장을 초래하게 된다. 질병 관련 염려는 개인이 질병으로 인해 인지 능력과 기능적 능력에 영향을 받아 다른 사람에게 의존하는 정도를 나타내는 '독립의 정도'와 질병 진행과 관련된 불편함 또는 디스트레스의 정도를 나타내는 '증상 관련 디스트레스'의 하위 주제로 나뉘게 된다. '증상 관련 디스트레스'는 크게 육체적, 그리고 심리적 디스트레스로 나뉘게 되며, 심리적 디스트레스에는 의학적인 불확실성이나 죽음에의 불안이 포함된다.

(2) 개인적 존엄성 보존 방법

존엄성 보존 방법(레퍼토리)에는 존엄성 증진에 도움이 되는 개인의 존엄성 보존 관점, 즉 존엄성을 증진시키는 데 도움을 주도록 자신의 상황을 바라보는 방식을 포함하며 이는 자기의 연속성, 역할 보존, 생성력과 유산, 자부심의 유지, 희망, 자율성과 조절력, 수용, 회복력과 투지와 같은 하위주제를 포함한다. 존엄성 보존 방법의 또 다른 측면에는 존엄성 보존 습관, 즉 환자의 존엄성을 강화하도록 하는 개인적 행동이 있다. 이러한 습관에는 순간을 살고 정상성을 유지하며 영적인 편안함을 추구하는 것이 포함된다.

(3) 사회적 존엄성

사회적 존엄성은 환자의 존엄성을 강화하거나 약화시키는 사회적 관심사 또는 타인과의 상호 작용의 질을 의미한다. 이 범주에 속하는 주제로는 사생활의 경계, 사회적 지지, 케어 테너care tenor, 존경과 친절함으로 보살핌 받는 것, 타인의 부담이 되는 것, 남겨진 이들에 대한 염려 등이 있다. 케어 테너는 타인이 환자와 상호 작용할 때 보여주는 태도를 의미하며, 특히 급속히 악화되는 질병 궤적 앞에 취약한 환자에게 중요하다. 이러한 환자에게 존엄성 훼손과 그로 인한 고통은 그들이 받는 돌봄의 질감이나 톤에 의해 크게 영향을 받는다.

위 범주들 중 사회적 존엄성 또는 질병 관련 우려의 측면에 어려움이 있는 환자는 존엄성의 잠식을 경험할 수 있다. 그러나 이는 개인적 존엄성 보존 방법에 의해 조절될 수 있다. 개인적 존엄성 보존 습관에 포함된 자원(즉, 희망을 느끼고 정상 상태를 유지하고자 하고 영적 돌봄을 하는 것)을 상기시키고 또 활용함으로써 환자는 존엄성이 약화되는 상태에서 벗어날 힘을 얻을 수 있다. 이 모델은 개인의 내적 및 외적인 존엄성 측면을 통합하고 의료 제공자가 존엄성 관련 고통을 완화시킬 수 있도록 돕는 역동적인 틀을 제공해 준다.

의료 제공자가 말기 암 환자를 보살핌에 있어 연민compassion과 공감empathy을 보여주는 능력은 환자의 요구를 해결하게 하는 핵심적인 요소이다. 연민과 공감이 부족한 의료 제공자는 자기 인식이 감소하고 사려 깊지 못하며, 생각이 부족하고, 고립되어 있고, 각각의 환자를 개별적이지 않은 방식으로 대할 가능성이 높다. 자기 효능감, 자존감, 자신감과 같은 내부 자원은 의료제공자의 효과적이고 참여적인 돌봄과 관련된 특성들이다. 이러한 특성은 돌봄의 핵심 태도와 환자에 대한 주의력, '지금, 현재'에 머물도록 하는 마음 챙김 능력에 영향을 미치는 것으로 여겨진다.

존엄성과 관련된 Chochinov 교수 연구팀의 연구는 환자들이 자신을 다른 사람들이 어떻게 보는지에 대해 인식하는 방식과 그에 대한 태도가 매우 중요하다는 것을 알려준다. 환자가 자신이 어떻게 보이는지에 대해 인식하는 방식에 대한 이러한 개념은 존엄성의 강화와 관련하여 깊이 있고 실천적인 의미를 가진다. 환자 존엄성의 경험이 단순히 환자가 어떤 질병 상태에 있는지가 아니라 의료 제공자가 환자가 누구인지 본질을 인식하는 방식에 의해 결정된다면, 의료 제공자와 환자 간의 임상적 만남은 환자에게 긍정의 기회를 제공할 수 있다. 이러한 긍정의 기회는 대화나 행동, 혹은 의료제공자의 연민과 공감 어린 말투로도 전달될 수 있다. 존엄성에 대한 기존 연구들은, 존중과 이해에 뿌리내린 의료 제공자의 행동이 환자 자신이 다른 사람들에게 부담이 된다고 느끼거나 더이상 살 가치가 없다고 느끼는 것에 대해 보호를 제공할 수 있음을 시사한다.

2) 존엄성 평가 도구의 개발

Chochinov와 동료들은 생애 말기 환자의 고통을 더 잘 평가하기 위해 환자 존엄성 조사 도구PDI를 개발하였다. 존엄성 모델의 주제와 하위 주제를 사용하여 개발된 PDI는 말기 환자의 존엄성 관련 디스트레스에 대한 통합적인 평가를 목적으로 한 자가 보고 척도로, 25개 문항으로 구성되어 있다. 연구자들은 이 평가 도구를 활용하여 다양한 인구, 돌봄 세팅, 의료적 개입의 상황에서 환자들을 평가할 수 있으며 환자들이 염려하지만 치료진에게 보고하지 않았던 요구들에 대해서도 구체적인 문항들에 대한 응답을 통해 파악할 수 있다.

PDI의 심리학적 특성을 조사한 요인 분석 결과 증상 디스트레스, 실존적 디스트레스, 의존성, 마음의 평화, 사회적 지지 등 다섯 가지 요인이 나뉘었다. 각 요인은 다른 요인들과 유의미한 상관관계를 보였다. 이러한 결과는 신체적 증상으로 인한 고통 이상을 포괄하는 환자 평가를 통해 임종에 가까운 환자들의 다양하고 복합적인 고통의 원인을 밝히고 지속적으로 추적하는 것의 중요성을 시사한다.

PDI는 개발 이후 다양한 언어 및 문화권에 맞게 번역되었으며, 관련 연구들을 통해 그 유효성과 타당성이 입증되었다. 이탈리아에서는 호스피스 환자를 대상으로 하여 PDI를 활용한 평가를 시행하였으며 심리적 요인분석을 통해 정신적 고통, 사회적 지원, 신체 증상 및 의존성, 실존적 고통과 목적 및 의미의 상실을 포함한 다섯 가지 요인구조로 나누어짐이 드러났다. 암 환자를 대상으로 한 중국의 연구에서 PDI는 실존적 고통, 지지 및 의미의 상실, 증상 고통, 자율성의 상실을 포함한 네 가지 요인으로 나뉘었으며, 독일의 연구에서도 가치 및 의미의 상실, 불안과 불확실성, 신체 증상/고통 및 신체 이미지, 자율성의 상실을 포함한 네 가지 요인으로 구분되었다. 국내에서도 의료 제공자가 환자들의 충족되지 않는 요구를 파악하고, 환자 중심의 포괄적인 완화 의료 제공에 도움을 주기 위해 2021년 한국어판 PDI-K가 개발되었으며, 이의 유효성과 타당성을 입증하는 연구가 진행되었다. 그 결과, PDI-K가 신체적 증상과 의존성, 심리적 고통, 실존적 고통과 사회적 지지의 네 가지 요인으로 구분됨을 확인할 수 있었으며 이 평가 도구가 진행성 암 환자의 존엄과 관련된 고통을 측정하는 데 있어 유용한 도구임을 확인할 수 있었다(표 60-1).

PDI는 환자가 이전에 알리지 않은 고통의 영역을 의료제공자에게 설명해 주며, 환자 경험을 이해하기 위한 다양한 임상과 연구 환경에서 점차적으로 더 많이 사용되고 있다. 이 도구는 시간의 흐름에 따른 환자의 증상을 선별하고 평가하며 실존적 문제와 관련된 환자와 의료 제공자 간의 치료적 대화와 질병 대처를 위한 발판으로써 사용될 수 있다.

표 60-1. 한국어판 환자 존엄성 척도

각 항목들에 대해 지난 수일 동안 겪었던 문제나 걱정이 어느정도였는지 해당하는 곳에 표시 하십시오.	1. 문제가 되지 않았음	2. 약간의 문제였음	3. 보통의 문제였음	4. 심각한 문제였음	5. 매우 심각한 문제였음
1. 일상생활과 관련된 일을 할 수 없음(예: 씻기, 옷 입기)	1	2	3	4	5
2. 혼자서 용변 관리를 할 수 없음(예: 대변이나 소변을 보는 데 도움이 필요함)	1	2	3	4	5
3. 신체적으로 고통스러운 증상을 겪음(예: 통증, 숨참, 메스꺼움)	1	2	3	4	5
4. 다른 사람에게 보여지는 내 모습이 크게 달라진 것 같은 느낌	1	2	3	4	5
5. 우울한 느낌	1	2	3	4	5
6. 불안한 느낌	1	2	3	4	5
7. 내 질병과 치료에 대해서 확신이 없음	1	2	3	4	5
8. 내 미래에 대한 걱정	1	2	3	4	5
9. 정확하게 생각할 수 없음	1	2	3	4	5
10. 평소의 일과대로 생활할 수 없음	1	2	3	4	5
11. 더 이상 예전의 내가 아닌 것 같은 느낌	1	2	3	4	5
12. 내가 가치 있고 소중한 사람이 아닌 것 같은 느낌	1	2	3	4	5
13. 중요한 역할을 수행할 수 없음(예: 배우자 또는 부모로서의 역할)	1	2	3	4	5
14. 더 이상 삶의 의미나 목적이 없다고 느낌	1	2	3	4	5
15. 일생 동안 의미 있고 오래 남겨질 만한 기여를 하지 못한 것 같은 느낌	1	2	3	4	5
16. 나에게 마무리하지 못한 일이 있는 것 같은 느낌(예: 말하지 못한 것 또는 완성하지 못한 일)	1	2	3	4	5
17. 나의 영적인 삶(내가 중요하고 신성한 존재와 연결되어 있음을 경험하는 삶)이 의미 없는 것은 아닌가 하는 걱정	1	2	3	4	5
18. 내가 다른 사람들에게 짐이 되는 느낌	1	2	3	4	5
19. 내가 내 삶을 통제할 수 없는 느낌	1	2	3	4	5
20. 질병과 간병에 대한 필요성 때문에 나의 사생활이 침해되는 느낌	1	2	3	4	5
21. 친구나 가족으로부터 도움을 받지 못하는 느낌	1	2	3	4	5
22. 의료진으로부터 도움을 받지 못하는 느낌	1	2	3	4	5
23. 더 이상 질병과 관련된 문제들과 정신적으로 싸울 수 없을 것 같은 느낌	1	2	3	4	5
24. 현재의 상황을 받아들일 수가 없음	1	2	3	4	5
25. 다른 사람들이 나를 존중과 이해로 대하지 않음	1	2	3	4	5

3. 존엄치료의 실제

지금까지 존엄치료가 개발되게 된 이론적 배경과 관련 연구들에 대해 살펴보았다. 치료의 이론적 배경에 두는 중요성은 임상의마다 다를 수 있으나, 치료가 단순히 직관에 의한 것이 아니라 생애 말기에 직면한 환자들을 대상으로 그 유효성이 연구된 근거 기반 치료evidence-based therapy라는 것을 확인하는 것은 치료의 제공자나 환자 모두에게 안정감을 줄 수 있다. 이제 존엄치료의 실제적인 적용에 대해 간략히 알아보고자 한다. 아래 내용은 치료의 개발자인 Harvey Max Chochinov 교수가 발간한 저서인 dignity therapy의 내용 중 치료의 준비부터 실제에 해당하는 내용을 참고하여 정리한 것임을 밝혀둔다.

1) 치료의 준비

다른 치료들과 마찬가지로 치료를 언제, 누구에게 적용할지 혹은 적용하지 말아야 할지를 결정하는 것은 매우 중요하다. 이러한 치료의 준비 과정에서 해당되는 환자군을 선정하는 것과 환자들에게 치료를 소개하는 것에 대해 알아보겠다.

(1) 어떤 환자가 존엄치료에 참가할 수 있을지를 결정해야 한다.

참가 자격 기준으로는 우선 환자가 생명을 위협하거나 생명을 제한하는 상황에 직면한 사람이어야 한다. 또한 환자는 존엄치료에 관심이 있고 참여 동기를 느껴야 한다. 치료에 참여하는 환자와 치료자, 치료를 기록하는 사람이 모두 동일한 언어를 사용해야 한다.

참가 제외기준으로는 첫 번째로 환자가 너무 아프거나 2주 이상 살지 못할 것으로 예상되는 상황에서는 존엄치료를 고려해선 안 된다. 두 번째 제외 기준은 환자가 인지 능력의 손상으로 인해 의미 있고 성찰적인 반응을 보일 수 있는 능력이 제한되는 경우이다.

(2) 자격기준에 해당된다면 환자와 가족에게 치료에 대해서 설명한다.

이 과정은 '2) 치료의 진행' 혹은 아래 질문과 답변들을 참고하여 간략히 정리하여 설명하도록 한다.

(3) 설명이 완료되면 관련 사항에 대한 질문을 받는다. 아래는 흔히 예상되는 질문과 답변들이다.

Q1) 어떤 질문에 답해야 합니까?

A1) 당신이 말하고 싶은 것을 자유롭게 이야기하면 되며, 당신이 말하기 원치 않는 내용을 치료자가 물어보면 그냥 넘어가면 됩니다. 이 치료는 특정 단어나 생각과 같은 주제를 다루는 질문 개요를 가지고 있습니다. 이 질문들의 일부 혹은 전부를 대답하고 싶은지, 어떻게 대답할지 미리 생각할 수 있도록 이 질문 개요의 사본을 드리겠습니다.

Q2) 시작했는데 어떤 말을 할지, 어떻게 계속해야 할지 모르겠다면 어떻게 하나요?

A2) 치료자는 그 일을 돕기 위해 있습니다. 임종을 앞둔 환자들은 에너지의 감소를 경험하며, 대부분 도움을 필

요로 합니다. 이에 대한 개입을 추진하는 것이 치료자의 몫입니다.

Q3) 피곤하거나 몸 상태가 너무 나빠서 계속할 수 없다면 어떻게 하나요?

A3) 피곤하거나 휴식이 필요한지 주기적으로 물어보고, 말씀만 해주시면 세션을 중단하겠습니다. 세션은 최대 45분에서 1시간을 넘기지 않을 것입니다.

Q4) 왜 녹음하나요? 녹음이 불편하면 어떻게 하나요?

A4) 녹음에 불편감을 느끼는 것은 이상한 일이 아닙니다. 하지만 세션이 시작되고 몇 분 안에 녹음기에 대해 완전히 잊어버리실 겁니다. 녹음은 대화를 기록하고 그 기록을 사용하여 중요한 사람들과 공유할 문서를 만드는 데 매우 중요합니다. 존엄치료를 통해 만든 문서는 남겨질 사람들을 위해 보존될 중요한 생각과 기억에 대한 증언을 제공할 수 있습니다.

Q5) 이야기한 내용이 마음에 들지 않으면 어떡하나요?

A5) 대화 내용을 문서로 만든 이후에 검토한 다음 당신에게 먼저 모든 내용을 읽어 드리겠습니다. 마음에 들지 않는 부분을 수정하거나 삭제할 수 있습니다.

Q6) 이 치료는 임종이 임박한 환자에게만 제공되는 것인가요?

A6) 존엄치료는 원래 임종을 앞둔 완화 치료를 받는 사람들을 위해 개발되었습니다. 그러나 다양한 심각한 건강문제에 직면하거나 노령화로 어려움을 겪는 사람들에게도 적용될 수 있습니다.

Q7) 치료를 할 때 누군가와 같이 있어도 괜찮나요? 치료를 혼자서만 해야 하나요?

A7) 존엄치료는 혼자 할 수도 있고, 옆에 누군가와 함께 할 수도 있습니다. 당신이 이 치료를 다른 사람을 위해 해야 하는 걸로 느낀다면 혼자서 치료를 하는 것을 고려하는 게 좋겠습니다. 그러면 다른 사람이 어떻게 느낄지, 그들이 무슨 생각을 할지 걱정할 필요가 없습니다.

(4) 문답이 끝나면 환자에게 기본질문 목록Protocol을 전달한다. 목록은 아래와 같다.

"당신의 인생사와 가장 잘 기억하고 있거나 가장 중요하다고 생각하는 부분에 대해 말해주세요. 당신은 언제 가장 살아있다고 느꼈나요?"

"당신의 가족이 당신에 대해 알기를 바라는 특별한 것이 있나요? 그리고 그들이 기억하기를 바라는 특별한 것이 있나요?"

"당신이 인생에서 가장 중요하게 수행한 역할(가족 역할, 직업 역할, 사회 봉사 역할 등)은 무엇인가요? 왜 그 역할들이 당신에게 그렇게 중요했고, 당신은 그 역할에서 무엇을 했다고 생각합니까?"

"당신의 가장 중요한 업적은 무엇이고, 무엇이 가장 자랑스럽습니까?"

"사랑하는 사람들에게 아직도 해야 할 말이 있다고 느끼는 특별한 것이 있나요, 혹은 시간을 내어 다시 한 번 말하고 싶은 말이 있나요?"

"사랑하는 사람들에 대한 희망과 꿈은 무엇인가요?"

"당신은 인생에 대해 무엇을 배웠습니까? 당신은 당신의 아들, 딸, 남편, 아내, 부모, 다른 사람들에게 어떤 충고나 격려를 전하고 싶습니까?"

"가족들에게 미래를 준비하는 데 도움이 되는 말이나 지시사항이 있나요?"

"이 영구적인 기록을 만드는 데 있어, 당신이 포함하고 싶은 다른 것들이 있습니까?"

(5) 환자가 참여에 동의하면 기본적인 인구 통계 정보를 수집한다. 이는 존엄치료 인터뷰 내용을 안내하는 데 도움이 된다.

(6) 존엄치료 인터뷰 실시를 위해 환자 혹은 환자의 보호자와 함께 약속을 잡는다.

2) 치료의 진행

치료의 기본 구성요소는 두 가지로 나누어 설명할 수 있다. 한 가지는 환자와 치료자 간의 대화로 구성되며, 또 다른 하나는 특별한 문서를 제작하는 일이다. 편집된 기록은 환자에게 제공되고 환자가 원하는 사람과 함께 보관 혹은 공유할 수 있다.

치료는 환자가 편안하게 느낄 수 있는 환경에서 진행한다. 집이 적절할 수 있으나, 병원에서도 적절한 환경을 구축할 수 있다. 치료 진행 시에는 방해요소를 제한하기 위해 방문객을 제한하고 TV나 라디오 등을 끄는 조치를 취한다. 환자가 1인실에 있지 않을 때는 회의실이나 사무실 등 개별적인 공간을 사용하고, 환자와 충분히 가까운 거리에서 쉽게 말하고, 보고 들을 수 있도록 한다. 환자가 친구나 가족을 치료에 참여시키기로 결정했을 때 그 사람은 치료자와 반대편에 환자 옆에 앉도록 한다. 이는 가족이나 친구가 지원 및 촉진 능력을 가지고 있다는 메시지를 강조하기도 한다. 대개 치료는 1시간 정도의 시간을 두고 진행한다.

치료 전 미리 녹음기의 상태를 확인하고 녹음기를 최대한 환자에게 가깝게 배치한다. 일부 환자는 자신의 말이 모두 기록된다는 것에 불안을 느낄 수 있으므로 녹음의 내용은 추후에 추가하거나 삭제할 수 있으며 원할 경우 전체를 폐기할 수 있음을 설명한다. 또한 원고가 추후 편집되어 연대순의 불일치나 중단 등 잘못된 점을 삭제 혹은 수정할 수 있음을 상기시키고, 환자를 안심시킨다. 환자가 친구 혹은 가족의 참여를 요청한다면, 그 사람 역시 명확히 하고 싶은 문제나 주제가 있다는 가능성을 염두에 두고 주의를 기울여야 한다.

3) 치료자의 역할

존엄치료에서 치료자는 단순히 환자에게 질문 목록을 읽어주고 반응을 기다리는 것 이상의 역할을 한다. 다음은 치료에서 중요한 치료자의 역할이다.

(1) 치료자는 적극적인 경청자여야 한다.

치료 과정에서 치료자는 환자가 말하는 내용, 방식, 미묘한 비언어적 단서가 말하는 내용까지 포함하여 자신과 환자 사이에 일어나는 모든 과정에 세심한 주의를 기울여야 한다. 환자가 독립적으로 이야기하도록 하면서도 언제 적극적으로 방향을 바꿀지 알고 있어야 한다.

(2) 치료자는 항상 모든 환자와 모든 상황에서 존엄성을 확고히 하는 자세를 취해야 한다.

치료자는 수용적이고 비판단적인 자세로 환자를 대하며 공감과 배려, 관심을 넘어서 그 감정이 진실되어야 한다.

(3) 치료자는 환자가 자신의 생산성 문서Generativity document를 구성하는 데 도움이 되는 필수 구조와 지침을 제공해야 한다.

임종을 앞둔 환자들은 일반적으로 자신의 반응을 정리하거나 순서를 정하는 데 필요한 에너지가 부족할 수 있다. 치료자는 환자의 리드를 따르는 동시에 환자가 순서를 쉽게 따르고, 설명하고, 논리적 연결을 할 수 있는 구조를 제공해야 한다. 개방형 질문은 초기 출발점을 제공하며 이후 좀 더 구체적이고 자세한 질문들을 던진다.

(4) 환자와 나란히 앉아 은유적인 사진 앨범을 함께 살펴보라.

존엄치료에서 세부 사항을 이끌어내는 간단하지만 효과적인 방법은 다음과 같이 말하는 것이다. "당신과 내가 당신의 인생 사진 앨범을 보고 있다고 상상해 보세요. 우리가 볼 수 있는 사진에 대해 최대한 자세히 설명해 주세요."

(5) 환자들이 공유하는 이야기나 공개하는 방식이 다양하다는 점을 유념하라.

환자들이 말하는 이야기는 좋은 이야기, 슬픈 이야기 그리고 추악한 이야기로 나뉜다. 좋은 이야기는 잘 살았던 삶을 회상하고 많은 축복과 사랑하는 사람에 대한 감사의 표현을 전달하는 이야기이다. 슬픈 이야기는 개인적인 비극이나 불의를 회상하거나 후회나 실패를 이야기하는 것일 수 있다. 그것이 남겨진 사람들로 하여금 보다 나은 선택을 하도록 이야기하는 바람에서 나온 감정일 수 있기에 격려되어야 한다. 추악한 이야기는 생산성 문서의 수신자에게 해를 끼칠 가능성이 있는 이야기들이다. 가까운 이에 대한 실망과 갈등의 표현이 생산성 문서에 영원히 남는다면 결과는 파괴적일 수 있다. 따라서 치료자는 환자에게 말이 기록되고 있으며 이것이 전달되면 지속적인 영향을 미칠 수 있음을 상기시켜야 한다. 개입을 위한 적절한 임계점을 결정해야 하며, 다음과 같은 질문들로 확인해 볼 수 있다. "당신은 꽤 어려운 문제를 얘기하고 있습니다. 그 사람이 이 말을 들으면 어떤 기분일 것 같나요? 그와 직접 대면했을 때 고려할 만한 이야기인가요?"

(6) 환자가 이야기의 세부사항을 명확히 설명할 수 있도록 도와야 한다.

치료자는 차후에 수신자들이 환자의 문서를 잘 이해할 수 있도록 충분한 세부사항을 얻는 데 적극적인 역할을 해야 한다. 가까운 사람들의 신원을 분류하거나, 시간 순서를 배치하기 위한 질문을 던져야 한다. 또한 구체적인 사건이나 사진 등에 대해서 언급할 수도 있다.

(7) 존엄치료에 포함될 영역을 명료화 하기 위해 환자의 정동Affect을 따라가라.

인터뷰에서 환자의 정동과 정서적 에너지를 따르는 것은 치료자가 순간순간 결정을 내리는 데 도움을 준다. 존엄치료는 전기에 관한 것이 아니며 모든 내용을 포함할 필요는 없다. 환자의 진심과 정서적 강렬함으로 이야기한 것이 무엇인지에 집중해야 한다.

(8) 면담의 최대 한계치를 정하고 최소한의 에너지를 사용하여 최대의 이야기를 끌어내라.

에너지의 저하, 피로감, 건망증 등은 작업의 완성을 어렵게 한다. 환자의 감정 반응을 따라가며 의미 있어 하는 대화에 집중하고, 치료자는 뒤에 물러서서 들음으로서 환자에게 비판단적이고 안전한 공간을 제공할 면담의 한계치를 확립할 수 있다.

(9) 개방형 질문을 사용하는 것과 구조화 시키는 것 사이에 적절한 균형을 이루어라.

일반적으로는 집중력이 떨어지거나 피로감이 심한 환자들은 좀 더 구조화된 면담이 필요할 수 있다. 그러나 짧은 문답으로 면담을 구성하는 것은 꼭 필요한 경우에만 사용해야 하며, 이상적인 면담의 흐름은 환자가 적극적이고 활달한 반응을 보일 정도로 넓은 범위의 질문부터 던지는 것이다.

(10) 때로는 어떤 이야기들은 너무 고통스러울 수 있다는 것을 이해하라.

환자의 마음을 많이 불편하게 할 수 있는 기억을 꺼내는 것을 보류할 수 있는 권한을 줘야 한다. 어떤 정신치료적 기법은 갈등이 되는 감정에 대해 탐색하고 저항에 대해 언급하며 해석을 제공하기도 한다. 존엄치료는 그런 방식을 취하지 않는다. 그러한 방식이 근본적인 문제를 다루는 것일지라도 치료자는 환자의 건강한 방어를 존중해야 한다.

(11) 환자에게 '지금이 바로 그 때'임을 상기시켜라.

죽음에 가까운 환자라도 그들의 남은 시간을 자주 과대평가한다. 치료를 하면서 "이것이 당신이 이야기할 수 있는 마지막 기회라면 누구에게 어떤 말을 하고 싶나요? 지금이 바로 그 때입니다." 라고 부드럽게 이야기해 주어야 한다.

(12) 환자의 필요와 능력에 맞게 치료 속도를 조절하라.

치료자는 환자의 신체적 컨디션과 피로도에 맞추어 세션을 한 번에 끝낼 수 있을지를 결정해야 한다. 좀 더 심층적인 존엄치료 질문에 충분히 시간을 할당할 수 있도록 치료의 속도와 제한된 시간을 염두에 두어야 한다.

(13) 녹음기를 끄기 전에 환자에게 마지막 말을 할 수 있는 기회를 주어라.

치료의 설명부터 녹음 이후의 미팅까지 대개 네 번 혹은 그 이상 환자를 만나게 된다. 환자와 접촉하는 모든 과정을 1주일 정도 안에 끝내도록 하라. 첫 만남에서는 20분 정도의 시간을 들여 치료를 설명하고, 기초 정보를 찾아내고 치료 계획을 세워라. 두 번째 만남은 녹음하는 존엄치료 세션 그 자체이며, 한 시간 정도를 소요한다.

(14) 녹음이 끝나고 나서 치료에 대해 이야기할 시간을 남겨두라.

치료 종료 후 이에 대해 이야기할 시간을 가져라. "치료가 어땠나요? 생각보다 더 피로했나요? 어떤 부분에서 감정적으로 힘들진 않았나요?" 라는 질문들을 할 시간을 가져라. 환자가 불안해하거나 불편감이 있다면 다음 약속 이전에 그것을 찾아내는 것이 좋다. 세 번째 만남은 편집된 문서를 환자와 함께 리뷰하는 것이 목적이며 20분 정도를 소요한다. 네 번째 만남에서 환자는 최종적으로 생산성 문서를 받게 된다.

4) 생산성 문서Generativity document

(1) 녹음된 인터뷰 내용을 옮겨 적기

녹음된 내용을 그대로 기록하는 전사 작업을 하기에 앞서, 작업물이 항상 감정을 불러일으키는 내용이라는 것을 전사자에게 알려주어야 한다. 전사자는 존엄치료의 목적과 내용에 대해 충분히 알고 있어야 하며 작업의 시간제한에 대해서도 이해해야 한다.

(2) 편집 작업

편집의 네 가지 단계는 순서대로 이루어질 필요는 없으나 각각 필수적이다.

(1) 축어록 정리: 녹음된 대화보다는 산문의 형태로 축어록을 정리한다.

(2) 축어록 명료화: 환자가 말한 내용의 모호함이 축어록을 정리하는 과정에서도 남아있을 수 있다. 때로는 추가 세션이 첫 번째 축어록에 필요한 자료를 제공해 줄 수도 있다.

(3) 시간 순서 수정: 축어록이 정리되고 명료화 되면 시간 순서를 수정하는 것은 쉽다. 한 문단을 문서의 전체 중에 다른 곳으로 옮기는 방식으로 간단히 이루어질 수 있다.

(4) 적절한 결말 찾기: 환자가 컨디션 저하, 피로감이나 화장실을 찾기 위해 면담을 마무리 짓기보다는 적절한 마무리를 위한 언급을 하는지를 보아야 한다. 면담을 요약하는 듯한 언급: "좋은 삶이었어요." 혹은 "이제는 할 말을 다 한 것 같네요." 등을 통한 정리가 이 문서의 마무리로 적합하겠다.

5) 환자의 마지막 말

편집 작업이 끝나면 치료자는 환자의 최종 승인을 위해 편집본을 제시하고, 환자에게 편집본을 읽어주거나 환자 스스로 읽을 수 있도록 한다. 이후에 대개는 이름의 수정 등과 같은 작은 수정이 있을 수 있으나, 때로는 많은 부분이 수정되기도 한다. 이 작업은 환자로 하여금 자신의 추억, 생각, 감정과 소망들의 요약본을 듣는 것으로 환자의 마음 깊은 곳을 움직이게 하고 만족을 준다. 추가 수정 과정에서 환자와 치료자 모두의 불안감이 완화될 수 있으며, 환자는 마지막 말을 할 기회를 얻게 된다.

4. 존엄치료의 적용과 효과

존엄치료는 개발된 이래 다양한 언어권과 임상 상황에서 수행되어 왔다. 이를 바탕으로 한 연구 결과들은 이 치료법을 통해 환자가 생의 마지막에서 그 삶의 의미, 목적, 가치에 대한 감각을 강화할 수 있음을 지지한다.

치료의 개발자인 Chochinov 교수 연구팀이 시행한 무작위 대조 시험randomized controlled trials, RCT의 결과는 환자 중심 치료 또는 표준 치료를 받은 환자에 비해 존엄성 치료를 받은 환자는 상당히 높은 수준의 존엄성을 보고했고, 생산성 문서가 가족에게 도움이 된다는 것을 발견했으며, 가족이 그들을 어떻게 보는지에 대한 인식을 바꾸었음을 보고한다. 이와 같은 결과는 존엄치료의 가족 구성원 경험을 조사한 연구에서도 확인되는데, 환자가 사망한 후 가족 구성원들이 존엄치료가 환자에게 도움이 되었고, 생산성 문서가 미래에 남겨진 이들에게 위로가 되리라 인식한다는 것을 시사한다.

존엄치료에 대한 한 리뷰논문에 따르면, 치료가 환자의 존엄성, 삶의 의지 및 목적 의식 증가에 중간 정도에서 강한 정도의 효과를 나타내지만 기분, 불안, 영성 및 신체 증상에 미치는 영향에 대한 일관된 증거는 적다고 보고한다. 그러나 또 다른 연구결과들은 삶의 말기에 높은 수준의 정신적 고통을 가진 인구 집단에서, 존엄치료는 표준 완화 의료에 비해 우울증과 불안 증상의 효과적인 감소를 제공한다고 보고한다.

존엄치료는 개발 이후 더 나아가 진행성 암을 가진 환자들이 그들의 삶을 검토life review하고, 가치 설명 및 목표 설정에 초점을 맞춘 두 개의 추가 세션을 포함하도록 조정되어 시행 및 연구되었다. 또한 말기암을 동반한 오랜 다발성 경화증 환자에게서 환자 고통, 간병인 부담 등을 다루는 효과적인 개입으로서 가족 치료와 결합되어 연구되었다. 지역사회를 기반으로 한 호스피스 치료에서도 존엄치료의 활용이 보고되었다. 허약한 노인들을 대상으로 한 예비연구에서는, 거의 모든 의료 제공자가 환자의 존엄치료의 기록을 읽으면 그 사람이 누구인지를 알게 되는 능력이 향상되었고, 치료 목표를 명확히 했으며, 환자와의 연결성을 높인다고 보고했다. 가족들이 대리로 존엄치료를 받을 때도, 의료 제공자들은 그 안에 포함된 정보가 가족들의 미래에 대한 인식을 바꾸고, 한 사람으로서 환자에 대한 감사를 표했으며, 그들이 존엄성을 보존하는 접근 방식을 더욱 염두에 두는 것을 보았다고 보고했다. 요양원 노인들을 위한 존엄치료에 대한 연구에서 치료를 받은 노인들은 대조군에 비해 2주 추적 관찰에서 삶의 의미가 더 높다고 보고했으며, 이 치료가 가족에게 도움이 될 것이라고 생각하는 것으로 나타났다. 또한 존엄치료는 운동 신경 질환을 가진 환자 치료에서 그 유효성을 입증했고, 보호자의 우울증 및 불안을 감소시키는 것으로 보고되었다.

이와 같이 기존의 연구 결과들을 살펴볼 때, 존엄치료는 다양한 환경에서 다양한 대상자 및 보호자 인구에 걸쳐 적용가능한 치료임을 알 수 있다. 또한 이 치료가 의료제공자에게도 환자에 대한 이해를 향상시키고 적절한 돌봄을 제공하는 데 도움을 줄 수 있음을 시사한다.

5. 국내에서 존엄치료의 적용 방향성

Chochinov 등이 개발한 존엄치료를 바탕으로 하여 일본에서는 Ando 등이 2회에 걸친 단기 생애회고요법short-term life review를 개발하였으며, 국내에는 이 치료법을 적용하여 총 32명의 말기 암 환자를 대상으로 한 연구결과가 2012년에 보고된 바 있다. 이 연구에서는 1주 간격으로 2회, 각 60분씩 실시한 단기 생애회고요법을 통해 국내 환자들의 우울과 불안이 감소되고 영적 안녕이 증진됨을 보고한다. 그러나 국내에서는 존엄치료의 전체 과정 중 중요한 요소로 여겨지는 이후 생산성 문서의 수정 및 검토 등을 포괄하여 치료를 완성하고 이에 대한 효과를 탐색한 연구는 시행되지 않았으며, 치료 전체를 적용한 추가적인 연구가 필요하다.

존엄치료의 국내 적용 가능성에 대해 살펴보기 위해서는 한국과 유사한 문화권을 가진 동아시아권 국가에서 행해진 치료의 효과와 타당성을 조사한 연구들을 분석할 필요가 있다. 기존에 일본과 중국에서 시행된 존엄치료를 적용한 연구에서는 환자들이 죽음에 대한 직접적인 논의를 회피하는 경우가 많았으며, 임종을 앞둔 환자들이 죽음을 받아들이는 데 어려움을 겪는다는 점을 보여주었다. 한국 역시 죽음을 삶과 거리를 두어 생각하거나 죽음에 대한 언급을 피하는 문화적인 경향성이 존재한다. 따라서 동아시아 문화적 맥락에 속하는 한국에서 효과적인 존엄치료를 수행하기 위해서는 죽음을 받아들이고 삶에 대해 긍정적으로 성찰할 수 있도록 돕는 프로토콜이 적용되어야 한다. 이를 돕기 위한 방법 중 하나로, 환자에게 제공되는 기본 질문 목록의 내용을 수정 혹은 축소하거나 질문의 순서를 변경하는 방안이 제안된 바 있다.

또한 한국인들이 생각하는 '좋은 죽음'의 개념을 프로토콜에 활용하는 방안도 고려할 수 있겠다. 서구에서는 '좋은 죽음'에 대하여 자율성과 자신의 상황에 대한 결정권을 중시하는 개인주의적 경향을 보여준다. 한국의 경우, 자식들이 그들보다 오래 살며, 자식들이 둘러싼 가운데에서 죽음을 맞이하고, 자녀들의 부담이 되지 않고 부모의 의무를 다한 다음에 죽는 것을 '좋은 죽음'으로 여기는 등 가족과의 유대감을 중요하게 생각하는 경향이 있다. 이러한 관점에서 볼 때, 한국적 맥락에서 좋은 죽음을 결정하는 특성을 존엄치료와 통합하여 가족의 참여를 높이는 틀을 만드는 것은 존엄치료의 참여율과 그 효과를 높이는 데 중요한 요소가 될 수 있겠다.

6. 맺음말

존엄치료를 통한 존엄성에 관한 통찰은 의료 제공자에 환자 개개인의 존엄성과 관련된 고통을 확인하고 추적하는 수단을 제공하며, 환자뿐 아니라 가족의 임종 경험을 향상시킬 수 있다. 향후 원격 의료나 웹 기반 인터페이스와 같은 플랫폼의 활용은 존엄치료의 광범위한 보급 가능성을 높여줄 것이다. 또한 음성 인식 기술을 통해 축어록의 기록 등 생산성 문서를 편집하는 데 있어서 비용을 절감함으로써 치료의 실현 가능성을 향상시킬 수 있겠다. 이와 더불어 존엄치료가 전 세계적으로 보편적으로 활용됨에 따라 환자 및 보호자, 의료제공자들에게 어떤 영향력을 미치는지에 대한 지속적인 연구가 필요할 것이다.

참고문헌

1. Ahn SH, An YL, Yoo YS, Ando M, Yoon SJ. Effects of a short-term life review on spiritual well-being, depression, and anxiety in terminally ill cancer patients. J Korean Acad Nurs. 2012;42(1):28–35.
2. Akechi T, Akazawa T, Komori Y, Morita T, Otani H, Shinjo T, et al. Dignity therapy: Preliminary cross-cultural findings regarding implementation among Japanese advanced cancer patients. Palliat Med. 2012;26(5):768–9.
3. Al Rabadi L, LeBlanc M, Bucy T, Ellis LM, Hershman DL, Meyskens FL, et al. Trends in medical aid in dying in Oregon and Washington. JAMA. 2019;2:e198648-e.
4. Ando M, Morita T, Okamoto T, Ninosaka Y. One-week Short-Term Life Review interview can improve spiritual well-being of terminally ill cancer patients. Psychooncology. 2008;17(9):885–90.
5. Bentley B, O'Connor M, Breen LJ, Kane R. Feasibility, acceptability and potential effectiveness of dignity therapy for family carers of people with motor neurone disease. BMC Palliat Care. 2014;13(1):12.
6. Bovero A, Sedghi NA, Botto R, Tosi C, Ieraci V, Torta R. Dignity in cancer patients with a life expectancy of a few weeks. Implementation of the factor structure of the Patient Dignity Inventory and dignity assessment for a patient-centered clinical intervention:

A cross-sectional study. Palliative & Supportive Care. 2018;16:648-55.

7. Chen J, Yan J, Wang C, Wang Y, Wu Y, Hu R. Effects and satisfaction of dignity therapy among patients with hematologic neoplasms in the Chinese cultural context: a randomized controlled trial. Support Care Cancer. 2021;29(11):6819–29.
8. Chochinov HM, Cann B, Cullihall K, Kristjanson L, Harlos M, McClement SE, et al. Dignity therapy: a feasibility study of elders in long-term care. Palliat Support Care. 2012;10(1):3–15.
9. Chochinov HM, Hack T, Hassard T, Kristjanson LJ, McClement S, Harlos M. Dignity in the terminally ill: a cross-sectional, cohort study. The Lancet. 2002;360:2026-30.
10. Chochinov HM, Hack T, McClement S, Kristjanson L, Harlos M. Dignity in the terminally ill: a developing empirical model. Social science & medicine. 2002;54:433-43.
11. Chochinov HM, Hassard T, McClement S, Hack T, Kristjanson LJ, Harlos M, et al. The patient dignity inventory: a novel way of measuring dignity-related distress in palliative care. Journal of pain and symptom management. 2008;36:559-71.
12. Chochinov HM, Kristjanson LJ, Breitbart W, McClement S, Hack TF, Hassard T, et al. Effect of dignity therapy on distress and end-of-life experience in terminally ill patients: a randomised controlled trial. The lancet oncology. 2011;12:753-62.
13. Chochinov HM, McClement SE, Hack TF, McKeen NA, Rach AM, Gagnon P, et al. The patient dignity inventory: applications in the oncology setting. Journal of palliative medicine. 2012;15:998-1005.
14. Chochinov HM. Dignity and the essence of medicine: the A, B, C, and D of dignity conserving care. Bmj. 2007;335:184-7.
15. Chochinov HM. Dignity and the eye of the beholder. Journal of Clinical Oncology 2004;22:1336-40.
16. Chochinov HM. Dignity Therapy: Final Words for Final Days: Oxford University Press; 2012.
17. Chochinov HM. Dignity-conserving care—a new model for palliative care: helping the patient feel valued. Jama. 2002;287:2253-60.
18. Definition of DIGNITY [Internet]. Merriam-webster.com. [cited 2024 Sep 26]. Available from: https://www.merriam-webster.com/dictionary/dignity.
19. distress towards the end of life across four non-cancer populations. PloS one. 2016;11:e0147607.
20. Dose AM, McCabe PJ, Krecke CA, Sloan JA. Outcomes of a dignity therapy/life plan intervention for patients with advanced cancer undergoing chemotherapy. J Hosp Palliat Nurs. 2018;20(4):400–6.
21. Fitchett G, Emanuel L, Handzo G, Boyken L, Wilkie DJ. Care of the human spirit and the role of dignity therapy: a systematic review of dignity therapy research. BMC Palliat Care. 2015;14(1):8.
22. Flaskerud JH. Individual and dynamic: Western views of a good death. Issues Ment Health Nurs. 2017;38(10):865–8.
23. Hall S, Chochinov H, Harding R, Murray S, Richardson A, Higginson IJ. A Phase II randomised controlled trial assessing the feasibility, acceptability and potential effectiveness of dignity therapy for older people in care homes: study protocol. BMC geriatrics. 2009;9:1-8.
24. Karlsson M, Milberg A, Strang P. Suffering and euthanasia: a qualitative study of dying cancer patients' perspectives. Supportive care in cancer. 2012;20:1065-71.
25. Kim MH, Kwon KJ, Lim YO. Study on'good death'that Korean aged people recognize-blessed death. Korean journal of social welfare. 2004;56:195–213.
26. Li YC, Wang HH, Ho CH. Validity and reliability of the Mandarin version of Patient Dignity Inventory (PDI-MV) in cancer patients. PLoS One. 2018;13:e0203111.
27. Maessen M, Veldink JH, Onwuteaka-Philipsen B, De Vries J, Wokke J, Van Der Wal G, et al. Trends and determinants of end-of-life practices in ALS in the Netherlands. Neurology. 2009;73:954-61.
28. McClement S, Chochinov HM, Hack T, Hassard T, Kristjanson LJ, Harlos M. Dignity therapy: family member perspectives. J Palliat Med. 2007;10(5):1076–82.
29. McClement SE, Chochinov HM, Hack TF, Kristjanson LJ, Harlos M. Dignity-conserving care: application of research findings to practice. International journal of palliative nursing. 2004;10:173-9.
30. Montross L, Winters KD, Irwin SA. Dignity therapy implementation in a community-based hospice setting. J Palliat Med. 2011;14(6):729–34.

31. Oh SN, Yun YH, Keam B, Kim YS, Koh S-J, Kim YJ, et al. Korean version of the Patient Dignity Inventory: Translation and validation in patients with advanced cancer. J Pain Symptom Manage. 2021;62(2):416-424.e2.
32. Park S-R, Cha Y-J. Dignity therapy for effective palliative care: a literature review. Kosin Medical Journal. 2022;37:192–202.
33. Ramos K, Fulton JJ. Integrating dignity therapy and family therapy in palliative care: A case study of multiple sclerosis, depression, and comorbid cancer. J Palliat Med [Internet]. 2017;20(2):115.
34. Sautier LP, Vehling S, Mehnert A. Assessment of patients' dignity in cancer care: preliminary psychometrics of the German version of the Patient Dignity Inventory (PDI-G). J Pain Symptom Manage 2014;47:181-8.
35. Sayers KL, de Vries K. A concept development ofbeing sensitive'in nursing. Nursing Ethics 2008;15:289-303.
36. Shin DW, Lee JE, Cho B, Yoo SH, Kim S, Yoo JH. End-of-life communication in K orean older adults: With focus on advance care planning and advance directives. Geriatrics & gerontology international. 2016;16:407–15.
37. Van der Maas PJ, Van Delden JJ, Pijnenborg L, Looman CW, of Statistics CB, Hague T. Euthanasia and other medical decisions concerning the end of life. The Lancet. 1991;338:669-74.
38. Wang C, Chen J, Wang Y, Hu R, Wu Y. The development of a family participatory dignity therapy programme for patients with haematologic neoplasms and their family caregivers in China: A feasibility study. Eur J Cancer Care (Engl). 2020;29(2):e13204.
39. Wang L, Wei Y, Xue L, Guo Q, Liu W. Dignity and its influencing factors in patients with cancer in North China: a cross-sectional study. Curr Oncol. 2019;26(2):e188–93.
40. Zulkosky K. Self-efficacy: a concept analysis. In: Nursing forum; 2009; Wiley Online Library; p. 93-102.

암을 다루며 의미 있게 살아가기

우정민

1. 서론

암을 다루며 의미 있게 살아가기managing cancer and living meaningfully therapy, CALM는 진행성 암 환자와 가족을 위한 정신치료이다. 진행성 암advanced cancer은 완치가 어려운 상태를 뜻한다. 다시 말해, 진행성 암 진단은 정상적인 삶의 궤적을 벗어나 더 이른 죽음의 궤적으로 옮겨가는 것을 의미한다. 치료를 통해 암의 진행을 더디게 할 수 있지만, 결국 암은 진행되고 죽음에 직면하게 된다.

진행성 암 환자의 치료는 암의 진행을 막고 증상을 조절하는 데 그 목적이 있다. 그 기간은 정해져 있지 않으며, 많은 경우 암이 조절되고 환자가 치료를 견딜 수만 있다면 치료가 지속된다. 따라서, 이 기간은 예측하기 쉽지 않으며 예상보다 짧을 수도, 길 수도 있다. 이 기간 동안 환자들은 완치가 어렵다는 것을 이해하고 받아들이며, 다양하고 복잡한 증상과 부작용을 견뎌내며, 많은 결정을 내려야만 한다. 특히 치료결정은 그 결과가 불확실하고 모호해서 환자와 보호자 모두에게 혼란을 가져온다. 이 과정에서 환자와 보호자는 다양한 실질적, 신체적, 정신적 어려움에 빠지기도 한다.

궁극적으로 진행성 암 환자와 보호자는 환자의 죽음이라는 실존적 문제에 부딪히고 절망에 빠지기도 한다. 하지만, 상당수의 환자는 죽음의 직면이라는 존재론적 위기를 통해 진정한 자기self를 회복하고 성장하기도 한다.

CALM은 진행성 암 환자와 그 가족의 디스트레스를 줄이고 성장을 돕기 위해 캐나다 토론토 프린세스 마거릿 암센터Princess Margaret Cancer Centre, Toronto, Canada의 Gary Rodin과 Sarah Hales가 이끄는 팀이 20여 년간 축적해온 임상 경험과 연구를 토대로 만들었다.

2. CALM의 구조

CALM은 단기 지지-표현 정신치료적 중재이다. 한 세션은 45-60분 동안 진행된다. 총 6회 시행되며 필요시 1-2회의 부스터 세션을 가질 수 있다. 진행성 암 환자의 신체상태는 급격하게 변화할 수 있다. 따라서 약속한 치료시간에 참석하지 못하는 일은 흔히 일어난다. CALM은 이러한 점을 고려해, 치료 시간을 환자 상태나 다른 치료 스케줄에 따라 매우 유동적으로 적용하므로 3-6개월 동안 진행된다.

CALM 세션에서 진행성 암 환자가 흔히 겪는 어려움을 다룬다. CALM은 이 어려움을 4개의 영역domain으로 나눈다(그림 61-1). 각 영역은 다음과 같다. 1) 증상관리, 치료진들과 소통 2) 자기self, 가까운 사람과의 관계 변화 3) 영성, 삶의 의미, 목적의식 4) 미래에 대한 준비, 희망의 지속, 죽음의 직면. 이 4개의 영역은 치료가 진행되는 동안 한 번은 다루어야 한다. 각 영역은 배타적으로 서로 분리된 것이 아니라, 서로 밀접하게 연결되어 있고, 환자의 상황에 따라 각 영역의 중요성은 달라진다. 따라서 그 순서나 비중은 환자나 상황에 따라 달라질 수밖에 없다. 치료가 진행되는 동안 주보호자는 1회 이상 CALM 세션에 참여하도록 권유 받는다. 이 공동세션에서 이들의 관계역동을 평가하고 환자와 가족 모두의 미래를 대비한다. 환자와 보호자가 서로 동의한다면 모든 세션을 함께하기도 한다.

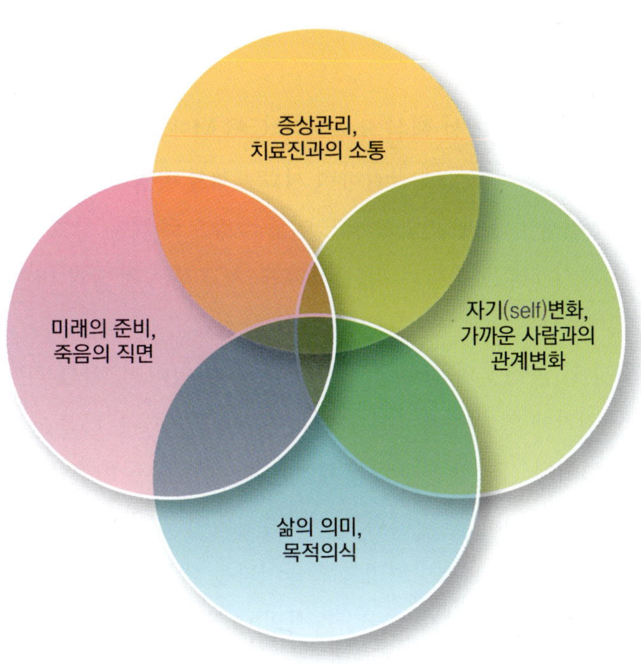

그림 61-1. CALM의 4개의 영역

3. CALM의 대상자

여명이 6개월 이상 남은 진행성/전이성 암 환자가 대상이다. 정신치료에 관심이 있고 3-6개월 동안 진행되는 3-6세션의 정신치료를 감당할 수 있을 정도의 인지적, 신체적 기능을 가지고 있어야 한다. CALM이 기존의 치료와 다른 점은 남은 삶의 긍정적인 부분만 다루는 것이 아니라 부정적이거나 고통스러운 부분도 함께 다룬다는 점이다. 긍정적인 부분만 다루거나 생각하게끔 하는 것은 일종의 회피전략으로 볼 수 있다. 진행성 암에서 부정적인 생각을 회피하여 긍정적인 생각만 하는 것은 불가능하다. CALM은 삶의 부정적인 면과 피할 수 없는 죽음을 다루기 때문에, 회피전략을 선호하는 환자는 CALM을 불편해하고 원하지 않을 수 있다. CALM은 지지-표현정신치료로 환자의 능력이나, 환자가 처한 상황과 환경에 따라 지지적 접근과 표현적 접근 방식 사이에서 유연하게 적용된다supportive-expressive continuum. CALM은 지지적으로 환자가 불편해하는 것의 의미를 파악하며 삶의 긍정적인 면과 부정적인 면을 동시에 이해할 수 있도록 안내한다. 하지만, 개인의 능력에 따라 어떤 환자는 삶과 죽음이라는 심오하고 실존적 주제를 이해하거나 감당할 수 없을 수도 있다. 이와 같이 CALM으로부터 얻을 수 있는 이득은 어려운 주제를 다룰 수 있는 개개인의 능력에 따라 달라진다. 흥미로운 점은 CALM에서의 개개인의 능력이란 환자에 국한된 것이 아니라, 환자와 치료자 모두의 사유능력을 뜻한다. 죽음에 대한 제한된 인식을 가진 치료자 앞에서 환자는 죽음이란 무거운 주제를 솔직하게 말하기 힘들 수 있다. 죽음에 관한 이야기가 치료 시간에서 나타났더라도 치료자의 한계로 인해 깊이 있는 논의나 이해로 이어지기 어려울 수 있다. 따라서 CALM은 치료자의 죽음과 삶에 대한 성찰을 요구하기도 한다.

4. CALM의 치료과정

1) **지지적 관계:** 치료관계는 모든 정신치료에서 핵심 요소이다. CALM에서도 관계는 가장 중요한 요인이다. CALM 치료자는 환자가 경험하고 있는 절망과 고통에 공감하며 치료관계를 바탕으로 함께 삶의 의미를 찾아간다.

2) **진정성:** 관계 안에서 정직성과 진정성은 매우 중요하다. 이를 바탕으로 깊은 상호참여와 상호작용으로 나아갈 수 있다. 하지만, 이것은 단순한 자기개방을 뜻하는 것은 아니다. 치료자는 자신의 내면적 체험과 외적 표현을 일치시키고, 환자와의 진솔한 만남authentic communication을 창조한다.

3) **프레임 변경과 유연성:** 진행성 암 환자들의 상황은 급격히 바뀔 수 있어서, 치료목표나 내용, 치료시간을 조정해야할 수 있다. 환자가 의학적 위기에 있거나 통증과 불안이 심할 때, 감정을 다루는 것이 불가능할 수 있다. 이 때는 적응적인 대처방법을 강화하거나 심리적 균형을 유지하는 데 더 초점을 맞추며 지지적 자세를 유지해야 한다.

4) **감정 조절**affect regulation**:** 진행성 암 환자들은 정서적으로 과각성되어 있거나 무감각해져 있을 수 있다. 이와 같은 상태는 감정을 처리하고 자신의 삶을 유지하며 의미를 만들어가는 데 방해가 된다. CALM 치료자는 환자가 이러한 감정을 받아들일 수 있는 수준까지 조절하고, 환자 자신의 내적 세계를 탐색하고 감정의 의미를 이해할 수 있도록 돕는다. 지지적이고 이해받는 분위기 속에서 암과 관련된 두려운 감정이 완화되는 경험을 할 수 있다. 이러한 경험은 암과 관련된 복잡한 감정을 조절할 수 있는 능력과 자신감을 가져다 줄 수 있다.

5) **애착 안정성**secure attachment**의 재조정:** 자기와 타인에 대한 내적 표상과 중요한 관계에서 정서적 지지를 받고 이를 받아들일 수 있는 능력은 인생을 살아가는 데 중요하다. 진행성 암 진단은 애착의 필요성이나 형태를 변화시킬 수 있다. 불안정한 애착을 가진 사람들은 급격한 변화에 상응하여 나타나는 관계적 변화에 적응하지 못해 고립되거나 과도하게 타인에게 의존할 수 있다. 진행성 암 환경에서 부부, 가족, 여러 중요한 관계의 변화는 흔하다. 독립적으로 돌봄을 주는 것이 더 익숙한 사람들은 질병이 진행하면서 늘어날 수 밖에 없는 의존성을 받아들이지 못할 수

있다. 즉 회피성 애착 스타일을 가진 사람들은 의존을 받아들이기가 힘들 수 있다. 이에 반해 불안 애착을 가진 사람들은 충분한 지지를 받지 못할까 걱정한다. CALM은 질병으로 인한 애착 위기에서 비롯된 정서적 혼란을 다루고 보호자와의 애착관계를 재조정한다.

6) **의미의 공동 창조:** 관계이론은 치료 상황의 변증법적 특성을 강조한다. 환자 경험에 대한 온전한 이해와 삶의 의미 창조는 치료자와 환자의 공동작품이다. CALM에서 지금까지 살아오며 가졌던 삶의 의미, 성취와 실패, 암에 대해 이야기를 나눈다. 치료자와 환자가 함께 탐색하는 과정에서 남은 삶을 의미있게 만들어 줄 새로운 것이 드러나기도 한다. 새롭게 삶의 의미를 찾음으로써, 암으로 인한 감정적 혼란과 고통을 조절할 수 있게 된다.

7) **정신화**mentalization**와 이중인식**double awareness**:** 정신화는 감정상태를 사유하고, 감정과 문자 그대로의 사실을 구분하며, 다양한 관점에서 여러 가능성을 받아들이고 검토할 수 있는 능력을 말한다. 이러한 능력은 개인마다 상당한 차이를 보이는데, 치명적인 질병 상태에서 정신화를 유지하기란 특히 더 어렵다. 질병과 임박한 죽음이라는 일반적인 사실은 환자를 무망감이나 의기소침에 빠지게 할 수 있다. 하지만, 이는 지금 상황에 대한 여러 가지 관점 중 하나이다. 정신화는 하나의 관점으로서의 자기 감정상태를 이해하고 다른 관점에서 바라보게 하는 힘이다. 하지만, 압도적인 상황 앞에서 정신화는 작동하지 못할 수 있다. CALM은 하나의 가능성으로 존재하는 것들에 대해 정신화하고 이해할 수 있도록 돕는다. 이를 통해 죽음의 가능성뿐만 아니라 지금 여기에 존재하고 있는 삶의 가능성에 관해 이해할 수 있게 한다. 이와 같이 삶과 죽음이 동시에 존재할 수 있음을 이해하는 것을 CALM에서 '이중인식double awareness'이라 한다. CALM 치료자는 환자의 경험을 이해하고 받아들이고, 미래에 필연적으로 나타날 수밖에 없는 다양한 감정반응을 탐색함으로써 정신화를 촉진한다. 역설적이게도 자신의 질병에 대한 개인적이고 고유한 의미를 확인하는 과정에서 자신의 생각과 감정을 다른 관점에서 바라볼 수 있게 된다.

5. CALM의 내용

1) 영역1: 증상 관리와 치료진과의 관계

(1) **질병의 이해와 증상 관리:** 병을 이해하면서 효과적으로 관리하려면, 정보를 얻고 병을 이해하려는 자신만의 노력이 필요하다. 최근 암 진단과 치료과정이 더 복잡해지고 있어서, 예전보다 더 많은 시간과 노력이 필요하다. 환자들은 의료진이나 가족, 친구, 인터넷으로부터 많은 정보를 얻는데, 환자들은 어떠한 정보에 의지해야 할지 혼란스러울 수 있다. CALM은 환자가 상의할 수 있는 기회가 되기도 한다. 심각하지 않거나 암과 관련이 없는 신체 증상을 암의 진행으로 오해하고 불안해할 수 있는데, CALM은 이러한 인지왜곡을 다루기도 한다. 특히 CALM 치료자는 환자가 중요한 치료결정을 내릴 때, 치료진으로부터 어떤 정보를 얻어야 하는지 돕기도 한다.

(2) **의학적 의사결정 돕기:** 치료 시작, 유지, 중단 결정은 많은 환자나 보호자가 몹시 어려워한다. 특히 질병이 악화하거나 1차 치료가 실패했을 때, 이후의 결정을 더 힘들어할 수 있다. 이때 환자는 치료결정에 관한 자신만의 의미를 탐색하는 것만으로도 도움을 받을 수 있다. 치료 유지나 중단이 스스로의 결정인지, 위험과 이득에 대해 잘 이해하고 있는지, 가족이나 치료진으로부터 압박감에 의한 것은 아닌지를 탐색하는 것은 매우 중요하다. 가족, 사랑하

는 사람, 치료진의 반응을 고려하지 않고, 자유롭게 자기 생각과 느낌을 이해할 수 있는 기회는 복잡하고 빠르게 흘러가는 암 치료 환경 속에서 매우 특별할 수 있다. 치료자가 중립을 지키는 것은 전통적 정신치료의 입장 중 하나로, 치료자는 의사결정에 관해 중립을 지킬 수 있다. 하지만, 진행성 암이라는 다면적이고 복잡한 상황 속에 있는 환자와의 만남에서 중립을 유지하는 것은 쉽지 않다. 중립을 지키는 것은 오히려 불가능할 수 있고, 이를 지키려는 접근 방식은 비현실적일 수도 있다. 진행성 암 환자와의 만남에서 치료자는 치료결정에 관한 수많은 견해 중 하나로서 치료자 자신의 입장을 가지고 의견을 표명할 수 있다. 때로는 치료자가 중립이라는 불가능한 환상을 유지하기보다 하나의 가능성으로서 치료자의 의견을 드러내는 것이, 아무 의견 없이 중립을 지키는 것보다 더 현실적이고 공감적일 수 있다. 하지만, 이와 같은 접근 방식은 환자와 환자가 처한 상황의 전체적 이해가 전제되어야 한다.

(3) 치료진과 협력적 관계 만들기: 환자들은 복잡한 의료시스템에 익숙하지 않고, 치료진과의 협력적 관계는 매우 중요하다. 환자 중에는 도움을 요청해도 받지 못할 것이라 생각하여 치료진에게 도움을 구하지 못하는 환자들이 있다. 이에 반대로, 치료진에게 너무 다가가거나 지나친 요구를 하는 환자도 있다. 이와 같이 치료진과의 관계에서 안정된 관계형성이 어려운 환자들은 진행성 암이라는 압도적 상황에서 치료진과 치료적 관계를 만들기 힘들다. CALM은 이러한 환자의 내적 심리적 경향이나 상태를 평가하고, 이를 조율함으로써 치료진과 협력적 관계가 유지될 수 있게 돕는다.

2) 영역2: 자기Self, 가까운 사람과의 관계 변화

(1) 돌봄 주기와 받기: 진행성 암은 가사일 분담, 경제적 책임, 자녀양육과 같은 가정 내의 모든 것에 변화를 가한다. 이에 더해 가족이나 가까운 사람과의 정서적 친밀감에도 큰 영향을 줄 수 있다. 대부분 환자들은 가족으로부터 적절한 지지와 도움을 받고 활용할 수 있다. 하지만, 애착 경향성에 따라 가까운 관계로부터 얻을 수 있는 도움과 지지를 적절하게 받지 못하거나 활용하지 못할 수도 있다. 가까운 관계에서 나오는 강력한 정서적 유대감은 디스트레스로부터 환자를 보호하는 효과를 가진다. 더욱이 고통스러운 상황에서 이 관계의 힘은 더 중요하다. 하지만, 환자나 보호자의 관계나 애착형태에 따라 이러한 이득을 전혀 누리지 못할 수 있다. CALM은 가족역동과 애착형태를 파악하고 애착관계를 재조정하여 도움을 구하고 활용할 수 있도록 돕는다.

(2) 자녀와 다른 가족 구성원 지지하기: CALM은 보통 자녀나 상대적으로 먼 가족 구성원을 치료에 포함시키지 않는다. 하지만, 환자와 보호자가 안정되고 이들을 지지할 수 있게 되면, 더 많은 가족의 적응을 위해서 개입하기도 한다. 자녀나 다른 가족과 현재의 암 상태나 미래에 일어날 일에 관해 대화하고, 환자의 병이 진행하는 동안 이들을 지지하는 것이 가장 흔한 형태이다. 보통 환자와 보호자는 자녀나 다른 가족과의 대화를 피하거나 침묵한다. 이렇게 암에 대한 이야기를 피하는 것은 부담을 주지 않기 위해서인 경우가 흔하다. CALM은 이러한 상황의 의미를 이해하고, 이를 바탕으로 대화 시작의 기회를 제공한다. 자녀가 어린 경우, 발달 정도와 자녀에게 필요한 것을 고려하여 적절한 시기를 검토한다.

3) 영역3: 영성, 삶의 의미와 목적

(1) **죽음과 고통의 개인적 의미:** 죽음과 고통의 의미는 개개인의 외적 상황이나 내적 경향성에 따라 달라진다. 병의 경과와 예후, 후유증, 치료진이나 가족과의 관계, 환자의 심리 특성은 환자 개인마다 고유성을 띄고 있으므로 환자들은 자신만의 죽음과 고통의 의미를 지닌다. 인간의 나약함, 인생의 무상함이나 불확실성, 삶의 불평등함과 같은 일반적인 형태로 표현되기도 하고, 자신에 대한 실망감, 후회, 주위 사람을 향한 적개심과 같은 형태로 드러나기도 한다. 종교적인 형태로 믿음이 강화되거나 무너지는 모습으로 나타나기도 한다. 이것은 인간의 손을 벗어난 문제에 직면한 사람의 인간적 반응이다. 크건 작건 삶의 의미를 만드는 것은 이러한 고통스러운 반응에서 벗어날 수 있게 한다. CALM 치료자는 환자가 현재 상황이나 자신의 고통의 의미를 탐색하고 삶의 의미를 함께 만들어 갈 수 있다. 죽음이나 단축된 삶 앞에 놓인 환자는 지금까지의 자기중심적 관점에서 벗어나 다른 관점에서 자기와 자기 주변을 바라보게 되면서, 삶의 의미를 찾아내기도 한다.

(2) **라이프 내러티브**Life narrative**:** 한 개인의 내러티브를 이해하는 것은 질병경험을 이해하는 데 필수적이다. 살아오며 받았던 지지나 방임, 트라우마 경험을 이해하고, 불확실성에 관한 자신의 관점을 이해하는 것은 한 개인의 질병경험을 더 자세하게 이해할 수 있게 한다. 치료자와 내러티브를 만들어가는 과정에서 환자는 자신의 삶을 이해하고 내적, 외적 일치감을 경험할 수 있다. 이는 그들 삶 속의 성취감을 느끼게 하고 자기 삶의 유산legacy을 남겨 삶의 종결감을 느끼게 할 수 있다.

(3) **진행성 질병에서 우선순위와 목표 평가:** 진행성 질병을 진단받았거나 죽음을 앞둔 상황에서 삶의 우선목표는 재조정되어야 한다. 질병이 진행함에 따라 이전에 자기self를 이루던 것들은 분리되고 사라지기 시작한다. 한 인간으로서 가질 수 있었던 생산성이나 운동능력을 잃어가는 것은 피할 수 없다. 이는 삶의 유한성에 대한 인식으로 이어지며, 남은 시간을 어떻게 사용할 것인가에 대한 깊은 고민에 빠지게 한다. CALM 치료시간에 삶의 우선목표에 대한 이야기는 죽음에 관한 적극적 대화로 이어진다. 이 대화는 삶의 의미 상실과 의기소침demoralization을 감소시키고 우울증을 예방한다.

4) 영역4: 미래에 대한 준비, 희망, 죽음

(1) **두려움의 인정:** 진행성 암 환자에게 죽음과 죽어감의 두려움은 매우 흔하지만, 이에 대한 중재는 거의 없다. 미디어, 가족, 심지어 의료전문가조차도 희망을 가지고 긍정적으로만 생각하게 하는 데 몰두하고 있다. 진행성 암 진단은 필연적으로 죽음과 죽어가는 것에 대한 두려움을 불러일으키지만, 긍정적인 것에만 방점을 둔 접근은 이 고통을 침묵하게 한다. 이 침묵은 두려움을 다룰 수 없게 하고 환자를 고립시킨다. CALM은 죽음과 죽어감에 대해 솔직하게 대화할 수 있는 기회를 제공하고 사전돌봄계획advanced care planning에 대해 논의할 기회를 줄 수 있다. 그리고 죽음과 죽어감의 불안을 인정해주고 환자가 이를 자연스러운 과정의 하나로 받아들일 수 있게 도와준다.

(2) **삶과 죽음의 균형:** 죽음을 앞둔 환자와 보호자의 흔한 딜레마 중 하나는, 죽음에 대해 대화하는 것이다. 질병이 진행함에 따라 죽음은 다가오지만, 환자와 보호자 모두 대화를 꺼리고 마지막 순간까지 이야기하지 않을 수 있다. 이는 삶을 마무리할 수 없게 만든다. 죽음을 이야기하는 것이 죽음을 불러올 수 있다는 미신적 믿음을 가지고 있는 사

람도 있고, 죽음에 관한 이야기가 가져올 감정이 모두를 압도하거나 고통만 줄 것이라 생각하는 사람도 있다.

환자에게 의미 있고 만족스러웠던 것뿐만 아니라 질병의 현실과 공포를 함께 다루는 것은 CALM의 특징이다. 삶과 죽음을 함께 탐색하는 것은 적절한 돌봄 선택과 미래 준비를 하게 한다. 이러한 과정에서 가족 또한 미래를 준비할 수 있게 된다. 이와 같이 삶과 죽음을 동시에 인식하며 탐색하는 것을 CALM에서 '이중인식double awareness'이라고 부르며, 이는 CALM의 핵심 치유인자이다. 이와 같은 이중적 접근은 환자와 가족에게 남은 시간을 더 잘 사용할 수 있게 한다. 삶과 죽음을 동시에 이해하려는 과정 없이 어느 한쪽만 이해하려는 접근 방식은 한 개인을 온전하게 이해할 수 없게 만든다. 이는 부적절한 치료결정으로 이어지게 하고, 남아 있는 시간을 의미 있게 사용하지 못하게 만든다. 또한 유언장 작성이나 재산 정리와 같은 실질적 문제의 정리도 어렵게 만든다. CALM은 삶과 죽음의 균형을 맞추어, 상실에 대한 슬픔을 다루면서도 미래와 희망을 다루며 삶을 계속 영위할 수 있도록 돕는다.

(3) 사전관리계획, 삶의 마무리, 죽음의 준비: 좋은 죽음에 관한 연구에서 좋은 죽음과 관련된 요소로 지속적으로 나타나는 것은 사전관리계획, 삶의 마무리, 죽음의 준비이다. 삶의 마지막 단계에서의 의학적 개입을 분명히 하는 것, 유산legacy을 남겨주는 것, 장례식 준비, 재산 정리, 작별 인사와 같은 마지막 정리는 좋은 죽음과 관련이 있다. 하지만, 가족이나 치료진들이 이에 대해 대화하는 것을 불편하게 여겨 회피하여 너무 늦게 다루거나 아예 다루지 못하기도 한다. CALM은 환자의 미래와 삶의 마지막에 관한 희망과 두려움을 다룬다. CALM은 다른 곳에서 상의할 수 없는 삶의 마지막에 관해 대화할 시간과 공간을 제공한다. 이 공간에서 환자는 CALM 치료자뿐만 아니라 보호자와 자기가 원하는 것에 대해 솔직하게 이야기할 수 있다. 이 과정이 환자를 정서적으로 안정화시킬 수 있다. 더 나아가 이 대화는 사후에 가족이나 친구들의 정서적 안녕감을 제공한다.

6. CALM 치료자, 수련, 지도감독

CALM은 정신과의사, 심리학자, 완화의료의사, 간호사, 사회복지사, 성직자 등 다양한 범위의 전공이나 경험을 가진 사람들이 수행하고 있다. 하지만, CALM 치료자가 되기 위한 중요한 2가지 조건이 있다. 하나는 정신치료적 돌봄 분야에서의 훈련경험이고, 다른 하나는 암과 암 치료에 대한 경험과 지식을 가질 수 있는 암 치료 분야의 '내부자'이다. CALM 수련은 이틀간 진행되는 상호반응적, 사례중심 워크샵에 참여하는 것으로부터 시작된다. 워크샵 이후, CALM지도감독하에 두 사례를 만족스러운 수준으로 완료한다. 완료 후에도 정기적 동료지도감독peer supervision에 계속 참여하며 치료능력을 함양한다. 정기적 동료지도감독은 CALM에서 아주 중요한 부분이다. 치료자는 진행성 암 환자의 어려운 상황을 다루는 도중 필연적으로 많은 어려움에 부딪히는데, 이 어려움을 동료지도감독 시간에 토론하고 동료로부터 도움을 받는다. CALM 치료자는 죽음과 죽음의 준비와 같은 주제를 탐색할 수 있는 용기, 존재론적 불확실성을 견딜 수 있는 능력, 다양한 가능성을 인정할 수 있는 유연성과 정신화 능력이 요구된다. 지도감독은 치료자가 치료의 온전성을 유지할 수 있도록 지지하고, 평가하며, 모니터링한다. 치료자는 지도감독시간에 사례를 발표하고 환자 및 암과 관련된 정신역동을 함께 토론한다. 이러한 과정에서 환자 개개인에게 적합한 CALM 치료과정과 목표를 구체화시켜 나간다.

진행성 암 환자들이 마주해야만 하는 딜레마는 암 환자만의 것이 아니라 치료자 또한 마주해야만 하는 것이다. 그것은 인간의 죽음과 유한성을 받아들여야만 하는 것으로 치료자에게도 매우 어려운 일이다. 특히 치료자는 환자의 것뿐만 아니라 자신의 것도 받아들여야 한다. 이에 더해 죽음을 앞둔 환자의 경험 깊숙이 관여해야만 하기 때문에 치료자가 감당하지 못할 수도 있다. CALM 동료지도감독 시간에 치료자는 동료들과 이에 대해 공유하며 정서적으로 지지받고 치료방향에 대한 도움을 받을 수 있다.

7. CALM의 근거

많은 CALM 연구에서 CALM의 실행가능성과 유효성을 보여주었다. 가장 먼저 2상 임상시험에서 실행가능성이 입증되었다. 이 연구는 대조군 없이 진행된 예비임상연구로 CALM의 우울증상, 죽음 불안 감소, 영적 안녕감 개선 효과를 보여주었다. 이 연구에 이어 무작위대조예비임상연구를 시행했다. 이 연구에서는 우울증상과 애착 안정성을 개선시키는 것으로 나타났다. 이 연구의 하위연구로 질적연구를 수행했는데, CALM이 진행성 암 환자들에게 가치가 있었으며, 암 치료 환경에서 긍정적이고 매우 특별한 경험을 제공하는 것으로 나타났다. 이 경험은 다음 다섯 가지의 주제로 나눌 수 있었다: (1) 암 경험을 처리할 수 있는 안전한 장소 (2) 죽음과 죽어감에 대한 이야기의 허용 (3) 암 관리와 의료시스템에 대한 이해 (4) 관계적 어려움 해소 (5) 의료시스템에서 '하나의 온전한 인간'으로 받아들여질 기회. 이 경험은 암 치료 중 어느 곳에서도 경험할 수 없었고, CALM에서만 유일하게 경험할 수 있었다.

이후 캐나다 토론토의 종양학 클리닉의 진행성 암 혹은 전이암 환자 305명을 대상으로 CALM 치료군과 일반치료usual care군을 비교하는 무작위대조연구를 시행했다. 이 연구에서 일차평가지표는 우울증상, 이차평가지표는 죽음과 죽어감, 애착 안정성, 영적 안녕감, 삶의 질, 외상후 성장, 치료만족도였다. 이 연구에서 일반치료군보다 CALM치료군이 우울증상 및 삶의 마지막 준비 영역에서 월등한 개선을 보여주었다. 참가자 중 연구시작 시점에 우울증상이 두드러지지 않았던 사람들도 시간이 지나면서 우울증상이 나타나기도 했다. 이 사람들을 3개월, 6개월 시점에 추적 관찰하였을 때, 일반치료군과 비교하여 CALM 군에서 우울증상이 낮게 나타났다. 이는 CALM이 예방 효과도 가질 수 있음을 시사한다. 하위분석에서 죽음불안을 심한 정도에 따라 낮은 군low, 중간 군moderate, 높은 군high으로 나누어 분석했다. 이 중 중간 군이 CALM치료에서 가장 많은 혜택을 받는 것으로 나타났다. 이 군에서 디스트레스, 불안증상, 의기소침, 영적 안녕감, 애착 안정성의 개선이 가장 극적으로 나타났다.

8. CALM의 미래

환자와 그 가족을 위한 정신치료적 중재는 지금까지도 종양치료나 완화의료에 적극적으로 통합되지 못하고 있다. 또한 이러한 중재들을 포함한 정신사회적 지지 자원은 전세계에 걸쳐 차이가 극심하다. 이러한 이해에 따라 캐나다 토론토대학의 국제정신사회완화말기돌봄연구소Global Institute of Psychosocail, Palliative, and End-of-Life Care, GIPPEC는 국제 CALM네트워트를 결성했다. 이 네트워크의 목적은 다양한 환경, 문화, 언어에 맞게 CALM을 적용하고 실현할 수 있도록 하는 것이다. 이탈리아와 독일에서 임상시험은 완료되어 그 유효성이 입증되었고, 현재 예비연구가 북미, 네덜란드, 대한민국, 중국, 일본, 대만에서 GIPPEC의 지원하에 진행되고 있다. 예비연구에서 CALM은 다양한 문화와 체계에서 충분히 적용할 수 있는 것으로 나타나고 있다. 현재 네트워크는 성장 중이며, 완화의료와 정신치료적 중재의 중요성에 대해 알려 나가고 있다. CALM 네트워크는 향후 CALM과 같은 정신치료적 중재가 암 치료의 표준치료로 자리잡을 수 있도록 지식을 전달하고 경험을 공유하고 있다. 그리고 CALM 네트워크는 진행성 질환이나 치명적 질환을 가진 환자들을 위한 정신치료적 중재의 중요성을 알리고 임상가나 정책입안자들에게 이에 대한 객관적인 근거를 제공하고자 노력하고 있다. 현재는 CALM의 온라인 버전인 iCALM을 GIPPEC과 독일의 울름Ulm대학이 공동연구 중이다. 한국에서 CALM 워크샵이 2018년 6월 23일, 칠곡경북대학교병원에서 최초로 열렸다. 문화나 언어권에 따라 환자가 진행성 암에 적응하는 양식이 달라지고, CALM 적용도 또한 다를 것으로 예상했지만, CALM 네트워크를 참여한 모두가 공통적으로 언급하는 것이 있다. 그것은 CALM의 보편성이다. 진행성 암 환자들이 겪는 어려움과 이를 적응해 나가는 방식은 언어나 문화권과 관계없이 매우 큰 유사성을 보였고, 환자들은 CALM으로부터 많은 도움을 받았다. 죽음이라는 존재론적 위기 앞에 서 있는 환자들의 모습은 매우 유사했고, 이 모습에 공감적으로 반응하는 치료자의 모습도 비슷했다. CALM은 서구 문화권에서 탄생했지만, CALM 네트워크의 아시아 문화권 치료자들은 문화나 언어의 차이가 CALM 적용과 실행에 장애물로 느껴지지 않는다고 표현하고 있다. 이러한 보편적 적용가능성은 CALM의 큰 장점이다.

참고문헌

1. Braun M, Hales S, Gilad L, Mikulicer M, Rydall A, Rodin G. Caregiving styles and attachment orientations in couples facing advanced cancer: Caregiving style and attachment orientations in couples facing cancer. Psychooncology. 2012;21(9):935–43.
2. Caruso R, Nanni MG, Rodin G, Hales S, Malfitano C, De Padova S, et al. Effectiveness of a brief manualized intervention, Managing Cancer and Living Meaningfully (CALM), adapted to the Italian cancer care setting: Study protocol for a single-blinded randomized controlled trial. Contemp Clin Trials Commun. 2020;20:100661.
3. Caruso R, Sabato S, Nanni MG, Hales S, Rodin G, Malfitano C, et al. Application of Managing Cancer and Living Meaningfully (CALM) in Advanced Cancer Patients: An Italian Pilot Study. Psychother Psychosom. 2020;89(6):402-4.
4. Hales S, Chiu A, Husain A, Braun M, Rydall A, Gagliese L, et al. The quality of dying and death in cancer and its relationship to palliative care and place of death. J Pain Symptom Manage. 2014;48(5):839-51.
5. Hales S, Gagliese L, Nissim R, Zimmermann C, Rodin G. Understanding bereaved caregiver evaluations of the quality of dying and death: an application of cognitive interviewing methodology to the quality of dying and death questionnaire. J Pain Symptom Manage. 2012;43(2):195-204.
6. Hales S, Zimmermann C, Rodin G. Review: the quality of dying and death: a systematic review of measures. Palliat Med. 2010;24(2):127-44.
7. Hales S, Zimmermann C, Rodin G. The quality of dying and death. Arch Intern Med. 2008;168(9):912-8.
8. Lo C, Hales S, Braun M, Rydall AC, Zimmermann C, Rodin G. Couples facing advanced cancer: examination of an interdependent relational system. Psychooncology. 2013;22(10):2283-90.
9. Lo C, Hales S, Chiu A, Panday T, Malfitano C, Jung J, et al. Managing Cancer And Living Meaningfully (CALM): randomised feasibility trial in patients with advanced cancer. BMJ Support Palliat Care. 2019;9(2):209-18.
10. Lo C, Hales S, Jung J, Chiu A, Panday T, Rydall A, et al. Managing Cancer And Living Meaningfully (CALM): phase 2 trial of a brief individual psychotherapy for patients with advanced cancer. Palliat Med. 2014;28(3):234-42.

11. Lo C, Hales S, Rydall A, Panday T, Chiu A, Malfitano C, et al. Managing Cancer And Living Meaningfully: study protocol for a randomized controlled trial. Trials. 2015;16:391.
12. Lo C, Walsh A, Mikulincer M, Gagliese L, Zimmermann C, Rodin G. Measuring attachment security in patients with advanced cancer: psychometric properties of a modified and brief Experiences in Close Relationships scale. Psychooncology. 2009;18(5):490-9.
13. Nissim R, Freeman E, Lo C, Zimmermann C, Gagliese L, Rydall A, et al. Managing Cancer and Living Meaningfully (CALM): a qualitative study of a brief individual psychotherapy for individuals with advanced cancer. Palliat Med. 2012;26(5):713-21.
14. Rodin G HS. Managing Cancer and Living Meaningfully: An Evidence-Based Intervention for Cancer Patients and Their Caregivers. New York: Oxford University Press; 2021.
15. Rodin G, An E, Shnall J, Malfitano C. Psychological Interventions for Patients With Advanced Disease: Implications for Oncology and Palliative Care. J Clin Oncol. 2020;38(9):885-904.
16. Rodin G, Lo C, Mikulincer M, Donner A, Gagliese L, Zimmermann C. Pathways to distress: the multiple determinants of depression, hopelessness, and the desire for hastened death in metastatic cancer patients. Soc Sci Med. 2009;68(3):562-9.
17. Rodin G, Lo C, Rydall A, Shnall J, Malfitano C, Chiu A, et al. Managing Cancer and Living Meaningfully (CALM): A Randomized Controlled Trial of a Psychological Intervention for Patients With Advanced Cancer. J Clin Oncol. 2018;36(23):2422-32.
18. Rodin G, Walsh A, Zimmermann C, Gagliese L, Jones J, Shepherd FA, et al. The contribution of attachment security and social support to depressive symptoms in patients with metastatic cancer. Psychooncology. 2007;16(12):1080-91.
19. Scheffold K, Philipp R, Engelmann D, Schulz-Kindermann F, Rosenberger C, Oechsle K, et al. Efficacy of a brief manualized intervention Managing Cancer and Living Meaningfully (CALM) adapted to German cancer care settings: study protocol for a randomized controlled trial. BMC Cancer. 2015;15:592.
20. Shaw C, Chrysikou V, Davis S, Gessler S, Rodin G, Lanceley A. Inviting end-of-life talk in initial CALM therapy sessions: A conversation analytic study. Patient Educ Couns. 2017;100(2):259-66.
21. Shaw C, Chrysikou V, Lanceley A, Lo C, Hales S, Rodin G. Mentalization in CALM psychotherapy sessions: Helping patients engage with alternative perspectives at the end of life. Patient Educ Couns. 2019;102(2):188-97.
22. Tan A, Zimmermann C, Rodin G. Interpersonal processes in palliative care: an attachment perspective on the patient-clinician relationship. Palliat Med. 2005;19(2):143-50.
23. Zimmermann C, Burman D, Swami N, Krzyzanowska MK, Leighl N, Moore M, et al. Determinants of quality of life in patients with advanced cancer. Support Care Cancer. 2011;19(5):621-9.
24. Zimmermann C, Seccareccia D, Clarke A, Warr D, Rodin G. Bringing palliative care to a Canadian cancer center: the palliative care program at Princess Margaret Hospital. Support Care Cancer. 2006;14(10):982-7.

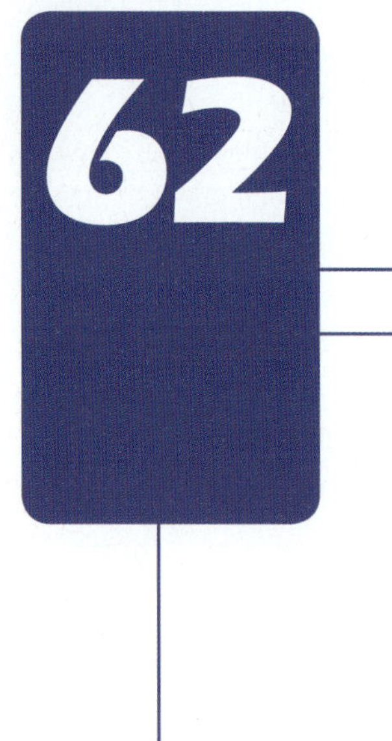

집단치료

김종남

1. 서론

집단치료는 집단원들과 자신의 경험을 공유함으로써 자기개방과 환기ventilation, 감정표현을 통한 정화catharsis, 집단원의 지지와 집단응집성, 정상화normalization, 정보 공유 등을 통해 치료적 효과를 가져오는 방법이라고 할 수 있다. 집단치료에는 감수성 훈련 집단, 게슈탈트 집단치료, 인지행동 집단치료 등의 다양한 형태가 존재한다. 정신종양학의 관점에서는 암 환자의 경험과 특성에 초점을 맞춘 집단치료가 이루어지고 있는데, 지지-표현적 집단치료, 인지행동집단치료, 인지-실존적 집단치료, 의미중심집단치료 등이 있다.

2. 암 환자와 암 생존자를 위한 집단치료의 유형

1) 지지-표현적 집단치료

지지-표현적 집단치료의 대표적 연구자는 스탠포드 대학의 David Spiegel이라고 할 수 있다. Speigel과 동료들은 1980년대 초에 유방암 환자들을 대상으로 지지-표현적 집단치료를 실시하였는데, 전이된 환자들을 대상으로 할 때에는 새로운 집단원이 언제든 합류할 수 있는 개방형 집단으로 운영하였고, 최소 12달이라는 긴 시간 동안 집단을 실시할 것을 권장하였다. 반면 초기 암 환자들을 대상으로 할 때에는 12주 정도의 비교적 짧은 기간 동안 폐쇄형으로 지지집단을 운영하였는데, 12주 개입도 집단응집력을 공고히 하고 심리치료적 효과를 나타내기에 충분한 시간인 것 같다고 밝혔다.

지지-표현적 집단치료는 기본적으로 집단원 간 유대감과 사회적 지지망을 형성하는 것을 목표로 한다. 지지집단에 참여하는 것은 암 환자에게 흔한 고립감이나 무리에서 떨어져 나온 느낌을 감소시키는 데 효과적이다. 또한 개방적으로 정서를 표현하도록 촉진하는데, 개방적인 정서표현은 지지-표현적 집단치료에서 중심적인 목표 중 하나다. 특히 죽음과 관련된 이슈에 대한 감정 표현이 중요한데, 죽음과 그와 관련된 실존적 주제에 대해 직접적으로 이야기를 나눔으로써 궁극적으로 죽음에 대한 두려움과 불안이 감소될 수 있다. 지지-표현적 집단치료에서는 정보탐색과 공유, 의학적 상태와 치료, 의사-환자 관계, 병과 죽어가는 것, 죽음과 관련된 감정과 이슈들, 삶의 가치, 자기-상, 질병과 관련된 대처기술, 가족과 사회적 네트워크, 집단과정 등 매우 폭넓은 주제들을 다룬다.

Spiegel 외(2002)에 따르면, 환자들은 지지-표현적 집단치료에 참여하여 죽음 불안이나 고립감, 책임감, 선택, 의미 등의 실존적 관심사에 초점을 맞추면서, 집단원들과 유대감을 형성하고, 자신의 고통스러운 감정을 표현하고, 죽음에 대한 두려움을 해독하고, 삶의 우선순위를 재설정하고, 가족관계를 강화하고, 의사와의 관계를 개선하고 통증을 완화시키는 등의 여러 활동을 하게 된다. 이러한 활동들을 통해 부정적 감정을 억제하지 않고 조절할 수 있게 되며, 정서적 고통을 줄이는 효과를 가져오게 된다.

지지-표현적 집단치료의 효과성을 검증한 Spiegel 외(1981)의 고전적 연구에서는 전이된 유방암 환자들을 대상으로 지지-표현적 집단치료를 1년간 실시하였는데, 통제집단에 비해 치료집단에서 기분 장해mood disturbance가 줄고 공포와 부적응적 대처반응이 감소한 것으로 나타났다. Blake-Mortimer 외(1999)는 집단치료에 참여한 암 환자에게서 면역기능의 향상과 생존율 증가하는 효과가 발생하였다고 보고하였다. Spiegel 외(1989)는 집단치료 종결 10년 후 추수연구를 실시하였는데, 놀랍게도 통제집단은 18.9개월, 치료집단에서는 34.6개월의 평균 생존기간을 나타내어 치료집단에서 거의 2배 가까운 생존 연장의 효과가 있음을 확인할 수 있었다. 그러나 이러한 효과는 이후 연구에서 반복 검증되지 못하였다. 최근 Lai 외(2021)의 메타분석 연구에서는 지지-표현적 집단치료가 유방암 환자의 삶의 질과 심리사회적 상태를 향상시키는 데에는 효과적이나 생존에 미치는 영향력에 대해서는 확고한 증거가 없다고 보고하였다.

2) 인지행동집단치료/인지-실존적 집단치료

인지행동이론에 기반한 집단치료도 활발하게 이루어져왔다. 암 환자를 위한 인지행동집단치료에서는 주로 인지적 오류의 수정과 재구성, 이완, 심호흡, 명상, 적극적 심상법 등의 인지행동적 기법이 활용된다. 관련 연구들을 구체적으로 살펴보면, Edelman 외(1999)는 전이된 유방암 환자들을 대상으로 부적응적인 생각과 믿음을 확인하고, 그에 반박하고, 대처적 진술을 사용하도록 하는 기본적인 인지기술을 배우게 하고, 심호흡과 명상, 이완훈련 등 행동적 기법을 가르치는 집단프로그램을 실시하였다. 그 결과, 치료집단에서 우울과 힘든 기분이 감소하였고 자존감이 향상되었다고 하였다. McGregor 등(2004)은 초기 유방암 환자들을 대상으로 이완훈련, 인지적 재구조화, 대처기술훈련, 주장훈련과 분노관리기법으로 구성된 10주간의 인지행동치료를 실시하여 치료집단에서 긍정적 정서반응이 촉진되었고 3개월 추수 검사에서는 면역기능도 향상되었다고 밝혔다. Penedo 외(2006)는 초기 전립선암 환자들에게 교육과 이완훈련으로 구성된 인지행동 스트레스관리 집단프로그램을 10주간 실시한 결과, 향상된 개인적 성장과 의미감,

향상된 대인관계 등 이득benefit을 발견하고 삶의 질이 향상되는 효과가 나타났다고 밝혔다. 이렇듯 인지행동치료가 암 환자의 심리적 고통을 줄이는 데 효과적임을 보여주는 많은 증거가 있다.

암 환자를 대상으로 집단치료를 실시하는 경우 실존적 이슈가 중요하게 다뤄질 수밖에 없다. 이러한 맥락에서 인지행동치료와 실존적 치료를 결합한 인지-실존적 집단치료가 등장하였다. 이와 관련하여 인지치료와 이완훈련, 실존적 접근을 결합한 인지-실존적 집단치료 연구, 지지-실존적 치료와 인지행동적 치료, 대처기술훈련을 결합한 연구 등이 있다.

Maheu 외(2015)가 개발한 인지-실존적 집단치료 프로그램의 예를 표 62-1에 제시하였다.

표 62-1. 인지-실존적 집단치료의 예시

회기	회기별 내용
1	재발에 대한 두려움과 관련된 경험에 초점을 맞추어 자신 소개하기 재발에 대한 두려움 이론적 모형 소개하기 내적 · 외적 유발요인 확인하기 대처기술훈련: 점진적 근육이완법
2	간호사가 30분 동안 재발의 징후와 F/U 치료에 대한 정보 제공하기 통제감을 다시 얻기 위한 방법 논의하기 대처기술훈련: 진정시키는 혼잣말self-talk과 이완 CD 활용하기
3	걱정의 합리적인 수준 탐색하기 걱정하는 것의 유익함에 대한 잘못된 믿음 도전하기 안심 추구하기와 회피와 같은 부적응적인 대처전략 검토하기 대처기술훈련: 유도된 심상법
4	걱정과 기저의 두려움에 대한 노출 필요성에 대하여 심리교육 제공하기 정서표현을 촉진하고 재발에 대한 두려움에 내재된 특정한 공포에 직면하기 최악의 공포 시나리오 적어보기 대처기술훈련: 마음챙김 연습
5	최악의 시나리오에 대해 검토하기 두려운 결과에 대처하는 방법 논의하기 의기소침한 감정 표현하기 포기했던 중요한 삶의 목표, 사람들, 활동을 재개하도록 격려하기 미래와 계획이 지금 각 참여자들에게 의미하는 것에 대해 논의하기
6	프로그램 내용 정리하기 미래 목표에 대한 논의하기 새로운 우선순위 정하기 집단원들과 작별인사하고 종결하기

이 프로그램은 주 1회, 총 6회기로 구성되며 회기당 90분씩 진행되었다. 프로그램의 내용을 살펴보면, 재발에 대한 두려움과 걱정에 초점을 맞추며 이완법, 유도된 심상법, 마음챙김 등의 대처기술을 습득할 수 있도록 하고 있다.

그 밖에도 Kissane 외(2003)의 연구에서는 1, 2기 유방암 환자를 대상으로 하여, 집단 초기에는 실존적인 관심사와 애도에 초점을 맞추고 중반부에는 인지치료를 실시하고 후반부(10-12회기)에는 회기의 마지막에 이완훈련을 추가하였다. 또한 집단원 간 지지를 강화하기 위해 비공식적으로 만나도록 격려하였다. 이들 연구에서 치료집단에서 불안의 감소, 가족기능의 향상, 지지에 대한 감사, 더 나은 대처와 자기성장, 암과 치료에 대한 지식 증가가 나타났다. Edmonds 외(1999)는 전이된 유방암 환자를 대상으로 지지-실존적 치료와 표준적인 인지행동치료를 결합한 집단치료를 1년간 진행하였는데, 그 결과 치료집단에서 무력감의 감소가 나타났다.

3) 의미중심집단치료

의미중심치료는 Viktor Frankl의 의미치료logotherapy의 영향을 받아 전이된 암 환자들이 죽음에 직면함에도 불구하고 의미와 평화, 삶의 목적을 유지하거나 더 높일 수 있도록 돕기 위해 개발되었으며, 실존치료의 범주에 포함될 수 있다. 의미중심집단치료는 영적 웰빙과 의미의 중요성을 보여주는 연구에 기반하고 있으며, 말기 환자들에게 이러한 주제들에 대해 이야기하도록 단기개입을 제공할 필요성 때문에 개발되었다.

의미중심치료는 구조화된 집단치료의 형태로 2002년 Breitbart와 그의 동료들에 의해 처음 개발되었는데, 주 1회, 90분씩, 8주간 실시되며, 회기는 교육과 토론, 경험적 연습으로 구성되었다. 회기에서는 의미와 전이된 암과 관련된 특정한 주제에 초점을 맞춘다. 회기별 구체적인 내용은 의미의 개념과 출처, 암과 의미, 의미의 출처로서 역사적, 태도적, 창조적, 경험적인 측면과 미래에 대한 희망을 다룬다. Breitbart 외(2010)가 개발한 암 생존자를 위한 의미중심집단치료의 회기별 주제를 정리하여 표 62-2에 제시하였다.

표 62-2. 암 생존자를 위한 의미중심집단치료의 회기별 주제

회기	회기별 주제
1	의미의 개념과 출처
2	암 이전과 이후의 의미
3	의미의 근원으로서 삶의 이야기: 지금의 나를 나로 만든 것
4	의미의 근원으로서 삶의 이야기: 내가 했던 것과 앞으로 하고 싶은 것
5	의미의 태도적 근원: 삶의 한계와 만나기
6	의미의 창조적 근원: 책임, 용기, 창의성
7	의미의 경험적 근원: 본질, 예술, 유머
8	종결: 삶의 교훈 나누기와 마무리

회기별 내용을 구체적으로 살펴보면, 예를 들어 3회기에는 의미의 역사적 맥락을 다루기 위해, 환자들에게 자신의 삶을 되돌아보고 지금의 자신의 모습에 가장 크게 영향을 준 '가장 중요한 기억, 관계, 전통' 등에 대해 이야기하도록 한다. 5회기에는 의미의 태도적 근원을 탐색하기 위해, 환자들에게 '좋은 혹은 의미 있는 죽음은 어떤 것이라고 생각하는가? 당신은 사랑하는 사람들에게 어떻게 기억될 것이라고 예상하는가?'와 같은 질문에 답하도록 한다. 각 회기에서는 전이된 암과 제한적인 예후에 직면하여 '의미와 삶의 목적'이라는 주제에 초점을 맞추도록 하며, 지지와 감정의 표현이라는 요소는 필수적이라고 할 수 있다.

이후 의미중심집단치료는 개인치료의 형태로도 개발되었으며, 암 보호자를 위한 의미중심심리치료, 암 생존자를 위한 의미중심심리치료, 사별한 부모를 위한 의미중심심리치료, 완화치료를 위한 의미중심치료 등 다양한 형태로 수정, 확장되었다.

의미중심치료의 효과성에 대한 연구도 꾸준히 진행되었다. Breitbart 외(2010)의 연구에서 지지적 집단치료와 비교하였을 때 의미중심집단치료의 참여자들에게서 영적 웰빙과 의미감이 향상되었으며 심리적 고통이 감소하는 것으로 나타났다. 그 밖에도 여러 연구에서 의미중심치료가 전이된 암 환자들에게서 심리적·영적 안녕감을 높이고 정서적 고통을 줄이고 더 나은 적응과 삶의 질을 초래하는 것으로 나타났다. Breitbart와 그 동료들(2015)은 말기 환자들의 우울과 절망, 임박한 죽음에 대한 소망wish을 막아주는 완충적 요인으로 '의미'가 중심적인 역할을 함을 강조하였다. 결론적으로 의미중심치료는 전이된 암 환자들의 실존적 고통을 다루는 데 효과적인 개입법이며, 심각한 절망은 다른 전통적 개입보다도 실존지향적인 치료에 더 잘 반응한다고 할 수 있다. 그러나 아직까지 시작 단계라고 할 수 있으므로 계속해서 더 높은 수준의 방법론적 질을 확보한 연구들이 이루어질 필요가 있다.

4) 기타 집단치료

위에서 소개한 집단치료 외에도 다양한 형태의 집단치료가 존재한다. Cain 외(1986)는 8회기로 이루어진 구조화된 지지적 집단치료를 개발하였다. Cain 외(1986)의 8회기 프로그램 내용을 표 62-3에 제시하였다.

표 62-3. 구조화된 지지적 집단치료의 예시

회기	회기별 주제	정서적 · 심리적 문제	기법
1	암이란 무엇인가?	공포, 잘못된 정보로 인한 불안, 절망, 부정적 태도	생각과 감정에 대한 자유로운 토론 격려하기
2	암의 원인은?	암을 처벌로 간주하여 발생하는 죄책감과 자기 비난	원인에 대한 생각의 표현 격려하기, 암은 잘 알려지지 않은 다양한 원인으로 인한 질병이라는 관점 격려하기
3	치료의 영향: 신체상body image, 성sexuality	치료에 대한 공포와 불안, 환자라는 새로운 상태로의 변화로 인한 자존감 상실	공포와 불안에 대한 자유로운 토의 격려하기, 암 치료에 대해 설명하기: 수술, 방사선치료, 항암치료, 성 기능에 미치는 영향 토의하기
4	이완	긴장, 불안, 이완할 수 없는 느낌	기본적인 이완기법 가르치기, 스스로를 돕는 환자 의 능력 강조하기
5	식사와 운동	건강 실패로 인한 낮은 자존감과 활동 수준의 변화	식사 패턴과 식사 문제에 대해 토의하기, 변화의 수용 강조하기, 각 집단원을 위한 운동 교육하기
6	보호자와 관계 맺기	의사소통에서 현실적인 문제, 분노를 투사할 필요성	감정, 문제, 해결책에 대해 논의하기
7	친구 및 가족과 이야기하기	위상의 변화로 인한 자존감 상실, 의존욕구와 관련된 죄책감, 소외감	문제와 해결책에 대해 이야기하도록 격려하기, 의사소통과 감정 수용을 제안하기
8	목표 설정	자존감 상실, 생활방식의 변화, 재발에 대한 두려움, 죽음을 둘러싼 공포	생각과 감정 표현 격려하기, 논의를 통해 단기목표와 장기목표를 세우도록 격려하기

이 집단치료는 회기당 90분씩 진행되며, 환자들이 암에 대처할 때 나타나는 이슈에 대한 논의에 초점을 맞춘다. 구체적으로 보면, 지지적 접근을 활용하면서, 치료자는 환자들로 하여금 암 진단 및 치료와 관련된 걱정들을 나누고,

이러한 경험과 관련된 자신의 경험과 감정을 표현하고, 암에 대처하면서 생기는 문제들에 대해 이야기하고, 다른 집단원에게 지지와 조언을 제공하도록 격려한다.

국내에서 이루어진 암 환자와 생존자를 위한 집단치료의 초기 시도로는 김종남 외(2005, 2006)의 연구를 들 수 있다. 이들이 실시한 프로그램 내용을 표 62-4에 제시하였다.

표 62-4. 국내 통합적 집단치료의 예시

회기	주제	
사전모임	오리엔테이션	
1	자기소개 및 집단규칙 정하기	라포형성 및 기본기술 훈련
2	지점토 활동을 통한 자기표현 및 자기인식 증진하기	
3	주간활동계획 및 명상호흡법 연습하기	
4	암과의 싸움에서 나의 무기와 적	스트레스 대처 연습
5	감정을 이해하고 활용하기	
6	문제해결대처기술 훈련	
7	인지적 오류를 확인하고 수정하기	
8	자녀와의 의사소통 증진하기	대인관계 개선
9	부부관계 회복하기	
10	나 사랑하기	나 돌아보기
11	생애 되돌아보기와 앞으로의 삶에 대한 계획 수립하기	
12	치료활동 정리	
추수모임	추수평가	

김종남 외는 유방암 환자를 대상으로 하여 주 1회, 2시간씩, 12회기로 구성된 집단치료를 실시하였다. 이들은 인지행동적 접근을 근간으로 하되, 지지-표현적 요인과 대인관계적 요인을 포함한 통합적 접근의 집단치료를 실시하여 유방암 환자들의 삶의 질과 면역기능 향상에 유익한 효과가 있음을 밝혔다.

3. 집단치료의 실제

1) 집단 준비하기

집단을 시작하기 전에 사전모임을 갖고 환자 개인의 간단한 병력과 삶의 과정, 현재 환자에게 가장 힘든 부분에 대해 탐색하는 것이 유용하다. 또한 환자가 집단치료에 적합한지, 집단치료보다 개인치료가 적절한지, 개인치료와 집단치료를 병행하는 것이 필요한지를 판단하는 것이 유용하다. 사전모임에서 집단치료 프로그램에 대해 간단히 소개하고 집단치료에 대한 걱정과 질문에 대해 답해주도록 한다.

집단의 크기는 일반적으로 7-8명이 권장되나, 암 환자 집단의 경우 병이나 진료일정, 휴가 등의 이유로 결석할 가능성을 고려하여 10-12명 정도로 조금 더 늘리는 것을 고려할 수 있다. 이질적인 집단보다는 동질적인 집단으로 구성하는 경우가 대부분이며, 암의 병기에 따라 집단을 구분하여 운영하기도 한다. 동질적인 집단은 더 빨리 뭉치고, 더 잘 응집되며, 즉각적인 지지를 제공하고, 출석률이 높고, 갈등이 적으며, 증상 완화가 더 빨리 이루어지는 장점이 있다.

또한 집단의 구조를 결정해야 하는데, 집단치료의 구조는 개방적인 형태와 폐쇄적인 형태로 구분될 수 있다. 개방적 구조의 집단은 집단원이 새롭게 들어오거나 나갈 수 있는 형태이며, 폐쇄적 구조의 집단은 처음 시작할 때의 집단원이 종결 시점까지 그대로 유지되는 형태이다. Spiegel 외(1981)가 전이된 유방암 환자를 대상으로 실시한 지지-표현적 집단치료처럼 개방형의 경우, 기존 집단원이 사망하여 새로운 집단원이 들어오게 될 때, 기존 집단원의 죽음에 대한 충분한 애도가 반드시 필요하다. 또한 집단치료자는 새로운 집단원이 집단에 소속감을 가지고 잘 정착할 수 있도록 배려하고 기존 집단원과 새로운 집단원 간 분리가 일어나지 않도록 유의해야 한다.

2) 집단 시작하기

집단을 시작하면서 집단규칙을 정하는 것이 필요하다. 가장 중요한 집단규칙은 비밀보장으로서 집단 내에서 들은 이야기를 집단 밖 다른 사람들에게 이야기하지 않는 것이다. 또한 서로 존중하고 비난하지 않기, 치료 시간에 타인의 이야기를 경청하고 적극적으로 참여하기, 시간 지키기, 빠지게 되는 경우 미리 연락하기 등의 규칙에 대해 소개하고 동의를 얻는다.

초기에 집단원들이 가장 관심을 갖는 주제는 각자가 경험한 암 진단과 치료과정에 대한 것이다. 각자의 암 경험에 대한 이야기를 공유함으로써 상호 유대감과 연결감을 느끼게 되며 집단응집력이 빠르게 생성된다. 집단원 간 목적 없는 대화로 초점을 잃지 않도록 유의해야 하고, 집단에서 다루고자 하는 중요한 주제로 돌아올 수 있도록 해야 한다.

3) 집단 운영하기

암 환자들을 위한 집단치료를 운영할 때 몇 가지 유의사항이 있다. 무엇보다 중요한 것은 집단에서 자신의 경험을 나누는 것이다. 즉 다른 곳에서는 말할 수 없는 많은 어두운 감정을 표현할 수 있어야 한다. 죽음과 망각에 대한 공포, 무의미, 무시무시한 생각들, 장례식에 관한 계획 등 모든 것에 대해 이야기할 수 있는 분위기를 조성해 주어야 한다. Yalom에 따르면, 치료자는 언제나 지지적이어야 하고 집단원의 대처 방식에 함부로 도전하거나 간섭하지 말아야 한다. 암 경험자를 위한 집단치료가 일반적인 집단치료와 다른 점 중 하나는 집단 밖 접촉을 격려하는 것이다. 집단원들은 전화통화나 식사모임, 다른 집단원의 장례식 등 집단 밖에서 지속적으로 유대감과 연결성을 유지하도록 한다.

또한 암 경험자를 위한 집단치료에서는 실존적 주제가 자주 등장한다. 암 진단과 치료의 경험은 멀게만 느껴졌던 죽음의 이슈를 가까이 당겨 놓는다. 암을 경험하면서 삶은 유한하며 인간은 모두 태어나서 늙고 병들고 죽을 수밖에 없다는 자연의 이치를 실감하게 된다. 그러나 죽음이란 주제는 무겁고 위험하게 느껴져서 처음에는 집단원들이 회피하기 쉽다. 집단이 죽음에 대한 논의를 회피하고 있음을 치료자가 인식하게 되면 이에 대해 적절하게 해석하고 논의의 장으로 초대할 필요가 있다. 집단에서 자신의 생각과 감정을 나눔으로써 생각하기조차 힘들었던 경험이 견딜만한 것임을 깨닫게 된다.

집단치료를 진행하다 보면 여러 문제상황이 발생할 수 있다. 그중 하나가 전이 문제이다. 집단원들이 치료자를 '암 전문가'로 보는 것은 이상화 전이에 속한다. 치료자는 '암 전문가의 역할'을 취하기보다는 암과 관련된 질문이 나오면 이것을 집단 전체에게 대답할 수 있도록 돌려주는 것이 바람직하다. 집단치료자와 집단원 간 미묘한 긴장감이 발생할 수도 있다. 예를 들어, 유방암 환자들을 위한 집단치료의 경우, 유방암 환자들이 건강한 여자 치료자의 가슴을 부러워하거나 질투를 느낄 수도 있다.

또한 집단치료 중 문제성problematic 집단원을 만날 수도 있다. 예를 들어, 통제욕구가 강하여 집단치료의 시간과 주제를 독점하는 집단원, 이와 반대로 거의 말을 하지 않는 집단원, 지루하게 말하는 집단원, 도움을 거부하고 불평불만이 가득한 집단원, 성격적인 문제가 있는 집단원, 정신장애가 있는 집단원 등이 있다. 만약 이야기를 독점하는 집단원이 나타나는 경우, 집단치료자는 집단규칙을 상기시키고 모든 집단원들이 고르게 집단과정에 참여할 수 있도록 촉진해야 한다. 다양한 문제성 집단원을 다루는 방법을 자세히 기술하는 것은 이 책의 범위를 넘어가므로 보다 구체적인 내용은 Yalom(2005)의 책을 참고하기 바란다.

4) 집단 종결하기

일반적으로 집단의 종결은 여타의 이별과 마찬가지로 고통을 수반하며 적절한 애도과정이 도움이 될 수 있다. 종결이 예정되어 있는 경우 미리 종결이 다가오고 있음을 상기시키고 집단원들이 마음의 준비를 할 수 있게 해야 한다. 집단원과 치료자 모두 종결에 대한 감정을 표현하고 애도하는 과정은 개인적 성숙을 가져올 수 있다. 경우에 따라 집단의 종결 이후 집단치료자가 없이 집단원들만으로 구성된 지지집단을 이어가도록 할 수도 있다. 이러한 지지집단은 고립감을 완화하고 유대감을 강화시키며 투병의지를 높일 수 있다.

5) 집단치료의 치료적 요인

집단치료에는 다양한 치료적 요인이 존재한다. Yalom(2005)에 따르면, 집단치료에는 희망 심어주기, 보편성universality, 정보전달, 이타주의, 초기 가족의 교정적 재현, 사회화 기술의 발달, 모방행동, 대인관계 학습, 집단응집력, 카타르시스, 실존적 요인과 같은 11가지의 치료적 요인이 존재한다.

이러한 치료적 요인은 암 환자를 위한 집단치료에도 거의 대부분 적용된다. 암 환자와 암 생존자를 위한 집단치료에서 가장 강력한 치료적 요인 중 하나는 보편성일 것이다. 나 혼자만 겪는 일이 아님을 확인함으로써 정상화normalization 과정을 경험한다. 집단응집력은 강력한 사회적 지지를 제공하며, 타인에게 도움을 주고 있다는 이타주의는 자존감을 회복하는 데 긍정적으로 작용한다. 다른 환자들이 효과적으로 대처하는 것을 보며 희망을 갖게 되며, 모델링을 통해 대처기술을 배우게 된다. 특히 죽음이라는 실존적 주제에 대해 다룸으로써 인생의 근본적인 불안에 직면하고 삶의 가치와 소중함을 더욱 깊이 느끼게 된다.

4. 기타 집단치료에서 다루어야 할 주제들

1) 실존적-영적인 주제

암 경험자를 위한 집단치료에서는 일반적인 집단치료와 달리 실존적-영적인 주제가 매우 중요하다. 암 환자 및 암 생존자를 위한 집단치료에서 직면하게 되는 보편적인 실존적 도전들에는 죽음, 상실과 변화, 취약함과 외모 손상, 외로움, 의미, 삶의 신비함 등이 있다. 죽음에 대한 공포와 불안, 신체상의 변화로 인한 상실감과 자신감의 저하, 외로움과 소외감 등은 집단에서 흔히 다루어지는 주제이다. 집단원들은 암으로 인한 상실을 수용하고 자신이 할 수 있는 것에서 의미를 찾기 위해 고군분투한다. 이들은 삶의 궁극적인 의미에 대해 의문을 표현하거나 영적 믿음에 대한 생각을 나눈다. 이때 종교는 죽음에 대한 공포를 완화하는 데 도움을 주며, 암 진단과 치료 이후 종교심이 깊어지는 경우가 많다. Kissane(2021)에 따르면, 전이된 환자들이 용기를 가지고 죽음을 수용하는 것은 집단 과정의 성숙한 결과이다. 병이 진행되고 있다는 소식을 집단에서 나누고 자신의 제한된 미래를 수용하게 되고, 이전 집단원의 영웅적 모습을 떠올리며 존엄을 유지하면서 죽음을 준비하게 된다. 집단원들이 신을 믿든, 믿지 않든, 그들의 종교적인 믿음에 대한 존중이 필수적이며 종교적 대처를 지지하는 것은 강화할 만한 가치가 있다.

2) 재발에 대한 두려움

초기 암 환자들에게 재발에 대한 두려움은 매우 흔하다. 기침이나 가벼운 통증과 같은 작은 신체적 불편감에도 재발이 아닌지 염려하는 경우가 많으며, 특히 정기검사 결과를 확인하러 의사를 만나러 갈 때 환자들의 불안 수준이 크게 올라간다. 재발에 대한 두려움을 느낄 때 이에 대처하기 위해 복식호흡법이나 마음챙김명상, 긴장이완법을 연습하도록 하고, 재발에 대한 두려움에 숨어 있는 재앙화나 이분법적 사고와 같은 인지적 오류를 깨닫게 하는 것이 도움이 된다. 이와 함께 평상시 운동과 식사습관, 스트레스 관리 등 건강한 생활습관을 유지하는 데 초점을 맞추도록 돕는 것이 필요하다.

3) 지지와 관계성 강화

사회적 지지의 강화는 아무리 강조해도 지나치지 않다. 사회적 지지가 심리적 안녕과 건강에 유익한 효과가 있음은 널리 알려진 사실이다. 암 치료 이후 가족관계와 친구관계가 달라지곤 하는데, 보다 의미 있는 관계에 집중하게 되고 덜 중요한 관계는 끝내기도 한다. 암 치료로 인하여 이혼이나 별거와 같이 가족관계가 크게 흔들리는 경우도 있지만, 많은 경우 가족의 소중함을 다시 한 번 깨닫게 되는 계기가 되며 소수의 지인과 더 깊고 친밀한 관계를 맺게 된다. 집단원들은 신체적 건강, 직업과 경력, 경제력을 잃게 된 반면, 삶의 소중함과 가족과 친구의 사랑을 새삼 깨닫게 되었다고 말하곤 한다. 집단원 간의 지지를 강화하는 것뿐만 아니라, 가까운 주위 사람들과의 관계를 돈독히 하고 진실된 모습을 보여줄 수 있도록 격려하는 것이 중요하다.

4) 삶의 목표와 우선순위의 재정립

암 경험 이후 삶의 목표와 우선순위를 재정립하게 되는 경우가 많다. 암 경험자들은 삶의 유한함을 실감한 이후 주어진 시간을 소중하게 느끼게 되고, 덜 중요한 일은 과감하게 줄이고, 의미 있고 진정으로 중요하다고 느끼는 일에 집중하고자 한다. 예를 들어, 이제까지 돌보지 않았던 자기자신을 위해 더 많은 시간과 자원을 쓰거나, 나보다 더 어려운 타인을 위해 자원봉사를 하거나, 일보다는 가족들과 더 많은 대화를 나누고 추억을 쌓기 위해 노력하기도 한다. 의미추구적인 삶을 살고 사소한 일에 덜 얽매이며 인생을 관조하면서 보다 여유 있게 대처하는 지혜가 생기기도 한다. 이와 같이 암 진단과 치료 이후 외상 후 성장에 해당하는 경험을 보고하는 경우가 많다.

5. 결론

암 환자와 암 생존자를 위한 집단치료는 이들의 삶의 질을 개선하고 우울, 불안, 외로움 등의 정서적 고통을 감소시키는 데 효과적임을 여러 연구를 통해 확인할 수 있다. 암 환자와 암 생존자들은 집단치료에서 암 진단과 치료라는 동질적인 경험을 토대로 강력한 집단응집력을 형성하며, 서로의 아픔을 공유하고 표현함으로써 지지와 수용, 감정 정화와 연결감을 느끼고 투병의지를 고취할 수 있다. 앞으로도 계속해서 암 환자와 암 생존자를 위한 집단치료의 효과성과 치료적 요인에 대한 연구가 이루어질 필요가 있다.

참고문헌

1. 김종남, 권정혜. 유방암 환자를 위한 집단치료의 효과: 예비연구. 한국심리학회지: 임상. 2005;24:1-17.
2. 김종남, 권정혜. 유방암 환자를 위한 통합적 집단치료가 삶의 질과 면역기능에 미치는 효과. 한국심리학회지: 건강. 2006;25:639-55.
3. 김종남, 이란. 암 환자를 위한 심리사회적 개입 연구의 개관. 한국심리학회지: 건강. 2008;13:329-57.
4. Breitbart W, Rosenfeld B, Gibson C, Pessin H, Poppito S, Nelson C, et al. Meaning-centered group psychotherapy for patients with advanced cancer: a pilot randomized controlled trial. Psycho-Oncology. 2010;19:21-8.
5. Cain E, Kohorn E, Quinlan D, Latimer K, Schwartz P. Psychosocial Benefits of a Cancer Support Group. Cancer. 1986;57:183-9.
6. Kissane D. Supportive-expressive and other forms of group psychotherapy in cancer care. In: Breitbart W, Butow P, Jacobsen P, Lam W, Lazenby M, Loscalzo M, Psycho-Oncology. 4th ed. Oxford University Press; 2021. p. 445-51.
7. Maheu C, Lebel S, Tomei C, Singh M, Esplen MJ. Breast and ovarian cancer survivors' experience of participating in a cognitive-existential group intervention addressing fear of cancer recurrence. Eur J Oncol Nurs. 2015;19(4):433-40.
8. Spiegel D, Bloom JR, Kraemer HC, Gottheil E. Effect of psychosocial treatment on survival of patients with metastatic breast cancer. Lancet. 1989;2(8668):888-91.
9. Spiegel D, Classen C. Guidelines for the therapist in structuring and maintaining a group. Basic Behavioral Sciences. 2000;64－5.
10. Yalom ID. The theory and practice of group psychotherapy. 5th ed. Basic Books, A member of the Perseus Books Group; 2005. p. 1-2, 292, 391, 506-12.

가족치료/ 부부치료

박진희

환자가 암 진단을 받으면 그의 가족도 영향을 피할 수 없다. 환자가 경험하는 불안과 공포, 치료과정에서 경험하게 되는 낯선 일들은 혼자만의 것이 아니다. 가족의 스트레스가 환자보다 더 많다는 연구결과도 있을 정도로 환자에게 일어나는 변화는 가족구성원에게는 위기가 된다. 암 진단을 받은 가족들은 유사한 위기에 처하지만 대처는 가족마다 다르다. 많은 연구에서 가족의 지지와 돌봄은 암 환자의 면역력을 증가시키고, 환자의 신체적, 정신적인 면에서 긍정적인 영향을 주며, 생존율에 기여한다는 사실이 지지되고 있다. 암 투병과 관련된 가족의 스트레스와 대처에 대한 연구가 누적되면서 2000년대 이후부터는 '외상후 성장'에 관한 연구로 확대될 정도로 가족에게 암 투병은 부정적인 스트레스이지만 어떻게 대처하느냐에 따라 결과는 달리질 수 있다. 본 장에서는 암 환자 가족이 경험하는 스트레스와 대처를 가족치료이론에 근거해 이해하고, 가족중심의 돌봄과 가족회의, 전통적 가족치료기법 및 근거기반의 연구결과를 소개하며 향후 연구방향에 대한 제안을 하고자 한다.

1. 암과 가족

1) 암이 가족에게 미치는 영향

암의 임상적 진행단계에 따라 가족이 경험하는 정서적 경험과 해결해야 하는 과제에 대해 연구자들은 유사한 의견을 내놓고 있다(표 63-1). 가족에게 일어나는 일은 원인과 결과의 단선적인 인과론이 아닌 가족구성원이 서로 영향을 주고받는다는 순환적 인과론circular casality으로 바라본다. 예를 들면 암 진단을 받은 환자는 심리적인 충격을 받고 부정, 불안, 슬픔과 두려움 등 복잡한 감정을 경험하게 되는데 이것은 환자의 일상, 직업, 대인관계 등에 영향을 미쳐 삶의 질을 떨어뜨린다. 이는 환자의 가족에게도 영향을 주어 슬픔과 불안, 경제적 어려움과 환자가 수행해 왔던 역할의 부재 등의 스트레스를 유발하고 가족의 안정성을 해치게 된다. 이것은 다시 환자에게 영향을 미쳐 정서적 어려움을 가중시키고 결국 치료에 영향을 주게 된다. 따라서 치료자는 가족이 겪는 어려움과 해결해야 하는 과제를 잘 알고 대처하는 것이 필요하다.

표 63-1. 암의 단계에 따른 가족의 정서적 경험과 과제

암의 단계		가족의 정서적 경험	가족이 해결해야 하는 과제
1단계	진단과 치료단계	정서적 충격을 받음 죄의식, 상실감과 분노를 경험 낯선 의료환경에 혼란과 소외감, 무력감, 의사소통의 어려움 경험 암과 치료에 대한 통제력 약화	환자의 통증과 심리적 고통, 무능력에 대처 치료를 위한 정서적, 경제적, 사회적 지지체계 마련 의료 시스템과 문화에 적응
2 단계	재발 또는 전이단계	치료에 대한 불확실성과 두려움, 분노감 죽음에 대한 불안감과 무력감	환자의 가정과 직업에의 복귀 또는 사직, 장기치료와 반복되는 입원에의 적응 정서적, 경제적, 사회적 지지체계의 지속을 위한 지원 다른 가족구성원의 성장을 위한 지원 가족 내 환자의 역할의 변화로 인한 가족역할의 재구성
3 단계	관해 또는 말기단계	(관해 시)고통의 감소와 죽음에 대한 공포와 불안감 감소 (말기 시)환자와의 이별에 대한 극심한 공포와 상실감, 가족해체에 대한 위기감	(관해 시)환자의 가족 내 기능과 역할에 대한 재조정 (말기 시) 임종과 치료에 대한 가족 간 논의, 환자가 없는 가족의 삶에 대한 재구성

2) 가족이 암에 대처하는 방식

가족치료가인 Minuchin과 Minuchin(1987)은 가족이 질병에 대응하기 위해 변화하는 과정을 4단계로 설명하였다. 그것은 1) 안정기(가족이 패턴화되고 균형잡힌 방식으로 기능하는 단계), 2) 도전기(질병에 의해 균형잡힌 가족의 기능이 도전을 받는 단계), 3) 탐색기(가족이 변화에 대응하는 방법을 모색하고 시도해보는 단계), 4) 최종단계(가족이 보다 안정적이고 적응적인 기능 패턴으로 재균형화되는 단계)이다.

그러나 모든 가족이 동일한 단계를 거쳐 적응하지 않을뿐더러 그 결과도 가족마다 다르다. 즉, 암 진단을 받은 환자와 가족이 모두 같은 수준의 스트레스를 받거나 일률적인 방식으로 적응해 나가지 않는다. 암 진단을 받은 환자는 충격을 받고 그의 가족도 스트레스를 받는다. 치료과정에서 환자와 가족이 서로를 지지하고 치료에 대해 이야기하며 중요한 의사결정을 함께 한다면 환자는 삶의 의욕을 잃지 않고 힘든 과정을 지나갈 수 있을 것이다. 가족 역시 가족원의 암 투병으로 인해 기존에 유지해 왔던 가족의 기능과 역할이 변화해 위기를 겪을 수 밖에 없지만 유연하게 역할을 분담하고 소통을 멈추지 않는다면, 가족의 응집력(결속력)과 적응력(문제해결력)은 더욱 견고해질 수 있다. 이렇게 단단해진 가족은 환자에게 영향을 미쳐 포기하지 않고 치료과정을 잘 이겨나갈 수 있게 된다.

이는 가족의 스트레스와 대처에 대한 ABC-X model과 Rollercoster model로 설명할 수 있다. ABC-X *모델에서* A 요인은 가족에게 스트레스가 되는 사건을, B요인은 가족이 지닌 자원들(경제력, 적응력, 응집력, 과거에 위기를 극복한 경험 등)을, C요인은 A에 대한 가족의 지각, 의미를 뜻하며 X는 위기상황을 의미한다. 즉, 암 진단(A)은 어느 가족에게나 스트레스가 되는 사건이지만, 가족이 지닌 자원들(B)과 가족이 병을 어떻게 받아들이고 의미부여를 하는지(C)에 따라 위기(X)의 수준은 달라질 수 있다는 설명이다. 한편 Rollercoster model에서는 스트레스를 만난 가족은 해체되었다가 다시 회복되어 재조직되는 과정을 거치면서 적응해 나간다고 설명한다. 암 치료 초반에는 서로 혼란스럽고 갈등을 겪다가 가족이 함께 역할을 나누어 환자를 돌보고 치료해 나가면서 서로에 대한 감사와 신뢰가 깊어졌다는 환자들의 보고가 있는데 이런 경우가 그 예이다.

스트레스에 대한 대처방법으로는 정서중심대처emotion-focused coping와 문제중심대처problem-focused coping가 있다. 암 환자와 그 가족을 대상으로 한 국내연구에서 암 환자보다 환자의 가족이 경험하는 스트레스가 더 높았고, 이에 대한 대처에 있어 암 환자는 정서중심대처를 환자의 가족은 문제중심대처를 더 많이 사용하는 것으로 나타났다. 특히 문제중심대처 방법 중 적극대처 요인과 정보추구 요인이 유의미하게 높아 가족이 암 환자보다 적극적인 대처를 하는 것을 알 수 있었다. 문제중심대처는 스트레스를 해결하려고 하는 노력에서 상황을 변화시키려는 행동이고, 정서중심대처는 스트레스로 인한 부정적인 정서를 관리하는 데 사용하는 전략이다. 즉 암이라는 스트레스를 다스리기 위해 환자는 회피하고 부정하거나 억지로 긍정적인 가치를 찾아내려고 하는 등의 정서중심대처를 주로 쓰는데 이는 자신이 암을 이겨낼 수 없을 것이라는 두려움이 크기 때문이다. 반면 가족은 극복을 위해 의료정보를 모으고 병원을 알아보고 간병과 치료비용 등 실질적인 계획을 세운다. 일반적으로 정서중심대처는 건강과 부적인 상관을, 문제중심대처는 정적인 상관을 보인다고 한다. 그러나 암 환자에 있어서 실상은 두 가지 대처 방법이 모두 사용되며 또 필요하다. 더 나아가 자연재해와 같이 인간의 통제력을 벗어난 상황에서는 정서중심대처가 더 적응적이고, 외상상황에서는 스트레스 수준을 낮추며, 개인을 보호하는 역할을 하기도 한다. 만일 치료팀이 가족에게 이러한 정보를 알려준다면 환자와 가족이 보이는 대처 행동의 차이를 서로 이해하고 존중하며 가족이 하나가 되어 암에 대처하는 것을 도울 수 있다. 즉 가족치료적 관점을 지니고 암 환자와 가족을 바라보게 된다면 그들이 서로 다른 행동과 태도로 치료에 임한다 하더라도 결국 암을 이겨내려는 가족의 하나된 노력으로 이해할 수 있다. 암 치료에 대해 가족이 일관적인 태도를 지니며 하나가 될 때 치료는 성공적이고 가족의 역량과 결속력도 강화될 수 있다. 그러므로 치료팀은 하나의 전체family as whole로서 가족을 대하며 그들이 보다 잘 기능해 치료적 요인으로 작용할 수 있도록 도울 수 있다.

2. 가족중심의 돌봄과 가족회의

1) 가족중심의 돌봄Family-centered care, FCC

의료기술의 발달로 암 환자의 생존기간이 길어지면서 투병기간은 장기화되고, 암 환자의 입원기간이 단기화되면서 외래 치료에 대한 의존도가 높아지는 현 의료 상황에서 가족의 역할은 중요해지고 있다. 환자와 가족, 의료팀과의 협력은 환자의 치료에 도움이 될 뿐 아니라 가족 구성원과 의료팀의 만족도를 증진시키고 보건의료 분야의 비용을 절감시킬 수 있다. 의료팀은 진료의 대상을 암 환자 개인으로 제한하지 않고 갑작스러운 위기를 맞은 암 환자의 가족으로 확장시켜 돌보려는 자세가 필요하다. 이때 암에 대한 전문가인 의료팀과 환자에 대한 전문가인 그의 가족이 서로 존중하며 협업하는 상호협력적 태도를 지녀야 한다.

가족중심의 돌봄FCC은 개별 가족의 요구와 가치를 존중하고 이에 반응하는 건강 관리 접근방식으로 가족이 환자와 함께 진료를 받고 치료적 의사결정에 참여하여 환자와 가족, 의료팀이 상호협력하는 관계라는 점을 강조한다. 환자중심의 돌봄에서 가족중심의 돌봄으로 전환하기 위해서는 가족 개개인을 대상으로 하는 것이 아닌 전체가족을 하나의 팀처럼 바라보는 체계적인 이론이 필요하다. Douglas(2021)는 암 환자 가족을 체계적인 관점에서 이해하려면 세 가지 전제를 이해해야 한다고 하였다. 그것은 1) 암은 가족 전체에 영향을 미치는 문제이고, 2) 암 환자 가족은 가족의 안정성을 유지하면서도 암으로 인한 변화를 경험하는 전환기를 겪고, 3) 암에 대처하는 가족의 기능을 결정짓는 것은 본래의 가족의 기능 정도와 환자와 가족, 의료환경 간의 적합성에 달려있다는 점을 이해하는 것이다. 이는 가족치료의 이론을 바탕으로 암 진단을 받은 가족이 겪는 단계들을 접목시킨 융합적인 관점이다. 정신건강전문가는 가족과의 연대감을 형성하고 가족평가를 통해 가족의 역사와 발달단계, 가족기능(응집력, 적응력, 의사소통능력 등)의 수준을 측정하여 개별가족에게 적합한 돌봄을 제공할 수 있다. 가족기능을 평가하는 것은 가족이 전체로서 기능하는 역량을 평가하는 것이다. 그중 응집력이란 가족간의 유대감과 정서적인 친밀감의 정도를, 적응력이란 가족이 문제를 해결하고 변화와 위기에 적응하는 능력을 말한다.

2) 가족회의Family meeting

도경씨(44세)는 2기 고환암 진단을 받은 날 그의 가족과 치료팀이 함께 하는 가족회의를 권유받았다. 1차 가족회의에서는 도경씨의 상태에 대한 의학적 정보와 앞으로의 치료방법에 대해 안내받았고, 가족에 대한 정보를 의료팀에게 알려주고 가족에게 일어날 변화와 지원을 받을 수 있는 서비스들에 대해 안내받았다. 도경씨와 가족은 치료팀을 신뢰하게 되었고 불안한 마음을 안심시킬 수 있었으며 가족에게 주어진 변화에 적응하기 위한 용기를 얻을 수 있었다. 1년간의 항암 치료를 받았으나 수술을 제안받고 2차 가족회의를 하였다. 도경씨의 의료상황뿐 아니라 수술을 했을 때 이점과 위험성에 대해서 가족과 치료팀이 자유롭게 이야기를 나누며 수술을 결정할 수 있었다. 가족은 지금까지의 항암치료가 실패한 것인지 좌절되고 혼란스러운 마음을 가족회의를 통해 진정할 수 있었다. 안심하는 가족을 보며 도경씨는 희망을 갖고 수술을 받을 수 있었고 어린 자녀들도 도경씨의 모습을 보며 학업에 충실할 수 있었다. 수술 후 도경씨가 직장으로 복귀하려고 할 즈음 3차 가족회의를 했다. 치료팀은 지금까지의 치료과정에 대해 정리하고 향후 치료계획과 재활에 대해 가족과 이야기를 나누었다. 도경씨와 가족은 치료팀이 자신들을 의사결정에 참여시켜 주며 함께 해온 것에 감사를 표현하며 가족을 존중해 주었던 치료팀의 마음이 도경씨의 치료뿐만 아니라 가족모두가 위기를 이겨내는 데 큰 도움이 되었음을 말해주었다. 그러면서 치료에 열중하느라 돌보지 못한 부부사이와 자녀들과의 관계에 대한 고민을 꺼내 놓았고 치료팀은 가족치료사에게 의뢰해 이들이 가족치료와 부부치료를 받을 수 있도록 도왔다.

가족회의는 환자와 가족, 의료팀이 만나 암의 진단과 경과 전반에 걸친 의학적 정보를 나누고 환자를 위한 의사결정을 하는 목적에서 실시된다. 가족회의에서는 예후 인식에 대한 초기평가, 예후 및 목표에 대한 논의, 치료계획 수립, 삶의 질에 대한 가치와 선호도 도출 등을 이야기 나눈다. 가족회의는 환자뿐 아니라 가족과 의료팀 모두에게 이로운 영향을 준다. 실제로 환자들은 자신이 원하는 치료를 받지 못하거나 완화치료나 호스피스 등 치료를 위한 중대한 결정에 참여하지 못하고 있으며 치료전반에 있어 의료팀과 더 많은 의사소통을 하고 싶어한다. Bernacki와

Block(2014)은 환자와 가족들이 의료팀과 치료에 대한 의사소통을 더 많이 할수록 중환자실의 입원율이 감소하고 (4.1% vs. 12.4%), 인공호흡기의 사용률이 감소하였으며(1.6% vs. 11%), 환자의 삶의 질 개선을 위한 호스피스 조기 입원으로 이어지는 것을 확인하였다. 가족 역시 의료팀에게서 충분한 정보를 얻고 지지받는다고 느낄 때 스트레스에 잘 대처할 수 있고 가족 구성원의 정서적 안정에도 도움을 받는다. 특히 말기암 환자의 가족의 경우 사별결과와 삶의 질을 개선할 뿐 아니라 가족의 후회, 우울, 불안 등 애도과정에서 나타나는 정신장애에의 취약함을 줄일 수 있다. 의사와 의료전문가 역시 이러한 논의를 통해 직무만족도를 높이고 번아웃의 위험도 낮출 수 있다. 일반적으로 임상사회복지사가 회의를 준비하고 진행하며, 주치의가 환자에 대한 의학적 정보를 제공한다. 주치의 혼자 참여하기보다는 여러 분야의 의료전문가와 함께 할 때 성공적이다.

국내 의료현장에서 가족회의의 경험은 아직 충분치 않지만 그 효과는 연구를 통해 확인되었다. 암 4기 판정을 받은 입원환자 136명과 그 가족을 대상으로 한 국내연구(안호정 외, 2016)에서는 전체 중 75%인 102명의 환자와 그 가족이 가족회의를 승락하였고 대부분(환자 95.1%; 가족 90.4%)이 만족스러워했다. 거절했던 가족의 경우 환자 자신(13명)과 가족(18명)이 서로의 고통을 걱정해 거부했다. 한편 의료팀의 경우는 훈련과 시간의 부족, 예후의 어려움, 환자의 상태가 양호할 때 임종을 언급하기 어려움, 환자의 희망을 앗아갈 것에 대한 두려움과 환자와 자신의 감정을 다루지 못할 것에 대한 두려움, 연민의 감정에서 오는 정서적 피로감과 죽음을 실패로 인식하는 것, 가족에게 소송당할 것에 대한 두려움 등의 곤란함이 있을 수 있다.

가족회의에 앞서 의료팀은 회의 참석 대상, 회의에서 나눌 정보, 의사소통방법, 질문과 우려사항 등을 준비해야 하며, 가족의 구조와 그들이 중요하게 생각하는 가치와 목표 등을 전자설문지 등을 통해 미리 파악해 두고 참여하는 의료전문가들과 공유하는 것이 좋다.

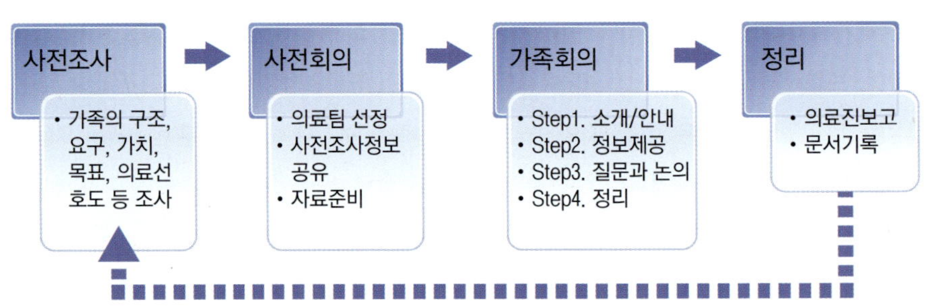

그림 63-1. 가족회의의 구조

가족회의의 소요시간은 주로 1시간이 권장되는데 그보다 길면 가족에게 부담이 될 수 있고 짧으면 질문할 시간을 확보할 수 없다. 회의장소는 방해받지 않기 위한 장소에서 모든 참가자를 위한 충분한 공간이 되어야 하고 휴지와 물 등을 준비한다. 가장 중요한 것은 권고시점이다. 최적의 시점에 대해서는 최소한 중환자실 또는 완화 치료실 입원 후 첫 48-72시간 이내를 권고하지만, NCCN (The National Comprehensive Cancer Network)은 환자가 아직 외래치료 환경에 있을 때 시작할 것을 권고한다. 환자가 위중한 상태로 전환되기 전 의식이 있는 상황에서 자신을 위한 치료목표와 방법 등을 논의하는 것이 중요하기 때문이다. 가족회의는 중환자실, 입원실, 외래 등 어느 환경에서든 열릴 수 있으며, 일회성으로 끝날 수도 있지만 가족과 의료팀 간의 불일치가 있을 시에는 재차 열릴 수 있고, 치료진행 중 어느 단계에서든 지속적으로 경험될 수 있기를 권한다.

가족과 의료팀 간 가족회의의 순서와 내용 등의 구조는 그림 63-1을 참고하길 바라며, 더 자세한 내용은 Stefanie과 Marinel(2021)을 읽어보기를 권한다.

그렇다면 가족회의에서 치료팀은 어떤 내용으로 가족을 안내하면 좋을까? 앞서 설명한 ABC-X이론을 활용해서 가족에게 제공할 의학적 정보와 가족치료적 관점의 정보를 제공할 수 있다(표 63-2). 이렇게 되면 가족은 암을 해결 가능한 위기로 받아들이고 가족이 감당해내기 어려운 스트레스는 의료기관의 서비스를 지원받을 수 있다는 점을 안내받게 된다.

표 63-2. ABC-X이론을 활용한 가족회의의 내용

ABC-X model		암 환자의 가족회의에서 나눌 수 있는 내용
A	스트레스	1) 암과 치료에 대한 의료 정보 제공 2) 환자의 가족을 뜻하지 않은 위기를 맞고 있는 또 다른 돌봄의 대상(인격체)으로 인식하며 가족의 스트레스를 이해하기 3) 환자의 가족을 자신들의 가족에 대한 전문가로서 존중하며 협력적인 관계 맺기
B	가족자원	1) 가족자원의 탐색(응집력, 적응력, 의사소통능력 등 설문지 활용) 2) 가족이 겪을 경험과 변화에 대한 안내와 지원 제공
C	스트레스에 대한 가족의 인지	1) 가족의 다양한 대처방식에 대한 이해증진(정서중심대처와 문제중심대처) 2) 가족이 힘을 모아 함께 대응할 때 치료효과와 가족의 안정감이 향상된다는 점을 안내 3) 성공적인 가족 사례 소개
X	위기	1) 위기가 절대적이지 않고 수준을 변화시킬 수 있음을 강조 2) 위기 이후 가족이 더욱 좋아질 수 있음을 안내 3) 위기 극복에 도움이 되는 방법과 지원 제공

3. 가족치료Family therapy

가족치료는 가족 전체를 하나의 체계로 보고 그 체계 속의 상호작용에 개입해 개인의 증상이나 행동의 변화를 추구하는 치료적 접근이다. 가족치료는 개인심리치료와 달리 병리의 초점을 가족구성원 개개인의 정신에 두지 않고 가족원 간의 상호작용과 의사소통에 둔다. 따라서 치료의 대상은 개인이 아닌 가족전체와 하위체계 즉, 부부관계, 부모자녀관계, 형제자매관계 등 관계의 단위가 된다.

역사적으로 가족치료의 발전은 1차 가족치료와 2차 가족치료로 나눠볼 수 있다. 1차 가족치료는 정신분석이론과 사이버네틱스이론, 체계이론, 학습이론, 의사소통이론 등의 영향을 받은 반면, 2차 가족치료는 포스트모더니즘과 사회구성주의의 영향을 받았다. 1차 가족치료에서는 정상적이고 건강한 가족의 청사진을 두고 있어 치료자가 가족의 문제점을 평가하여 진단하고 이를 바로잡기 위한 해결책을 제시한다. 반면, 2차 가족치료에서는 가족의 다양성과 개별가족의 상황을 존중하면서 가족은 자신들 가족에 대한 전문가라는 입장에서 가족을 바라보며 치료자는 '알지 못한다Not-knowing'는 자세와 보살핌의 관계에 초점을 두는 상호협력적인 접근collaborative approach을 기반으로 가족을 만난다. 즉, 1차 가족치료에서는 문제에 대한 진리와 정형화된 해결책이 있다는 관점에서 치료자가 권위를 갖지만, 2차 가족치료에서는 문제에 대한 절대적 진리를 거부하고 실재reality란 언어를 통해 사회적으로 구성된 것이라는 관점에서 가족과 치료자는 평등한 협력관계를 추구하며 정보를 공유하고 상호적인 탐색과 의사결정과정에 함께 한다. 이러한 관점은 앞에서 설명한 가족중심적 돌봄family-centered care 또는 가족중심의 의료적 접근방법family-centered approach과 관점이 유사하다고 할 수 있다.

표 63-3은 가족치료의 주요 이론별 치료목표와 기법을 정리해둔 것이다. 이 중 암 환자 가족을 만날 때 유용한 몇 가지 기법을 소개해 본다.

표 63-3. 가족치료의 주요 이론별 치료목표와 기법

이론		치료목표	치료기법
1차	다세대 가족치료	가족으로부터의 분화, 가족의 감정적 역동 이해	가계도 작성, 분화 증진 기법, 삼각관계 해소 기법
	구조적 가족치료	가족 위계와 경계의 재구조화	가족구조도, 경계선 조정, 역할극
	전략적 가족치료	가족 내 문제 해결, 의사소통과 위계 재조정	지시, 증상처방, 역설적 개입, 재명명화, 순환적 질문
	경험적 가족치료	정서적 유대 강화, 개인의 자아성장 지원	가족조각, 감정표현기법, 창의적 표현활동
2차	해결중심 가족치료	가족의 자원과 강점 활용, 구체적인 해결책 모색	예외질문, 기적질문, 척도질문, 메시지전달, 간접적 칭찬
	이야기치료	이야기의 재구성을 통한 새로운 의미 부여, 문제와의 관계 재편성	문제의 외재화기법, 이야기 다시쓰기, 새로운 이야기 발굴

1) 가계도 작성Genogram

가계도는 가족 구성원들 사이의 관계를 시각적으로 표현한 도표이다. 이를 통해 가족 구조, 중요 사건, 친밀도, 그리고 유전적 건강 패턴 등을 파악할 수 있다. 암 환자의 경우 가계도를 통해 가족 내에서 암이 어떻게 관계에 영향을 미쳤는지를 탐색할 수 있다. 예를 들어 가족 구성원 중에 누가 주로 환자를 돌보는지, 환자와 속깊은 이야기를 나누는 가족은 누구인지, 누가 환자와 가장 어려운 사이인지 등을 알아낼 수 있다. 또한 암 진단이 가족 구성원들 사이의 역할과 관계에 어떤 변화를 가져왔는지 파악하는 데 도움을 줄 수 있다.

2) 재명명화Relabeling

가족의 문제행동이나 어려움에 새로운 의미를 부여함으로써 이에 대한 해석을 긍정적이거나 기능적인 관점으로 바꾸는 기법이다. 예를 들어 가족이 환자의 의존적인 모습을 부담으로 느낄 때 이를 '환자가 가족을 믿고 있다는 점'이나 '가족이 환자에게 사랑과 지지를 보여줄 수 있는 기회'로 재해석함으로써 이 상황을 좀 더 긍정적으로 수용할 수 있도록 유도할 수 있다. "환자를 돌보는 일이 너무 힘들고 스트레스 받는다"고 표현할 경우, 이를 "어려움을 겪음으로써 우리 가족은 더욱 단단해지고, 서로를 지지하는 방법을 배우고 있다. 이 경험은 가족 모두에게 강인함을 키워주고 있다."로 재명명할 수 있다.

3) 순환적 질문Circular question

가족구성원 간의 상호작용과 반응이 서로 연결되어 있음을 인식시키기 위해 사용하는 질문기법이다. 예를 들어 "환자가 통증을 호소할 때 부인은 어떻게 반응하시나요? 그렇게 하면 환자분은 부인의 반응을 어떻게 느끼시나요?", "환자분이 가족에게 치료계획에 대한 의견을 말하시면 가족은 보통 어떻게 반응하시나요?" 등의 질문을 통해 일방적으로 영향을 주거나 받는 존재가 아니라 서로서로 영향을 주고 받고 있다는 것을 인식시킬 수 있다.

4) 척도 질문Scale question

척도질문은 특정 감정이나 상태의 정도(수준)를 0부터 10까지 또는 0부터 100까지의 수치로 평가하도록 요청하는 기법이다. 예를 들어 "이번 주 가족원의 스트레스 수준을 0에서 10까지 중 얼마로 평가할 수 있을까요?", "지난 주에는 30이라고 하셨고 이번 주는 40이라고 하셨는데 그동안 무엇이 달라졌나요?"라는 질문을 가족원에게 물어 각 가족구성원의 스트레스 수준을 파악하고 높은 스트레스를 경험하는 가족구성원에 대한 지원방안을 이야기 나눌 수 있다.

5) 간접적 칭찬Indirect compliment

이는 자신이나 타인에게 질문함으로써 스스로나 타인을 칭찬하게 만드는, 즉 긍정적인 피드백을 할 수 있는 기회를 제공하는 방법이다. "힘들어도 자녀들에게 웃는 모습을 보여주실 수 있는 힘은 어디에서 나오나요?"라고 환자에게 질문하여 환자가 스스로를 격려하고 칭찬하는 기회를 만들 수 있다. 한편 어머니와 함께 온 환자에게 "어머니가 어려운 상황에서도 가족을 위해 애쓰시는 모습을 보면 어떤 생각이 드시나요?"라고 질문함으로써 어머니에 대한 긍정적인 인식을 어머니 앞에서 표현하도록 유도하여 가족 간의 긍정적인 인식과 표현을 강화한다. 또한 "환자분이 통증이 있지만 항상 긍정적인 태도를 유지하려는 모습을 보시면 형은 어떻게 그런 힘을 낼 수 있다고 생각하나요?"라는 방식으로 질문할 수 있다.

6) 외재화기법Externalization

이는 문제를 개인이나 가족의 일부가 아닌 외부에 존재하는 대상으로 언급함으로써 문제와 가족을 분리시켜 생각하고, 가족이 문제를 조절할 수 있다는 인식을 갖게 할 수 있는 기법이다. 즉 암을 가족과 분리되는 존재로 설정함으로써 이에 대처하는 방법을 찾을 수 있도록 할 수 있다. 가령 "암은 우리 가족에게 많은 도전을 제시하지만 '암'이라는 도둑을 몰아내고 다시는 들어오지 못하게 할 대상으로 생각해 봅시다.", "암을 '가족의 적'이라고 부릅시다. '가족의 적'과 싸워 이길 수 있는 전략이 무엇일까요?", "'적'과 같은 집에 살지만 지붕이 하나인 집에서 사는 다른 가족들같이 남남처럼 영향을 받지 않고 지낸 적이 있었나요?"

이러한 기법들은 환자와 가족 각각의 상황에 맞춰 유연하게 적용함으로써, 암 환자와 그 가족들이 직면하는 감정적, 심리적 도전에 효과적으로 대응할 수 있도록 도움을 줄 수 있다.

7) 가족생활주기Family life cycle

가족생활주기는 가족생활을 단계별로 나누어 발달과업과 가족치료 시 고려해야 할 점들을 설명한다. 암 환자 가족을 만날 때 현가족의 단계를 알고 그들이 당면한 발달과업을 이해하고 있다면 보다 현실적이고 효과적인 소통이 가능해진다.

표 63-4. 가족생활주기를 활용한 암 환자 가족의 이해

단계	발달 과업	암 환자가족이 겪을 수 있는 문제	가족치료 시 고려점
신혼기	새로운 가족 시스템 형성, 역할 조정, 원가족과의 분화	암 진단에 따른 역할 변화, 미래 계획의 불확실성, 경제적 부담	가족 구성원 간의 의사소통 촉진, 새로운 역할 수용 지원
자녀 출산 및 양육	자녀 양육 및 보호, 부모 역할 적응	부모 중 한 명의 질병으로 인한 양육 부담 증가, 경제적 부담, 자녀의 불안정성(불안과 두려움)	자녀의 정서 지원, 부모의 양육 역할 지원
자녀의 청소년기	자녀의 독립성 증진, 부모 역할 변화	청소년의 반항, 가족 내 긴장 증가, 경제적 부담	청소년의 정서적 필요 이해, 가족 내 갈등 해소 전략 모색
자녀의 독립기	자녀의 가족 시스템 이탈, 부부 관계 재정립	암 환자의 돌봄 필요성, 부부 관계의 긴장	부부 간의 의사소통 강화, 새로운 삶의 목표 설정 지원
중년기	사회적, 직업적 역할 재구성, 건강문제 대응 및 경제적 계획 재수립	암으로 인한 건강 및 재정적 문제, 죽음에 대한 준비	가족 구성원의 감정적 지지, 실질적 자원 연결
노년기	은퇴, 삶의 의미 재평가	암 환자의 건강 악화, 배우자 사망에 대비	노년기 삶의 질 향상, 사별 후 적응 지원

암 환자를 만나는 의료팀이 가족에 대한 이론과 치료기법들을 알고 있다면 개별 가족의 상황과 암의 진행단계에 따라 다양한 개입이 유연하게 이루어져 환자의 치료뿐 아니라 가족의 삶에 질에도 기여할 수 있다.

4. 근거기반 가족치료의 연구결과

가족의 발달단계와 암의 진행단계에 따라 개별적인 가족치료를 제공하면 더 없이 좋겠지만 실제 의료장면에서의 현실은 그렇지 못하다. 근거기반연구들은 구조화된 가족 프로그램이 경제적이고 효율적으로 많은 가족에게 도움을 줄 수 있음을 보여준다. 구조화된 가족 프로그램이란 치료목적과 형식을 표준화하고 시간제한적인 내용으로 구성된 치료적 개입을 말한다.

암 환자 가족에 대한 근거기반 연구는 대부분 가족전체를 대상으로 한 치료보다는 환자본인과 배우자(커플치료), 부모인 암 환자와 자녀, 가족 간병인과 환자 등 한 쌍이 함께 교육받고 일대일의 관계에 집중하는 내용이다. 이는 가족전체를 대상으로 하는 개입이 실제 임상현장에서 실현되기 어렵고 연구를 위해서 통제할 요인들이 많다는 것을 반증한다.

메타분석 연구결과에서는 가족치료의 효과가 뚜렷하게 지지되고 있다. Badr과 Krebs(2013)은 무작위대조연구 결과 환자 본인(0.25-0.31)과 배우자(0.21-0.24) 모두에게서 삶의 질의 향상을 확인하였다. Wang 외(2017)의 연구에서는 대조군에 비해 환자와 배우자 모두에게 우울, 불안, 결혼만족도에서 뚜렷한 개선효과가 있었다.

유방암 환자와 가족간병인을 위한 가족기반치료프로그램인 FOCUS (Family involvement, Optimistic attitude, Coping effectiveness, Uncertainty reduction, Symptom management, 2002)는 여러 임상연구에서 환자와 가족에게 그 효과(삶의 질, 자기효능감, 대처효과, 질병에 대한 인식변화, 증상으로 인한 고통 등)가 검증되었다. 이 프로그램은 Lazarus의 스트레스평가이론과 가족스트레스이론을 기반으로 개발되었는데 'F-O-C-U-S'라는 제목에서처럼 가족참여, 낙관적인 태도, 효과적인 대처전략, (암과 치료에 대한) 불확실성에 대한 대처, 증상관리의 5가지 영역으로 구성되었다. 초기에 임상간호사가 훈련을 받고 5개월 동안 두 차례의 가정방문(1회기와 3회기)과 한 차례의 전화면담(2회기)을 하는 구조로 구성된 프로그램은 이후 대면 프로그램뿐 아니라 웹기반 프로그램, 소집단 프로그램 등 다양한 방식으로 발전되었다. 대상환자 역시 유방암뿐 아니라 전립선암, 대장암, 폐암에 이르기까지 확산되어 활용되었다. 최근에는 유럽의 6개 나라(벨기에, 덴마크, 아일랜드, 이탈리아, 네덜란드, 영국)의 언어와 문화, 의료환경에 맞게 번역되어 표준화된 유럽버전의 FOCUS+ 프로그램이 탄생되었다. 미국버전에 비해 유럽버전에서는 치료적 개입의 목적보다 정보제공과 심리교육적 개입의 목적이 강조되었고(이는 미국과 유럽의 종양간호사의 역할과 권한의 차이와 관련됨), 환자중심에서 가족중심으로 질문이 추가되었으며, 낙관적인 태도를 강조하기보다는 긍정적인 감정과 부정적인 감정을 모두 이야기할 수 있도록 중립적인 태도를 제공한다. 한편 자녀에 대한 우려에 대한 논의는 중요성을 인정받아 3회기에서 1회기로 옮겨졌으며 부부 간의 친밀감과 성에 관한 민감한 주제는 전화면담이 아닌 대면면담에서 다루는 것으로 수정되었다.

Talia와 David(2021)은 가족을 대상으로 한 근거기반 프로그램을 암의 종류와 단계에 따라 소개하였는데 주요한 것은 아래와 같다.

1) 커플치료

현재까지 가족 전체를 대상으로 하는 치료보다 커플을 대상으로 하는 치료의 연구들이 더 많았고 메타연구에서도 커플치료(개별 커플치료뿐 아니라 집단커플치료도)가 더 효과적이라는 의견이 지지되고 있다. 커플치료는 주로 대상암에 대한 교육과 대처에 대한 교육과 함께 커플 간의 친밀감과 의사소통기술, 성기능향상을 위한 교육이나 치료 등 교육적-심리적-재활적 접근방식을 지니며 가정에서의 연습으로 구성된다. 또한 부부관계의 질은 효과적인 치료결과의 조절요인으로 중요한 영향을 미치는 것으로 나타났다. 한편 하나의 단일목표에 초점을 둔 프로그램(예: 마음챙김 명상mindfulness mediation)보다는 여러 요소들을 함께 구성한 프로그램이 가족의 전반적인 삶의 질을 향상시키는 것으로 나타났다.

인지-실존적 부부치료cognitive-existential couple therapy, CECT는 부적응적 인지를 인식하고 이에 도전하는 동시에 문제 해결을 강화하는 인지적 요소와 질병으로 인한 상실과 슬픔을 탐구하고 죽음, 불안, 암으로 인한 인간관계와 신체이미지의 변화, 재발에 대한 두려움에 대처하는 방법, 불확실성을 관리하는 방법 등 인간의 실존적인 요소들로 구성된다. 치료자들은 부부가 자신들의 관계를 안전기지 삼아 삶의 우선순위를 재평가하고 진솔하고 의미있는 삶을 추구할 수 있도록 서로를 지지하는 것을 돕는다. 친밀감 증진 부부치료intimacy-enhancing couples therapy, IET는 안전한 '안아주고 보듬어주는 환경holding environment'을 제공함으로써 부부가 대화하기 어려운 암과 관련된 우려들(성기능의 변화, 재발의 두려움 등)에 대해 이야기하고 서로에게 반응하도록 한다.

2) 부모역할을 지원하는 치료

미국의 경우 약 18%의 암 환자들이 어린 자녀가 있는 부모들인데 이들은 자녀가 없는 환자들보다 심리적 고통이 크고 치료에만 매진하기 힘든 고충이 있다. 이들은 암 치료뿐 아니라 자녀에게 치료와 관련된 일들을 알려주는 일부터 환자인 부모가 이전과 같이 부모역할에 전념할 수 없게 된 상황에서 벌어지는 좌절과 갈등에 힘겨워한다. 자녀 역시 부모의 질병에 대해 알기를 원하지만 실제적으로 모든 것을 알 수 없고, 이로 인한 혼란과 불안의 감정을 해결하지 못해 솔직한 대화를 나누지 못하는 경우가 많다.

관계 강화 프로그램enhancing connections program, ECP는 국소유방암이 있는 산모를 위한 5회기의 부모양육훈련치료 프로그램으로 자녀와 함께 집에서 하는 과제가 수반된다. 이 프로그램은 부모 자신의 감정을 조절하는 방법, 자녀의 이야기에 귀 기울이는 경청기술훈련, 자녀가 걱정을 말할 수 있도록 대화하는 훈련, 부모로서의 자기 효능감과 자신감을 강화하기와 같은 요소들로 구성되었다. ECP에 참가한 산모들은 2개월 후의 추후회기에서 통제집단에 비해 우울감이 유의미하게 감소하고 부모로서 유능감을 보였고 1년 후 자녀의 정서적 행동적 적응에 있어 유의미한 향상을 확인할 수 있었다.

3) 애도를 돕는 치료

가족집중애도치료family focused grief therapy, FFGT는 완화치료 중 가족이 서로를 지지하는 것과 긍정적으로 대처하는 것을 배우고, 사별 시 애도의 감정을 나누는 것을 지원한다. 미국의 170명의 가족을 대상으로 한 연구에서 이 프로그램은 애도로 인한 정서장애를 예방하는 효과가 입증되었다. 프로그램의 효과는 가족의 기능수준에 따라 차이가 있었는데, 가족의 역기능이 경미한 경우에는 4-6회기가, 가족 간 의사소통이 원활하지 않은 경우에는 10-12회기가 효과적인 것으로 나타났다.

5. 제안

암 환자와 가족을 위한 의학적, 심리사회적 개입에 관한 연구는 계속되고 있다. 그럼에도 불구하고 종양학이나 완화의료에 완벽히 통합되어 임상현장에서 안정적으로 제공되고 있는 것은 미비하다. 특히 한 개인이 질병에 걸릴 경우 그의 가족이 힘을 다해 치료를 돕고 돌봐야 한다는 가족중심의 문화가 강한 한국의 문화적 특성을 고려한다면 환자와 가족을 치료에 동반시키는 것은 매우 중요하다. 따라서 그 가치에 대한 지속적인 관심과 연구 및 임상치료가 다양화되고 그 결과들이 정신과의사, 심리학자, 사회복지사, 간호사 등 정신의료 전문가를 위한 매뉴얼 개발 및 치료자 훈련으로 이어질 수 있어야 의료 현장에서 환자와 가족에게 질이 보장된 서비스를 안정적으로 제공할 수 있을 것이다. 또한 미국과 유럽 등지에서 근거기반연구에서 도출된 프로그램을 그대로 사용하기에는 각 국의 건강관련규범과 의료환경, 환자와 치료에 대한 가치관, 돌봄에 대한 인식과 삶에 대한 태도와 방식 등 중요한 차이들이 있을 수 있다. 따라서 이를 위해서는 우리나라의 종양치료와 의료환경에 맞는 연구개발 및 국가적 지원의 과정이 선행되어야 할 것이다.

참고문헌

1. 김희승. 암 환자와 가족원의 스트레스와 대처방법 차이. 대한간호학회지. 2004;33(5):538-43.
2. An HJ, Lee SH, Kim HK, Park EJ, Lee HJ, Kim CH, et al. S-583 Family Meeting program at Initial Diagnosis of Incurable Lung Cancer in St. Vincent"s Hospital. 대한내과학회 추계학술발표논문집. 2016;91(1):341.
3. Bernacki RE, Block SD. Communication about serious illness care goals: a review and synthesis of best practices. JAMA internal medicine. 2014;174(12):1994-2003.
4. Carter BE, Mcgoldrick ME. The changing family life cycle: A framework for family therapy. Gardner Press; 1988.
5. Douglas SR. Including family members in caring for the patient with cancer: a famliy-centerd approach. Vol. 89. Oxford University Press; 2021.
6. Hill, Reuben. Families under Stress. Westport, CT: Greenwood Press; 1949.
7. Lazarus RS, Folkman S. Stress, appraisal, and coping. Springer publishing company; 1984.
8. Minuchin P, Minuchin S. Family as the context for patient care. Primary Care in the Home. Bernstein L, Grieco A, Dete M, editors. Philadelphia, PA: Lippincott Williams & CO; 1987. p. 83-94.
9. Northouse LL, Walker J, Schafenacker A, Mood D, Mellon S, Galvin E, et al. A family-based program of care for women with recurrent breast cancer and their family members. Oncol Nurs Forum. 2002;29(10):1411−9.
10. Stefanie NM, Marinel O. Psycho-oncology. In: The Family Meeting : Communicatio across the continuum of cancer care. Oxford University Press; 2021. p. 578−85.
11. Talia IZ, David WK. Psycho-oncology. 4th ed. Oxford University Press; Chapter 60. Psycholsocial Interventions for Couples and Families Copig with Cancer; 2021. p. 482-6.
12. van der Wel M, van der Smissen D, Dierickx S, Cohen J, Hudson P, De Vleminck A, et al. Systematic translation and adaptation of the FOCUS program, a USA-based supportive intervention for persons with cancer and their family caregivers, for use in six European countries. Support Care Cancer. 2022;30(12):9763−70.
13. Yang YH. The Relationship of Caregiving Stress, Coping Methods, Social Support and Health of the Caregivers of Patients with Cancer According to the Phases of Cancer Illness. J Korean Acad Adult Nurs. 1998 Dec;10(3):435-45.
14. Zwahlen D, Hagenbuch N, Carley MI, Jenewein J, Buchi S. Posttraumatic growth in cancer patients and partners-effects of role, gender and the dyad on couples' posttraumatic growth experience. Psycho-Oncology. 2010;19(1):12-20.

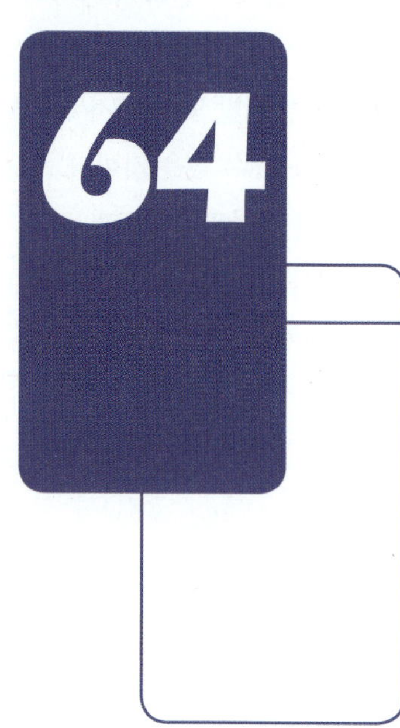

암 환자 교육, 환자자조 모임

조주희, 김나연

1. 개요

자조 그룹self-help group이란 '공통의 관심을 가진 사람들이 독특한 경험을 나누며 다양한 형태의 도움을 서로 제공할 수 있는 모임이나 그룹'으로 정의할 수 있다. 이를 정신심리학적 개념에서 정의하면 공통적인 문제를 가진 사람들이 모여 공통의 목적을 위하여 자발적인 비전문적 활동을 함으로써 모임에 참여하는 개개인이 도움을 얻는 모임이라 할 수 있고, 전문적 관계에서는 잘 표출되지 않는 욕구를 충족시키는 수단이 된다. 일반적으로 자조 모임과 자조 그룹은 같은 개념으로 쓰이는 경우가 많고 이 책에서도 같은 의미로 사용될 예정이다. 자조 모임 구성원들은 동료애를 발휘하여 사회적 고립이나 낙인에 의한 은둔을 방지할 수 있는 보건, 고용 기회 면에서 도움을 받을 수 있다. 이에 정신사회적 중재에 있어 환자자조 모임의 특성과 효과에 대해 알아보고 암 환자 자조 모임에 적용된 사례에 대해 알아보고자 한다.

2. 자조 모임의 정의와 특성

자조 모임의 개념은 학자마다 다양하게 정의하고 있는데, 심리학자인 Aanes와 Rootes(1992)는 자조 모임에 대해 지지적, 교육적 목표를 갖고, 개인적인 변화를 추구하며, 삶을 흔들어 놓는 단일 사건에 초점을 맞추고, 익명성과 비밀을 보장하며, 자발적으로 참여하고, 구성원 스스로 리더십을 가지며, 영리성을 배제한다는 7가지 기준으로 정의하였다. 즉, 자조 모임의 목적은 치료나 다른사람의 체계를 변화시키는 것이 아니고 개인적인 변화를 강조한 점, 그리고 외부 리더에 의해 운영되는 것이 아니라 그룹이 정한 규칙과 합의에 따라 결정이 이뤄지는 점이 다른 지지그룹이나 권익옹호그룹과의 차이라고 할 수 있다. 자조 모임은 민주적인 구조 특성에 의해 개인 성장, 자기통제, 책임감이 길러진다. 자신이 어떻게 생각하고 행동하는가에 대한 책임을 인식하도록 함으로써 구성원 스스로 변화할 수 있도록 해준다. 자조 모임이 처음에는 전문가에 의해 조직될 수 있지만 리더십은 결국 그룹 내 구성원들이 가지고 있어야 한다. 전문가는 구성원에게 지시하지 말아야 하며, 권위를 보여서도 안 된다. 또한, 익명성과 비밀보장은 자조 그룹의 중요한 특성이다. 프라이버시에 대한 보장이 사람들로 하여금 자신의 문제를 솔직히 털어 놓게 하며 개인적인 성장을 이루는 데 필요한 위험을 감수하게 해 준다.

다양한 개인적, 사회적, 의료적인 문제를 다루기 위해서 조직된 자조 모임은, 다음과 같은 몇 가지 기본적인 성격을 가진다.

첫째, 자조 모임은 공통적인 문제와 경험을 가진 사람들로 구성되며, 이러한 어려움에 대처하기 위해 구성원들이 서로 지지와 도움을 제공하는 것을 공통의 목적으로 한다.

둘째, 자조 모임에 참여하는 사람들은 개인적인 경험을 나누고, 대처 방법을 논의하고, 상호 지지를 제공하며, 지역사회 자원을 확인한다는 전제를 가지고 만난다.

셋째, 집단은 집단 자체적으로 서로를 인정하며 구조를 정하고 통제한다. 자조 모임의 구성원은 집단을 통하여 배우고, 연대하여 힘을 기른다.

이렇게 자조 모임은 공통적인 문제를 가진 사람들이 모여 공통의 목적을 위하여 자발적이고 비전문적인 집단 활동을 하면서 집단 개개인이 도움을 얻는 조직을 의미하며 스트레스 상황이나 사건에 직면했을 때 그 스트레스를 줄이거나 통제할 수 있는 개인적인 경험을 나누고 대처방법, 지식, 기술 등을 논의하며 효과적인 상호 지지를 제공하는 특성이 있다고 할 수 있다. 이 부분을 정리하면 아래와 같다.

① 공통의 문제를 가진 사람들의 모임이다.
② 소집단의 정기적인 모임을 가진다.
③ 구성원들은 자신들의 공통적인 문제에 대한 경험을 공유하고 서로 지지한다.
④ 교육과 상담, 토론, 실습 등을 통해 문제 해결 과정을 배운다.
⑤ 구성원들은 공통적인 문제를 해결하기 위해 목표를 설정한다.
⑥ 자발적이고 능동적인 참여가 강조된다.
⑦ 개인적인 변화를 목표로 한다.
⑧ 목표달성을 위해 자기모니터링을 한다.

3. 자조 모임의 발전

자조 집단의 역사를 살펴보면 대중적으로 많이 알려진 자조 집단으로 알코올 중독자 금주 모임alcoholics anonymous, A.A이 있다. 1935년에 처음 생겨 오늘날까지 지속적으로 활동하고 있으며 60년대와 70년대 흑인과 여성, 90년대 동성연애자들의 권익 운동과 함께 확대되었다. 그리고 1970년대 중반 이후에는 정신 보건을 비롯한 의료 서비스 영역에서 정신질환자 및 장애인, 만성질환자들에 의해 전문가와 사회에 대한 자유 선언의 의미로 자조 모임이 등장하고 확대되었다. 우리나라에서도 알코올 중독자 금주 모임 이외에도 퇴원 환자들을 위한 모임, 다양한 질병 관련 환자 및 보호자 모임, 장애인 가족 모임에 이르기까지 다양한 자조 모임이 형성되어 운영되고 있다.

최근에는 자조 집단을 공식적인 의료체계 내의 일부로 간주하기 시작하면서 간호사, 의사, 사회복지사 등 전문가들이 조직의 구성원들이 지니고 있는 질병의 특성에 맞추어 자조 모임을 주도하고 지원하기도 한다. 예를 들면 유방암의 경우 2000년대 이후 각 대형병원의 의료인이 중심이 되어 환자들을 임파워시킬 목적으로 설립된 '유방암 환우회'라는 자조 모임이 있다. 유방암 환우들이 실제로 원하는 문제를 공감하고 상호 소통하면서 암에 대한 새로운 지식을 습득하고 대처능력을 터득하여 암을 잘 극복하는 데 긍정적인 영향을 줄 수 있다. 하지만 비전문가들의 자발성에 기초한 모임을 운영하다 보면 다양한 어려움을 해결할 역량이 부족하여 여러 가지 한계에 봉착하게 된다. 특히 회원들 모두의 자발적인 협력 없이 조직을 제대로 운영하기 힘든 부분이 있을 것이다. 따라서 다음 장에서는 자조 모임을 효율적으로 운영하기 위해 필요한 요건과 세부적인 부분을 다루고자 한다.

4. 자조 모임의 목적과 유형

자조 모임은 목적에 따라 크게 네 가지 유형으로 나눌 수 있다.

첫째는 행동 수정을 위한 자조 집단으로 알코올 중독이나 도박, 아동 학대 등의 문제를 가진 사람들의 모임 등을 들 수 있다.

둘째는 사회 경제적 환경이나 의료적 문제에 따른 심리적 스트레스를 극복하고 적응력을 높이는 것을 목적으로 하는 자조 집단으로 성폭력 피해자나 아내 학대 피해자, 사별한 사람이나 미혼모, 만성 질환자들의 모임 등이다.

셋째는 사회적으로 차별 받는 여성이나 소수민족의 의식 고양을 위한 자조 집단이다.

마지막으로 특정한 문제는 없지만 일반적인 자아 실현을 위한 집단이 있다.

자조 집단은 리더가 없으며, 구성원 주도적이며, 지지 집단처럼 공통된 문제와 주제를 갖고 있는 사람들이 모여 서로 지지, 격려를 하지만 중독자 모임처럼 건강한 생활을 유지, 관리, 조절을 해야 하는 사람들로 구성되는 경우가 많다. 반면 지지 집단은 리더가 있고 자조 모임처럼 공통된 어려움, 주제들을 가진 사람들이 만나 지지, 격려를 하는 모임이지만 중독자 모임과는 달리 희생자들의 모임일 경우가 많기 때문에 구성원들과 고통스러운 감정, 생각과 회복에 초점을 맞추어 대처 전략을 나누는 것이 목표인 집단이다. 구체적인 차이는 아래와 같다.

	자조 집단	지지 집단
정의	유사한 어려움이나 관심사를 가진 구성원들이 자발적으로 집단을 만들어 동료끼리 경험을 나누어 개인적을 바람직한 변화를 가져오도록 노력하는 상호원조 집단	스트레스를 발생하는 유사한 생활사건이나 문제를 경험했거나 경험 중인 집단
목적	집단 성원 상호 간 문제상황에 대처할 수 있는 역량을 갖추도록 돕는 것	고통스러운 감정과 생각을 나누고 회복하기 위한 대처방안에 대해 공유하는 것
리더	없음, 구성원이 돌아가면서 함	있음
특징	구성원 주도적. 자조적 활동, 상부상조 대인 간의 상호지지, 자신의 삶을 책임질 수 있는 능력개발과 향상에 초점을 둔다. 구성원 간 서로 도움을 주고받음으로써 스스로에 대해 긍정적으로 느끼게 되고 자신의 삶에 대해 적극적으로 대처하고 통제한다는 장점이 있음	비슷한 문제를 경험한 사람들로 구성되기 대문에 유대감 형성이 쉽고 자기개방수준도 높음
예시	알코올 중독자 모임, 과식자, 마약중독자, 정신질환자 모임	장애인 부모회, 이혼부부의 자녀집단, 아동양육의 어려움을 나누는 편부모집단, 암 환자나 그 가족으로 구성되어 질병의 영향과 대처방법을 논하는 집단 등 희생자들의 모임이 많음

5. 자조 모임의 기능

자조 모임이 가지는 중요한 기능은 정보 제공, 지지, 옹호의 세 가지로 나누어 볼 수 있다.

1) 정보제공

자조 모임은 개인이 직면한 상황, 조건, 혹은 질병에 대한 풍부한 정보의 원천이 될 수 있다. 여기에서 전문가들이 제공하지 못하는 다양한 정보를 얻을 수 있으며 전문가들이 제공하는 정보와 중복되지 않는 것이 일반적이다. 장기적인 질병이나 상황에 영향을 받는 사람들이 직면하는 많은 실제적인 문제들에 대한 적절한 대처방법을 얻을 수 있다.

2) 지지

자조 모임은 개인적 친밀감 속에서 상호 지지한다. 그것은 전문가들이 제공하기 어려운 동료애와 격려, 그리고 긍정적인 관점을 제공해 준다. 또한 유사한 상황을 경험하고 극복한 누군가의 지속적인 동료애를 통해 전문가들이 주는 것과는 다른 종류의 지지를 제공받는다. 자조 모임의 또 다른 장점은 동료의 인정과 칭찬을 통해 행복감을 느끼며 서로를 돕게 되는 특별한 잠재력을 발휘하게 되는 것이다.

3) 옹호

구성원들은 자조 집단 내에서 개별적인 경험이 늘어날수록 옹호 활동에 연관되도록 자극 받는다. 즉 옹호는 다른 사람들에게 제공하는 도움의 일부분이 될 수 있다.

6. 암 환자 자조 모임

국내 연구로 Kim, Kim, You, Yong과 Song(2003)에 의하면 유방암 환자들은 자조 모임에 참여하여 동병상련의 감정을 공유함으로써 보다 적극적으로 대처하기 위해 노력하고 있다고 한다. 특히 유방암 자조 모임은 2000년대 이후 각 대형 병원의 의료인이 중심이 되어 환자들의 임파워먼트를 증진시킬 목적으로 설립되어 활성화되고 있으며 '유방암 환우회'라고 불리고 있다. 이러한 유방암 환자들의 자조 집단의 수는 지속적으로 증가하고 있으며 앞으로도 심리사회적, 정신적인 문제의 중재로 그 역할을 할 것으로 기대하고 있다. 최근에는 환자 자조 모임의 긍정적인 효과를 인식하기 시작하면서 간호사, 의사, 사회복지사 등 전문가들이 적극적으로 권유하고 있는 실정이다. 하지만 간호사를 비롯한 전문가들의 효율적인 참여를 위해서는 실제로 유방암 여성들의 자조 모임에 대한 구체적인 지식이 필요하다. 따라서 임상 현장에서 의료진은 암 환자들의 자조 모임 참여 경험에 대한 이해를 높이고 전문가들에게는 직관력을 제공하여 자조 모임 활동을 더욱 효율적으로 안내하고 지도하는 데 힘써야 할 것이다.

7. 암 환자 자조 모임 형식을 활용한 멘토 교육

유방암 여성들의 자조 집단 활동에 대한 경험 질적 연구에 의하면 자조 모임에 대한 긍정적인 영향으로 '생존을 향한 돌파구'로 여기고 살아남기 위한 수단으로 작용한다는 것을 보여준다. 특히 참여자들 중에서 자살까지 생각해 본 경우와 같이 고통이 심각한 경우에 찾게 되었고 이는 암과 관련된 스트레스가 높거나 질병에 대한 인지를 많이 할수록 자조 모임에 참여할 확률이 높다는 것을 보여주었다. 따라서 진단과 치료 과정 중에서 특히 스트레스가 높은 암 환자들을 정기적으로 사정하여 자조 모임에 참여할 것을 권유해 볼 수 있을 것이다.

8. 자조 모임의 원리

자조 모임 접근법에서 보이는 기본적인 원리는 다음과 같다. 이러한 원리들은 자조 모임을 지원하는 전문가가 필수적으로 이해하고 있어야 하는 내용들이다.

- 자조 모임의 형성은 사람들이 공통적으로 나눌 수 있는 특정한 개인적 문제나 상황이 있기 때문에 가능하다.
- 집단 내에서는 모든 구성원들의 지위가 동동하게 유지되어야 한다.

- 문제나 상태를 공유하는 집단의 동료들이 서로를 돕고자 하는 희망, 즉 자조와 상호 원조는 집단 과정의 핵심이다.
- 집단에 참여하는 개인들의 변화는 개인의 상황과 개성에 따라 내용과 속도 면에서 다르게 나타난다.
- 집단 구성원들은 스스로 개발한 구체적인 프로그램에 대하여 중요한 가치를 부여하며, 스스로 개발한 프로그램을 일상 생활에서 실천하게 된다.
- 기본적인 상호 교류의 형태는 정기적으로 만나는 집단 모임이지만, 집단 모임 밖에서도 언제든지 서로 연락하고 만날 수 있다. 이러한 상호 교류는 일대일의 형태로 또는 일대 다수의 집단적인 형태로 이루어질 수 있다.
- 집단이 발전하는 기본적인 과정이 존재한다. 문제나 상황을 인정하는 데서 출발하여, 문제나 상황을 솔직히 드러내는 과정을 거친다. 그리고 더 나아가 상대방의 문제나 상황에 대하여 피드백을 주고 받으며, 매일의 행동 변화 목표에 대한 희망, 경험, 격려를 나누게 된다.
- 구성원들은 각자의 행동에 책임이 있다. 구성원들이 모임에서 솔직해야 한다는 것도 이러한 책임의 한 예로 볼 수 있다.

9. 자조 모임 운영하기

1) 자조 모임의 구조

(1) 자조 모임 구성원

모임은 어떻게 구성하느냐에 따라 달라질 수 있지만 대부분은 1명의 촉진자를 포함하여 6-8명으로 구성하는 것이 일반적이다. 여기서 촉진자facilitator란 전반적인 모임을 기획하고 진행하며, 회원들이 주제에 맞는 이야기를 진행할 수 있도록 돕는 사람을 말한다. 모임이 잘 운영되고, 원활한 대화가 이루어지도록 '앞으로 나아가게 하는 사람'이라는 의미다. 하지만 촉진자는 단지 진행자일 뿐 치료자는 아니다. 촉진자 역시 회원들과 같이 모임의 일원으로 그 사이에 어떤 위계(상하관계) 없이, 함께 집단에 참여하여 자신의 이야기를 하게 된다.

(2) 자조 모임 소요 시간

시간 또한 어떻게 구성하느냐에 따라 달라지지만 일반적으로 한 회기당 약 1시간 내외가 소요되고, 특별한 활동이 포함되어 있는 경우에는 90분이나 120분 정도가 소요되기도 한다.

(3) 자조 모임 회기 구성

모임의 회기 또한 어떻게 구성하느냐에 따라 달라지지만 일반적으로 8-16회기가 진행된다. 회기 안에 자기 소개와 모임을 여는 게임, 모임에 대한 오리엔테이션, 윤리강령 함께 읽기, 각 회기별 발표자 선정, 돌아가면서 얘기하기 등으로 구성된다. 모임을 진행하면서 촉진자는 아래와 같은 진행의 개요를 간단히 정해 두어 회기가 안정적으로 진행되도록 한다.

- 모임의 개시 선언, 출석 확인, 모임을 여는 게임, 오늘의 주제 선언, 함께 다루기로 한 주제가 담긴 시나리오 함께 읽어보기, 각 회기별 발표자가 미리 적어 온 자신의 시나리오를 이야기하고 팀원들이 돌아가며 도움이나 위안이 되는 말을 공유하기, 오늘 모임의 소감 나누기, 다음 모임 공지 및 종료 선언
- 촉진자는 준비해 온 이야기를 나눌 때에 먼저 상대방의 이야기에 수용(예: "그럴 수 있지")과 공감(예: "이해할 수 있을 것 같다")을 하도록 노력하고, 이후에 자신의 생각을 덧붙여 말하면 좋다. 수용이나 공감을 표현하기 어려운 경우에도 괜찮다. 들어주는 것만으로도 큰 힘이 될 수 있기 때문이다.

2) 자조 모임의 약속(윤리강령)

자조 모임 초기에 회칙을 수립할 필요가 있다. 회원들이 모임을 통해 무엇을 기대할 수 있으며 어떠한 윤리 기준에 의해서 모임이 작동되는지 알고 있어야 그 안전망 안에서 자신의 이야기 그리고 생각과 감정을 진솔하게 나눌 수 있게 된다. 일반적으로 지켜져야 할 중요한 규칙들에 대한 예시는 다음과 같다.

1	회원은 집단 내에서 공유한 모든 내용에 대해 비밀을 유지한다.
2	회원은 모임 동안 동의 없이 화면을 녹화하거나 녹음하지 않는다.
3	회원은 모든 모임에 차별과 편견 없이 참여할 권리가 있다.
4	회원은 각자가 경험한 고유의 감정을 있는 그대로 수용하며, 평가하거나 판단하지 않는다.
5	회원은 모임 시간을 준수한다.
6	회원은 공감의 태도로 다른 회원들의 이야기를 경청한다
7	회원은 다른 회원의 방해 없이 자신을 진솔하게 드러낼 권리가 있으며 소수의 회원이 발언 시간을 독점하지 않는다.
8	일부 회원이 소외감을 느낄 수 있는 이야기나 행동을 하지 않는다.
9	회원은 자기 보호를 위하여 필요에 따라 자신의 이야기를 하지 않을 권리가 있다.
10	회원은 누구나 동등한 발언권이나 동등한 투표권을 가진다.
11	회원은 다수결에 따라 결정한 것을 지킨다.
12	회원은 자기 자신과 다른 회원을 돕기 위한 노력을 하며 다른 회원의 권익과 가치와 존엄성을 침해하지 않는다.
13	회원은 다른 회원에게 특정 종교, 정당, 단체, 상품을 권유하지 않는다.

이 외에도 회원들 다수가 원하는 규칙을 추가할 수 있고 회원들이 매 회기의 도입부마다 집단의 윤리강령을 소리내어 함께 읽어서 모임을 시작할 준비를 하는 것이 좋다. 이 윤리강령을 읽고 지키려고 노력할 때 개인 내면의 힘이 커져갈 수 있다. 이 윤리강령 중 가장 중요한 규칙은 비밀유지이다. 자조 모임은 안전하고 편안하게 자신의 이야기를 할 수 있는 곳이어야 한다. 따라서 모임에서 다루어진 내용은 모임 내에서만 의논되어야 한다. 비밀 유지의 중요함을 상기시키기 위해서라도 매 회기 끝 무렵 회원들과 함께 비밀유지와 관련된 구호를 외치고 모임을 마무리하는 것이 좋다(예: "나는 오늘 나눈 이야기를 밖에서 말하지 않겠다는 의미로 다 같이 박수 세 번 짝짝짝 치고 끝내도록 할게요." 등).

3) 자조 모임 중 일어날 수 있는 문제와 그 대처법

(1) 회원 이탈

각기 다른 이유로 더 이상 모임에 참석하지 않으려는 회원이 발생할 수 있다. 이때 회원이 이탈하는 이유를 알아보고, 다음과 같은 절차를 통해 문제해결적 태도를 취할 필요가 있다.

- 회원 간의 대립이나 운영 방식 등 집단 내부에 원인이 있는 경우: 모임과 관련된 이유라면 회원들이 함께 현재 상황과 그 개선 방법에 대해 논의해 보는 것이 필요하다.
- 의견 대립에 따른 갈등, 집단의 운영 방식에 대한 불만, 개인 시간 문제, 직업적 상태의 변경 등의 개인적인 사유가 있는 경우: 개인적인 사유라면 집단의 방침에 따라 추후 해당 회원이 복귀할 수 있는지 여부를 논의하는 것이 좋다.

(2) 회원 간 갈등

자조 모임에서는 자연스럽게 회원 간 갈등이 생길 수 있다. 다만 집단의 흐름을 깨고 회원이 이탈을 유발하는 등 전체 모임에 좋지 않은 영향을 미칠 수 있는 것들은 미리 조정하여 미연에 예방할 필요가 있다.

- 발언 기회 및 시간의 편중되어 있는 경우: 한 회원이 너무 오랜 시간 동안 이야기를 할 때 발표자는 모든 사람에게 동일한 발언 기회가 있으며 동등한 수준의 발언 시간이 제공되어야 함을 주지시킨다. 발표 시간에는 때로 스톱워치를 사용할 수도 있다.
- 끼어들기: 한 회원이 타 회원들의 발언에 지나치게 간섭하거나 말을 가로막는다면, 발표자는 타 회원의 발언 기회가 올 것임을 다시 한번 정중하게 알려주며 중재해야 한다.
- 불성실하거나 주제에 집중하지 못함: 이야기하는 주제에 대해 성실하게 논의하고 주의 깊게 경청할 수 있도록 대화 시의 매너를 환기시킨다.
- 특정 구성원이 차별적이거나 혐오적인 발언을 하였을 경우: 어떤 구성원이 다른 사람의 정체성에 대해 차별적이거나 혐오적인 발언을 하였을 경우(예: 외모 비하, 지역차별, 성차별적 발언 등), 이는 비단 그 말을 들은 당사자뿐만 아니라 다른 집단 회원들에게도 악영향과 상처를 줄 수 있다. 당사자가 항의할 수도 있지만 그 말을 들은 당사자는 그 자리에서 항의하거나 적절한 반응을 보이기 어려울 수 있다. 따라서 차별적이거나 혐오적인 발언이 등장했을 경우 촉진자가 해당 회원의 발언을 제지 또는 지적해야 하며 해당 회원의 발언이 윤리강령/집단 규칙에 위배되는 발언이었음을 집단 회원들에게 알려주어야 한다. 만약 가능하다면 게임이나 조언 시 혹은 모임 중 다른 회원의 발언에 기분이 상했을 때 주의를 요구하는 시각적 장치 혹은 물건 등을 사용할 수 있다(예: 특정한 색의 카드를 들어 현재 상황에 대한 불편함을 표현하고 대화의 시간을 가지는 것이다).

(3) 모임의 질을 떨어뜨릴 수 있는 행동

- 잦은 지각: 모임 전 공지나 첫 회기 모임에서 원활한 모임 진행을 위해서는 모두 시간을 지키는 것이 중요함을 강조한다. 만약 자주 지각하는 회원이 생기는 경우, 시간을 지키는 것에 대해서 촉진자가 따로 연락을 취해 보거나, 회기가 마무리될 즈음 모임 시작과 종료 시간에 대해 전체적으로 공지해 주는 것이 도움이 될 수 있다.

(4) 회원 간 친목

- 자조 모임 내에서 소수의 회원들끼리 무리를 형성하려 한다면 다양한 의견을 청취하지 못하거나 회원 간 갈등의 원인이 될 수 있다.
- 자조 모임 내에서 고정적 무리가 생기면 촉진자 등의 중재가 필요할 수 있다. 회기 내에서 특정 회원끼리 교류하기보다는 다양한 사람들과 이야기할 수 있도록 촉진자가 회원들의 발언 순서나 대화 순서를 골고루 배정하고, 말을 적은 회원이 발언의 기회를 충분히 가질 수 있도록 기회를 준다.
- 이미 사적으로 알고 지내는 회원들 몇 명이 자조 모임에 들어올 경우, 사전에 이미 친목이 형성되어 있어 다른 회원들이 소외감을 느끼거나 적응상의 어려움을 느낄 수 있다. 또한 누군가는 자조 모임의 성격에 맞지 않는 비윤리적 행동을 할 가능성도 있으며, 이 과정에서 자신의 목적을 위해 사적으로 이미 알고 지내는 사람들을 일부러 모임에 참여시키려 할 수도 있다. 이러한 문제를 미연에 방지하기 위해 자조 모임마다 회원 선발 방식이나 추가 회원 모집 방식에 대한 규칙을 미리 정해두는 것이 좋다.

10. 자조 모임의 원조 과정

문제적 상황에 사람들이 저항하고, 적응하고, 상황을 변화하도록 돕는 자조 모임의 원조 과정을 설명하는 이론은 상당히 많다. 여러 연구자들이 공통적으로 말하는 자조 모임의 원조 과정은 사회적 지지가 외적인 위협과 내적인 스트레스를 완충시킨다는 사회적 지지 이론, 어려운 상황에 관한 새로운 정보와 새로운 관점이 인지 재구조화를 자극한다는 인지 재구조화론, 개인이 자신과 유사한 사람들의 집단에 합류함으로써 개인의 정체성을 재평가한다는 준거 집단 이론, 그리고 타인을 돕는 행위에서 타인과 자신을 동시에 도와서 자신의 능력이 향상된다는 원조자 치료 원칙 the helper therapy principle으로 요약할 수 있다.

11. 디지털 시대에 발맞춘 비대면 인터넷 자조 모임

최근에는 대부분 자조 모임이 인터넷 자조 네트워크를 포함하는데 암 환자들은 인터넷 자조 모임에 참여하는 것이 장점이 더 많다고 하였다. 그래서 그들의 경험을 나누고 자신의 문제에 어떻게 극복했는지 생존자들의 이야기를 듣는 것을 유용하게 생각한다. Hegelson 등(2000)은 교육 중심과 정보제공 위주의 자조 모임은 유방암 환자의 신체적 기능 에 더욱 효과적이며, 정서 중심의 자조 모임은 배우자나 의료진의 지지가 부족한 여성들에게 더 효과적이다. 국내에서는 국립건강센터에서 토닥토닥 온라인 자조 모임을 개발하여 시범 운영한 결과 자조 모임 참여자 집단에서 우울감, 인지왜곡, 자살사고, 지각된 스트레스 및 외로움이 유의한 수준으로 감소하였으며, 자기효능감은 상승한 것으로 나타났다.

참고문헌

1. 김수진. 정신장애인 자조집단의 활성화를 위한 기초조사 연구. 서울여자대학교 석사 학위 논문. 1996.
2. 나은영. 만성 정신질환자의 능력 고취를 위한 자조집단의 형성과정에 관한 연구. 서울대학교 석사 학위 논문. 1996.
3. 문인숙 역. 사회 치료. 홍익재; 1990.
4. 신건철. 자조집단 프로그램의 참여가 성인 중도지체 장애인의 자아수용 및 인식 향상에 미치는 효과. 연세대학교 교육대학원 석사 학위 논문. 2003.
5. 신영화. 만성 정신장애인 자조 집단의 효과성에 관한 연구. 사회복지연구. 1995.
6. 오진아. 유방암 환자의 자조집단 참여 예측요인. 대한간호학회지. 2007;37(5):635-44.
7. 이명선, 유영미, 황은경. 유방암 여성들의 자조집단 활동 경험. Korean J Adult Nurs. 2014;26(4):466-78.
8. 이은남, 엄애용, 은영, 조경숙, 이경숙, 송라윤 외. 자조 그룹에 대한 개념 분석. 근관절건강학회지. 2024;21(1):1-10.
9. 이은미. 단주친목모임의 실태분석. 이화여자대학교 석사 학위 논문. 1992.
10. 차현미. 임파워먼트 관점에서의 중도지체장애인 가족보호 제공자 자조집단 프로그램 연구. 이화여자대학교 박사 학위 논문. 2022.
11. 최복천, 이미정, 윤은호, 조윤경, 백정연, 장지용 외. 발달장애인 자조집단 지원 매뉴얼. (재)한국장애인개발원. 2013.
12. 허지원 신혜민 최승원 김아란 이유진. 마음성장 프로그램 토닥토닥: 온라인 자조모임 촉진자 매뉴얼. 국립정신건강센터; 2021.
13. AA. 12단계와 12전통 (AA 연합단체 한국지부 역). AA 연합단체 한국 지부. 1981.
14. Borkman T. Experiential knowledge: A new concept for the analysis of self-help groups. Soc Serv Rev. 1976;50(3):445-56.
15. Brown LD, Shepherd MD, Merkle EC, Wituk SA, Meissen G. Understanding how participation in a consumer-run organization relates to recovery. Am J Community Psychol. 2008;42(1-2):167-78.
16. Gartner A, Riessman F. Self-help in the Human Services. Jossey-bass Inc; 1977.
17. Jacobs MK, Goodman G. Psychology and self-help groups. Predictions on a partnership. Am Psychol. 1989;44(3):536-45.
18. Kats AH. Application of self-help concepts in current social welfare. Social Work. 1965;10:68-74.
19. Kim JS. A grounded theory approach to the experience of leaders in self-help group for parents of children with cancer. Korean Journal of Social Welfare. 2005;57(2):405-34.
20. Kurtz LF. The self-help movement: review of the past decade of research. Social Work with Groups. 1990;13(3):101-15.
21. Stewart MJ. Professional interface with mutual-aid self-help groups: a review. Soc Sci Med. 1990;31(10):1143-58.
22. Zastrow CH. Social Work with Group: A Comprehensive Workbook. Belmont, CA: Cengage Learning; 2008.

PART 13

정신약물치료

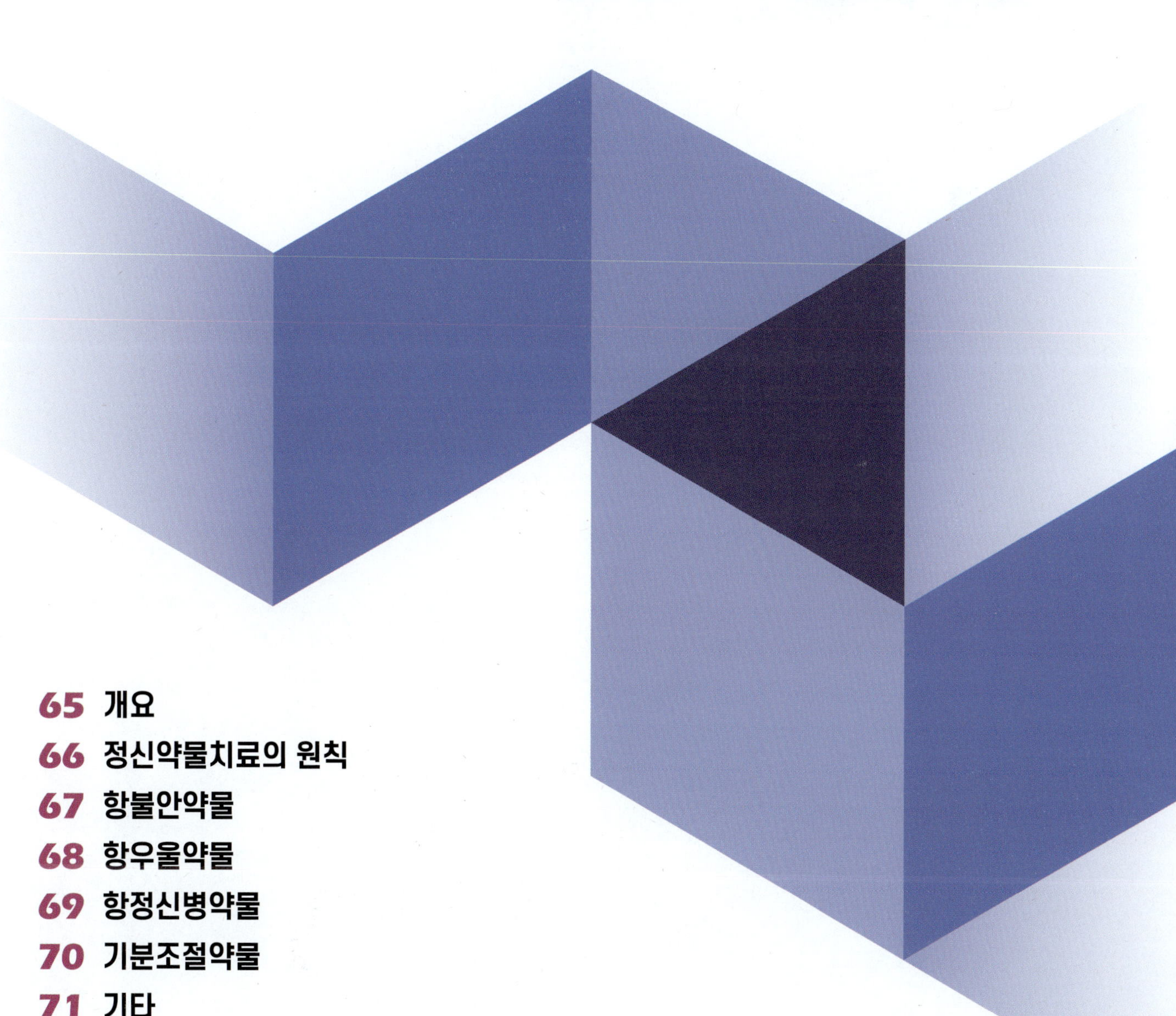

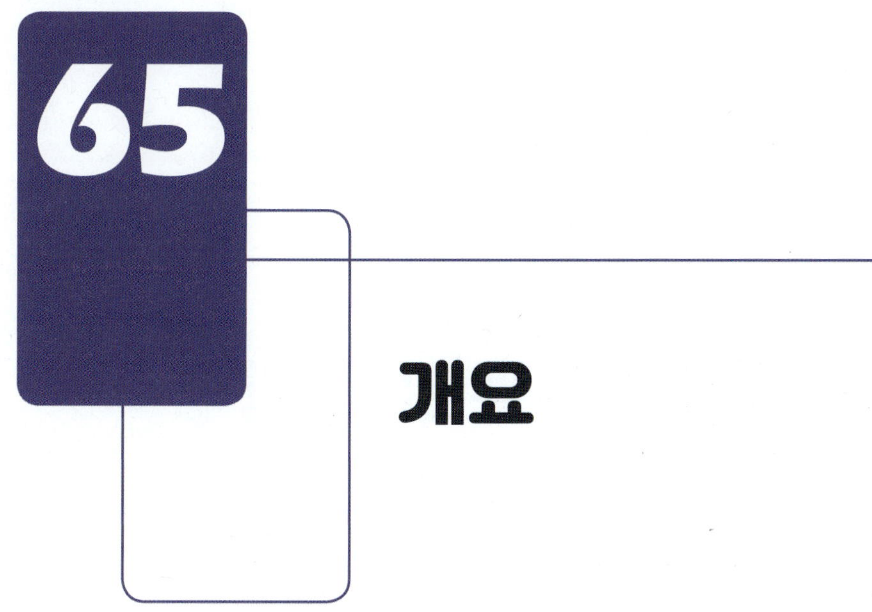

65 개요

염찬우, 함봉진

암 환자에서는 신체증상뿐 아니라 정신증상이나 정신장애가 흔하다. 암에 대한 심리적 반응, 항암치료제의 부작용, 뇌종양의 증상, 면역반응 등에 의해 정신증상이 발생할 수 있다. 정신증상은 암 환자의 삶의 질과 암 치료에 상당한 영향을 미치기 때문에 조기에 발견하여 안전하고 신속하게 조절할 필요가 있다.

정신약물은 암 환자의 정신증상 치료에 주요한 역할을 한다. 정신약물은 암 환자에서 흔한 불안장애, 우울장애, 섬망 등의 정신장애를 치료하고 불면, 불안, 초조, 우울, 감정조절 어려움, 망상, 환각 등의 정신증상을 조절하는 데 효과적이다. 대부분의 정신장애나 정신증상은 스스로 극복하기 어렵기 때문에 효과적인 치료가 필요하다. 또한, 정신약물은 암 환자의 식욕부진, 구역, 피로, 통증, 안면홍조, 가려움 등의 신체증상을 조절하는 데도 유용하다. 신체증상과 정신증상이 함께 있을 경우 두 가지 문제를 해결하기 위한 적절한 정신약물을 선택할 수 있다. 정신약물치료는 비약물적 중재에 비해 효과가 빠른 경우가 많다. 정신증상 또는 신체증상으로 인한 고통 때문에 암 치료에 지장을 받는 경우에 효과 빠른 치료법은 매우 유용하다.

본 장에서는 암 환자에서 정신약물 사용에 필요한 약동학, 약역학, 약물상호작용에 대한 지식을 제공하고 항불안약물, 항우울약물, 기분조절약물, 항정신병약물, 정신자극제 등 주요 정신약물의 사용과 관련된 정보와 지침을 제공한다.

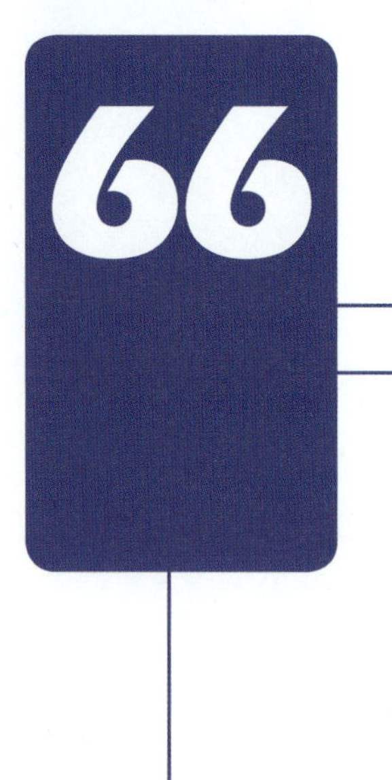

정신약물치료의 원칙

함봉진

암 환자에서 정신약물을 적절히 사용하기 위해서는 암 환자에 대한 정신과적 진단과 평가, 암 환자의 의학적 상태 및 투여 중인 약물에 의한 약역학 및 약동학의 변화, 그리고 항암치료제와 정신약물의 상호작용에 대한 이해가 필요하다.

1. 암 환자에 대한 정신과적 진단과 평가

암 환자의 정신증상은 정상적인 적응과정에서 일시적으로 경험하는 불안, 우울부터 주요정신장애의 진단기준에 부합하는 경우까지 다양한 스펙트럼을 갖는다. 정신병리에 대한 정확한 평가와 진단은 정신약물치료 계획을 세우는 데 매우 중요하다. 정신약물의 종류와 용량을 결정하는 데 의학적 상태와 신체증상에 대한 평가도 중요하다. 정신약물치료와 함께 생활습관관리를 포함한 비약물적인 치료를 병행해야 하는 경우가 많기 때문에 이에 대한 평가도 포함되어야 한다.

1) 정신병리에 대한 평가 및 진단

암 환자는 암 또는 암 치료의 직접적인 생리적 효과로 인해 정신장애 또는 정신증상이 발생할 가능성이 높기 때문에 이에 대한 감별이 필요하다. DSM-5에 의하면 정신장애는 원인적인 측면에서 정신장애(원발성), 다른 의학적 상태에 의한 정신장애, 약물 또는 물질에 의한 정신장애로 분류한다. 또한 암 환자는 암 진단과 치료과정에서 불안이나 우울 등의 정신증상을 동반한 적응장애를 경험하는 경우가 많다. 불안과 우울 등의 정신병리 또는 순응도 저하와 같은 비적응적 질병행동으로 신체상태가 악화되는 경우도 있다. 정신장애의 진단기준에는 부합하지 않지만 임상적으로 의미가 있는 정신병리가 나타나는 경우도 흔하다.

(1) 원발성 정신장애

DSM-5에 의하면 대부분의 정신장애(원발성)의 진단은 진단을 구성하는 정신병리가 '다른 의학적 상태 또는 약물(물질)의 직접적인 생리적 효과'에 의한 것이 아니어야 한다. 암 환자라도 정신증상과 그로 인한 영향이 암이나 그 치료와 관련이 없는 경우라면 원발성 정신장애로 진단하여야 한다. 암 진단 이전부터 치료 중인 정신장애가 있었다면 암 진단과 암 치료가 기존 정신장애에 미치는 영향과 기존에 복용 중인 정신약물이 암 환자의 의학적 상태와 항암치료제에 미치는 영향 등에 대해 평가를 하고 필요한 경우 정신약물 치료를 조정해야 한다.

(2) 다른 의학적 상태에 의한 정신장애

암 환자들은 암의 직접적인 영향이나 암 또는 암 치료에 대한 신체의 반응으로 정신장애가 발생하는 경우가 많다. 이와 같은 경우 원발성 정신장애의 기준이 아닌 '다른 의학적 상태에 의한 정신장애'의 진단기준을 적용한다. 다른 의학적 상태의 '직접적인 생리적 효과'에 의한 것이라는 기준을 충족해야 한다.

다른 의학적 상태에 의한 정신장애를 치료하기 위해서는 원인이 되는 의학적 상태를 해결하는 것이 근본적인 치료가 되겠지만 그렇게 할 수 없는 경우가 많고 원인으로 추정한 의학적 상태가 개선되어도 정신증상이 지속되는 경우가 흔하기 때문에 정신약물치료를 시행하게 된다.

(3) 약물 또는 물질에 의한 정신장애

항암치료제, 스테로이드, 면역억제제, 마약성 진통제 등의 약물이나 알코올, 마약 등 물질의 생리적 영향이 직접적인 원인이 되어 발생한 정신장애는 '약물 또는 물질에 의한 정신장애'의 진단기준을 적용한다.

약물이 원인이므로 원인 약물을 감량하거나 중단할 수 있는지 검토하는 것이 우선이고 그렇게 할 수 없는 경우에 정신약물 치료를 하는 것이 원칙이다. 원인으로 추정되는 약물을 중단한 다음에도 정신장애가 상당기간 지속되는 경우도 있기 때문에 정신약물치료를 얼마 동안 지속할지에 대해서는 개별적으로 판단해야 한다.

(4) 심리적 요인이 의학적 상태에 미치는 영향

암과 그 치료가 정신증상을 유발하기도 하지만 반대로 정신상태가 의학적 상태에 영향을 주기도 한다. 정신이 신체에 영향을 주어 발생한 장애라는 의미에서 정신신체장애라는 용어도 사용된다. DSM-5에서는 '다른 의학적 상태에 영향을 주는 심리적 요인'이라는 진단명이 사용되고 있다. '암에 의한 우울장애'와 같은 정신장애나 불안, 우울 등의 정신증상이 자율신경계, 내분비계, 면역계에 영향을 주어 통증, 식욕부진, 구역, 안면홍조, 가려움 등의 신체증상과 혈압, 혈당 등의 생리적 기능 및 염증 반응에 영향을 미치고 암 치료 성과에도 부정적인 결과를 초래할 수 있다. 치료거부 및 순응도 저하와 같은 대처방식이나 정신행동의 변화도 암 치료에 영향을 미친다.

따라서 정신약물치료, 생활습관관리, 대처능력향상을 통한 암 환자의 정신증상과 대처방식 개선은 매우 중요하다. 암 환자에 대한 이러한 치료적 접근이 암 환자의 신체증상의 개선, 치료순응도 증가, 생활습관의 개선, 대인관계 및 역할 수행 능력 향상, 삶의 질 향상에 상당한 도움이 되는 경우가 흔하다.

(5) 적응장애

암 환자들은 암 진단과 치료과정에서 적응의 어려움을 겪는다. 부적응적인 반응이 과도하고 오래 지속되고 그로 인해 상당한 고통을 받거나 대인관계, 직업 등 중요한 기능 수행에 상당한 장해가 초래될 때 적응장애 진단을 한다. 적응장애에는 들어주기, 공감하기, 설명과 교육, 생활습관관리 등을 통해 도움을 줄 수 있다. 불면, 불안, 우울 등의 증상이 상당한 수준으로 동반되어 있을 경우 정신약물치료를 병행하는 것이 빨리 회복하는 데 도움이 된다. 적응장애 단계를 지나 불안장애나 우울장애로 진행하는 경우도 있기 때문에 적응장애 상태가 지속된다면 진단 변경을 검토해야 한다.

(6) 역치하 정신장애

역치하 정신장애는 특정 정신장애의 임상양상을 보이기는 하지만 해당 정신장애 진단기준에서 요구하는 증상의 개수, 지속기간, 또는 심각도가 부족한 경우를 의미한다. 역치하 정신장애라도 암 환자에게는 상당한 고통을 초래할 수 있고 신체증상과 의학적 상태에도 영향을 줄 수 있기 때문에 빨리 개선해 주는 것이 필요하다. 일반적으로 역치하 정신장애는 진단기준에 부합하는 정신장애에 비해 더 적은 용량의 정신약물치료에도 효과가 좋을 수 있다.

(7) 정신증상

불면, 불안, 초조, 우울, 환각, 망상 등의 정신증상을 보이지만 특정 정신장애의 진단기준에는 부합하지 않는 경우도 많다. 정신증상의 종류와 심각도 그리고 그로 인한 영향 등을 고려하여 정신약물치료 및 비약물적 치료를 고려한다.

2) 의학적 상태 및 신체증상 평가

정신약물치료를 하기 전에 암 또는 기존의 신체질환의 상태와 복용 중인 약물 그리고 심장, 간, 콩팥 등의 주요 장기의 기능에 대한 평가가 필수적이다. 정신약물치료를 지속하는 중에도 의학적 상태와 종양약물 등 다른 약물 처방에서의 변화를 고려해야 한다.

암 환자에서 신체증상과 정신증상의 관계는 매우 중요하다. 신체증상으로 인한 고통 때문에 정신증상이 발생하거나 악화될 수도 있고, 반대로 정신증상으로 인해 신체증상이 발생하거나 악화될 수도 있다. 신체증상과 정신증상이 독립적으로 발생하였더라도 서로 증상을 악화시키는 악순환의 상호작용을 한다.

정신약물의 약리적 효과는 암 환자의 신체증상 조절에도 유용하다. 가령 항정신병약물은 항구역효과와 식욕항진의 효과가 있기 때문에 항암치료제에 의한 식욕부진과 구역증상 조절에 효과적이다. 불면, 불안, 초조, 우울 등의 정신증상과 구역 증상이 함께 있는 경우 항정신병약물의 일종인 olanzapine이 정신증상과 구역증상 모두에 효과적인 선택일 수 있다. 반면, 항우울약물 중에는 부작용으로 위장증상이 발생하는 경우가 종종 있기 때문에 식욕부진과 구역 증상이 있는 상태에서는 항우울제 투여에 의한 신체증상의 악화와 그로 인한 순응도 저하에 주의해야 한다. 따라서 암 환자의 정신약물치료에서 신체증상에 대한 평가는 매우 중요하다.

3) 생활습관 평가

수면, 운동, 일주기리듬 등 생활습관이 암의 발생 및 재발에 관련이 있다는 사실은 널리 알려져 있다. 암 환자들이 흔히 겪는 신체증상과 정신증상도 생활습관과 관련이 높다. 정신약물치료와 생활습관관리는 상호 시너지 효과를 갖기 때문에 정신약물치료에서도 생활습관에 대한 평가가 중요하다.

2. 항암치료제와 정신약물의 상호작용

정신약물로 인해 항암치료제의 치료효과가 감소하거나 독성효과가 악화되지 않도록 주의가 필요하다. 암 치료에서는 항암치료제, 보조 약물, 기존에 사용중인 약물 등으로 인한 약물-약물 상호작용이 흔히 발생한다. 항암치료제와 정신약물 사이에서도 복잡한 약동학적, 약역학적 상호작용이 발생할 수 있다.

1) 약동학적 상호작용

항암화학요법에 의한 약동학적 영향에는 사이토크롬 P450 (CYP) 효소와 단가아민산화효소의 활성 변화, 간과 콩팥 독성에 의한 대사와 배설의 감소, 저알부민혈증에 의한 분포의 변화, P-글라이코단백질 활성증가에 의한 흡수 기능의 변화 등이 있다.

(1) 약물대사 변화에 의한 약물-약물 상호작용

약물은 효소에 의해 대사되는 기질이면서 동시에 효소의 활성을 유도하거나 억제하는 역할을 하기 때문에 약물-약물 상호작용이 발생한다. 특히, CYP 동종효소가 중요하다. 많은 항암치료제가 CYP3A4의 활성을 억제하는 억제제 역할을 한다. CYP3A4를 억제하는 항암치료제는 CYP3A4로 대사되는 benzodiazepines, desvenlafaxine, quetiapine, ziprasidone, pimozide, modafinil, fentanyl 등의 대사를 낮추기 때문에 생체이용률과 혈장 수준을 올릴 수 있다. CYP1A2를 억제하는 약물(예: 고용량의 interleukin-2)은 olanzapine과 clozapine의 대사를 낮출 수 있다. procarbazine은 단가아민산화효소를 억제하기 때문에 세로토닌 재흡수억제 작용이 있는 항우울제(삼환계 항우울제, 선택적 세로토닌 재흡수억제제, 세로토닌 노르에피네프린 재흡수억제제, 단가아민산화효소억제제) 또는 meperidine, fentanyl, tramadol 등의 아편제제와 함께 사용하면 세로토닌 증후군 발생 위험이 높아진다.

많은 항암치료제가 CYP3A4의 기질이기 때문에 CYP3A4 활성 유도나 억제 효과가 있는 약물을 함께 사용하면 항암효과가 감소하여 생존율이 저하되거나 독성 효과가 증가할 수 있다. fluoxetine과 fluvoxamine 같은 CYP3A4 억제제는 항암치료제의 혈중 농도를 높여 독성을 증가시킬 수 있다. modafinil은 CYP3A4를 유도하기 때문에 항암치료제 효과를 저하시킬 수 있다. carbamazepine, phenytoin, phenobarbital은 CYP3A4를 포함하여 여러 CYP의 활성을 유도하기 때문에 항암치료제의 효과를 저하시킬 수 있다.

일부 항암치료제는 전구약물prodrug 상태에서 CYP에 의해 활성 형태로 전환된다. tamoxifen은 CYP2D6와 CYP3A4, cyclophosphamide는 CYP2B6, dacarbazine은 CYP1A2, ifosfamide는 CYP3A4에 의해 활성화된다. Tamoxifen을 복용 중인 유방암 환자에게 CYP2D6를 억제하는 fluoxetine, paroxetine, sertraline, duloxetine, bupropion, atomoxetine을 투여하면 tamoxifen의 활성대사물인 endoxifen 생성이 차단되어 유방암 재발률을 높일 수 있다. 마찬가지로 cyclophosphamide를 투여 중인 환자에게는 CYP2B6 억제제인 paroxetine, fluoxetine, fluvoxamine을 함께 사용하지 말아야 한다.

(2) 신장 배설 변화에 의한 약물-약물 상호작용

신장독성을 가진 항암제는 사구체여과율을 감소시킬 수 있기 때문에 신장으로 배설되는 약물의 혈중 농도가 상승하고 독성 효과가 나타날 수 있다. cisplatin 같은 platin 계열의 항함치료제, methotrexate, ifosfamide, aldesleukin 등 여러 약물들이 신장독성 작용을 갖는다. 하지만 이런 약물들이 신장독성을 갖는다고 반드시 신장의 약물 배설이 줄어드는 것은 아니다. lithium을 복용 중이던 환자에게 cisplatin을 투여한 뒤 lithium 농도가 증가하지 않았다는 사례 보고들이 있다. 신장독성 약물을 투여 받고 있는 환자에게 lithium 같이 치료범위가 좁으면서 신장으로 배설되는 약물을 투여할 경우 사구체여과율에 따라 초기 용량을 결정하고(대개는 낮은 용량) 약물의 농도를 추적하면서 용량을 조절해야 한다.

(3) 약물 분포의 변화

약물은 혈중에서 알부민과 결합한 형태와 유리된 행태로 존재한다. 유리된 형태의 약물이 약리 작용을 갖는다. 의학적 상태나 약물로 인해 혈청 알부민 수준이 감소하면 알부인과 결합한 약물의 비율이 감소하고 유리 형태의 약물이 증가하기 때문에 약물의 생체이용률이 증가하고 독성 효과가 나타날 수 있다. 일반적인 약물농도 측정은 알부민 결합 형태와 유리 형태를 합쳐서 하기 때문에 치료범위의 약물농도에서도 독성 효과가 나타날 수 있다. asparaginase는 혈청 알부민 수준을 낮추는 것으로 알려져 있기 때문에 정신약물을 같이 투여할 경우 알부민과 결합하지 않은 유리 형태의 정신약물이 증가하여 부작용이 발생할 수 있다.

2) 약역학적 상호작용

(1) QT 연장

많은 항암치료제들이 QT를 연장시키기 때문에 ziprasidone, haloperidol, risperidone, paliperidone, quetiapine, olanzapine 등의 항정신병약물을 함께 사용할 때 주의가 필요하다. ziprasidone은 QT 연장의 위험이 다른 약물에 비해 더 높기 때문에 주의가 필요하고, aripiprazole은 안전한 편에 속한다. haloperidol은 정맥주사로 투여할 때 QT 연장의 위험이 더욱 높아진다. 섬망 등으로 항정신병약물을 사용할 수밖에 없는 경우에는 심전도를 주기적으로 관찰하면서 주의해서 투여해야 한다.

(2) 저혈압

많은 항암치료제가 혈압을 낮춘다. 삼환계 항우울제나 항정신병약물도 혈압을 낮추는 효과가 있을 수 있기 때문에 병용할 때 주의가 필요하다. 기립성 저혈압 증상에 대한 문진이나 주기적인 혈압 측정이 필요할 수 있다.

(3) 구역과 구토

많은 항암치료제가 구역과 구토를 유발한다. 선택적 세로토닌 재흡수억제제, 세로토닌 노르에피네프린 재흡수억제제, lithium 등 여러 정신약물들이 구역을 유발하기 때문에 항암치료제와 함께 투여하면 구역과 구토 부작용이 악화될 수 있다. 반면, 항정신병약물은 구역과 구토를 조절하는 데 효과적이다. NCCN의 '항암치료제에 의한 구역과 구토 관리 지침'에 olanzapine이 용법의 하나로 추천되고 있다.

3. 암 환자에서 정신약물치료의 실제

암 환자에서 정신약물치료를 하기 위해 필요한 정신과적 진단과 평가, 암 환자의 의학적 상태와 항암치료제에 의한 약동학 및 약역학의 변화, 항암치료제와 정신약물의 상호작용 등에 대해 알아보았다. 실제 임상에서는 이러한 지식을 기반으로 개인의 특성이나 상황을 고려하여 맞춤형 진료를 해야 한다.

정신약물의 부작용, 정신약물과 항암치료제의 상호작용 등으로 인한 위험을 피할 수 없는 경우가 흔하다. 정신약물 추가에 의한 이득과 위험을 예측하고 결정을 해야 한다. 암 환자에서 약물 상호작용에 대한 지식은 이론적인 경우가 많기 때문에 실제 현실에서 적용하여 확인하는 것은 임상가의 몫이 될 수밖에 없다. 가령, QT 연장 위험이 높은 섬망 환자에게 항정신병약물 투여하거나 사구체여과율이 낮은 환자에게 lithium을 투여해야 하는 경우도 있다. 위험 예측과 함께 적은 용량으로 시작하여 부작용과 효과를 관찰하면서 용량을 조절하는 전략이 필요하다. 정신약물 투여 후 이득이 없거나 이득보다 위험이 높다고 판단되면 바로 중단해야 한다.

암과 그 치료에 의해 발생하는 정신병리는 다양해서 어느 하나의 진단에 국한되지 않는 경우가 많다. 따라서 진단 및 정신병리의 위계나 향후 발생 또는 악화될 위험이 높은 정리병리 등에 대한 고려를 하면서 정신약물치료 계획을 세워야 한다. 암 또는 그 치료에 의한 정신증상의 치료는 원발성 정신장애 치료와는 다를 수 있다. 약물의 종류와 용량을 결정할 때도 원발성 정신장애의 진료지침과는 달리해야 할 상황이 흔하다. 가령 불면, 불안, 초조 등의 증상에도 항정신병약물을 선택할 수 있다. 섬망 발생의 위험이 높거나 구역증상이 심하거나 충동성이 높거나 항우울제와 항불안제만으로 증상조절이 어렵다고 예상될 경우에 항정신병약물을 사용할 수 있다. 암 환자에서 정신증상은 적은 용량의 정신약물에도 효과가 충분할 수 있고 부작용도 발생할 수 있기 때문에 적은 용량으로 시작해야 한다. 환자가 가능한 빨리 암치료를 받을 수 있는 상태가 되도록 도와주는 것이 암 환자의 정신약물치료의 목표 중의 하나라는 점도 중요하다.

암 환자의 정신증상이나 적응상태는 시간에 따라 변할 수 있음을 고려해야 한다. 암 환자의 의학적 상태와 투여되는 약물이나 치료의 변화, 가족 또는 직장에서의 상황변화, 심리적 변화 등에 의해 주요 정신건강문제가 바뀔 수 있다. 정신약물치료 또한 그러한 변화를 적시에 반영해야 한다.

정신약물에 의한 정신 및 신체 부작용의 발생에 대해서도 지속적으로 평가해야 한다. 정신약물의 부작용을 암이나 그 치료에 의한 증상으로 간과해서는 안 된다. 정신약물에 의한 부작용 발생은 개인에 따라 차이가 크기 때문에 개별 환자에서 부작용이 적은 정신약물을 찾는 노력이 필요하다.

암 환자의 정신약물치료에 대한 동기와 순응도를 높이기 위한 노력이 필요하다. 암 환자들은 정신약물의 부작용에 대한 염려가 높은 경우가 흔하기 때문에 정신약물치료가 필요한 이유와 그로 인한 이득을 환자의 입장에서 이해할 수 있도록 설명을 해야 한다.

정신약물치료와 상담과 교육, 생활습관관리, 명상이완치료, 인지행동치료 등의 비약물적 중재를 병행하는 것이 효과적이다. 정신건강문제의 종류와 심각도에 따라 정신약물치료와 비약물치료의 순서와 비중을 조절할 수 있어야 한다.

참고문헌

1. American Psychiatric Association. Diagnostic and statistical manual of mental disorders. 5th ed. Arlington, VA: American Psychiatric Publishing; 2013.
2. Grassi L, Riba M. Psychopharmacology in oncology and palliative care. 2nd ed. Berlin: Springer; 2014. p. 345-92.
3. National Comprehensive Cancer Network. Antiemesis, NCCN Clinical Practice Guidelines in Oncology (NCCN Guidelines). 2015.
4. Pietruszka LJ, Biermann WA, Vlasses PH. Evaluation of cisplatin-lithium interaction. Drug Intell Clin Pharm. 1985;19(1):31-2.
5. Yang L, Panetta JC, Cai X, Yang W, Pei D, Cheng C, et al. Asparaginase may influence dexamethasone pharmacokinetics in acute lymphoblastic leukemia. J Clin Oncol. 2008;26(12):1932-9.

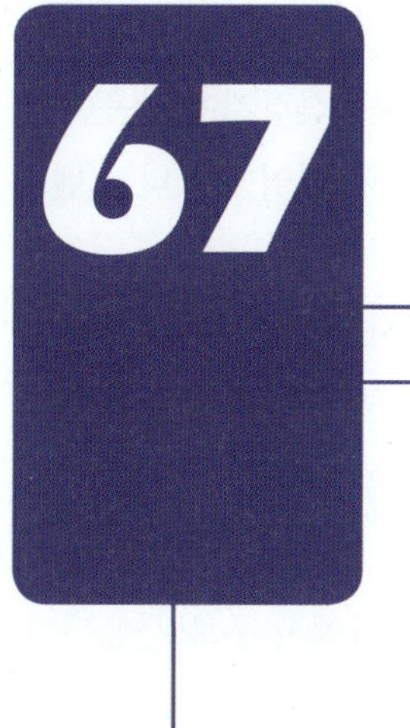

67 항불안약물

김원형

1. 개요

암을 겪은 환자들 대다수는 치료를 독려하는 적응 반응으로 불안을 경험한다. 그러나 일부 환자들은 불안이 디스트레스로 작용하여 부정적인 영향을 미치기 때문에 이를 다루기 위한 치료가 필요하다. 암 치료 중 불안을 조절하기 위해 항불안제뿐만 아니라 선택적 세로토닌 재흡수 억제제, 선택적 세로토닌-노르에피네프린 재흡수 억제제와 같은 항우울제도 사용된다. 또한, 아리피프라졸aripiprazole, 퀘티아핀quetiapine, 올란자핀olanzapine과 같은 항정신병 약물도 불안을 조절하는 데 도움이 될 수 있다.

벤조디아제핀은 1950년대에 처음으로 개발된 이후로 현재까지 광범위하게 사용되고 있다. 이러한 약물은 높은 효과와 안전성을 지니고 있지만, 남용과 의존성의 위험이 있어 사용 시 주의가 필요하다. 남용 위험이 높은 환자들에게는 buspiron과 같은 다른 작용을 가진 항불안제가 사용될 수 있다.

2. 효과 및 적응증

벤조디아제핀의 작용 기전은 억제성 신경전달물질인 GABA (gamma-aminobutyric acid)와 밀접한 관련이 있다. GABA는 GABA-벤조디아제핀 수용체 복합체와 결합하여 클로라이드 이온 통로를 활성화시켜 신경세포의 흥분을 억제하는 역할을 한다. 벤조디아제핀은 직접적으로 GABA 수용체나 클로라이드 이온 통로에 영향을 미치지 않지만, 벤조디아제핀 수용체와 결합하여 클로라이드 이온 통로의 활성 빈도와 개방 시간을 증가시킨다. 다시 말해, 벤조디아제핀은 GABA의 중추신경 억제 기능을 강화하여 항불안, 항경련, 근이완 및 진정 효과를 나타낸다.

벤조디아제핀은 경구로 복용 시 호지질성lipophilic으로 빠르게 위장관으로 흡수된다. 높은 지질용해도를 가진 약물은 30분에서 1시간 이내에 혈중 최고 농도에 도달하며, 낮은 지질용해도를 가진 약물은 8시간이 걸린다. 이러한 호지질성 특성으로 인해 벤조디아제핀은 혈액-뇌-장벽blood-brain barrier, BBB를 빠르게 통과하여 중추신경계에 작용한다. 벤조디아제핀 중 로라제팜과 미다졸람은 근육주사 및 정맥주사로 사용 가능하며, 간에서 대사가 일어나는 다른 벤조디아제핀은 간 기능이 저하된 환자나 노인에게 사용 시 주의가 필요하다.

벤조디아제핀은 CYP 효소를 유도하지 않아 비교적 안전하다. 그러나 CYP3A4를 통해 대사되기 때문에 CYP3A4를 억제하는 약물이나 자몽 주스에 의해 혈장 농도가 증가할 수 있고, CYP3A4 활성을 증가시키는 약물에 의해 혈장 농도가 감소할 수 있다. 또한, 벤조디아제핀은 마약이나 알코올과 같은 진정효과를 유발하는 약물들과 함께 복용 시, 경쟁적인 CYP 이용으로 인해 벤조디아제핀의 대사가 감소하여 생명을 위협할 수 있는 상황이 발생할 수 있다.

벤조디아제핀은 암 환자의 적응장애, 의학적 상태로 인한 불안장애, 불면증 등 다양한 상황에서 주로 사용된다. 또한, 범불안장애, 공황장애, 강박장애, 외상후 스트레스장애에도 효과가 있으며, 알코올의 금단증상 및 해독detoxification에도 사용된다. 특히, 일부 벤조디아제핀은 암 환자들에게 기존의 항구토제가 효과가 없는 경우 대안으로 고려된다.

벤조디아제핀은 암 환자들이 경험하는 불안이 수반된 적응장애, 의학적 상태로 인한 불안장애, 그리고 불면증에 주로 활용된다. 또한, 범불안장애, 공황장애, 강박장애 등 다양한 상황에서 적응증이 확인되며, 외상후 스트레스장애의 과각성상태를 경감시키기 위해서도 사용된다. 알코올의 금단증상을 조절하고 해독에 유용하게 쓰일 뿐만 아니라, 항정신병약물로 유발되는 정좌불능증에도 효과적으로 활용된다. 특히 로라제팜과 같은 벤조디아제핀은 암 환자들에게 기존의 항구토제가 효과가 없는 경우에 대체로 사용될 수 있다.

3. 부작용Common

벤조디아제핀의 부작용은 진정 작용과 수행 기능의 저하, 의존 및 남용, 금단 증상, 호흡 억제, 그리고 탈억제 작용 등이 있다. 이러한 부작용은 다른 정신건강의학과 약물과 마찬가지로 각 개인의 신체적 상태, 뇌의 상태, 약물 감수성 등에 따라 다를 수 있다. 일부 사람들은 약물에 민감하게 반응하거나 반대로 뚜렷한 효과가 나타나지 않을 수 있다. 따라서, 뇌질환을 가진 환자나 고령의 환자, 신체 기능이 떨어지는 환자에서는 작용시간이 짧고 활성화된 대사산물이 적은 벤조디아제핀을 선택하는 것이 바람직하다.

벤조디아제핀의 진정 작용은 대부분 중추신경계의 억제 효과에 기인한다. 진정 작용은 치료적 효과로 간주될 수 있지만, 주간에 나타나는 피곤감, 졸림, 집중력 저하, 근무력 감, 몸의 균형감각 상실, 조화운동불능, 말더듬, 시야흐림, 어지럼증 등은 부작용으로 판단된다. 또한, 간 기능, 인지 및 운동 기능이 약한 노인에서는 혼동, 섬망과 같이 심각한 부작용이 나타날 수 있으며, 이로 인해 낙상이나 골절의 위험이 높아진다. 다만, 이러한 부작용은 치료적 용량에서는 큰 문제가 없다.

낮 시간 동안 나타나는 진정 작용은 반감기가 긴 클로나제팜과 디아제팜을 복용하게 된 경우에 비교적 흔하게 나타나나, 반감기에 관계없이 야간에 많은 용량을 복용하면 주간에도 졸리움이 나타날 수 있다. 벤조디아제핀의 진정 작용은 주로 초기에 나타나는 경우가 많으므로, 복용 초기에는 운전이나 위험한 신체 활동은 피하도록 권장되며, 치료 초기부터 같은 용량을 하루 3번 복용하는 것이 권장되지 않는다. 낮 시간 동안 진정 작용을 피하기 위해서는, 낮에는 비교적 저용량을 투여하고, 불면증에 도움을 주기 위해서는 야간에는 낮보다 고용량을 투여하는 것이 선호된다.

알프라졸람과 트리아졸람과 같은 단기 작용 벤조디아제핀 약물이 클로나제팜과 같은 장기 작용 벤조디아제핀보다 남용과 의존성의 위험이 높다. 또한, 일반적인 치료 용량보다 높은 용량을 복용하거나 장기간 복용 시에 신체적 의존성이 나타날 수 있다. 고용량의 벤조디아제핀을 복용하던 중 갑자기 투약을 중단하면, 심각한 신체적 및 심리적 금단 증상들이 나타날 수 있다. 벤조디아제핀 약물의 금단 증상으로는 불안, 과민성, 불면, 피로감, 두통, 근육경련, 통증, 진전, 발한, 어지럼증, 오심, 식욕저하, 우울증상, 이인증, 비현실감, 감각항진, 그리고 정신병적 증상들이 나타날 수 있다. 금단 증상들은 투약을 중단 직후에 나타나며, 수개월까지도 지속될 수 있다. 금단 증상들은 반감기가 짧은 벤조디아제핀에서 더 빠르게 나타나며, 심한 경우 사망에 이를 수도 있다. 금단 증상들은 복용하던 벤조디아제핀 약물을 다시 복용하면 회복이 가능하며, 대부분의 경우 다른 벤조디아제핀 약물 투여로도 금단 증상들이 완화될 수 있다. 금단 증상을 방지하면서 벤조디아제핀을 줄이고자 할 때는 반감기가 짧은 벤조디아제핀을 반감기가 긴 벤조디아제핀으로 교체한 이후 매주 10% 정도씩 용량을 감량하는 방법이 권장된다.

벤조디아제핀은 상기도 근긴장도를 감소시키고, 고탄산혈증에 대한 각성반응을 둔화시켜 호흡억제를 일으킬 수 있다. 이러한 특성으로 인해 신체기능이 저하되거나 만성폐쇄성호흡질환 및 폐쇄성수면무호흡증 환자에서 주의가 필요하다. 이러한 환자들에게 벤조디아제핀을 사용할 때는 산소 포화도를 주기적으로 검사하는 것이 도움이 될 수 있다.

벤조디아제핀은 진정 작용을 일으키지만, 불안, 안절부절, 공격성, 흥분, 분노반응, 행동조절장애 등과 같은 행동의 탈억제disinhibition를 초래하여 공격적인 행동이 나타날 수 있다. 이러한 현상은 주로 노인 환자, 뇌손상 환자, 반사회적이나 경계성 성격환자에서 나타날 수 있으므로 투여 시 주의 깊은 관찰이 필요하다.

벤조디아제핀은 과량 복용에는 비교적 안정하지만, 여러 종류의 진정 효과를 함께 복용하거나, 마약이나 알코올과 같이 벤조디아제핀의 약리 작용을 증가시키는 약물을 함께 과량으로 사용하는 경우에는 사망에 이를 수 있다.

불안증이 동반된 우울증의 경우 벤조디아제핀이 병용되는 경우가 많지만, 우울증이나 우울성 불안에 단독으로 사용할 경우 자살 경향이 증가할 수 있으므로 신중하게 투여해야 한다. 또한, 심한 우울증이나 자살 의도가 있는 환자에게 벤조디아제핀이 자살 도구로 사용될 수 있기 때문에 신중한 사용이 필요하다.

1) 알프라졸람alprazolam

알프라졸람은 가장 많이 사용되는 벤조디아제핀으로, 주로 범불안장애와 공황장애, 그리고 다른 의학적 상태(암)로 인한 불안장애에 사용된다. 뿐만 아니라, 생리전 증후군, 과민성 대장증후군, 불안을 동반한 신체화 증상, 그리고 불면 등에도 처방된다.

동반된 신체질환이나 장기간의 복용 시에는 주기적인 간기능 검사가 필요하며, 장기간 복용 시에는 의존성, 내성, 그리고 금단 증상에 유의해야 한다. 따라서 12주 이내로 사용하는 것이 권고된다.

알프라졸람은 경구 복용 후 1-2시간 이내에 혈중 최고 농도에 도달하며, 반감기는 6시간에서 27시간으로 하루 3번 복용하기도 한다. 대체로 하루 0.125 mg부터 4 mg까지 조절이 가능하지만, 심한 공황장애에서는 6 mg까지 사용할 수 있다. 초기 투여 용량은 진정작용을 고려하여 0.125 mg로 시작하는 경우가 많지만, 불안이 심한 경우에는 0.25 mg로 시작할 수 있다.

과량 복용 시 치명적일 수 있으므로 주의가 필요하며, 술과 함께 복용 시 진정, 혼란, 혼수 등이 나타날 수 있다. 장기간 고용량 복용 후 갑작스러운 중단은 경련이 나타날 수 있기 때문에 충분한 기간을 갖고 용량을 감량해야 한다. 간장애와 신장애가 있는 경우에는 용량을 감량하여 사용해야 한다.

암 환자에게 사용 시 다른 의학적 상태(암)에 의한 불안과 함께 불안을 동반한 적응장애에 효과가 있으며, 불안이 동반된 우울증에도 사용 가능하다. 또한, 최근 후향적 연구에서 췌장암을 동반한 환자에게 알프라졸람이 무진행 생존율progression-free survival을 늘린다는 보고도 있다.

2) 로라제팜lorazepam

로라제팜은 불안장애, 우울증상을 동반한 불안, 불면, 알코올 금단 증상, 두통, 공황장애에 사용되며, 섬망의 부가적인 치료로도 활용된다. 다른 벤조디아제핀과 마찬가지로 장기간 복용 시에는 의존성, 내성, 금단 증상에 주의해야 하므로 12주 이내로 사용하는 것이 권고되지만, 임상 현장에서는 더 길게 사용되기도 한다.

로라제팜은 복용 2-4시간 이내에 혈중 최고 농도에 도달하며, 반감기는 10-20시간으로 하루 3번 복용할 수 있다. 대개 구강용량은 하루 2-6 mg이고, 주사제는 1-4 mg를 근주 또는 정주로 사용하며, 정주로 사용 시에는 천천히 주사한다. 구강 제제의 경우 0.5 mg로 시작하는 경우가 많으나, 불안, 불면이 심할 때는 1 mg로 시작할 수 있다.

haloperidol 근주와 함께 동시에 로라제팜 근주 시 시너지 효과가 있어 초조가 심하거나 폭력적인 환자를 진정시키는 데 함께 사용될 수 있다. 장기간 고용량 복용 후 갑작스러운 중단은 경련이 나타날 수 있기 때문에 충분한 기간을 갖고 용량을 감량해야 한다. 간장애 환자에서는 용량 조절이 필요하지 않으나 신장애가 있는 경우에는 용량을 감량하여 사용해야 한다.

암 환자에게 사용 시 다른 의학적 상태(암)에 의한 불안과 함께 불안을 동반한 적응장애에 효과가 있으며, 불안이 동반된 우울증에도 사용 가능하다. 또한 항암제 유발 오심 및 구토에 효과가 입증되어 임상 현장에서 널리 사용되고 있다.

3) 클로나제팜clonazepam

클로나제팜은 주로 공황장애, 경련, 불면증에 사용되며, 수면 장애 중 렘수면행동장애REM sleep behavior disorder, 하지불안증후군restless legs syndrome, 주기성 사지 운동 증후군periodic limb movement disorder, 이갈이bruxism에서도 널리 사용된다.

클로나제팜은 복용 1-2시간 이내에 혈중 최고 농도에 도달하며, 반감기는 18-50시간으로 하루 1-2회 복용하는 경우가 많다. 경련성 질환의 경우 하루 20 mg까지 사용할 수 있으나, 공황장애의 경우 하루 0.5-2 mg이 권고 용량이다.

주로 0.25 mg로 시작하는 경우가 많으나, 불안, 불면이 심할 때는 0.5 mg로 시작할 수 있다. 간장애와 신장애가 있는 경우 용량을 감량하여 사용해야 한다.

암 환자에게 사용 시 다른 의학적 상태(암)에 의한 불안과 함께 불안을 동반한 적응장애에 효과가 있으며, 불안이 동반된 우울증에도 사용이 가능하다.

4) 트리아졸람triazolam

트리아졸람은 불면증에 주로 사용되는 약물로, 혈중 최고 농도에 빠르게 도달하고 반감기가 짧아 효과가 빠르게 나타난다. 이러한 특성으로 인해 의존 및 남용의 위험성이 높아 사용 시 주의가 필요하다. 2024년 기준으로, 국내에서 트리아졸람은 한 번 처방 시 3주 이내만 처방이 가능하다.

트리아졸람은 복용 후 40-120분 이내에 혈중 최고 농도에 도달하며, 반감기는 2-3시간으로 매우 짧다. 수면 직전에 복용하는 것이 권장되며, CYP450 3A4 억제제와 함께 사용 시 triazolam 청소율이 감소하여 혈중 농도가 증가할 수 있다는 점에 유의해야 한다.

암 환자의 불면증에서 처방이 가능하지만, 신체 기능이 떨어진 환자에서는 섬망을 일으킬 수 있으므로 처방 시 주의가 필요하다. 환자의 상태를 신중하게 고려하고, 의사의 지도 아래에서 사용되어야 한다.

5) 디아제팜diazepam

디아제팜은 다양한 상태에서 사용되는 벤조디아제핀으로, 주로 불안장애, 급성 초조, 떨림, 알코올성 금단증상(섬망, 환각), 근육경직, 불면, 긴장증, 전환장애, 간질지속상태 등의 치료에 광범위하게 사용된다.

디아제팜은 30-60분 이내에 혈중 최고 농도에 도달하며, 반감기는 20-50시간으로 하루 3번 복용하기도 한다. 주로 구강으로 복용되며, 복용 용량은 4-40 mg이며, 초기에는 주로 2 mg로 시작하는 경우가 많다. 불안이나 불면증이 심한 경우에는 5 mg로 시작하기도 한다. 사용 시에는 환자의 간 기능 및 신장 기능을 고려하여 용량을 조절해야 한다.

디아제팜이 glioblastoma (뇌종양 중 하나)의 항암 유발 오심에 효과가 있다는 보고가 있지만, glioblastoma 항암제인 temozolomide의 효과를 줄인다는 연구 결과도 있어 사용 시에는 주의가 필요하다. 의사의 지도 아래에서 사용되어야 하며, 환자의 상태에 따라 신중한 처방이 필요하다.

6) 부스피론buspirone

부스피론은 주로 5-HT1A 수용체의 완전 효과제full agonist로 작용하며, 시냅스 후 수용체에서는 부분 효과제partial agonist로 작용한다. 벤조디아제핀류 약물과는 달리 GABA에 영향을 미치지 않는다.

부스피론은 범불안장애의 치료에 사용되어 승인을 받았으나, 다른 불안장애인 공황장애 등에는 승인을 받지 못했다. 우울증 적응증은 없지만, 세로토닌 활동성을 증가시켜 항우울 효과가 있을 것으로 추정된다. 벤조디아제핀과는 달리 진정 효과 및 금단 증상이 없어서 주의 집중을 요하는 활동에 미치는 영향이 적다.

부스피론은 복용 직후에 효과가 나타나지 않으며, 일반적으로 2-4주 정도 지나서 효과가 나타난다. 이로 인해 부스피론은 급성 불안보다는 만성적인 불안에 효과가 좋다고 알려져 있다.

1시간 이내에 혈중 최고 농도에 도달하며, 반감기는 2-3시간 정도로 하루 3번 복용한다. 초기 용량으로 5 mg을 하루 두 번 복용하며, 최대 용량은 60 mg이다. 간 기능이나 신 기능에 장애가 있는 경우 혈중 농도 증가가 있을 수 있어 주의가 필요하다. 또한, cytochrome P450 3A4로 대사되어 fluoxetine와 복용 시 혈중 농도 증가가 나타날 수 있다.

부스피론의 부작용으로는 어지러움, 두통, 초조, 진정 작용, 오심 등이 나타날 수 있다. 부작용이 나타날 경우 의료 전문가와 상담하여 조절이 필요하다.

7) 베타 수용체 차단제

베타 수용체 차단제는 교감 신경의 베타 수용체를 차단하여 심근 수축력과 심장 박동수를 감소시키는 약물이다. 정신건강의학과에서 가장 널리 사용되는 베타 수용체 차단제인 propranolol은 β1과 β2 수용체에 동등한 효과를 보인다. 주로 고혈압, 협심증, 부정맥등 심혈관계 질환 치료에 사용되는 약물이다.

정신건강의학과에서는 불안증상 치료에 널리 쓰인다. propranolol은 범불안장애, 공황장애, 광장공포증, 외상 후 스트레스장애의 불안증상 경감을 위해서 보조적으로 사용된다. 하지만 메타분석 결과에서는 불안장애에서 propranolol의 사용 효과에 대한 근거가 불충분하다는 보고도 있다. 또한, 베타 수용체 차단제는 본태성 진전뿐만 아니라 lithium, valproate, antipsychotics와 같은 약물에 의한 진전을 개선시킨다. propranolol을 사용할 경우 1일 2-3회로 분복하여 총 20-160 mg를 사용한다.

베타 수용체 차단제는 천식, 인슐린 의존성 당뇨, 울혈성 심부전, 협심증, 중대한 혈관질환 등의 심각한 부작용을 초래 또는 악화시킬 수 있으므로, 기존에 이러한 질병 상태에 있는 환자에게 투여는 금기이다. 베타 수용체 차단제의 가장 흔한 부작용은 저혈압과 서맥이다. 그러므로 투여 시 심박수가 분당 50회 이하, 수축기 혈압이 90 mmHg 이하로 감소한 경우에는 복용을 중단하는 것이 원칙이다. 부작용이 염려되는 경우, 1일 20 mg의 최소량으로 시작하고 서서히 증량을 시도해 볼 수 있다. propranolol은 우울 증상을 만들 수 있으며, 심한 중추 신경계 부작용으로 초조, 환각 등이 나타날 수 있다.

4. 제언

암 환자들이 경험하는 적응장애나 불안장애에 대한 치료에 벤조디아제핀을 고려해 볼 수 있다. 그러나 벤조디아제핀은 주로 항우울제와 병용하여 사용하는 것이 효과가 우수하기 때문에 더 권장된다. 또한, 이 약물은 의존성과 남용의 위험이 있으므로 단독으로 사용 시 단기간 사용이 권장된다.

참고문헌

1. 대한신경정신의학회. 신경정신의학. 제3판. 아이엠이즈컴퍼니; 2017. p. 829-33.
2. 대한정신약물학회, 박원명, 김찬형. 임상신경정신약물학. 서울: 시그마프레스; 2019. p. 155-68.
3. Ananth J, Lin KM. Propranolol in psychiatry. Therapeutic uses and side effects. Neuropsychobiology. 1986;15(1):20-7.
4. Cerico M, Berteetto O, Morandini MP, Cardinali C, Giaccone G. Antiemetic activity of oral lorazepam in addition to methylprednisolone and metoclopramide in the prophylactic treatment of vomiting induced by cisplatin. A double-blind, placebo-controlled study with cross-over design. Tumori. 1993;79(2):119-22.
5. Grassi L, Riba M. Psychopharmacology in oncology and palliative care. 2nd ed. Berlin: Springer; 2014. p. 129-44.
6. Sigel E, Ernst M. The benzodiazepine binding sites of GABA receptors. Trends Pharmacol Sci. 2018;39:659-71.
7. Stahl SM. Stahls Essential psychopharmacology-neuroscientific basis and practical applications. Cambridge; 2013.
8. Steenen SA, van Wijk AJ, van der Heijden GJMG, van Westrhenen R, de Lange J, de Jongh A. Propranolol for the treatment of anxiety disorders: Systematic review and meta-analysis. J Psychopharmacol. 2016;30(2):128-39.
9. Sthahl SM. Stathl's Essential psychopharmacology-prescriber's guide. 5th ed. New York: Cambridge; 2014. p. 11-7.
10. Wald TG, Kathol RG, Noyes R, Carroll BT, Clamon GH. Rapid relief of anxiety in cancer patients with both alprazolam and placebo. Psychosomatics. 1993;34(4):324-32.

68 항우울약물

손경락

1. 개요

항우울제가 우울을 비롯해 불안, 불면 등의 증상에 효과적이라는 것은 널리 알려져 있다. 항우울제를 처방하는 대표적인 질환은 주요우울장애, 지속성우울장애 등 우울장애와 불안장애, 그리고 강박장애 등이 있다. 앞에서 언급한 진단들의 진단기준에 맞지 않는다 하더라도 우울, 불안, 불면 등의 증상 호전을 도모하기 위해 대증적으로 항우울제를 처방할 수도 있다. 간과하지 말아야 할 부분은 항우울제가 위의 정신 증상뿐 아니라 항암화학요법이나 항호르몬요법 후 발생하는 안면홍조, 말초신경병증, 소화장애 등과 같은 암 관련 신체증상의 보조 치료제로도 사용될 수 있다는 점이다. 이렇게 정신 증상 외의 부가적 효과를 기대하며 항우울제를 사용할 때는 각각의 항우울제의 기전에 따라 선택해야 한다.

한 체계적 분석 연구에 따르면 약 15.6% 정도의 암 환자가 항우우울제를 복용 중인 것으로 알려져 있다. 여러 환자-대조군 연구에 따르면 암 환자는 암을 진단받지 않은 사람에 비해 항우울제를 처방받는 비율이 높다. 그러나 암 환자 중 우울증의 유병률, 즉 항우울제의 필요성에 비해서는 투여율이 낮다는 보고도 있다. 우울증뿐 아니라 항우울제 투약으로 조절할 수 있는 암 관련 증상을 포함한다면 암 환자의 필요에 비해 항우울제의 처방률은 더욱 미치지 못할 것이다. 종양의학 전문가를 대상으로 한 인터뷰 연구에서 종양 전문의들은 항우울제 사용 및 관련 지식에 대한 자신감 부족과 처방에 대한 주저가 있음을 보고했다. 이는 다양한 항우울제마다의 적응증과 예상되는 부작용에 대한 사전지식의 부족에 기인한 것으로 추정된다. 항우울제를 비롯한 정신과 약물 사용 시 부작용 방지가 중요한 것은 사실이다. 암 환자의 경우 여러 약물을 사용하며 부작용들로 인한 스트레스를 경험한 환자들이 많고, 암에 대한 근치적 치료 목적이 아닌 정신증상이나 암 관련 증상 치료를 위해 정신과 약물을 사용하다가 부작용이 발생할 경우 향후 정신과 약물을 사용하는 데 거부감을 가질 수도 있다. 정신과를 전공하지 않은 의료진이 처방하는 정신과 약물 중 사용 빈도가 상대적으로 높은 약물이 항우울제일 것이나, 역설적으로 항우울제는 기타 정신과 약물에 비해 부작용의 빈도가 높은 약물이기도 하다.

항우울제로 통칭되는 약물은 그 기전에 따라 여러 카테고리로 분류될 수 있다. 항우울제의 효과와 부작용은 각 카테고리별로 공유하는 부분도 있으나 상이한 부분들이 많다. 예를 들어 선택적 SSRI (selective serotonin reuptake inhibitor)로 분류되는 항우울제의 경우 구역 등 위장장애의 부작용이 종종 발생하나, mirtazapine과 같은 NaSSA (noradrenergic and specific serotonergic antidepressants)는 오히려 항구역 작용과 식욕 증진의 효과가 있다. 그러므로 항우울제라는 큰 분류명으로 약물의 특성을 이해하기보다는 각각의 카테고리의 기전에 따라 치료효과 및 부작용을 판단하는 것이 바람직하다. 비슷한 맥락에서 항우울제는 과민한 기분과 분노를 조절하는 데 있어서 양면적인 효과가 있다는 것도 염두에 두어야 한다. 기질적 뇌손상이나 암의 뇌전이 시에 발생할 수 있는 과민한 기분에 대해 항우울제가 효과를 나타낼 수도 있지만 반대로 이러한 증상을 악화시킬 수도 있다.

항우울제로 분류된 약물들은 기전에 따라 세부 분류가 가능하며, 각 세부 분류에 따른 기전과 이에 따른 우울에 대한 치료 외의 부가적 효과를 고찰하는 것이 필요하다. 그리고 각 카테고리별 약물들의 부작용 및 약물상호작용, 특히 항암치료제와의 상호작용에 대해서도 숙지할 필요가 있다. 이에 암 환자의 정신 증상 및 암 관련 증상의 치료에 있어서 여러 항우울제의 특성, 주의사항, 부가적 효과를 요약하고 암 환자의 진료에서 항우울제를 적절하고 근거에 기반하여 사용하기 위해 지침을 제공하고자 한다.

2. 대표 약물

1) SSRI (Selective serotonin reuptake inhibitor)

(1) 작용기전

우울증을 신경생리학적으로 설명하는 모노아민 가설에 의하면 우울증 환자의 세로토닌 뉴런에는 세로토닌serotonin; 5-hydroxytryptamine; 5HT이 상대적으로 결핍되어 있다. 신경전달물질 수용체 가설에 따르면 세로토닌 뉴런에 세로토닌이 결핍되면 시냅스 전 5HT1A 자가수용체와 시냅스 후 5HT 수용체의 수가 상향 조절된다.

SSRI를 투여하면 즉시 세로토닌 재흡수펌프serotonin transporter, SERT가 차단된다. 이로 인해 세로토닌은 처음에는 뉴런의 체상돌기 영역에서만 증가하고 축삭돌기 영역에는 별로 증가하지 않는다. 체상돌기 영역에서 세로토닌이 증가하면 주위의 5HT1A 자가수용체를 자극하고, 이는 수용체의 둔감화와 하향조절로 이어진다.

체상돌기 5HT1A 자가수용체가 하향조절되면 세로토닌 뉴런의 활성이 억제되지 않아 신경자극흐름이 증가한다. 그 결과 축삭 말단에서 세로토닌 방출이 증가된다. 이러한 축삭돌기 말단에서의 세로토닌 방출의 증가가 SSRI의 여러 치료효과를 매개한다. 축삭돌기에서의 세로토닌 증가는 체상돌기 영역에 비해 지연되는데, 이는 체상돌기 주위의 세로토닌이 5HT1A 자가수용체를 하향조절하고 세로토닌 뉴런에서 신경자극흐름을 증가시키는 데 시간이 걸리기 때문이다. 이러한 지연은 SSRI가 우울증을 즉시 완화하지 못하는 이유를 설명한다.

SSRI가 SERT를 차단하고, 체상돌기 세로토닌을 증가시키고, 체상돌기 5HT1A 자가수용체를 둔감화시키고, 신경 자극 흐름을 증가시키고, 축삭 말단에서 세로토닌 방출을 증가시키면, 마지막 단계로 시냅스 후 세로토닌 수용체가 둔감화되고 하향조절 된다. 이러한 시냅스 후 세로토닌 수용체의 둔감화는 SSRI의 부작용의 감소를 매개한다.

(2) 대사기전 및 약동학

현재까지 출시되어 처방 가능한 SSRI는 fluoxetine, paroxetine, sertraline, fluvoxamine, citalopram, escitalopram으로 총 6가지이다. SSRI는 주요 작용기전을 공유하지만, 대사에 있어서는 상당한 차이가 있는데, 가장 중요한 차이점은 서로 다른 cytochrome-P450 (CYP) 효소의 억제를 통해 약물상호작용을 일으킬 수 있다는 점이다.

fluvoxamine은 강력한 CYP1A2 및 CYP2C19 억제제이며, 중간 정도의 CYP2C9, CYP2D6 및 CYP3A4 억제제이다. fluoxetine과 paroxetine은 강력한 CYP2D6 억제제이고, fluoxetine의 주요 대사산물인 norfluoxetine은 CYP3A4에 대해 중간 정도의 억제 작용을 가진다. fluoxetine의 경우 특히 주의가 필요한데 fluoxetine의 반감기는 1-4일, 그리고 norfluoxetine은 반감기가 1-2주에 달해, 복용 중단 후에도 몇 주 동안 CYP 효소에 대한 억제 효과가 지속될 수 있다. sertraline은 중간 정도의 CYP2D6 억제제이며, escitalopram과 citalopram은 주요 CYP에 거의 영향을 미치지 않는 것으로 보인다. 이와 같은 각 SSRI의 CYP 효소에 대한 억제 효과는 타 약물과의 상호작용 가능성 고려 시 참조되어야 할 것이다.

(3) 약물 간 상호작용

항우울제와 항암제는 대부분 CYP 효소체계를 통해 대사되므로, 항암화학요법 중인 환자에게 항우울제를 투여할 경우 약물상호작용으로 인해 항암제의 효과가 감소하거나 부작용이 증가할 수 있다. 그러므로 암 환자에게 항우울제를 선택할 때는 CYP 억제작용이 낮은 항우울제를 우선적으로 고려해야 한다. 여러 약제를 복용 중인 환자에게 SSRI 투약 시 약물 간 상호작용의 측면에서 가장 먼저 고려할 수 있는 약물은 CYP 효소체계에 대한 억제작용이 가장 적은 escitalopram과 citalopram이다.

항암제와 항우울제의 상호작용을 논할 때 흔히 언급되는 항암제로 tamoxifen이 있다. tamoxifen은 CYP2D6에 의해 대사되어 활성물질인 endoxifen으로 변환되며, endoxifen은 에스트로겐 수용체에 대한 결합 친화력이 tamoxifen보다 높으며 tamoxifen보다 세포증식을 더 효과적으로 억제한다. 만약 tamoxifen을 복용 중인 환자에게 CYP2D6를 억제하는 SSRI를 함께 투여하게 되면 활성물질로의 대사가 저하되어 항암 효과가 줄어들 수 있다. 현재 사용 중인 SSRI는 모두 정도의 차이는 있지만 CYP2D6의 작용을 억제하고, 특히 fluoxetine과 paroxetine은 강한 억제작용을 보이므로 tamoxifen을 복용 중인 유방암 환자에게는 SSRI 투약을 피해야 한다. 후술하겠지만 tamoxifen을 복용 중인 유방암 환자에게는 CYP2D6를 억제하지 않는 venlafaxine이나 desvenlafaxine 등 SNRI나 NaSSA 계열의 mirtazapine과 같은 항우울제 투약이 적절하다.

(4) 투약 효과

SSRI는 다른 카테고리의 항우울제에 비해 부작용이 적어 암 환자의 우울에 가장 먼저 고려된다. 암 환자에게 우울, 불안 및 강박적 사고와 강박적 행동 증상이 발생했을 때에도 다른 카테고리의 항우울제보다 먼저 SSRI 투약을 고려할 수 있다. 6가지 SSRI의 효능의 크기에 대해서는 연구마다 보고가 상이하므로, 환자에게 어떤 SSRI를 투약할지 결정함에 있어서 정신증상에 대한 효능의 정도보다는, 정신증상 외의 효과나, 부작용, 약물 간 상호작용을 고려하여 결정하는 것이 적절하다.

① 안면홍조

정신행동 증상 외에 SSRI 투약이 효과적인 대표적인 증상은 안면홍조이다. 안면홍조는 항암화학요법을 받은 여성 암 환자에게 자주 발생하는 부작용이다. 항암화학요법 후 난소의 기능이 저하되어 에스트로겐의 분비가 줄어들거나 tamoxifen 복용으로 인해 에스트로겐의 작용이 차단되면 체온조절중추가 위치한 뇌하수체에 에스트로겐의 작용이 저하되고 이는 체온조절중추의 세로토닌의 저하를 초래한다. 체온조절중추 기능 이상으로 정상적인 체온임에도 체온이 높은 상황에 작동하는 피부혈관 확장, 발한, 체온저하 등 일련의 과정이 발생하여 화끈거림과 식은땀 등의 증상을 호소하게 되는 것이 안면홍조이다. SSRI를 투약하면 체온조절충추의 세로토닌 작용이 정상화 되어 안면홍조 증상이 호전된다. 안면홍조에 대해 SSRI 투약 시 주의할 점은 앞에 기술한 바와 같이 tamoxifen과의 상호작용이다. SSRI는 tamoxifen의 효과를 감소시킬 수 있으므로, tamoxifen을 투약 중이면서 안면홍조를 호소하는 환자에게는 SSRI보다는 SNRI인 desvenlafaxine 등의 투약을 고려해야 한다.

(5) 부작용

① 위장관 증상

세로토닌은 위장관에서 연동운동의 조절에 관여한다. SSRI는 위장관에서의 세로토닌 농도와 세로토닌 수용체에 영향을 미치므로 다양한 위장관 부작용이 발생할 수 있으며, 대표적으로 구역, 구토, 설사 등 증상이 발생할 수 있다. SSRI 사용 후 상기 부작용이 발생한 환자에게는 SSRI 용량 감량을 시도하거나, TCA 계열의 항우울제, 또는 mirtazapine 등 위장관 부작용이 적은 약으로 변경하는 것이 적절하다.

② 졸림 또는 각성

SSRI 중 일과 중 졸림의 부작용 발생 가능성이 가장 높은 약물은 paroxetine인데 이는 paroxetine의 항콜린 작용에 기인한다. paroxetine 외의 SSRI도 일부 환자에게 졸음을 유발할 수 있다. 그러나 반대로 같은 SSRI 투약이 어떤 환자에게는 각성을 유발할 수도 있어서, 환자의 특성과 투약 후 반응에 따라 오전 또는 저녁으로 투약시간을 조절할 필요가 있다.

졸림 유발의 경우 불면 증상이 있는 환자에게는 오히려 투약 효과가 된다. 같은 맥락에서 투약 후 각성 유발 또한 원래 낮 졸림이 있는 환자에게는 각성시키는 효과로 작용할 수 있다. 이같이 투약 후 졸림이나 각성은 단지 부작용으로 여길 것이 아니라 활용할 수 있는 약리작용으로 볼 수도 있다. 물론 저녁 식후 투약했음에도 다음날 일과 중에 졸림을 유발하거나, 오전에 투약하더라도 야간의 불면을 초래하는 약물이라면 타 약제로 교체해야 할 것이다.

③ 성기능 저하

SSRI 투약으로 인한 성기능 저하는 성욕 저하, 발기 부전, 사정 지연, 질 윤활 감소, 오르가슴 감소 등 다양한 형태로 나타날 수 있다. 이러한 부작용이 발생할 경우 먼저 SSRI의 용량을 줄이는 것을 시도해 볼 수 있으며, 성기능 저하의 부작용이 적은 non-SSRI 항우울제, 대표적으로 NDRI 계열인 bupropion으로 변경을 고려해 볼 수 있다.

④ 세로토닌 증후군serotonin syndrome

드물지만 치명적인 부작용으로 세로토닌 증후군이 있다. 세로토닌 증후군은 중추신경과 말초신경에서 세로토닌 활성도가 지나치게 증가하여 발생하며, 의식 저하mental status change, 자율신경의 과활성autonomic hyperactivity, 그리고 신경근육 과활성neuromuscular hyperactivity이라는 세 가지 증후로 나타난다. 세로토닌 증후군이 발생하면 즉시 원인이 되는 약물을 중단해야 한다. 발열에 대한 조절 등 생체징후 안정을 위한 보존적 요법이 병행되어야 하며, 초조, 빈맥 등 증상에 대해서는 benzodiazepine 투약이 도움이 될 수 있다. 체온이 40도 이상으로 상승하거나, 맥박과 혈압의 급격한 변화, 근육 강직 등 증상이 있을 경우 cyproheptadine 등 serotonin antagonist 투약과 더불어 중환자실에서의 집중 관찰이 필요할 수도 있다.

⑤ 자살 위험 증가

미국 식약청Federal Drug Administration, FDA는 청소년 주요우울장애에 항우울제 투약 시 자살위험이 증가한다는 경고 문구를 모든 항우울제의 복약설명서에 포함하도록 하였다. 체계적 고찰 연구에 따르면 성인 우울증에 SSRI 투약 시 자살위험 감소의 효과가 있으나, 청소년의 경우 우울증에 SSRI 투약 시 자살위험이 증가하였다. 그러므로 청소년에게 항우울제 투약 시에는 투약 후 자살사고의 발생 또는 변화 여부에 대한 사정이 필요하다.

2) SNRI (Serotonin-norepinephrine reuptake inhibitor)

(1) 작용기전

SNRI는 SSRI의 작용기전에서 언급한 세로토닌 재흡수펌프serotonin transporter, SERT에 억제 효과와 더불어 노르에피네프린 재흡수펌프norepinephrine transporter, NET에 대한 억제 효과도 가진다. 이론적으로, SNRI는 SSRI에 비해 한 가지 기전이 더 추가되었으므로 치료효과 또한 증가하거나 추가될 수 있다. SNRI가 SSRI에 비해 우울증에 대한 관해율이 우위에 있는지 여부에 대해서는 논란이 있다. 그러나 SNRI는 통증에 대해 효과가 있음이 명확히 입증이 되었지만, SSRI는 그렇지 않다는 면에서 통증치료에서는 SNRI가 우위에 있다고 볼 수 있다. 이에 몇몇 SNRI (duloxetine, milnacipran)는 fibromyalgia 치료에 대해 미국 식약청Food and Drug Administration, FDA 승인이 되어 있다.

현재 출시되어 처방이 가능한 SNRI는 venlafaxine, desvenlafaxine, duloxetine, milnacipran이 있다. 각각의 약물의 작용기전에서 눈여겨 볼 것은 SERT와 NET를 억제하는 강도potency의 상대적 차이이다. venlafaxine은 SNRI로 분류되어 있으나 NET보다는 SERT에 대한 억제력이 약 30배 정도로 훨씬 강하다. desvenlafaxine은 venlafaxine이 CYP2D6 효소에 의해 한 번 대사된 활성대사물로 venlafaxine에 비해서는 NET에 대한 작용이 강하지만 여전히 SERT에 대한 작용이 주된 기전이다. duloxetine은 SERT에 대한 억제력이 NET에 비해 약간 강한 수준이며, milnacipran이

SNRI 중 유일하게 NET에 대한 작용이 SERT에 비해 강한 약물로 알려져 있다. fibromyalgia에 대해 FDA에 승인이 난 SNRI는 duloxetine과 milnacipran인데, NET에 대한 억제력이 다른 SNRI보다 강한 것으로 인해 이러한 효과를 보임을 짐작할 수 있다.

(2) 대사기전 및 약동학

암 환자에게 SNRI를 투약할 때에도 항암제와의 약물 간 상호작용을 주의할 필요가 있다. 앞서 SSRI의 약물 간 상호작용에서 기술한 대로 항암제 중 특히 tamoxifen은 CYP2D6에 의해 대사되어 활성물질로 변환되므로, CYP2D6의 작용을 억제하는 SNRI와 tamoxifen의 병용투약은 지양할 필요가 있다. SRNI 중 CYP2D6를 억제하지 않는 약물은 desvenlafaxine과 milnacipran이 있어 tamoxifen 투여 환자에게는 이 두 약물을 고려할 수 있다.

(3) 투약 효과

우울, 불안 등 증상 외에 SNRI 투약시 추가적으로 효과를 기대할 수 있는 영역은 다음과 같다.

① 통증

SNRI는 TCA (tricyclic antidepressant)와 더불어 통증 조절에 자주 사용되는 항우울제이다. SNRI 중 통증조절을 목적으로는 NET 억제력이 상대적으로 높은 duloxetine과 milnacipran이 추천된다.

② 안면홍조

tamoxifen을 복용 중인 유방암 환자는 다른 암 환자보다 안면홍조의 정도가 심하거나 지속 기간이 긴 경우가 많다. 이러한 경우 안면홍조 증상 조절을 위해 여성호르몬요법을 시행하면 유방암 재발의 위험이 높아지므로 여성호르몬요법 외의 대안이 필요한데 대표적인 약물이 SSRI, SNRI이다. 그중 CYP2D6를 억제하지 않는 desvenlafaxine이 최적의 대안이 된다.

(4) 부작용

① 위장관 증상

SNRI도 SSRI와 세로토닌 수용체에 대한 작용을 공유하므로 구역, 구토 등 위장관 증상이 발생할 수 있다. 위장관 부작용을 줄이기 위해서는 저용량으로 투약을 시작하거나 서방형 제제를 투약하는 것이 도움이 된다.

② 혈압상승, 발한

SNRI는 NET 억제로 인해 통증 조절이라는 추가적 효능을 가지나, 또한 이로 인해 혈압상승과 발한을 유발할 수 있다. 이러한 부작용은 용량에 의존적인 경향을 보이므로 환자가 부작용을 호소하지 않더라도 혈압을 정기적으로 측정하여 필요시 용량을 줄일 필요가 있다.

③ 배뇨곤란

NET 억제는 방광의 norepinephrine α1 수용체를 활성화하여 배뇨곤란을 유발할 수 있다. 이러한 부작용은 특히 NET 억제 작용이 큰 milnacipran 투약 시 두드러진다. 배뇨곤란 발생 시 투여용량을 줄이거나, α1 antagonist를 추가 투약하는 것이 배뇨곤란 완화에 도움이 된다.

3) TCA (Tricyclic antidepressants)

(1) 작용기전

TCA는 항우울제 중 가장 먼저 개발된 1세대 항우울제이며, 이름에서 알 수 있듯이 세 개의 고리가 연결된 형태의 분자구조를 가진다. 본래 TCA는 항정신병약으로 개발되었으나 정신병적 증상에는 효과가 없었고, 임상시험 중 우연히 우울증에 효과가 있음이 발견되었다. 우울증에 대한 효과의 기전을 연구하면서 TCA가 SERT (serotonin transporter)와 NET (norepinephrine transporter)에 대한 차단 작용과 5HT2A와 5HT2C 수용체에 대한 길항작용이 있음을 알게 되었다. 현재 처방 가능한 TCA로는 nortriptyline, amitriptyline, doxepin, clomipramine, imipramine 등이 있다. TCA는 탁월한 항우울 효과와 더불어 통증 조절 효과도 가진다. 이와 같은 효과에도 불구하고 후술할 여러 부작용으로 인해 점차 사용빈도가 줄어들고 있다. 그러나 소량의 TCA를 적절히 사용한다면 부작용을 최소화하면서 암성 통증과 기분증상을 동시에 조절하는 데 중요한 약물이 될 수 있다.

(2) 부가적 효과

① 통증

TCA를 사용하는 가장 큰 이유은 저용량으로 투약 시 통증조절에 유용하다는 데 있다. SNRI가 통증에 효과적인 기전과 유사하게 TCA도 NET에 대한 차단효과가 있으며, 더불어 N-methyl-D-aspartate (NMDA) 수용체, 나트륨과 칼륨 이온 채널에 대한 차단 효과가 TCA의 진통작용에 기여하는 것으로 보인다.

통증조절 목적으로는 nortriptyline과 amitriptyline이 자주 사용된다. 항우울 효과를 위해서는 nortriptyline의 경우 25 mg, amitriptyline은 30 mg 이상 투약하는 것이 일반적이나, 통증조절 목적으로는 10 mg 이하의 용량에서도 효과를 거둘 수 있다.

② 불면

TCA의 항히스타민 효과는 일과 중 졸림이라는 부작용을 유발할 수도 있지만, 불면을 호소하는 환자에게는 치료효과가 있다. 불면 치료를 목적으로 사용되는 대표적인 TCA는 doxepin이다. doxepin의 경우도 항우울 효과를 위해서는 150 mg 이상 투약이 권고되나, 6 mg 이하 용량에서는 항히스타민 작용이 두드러져 불면 치료에 유용하게 사용할 수 있다.

(3) 부작용

TCA는 부작용은 다음의 3가지 수용체에 대한 차단작용에 기인한다.

- 항콜린성 작용: 변비, 입 마름, 섬망의 악화
- 항히스타민 작용: 졸림과 체중증가
- α1 수용체 차단: 어지러움과 기립성 저혈압

위에 기술한 부작용으로 인해 TCA는 다른 계열의 항우울제보다 사용빈도가 낮으며, 암 환자에게 TCA 투약 시 더욱 부작용에 주의할 필요가 있다.

4) NaSSA (Noradrenergic and specific serotonergic antidepressant)

(1) 작용기전

NaSSA는 명명에서 알 수 있듯이 norepinephrine 수용체 중 α2 수용체에 대한 길항작용과 특정한 serotonin (5HT) 수용체에 대한 길항작용을 기전으로 가진다. NaSSA 계열의 항우울제로 국내에서 시판 중인 약재는 mirtazapine이 있다. mirtazapine의 우울에 대한 주요 치료 작용은 역시 α2 길항작용에 의한 것이다. mirtazapine은 또한 세 가지 5HT 수용체, 즉 5HT2A, 5HT2C, 5HT3에 대해 길항작용을 가지며, 히스타민 수용체H1도 차단한다.

α2 수용체는 5HT 및 norepinephrine 뉴런에서 5HT와 norepinephrine 방출을 차단하는 역할을 한다. 즉 norepinephrine이 α2 수용체에 결합하면 5HT와 norepinephrine 방출이 차단된다. 그러므로 mirtazapine이 α2 수용체를 차단하면 5HT와 norepinephrine 방출이 증가하여 항우울 효과를 나타내는 것이다. 5HT2A와 5HT2C 수용체에 대한 길항작용은 전전두엽prefrontal cortex의 dopamine과 norepinephrine 방출 증가로 이어져 항우울 효과와 관련이 있는 것으로 알려져 있다. 전전두엽의 GABA 뉴런에 존재하는 5HT3 수용체에 serotonin이 결합하면 하류의 dopamine과 norepinephrine의 방출이 억제된다. 그러므로 GABA 뉴런의 5HT3 수용체가 차단되면 하류의 dopamine과 norepinephrine의 방출이 증가를 유도한다. H1 수용체 차단 작용은 진정 및 체중 증가와 관련이 있음이 알려져 있다.

(2) 대사기전 및 약동학

mirtazapine은 CYP2D6과 CYP3A4에 의해 대사되며, 이들 효소를 억제하지 않으므로 같은 효소에 의해 대사되는 다른 약물과의 상호작용에서 비교적 안전하다.

(3) 부가적 효과

작용기전에 언급한 것처럼 mirtazapine은 H1 수용체 차단 작용으로 인해 체중증가 및 진정과 관련이 있다. 이와 같은 기전으로 인해 mirtazapine은 식욕부진과 불면을 호소하는 환자에게 부가적 효과를 기대할 수 있다.

① 식욕부진

여러 임상연구에서 mirtazapine이 암과 관련된 식욕부진에 효과적임을 보고하였다. mirtazapine 복용 시 식욕 및 체중증가, 식욕부진과 관련한 삶의 질의 개선을 기대할 수 있다. mirtazapine은 암 환자에게 흔히 발생하는 메슥거림 증상에도 효과적인 것으로 보고되었다.

② 불면

mirtazapine은 진정효과로 인해 암 환자가 자주 호소하는 불면에도 효과적인 것으로 알려져 있다. 특히 투약 후 1-5일 이내에 불면을 호전시키는 것으로 보고되어 빠른 효과를 기대할 수 있다.

(4) 부작용

체중증가, 대사성 질환의 악화, 과도한 진정작용으로 인한 일과중 졸림의 부작용을 유발할 수 있다. mirtazapine의 반감기는 20-40시간인 것으로 알려져 있다. 그리고 중등도 이상의 간기능 저하가 있는 환자에서는 mirtazapine의 체외배출이 30%가량 저하되며, 심한 신부전이 있는 환자에서는 체외배출이 50%가량 저하되는 것으로 보고된다. 그러므로 mirtazapine을 암 환자, 특히 간기능과 신장기능이 저하된 환자에게 투약할 때는 저용량으로 시작하여 치료반응과 부작용을 관찰하며 점진적으로 증량할 필요가 있다.

5) SARI (Serotonin antagonist/reuptake inhibitor)

(1) 작용기전

SARI는 5HT2A 및 5HT2C 수용체에 대한 길항작용과 serotonin 재흡수 차단 기전을 가지며, 대표적인 약물은 trazodone이다. Trazodone은 위 기전 외에 histamine 1 (H1) 수용체 길항 작용과 여러 serotonin 수용체에서 길항 작용을 하는 독특한 특성을 가지고 있다.

(2) 대사기전 및 약동학

trazodone는 CYP3A4에 의해 대사되어 활성 대사물인 m-chlorophenylpiperazine (mCPP)로 변환된다. 그리고 mCPP는 CYP2D6에 의해 대사되는 것으로 알려져 있다.

(3) 부가적 효과

① 불면

trazodone은 저용량으로 투약 시 불면에 대한 효과와 유용성이 있다. 저용량 투약 시 trazodone이 가장 높은 친화력을 갖는 수용체인 5HT2A와 α1, H1 수용체에 접합한다. α1과 H1 수용체를 차단하면 각성 기전이 억제되어 수면을 유도한다. 그리고 5HT2A 수용체를 차단함으로써 서파 수면이 향상되어 주관적인 수면의 질을 높이는 것으로 알려져 있다.

(4) 부작용

불면에 효과적인 많은 약물이 그러하듯이 trazodone도 일과 중 졸림의 부작용을 유발할 가능성이 있다. 대체로 아침에 일어나기 힘들다는 호소로 표현되며, 이러한 부작용이 나타날 경우 용량을 줄이거나 타 약물로의 교체를 고려해야 한다.

6) NDRI (Norepinephrine dopamine reuptake inhibitor)

(1) 작용기전

노르에피네프린 재흡수펌프norepinephrine transporter, NET 및 도파민 재흡수 펌프dopamine transporter, DAT에 대한 억제를 작용기전으로 가지는 항우울제이며 bupropion이 이에 해당한다. bupropion은 세로토닌 재흡수펌프serotonin transporter, SERT에 작용하지 않으므로 이와 관련된 성기능 저하의 부작용을 일으키지 않는 것으로 알려졌다.

(2) 대사기전 및 약동학

bupropion은 CYP2B6을 통해 활성 대사산물인 4-hydroxybupropion으로 대사 전환되며, CYP2D6에 대한 억제 효과가 있어 임상적으로 관련된 약물 상호작용에 유의할 필요가 있다.

(3) 부가적 효과

bupropion은 염증을 매개하는 cytokine의 일종인 tumor necrosis factor-α (TNF-α)를 감소시켜 암 환자의 피로를 완화하고, 집중력을 증가시키는 역할을 하는 것으로 보고된다.

(4) 부작용

① 경련

bupropion은 1986년 임상시험 중 환자에게 새로 발병한 경련발작으로 인해 미국 FDA 승인 직후에 승인이 철회되기도 했었다. 현재는 서방정 제제로 생산이 되면서 경련의 부작용 가능성은 줄었지만 경련의 기왕력이 있는 환자에게는 투약이 금기이다. 그리고 경련의 위험을 낮추기 위해 하루 450 mg을 초과하여 투여하지 않도록 권고된다.

② 불면

bupropion은 에너지를 증가시키고 피로를 완화하는 순작용이 있으나 때때로 불면을 유발하기도 한다. 이러한 부작용은 bupropion의 혈중 농도가 높을 때 두드러지므로, bupropion은 오전에 투약하는 것이 권장된다.

7) agomelatine

(1) 작용기전

melatonin은 송과선에서 분비되며 시상하부의 시교차상핵suprachiasmatic nucleus, SCN에서 작용하여 일주기리듬을 조절한다. 위와 같은 작용을 위해 melatonin이 관여하는 수용체로 MT1과 MT2가 있으며, agomelatine은 이 두 수용체의 효현제이다. 뿐만 아니라 agomelatine은 5HT2C 수용체 길항제로도 작용도 한다. 일부 우울증 환자는 일주기리듬이 교란되어 있는 것으로 알려져 있다. 위에서 언급한 MT1, MT2, 그리고 5HT2C 수용체는 모두 SCN에서 일주기리듬의 조절에 관여하는 수용체이며, 이론적으로 agomelatine은 이들 수용체에 작용하여 일주기리듬의 조율에 관여하여 항우울 효과를 나타낼 수 있다. 그리고 5HT2C 수용체에 대한 길항작용은 그 자체로 전전두엽에서의 norepinephrine과 dopamine 분비를 촉진하여 항우울 효과를 가진다.

(2) 대사기전 및 약동학

agomelatine는 경구투여 후 간에서 CYP1A2 (90 %)와 CYP2C9 (10%)에 의해 빠르게 대사된다. agomelatine의 반감기는 약 1-2시간인 것으로 알려져 있다. 강력한 CYP1A2 억제제(예: fluvoxamine, ciprofloxacin)와 agomelatine을 함께 복용할 경우, agomelatine의 혈중 농도가 증가할 수 있어 병용이 금기이다.

(3) 부가적 효과

① 일주기리듬 조절

작용기전에서 언급한 바와 같이 일부 일주기리듬 교란을 보이는 우울증 환자에서 agomelatine은 일주기리듬의 조율에 관여할 수 있다. 암 환자는 진단 후 치료 과정에서 이전의 직업 활동을 중단하며 일과 중 졸림 및 활동량 저하와 야간의 불면을 호소하는 경우가 잦으며, 이러한 환자에게 이론적으로 agomelatine이 도움이 될 수 있다.

(4) 부작용

간효소인 transaminases (aspartate transaminase, AST; alanine aminotransferase, ALT)의 상승이 유발될 수 있어 정기적인 간기능 검사 추적관찰이 필요하며, 만약 정상 수치의 3배를 초과하는 경우 투약을 중단해야 한다. 기저질환으로 간기능 장애가 있는 환자에게는 투여에 주의를 요한다.

3. 요약 및 제언

암 환자 중 약 40-60%의 환자가 치료를 요할 정도의 정서적 디스트레스를 겪는 것으로 알려져 있다. 우울, 불안 등 증상 외에 항암화학요법의 부작용 등 암 관련 증상에서도 항우울제는 효과적이며 경제적인 대안이 된다.

항우울제 투약 시 기전에 따른 분류가 약제 선택의 기준이 될 수 있다. 기전에 따라 우울에 대한 효과 외에 부가적으로 어떠한 효과를 기대할 수 있을지 판단 가능하기 때문이다. 통증에 대한 부가적 효과를 기대하기 위해서는 SNRI나 소량의 TCA를 선택할 수 있고, 식욕증진을 위해서는 H1 수용체 길항 작용을 가지는 mirtazapine을 선택할 수 있다. 수면의 질 개선을 위해서는 5HT2A 수용체를 차단하여 서파 수면을 향상하는 trazodone이 도움이 될 것이다.

암 환자에게 항우울제 투약 시 약물 간 상호작용을 주의해야 한다. 대표적으로tamoxifen 투여 환자에게는 CY-

P2D6를 억제하지 않는 약제, 대표적으로 desvenlafaxine을 선택하는 것이 적절할 것이다. 특히 tamoxifen을 투약 중이면서 안면홍조 증상을 호소하는 유방암 환자에게 desvenlafaxine 투약 시 항우울 효과와 함께 안면홍조 증상의 호전도 도모할 수 있다.

참고문헌

1. Berendsen HHG. The role of serotonin in hot flushes. Maturitas. 2000 Oct;36(3):155–64.
2. Calvi A, Fischetti I, Verzicco I, Belvederi Murri M, Zanetidou S, Volpi R, et al. Antidepressant Drugs Effects on Blood Pressure. Front Cardiovasc Med. 2021 Aug 3;8:704281.
3. Chowdhury IH, Rahman MS, Chowdhury MNK, Afroze YJ, Tabassum M, Marnush M, et al. Mirtazapine versus megestrol acetate in treatment of anorexia-cachexia in advanced cancer patients: a randomized, double-blind trial. Jpn J Clin Oncol. 2024;54(5):530-6.
4. EI-Mallakh RifS, Karippot A. Antidepressant-associated chronic irritable dysphoria (acid) in bipolar disorder: a case series. J Affect Disord. 2005 Feb 1;84(2):267–72.
5. Foley KF, DeSanty KP, Kast RE. Bupropion: pharmacology and therapeutic applications. Expert Rev Neurother. 2006 Sep;6(9):1249–65.
6. Grassi L, Nanni MG, Rodin G, Li M, Caruso R. The use of antidepressants in oncology: a review and practical tips for oncologists. Ann Oncol. 2018 Jan 1;29(1):101–11.
7. Hemeryck A, Belpaire F. Selective Serotonin Reuptake Inhibitors and Cytochrome P-450 Mediated Drug-Drug Interactions: An Update. Curr Drug Metab. 2002 Feb 1;3(1):13–37.
8. Holch P, Absolom KL, Pini S, Hill KM, Liu A, Sharpe M, et al. Oncology professionals' views on the use of antidepressants in cancer patients: a qualitative interview study. BMJ Support Palliat Care [Internet]. 2011 Aug 1 [cited 2024 Jan 15]; Available from: https://spcare.bmj.com/content/early/2011/08/25/bmjspcare-2011-000076
9. Horne RL, Ferguson JM, Pope HG, Hudson JI, Lineberry CG, Ascher J, et al. Treatment of bulimia with bupropion: a multicenter controlled trial. J Clin Psychiatry. 1988 Jul 1;49(7):262–6.
10. Hoskins JM, Carey LA, McLeod HL. CYP2D6 and tamoxifen: DNA matters in breast cancer. Nat Rev Cancer. 2009 Aug;9(8):576–86.
11. Montgomery I, Oswald I, Morgan K, Adam K. Trazodone enhances sleep in subjective quality but not in objective duration. Br J Clin Pharmacol. 1983;16(2):139–44.
12. Newton HB. Symptom Management and Supportive Care of the Patient With Brain Metastases. In: Raizer JJ, Abrey LE, editors. Brain Metastases [Internet]. Boston, MA: Springer US; 2007 [cited 2024 Feb 15]. p. 53–73. (Cancer Treatment and Research). Available from: https://doi.org/10.1007/978-0-387-69222-7_4
13. otzinger S, Fang J, Baker GB. Trazodone is metabolized to m-chlorophenylpiperazine by CYP3A4 from human sources. Drug Metab Dispos. 1998;26(6):572-5.
14. Sanjida S, Janda M, Kissane D, Shaw J, Pearson SA, DiSipio T, et al. A systematic review and meta-analysis of prescribing practices of antidepressants in cancer patients. Psychooncology. 2016 Sep;25:1002–16.
15. Sindrup SH, Otto M, Finnerup NB, Jensen TS. Antidepressants in the Treatment of Neuropathic Pain. Basic Clin Pharmacol Toxicol. 2005;96(6):399–409.
16. Stahl SM, Grady MM, Moret C, Briley M. SNRIs: their pharmacology, clinical efficacy, and tolerability in comparison with other classes of antidepressants. CNS Spectr. 2005;10(9):732-47.
17. Stahl SM. Stahl's Essential Psychopharmacology: Neuroscientific Basis and Practical Applications. Vol. 639. Cambridge University Press; 2021.
18. Timmer CJ, Sitsen JMA, Delbressine LP. Clinical Pharmacokinetics of Mirtazapine. Clin Pharmacokinet. 2000 Jun 1;38(6):461–74.

19. Volpi-Abadie J, Kaye AM, Kaye AD. Serotonin syndrome. Ochsner J. 2013;13(4):533-40.
20. Zhao L, Li X, Zhang Z, Song C, Guo C, Zhang Y, et al. Prevalence, correlates and recognition of depression in Chinese inpatients with cancer. Gen Hosp Psychiatry. 2014;36(5):477-82.

69 항정신병약물

염찬우

1. 개요

2세대 항정신병약물은 다양한 중추신경계 수용체에 작용하는 특성을 가지고 있어, 여러 신경정신의학적 증상에 치료 효과를 낸다. 항정신병약물은 널리 알려진 항정신병, 항조증 효과 외에도, 항섬망, 항불안, 항우울, 항구역, 공격성과 충동성 감소, 불면 및 식욕 개선 등의 효과가 있어 이와 연관된 암 환자의 증상 조절에 사용된다. 그러나, 암 환자들은 고령, 탈수, 영양결핍, 다약제 복용 등 약물부작용 발생에 취약한 상태에 놓여 있는 경우가 많으며, 항정신병약물의 약물대사 능력과 용량에 따라 다양한 치료 효과와 부작용이 나타날 수 있으므로 사용에 주의를 요한다. 따라서, 개별 항정신병약물의 특성을 충분히 이해하고, 환자의 상태에 맞추어 증상을 조절하는 것이 필요하다.

2. 항정신병약물의 작용기전

20세기 중반에 처음 개발된 chlorpromazine은 정신병적 증상의 개선에 효과를 보였으므로, 이러한 치료 효과 약물들을 '항정신병약물'로 명명하고 분류하였다. 그러나, 도파민D2 수용체 길항작용을 주요 효과로 하는 1세대 항정신병약물들과 달리, 1980년대 이후 개발되기 시작한 2세대 항정신병약물들은 도파민 수용체 길항작용뿐 아니라 세로토닌 수용체 길항작용이 있으므로 항정신병 효과에 더하여 유의미한 항불안, 항우울 작용이 있는 것으로 보고되고 있다. 이에 임상에서는 '항정신병약물'을 우울과 불안 등 다양한 정신 증상을 조절하기 위한 목적으로 사용하고 있다.

일반적으로 2세대 항정신병약물들은 D_2, 5-HT_{2A} 수용체 길항작용 외에 5-HT_7, 5-HT_{2C}, 5-HT_{1A}와 같은 세로토

닌 수용체, 히스타민H1 수용체, 아드레날린α1 수용체, 무스카린성 아세틸콜린 수용체M1, M3 등에 길항작용을 하여 다양한 작용을 나타낸다. 또한, 2세대 항정신병약물들은 각 약물별로 약물 수용체들에 대한 친화력이 다르기 때문에 용량에 따라 주요 작용이 달라지는 특성을 보인다.

항정신병약물의 유의미한 항정신병, 항조증 효과는 도파민 수용체 점유율이 70% 이상 되어야 한다고 알려져 있으므로, 여러 가이드라인들에서는 정신병적 증상과 조증을 치료할 때 D_2, D_3, 5-HT_{2A} 수용체 길항작용이 나타날 수 있는 최소 용량 이상을 사용할 것을 권장한다. 이와 다르게 2세대 항정신병약물의 항불안, 항우울 작용은, 대부분의 2세대 항정신병약물이 도파민D2 수용체 보다 세로토닌5-HT2A 수용체에 높은 친화력을 가지고 있으므로, 항정신병효과를 나타내는 용량보다 낮은 용량에서 유의미한 효과를 나타낸다. 따라서, 2세대 항정신병약물을 약물 수용체 작용 특성에 맞추어 저용량 사용한다면 암 환자의 불안, 우울, 불면 등의 증상 개선에 도움이 될 수 있다. 2세대 항정신병약물의 5-HT_7 수용체 길항효과는 일주기리듬을 조절하고, REM 수면을 억제하며 항불안, 항우울효과를 나타내며, 5-HT_{2C} 길항작용은 항불안, 항우울 작용을 가진다. 5-HT_{1A}길항작용은 항불안작용을 하며, 항우울제의 효과를 촉진하는 역할을 한다. 또한, 히스타민H1 수용체, 아드레날린α1 수용체 길항작용은 진정/이완 효과를 나타내다. 그중 히스타민H1 수용체의 차단효과는 특히 진정, 기면, 체중증가와 관련이 있다. 히스타민H1 수용체 차단은 진정과 졸음drowsiness을 유발할 수 있으며, REM 수면을 줄어들게 하고 서파수면을 증가시켜 수면구조의 변화를 가져온다. 이러한 작용은 주의력을 요하는 업무의 수행력을 저하시키고 사고 발생의 위험을 높일 수 있으나, 치료적으로 사용한다면 불안을 감소시키고 불면을 조절하는 하는 것에 도움이 될 수 있다. olanzapine, quetiapine, risperidone 등과 같은 2세대 항정신병약물은 히스타민H1 수용체에 높은 친화력을 보이며 길항작용을 나타내어 불안과 불면의 개선에 도움이 되는 것으로 보고되었으며, 이 약물들의 아드레날린α1 수용체 길항효과는 과각성을 낮추고 악몽을 줄이는 효과가 있다. 또한, risperidone, olanzapine, quetiapine, ziprasidone, aripiprazole, clozapine, haloperidol과 같은 항정신병약물은 그 자체의 진정효과와 무관하게 D_4 길항작용을 통해 공격성, 충동성, 적개심을 개선시키는 데 도움이 될 수 있다. 항정신병약물의 H_1, 5-HT_{2C}, M_1, M_3 길항작용은 체중증가의 위험을 높이는데, 이러한 작용이 암 환자에게는 식욕을

표 69-1. 항정신병약물이 작용하는 중추신경계 아민 수용체와 그 효과

수용체	길항제가 행동에 미치는 영향
D_2	항정신병, 항구토
D_3	항정신병
D_4	항공격성possibly antiaggression
$5HT_{1A}$	항초조antiagitation/항불안antianxiety
$5HT_{2A}$	항초조/항불안/항정신병/항구역
$5HT_{2c}$	항초조/항불안/물질갈망 억제antisubstance craving/항구토
$5HT_3$	항구역
$5HT_7$	항초조/항불안/항우울
α_1	항각성antivigilance/항악몽antinightmare
H_1	진정/식욕증가/항불안
M_1	진정/인지저하anticognition/항구역

개선시키는 효과가 있어 악액질에 도움이 되기도 한다. 또한, $5HT_2$, $5HT_3$, D_2 수용체 길항작용은 항구역효과가 있어 항암이나 암에 의한 구역이 개선될 수 있다(표 69-1).

3. 효과 및 적응증

항정신병약물은 암 환자에게 발생하는 섬망, 정신병적 증상, 불안, 우울, 불면, 구역, 식욕감퇴, 딸꾹질 등의 증상 개선에 도움이 될 수 있다. 암 환자는 고령, 탈수, 영양결핍, 장기부전, 다약제 사용 등으로 인하여 약물대사가 저해되어 있으므로, 항정신병약물을 투여할 경우 저용량으로 시작하여 효과와 부작용의 발생 여부를 신중히 판단하며 단계별로 사용해야 한다.

1) 섬망

급성기 완화의료를 받고 있는 환자의 28-58%에서 섬망이 동반되며, 임종을 수 시간에서 수일 앞둔 암 환자의 경우 85-90%가 섬망을 겪는다. 섬망의 생물학적 병태생리는 아직 명확히 정립되지 않았으나 염증, 저산소증, 산화스트레스 등의 요인이 뇌에 독성을 일으켜 발생하는 것으로 알려져 있다. 이러한 요인들이 결과적으로 뇌신경계를 저콜린-고도파민 상태hypocholinergic-hyperdopaminergic state에 놓이게 하여 인지저하, 주의력저하, 정신병적 증상 등을 일으키는 것으로 생각된다. 도파민 길항작용을 하는 항정신병약물을 섬망의 치료에 사용하는 것은 이에 근거하고 있다. 항정신병약물은 섬망 증상의 조절을 위하여 1차치료제로 선택되는 약물이지만, FDA에서는 항정신병약물을 아직까지 섬망의 치료제로 승인하지 않았다. 이에 임상에서는 항정신병약물을 오프라벨off-label로 치료에 이용하고 있다. 이는 섬망의 치료와 관련된 연구들의 참여자 집단 이질성, 작은 표본 수, 약물 부작용에 대한 불명확한 평가, 섬망 아형의 불명확한 분류, 타약물 사용 통제의 제한성 등이 항정신병약물의 효과 평가에 영향을 미치기 때문으로 생각된다. 따라서, 여러 가이드라인들과 근거 수준이 높은 연구 문헌들에서는 섬망의 치료를 위한 항정신병약물 사용의 유용성이나 필요성을 부정하지 않고 있다.

2) 정신병적 증상, 기분 증상

원발설 뇌종양primary brain tumor이나 뇌전이암metastatic brain tumor이 있을 경우 우울, 무감동, 조증, 정신증, 인격변화, 식이장애 등의 정신과적 증상이 발생할 수 있다. 이 때에 환자가 보이는 정신과적 증상에 맞추어 정신작용제psychotropic agent를 사용하면 증상의 개선에 도움이 될 수 있다. 항정신병약물은 원발성 뇌종양primary brain tumor이나 뇌전이암 환자가 조증이나 정신병적 증상이 있을 경우 이러한 상태의 개선에 도움이 될 수 있다. 그러나 항정신병약물의 사용은 간질경련의 발생 위험을 높일 수 있으며 추체외로 증상을 발생시킬 수 있으므로 부작용의 발생에 주의하여야 한다. 또한, 부종양증후군paraneoplastic syndrome 환자의 초조와 같은 증상 조절에 항정신병약물을 사용하면 도움이 될 수도 있으나 운동이상이나 근긴장이상운동을 유발할 수 있어 사용에 주의를 요한다.

임상에서는 완화치료를 받는 암 환자들의 통증, 식욕부진, 구역/구토, 악액질, 피로 등을 조절하기 위하여 스테로이드제를 종종 투여한다. 그러나, 스테로이드제의 사용은 조증, 우울증, 정신병적 증상과 같은 신경정신의학적 합병증을 유발하기도 한다. 이 중 조증과 정신병적 증상의 경우 저용량의 항정신병약물을 사용할 경우 빠르게 증상이 개선될 수 있다. 이전에 시행된 연구에 따르면 스테로이드제 사용에 의하여 유발된 정신병적 상태에 있는 환자의 80%가 항정신병약물 투여 후 2주 내에 회복되었다. 그 중 33%는 항정신병약물 투여 3일 내에 반응이 있었으며 60%는 7일 내에 개선되었다.

3) 불안, 불면, 우울

완화치료를 받는 암 환자는 대부분 고령에 다약제를 사용하고 있으며, 전해질 불균형, 탈수, 영양결핍 등 신체기능 저하가 동반되므로 섬망의 발생 위험이 높다. 따라서, 완화치료 환자의 불안과 불면의 조절이 필요할 경우, 섬망의 발생 위험과 호흡 억제의 위험이 있는 벤조디아제핀계열의 약물보다는 저용량의 항정신병약물을 사용하는 것이 안전하고 효과적일 수 있다. 실제로 불안과 불면이 동반된 암 환자에게 quetiapine과 olanzapine을 투여하였을 때 유의미한 증상의 개선을 보고한 연구들이 있다.

저용량의 항정신병약물은 우울증 치료의 단독요법이나 보조요법으로 사용되고 있다. 코크란 리뷰에서 quetiapine은 우울증 환자에게 투약 시 위약보다 우울증상의 개선에 효과적임을 확인하였으며, aripiprazole, olanzapine, risperidone은 항우울제의 보조약제로 사용할 경우 우울증을 유의미하게 개선시키는 것으로 나타났다. amisulpride 또한 우울증 환자에게 단독요법으로 투여 시 항우울제와 유사한 정도의 효과가 있는 것으로 보고되고 있다. 비록 아직까지 암 환자를 대상으로 우울의 유의미한 개선을 검토한 연구는 확인하지 못하였으나, 본 저자를 비롯한 여러 연구자들은 저용량의 항정신병약물들이 암 환자의 우울 개선에 도움이 된다고 판단하고 있다.

4) 구역, 구토, 식욕감퇴, 딸꾹질

함암치료를 받는 환자들은 사용하는 항암제의 구토 유발위험정도emetogenicity, 용량, 투여 주기, 연령 등에 따라 다양한 빈도와 중증도로 구역, 구토를 경험하게 된다. 완화치료를 받는 환자들도 흔히 구역이나 구토를 경험하며, 말기에서 임종기로 갈수록 구역과 구토를 경험하는 경우가 증가하는 것으로 보고되고 있다. 말기와 임종기 상태의 환자를 대상으로 한 경과관찰 연구에서 말기 환자의 36%가 구역을 경험하며, 임종이 1-2개월 남은 시점에는 62%가, 임종하는 주에는 71%가 구역을 겪는 것으로 나타났다. 구역의 주요 원인으로는 변비, 마약성 진통제 사용, 감염 등이 보고되고 있다. 항정신병약물의 사용은 암 환자의 구역, 구토 증상의 개선에 도움이 될 수 있다. 이전부터 haloperidol과 phenothiazine과 같은 전형항정신병약물이 암 환자의 구역, 구토 증상의 개선에 도움이 되는 것으로 보고되었다. 특히 비전형항정신병약물인 olanzapine은 최근 미국의 National Comprehensive Cancer Network (NCCN)에서 항암치료에 의한 구역, 구토 증상의 예방에 1차 치료제로 권고되어 각광받고 있다. 최근 시행된 체계적 문헌고찰 연구에서 olanzapine은 원인에 무관하게 완화치료를 받는 환자의 구역, 구토 증상의 개선에도 도움이 되는 것으로 나타났다. 또한, olanzapine이나 quetiapine과 같은 항정신병약물의 식욕 개선 및 체중증가 효과는 암과 연관된 식욕감퇴 호전에 도움이 될 수 있다.

암 환자의 15-40%가 딸꾹질을 경험하며, 진행암 환자의 1-9%가 48시간 이상 계속되는 지속성 또는 1개월 이상 계속되는 불응성 딸꾹질을 겪는 것으로 보고되고 있다. 완화치료를 받는 환자는 항암제(cisplatin, carboplatin, irinotecan 등), 스테로이드제(dexamethasone 등), 항구역제(ondansetron, azasetron 등)을 사용하거나, 전해질 불균형, 식도염, 중추신경계, 흉부, 복강내 암발생 및 전이 등이 있을 경우 딸꾹질이 유발될 수 있다. 항정신병약물의 도파민 길항작용은 불응성 딸꾹질의 개선에 도움이 될 수 있다. 1세대 항정신병약물인 chlorpromazine을 저용량(25-50 mg) 사용할 경우 증상의 개선에 도움이 될 수 있으나, 강한 항콜린작용으로 노인환자에게 투여할 경우 과진정에 주의하여야 한다. 저용량의 haloperidol (1 mg/12 hr)도 불응성 딸꾹질에 사용하여 볼 수 있다.

4. 항정신병약물의 부작용

암 환자들은 취약한 신체 상태에 놓여 있기 때문에 약물부작용의 발생 위험이 높다. 따라서, 항정신병약물의 부작용에 대하여 이해하고 부작용의 발생 여부를 민감하게 파악하는 것이 필요하다.

1) 추체외로 증상extrapyramidal symptoms

추체외로증상은 주로 항정신병약물과 같은 도파민 수용체 길항효과가 있는 약물의 작용이 대뇌기저핵basal ganglia에 영향을 미쳐 발생하는 운동성 장애를 말한다. 추체외로 증상에는 정좌위불능증akathisia, 근육긴장 이상acute dystonia, 파킨슨증후군drug induced parkinsonism, 삼킴곤란dysphagia 등이 있다. 특히 삼킴곤란이 있을 경우 기도막힘asphyxiation or choking, 흡인성 폐렴 등이 발생할 수 있어 주의를 요한다. metoclopramide와 같은 도파민 길항효과가 있는 항구역제를 항정신병약물과 같이 사용할 경우 추체외로 증상의 발생 위험이 더 증가할 수 있다. 일반적으로 추체외로증상은 약물의 용량을 감량하거나 중단하면 수일 내에 개선되며, 필요시 lorazepam, clonazepam, propranolol, diphenhydramine, benztropine 등과 같은 약물을 투약하면 빠르게 호전시킬 수 있다.

2) 고프로라틴 혈증hyperprolactinemia

일부 항정신병약물의 D2 수용체 길항작용은 뇌하수체에 영향을 미쳐 고프로락틴혈증을 일으키는 것으로 알려져 있다. 아직까지 항정신병약물의 사용이 유방암의 발생 위험을 증가시킨다는 명확한 연구결과는 없으나, 설치류를 대상으로 시행한 연구에서 프로락틴이 유방암의 발생을 자극한다는 결과가 있으므로 FDA에서는 프로락틴을 증가시킬 수 있는 항정신병약물의 장기 사용에 주의할 것을 경고하고 있다. 따라서, 유방암 환자에게 장기적으로 항정신병약물을 사용해야 할 경우 가능하면 프로락틴 상승의 위험이 낮은 약을 사용하거나 다른 계열의 약물로 대체하는 것을 권한다.

표 69-2. FDA 승인 항정신병 약물의 프로락틴 수치에 대한 상대적 영향

항정신병약물	정상 프로락틴 수준을 넘는 정도 (%)	프로락틴 상승의 추정범위	유방암 환자의 장기사용에 대한 권고
Risperidone	45-87	45-100 ng/mL 이상	피할 것
Paliperidone	45-87	45-100 ng/mL 이상	피할 것
Haloperidol	34-75	28-50 ng/mL	피할 것
Olanzapine	30-47	23-34 ng/mL	주의
Iloperidone	26	20-32 ng/mL	주의
Lurasidone	5-8	정상 상한의 5배 이상	주의
Ziprasidone	<5	경미함	선호
Asenapine	<5	경미함	선호
Quetiapine	<5	경미함	선호
Clozapine	<5	경미함	선호
Aripiprazole	<1	프로락틴 수치를 낮춤	선호

3) QTc 간격연장QTc interval prolongation

항정신병약물은 QTc 간격을 연장시킬 수 있다. QTc 간격의 연장은 torsades de pointes의 발생을 유발 할 수 있으므로 주의하여야 한다. 항정신병약물은 일반적인 경구 투여 용량으로 사용 시 평균적으로 haloperidol 4.7 ms, olanzapine 6.4 ms, risperidone 10 ms, quetiapine 14.5 ms의 QTc 간격을 연장시키는 것으로 나타났다. 그러므로, 항정신병약물을 사용하기 전에 환자의 QTc 간격을 평가하고, 환자의 QTc 간격이 450 ms에서 500 ms 사이에 있을 경우 EKG 촬영을 반복적으로 시행하여 항정신병약물에 의하여 QTc 간격 연장이 악화되지는 않았는지 확인하도록 한다. 항정신병약물의 투약 전이나 후에 QTc 간격이 500 ms 이상이 될 경우, 사용 중인 항정신병약물을 중단하거나 QTc 간격에 영향이 없거나 작은 다른 약물로 변경하고 이후 심전도를 촬영하여 변화 여부를 확인하도록 한다. 그러나, QTc 간격의 연장으로 인한 torsades de pointes의 발생은 서맥, 전해질 불균형 등 복합적 요인에 의하여 발생하는 부정맥 증상이므로, 단순히 약물에 의한 QTc 간격의 연장 자체만으로 torsades de pointes를 유발하는 것은 어려운 것으로 보고되고 있다. 따라서, QTc 간격 연장을 유발할 수 있는 전해질 불균형(칼륨, 마그네슘)과 같은 위험요인을 같이 교정하여야 하며, 사용 중인 항정신병약물을 중단하거나 변경하는 것을 고려할 경우 환자의 항정신병약물 사용에 의한 위험/이익risk/benefit을 따져 임상적으로 판단하도록 한다.

4) 골수억제

항정신병약물은 잠재적으로 골수억제 효과가 있는 것으로 생각된다. 항정신병약물의 사용과 백혈구감소증leukopenia, 호중성구감소증neutropenia, 무과립구증agranulocytosis, 혈소판감소증thrombocytopenia의 연관성을 보고한 사례들이

있다. 그러므로, 골수억제가 있는 환자들에게 항정신병약물을 사용할 경우 주의하여야 하며, 혈액학적 이상이 발생할 경우 해당 약물의 투여 중단이나 변경을 고려하도록 한다.

5) 낙상위험 증가

항정신병약물을 사용할 경우 기립성저혈압, 보행 이상, 진정 등으로 낙상과 골절의 위험이 증가할 수 있는 것으로 알려져 있다. 특히 노인에게 고용량의 항정신병약물을 사용할 경우 낙상의 위험이 증가하는 것으로 보고되었다. 그러므로, 항정신병약물의 사용 시 환자의 낙상 발생의 가능성에 주의를 기울여야 하며, 가능하면 효과가 있는 최소 용량을 사용하도록 한다.

6) 간수치 상승

항정신병약물의 사용 시 무증상의 간효소liver enzyme 증가와 빌리루빈 수치를 증가시킬 수 있다. 보고에 의하면 olanzapine, risperidone, quetiapine과 같은 2세대 항정신병약물을 중등도 이상의 용량으로 투약할 경우 1개월 후에 약 27.2%에서 경한 간효소 수치의 증가가 나타났으며, 6개월 후에도 22.7%의 환자들에게서 나타났다. 그러므로 항정신병약물의 투여 전과 후에는 가능하면 정기적으로 간기능검사를 시행하는 것이 필요하다.

5. 대표 약물

1) haloperidol

haloperidol은 1세대 항정신병약물(전형항정신병약물)로 dopamine D_2 수용체길항제효과뿐 아니라, D_3, α_1 아드레날린 수용체 길항효과가 있는 것으로 알려져 있다. haloperidol은 조현병치료제로 승인되었을 뿐 아니라 정신질환에 동반된 초조, 급성기 조증, 항암제에 의한 구역/구토, 불응성 딸꾹질 조절에 도움이 될 수 있다. haloperidol은 섬망의 치료를 위하여 사용하는 항정신병약물 중 증상의 개선에 근거수준이 가장 높은 약물로, 진정효과가 크지 않아 섬망환자에게 과진정이 발생할 가능성이 상대적으로 낮으며 과활동형 및 저활동형 섬망에 모두 사용 가능하다. 또한, 경구제 및 주사제 모두 사용 가능하고 활력징후 및 심폐기능에 미치는 영향이 작으며 항콜린 효과가 약하다. 전형항정신병약물인 haloperidol은 추체외로증상 발생의 위험이 있으나, 섬망치료 시 주로 사용하는 3.5 mg/day 미만의 용량에서는 추체외로 증상의 발생 빈도가 2세대 항정신병약물에 비하여 크지 않다. 단, 파킨슨병이나 루이소체 치매가 있는 환자에게 사용할 경우 파킨슨 증상을 악화시킬 수 있어 주의를 요한다.

haloperidol의 반감기는 12-35 시간(평균 16시간)으로, 경구 투여 후 최고 혈장 농도에 도달하는 시간은 약 2-6시간이며, 근육 투여 시IM 20분 후에 최고 농도에 도달한다. 약동학적 평형상태 도달에는 7-10일 소요된다. 경구투여 시 생체내이용률bioavailability은 약 60-70%이며, 주로 간에서 주로 cytochromeP450 3A4와 2D6 효소에 의하여 대사

된다. haloperidol은 약물상호작용과 관련된 연구들에서 대부분의 약물들이 haloperidol의 혈청 내 농도에 미치는 영향이 작은 것으로 나타났으나, carbamazepine, phenytoin, phenobarbital, rifampicin과 같은 CYP3A4 유도제CYP3A4 inducer들은 약동학에 영향을 미쳐 임상적 결과에 영향을 미칠 수 있는 것으로 보고되었다.

2) olanzapine

olanzapine은 2세대 항정신병약물(비전형항정신병약물)로 도파민(D_1, D_2, D_3, D_4) 수용체, 세로토닌(5-HT_{2A}, 5-HT_{2C}, 5-HT_3, 5-HT_6) 수용체, 아드레날린(α_1) 수용체, 히스타민 (H_1) 수용체, 무스카린성 아세틸콜린 수용체(M_1, M_2, M_3, M_4) 수용체 길항작용을 한다. olanzapine은 조현병, 조울증 치료제로 FDA 승인을 받았으며, 스테로이드 사용에 의해 유발된 조증/혼재성 증상의 개선에도 도움일 될 수 있다. 또한, olanzapine은 도파민 수용체보다 5HT_{2A} 수용체에 친화력이 5배 높으므로, 저용량으로 사용 시 항우울, 항불안, 진정/이완, 수면개선 효과를 나타낼 수 있다. olanzapine은 불안을 동반한 암 환자의 통증 개선에도 도움이 될 수 있다. olanzapine은 동물실험에서 진통효과가 있었을 뿐 아니라, 통증으로 마약성 진통제를 증량하며 사용 중인 암 환자에게 저용량의 olanzapine을 투여하였을 때 통증의 정도가 감소하고, 마약성 진통제 요구량이 줄어들며 불안과 인지가 개선됨을 보고한 연구가 있다.

olanzapine의 5HT_2, 5HT_3, D_2 수용체 차단 효과와 히스타민, 무스카린성 아세틸콜린 수용체 차단 효과는 항구역효과를 보인다. 항암제에 의해 유발된 구역/구토, 완화치료 상황에서의 구역/구토, 오피오이드에 의하여 유발된 구역증상의 개선에 도움이 될 수 있으며, 식욕을 촉진시켜 악액질cachexia이 있는 암 환자의 식욕개선에도 도움을 줄 수 있다. olanzapine은 과진정, 어지러움, 입마름, 변비 등의 부작용이 있을 수 있으며, olanzapine의 항콜린효과로 인하여 고용량 투여 시 섬망이 오히려 악화되는 경우도 있어 주의를 요한다. olanzapine은 노인환자에게 투여 시 quetiapine이나 risperidone에 비하여 낙상의 발생위험이 상대적으로 낮은 것으로 보고되었으나, 비전형항정신병약물 자체가 노인의 낙상 위험을 증가시킬 수 있는 것으로 알려져 있으므로 주의를 요한다. olanzapine은 국내에 구강붕해정 형태의 약물이 출시되고 있어 행동문제나 인지저하 등으로 삼킴이 어렵거나 흡인 가능성이 높은 환자에게 사용할 수 있다.

olanzapine의 반감기는 21-56시간(평균 30시간)으로, 경구투약 시 6시간 후 최고 약물 농도에 도달하며, 근육주사 시 15-45분 후에 최고 농도가 된다. 약동학적 평형상태 도달에는 약 7일 걸리고, 경구투여 시 생체내이용률bioavailability은 약 80%이다. olanzapine은 주로 간에서 주로 cytochromeP450 1A2와 2D6 효소에 의하여 대사되므로, fluvoxamine과 같은 CYP1A2 억제 효과가 있는 약물을 사용할 경우 혈청 내 농도를 상승시켜 졸음, 기립성 저혈압, 빈맥, 간수치 상승 또는 발작과 같은 부작용이 발생할 수 있다. 반대로 CYP3A4 유도제인 carbamazepine과 같은 약물은 olanzapine의 혈청 농도 수준을 36-71%까지 낮출 수 있다.

3) quetiapine

quetiapine은 2세대 항정신병약물(비전형항정신병약물)로 도파민(D_1, D_2) 수용체, 세로토닌(5-HT_{2A}, 5-HT_{2B}, 5-HT_7) 수용체, 아드레날린(α_1) 수용체, 히스타민(H_1) 수용체, 무스카린성 아세틸콜린 수용체(M_1, M_3, M_5) 수용체 길항작용을 하며, 5 HT_{1A} 수용체 부분작용제 작용을 한다. quetiapine은 조현병, 급성 조증 에피소드의 치료제 및 주요 우울 장애의 보조 치료제로 FDA 승인을 받았으며, 저용량으로 사용 시 불안, 불면, 우울이 있는 환자의 증상 개선에 도움이 될 수 있다. quetiapine은 2세대 항정신병약물(비전형항정신병약물)로 저용량에서는 dopamine 수용체 길항작용이 작아 추체외로 부작용 발생 가능성이 낮으나, 히스타민(H_1), 아드레날린(α_1) 수용체 차단 효과가 졸림, 과진정, 기립성 저혈압 위험이 높아 낙상의 발생위험을 높일 수 있으므로 주의하여야 한다. 또한, quetiapine은 항콜린 효과가 약한 것으로 알려져 있으나, 다른 2세대 항정신병약물과 마찬가지로 변비와 요정체urinary retention를 악화시킬 수 있다.

quetiapine의 반감기는 평균 6시간이며 경구투약 후 1.5 시간에 최고 약물 농도에 도달한다. 약동학적 평형상태에 도달하는 것에는 약 2일 걸리고, 경구투여 시 생체내이용률bioavailability은 약 100%이다. quetiapine은 간에서 주로 CYP3A4 효소에 의하여 대사되며, 다른 CYP450 효소를 억제하거나 유도하지 않아 다른 약물의 대사에 영향을 거의 주지 않는다.

4) risperidone

risperidone은 2세대 항정신병약물(비전형항정신병약물)로 도파민(D_2, D_3, D_4) 수용체, 세로토닌(5-HT_{2A}, 5-HT_7) 수용체, 아드레날린(α_1, α_2) 수용체, 히스타민(H_1) 수용체에 길항작용을 하며, 무스카린성 아세틸콜린 수용체와의 친화력이 낮아 항콜린효과는 상대적으로 미미하다. risperidone은 조현병, 양극성 I형 급성 조증 또는 혼합 에피소드의 치료제로 FDA의 승인을 받았으며, 공격성과 충동성의 조절에도 사용하여 볼 수 있다. risperidone도 haloperidol, olanzapine과 마찬가지로 섬망의 개선에 동등한 효과가 있으며, 우울증 환자에게 저용량의 risperidone을 항우울제의 보조제augmentation로 투여할 경우 증상의 감소와 관해에 도움이 될 수 있다. risperidone은 국내에 구강붕해정이 출시되고 있어 삼킴이 어렵거나 흡인 가능성이 높은 환자에게 투여할 수 있다. risperidone은 다른 2세대 항정신병약물과 유사하게 과진정, 기립성 저혈압을 유발할 수 있으며, 고용량의 risperidone 사용은 낙상위험을 증가시키는 것으로 보고되어 주의를 요한다. risperidone을 복용하는 환자의 30-80%의 prolactin 수치가 상승할 수 있어 유방암 환자에게 장기간 사용할 경우 주의를 요한다.

risperidone은 반감기는 평균 3시간이며 경구투약 후 1-2시간에 최고 약물 농도에 도달한다. 약동학적 평형상태에 도달하는 것에는 약 5일 걸리고, 경구투여 시 생체내이용률bioavailability은 약 70%이다. risperidone은 주로 간에서 주로 CYP2D6 효소에 의하여 활성대사체로 전환되지만, risperidone이 CYP2D6 효소에 약하게 결합하므로 CYP2D6 효소로 대사되는 약물과 상호 작용할 가능성은 낮다.

5) aripiprazole

aripiprazole은 D_2 및 5HT_{1A} 수용체 부분 작용제이며, 5-HT_{2A} 수용체 길항제이다. Aripiprazole은 D_2, D_3, 5HT_{1A}, 5HT_{2A} 수용체에 높은 친화력을 가지며, D_4, 5HT_{2c}, 5-HT_7, 아드레날린(α_1) 수용체, H_1 수용체에 대해서는 중등도의 친화력을 가진다. 권장 용량에서 aripiprazole은 무스카린성 아세틸콜린 수용체와의 친화력이 낮아 항콜린효과가 작다. aripiprazole은 도파민이 시냅스에 과잉되어 있을 경우 도파민 수용체를 차단하고, 도파민의 과잉이 없을 경우에 dopamine 수용체를 자극하여 D_2 수용체를 안정화시키는 역할을 한다.

aripiprazole은 조현병과 급성기 조울증 치료제 및 우울증 치료의 보조제로 FDA의 승인을 받았다. aripiprazole은 haloperidol과 유사한 섬망 치료 효과가 있는 것으로 보고되고 있으며, 특히 과활동형 섬망보다는 저활동형 섬망의 개선에 더 도움이 되는 보고되고 있다. aripiprazole은 불면, 피로, 안절부절못함과 같은 부작용이 있을 수 있으며, 오히려 초조와 공격성이 악화될 수 있어 사용에 주의를 요한다. aripiprazole은 QTc 간격연장을 거의 일으키지 않으며 메타분석에서는 aripiprazole이 QTc 간격을 축소시키는 것으로 보고되어, 상대적으로 심장에 안전한cardiac safety 것으로 생각된다.

aripiprazole의 반감기는 평균 75시간이며 경구투약 후 3-5시간 후 최고 약물 농도에 도달하며 약동학적 평형 상태는 약 14일이 걸린다. 경구투여 시 생체내이용률bioavailability은 약 87%이다. aripiprazole의 대사는 주로 CYP2D6 및 CYP3A4 효소에 의해 이루어지며, 이 효소에 의하여 대사되는 다른 약물들의 대사에 거의 영향을 주지 않는다.

6) amisulpride

amisulpride는 높은 친화력을 갖는 2세대 항정신병약물로 도파민(D_2, D_3) 수용체, 세로토닌(5-HT_7) 수용체 길항작용을 한다. amisulpride는 저용량 용량에서는 주로 시냅스 전 도파민 수용체에 작용하여 도파민 전달을 증가시키며, 고용량에서는 시냅스 후 도파민 수용체에 작용하여 도파민 전달을 차단하는 작용을 한다. 5-HT_7 수용체 길항작용은 일주기리듬 조절, 수면구조 및 우울, 불안의 개선에 도움이 되는 것으로 보고되고 있다. 따라서, 저용량의 amisulpride를 우울증 환자에게 사용할 경우 우울증의 개선에 도움이 될 수 있다. amisulpride는 risperidone이나 olanzapine에 비하여 체중증가가 덜하며, 당뇨병의 발생위험이 낮은 것으로 생각된다. 그러나, prolactin 수치를 상승시킬 수 있으므로 유방암 환자에게 장기간 사용하는 것에는 주의를 요한다.

amisulpride의 반감기는 약 12시간이며 경구투약 후 1-4시간 후 최고 약물 농도에 도달하며 약동학적 평형 상태의 도달은 약 7일이 걸린다. 경구투여 시 생체내이용률bioavailability은 약 48%이다. amisupride는 간에서 거의 대사되지 않고 콩팥으로 배출되므로 간기능 이상이 있는 환자에게 안전하게 사용할 수 있으며, 약물 간 상호작용이 제한적이다.

7) ziprasidone

ziprasidone은 도파민(D_2, D_3) 수용체, 세로토닌(5-HT_{2A}, 5-HT_{2C}, 5-HT_7, 5-$HT_{1B/D}$) 수용체 길항작용과 5-HT_{1A} 수용체 부분작용제, 노르에피네프린, 세로토닌 재흡수 억제norepinephrine and serotonin reuptake inhibitor 작용을 한다. 이에 비하여 상대적으로 아드레날린(α_1) 수용체, 무스카린성 아세틸콜린(M_1), 히스타민(H_1) 수용체와의 친화력이 낮아 기립성 저혈압, 진정, 인지저하, 변비, 체중증가 등의 부작용 발생 위험이 작다. ziprasidone은 조현병과 조울증의 급성 조증, 혼재성 삽화의 치료제로 FDA 승인을 받았으며, 우울증 환자에게 항우울제의 보조제로 저용량의 ziprasidone을 사용할 경우 우울과 불안의 개선에 도움이 될 수 있다. ziprasidone은 항정신병약물 중 QTc 간격 연장의 위험이 상대적으로 높으므로, QTc 간격연장의 병력이 있거나 심부전이나 심근경색이 있는 환자, QTc 간격에 영향을 줄 수 있는 항부정맥약제(Class Ia, III)를 투여할 경우 주의하여야 한다.

ziprasidone의 반감기는 약 7시간이며, 경구 투약 후 6-8시간에 최대 농도에 도달하며 약동학적 평형상태는 투약 후 1-3일에 도달한다. 경구투여 시 생체내이용률은 약 60%이다. ziprasidone은 간에서 aldehyde oxidase와 CYP3A4 효소에 의해 대사되며, cytochromeP450에 의하여 대사되는 다른 약물들과의 상호작용 가능성은 낮은 것으로 알려져 있다.

참고문헌

1. Abbas AI, Hedlund PB, Huang X-P, Tran TB, Meltzer HY, Roth BL. Amisulpride is a potent 5-HT 7 antagonist: relevance for antidepressant actions in vivo. Psychopharmacology. 2009;205:119-28.
2. Artigas F, Romero L, de Montigny C, Blier P. Acceleration of the effect of selected antidepressant drugs in major depression by 5-HT1A antagonists. Trends Neurosci. 1996;19(9):378–83.
3. Atasoy N, Erdogan A, Yalug I, Ozturk U, Konuk N, Atik L, et al. A review of liver function tests during treatment with atypical antipsychotic drugs: A chart review study. Progress in Neuro-Psychopharmacology and Biological Psychiatry. 2007;31(6):1255–60.
4. Bersani G, Pozzi F, Marini S, Grispini A, Pasini A, Ciani N. 5-HT2 receptor antagonism in dysthymic disorder: a double-blind placebo-controlled study with ritanserin. Acta Psychiatr Scand. 1991;83(4):244-8.
5. Bozat-Emre S, Doupe M, Kozyrskyj AL, Grymonpre R, Mahmud SM. Atypical antipsychotic drug use and falls among nursing home residents in Winnipeg, Canada: Atypical antipsychotic drugs and falls. Int J Geriatr Psychiatry. 2015;30(8):842–50.
6. Breitbart W, Alici Y. Evidence-based treatment of delirium in patients with cancer. J Clin Oncol. 2012;30(11):1206–14.
7. Bressa G, Marini S, Gregori S. Serotonin S2 receptors blockage and generalized anxiety disorders. A double-blind study on ritanserin and lorazepam. Int J Clin Pharmacol Res. 1987;7(2):111-9.
8. Brown ES, Chamberlain W, Dhanani N, Paranjpe P, Carmody TJ, Sargeant M. An open-label trial of olanzapine for corticosteroid-induced mood symptoms. Journal of affective disorders. 2004;83:277-81.
9. Calsina-Berna A, García-Gómez G, González-Barboteo J, Porta-Sales J. Treatment of chronic hiccups in cancer patients: a systematic review. J Palliat Med. 2012;15(10):1142–50.
10. Ceulemans D, Hoppenbrouwers M-L, Gelders Y, Reyntjens A. The influence of ritanserin, a serotonin antagonist, in anxiety disorders: a double-blind placebo-controlled study versus lorazepam. Pharmacopsychiatry. 1985;18:303-5.
11. Corena-McLeod M. Comparative pharmacology of risperidone and paliperidone. Drugs in R&D. 2015;15:163-74.
12. Crouse EL, Alastanos JN, Bozymski KM, Toscano RA. Dysphagia with second-generation antipsychotics: A case report and review of the literature. Ment Health Clin. 2017;7(2):56–64.
13. Depping AM, Komossa K, Kissling W, Leucht S. Second‑generation antipsychotics for anxiety disorders. Cochrane Database Syst Rev. 2010;(12):CD008120.
14. Duncan MJ, Grear KE, Hoskins MA. Aging and SB-269970-A, a selective 5-HT7 receptor antagonist, attenuate circadian phase advances induced by microinjections of serotonergic drugs in the hamster dorsal raphe nucleus. Brain Res. 2004;1008(1):40-8.
15. Ehret CJ, Almodallal Y, Le-Rademacher JG, Martin NA, Moynagh MR, Rajotia A, et al. Hiccups in patients with cancer: a multi-site, single-institution study of etiology, severity, complications, interventions, and outcomes. BMC Cancer. 2022;22(1):659.
16. El-Mallakh RS, McKenzie C. The dopamine D4/D2 receptor antagonist affinity ratio as a predictor of anti-aggression medication efficacy. Medical hypotheses. 2013;80:530-3.
17. Ergen M, Arikan F, Fırat Çetin R. Hiccups in cancer patients receiving chemotherapy: A cross-sectional study. J Pain Symptom Manage. 2021;62(3):e85–90.
18. Fishbain DA, Cutler R, Lewis J, Cole B, Rosomoff RS, Rosomoff H. Do the second-generation "atypical neuroleptics" have analgesic properties? A structured evidence-based review. Pain Medicine. 2004;5:359-65.
19. Gettu N, Saadabadi A. Aripiprazole. In: StatPearls. Treasure Island (FL): StatPearls Publishing; 2023.

20. Glare P, Miller J, Nikolova T, Tickoo R. Treating nausea and vomiting in palliative care: a review. Clin Interv Aging. 2011;6:243-59.
21. Goldman LS, Goveas J. Olanzapine treatment of corticosteroid-induced mood disorders. Psychosomatics. 2002;6:495-7.
22. Griebel G, Rodgers RJ, Perrault G, Sanger DJ. The effects of compounds varying in selectivity as 5-HT1A receptor antagonists in three rat models of anxiety. Neuropharmacology. 2000;39(10):1848–57.
23. Grover S, Kumar V, Chakrabarti S. Comparative efficacy study of haloperidol, olanzapine and risperidone in delirium. J Psychosom Res. 2011;71:277-81.
24. Harder S, Herrstedt J, Isaksen J, Neergaard MA, Frandsen K, Sigaard J, et al. The nature of nausea: prevalence, etiology, and treatment in patients with advanced cancer not receiving antineoplastic treatment. Support Care Cancer. 2019;27(8):3071–80.
25. Hasnain M, Vieweg WVR. QTc interval prolongation and torsade de pointes associated with second-generation antipsychotics and antidepressants: a comprehensive review. CNS Drugs. 2014;28(10):887–920.
26. Kane JM, Sharif ZA. Atypical antipsychotics: sedation versus efficacy. J Clin Psychiatry. 2008;69:18-31.
27. Khojainova N, Santiago-Palma J, Kornick C, Breitbart W, Gonzales GR. Olanzapine in the management of cancer pain. J Pain Symptom Manage. 2002;23:346-50.
28. Komossa K, Depping AM, Gaudchau A, Kissling W, Leucht S. Second-generation antipsychotics for major depressive disorder and dysthymia. Cochrane Database Syst Rev. 2010;(12):CD008121
29. Kreys TJM, Phan SV. A literature review of quetiapine for generalized anxiety disorder. Pharmacotherapy. 2015;35:175-88.
30. Kudo S, Ishizaki T. Pharmacokinetics of haloperidol: an update. Clin Pharmacokinet. 1999;37(6):435-56.
31. Lea JW, Stoner SC, LaFollette J. Agitation associated with aripiprazole initiation. Pharmacotherapy. 2007;27:1339-42.
32. Liperoti R, Fusco D, Cipriani MC, Lo Monaco MR, Onder G. Balancing the risks and benefits of antipsychotic medications for symptom management in older patients with cancer. J Geriatr Oncol. 2018;9(6):693–5.
33. Lohr L. Chemotherapy-induced nausea and vomiting. The cancer journal. 2008;14:85-93.
34. Lonergan E, Britton AM, Luxenberg J. Antipsychotics for delirium. Cochrane database of systematic reviews. 2007.
35. Maan JS, Ershadi M, Khan I, Saadabadi A. Quetiapine. 2017.
36. Madhusoodanan S, Ting MB, Farah T, Ugur U. Psychiatric aspects of brain tumors: A review. World J Psychiatry. 2015;5(3):273–85.
37. Matteo D, Giovanni D, Esposito G. SB 242084: a selective 5-HT2C receptor antagonist. CNS Drug Reviews. 2000;6:195–205.
38. Mazzocato C, Stiefel F, Buclin T, Berney A. Psychopharmacology in supportive care of cancer: a review for the clinician: II. Neuroleptics. Support Care Cancer. 2000;8(2):89–97.
39. McKeage K, Plosker GL. Amisulpride: a review of its use in the management of schizophrenia. CNS drugs. 2004;18:933-56.
40. McLean SL, Blenkinsopp A, Bennett MI. Using haloperidol as an antiemetic in palliative care: informing practice through evidence from cancer treatment and postoperative contexts. J Pain Palliat Care Pharmacother. 2013;27(2):132–5.
41. McNeil SE, Gibbons JR, Cogburn M. Risperidone. 2017.
42. Meltzer HY, Matsubara S, Lee JC. Classification of typical and atypical antipsychotic drugs on the basis of dopamine D-1, D-2 and serotonin2 pKi values. J Pharmacol Exp Ther. 1989;251(1):238-46.
43. Monti JM, Leopoldo M, Jantos H. The serotonin 5-HT7 receptor agonist LP-44 microinjected into the dorsal raphe nucleus suppresses REM sleep in the rat. Behavioural brain research 2008;191:184-9.
44. Morin AK. Off-label use of atypical antipsychotic agents for treatment of insomnia. Ment Health Clin. 2014;4(2):65–72.
45. Navari RM, Brenner MC. Treatment of cancer-related anorexia with olanzapine and megestrol acetate: a randomized trial. Support Care Cancer. 2010;18(8):951–6.
46. Nooijen PMM, Carvalho F, Flanagan RJ. Haematological toxicity of clozapine and some other drugs used in psychiatry. Hum Psychopharmacol. 2011;26(2):112–9.
47. Oderda LH, Young JR, Asche CV, Pepper GA. Psychotropic-related hip fractures: Meta-analysis of first-generation and second-generation antidepressant and antipsychotic drugs. Ann Pharmacother. 2012;46(7–8):917–28.
48. Olten B, Bloch MH. Meta regression: Relationship between antipsychotic receptor binding profiles and side-effects. Progress in Neuro-Psychopharmacology and Biological Psychiatry. 2018;84:272–81.

49. Papakostas GI, Fava M, Baer L, Swee MB, Jaeger A, Bobo WV, et al. Ziprasidone augmentation of escitalopram for major depressive disorder: Efficacy results from a randomized, double-blind, placebo-controlled study. Am J Psychiatry. 2015;172(12):1251–8.
50. Pasquini M, Speca A, Biondi M. Quetiapine for tamoxifen-induced insomnia in women with breast cancer. Psychosomatics. 2009;50:159-61.
51. Polcwiartek C, Sneider B, Graff C, Taylor D, Meyer J, Kanters JK, et al. The cardiac safety of aripiprazole treatment in patients at high risk for torsade: a systematic review with a meta-analytic approach. Psychopharmacology. 2015;232:3297-308.
52. Prommer E. Aripiprazole: a new option in delirium. American Journal of Hospice and Palliative Medicine®. 2017;34:180–5.
53. Prommer E. Olanzapine: palliative medicine update: Palliative medicine update. Am J Hosp Palliat Care. 2013;30(1):75–82.
54. Rahman S, Marwaha R. StatPearls [internet]: StatPearls Publishing; 2022.
55. Rahman T, Clevenger CV, Kaklamani V, Lauriello J, Campbell A, Malwitz K, et al. Antipsychotic treatment in breast cancer patients. Am J Psychiatry. 2014;171(6):616–21.
56. Razvi Y, Chan S, Mcfarlane T, Mckenzie E, Zaki P, Deangelis C. ESMO: a comparison of antiemetic guidelines for the treatment of chemotherapy-induced nausea and vomiting in adult patients. Supportive Care in Cancer. 2019;27:87–95.
57. Reus VI, Lindqvist D. Psychopharmacology of Neurologic Disease: Handbook of Clinical Neurology Series: Elsevier; 2019.
58. Roberts RJ, Lohano KK, El-Mallakh RS. Antipsychotics as antidepressants. Asia-Pacific Psychiatry. 2016;8:179-88.
59. Ross DD, Alexander CS. Management of common symptoms in terminally ill patients: Part I. Fatigue, anorexia, cachexia, nausea and vomiting. Am Fam Physician. 2001;64(5):807–14.
60. Sakamoto S, Deguchi Y, Uchida S, Itoh Y, Inoue K. Prolonged extrapyramidal symptoms induced by long-term, intermittent administration of low-dose olanzapine along with metoclopramide for emesis: A case report. Neuropsychopharmacol Rep. 2022;42(3):380–3.
61. Saudemont G, Prod'Homme C, Da Silva A, Villet S, Reich M, Penel N, et al. The use of olanzapine as an antiemetic in palliative medicine: a systematic review of the literature. BMC Palliat Care. 2020;19(1):56.
62. Stahl SM, Shayegan DK. The psychopharmacology of ziprasidone: receptor-binding properties and real-world psychiatric practice. J Clin Psychiatry. 2003;64 Suppl 19:6–12.
63. Stahl SM. Stahl's essential psychopharmacology: neuroscientific basis and practical applications: Cambridge university press; 2021.
64. Swann AC. Neuroreceptor mechanisms of aggression and its treatment. J Clin Psychiatry. 2003;64 Suppl 4:26–35.
65. Tassniyom K, Paholpak S, Tassniyom S, Kiewyoo J. Quetiapine for primary insomnia: a double blind, randomized controlled trial. J Med Assoc Thai. 2010;93:729-34.
66. Teixeira EH, Jacintho A, Celeri HV, Dalgalarrondo P. Atypical antipsychotics in the treatment of pathological aggression in children and adolescents: literature review and clinical recommendations. Trends Psychiatry Psychother. 2013;35(3):151–9.
67. Thekdi SM, Trinidad A, Roth A. Psychopharmacology in cancer. Current psychiatry reports 2015;17(1):529.
68. Thom RP, Levy-Carrick NC, Bui M, Silbersweig D. Delirium. American Journal of Psychiatry. 2019;176:785-93.
69. Thomas K, Saadabadi A. Olanzapine. 2018.
70. Wadhawan A, Banga A, Duan Y, Mennesson M, Wu H. Alpha1-Adrenergic Receptor Antagonists Use in Treatment and Prevention of Psychiatric Disorders: A Review. Current Psychopharmacology. 2014;3:158–83.
71. Wesołowska A, Nikiforuk A, Stachowicz K, Tatarczyńska E. Effect of the selective 5-HT7 receptor antagonist SB 269970 in animal models of anxiety and depression. Neuropharmacology. 2006;51:578-86.
72. Yoon HJ, Park KM, Choi WJ, Choi SH, Park JY, Kim JJ, et al. Efficacy and safety of haloperidol versus atypical antipsychotic medications in the treatment of delirium. BMC psychiatry. 2013;13:1-11.
73. Young J, Murthy L, Westby M, Akunne A, O'Mahony R, Guideline Development Group. Diagnosis, prevention, and management of delirium: summary of NICE guidance. BMJ. 2010;341(jul28 2):c3704.
74. Zareba W, Lin DA. Antipsychotic drugs and QT interval prolongation. Psychiatric Quarterly. 2003;74:291-306.

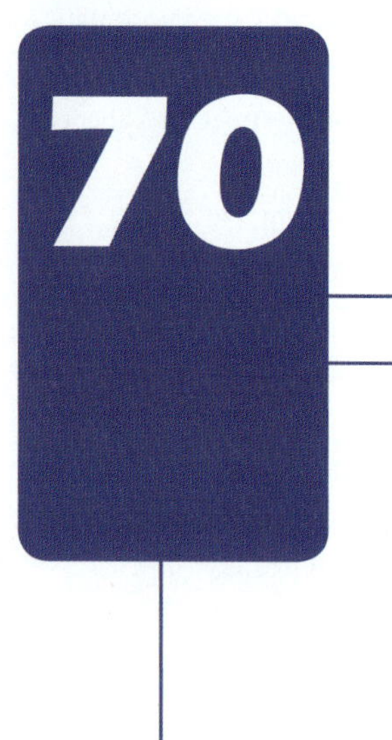

70 기분조절약물

원근희

1. 개요

기분조절제mood stabilizer는 명확한 정의는 수립되어 있지 않으나 정동의 장애, 특히 정도가 심하고 지속적인 감정의 기복을 안정화하기 위하여 주로 사용되는 약물을 뜻한다. 기분조절제에 속하는 약물은 전통적으로 사용되어 온 리튬lithium과 더불어 기분 조절의 효과가 있는 항경련제를 포함한다. 본 파트에서는 기분조절의 효과가 있다고 알려진 발프로에이트valproate, 라모트리진lamotrigine, 카바마제핀carbamazepine과 함께 전통적인 의미의 기분조절에는 덜 효과적이나 암 환자의 치료에 있어 부가적인 효과를 줄 수 있는 토피라메이트topiramate, 가바펜틴gabapentin 등을 함께 서술하기로 한다. 또한 현대적인 의미의 기분조절제는 다수의 비정형 항정신병약물들을 포함하나, 이는 항정신병약물 파트에서 기술되는 바, 본 파트에서는 제외하도록 하겠다.

2. 효과 및 적응증

1) 양극성 및 관련 장애Bipolar and related disorders

(1) 제 I 형 양극성장애Bipolar I disorder, 제 II 형 양극성장애Bipolar II disorder, 순환성 장애Cyclothymic disorder

암 환자의 양극성장애에 기분조절제가 사용될 수 있다. 암의 발병, 진단, 치료과정이 스트레스원으로 작용하여 취약성이 있는 개인의 정신질환이 새로 발병하는 데 기여하거나 원래 존재하는 기분장애의 재발이나 경과악화를 유발할 수 있다. 기분조절제는 조증과 우울증의 급성기 치료뿐만 아니라 재발과 발생을 예방하는 효과를 가진다.

(2) 물질/치료약물로 유발된 양극성 및 관련 장애Substance/Medication-induced bipolar and related disorder

현저하고 지속적인 기분장애가 임상 양상에서 우세하고, 비정상적으로 들뜨거나 의기양양하거나 과민한 기분, 비정상적으로 증가된 활동 혹은 에너지가 물질 혹은 치료약물 노출 혹은 금단 시기에 발생하는 경우이다. 특히 항암 치료 시에 사용하는 약물이 급성 조증과 유사한 에피소드를 유발할 수 있다. 조증 삽화를 유발할 수 있는 치료약물로 5-fluorouracil, methotrexate, cisplatin, capecitabine and oxaliplatin, dexamethasone 등이 임상적으로 보고된 바 있다. 급성 기분삽화가 발생하는 경우 독립적인 양극성장애와의 구분이 어려울 수 있는데, 증상이 치료약물에 의한 것임이 시간적 연관성뿐만 아니라 병력, 신체검사, 실험실 검사 소견 등에 의해 뒷받침되는 경우에는 이차적으로 유발되었을 가능성이 높아진다. 다만 증상이 물질/치료약물 사용 전에 선행하거나, 급성 금단 혹은 심한 중독이 끝난 후에도 상당기간(예: 약 1개월) 지속되는 경우 독립적인 양극성장애의 가능성을 반드시 고려해야 한다. 대개 물질이나 치료약물에 의한 양극성장애일 경우에는 기분조절제의 부가적인 사용 없이, 해당 물질을 중단하는 것만으로도 가역적으로 회복이 된다. 그러나 당장에 유발된 기분 증상의 심각도가 높거나 빠른 조절이 필요한 경우(예: 자살/자해행동의 위험성이 높은 경우, 필요한 암 치료를 거부하거나 비순응을 보이는 경우 등), 유발 치료약물을 중단하기 어려운 경우에는 기분조절제의 사용이 필요하다. 그러한 경우에는 기분조절제가 전신상태 및 암의 진행경과에 미칠 수 있는 영향, 치료약물과의 상호작용 등이 반드시 고려되어야 한다.

(3) 다른 의학적 상태로 인한 양극성 및 관련 장애Bipolar and related disorder due to another medical condition

현저하고 지속적인 기분장애가 임상 양상에서 우세하고, 비정상적으로 들뜨거나 의기양양하거나 과민한 기분, 비정상적으로 증가된 활동 혹은 에너지가 다른 의학적 상태에서 기인하는 경우이다. 기분 증상이 다른 의학적 상태의 직접적인 병태생리학적 결과임을 지지하는 병력, 신체검진 또는 검사 소견이 있다. 대개 연관된 의학적 상태의 시작 첫 수주 또는 1개월 이내에 급성 또는 아급성으로 발병하나, 암과 같은 만성적인 의학적 상태에서는 상태의 악화 또는 재발이 조증 또는 경조증 시작 전에 선행하기도 한다. 이에 인과관계의 타당성과 시간 순서에 근거하여 이 의학적 상태가 원인이 되는지에 대한 임상적 판단을 내리는 것이 필요하겠다. 또한 섬망, 특히 과활동성 섬망hyperactive delirium이 정동 증상에 있어 비슷한 표현형을 보일 수 있어 이에 대한 감별이 이루어져야 한다.

암 환자의 경우 뇌종양이나 원발암의 뇌 전이가 이차적인 양극성장애를 유발할 수 있다. 뇌종양은 기분 변동성, 이자극성, 공격성, 성격의 변화 등을 유발할 수 있는데, 주로 전두엽, 측두엽 및 피질하 변연계 영역에 위치하는 경우, 뇌반구 우측의 병변으로써 뇌의 기능저하나 단절을 일으키는 경우에 이차적인 조증이 잘 발생한다. 뇌전이 역시 조증을 포함한 여러 신경정신병적 증상을 발생시킨다. 정신증상의 임상적 표현형만으로는 원발성 정신장애와의 구분이 힘들기 때문에, 암 환자에서 갑작스러운 정신증상이 나타난다면 반드시 뇌영상촬영을 통한 감별진단이 필요하겠다. 의학적 상태로 인하여 발생한 양극성장애는 정신증상으로 인한 장해뿐만 아니라 암의 치료경과에도 영향을 미치는데, 치료에 대한 비순응 등으로 전신상태가 더욱 악화되거나 암의 전반적인 예후에 악영향을 줄 수 있다. 이에 임상가는 전신상태를 개선시킴과 동시에 이익/위험을 고려하여 기분조절제를 사용해볼 수 있겠다.

(4) 여타 증상학적 조절

상기 적응증 외에도 기분조절제는 다양한 경우 증상학적인 조절을 위하여 사용될 수 있다. 실제로 임상현장에서 기분조절제는 정동의 변동성, 공격성, 이자극성, 충동성 조절 등에 사용되며, 이러한 경우 대체로 상용량보다 더 낮은 용량의 사용도 효과적일 수 있다. 암 환자의 경우에도 기분증상의 심각도, 빈도 등을 고려하였을 때 앞선 진단기준에는 미치지 못하나 상기 기술한 개별 증상들이 기능이나 치료를 저해하는 경우 기분조절제의 증상학적 적용을 고려해볼 수 있다.

2) 경련성 질환

기분조절제 중 항경련제는 기존의 적응증인 항경련 효과를 위하여 사용된다. 원래 뇌전증을 앓고 있던 암 환자에서부터, 뇌종양이나 암의 중추신경계 전이로 인한 경련에 이르기까지 항전간제가 사용된다. 대표적으로 뇌종양 관련 간질brain tumor related epilepsy, BTRE은 뇌종양의 일반적인 합병증이며 발생률은 종양 유형에 따라 차이가 있다. 원발암의 뇌 전이는 10-15%의 발생률을 보이며, 저등급 신경교종low grade glioma의 경우 80% 이상에 이른다. 항종양 약제 및 기타 약물(예: 덱사메타손)과의 상호작용을 줄이기 위하여 비효소유도 항전간제non-enzyme inducing anti-seizure medication가 더 선호된다. 효소유도 항전간제는 간에서 여러 사이토크롬 P450의 활성을 증가시키는데, 여타 약물의 대사를 가속화하고 효과를 감소시킬 수 있어 특히 병용 시에 중요한 고려사항이 된다. 라모트리진, 토피라메이트, 발프로에이트 등이 단독요법으로 일반적으로 사용되는 비효소 유도 항전간제에 포함된다.

3) 신경병증 암성 통증neuropathic cancer pain

신경병성 통증은 체성감각계에 영향을 미치는 병변이나 질병의 결과로, 신경병증 암성 통증은 종양의 침투나 치료과정(예: 수술, 방사선 치료, 항암요법과 관련된 신경독성)에 의하여 발생한다. 만성적인 경향이 있으며, 환자의 치료경험 및 삶의 질에 중대한 영향을 주기 때문에 적절한 치료와 관리가 중요하다. 일반적인 진통제로 통증이 잘 조절되지 않기 때문에 항경련제나 우울제, 아편유사제 등이 함께 처방되기도 한다.

3. 대표 약물

1) 리튬

(1) 작용기전

리튬의 작용기전은 정확히 밝혀진 바는 없으나 여러 가지 가설이 제시되고 있다. 세로토닌과 여러 신경전달물질의 조절, GSK-3 (글리코겐-시크린페이스 키나아제)와 같은 특정 효소 억제를 통한 다양한 세포 내 신호전달 경로의 조절, 뇌의 회로와 신경세포의 성장 및 생존에 대한 영향, 뇌의 염도 조절 등이 기여하는 것으로 알려져 있다.

(2) 약동학, 약력학, 약물상호작용

리튬은 경구로 매우 빠르게 흡수되며 위장관에서 6-8시간 이내에 전량 흡수된다. 이온이기 때문에 혈중에서 단백질과 결합하지 않으며, 체내에서는 주로 수분에 분포한다. 대체로 1일 600-900 mg으로 시작하여 혈중농도에 따라 증감한다. 노인이나 신장기능장애가 있을 때는 300-600 mg으로 시작한다. 대부분의 경우 1일 900-1800 mg이면 충분하다. 치료적 혈중농도는 0.5-1.5 mEq/L이다. 체내 sodium (Na+) 농도가 리튬 농도에 큰 영향을 미치며, 이뇨제 사용, 식사 내용, 운동(땀분비 증가), 구토, 설사 등과 관련하여 혈중농도를 잘 감시해야 한다. 리튬은 대사되지 않고 원래 형태대로 신장을 통해 배설되는데, 신장의 근위 세뇨관에서 흡수되므로 청소율은 크레아티닌 청소율의 1/5밖에 되지 않는다. 신장 기능 저하 시 리튬 배설이 감소하여 혈중 농도가 증가할 수 있으며, 특히 신독성 화학요법제(예: cisplatin)를 투약하거나 신장기능 저하를 일으키는 암(myeloma, renal or pelvic cancer 등)인 경우에는 리튬 수치가 크게 변동될 수 있어 주의가 필요하다. 통증이나 암성 발열에 흔히 사용되는 비스테로이드 소염제(예: diclofenac, ibuprofen, indomethacin, ketoprofen, ketorolac, naproxen 등)는 프로스타글란딘의 합성을 방해하는 효과가 있어 리튬의 신장 청소율을 감소시키며 리튬 농도를 증가시킨다. 그러나 아스피린, 아세트아미노펜에는 그러한 효과가 보고된 바는 없다.

(3) 부작용

리튬의 일반적인 부작용으로는 신장 기능 장애, 갑상선 기능 이상, 부갑상선 기능 이상이 있으며, 이는 장기간 사용할 경우 더욱 뚜렷해질 수 있다. 또한, 신경계 및 인지 기능에 영향을 줄 수 있어 떨림, 근육 약화, 혼란, 기억상실과 같은 증상이 나타날 수 있다. 암 환자에서는 리튬 사용과 관련해 특별한 고려사항이 필요하다. 예를 들어, 암 치료에 사용되는 다른 약물들과의 상호작용은 리튬의 혈중 농도를 변동시킬 수 있다. 전해질 불균형의 위험은 암 환자에 이미 존재하는 문제를 악화시킬 수도 있다. 이러한 이유로 암 환자에서 리튬을 사용할 때는 혈중 리튬 농도를 더욱 면밀하게 모니터링하고, 신장 및 갑상선 기능 검사를 정기적으로 실시하는 것이 중요하다. 치료 과정에서 암 전문가와 정신건강 전문가와의 긴밀한 협력이 필요한데, 이는 리튬의 사용이 환자의 전반적인 치료 계획에 영향을 미칠 수 있기 때문이다.

① **신장장애:** 치료용량에서 다뇨증polyuria과 더불어 이차적 다갈증polydipsia이 나타날 수 있다. 리튬이 신장의 항이뇨호르몬에 의한 신장 세관에서의 수분 재흡수를 억제하여 수분이 과도하게 배설되기 때문이다.

② **위장장애와 체중증가:** 매우 흔하며 대개 식욕감퇴, 오심, 구토, 설사, 복통 등의 증상으로 toxicity에서 뿐만 아니라 치료 용량에서도 나타난다. 암의 증상이나, 병용투여되는 다른 약물의 영향도 감별해야 한다. 소량으로 나누어 분복하거나 음식과 같이 주거나 용량 감소, 서방형 제제를 사용하면 호전된다.

③ **갑상샘 기능장애:** Hypothyroidism, goiter 등이 나타날 수 있으며 치료전 갑상샘 기능을 확인하고 치료 중 정기적으로 모니터링해야 한다. 특히 암 환자에서는 갑상샘기능저하에 대한 추가적인 리스크가 존재한다. 먼저 식도암, 두경부암, 림프종 등의 방사선치료 이후 티록신 분비저하가 발생할 수 있다. 아로마타제 길항제로 유방암, 전립샘암의 치료에 사용되는 아미노글루테치마이드aminoglutethimide는 티록신 분비를 저해한다. 면역항암치료 시, 인터루킨-2Interleukin-2, 림포카인 활성화 T세포 치료lymphokine-activated T-cell treatment 및 여타 림포카인들이 갑상샘기능

저하를 유발할 수도 있다.

④ **신경학적 부작용:** 미세한 휴식 시 떨림fine resting tremor가 가장 흔한 부작용으로 치료용량에서도 나타날 수 있다. 최고 혈중농도 때에 잘 나타나며 치료는 약물을 분복하게 하거나, propranolol을 투여하는 것이다. 진전이 심하면 리튬 독성을 의심해야 하며, 카페인 섭취는 진전을 악화시킬 수 있다. 기타 신경학적 부작용은 구음장애, 무도무정위 운동choreoathetosis, 운동실조, 운동증가, 실어증, 의도성 진전intention tremor 등이다. 대체로 정규 방사선 치료 중에 리튬 사용을 지속할 수 있으나, 암의 뇌전이나 두개강 방사선 치료 시에는 유의가 필요하다. 암의 뇌전이나 방사선 치료로 인한 염증이 리튬의 신경독성을 강화할 수 있으며, 신경독성을 모니터링하는 데 혼란을 줄 수 있기 때문이다.

(4) 부가적 효과

리튬의 항종양 효과에 대한 여러 연구결과들이 보고되어 왔으며, Wnt 신호 경로 조절을 통한 종양성장의 억제, 세포사멸 유도, 염증 반응 감소 등이 메커니즘으로 탐색되고 있다. 다만 항종양 효과를 위한 리튬의 부가적 사용에 대한 결과는 아직 제한적이며 효과성에 대한 보고 역시 일관되지 않다. 이용가능한 정보에 따르면[http://www.clinicaltrials.gov (accessed on 20 January 2023)], 현재 항암효과를 위한 리튬의 부가적 사용과 관련된 13건의 임상시험이 진행되고 있는 것으로 보인다.

2) 발프로에이트

(1) 작용기전

발프로에이트의 기분조절 효과는 다양한 신경화학적, 신경생물학적 경로를 통해 이루어진다. 현재까지 제시된 여러 가설은 GABAergic 시스템의 강화, 이온 채널 조절(나트륨 채널 억제, 칼슘 채널 조절), 신경보호 및 신경성장 촉진, 유전자 발현의 조절 등이 있다. 우선 발프로에이트는 GABA 전달물질의 분해를 억제하고, GABA 합성을 촉진하여 뇌 내 GABA 수준을 증가시킨다. 또한 나트륨 채널 억제 및 T-형 칼슘채널 조절을 통하여 신경세포의 과도한 활동을 억제하고 안정화시킨다. 발프로에이트는 신경세포를 손상으로부터 보호하고, 신경염증을 줄이는 등의 신경보호 효과를 가지고 있으며, 뇌유래 신경성장 인자BDNF와 같은 신경성장 인자의 발현을 증가시켜 뇌의 구조적 및 기능적 회복을 촉진한다. 또한 히스톤 탈아세틸화 효소 억제를 통하여 유전자 발현을 조절하는데, 특정 유전자의 발현을 증가시켜 기분 조절에 중요한 역할을 하는 신경 전달물질의 수준을 조절한다고 알려져 있다.

(2) 약동학, 약력학, 약물 상호작용

발프로에이트는 구강 투여 시 잘 흡수되며, 음식 섭취는 흡수 속도에 영향을 줄 수 있지만, 흡수량에는 큰 영향을 미치지 않는다. 최대 혈장 농도에 도달하는 시간은 제형에 따라 다르며, 일반적으로 1-4시간 사이이다. 혈중에서 약 90-95%가 단백질에 결합하여 운반되며 주로 알부민에 결합하는데 이는 다른 약물과의 상호작용에 영향을 줄 수 있다. 체내 분포량은 넓으며, 뇌를 포함한 다양한 조직으로 잘 분포된다. 대부분의 약물은 간 대사 중 글루쿠로산합glucuronide conjugation에 의해 약 30-50%가 제거된다. 이외에 미토콘드리아 β-산화로 약 40%, 다른 산화 경로로 15-20%

가 제거된다. 3% 미만은 변화 없이 소변으로 배설된다. 반감기는 대략 9-16시간 범위이나, 개인에 따라, 특히 간 기능에 따라 상이할 수 있다. 간질 억제 및 정신과적 장애에 대한 유효 혈중농도는 50-125 ㎍/mL로, 이 농도에 도달하기 위해서는 대체로 용량이 하루 1,200-1,500 mg이 필요하다. 치료시작 5-15일 만에 효과가 나타난다. 항정신병약물, 알코올 등 중추신경계 억제제의 효과를 가중시킨다. Lithium과 더불어 진전이 악화될 수 있는데 이는 가바펜틴 또는 베타블로커로 치료할 수 있다. 발프로에이트의 농도는 카바마제핀에 의해 감소하며, amitriptyline, fluoxetine에 의해 증가된다.

(3) 부작용

가장 흔한 것이 오심(25%), 구토(5%), 설사 등 소화기계 장애로, 대개 치료 첫 달에 나타난다. 이 부작용은 histamine H2수용체 길항제cimetidine에 의해 잘 치료된다. Depakote는 특수 코팅으로 위장계 부작용은 최소화하고 있다. 식욕증가 및 체중증가가 장기간 투여 시 나타날 수 있다. 중추신경계 부작용으로 진정, 보행실조, 구음장애 등이 있으나 이 부작용들에는 곧 내성이 발생한다. 부작용을 줄이기 위해서는 서서히 증량하거나 음식과 같이 복용하도록 한다.

드물게 대용량에서 혈소판감소증thrombocytopenia, 혈소판장애가 발생하며, 출혈시간이 연장된다. 탈모증이 5-10%에서 나타나는데 이때는 zinc와 selenium이 포함된 비타민으로 치료한다. 간의 트란스아미나제 증가가 5-40%에서 나타나지만, 이에 의한 외현적 증상은 없는 경우가 많다. 이 때는 감량을 해야 한다. 매우 드물게 심각한 부작용으로 췌장염이나 간독성이 발생하기도 한다. 1-2%에서 신경관 결함neural tube defect을 야기할 수 있기 때문에 임신 중에는 금기이며, 모유 수유 시에도 복용을 중지하여야 한다.

(4) 부가적 효과

발프로에이트는 여러 질병의 진행에 있어 필수적인 역할을 하는 히스톤 디아세틸라제histone deacetylases, HDACs의 활성을 억제함으로써 항암 효과를 나타낸다. 이와 더불어 발프로에이트는 항염증, 심장 및 신경 보호 등의 추가적인 생물학적 활성을 가진다. 다만 항암치료의 보조 요법으로 발프로에이트를 사용하기 위해서는 효과성 검증을 위한 잘 설계된 무작위 대조 시험이 필요할 것으로 생각된다.

3) 카바마제핀

(1) 작용기전

카바마제핀은 나트륨 채널 차단, 글루타메이트 방출 억제, 아데노신 수용체 활성화를 포함한 기전으로 신경계의 과도한 활성을 조절하는 역할을 한다고 알려져 있다. 항경련효과는 전압의존성 나트륨 채널voltage-dependent sodium channel에 결합하여 비활성을 연장함으로 신경전달이 지연되어 나타난다. 그 외 추가적으로 N-methyl-D-aspartate-glutamate 수용체의 기능 저하, 아데노신 A_1 수용체에 대한 길항효과, CNS의 카테콜아민 신경전달에 대한 영향 등이 제시되고 있다. 조증에 대한 치료효과를 설명하는 데에는 kindling에 대한 영향이라는 가설이 유력하다. Kindling이란 원래 뇌의 특정 부위에 반복적으로 역치 이하의 자극을 가했을 때, 점차적으로 뇌가 해당 자극에 대해 민감해져서 결국은 활동전위를 유발하고, 이것이 행동 반응이나 경련으로 이어진다는 개념이다. 즉, 반복되는 정신적 스트레스 상황에서 변연계 신경세포의 비정상적 감작sensitization이 초래되는데 이것이 정동장애라는 것이다. 카바마제핀이 kindling 과정을 억제함으로써 신경세포의 비정상적인 흥분성 변화를 방지하고, 결국 정동장애의 증상을 완화시킨다는 것은 이러한 가설을 뒷받침한다. 그러나 kindling 모델은 주로 실험실 동물에서 관찰된 현상으로, 인간에서의 직접적인 증거는 아직 확실하게 입증되지 않았다.

(2) 약동학, 약력학, 약물 상호작용

카바마제핀은 위장관에서 서서히 불규칙하게 흡수된다. 음식과 같이 투여되었을 때 흡수가 촉진된다. 최고 혈중농도는 2-8시간 후에 도달되며 항정상태는 규칙적으로 복용했을 때 2-4일 후에 도달된다. 반감기에는 개인차가 많으며, 첫 투여시에는 18-54시간이다. 지속적으로 투여할 때는 간효소 촉진효과 때문에 반감기가 12-17시간으로 줄어든다. 최고농도는 치료 시작 1개월 후이다. 주로 간에서 대사되며 신장으로 배설된다. 간에서 이 약물을 대사하는 효소는 P450 (CYP) isozyme인 CYP 3A4, CYP 2B6, CYP1A2, CYP 2C8 등으로, 카바마제핀은 강력한 효소 유도제이며 다른 많은 약물의 대사를 강력하게 가속화할 수 있기 때문에 유의해야 한다(표 70-1).

사례1. 간질로 카바마제핀을 복용 중인 유방암 환자에서의 항암치료

전이성 유방암 환자에서 4일에 걸쳐 고용량의 cyclophosphamide, thiotepa, carboplatin을 이용한 3주기의 화학요법을 시행하였다. 처음 이틀 간 환자는 카바마제핀 사용을 유지하였으나 심한 메스꺼움과 구토가 발생하였고, 이에 항암 두번째 주기 이후부터 카바마제핀을 중단할 수밖에 없었다. 카바마제핀으로 인하여 cyclophosphamide와 thiotepa의 대사가 항진되면서, 활성 대사산물인 4-히드록시시클로포스파미드4-hydroxycyclophosphamide및 테파tepa의 생성이 증가함에 따라 이러한 결과가 초래된 것이다.

약물투여 전에 환자의 과거력 및 현병력상 혈액학적 장애, 간기능 장애, 심장기능 장애를 평가하며, 이러한 장애가 있다면 카바마제핀을 되도록이면 사용하지 않도록 한다. 간장애가 있지만 카바마제핀을 꼭 사용해야 할 경우에는 통상 용량의 1/3 내지 1/2로 시작하고 필요하면 서서히 증량해야 한다. 카바마제핀은 대개 200 mg을 1일 2회 투여함으로 시작한다. 증상이나 상태에 따라 2-5일 간격으로 200 mg씩 증량한다. 입원 환자나 심한 상태 환자는 보다 빠르게 증량하되, 1일 용량 600-1,000 mg에 도달할 때까지는 하루 200 mg 이상 증량되지 않도록 한다. 그러나 외래 환자나 덜 심한 환자에게는 2-4일마다 200 mg 이하로 증량해야 한다. 중단할 때는 빠르게 감량해도 된다. 카바마제핀의 항조증 효과는 투여시작 3-15일 만에 나타난다. 적절한 항경련제로서의 혈중농도는 4-12 ㎍/mL이며, 정동장애 시의 적정 혈중농도도 비슷하다. 혈중농도는 용량이 고정된지 5일 후에 측정하는 것이 좋다. 채혈은 하루 첫번째 투약을 하기 전 오전에 시행한다. 이 적정농도에 도달하기 위해 용량은 대개 1일 400-1,600 mg (평균 1,000 mg)이다. 카바마제핀은 자체의 대사를 촉진하는 경향이 있으므로 혈중농도를 일정하게 유지하기 위해서는 수주 내지 수개월이 걸릴 수 있다.

표 70-1. 카바마제핀과 항암약물의 상호작용

약물	상호작용의 임상적 영향
부신피질호르몬제corticosteroids 티오테파thiotepa	Monitor for loss of activity of systemic corticosteroid therapy; anticipate need to adjust dosage when carbamazepine is added or discontinued
시클로포스파마이드cyclophosphamide	Increased cyclophosphamide toxicity
Thiotepa	Increased thiotepa toxicity Concomitant use of thiotepa (a CYP3A4 substrate) and a strong CYP3A4 inducer may increase thiotepa metabolism to its major active metabolite, TEPA, thereby increasing the risk of thiotepa toxicity. Avoid coadministration and consider alternative medication with no or minimal CYP3A4 induction. If concomitant use cannot be avoided, monitor the patient closely .
이미타닙Imatinib	carbamazepine will decrease the level or effect of imatinib by affecting hepatic/intestinal enzyme CYP3A4 metabolism
도세탁셀docetaxel 및 파클리탁셀paclitaxel	carbamazepine will decrease the level or effect of docetaxel and paclitaxel by affecting hepatic/intestinal enzyme CYP3A4 metabolism
타목시펜tamoxifen	carbamazepine will decrease the level or effect of tamoxifen by affecting hepatic enzyme CYP2C9/10 metabolism & hepatic/intestinal enzyme CYP3A4 metabolism.

(3) 부작용

카바마제핀 복용 시 약 10%에서 첫 수개월 내에 일시적 백혈구감소증이 나타난다. 이는 골수의 colony-stimulating factor를 억제함으로써 발생하는데 benign으로 악성인 agranulocytosis, pancytopenia, aplastic anemia와 감별해야 한다. 이때 특별한 조치는 필요치 않다. 카바마제핀의 가장 심각한 부작용은 드물기는 하지만 재생불능빈혈과 무과립구증으로서 120,000명 중 1명꼴로 나타난다. 이러한 혈액장애는 용량 의존적 관계는 없으나 대개 혈중농도 9 ㎍/mL 이상일 때 잘 나타난다. 예방과 조기발견이 중요하며 혈액검사를 첫 2개월 간 매 2주마다 실시하며 이후 3개월마다 반복 실시한다. 또한 징후(감염증세, 열, 창백, 피로, 출혈 등)에 대하여 환자에게 미리 교육을 실시하도록 한다. 암환자에서는 특히 골수 억제를 유발하는 화학요법제와 함께 투여할 때 심각한 골수 억제가 발생할 수 있기 때문에 주의를 요한다.

카바마제핀은 수주 간의 잠복기 이후 과민성 간염hypersensitivity hepatitis를 야기할 수 있다. 이때 혈중 AST, ALT, LDH 등이 증가한다. 담즙울체도 나타나 빌리루빈bilirubin과 알칼리 인산분해효소alkaline phosphatase도 증가하고 담즙울체성 황달도 나타날 수 있다. 따라서 정기적으로 간기능검사를 시행해야 한다. 이외에 카바마제핀은 현훈, 피로감, 졸리움, 운동실조, 운동협응장애, 시력장애, 언어장애, 이명, 우울증 등을 야기할 수 있다. 용량을 서서히 증가시키면 이들 부작용을 줄일 수 있다.

양성의 소양증, 두드러기, 습진, 피부염과 발진 그리고 구강내 궤양 등이 carbamazepine을 복용하는 환자의 10-15%에서 치료초기에 나타날 수 있다. 그중 소수에서는 박리성 피부염exfoliative dermatitis, 다형홍반erythema multiforme, 스티븐스-존슨 증후군steven-johnson syndrome, 독성 표피 괴사증toxic epidermal necrolysis가 나타날 수 있으며 유의해야 한다.

(4) 부가적 효과

카바마제핀 역시 히스톤 디아세틸라제 억제제로, 발프로에이트와 마찬가지로 히스톤 디아세틸라제histone deacetylases, HDACs의 활성을 억제함으로써 항암 효과를 나타낸다. 다만 이러한 효과는 in vitro level에서 밝혀진 것이며, 실제로 임상에서의 적용을 위해서는 항암 환자에서의 효과성 검증, 부작용과 관련된 risk-benefit 평가 등이 필요하다.

4) 토피라메이트

(1) 작용기전

토피라메이트는 다양한 신경계 질환을 치료하는 데 사용되는 광범위한 스펙트럼을 가진 항경련제이다. 임상결과 항경련 효과 이외에도 편두통의 예방, 정동의 안정화, 체중감소의 효과를 가지고 있다고 보고된다. 급성조증의 치료에는 효과가 부족한 편이나, 폭식 장애binge eating disorders, 신경성 폭식증bulimia nervosa, 양극성장애의 우울삽화, 정서적으로 불안정한 성격장애 등에 대한 증거들이 제시되고 있다. 토피라메이트는 다양한 작용 기전을 통하여 신경세포의 과도한 활동 조절, 뇌 내 신경전달물질의 균형을 조정한다. 먼저 토피라메이트는 전압 의존성 나트륨 채널을 차단하여 신경흥분물질인 글루타메이트의 분비를 억제한다. 즉 glutamate receptor 중 non-NMDA receptor인 AMPA/kinate glutamate receptor를 선택적으로 차단하여 신경흥분을 억제한다. 또한 $GABA_A$ 수용체를 자극하고 신경억제물질인 GABA 분비를 촉진하여 신경억제기능을 강화한다. 이외에 carbonic anhydrase inhibitor로서의 기능도 나타내며, L- 및 N-type calcium channel에 대한 억제작용도 있다.

(2) 약동학, 약력학, 약물 상호작용

경구 투여 후 위장관을 통해 흡수된다. 식사여부가 약물 흡수에 전혀 영향을 주지 않는다. 단백질 결합률이 15%로 적어 약물상호작용이 적다. 간에서 대사되는 비율은 15% 정도로 적으며, 대부분 대사되지 않고 신장에서 배설된다. 반감기는 20-30시간(평균 21시간)이다. 간질의 경우 17세 이상의 성인에서는 최소 유효량은 1일 200 mg이며, 통상 1일 200-400 mg을 2회로 나누어 투여한다. 처음 1주일 동안은 25-50 mg/일로 시작하며 매주 25 mg씩 증량하여 최고 400 mg/일로 올린다. 소아(2-16세)에서 1일 권장량은 체중 kg당 5-9 mg이며 1일 2회로 나누어 투여한다. 1주일 동안은 25 mg을 저녁에 투여하고, 이후에는 적정한 임상효과가 나타날 때까지 1-2주 간격으로 1-3 mg씩 증량하여 1일 2회로 나누어 투여한다. 편두통 예방의 경우 50 mg을 하루에 두 차례 투약한다. 양극성장애에서의 사용에 대한 케이스 리뷰에 따르면 adjunctive therapy에 사용된 토피라메이트의 평균 용량은 200 mg/day (range 25-400 mg/day)였다. 다만 실제 임상에서는 정동의 불안정성이나 절제되지 않는 식이의 조절을 위하여 소량의 용량을 부가적으로 사용하기도 한다. 약물상호작용에 있어 토피라메이트는 발프로에이트의 농도를 올린다. 반대로 카바마제핀과 발프로에이트에 의해 토피라메이트의 농도는 낮아진다.

(3) 부작용

많이 나타나는 부작용은 정신운동 지연, 피곤, 인지기능 장애, 체중감소, 졸리움, 현훈, 식욕감퇴 등이다. 이들 부작용은 약물 투여 후 titration period에 주로 나타나며, 안정화되면 급격히 발현율이 감소한다. Carbonic acid inhibitor로서 신장결석의 위험이 있다. 임상연구 결과에 의해, 첫 용량을 낮추고 titration speed를 감소시킴으로써 부작용 발현을 최소화할 수 있다.

5) 라모트리진

(1) 작용기전

전압 의존성 나트륨 채널 차단, 글루타메이트 방출 억제, 칼슘채널 조정 등 카바마제핀과 유사한 작용기전을 가지고 있다고 알려져 있다. 그러나 간질에서 라모트리진의 상이한 임상 반응과 카바마제핀에는 적절하지 않은 반응을 보이는 환자군에서 라모트리진이 효과가 있다는 예비 연구결과는, 라모트리진이 카바마제핀과 공유하지 않은 다른 기전을 갖는다는 것을 시사한다. 최근의 연구결과는 라모트리진이 칼슘 채널의 다른 타입(N-type과 P-type)에 영향을 미치며, 세로토닌의 혈중농도를 높이고, 세로토닌 5-HT_3 수용체를 약하게 차단한다는 것을 제안하고 있다.

(2) 약동학, 약력학, 약물 상호작용

잘 흡수되며 반감기는 25시간이다. 다른 약물과 상호작용이 많아 병용투여되는 약물에 따라 대사가 6배나 차이 난다. 단백질 결합률은 55%이다. 대체로 소변으로 배설된다. 첫 2주 동안 25-50 mg의 단독치료로 천천히 시작해야 하며 다음 2주 후 150-250 mg을 1일 2회 사용하여야 하는데, 그 이후에도 부작용의 위험을 최소화하기 위해서는 서서히 증량시켜야 한다. 약물상호작용에 있어 라모트리진은 발프로에이트의 농도를 낮추고 카바마제핀의 농도는 올린다. 또한 카바마제핀에 의해 이 약물의 농도가 40-50% 낮아진다. 발프로에이트는 라모트리진의 혈중농도를 높이므로, 발프로에이트를 포함한 regimen을 복용하고 있다면 라모트리진의 증량속도의 비율을 반으로 감소시켜야 한다.

(3) 부작용

피부발진(10%), 심지어 스티븐스-존슨 증후군(0.1%, 소아에서는 1-2%)이 문제가 된다. 기타 현훈, 오심, 진정, 보행실조, 두통 등이 있다.

6) 가바펜티노이드(가바펜틴, 프레가발린)

가바펜틴은 1977년에 최초로 합성된 이래, 특히 신경통과 경련의 치료에 널리 사용되어 왔다. 구조는 2-[1-(aminomethyl)cyclohexyl]acetic acid로, GABA와 유사하지만 GABA 수용체에는 영향을 주지 않는다. 이 약물은 주로 신경계 내에서의 칼슘 이온 통로, 특히 알파-2-델타 부위에 결합하여 신경세포의 과도한 활성을 줄이는 방식으로 작용한다. 프레가발린은 가바펜틴보다 더 최근에 개발된 약물로, (S)-3-(aminomethyl)-5-methylhexanoic acid의 구조를 가지고 있다. 프레가발린 역시 친수성이 높아 뇌혈관 장벽을 쉽게 통과할 수 있으며, 가바펜틴과 마찬가지로 알파-2-델타 칼슘 채널에 작용하여 신경계의 과도한 활동을 억제한다. 이 두 약물은 모두 GABA와 구조적으로 유사하면서도, GABA 수용체나 GABA의 신경전달 과정에 직접적으로 관여하지 않는다는 점에서 독특한 작용 기전을 가지고 있다.

소아암에서 프레가발린의 유용성에 대한 연구에서는 150-300 mg/day를 8주간 투여 후 부작용은 미미하게 발생한 반면에 86%의 환자에서 50% 이상의 증세호전을 보고하였다. 따라서 소아뿐 아니라 성인에서의 암과 관련된 신경병성 통증의 치료제로 프레가발린의 사용을 고려해 볼 수 있다.

(1) 작용기전

칼슘통로 알파2-델타 리간드 약제로, 가바펜틴과 프레가발린은 전위 의존성 칼슘 채널의 세포 외측에 존재하는 α2δ소단위에 결합함으로써 신경 말단의 칼슘 유입을 억제하여 글루타메이트, 노르에피네프린norepinephrine, substance-P를 포함한 여러 가지 신경전달물질의 분비를 감소시킨다. 프레가발린은 가바펜틴에 비해 α2-δ소단위에 대한 결합력이 더 강한 것으로 알려져 있으며 약동학적 특성이 더 우수하다.

(2) 약동학, 약력학, 약물 상호작용

가바펜틴과 프레가발린은 둘 다 경구 투여되며, 소화계를 통해 체내로 흡수된다. 이들 약물의 효과와 사용 편의성은 생체이용률과 약물 동태학적 특성에 의해 크게 영향을 받는다. 프레가발린의 경우, 체내에서의 이용률이 매우 높아, 투여된 양의 90% 이상이 활성 형태로 이용 가능하다. 이는 가바펜틴의 생체이용률, 즉 투여량 중 실제로 체내에서 활용될 수 있는 비율인 40-60%보다 현저히 높다. 가바펜틴은 투여량이 증가함에 따라 상대적으로 이용률이 감소하는 경향을 보이는 반면, 프레가발린은 투여량에 관계없이 체내에서의 약물 농도가 비교적 일정하게 유지된다. 두 약물 모두 혈장 단백질과의 결합이 거의 없으며, 대부분이 뇌혈관 장벽을 통과해 뇌 조직에 집중되며, 혈장에서는 약 20%가 관찰된다. 프레가발린은 투여 후 약 1시간 만에 최대 혈중 농도에 도달하는 반면, 가바펜틴은 이보다 다소 느린 2-3시간이 소요된다. 그러나 프레가발린의 배설 반감기는 4-7시간으로, 가바펜틴에 비해 상대적으로 짧다. 또한, 이 두 약물은 cytochrome P450 효소계를 통해 대사되지 않고 주로 신장을 통해 배설되기 때문에, 간 기능에 문제가 있는 환자에서도 상대적으로 사용이 안전하다. 하지만 신장 기능 저하가 있는 환자의 경우에는 약물의 체내 축적을 방지하기 위해 용량 조절이 필요하다. 크레아티닌 제거율이 60 mL/분 이상인 경우, 표준 시작 용량인 하루 150 mg에서 최대 하루 600 mg까지 조정할 수 있다. 반면, 혈액 투석을 받는 환자나 크레아티닌 제거율이 15 mL/분 미만인 환자의 경우, 초기 용량을 하루 25 mg으로 설정하고, 하루 75 mg을 초과하지 않도록 주의해야 한다.

여타 약물과의 상호작용 가능성이 낮다고 알려져 있다. 특히, 항경련제, 로라제팜, 옥시콘틴, 당뇨병 치료제, 인슐린과 같은 약물과의 상호작용이 거의 없어, 다른 치료제와 병용할 때 안전성이 높은 것으로 보고되고 있다. 신경병증성 통증에 대한 권장 용량은 항경련 효과를 위한 용량보다 약간 더 높다. 가바펜틴의 경우, 시작 용량은 일일 100-900 mg으로 설정할 수 있으며, 점차 증량하여 일일 최대 1,800-3,600 mg까지 조정할 수 있다. 프레가발린은 일일 75-150 mg에서 시작하여, 며칠 내에 최대 일일 600 mg까지 증량이 가능하다. 프레가발린의 경우, 용량에 따라 효과가 증가하고, 흡수 및 분포의 예측 가능성이 높아, 임상적으로 활용하기가 더 수월하다. 가바펜틴은 하루에 세 번 복용하는 반면, 프레가발린은 하루에 두 번이나 세 번 복용할 수 있는데, 이는 환자의 복용 편의성과 치료 계획에 따라 조정될 수 있다(표 70-2).

표 70-2. 프레가발린과 가바펜틴의 약동학의 비교

parameter	프레가발린	가바펜틴
Oral bioavailability	>90% independently of the dose	<50% dependently of the dose
Absorption	Non-saturable	Saturable
Protein binding	No/Minimal	Minimal
Time to maximum plasma concentration	1 hour	2-3 hours
Metabolism	Not metabolized by cytochrome P450 enzymes Renally excreted, 98% unchanged	Not metabolized by cytochrome P450 enzymes Renally excreted
Plasma half-life	6.3 hour	5-9 hours
Drug interactions	No significant drug interactions reported	Antacids decreased the oral bioavailability of gabapentin by 20-30%
Titration	Maximal dose achieved within a few days	Over several weeks to attain maximal tolerated dose 100-900 mg/day
Starting dose	75-150 mg/day	100-900 mg/day
Maximal dose	Up to 600 mg/day	Up to 3,600 mg/day
Administration	Twice/three times daily	Three times daily

modified from Table 1 in Chiechio, S., Zammataro, M., Caraci, F., Rampello, L., Copani, A., Sabato, A. F., & Nicoletti, F. (2009). Pregabalin in the treatment of chronic pain: an overview. Clinical drug investigation, 29, 203-213.

(3) 부작용

가바펜틴을 복용하는 환자들에서는 주로 어지럼증(21.1%), 졸음(16.2%), 설사(5.6%), 두통(5.5%), 구역(5.5%), 다리 또는 팔의 부기(5.4%), 그리고 근력 약화(5%)가 보고되었다. 프레가발린 사용 시에는 어지럼증(29.1%), 졸음(22.6%), 입마름(9.1%), 감염 위험 증가(8.1%), 시력 문제(6.5%), 부종(5.6%), 체중 증가(5.6%) 등이 나타날 수 있다. 어지럼증과 졸음은 특히 이러한 약물을 중단하는 주된 이유 중 하나로 꼽힌다. 갑작스러운 복용 중단은 불면증, 두통, 구역질, 설사 등을 유발할 수 있기 때문에 주의가 필요하다. 이 약물들은 환자의 혈압이나 심박수, 심전도 패턴에 변화를 주지 않으며, 당뇨병 환자의 혈당 수치에 영향을 미치지 않는 것으로 알려져 있다. 드물지만 약물의존성이 보고되기도 한다.

4. 요약 및 제언

이상의 기분조절제를 사용함에 있어 사용의 목적과 지속 여부, 부작용 등을 고려하여 적절한 약물을 선택해야 한다. 예를 들어 정동장애나 경련성 질환을 가진 환자가 암에 이환된 경우, 해당 치료약물의 지속이 필요하며 이러한 경우 전신상태나 항암치료의 경과에 따른 치료약물의 변화(종류나 용량)를 예상해야 한다. 기존에는 문제가 되지 않았던 부작용이 전신상태나 항암치료에 의해 유발되거나 악화될 수 있으므로 상세한 모니터링이 필요하다. 만약 원래 정신과적 병력이 없던 사람이 치료약물로 인하여 양극성 장애가 유발되었다면 당장의 증상 조절이 중요할 수 있겠다. 이 같은 경우 임상적으로는 기분조절제의 처방 없이 항정신병약물을 단기간 사용하는 것만으로 충분할 수 있다. 다만 치료약물의 중단이 어려워 약물 유지가 필요하며 추가적인 기분삽화를 예방할 필요성이 있을 때에는 기분조절제도 함께 고려하도록 한다. 전신상태에 의하여 양극성장애가 유발된 경우에는 전신상태를 개선시키는 것이 일차적으로 필요하다. 그러나 단기간의 전신상태 개선이 어려우며 이로 인한 정동의 불안정성 지속이 예상된다면 기분조절제의 사용이 필요할 수 있겠다.

일차적인 약물 선택의 고려사항으로는 정동장애의 상태(급성기인지 유지기인지, 조증 삽화인지 우울증 삽화인지), 원발암의 종류(기능이 저하된 장기가 기분조절제의 부작용에 취약한지, 해당 기분조절제가 주로 대사되는 장기가 어디인지), 주로 사용하는 항암약제와의 약물상호작용 여부 등이다. 예를 들어 리튬, 빌프로에이트, 카바마제핀은 급성기 조증에 항정신병약물과 투여하는 반면, 토피라메이트와 라모트리진은 급성기 조증에 대한 효과성은 덜하다.

양극성장애에서 토피라메이트는 특히 기존의 기분 안정제가 효과적이지 않거나 부작용이 문제가 되는 환자들에게 다른 옵션을 제공할 수 있으나 리튬이나 발프로에이트와 같은 전통적인 기분 안정제보다 더 효과적이라는 증거는 제한적이다. 다만 기분장애와 함께 비만이나 체중 증가를 경험하는 환자들에게 토피라메이트는 체중 감량의 부가적 효과를 기대할 수 있다. 또한 충동조절 장애와 섭식 장애가 함께 있는 기분장애 환자에서 특히 유용할 수 있다. 라모트리진은 특히 양극성 장애에서 우울증 상태의 예방에 매우 효과적이다. 다른 기분 안정제가 조증 상태를 조절하는데 더 초점을 맞추는 반면, 라모트리진은 우울증 에피소드를 줄이는 데 더 큰 효과를 보인다. 이는 양극성 장애를 가진 사람들 중 우울증 상태가 더 우세한 경우에 특히 유용하다. 또한 라모트리진은 다른 기분 안정제나 항경련제에 비해 상대적으로 용인 가능한 부작용 프로필을 가지고 있다. 특히 체중 증가, 인지 기능 저하, 소화기계 부작용이 적으며, 이는 장기간 치료에 있어 환자의 순응도를 높이는 데 중요한 요소이다. 그러나 피부 발진과 같은 중대한 부작용의 위험이 있으므로 주의가 필요하다. gabapentinoids (gabapentin, pregabalin 등)는 기분장애에 대한 사용에는 제한이 있으나 앞서 언급했듯이 신경병증 암성 통증neuropathic cancer pain에 사용될 수 있다.

기분조절제의 적응증이 되는 정동의 불안정성, 충동성, 이자극성, 통증 등은 항암치료에 대한 순응도를 저하시킬 뿐만 아니라 여러 경로를 통하여 질병 자체의 경과에 부정적인 영향을 줄 수 있기 때문에 보다 적극적인 기분조절제의 적용이 필요할 것으로 생각되며 그 과정에서 발생할 수 있는 부작용이나 전신상태, 약물 간의 상호작용에 대한 상세한 모니터링이 동반되어야 할 것이다.

참고문헌

1. Akbarzadeh L, Zanjani TM, Sabetkasaei M. Comparison of anticancer effects of carbamazepine and valproic acid. Iran Red Crescent Med J. 2016;18(10):e37230.
2. Arnone D. Review of the use of Topiramate for treatment of psychiatric disorders. Ann Gen Psychiatry. 2005;4(1):5.
3. Atkins MB, Mier JW, Parkinson DR, Gould JA, Berkman EM, Kaplan MM. Hypothyroidism after treatment with interleukin-2 and lymphokine-activated killer cells. N Engl J Med 1988;318:1557-63.
4. Barahona-Corrêa JB, Cotovio G, Costa RM, Ribeiro R, Velosa A, Silva VCE, et al. Right-sided brain lesions predominate among patients with lesional mania: evidence from a systematic review and pooled lesion analysis. Translational Psychiatry. 2020;10:139.
5. Barlinn K, Lehrach H, Siepmann T, Braeuer D, Buntrock U, Sassim N. Temporary loss of moral behavior in a patient undergoing chemotherapy with cisplatin-breaking bad. BMC psychiatry. 2015;15:1-4.

6. Bellman V, Russell N, Depala K, Dellenbaugh A, Desai S, Vadukapuram R, et al. Challenges in treating cancer patients with unstable psychiatric disorder. World J Oncol. 2021;12(5):137−48.
7. Blaheta RA, Cinatl Jr J. Anti-tumor mechanisms of valproate: a novel role for an old drug. Medicinal research reviews. 2002;22:492-511.
8. Chen CK, Yang SY, Park SC, Jang OJ, Zhu X, Xiang YT, et al. Clinical use of mood stabilizers beyond treatment for bipolar disorder: The REAP-MS study. Asian J Psychiatr. 2023;85:103613.
9. Chiechio S, Zammataro M, Caraci F, Rampello L, Copani A, Sabato AF, et al. Pregabalin in the treatment of chronic pain: an overview: An overview. Clin Drug Investig. 2009;29(3):203−13.
10. Fallon MT. Neuropathic pain in cancer. Br J Anaesth. 2013;111(1):105−11.
11. Garg H, Prakash S, Deb KS, Chadda RK. Secondary mania following cancer chemotherapy with capecitabine. Case Reports. 2018;2018:bcr-2017-220995.
12. Ha JH, Hwang DY, Yu J, Park DH, Ryu SH. Onset of Manic Episode during Chemotherapy with 5-Fluorouracil. Psychiatry Investig. 2011;8(1):71−3.
13. Hariram J, Jegan Y. Contribution of methotrexate in precipitation of manic episode in bipolar affective disorder explored: a case report. Ther Adv Psychopharmacol. 2013;3(4):251−4.
14. Jones RM, Arlidge J, Gillham R, Reagu S, van den Bree M, Taylor PJ. Efficacy of mood stabilisers in the treatment of impulsive or repetitive aggression: systematic review and meta-analysis. Br J Psychiatry. 2011;198:93-8.
15. Jongen JLM, Huijsman ML, Jessurun J, Ogenio K, Schipper D, Verkouteren DRC, et al. The evidence for pharmacologic treatment of neuropathic cancer pain: beneficial and adverse effects. J Pain Symptom Manage. 2013;46(4):581-590.e1
16. Kanner AM, Ashman E, Gloss D, Harden C, Bourgeois B, Bautista JF, et al. Practice guideline update summary: efficacy and tolerability of the new antiepileptic drugs I: treatment of new-onset epilepsy. Epilepsy currents. 2018;18:260-8.
17. Marques JG. Brain metastasis affecting frontal lobe misdiagnosed as bipolar disorder, without any neuroimaging exam: two case reports with fatal outcomes. CNS spectrums. 2019;24:229-30.
18. Maschio M, Aguglia U, Avanzini G, Banfi P, Buttinelli C, Capovilla G, et al. Management of epilepsy in brain tumors. Neurol Sci. 2019;40:2217-34.
19. McKnight RF, Adida M, Budge K, Stockton S, Goodwin GM, Geddes JR. Lithium toxicity profile: a systematic review and meta-analysis. Lancet. 2012;379(9817):721−8.
20. Ragheb M. The clinical significance of lithium-nonsteroidal anti-inflammatory drug interactions. J Clin Psychopharmacol. 1990;10:350-4.
21. Santen RJ, Worgul TJ, Lipton A, Harvey H, Boucher A, Samojlik E, et al. Aminoglutethimide as treatment of postmenopausal women with advanced breast carcinoma. Annals of internal medicine. 1982;96:94-101.
22. Satzer D, Bond DJ. Mania secondary to focal brain lesions: implications for understanding the functional neuroanatomy of bipolar disorder. Bipolar disorders. 2016;18:205-20.
23. Seidel S, Wehner T, Miller D, Wellmer J, Schlegel U, Grönheit W. Brain tumor related epilepsy: pathophysiological approaches and rational management of antiseizure medication. Neurol Res Pract. 2022;4:45.
24. Singh D, Gupta S, Verma I, Morsy MA, Nair AB, Ahmed A-SF. Hidden pharmacological activities of valproic acid: A new insight. Biomed Pharmacother. 2021;142:112021.
25. Thakur S, Tobey A, Klubo-Gwiezdzinska J. The Role of Lithium in Management of Endocrine Tumors—A Comprehensive Review. Front Oncol. 2019;9:1092.
26. Treede RD, Jensen T, Campbell J, Cruccu G, Dostrovsky J, Griffin J, et al. Neuropathic pain: redefinition and a grading system for clinical and research purposes. Neurology. 2008;70:1630-5.
27. Warren KN, Katakam J, Espiridion ED. Acute-onset mania in a patient with non-small cell lung cancer. Cureus. 2019;11(8):e5436.

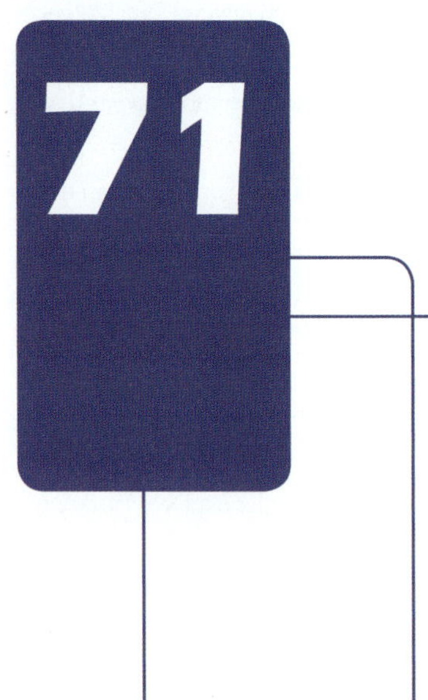

기타 약물

김원형

1. 수면제

암 진단 후 불면증은 환자들이 직면하는 일반적인 문제 중 하나이다. 불면증 치료에는 주로 수면위생 교육과 인지행동치료가 처방되지만, 필요에 따라 약물치료도 고려될 수 있다. 불면증에 사용되는 약물은 주로 benzodiazepine 화합물과 이와 관련이 있는 nonbenzodiazepine으로 분류된다. 또한, 멜라토닌과 멜라토닌 수용체 작용제, 진정 효과를 갖는 항우울제, 항정신병약물 중 진정 효과가 있는 약물, 항경련제, 항히스타민제 등이 불면증의 치료에 사용될 수 있다. 환자의 상태와 의사의 판단에 따라 다양한 치료 방법이 조합되거나 선택될 수 있으며, 개별적인 평가를 통해 가장 효과적인 치료 방법을 찾는 것이 중요하다.

1) 벤조디아제핀benzodiazepine

미국 FDA에서 승인한 불면증 치료용 benzodiazepine 중에서 한국에서 사용 가능한 약물로는 triazolam과 flurazepam이 있다. triazolam은 주로 수면잠재기를 감소시키고 주관적인 수면의 질을 향상시키지만, 총수면시간이나 입면 후 각성시간에는 영향을 미치지 않는다. 그러나 의존성 위험성이 있어 3주 이내의 처방만 허용되어 있다. flurazepam은 일관성 있는 효과가 부족하며, 수면 유지에는 효과가 있지만 다음 날 아침까지 졸음이 남을 수 있는 단점이 있다.

미국 FDA 승인을 받지 못한 benzodiazepine 중에서는 lorazepam, clonazepam, alprazolam, diazepam 등이 임상에서 널리 사용되고 있다. Lorazepam은 0.5-2 mg, alprazolam은 0.5-1 mg, clonazepam은 0.25-1 mg, diazepam은 2-10 mg 정도가 사용되며, 수면 30분 전 또는 직전에 한 번 복용하는 것이 권장된다.

benzodiazepine은 단기적으로 불면증에 효과가 좋지만, 장기적인 사용 시 서파 수면과 렘수면 감소 등을 유발할 수 있다. 1개월 이상 사용 시 의존성, 내성, 남용 등의 문제가 발생할 수 있으므로 약물의 이점과 위험을 정기적으로 평가하는 것이 중요하다.

2) 비벤조디아제핀nonbenzodiazepine (Z-drug)

nonbenzodiazepine계 수면제는 GABA-A benzodiazepine 수용체의 alpha1 isoform에 선택적으로 작용하며, 다른 수용체들에는 친화성이 낮아 benzodiazepine 약물과는 다르게 항불안, 근이완, 항경련 효과가 없다. 이러한 약물들은 흔히 Z-drug으로 불리며, eszopiclone, zaleplon, zolpidem 등이 그 예시이다.

eszopiclone은 zopiclone의 S-입체이성질체stereoisomer로, 수면 개시 및 유지의 어려움을 단기간 치료하는 데 사용된다. 12개월 이상 복용해도 내성tolerance이 발생하지 않으며, 사용 중단시에도 반동 불면rebound insomnia이 발생하지 않았다는 연구 결과가 있다. 수면 30분 전 또는 직전에 노인은 1 mg, 일반 성인은 2 mg로 시작하여 최대 3 mg까지 증량할 수 있다. 최고 혈중농도에 도달하는 시간이 0.5-2시간이며, 소실반감기는 5-6시간으로 활성대사산물이 거의 없어 효과가 신속하며 약물의 잔재효과가 적다. CYP450 3A4와 2E1에 의해 대사되며, 과다한 지방식 음식을 섭취하면 흡수가 느려져서 수면 효과가 줄어든다. 가장 흔한 부작용으로는 쓴 맛이나 불쾌한 맛이 느껴지는 것인데 사람마다 불쾌감의 정도가 다르다. 수면 중에 자신도 모르게 어떤 행동을 한 뒤, 다음 날 자신의 행동을 일부만 기억하거나 전혀 기억하지 못하게 되는 복합수면행동sleep complex behavior의 가능성이 있다.

zaleplon은 불면증에 단기간 사용되는 수면제로, 반감기가 1시간 정도로 매우 짧아 수면 유지에 효과가 있지만 부작용으로는 진정, 어지러움, 용량에 비례한 기억상실 등이 있어 20 mg를 초과한 처방은 권유되지 않는다.

zolpidem은 국내에서 가장 많이 처방되는 nonbenzodiazepine계 수면제 중 하나이다. 속방형immediate release 제제가 10 mg, 서방형controlled release 제제가 6.25, 12.5 mg가 있다. 속방형 제제의 최고 혈중농도에 이르는 시간은 1.6시간이며, 소실반감기는 속박형 제제가 1.5-2.4시간이다. 서방형 제제는 소실 반감기가 4.6시간으로 길어 수용체에 지속적으로 작용하여 전체 수면시간을 호전하고 이른 새벽에 깨는 것을 방지한다. sertraline과 ketoconazole은 zolpidem의 혈중 농도를 증가시키고, imipramine이나 chlorpromazine을 함께 사용하는 경우 수면 후 각성을 저하시킬 수 있다. 환각, 악몽, 섬망 등의 중추신경계 부작용이 있는데 zolpidem 복용 후 발생한 섬망의 중증도가 상대적으로 더 심하다는 보고도 있다. zolpidem은 야간 수면 중 이상식이행동과 같은 복합 수면 행동을 일으킬 수 있으며, 특히 10 mg를 초과하는 고용량의 zolpidem이 복합수면행동을 더 잘 일으킨다. 암 환자의 경우 신체 상태가 쇠약하고 여러 약물을 사용하기 때문에 혈중 농도가 상승할 가능성에 주의하여 사용해야 한다.

3) 멜라토닌과 멜라토닌 수용체 효현제

멜라토닌은 세로토닌에서 파생되는 내인성 호르몬으로, 수면-각성 리듬을 조절한다. 멜라토닌과 관련된 약물로는 서방형 멜라토닌 제제, 멜라토닌 수용체에 작용하는 agomelatine, 그리고 ramelteon이 있다. 이러한 약물들은 benzodiazepine 또는 nonbenzodiazepine 계열의 수면제에 비해 내성과 남용의 위험이 적다.

나이가 들면서 내인성 멜라토닌이 감소하므로, 유럽 의약품청은 노인의 일차성 불면증에서 멜라토닌 대체요법을 권고하고 있다. 국내에서는 서방형 멜라토닌 제제만이 전문의약품으로 처방받을 수 있고, 건강기능식품으로 판매되는 멜라토닌은 미국과 일부 국가에서만 사용이 허가되어 있다. 건강기능식품으로 판매되는 멜라토닌은 반감기가 30분 이내로 짧아 개인 간의 효과 차이가 크며, 한계가 있다.

서방형 멜라토닌은 인체의 내인성 멜라토닌 방출 형태와 유사하게, 약 8시간에 걸쳐 작용한다. 이를 고려하여 잠들기 2시간 전에 복용하도록 권장되며, 반감기는 3.5-4시간이다. 주로 간에서 대사되고 소변으로 80%가 배출되므로 간기능이 손상된 환자는 투여 시 주의가 필요하며, escitalopram과의 상호 작용에 의해 농도가 상승할 수 있다. 기존의 수면제에 비해 기억력 저하, 인지저하, 주간 졸음, 반동성 불면이 덜 발생하여 안정성 측면에서 우수성이 있다.

agomelatine은 멜라토닌 수용체와 세로토닌 5-HT2C 수용체에 작용하는 항우울제로, 불면증에 대한 단독 적응증은 없다. 항우울효과와 함께 수면의 질을 개선하며, 주간 각성 효과도 있다. 렘수면에 영향을 미치지 않고 다른 항우울제보다 수면장애에 대한 효과가 더 좋은 편이다. 반감기는 1-2시간으로 자기전에 복용하며, 초기 용량은 25 mg이며 최대 50 mg까지 증량 가능하다. 95% 단백질 결합으로 인해 간경화, 신장질환 등의 환자에서 처방 시 주의가 필요하다.

ramelteon은 멜라토닌 수용체에 작용하여 수면 개시 및 유지에 효과가 있다. 일반적으로 저녁에 8 mg 용량으로 복용하며, 1시간 이내에 최고혈중농도에 도달하고 반감기는 2시간이다. 다른 중추신경계 수용체에 작용하지 않아 숙취, 금단증상, 반동성불면, 의존성이 관찰되지 않는다. 2024년 현재 국내에서는 시판되지 않고 있다.

4) 진정효과가 있는 항우울제

항우울제 중에서 세로토닌 5-HT2C와 히스타민 수용체에서 길항 작용을 하는 약물들은 졸음을 유발할 수 있어, 이를 불면증의 치료 목적으로도 사용된다. 주요 대표 약물로는 mirtazapine, doxepin, trazodone 등이 있으며, 특히 doxepin은 국내에서 불면증의 치료에 적응증이 있다. trazodone도 항우울제로 분류되지만 주로 불면증을 개선하기 위해 사용된다.

doxepin은 TCA (삼환계) 중에서도 히스타민 1 수용체에 대한 높은 친화력을 가지는 약물로, 낮은 용량에서는 H1 수용체에 대한 선택적인 길항제로 작용한다. 항우울 효과를 위해 일반적으로 70-150 mg을 사용하지만, 불면증 치료를 위해서는 3-6 mg 정도의 낮은 용량이 사용된다. doxepin은 주로 주간 졸림이 적고, 진정 효과가 제한적이며, 장기간 복용시 내성이 적다는 특징이 있다.

trazodone은 세로토닌 5-HT2A와 5-HT2C 수용체를 차단하는 항우울제이다. 항우울 효과를 위해 일반적으로 150-300 mg을 사용하지만, 불면증에서는 저용량인 25-100 mg이 사용된다. 진정 작용이 강하고 남용 가능성이 낮아 benzodiazepine을 대체하여 사용되기도 한다. 또한, SSRI와 같은 항우울제에 의한 불면증의 치료제로 사용될 수 있다. 부작용으로는 구갈, 어지러움, 기립성 저혈압, 발기 지속증 등이 나타날 수 있다.

2. 신경자극제

modafinil은 미국에서 기면증, 폐쇄성 수면무호흡증, 교대근무수면장애에서 발생하는 과도한 졸리움 증상의 치료에 사용된다. methylphenidate는 주로 기면증과 주의력결핍 과잉행동장애에서 사용된다. 암 환자에서의 연구에서는 신경자극제가 우울장애를 개선하는 효과를 나타낼 수 있다는 보고가 있었지만, 코크란 분석에서는 이러한 효과가 통계적으로 유의미하지 않다는 결과가 나왔다. 또한, 암과 관련된 피로 등에서는 유의한 효과가 나타날 수 있지만, 남용의 위험성이 높은 약물이므로 사용에 대해서는 신중함이 필요하며, 일차적으로 우울장애나 암과 관련된 피로에서의 사용은 추천되지 않는다.

3. 인지기능개선제

인지기능개선제는 주로 치매 단계에서 증상을 완화하거나 발현을 지연시키는 데 사용되는 약물군으로, 주요한 대표적인 약물로는 아세틸콜린에스터레이즈 억제제인 도네페질, 리바스티그민, 갈란타민과 N-methyl D-aspartate (NDMA) 수용체 길항제인 메맨틴이 있다. 이러한 약물들은 주로 치매 환자의 신경전달물질에 작용하여 치매 증상의 일부를 완화하거나 지연시키는 데 사용된다.

한편, 항암제에 의한 인지기능 저하에 대한 인지기능개선제의 시도가 있었으나, 대부분의 경우 효과가 미미하거나 없다고 보고되었다. 항암제의 복잡한 작용 메커니즘과 치매에 영향을 미치는 인지기능개선제의 작용 메커니즘이 서로 다르기 때문에 특별한 효과를 보이지 않는 것으로 이해된다. 인지기능저하가 항암치료의 부작용으로 발생하는 경우, 개별적인 환자의 상태에 맞는 접근이 필요하다.

4. 제언

암 환자들에게 발생하는 수면장애에는 불면증의 치료는 수면위생교육과 인지행동치료가 일차적 치료이나, 약물치료도 수면위생교육과 인지행동치료 후나 동시에 사용할 수 있다. 하지만 수면제로 분류된 약물들은 의존과 남용의 위험성이 있기 때문에 가능한 단기간 사용하는 것을 추천한다.

참고문헌

1. 대한신경정신의학회. 신경정신의학. 제3판. 아이엠이즈컴퍼니; 2017. p. 840-5.
2. 김석주. 불면증의 약물치료. 대한의사협회지. 2009;52:719-26.
3. Kilduff TS, Mendelson WB. Hypnotic Medications: Mechanisms of Action and Pharmacologic Effects. In: Kryger M, Roth T, Dement WC, editors. Principles and Practice of Principles and practice of sleep medicine. Elsevier; 2017. p. P424-31.
4. Kolla BP, Lovely JK, Mansukhani MP, Morgenthaler TI. Zolpidem is independently associated with increased risk of inpatient falls.

J Hosp Med. 2013;8:1-6.

5. Minton O, Richardons A, Sharpe M, Hotopf M, Tone PC. Psychostimulants for the management of cancer-related fatigue: a systematic review and menta-analysis. Journal of pain and symptom management. 2011;41:761–7.
6. Morin CM, Bélanger L, Bastien C, Vallières A. Long-term outcome after discontinuation of benzodiazepines for insomnia: a survival analysis of relapse. Behav Res Ther. 2005;43(1):1–14.
7. Walsh JK, Chapter RT. Pharmacologic treatment of insomnia: Benzodiazepine Receptor Agonists. In: Kryger M, Roth T, Dement WC, editors. Principles and practice of sleep medicine. Elsevier; 2017. p. 832-41.
8. Winkelman JW. CLINICAL PRACTICE. Insomnia Disorder. N Engl J Med. 2015;373(15):1437-44.

PART 14
가족 및 돌봄 제공자의 정신사회적 문제

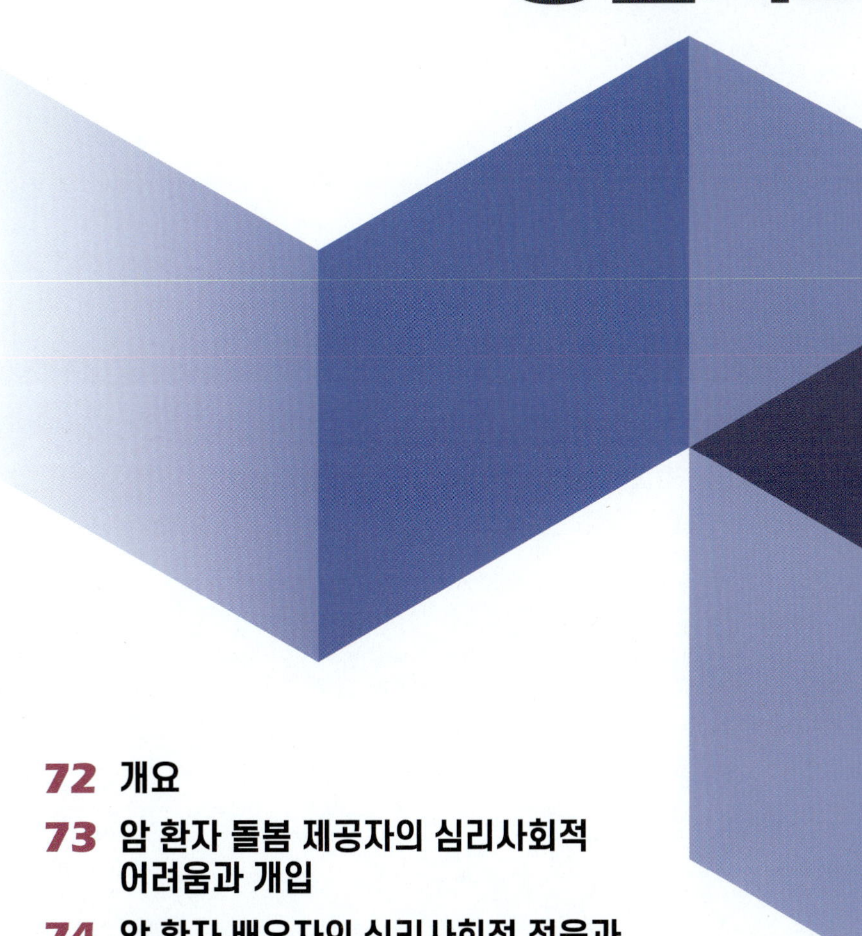

72 개요

김민아

암 환자는 일반인에 비해 더 높은 우울이나 불안 증상 등 다양한 형태의 심리적 디스트레스를 경험하는 것으로 알려져 있다. 이러한 심리적 디스트레스는 환자가 치료에 순응하는 것을 방해하고, 병원에 재입원할 가능성을 높이며, 더 낮은 삶의 질 수준과 관련되어 있다는 점에서 신중하게 다룰 필요가 있으며 이들의 가족과 돌봄 제공자를 고려한 개입이 제공되어야 한다. 암 환자뿐 아니라 암 환자를 돌보는 가족과 돌봄 제공자들은 장기간 지속되는 돌봄으로 인해 다양한 정신사회적 문제를 경험한다. 최근 의학기술의 발전에 따라 가정 기반 돌봄home-based care이 확대되며 돌봄 제공자는 복합적인 돌봄 요구를 경험하게 된다. 돌봄 제공자는 보편적으로 금전적 대가를 받지 않고 돌봄을 제공하는 사람으로 정의되지만, 환자의 돌봄을 위해 시간을 투입하는 사람들뿐만 아니라 돌봄 자체에 시간을 투입하지는 않지만 재정적 지원을 제공하는 이들도 돌봄 제공자의 범주에 속할 수 있는 만큼 주관적인 개념이라고 할 수 있다. 주된 돌봄 제공자가 있을 수도 있지만, 여러 명이 함께 돌봄을 담당할 수도 있다. 또한, 돌봄 제공자가 환자와 함께 거주할 수도 있지만 물리적으로 떨어져서 지낼 수도 있다. 따라서 돌봄 제공자의 돌봄 부담care burden은 환자의 돌봄에 대한 관여 수준과 환자-돌봄 제공자의 관계 특성, 암 궤적, 돌봄 제공자의 생애주기 등에 따라 다르며, 이를 해결하기 위한 개입 방안도 달라져야 한다. 본 챕터에서는 암 환자의 돌봄 제공자, 암 환자의 배우자, 암 환자를 자녀로 둔 부모의 심리사회적 어려움과 개입에 대해 다음과 같이 알아보고자 한다.

첫째, 암 환자의 돌봄 제공자는 자신이 제공할 수 있는 돌봄의 역량을 초과한다고 느낄 때 돌봄의 부담을 갖게 되고, 이러한 돌봄 부담은 신체적, 정신적 건강에 부정적 영향을 미치며, 사회적 관계나 역할, 재정적 어려움 등을 야기할 수 있다. 본 장에서는 돌봄 제공자의 돌봄 부담과 이로 인한 심리사회적 어려움, 그리고 이에 대한 근거 기반 개입 방안에 대해 살펴보도록 한다.

둘째, 오늘날 수행되고 있는 많은 근거기반 개입들은 암 생존자의 디스트레스를 감소하고, 적극적인 대처와 삶의 질을 강화하며, 건강행동을 향상시키기 위한 형태로 개발되어 왔다. 하지만, 이러한 개입은 그렇게 큰 효과를 보지 못한 것으로 알려져 있다. 그 이유 중의 하나는 프로그램의 다수가 환자와 함께 있는 배우자를 포함하지 않은 채 암 환자만을 고려하고 있기 때문이다. 일반적으로 암 환자 배우자는 증상 관리, 정서적 지지, 외래 환경에서의 재활 지원 등 다양한 측면에서 중요한 책임을 지고 있다. 이처럼 암 환자 배우자는 암을 관리하는 데 상당히 중요한 역할을 하지만, 동시에 높은 심리적 디스트레스를 경험한다. 또한, 건강에 대한 지식이나 기술이 부족하고, 때로는 높은 긴장감을 가지며, 암 환자의 진단 이후 관계적 기능에서 중요한 역할을 하는 데 어려움이 있는 것으로 알려져 있다. 따라서 암 환자 배우자의 돌봄 경험과 대처 방안, 그리고 이들에 대한 심리사회적 개입 방법을 이해하는 것은 매우 중요하다. 특히, 암 환자 배우자는 암 환자가 경험하는 다양한 스트레스에 영향을 받기 때문에 암 환자 배우자의 관점뿐만 아니라 커플couple의 입장에서 암 환자와 배우자가 어떤 역동성과 관계를 갖고 있는지 알아볼 필요가 있다. 이에 본 장에서는 암 환자 배우자 및 커플의 관점에서 돌봄 경험과 대처, 반응, 관련된 개입 방법에 대해 알아보도록 한다.

셋째, 암 환자를 자녀로 둔 부모들은 모든 가족 구성원과의 역동에서 전 생애에 걸쳐 변화를 경험하게 된다. 특히, 부모들은 장기간 자녀를 돌보면서 심각한 수준의 스트레스를 겪는다. 또한, 양육방식이 기존과 다르게 변화하며, 자녀의 발달단계적 성장과 치료 돌봄이라는 두 가지 목적을 충족하는 균형적인 양육방식을 찾기 위한 과정을 겪는다. 한편, 부부는 자녀의 돌봄 및 간병과 생계 유지의 역할을 나누어 담당하면서 다양한 형태의 갈등이 생기게 된다. 더욱이 암 치료를 받는 자녀에 대한 돌봄에 집중한 나머지 다른 자녀에 대한 돌봄에 균형을 맞추기 어렵게 된다. 이러한 어려움을 해소하기 위해서 스트레스에 대처하는 역량과 기술을 훈련하는 개입이나 자녀의 양육을 지원하는 다양한 개입이 도움이 될 수 있다. 이에 본 장에서는 암 환자를 자녀로 둔 부모의 관점에서 이들의 어려움과 어려움을 해소하기 위한 개입 방법에 대해 알아보도록 한다.

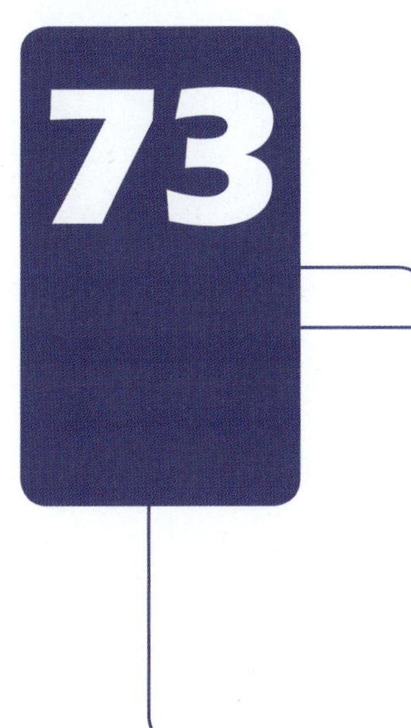

암 환자 돌봄 제공자의 심리사회적 어려움과 개입

최권호

1. 암 환자 돌봄 제공자의 심리사회적 어려움

1) 돌봄 제공자의 특성

돌봄 제공자의 돌봄 부담과 그로 인한 심리사회적 어려움을 이해하기 위해서는 돌봄 제공자는 누구인지 규정될 필요가 있다. 미국 암 협회American Cancer Society에서는 암 환자에 대한 심리정서적 지지나 행동적 지원(예: 식사 준비, 교통지원 등)을 제공하는 것, 치료비 등과 같은 재정적 부담을 담당하는 것, 혹은 동거 여부 등과 같이 돌봄 제공자를 규정하는 다양한 요소들을 고려하여 '환자가 돌봄 제공자라고 인식하고 있고, 경제적 대가를 목적으로 돌봄을 제공하지 않는 꾸준히 다양한 형태의 돌봄을 제공하는 개인'이라고 규정하고 있다. 돌봄 제공자의 인구사회학적 특성은 심리사회적 어려움과 관련되어 있기에 중요하다. 환자가 누구를 주 돌봄 제공자라고 인식하는지, 또한 누가 돌봄 제공자로 결정되는지는 문화적 맥락에 따라 달라질 수 있기에 이에 관한 통계 자료가 부족한 현실이다. 예를 들어 확대 가족과 정서적인 교류를 지속하는 문화권에서는 친정 부모나 시부모 등이 환자의 돌봄에 관여하는 경우가 많은 반면, 핵가족 중심의 문화에서는 그 반대의 양상도 확인된다. 또한, 환자의 치료계획에 관한 의사결정에서 주 돌봄 제공자 이외의 다양한 가족 구성원이 영향을 미칠 수 있는 문화권(예: 지중해권 국가)에서는 의료진과 주 돌봄 제공자 간의 커뮤니케이션뿐만 아니라 환자의 치료계획에 영향을 미칠 수 있는 확대된 돌봄 제공자까지 고려되어야 하는 상황이 발생할 수도 있다. 문화적 맥락 외에도 환자 개인 특성(나이, 성별, 인종, 암 종류 등)에 따라 누가 돌봄 제공자로 결정되는지 달라질 수 있다. 예를 들어 자궁암이나 유방암 등과 같은 여성 암 환자의 경우 여성 돌봄 제공자를 선호하는 경향이 확인되기도 한다. 미국의 인구 기반 조사에 따르면 돌봄 제공자는 여성이 65%로 남성보다 더 많았고, 환자와의 관계로는 66%가 배우자, 17%가 자녀, 7%가 형제자매, 4%가 부모, 3%가 친구였던 것으로 확인된다.

2) 돌봄 제공자의 돌봄 부담

돌봄 제공자는 자신의 정서적, 신체적 역량을 돌봄에 투입하게 되며, 돌봄의 부담은 돌봄 요구가 돌봄 제공자가 갖고 있는 자원을 초과할 때 나타나게 된다. 구체적으로 돌봄 부담은 돌봄 제공자가 신체 건강이나 심리적 건강, 자신의 일정이나 사회적 생활, 재정적 상황에서 어려움을 느끼는 방식으로 나타나고, 이는 돌봄 제공자의 불안이나 우울과 같은 정신건강 문제나 피로나 불면증, 소화기계질환 등과 같은 신체적 건강의 부정적 결과로 이어지며, 환자에 대한 최적의 돌봄을 제공하는 데 제약을 가져오게 된다. 특히 최근들어 의학기술의 발전으로 가정 기반의 돌봄 요구가 증가하였고, 이는 돌봄 제공자의 부담을 더 가중시키고 있다.

돌봄 제공자는 자신이 사랑하는 사람을 대상으로 최선을 다해 돌봄을 제공해야 한다는 도덕적 압력을 받게 되나, 암 환자 돌봄을 위한 훈련이 충분하지 않은 상황에서 돌봄의 부담을 크게 느끼게 된다. 돌봄의 행위는 환자의 개별적 일상 돌봄personal care, 환자의 통증이나 어려움 등에 공감하고 지지해야 하는 정서적 돌봄emotional support, 치료와 관련한 재정적 관리, 교통편 제공 등과 같은 도구적 과업instrumental tasks 등과 같이 치료에 직접적으로 관련된 것에 의해 부담이 발생하게 된다. 하지만 이렇게 환자의 치료와 직접적으로 연관된 행위뿐만 아니라 돌봄 제공자는 다양한 기회비용으로 인해 돌봄 부담을 느끼게 되기도 한다. 예를 들어 돌봄 과업으로 삶의 루틴을 변화시켜야 하고, 더 많은 시간을 돌봄에 투입하게 되어 사회적 관계가 축소 및 단절되게 되며, 교육훈련의 기회가 축소되고, 직업 활동에 제약이 발생하게 되며, 소득이 감소하는 상황 등이 발생하기도 한다. 한 조사결과에 따르면 돌봄 제공자는 1주일에 평균 32.9시간을 돌봄 제공에 사용하고, 63%가 직장생활에서 일정 조율이나 근무 등에 어려움을 겪고 있었던 것으로 보고된다.

다른 만성질환과 달리 암 환자 대상 돌봄 제공자는 암 궤적cancer trajectory에 따라 다른 돌봄 요구가 존재하고, 불확실성의 수준이 높다는 점에서 고유한 부담을 갖게 된다. 진단 초기diagnostic phase, 치료 단계treatment phase, 서바이버십 혹은 생애말 단계survivorship or end-of-life phase 등에서 서로 다른 돌봄의 요구가 존재하게 되는데, 예를 들어 진단 초기에 돌봄 제공자는 환자의 진단으로 인한 심리적 충격을 공유하고, 짧은 기간 내에 환자와의 관계와 역할을 재조정하여 돌봄 제공자로서 과업을 수행하는 적응의 경험을 하게 된다. 치료 단계에는 환자의 복약 지원, 통증 케어, 일상생활의 지원뿐만 아니라 일상생활에서 식사 제공, 교통 편의 제공, 재정적 부담 마련, 자신의 사회적, 경제적 활동의 재조정 등을 수행해야 하며, 의료진과 임상적 커뮤니케이션을 수행하는 등의 다양한 과업을 담당하게 된다. 서바이버십 혹은 생애말 단계는 돌봄 제공자의 돌봄 부담이 양적, 질적으로 크게 전환되는 단계이다. 서바이버십 과정에서 돌봄 제공자는 암 환자와 자신의 뉴 노멀new normal, 즉 사회복귀나 역할 재조정 등의 전환을 맞이해야 하며, 생애말 돌봄 과정에서 돌봄 제공자는 환자의 신체적, 심리정서적, 영적 통증에 대해 지지와 돌봄을 제공해야 하고, 의료진과의 소통이 필요하며, 임종 과정에서 슬픔의 반응에 대한 대처, 애도 등을 경험하게 된다. 이러한 각 암 궤적별로 돌봄 제공자는 자신의 역량을 초과하여 부담이 발생할 경우 무력감을 느끼거나 때로는 분노나 죄책감 등의 감정을 경험하게 된다. 특히 의료진과의 커뮤니케이션 과정에서 돌봄 제공자는 부수적인 존재로 여겨지기 때문에 의료체계에서 길을 잃은 느낌을 받게 되기도 하며, 자신이 이러한 과정을 통제하고 있지 못하다는 인식으로 인해 심리사회적 어려움을 겪게 되기도 한다.

환자의 생애주기에 따라 돌봄 제공자의 돌봄 부담도 달라진다. 특히 환자가 성인인지, 혹은 아동인지는 매우 중요하다. 아동 암 환자에 대한 돌봄의 경우, 전적으로 돌봄 제공자에게 모든 일상을 의지해야 하므로 돌봄 제공자는 성인 돌봄 제공자와는 전적으로 다른 돌봄의 경험을 하게 되지만, 의료진과의 커뮤니케이션에서 중요한 역할을 담당하게 됨에 따라 성인 암 돌봄 제공자에 비해 치료과정을 통제하고 있다는 인식을 갖게 된다. 성인 암 환자의 돌봄은 환자와의 관계 특성에 따라 돌봄 부담이 질적으로 달라질 수 있는데, 특히 배우자에 대한 돌봄 제공자의 돌봄 부담이 여타 대상에 대한 돌봄 부담(예: 부모, 형제자매, 친구 등)에 비해 돌봄의 부담을 더 크게 느끼는 것으로 보고된다.

3) 돌봄 부담으로 인한 심리사회적 어려움

(1) 돌봄 제공자의 심리사회적 어려움

높은 수준의 돌봄 부담은 신체 및 정신 건강상의 부정적 결과를 예측하는 주요한 변인이다. 돌봄 부담으로 인한 심리사회적 어려움은 신체 건강상의 부정적 결과, 정신건강상의 부정적 결과, 사회적 고립, 재정적 어려움 등으로 구분하여 살펴볼 수 있다.

첫째, 암 환자에 대한 돌봄의 부담으로 인해 돌봄 제공자는 신체 건강상의 어려움을 겪을 수 있다. 돌봄 제공자는 돌봄 부담으로 인해 수면 장애, 피로감, 통증, 체중의 증가, 소화 기능상의 장애, 변비, 고혈압, 심혈관 질환 발생 등의 발생 가능성이 높고, 특히 소아암 환자를 돌보는 보호자의 주관적인 신체 건강 수준이 낮은 것으로 보고된다. 이들은 돌봄의 인지적 부담으로 인한 디스트레스의 신체적 반응으로 이러한 부정적 결과가 발생할 수 있고, 또한 돌봄의 시간투입에 따라 자신의 신체 건강 증진을 위한 신체활동 감소에 따른 결과일 수 있다. 특히 돌봄 제공자의 연령이 높을수록 돌봄 부담으로 인한 신체 건강의 악화가 더 심각할 수 있다.

둘째, 암 환자에 대한 돌봄의 부담은 불안, 우울, 피로감, 탈진, 무망감, 낮은 삶의 질 등과 관련이 있는 것으로 보고된다. 암 치료 과정의 불확실성은 다른 만성질환의 돌봄 제공과 다른 부담을 가져오게 되고 이는 이러한 정신건강상의 부정적 결과를 더 심화한다. 환자의 의료적 상태가 심각하거나 완화 케어를 제공받는 환자에 대한 돌봄 제공자는 돌봄 요구 수준이 높기에 삶의 질이 저하될 가능성이 높다. 부정적인 돌봄 제공자와 환자와의 관계, 치료 과정에 대한 통제감이 낮은 수준은 돌봄 제공자의 우울을 예측하는 주요한 변인이었다. 돌봄 제공자의 개인 특성으로는 여성과 낮은 연령이 부정적인 정신건강 수준을 예측하고 있었는데, 돌봄 제공자의 신체 건강은 연령이 높을수록 부정적 결과를 예측하고 있었던 것과는 상대적이다.

셋째, 돌봄 제공자의 심리사회적 어려움으로 사회적 고립이 있다. 돌봄 제공자는 돌봄 과업으로 인해 사회적 관계의 단절을 경험하고, 이 과정에서 사회적 지지가 부족하여 미충족 욕구가 발생할 때 사회적 고립을 경험하게 된다. 또한 암 환자의 치료가 종결되고 서바이버십 단계로 전환되는 과정에서 돌봄 제공자는 자신의 역할이 변화됨에 따라 새로운 사회적 관계에 적응하여야 하나 이 과정에서 고립을 경험할 수 있다. 암 환자에게 돌봄을 제공하는 청년(영케어러, 가족돌봄청년 등)의 경우 교육 및 취업기회를 충분하게 갖지 못해 발생하는 사회적 위기를 겪을 수 있다는 점에서 이들의 사회적 어려움은 특별한 정책적 지원이 요구된다.

넷째, 돌봄 제공자의 재정적 어려움은 치료의 직접적 비용 부담과 돌봄 제공자의 소득 감소에 의한 어려움 등을 포함한다. EU 회원국의 대규모 인구 기반 조사의 분석 결과에 따르면, 암 환자 돌봄 제공자는 비돌봄 제공자에 비해 1.46배 정도 직장에서 불리함을 경험하고 있는데, 이는 소득의 감소로 이어지게 되며 결과적으로 재정적 부담을 악화시키고 있었다. 폐암 및 대장암 환자의 돌봄 제공자 재정 부담에 관한 연구에서 암 진행 초기(진단 1년 이내)에는 연간 $7,028, 진행 단계(1년 이후-사망 6개월 이전)에는 연간 $19,701, 종결 단계(사망 전 6개월)에는 연간 $14,234가 발생하고 있어 암 환자의 재정적 부담은 가족 전반의 경제적 어려움으로 이어지고 있고, 이는 삶의 질을 저하시키는 요인이 되는 것으로 확인된다.

그러나 돌봄 제공자의 심리사회적 어려움에 관한 연구는 주로 횡단적 방법으로 조사되었기에 종단적 조사를 함께 고려하여 살펴볼 필요가 있다. 많은 돌봄 제공자 대상 연구가 진단 이후 2년 이내에 이뤄지고 있다 보니 이들의 심리사회적 어려움이 과대 추정되었을 가능성을 배제하기 어렵다는 논의도 있다. 2년이 경과한 장기 추적 연구에 따르면 암 돌봄 제공자와 비돌봄 제공자 간 유의한 정신건강상의 차이는 확인되지 않았고, 오직 암 환자 돌봄 제공자의 영적 돌봄 요구만이 유의하게 높은 수준으로 확인되기도 하였다. 역설적으로 돌봄 제공자는 암 환자를 돌봄에 따라 자신의 정체성을 전환시키고, 긍정적으로 적응할 경우 이익 발견rewarding, 자존감의 향상 등을 경험하기도 한다.

(2) 암 궤적 및 생애주기별 돌봄 제공자의 어려움

돌봄 제공자의 심리사회적 어려움은 암 환자와 돌봄 제공자 간의 관계나 이들의 생애발달주기 특성, 암 궤적 등에 따라 달라질 수 있으며, 이로 인한 삶의 질에 대한 영향도 다르다. 예컨대 가족구성 초기 단계에 암 환자 파트너를 돌보는 것, 암 환자 자녀를 부모로서 돌보는 것, 노년기 암 환자를 자녀로서 돌보는 것은 돌봄 제공자 및 가족의 생애주기 및 발달주기 특성에 따라 서로 다른 요구를 지니게 되며, 돌봄 제공자의 성별에 따라서도 서로 다른 영향을 받게 되고, 암 치료의 단계가 진단 초기인지 혹은 종결 이후의 장기생존 단계인지 등에 따라서도 다른 것이다.

돌봄 제공자와 암 환자의 관계의 정서적 밀착의 수준과 교류의 양 등과 같은 다양한 속성이 돌봄 제공자의 심리사회적 어려움에 영향을 미치기에 이들의 어려움을 생애주기 및 가족발달 특성으로 일반화하기 어렵다. 그러나 암 자녀를 돌보는 보호자들은 자녀 당사자들에 비해 치료 종료 이후 외상후 스트레스 증상의 수준을 더 크게 경험하는 것으로 보고되며, 이는 암 환자 자녀의 돌봄이 심리사회적으로 큰 부담으로 작용하고 있음을 의미한다. 배우자를 돌보는 경우에는 이들의 관계적 특성이 심리사회적 어려움에 크게 영향을 미친다. 예를 들어 유방암은 '관계적 암relational cancer'이라고 일컬을 정도로 부부관계에 크게 영향을 미치는데, 돌봄 제공자는 단순히 암 환자에게 돌봄을 제공하는 일방적 역할만을 수행하는 것이 아니라, 상호 순환적인 영향을 주고받는 이중적 관계 특성을 고려한 접근dyadic approach이 요구된다. 즉, 돌봄 제공자는 파트너 간의 관여 수준, 지지 및 협력 수준, 상호 공유된 평가의 특성 등과 같이 상호 공유하는 관계 특성에 의해 심리사회적 영향을 받게 되는 것이다.

치료단계에 따라 돌봄 제공자의 심리사회적 어려움도 달라진다. 진단 초기에는 암이라는 외상 사건 앞에서 이에 대한 인지적 대처의 부하를 겪게 되며, 보호자는 자신이 환자에게 지지자로서 역할을 해야 한다는 부담을 갖게 된다. 이 과정에서 돌봄 제공자와 환자 간의 원활한 의사소통과 상호 지지적 관계의 특성, 외상사건을 잘 대처할 수 있는 자원을 갖고 있다는 인식 등은 진단 초기의 위기를 대처하는 데 중요한 보호요인이 된다. 초기단계의 심리사회적 취약성은 돌봄 제공자의 부적응과 같은 결과를 예측하는 요인이 된다. 서바이버십의 단계로 들어가게 되면 돌봄 제공자는 환자와 돌봄 제공자의 새로운 역할에 적응해야 하는 '뉴 노멀new normal'의 경험을 하게 되며, 새로운 적응 과정에서 돌봄 제공자는 역할전환 과정에서의 심리사회적 어려움을 겪게 되기도 한다. 생애말 돌봄은 돌봄 제공자에게 더 많은 돌봄의 시간 투입과 정서적 부담을 요구하기에 이 역시 돌봄 제공자의 심리사회적 어려움을 가중시킬 수 있다.

이를 종합하면, 암 환자 돌봄 제공자의 심리사회적 어려움은 문화적 맥락과 개별적 특성, 암의 진행 상태, 생애주기, 환자와 돌봄 제공자 간의 관계 등을 포괄하여 고려해야 함을 시사한다.

2. 암 환자 돌봄 제공자에 대한 심리사회적 개입

돌봄 제공자에 대한 심리사회적 개입은 가족의 취약성 수준과 암 궤적cancer trajectory에 따른 맞춤 접근이 요구된다. 취약성의 수준에 따른 개입은 암 환자 가족이 심각한 외상사건 경험 이후 자신이 보유하고 있는(있다고 인식하는) 자원 보유의 수준에 따라 회복탄력성이 달라질 수 있음을 전제하며, 가족에 대한 비례적 보편주의 원칙proportionate universalism에 따라 맞춤 개입을 해야 함을 시사한다. 모든 암 환자와 돌봄 제공자에게 동일한 수준의 개입이 요구되는 것이 아니며, 이들이 마주한 도전에 대처할 수 있는 자원(인식) 수준에 따라 다른 개입이 요구된다는 것이다. 이에 따라 취약성이 낮은 수준의 집단을 일반 인구집단universal, 가족 취약성으로 인해 일시적 어려움을 겪지만 일정한 개입으로 탄력적 회복이 가능한 표적인구집단targeted, 그리고 취약성 수준이 높아 전문적인 개입이 요구되는 임상집단clinical 등으로 구분할 수 있다. 가족 취약성의 인식 수준은 암의 예후와 같은 의료적 특성, 낮은 사회경제적 상황, 낮은 사회적 지지 수준, 역기능적인 가족 구조와 관계 등과 밀접한 관련이 있다.

또한 암 궤적에 따른 외상 사건의 인지적 해석 요구가 달라지므로, 서바이버십 단계에 따른 개입이 요구된다. 진단 초기에는 기존의 인지적 스키마로 외상 사건을 재해석하며 이해형성sense-making이 이뤄지는 단계이며, 이 때 대처 자원이 부족하다는 인식은 부정적 결과로 이어지게 된다. 따라서 진단 초기 돌봄 제공자에게 적절한 보호자 교육과 활용가능한 자원에 관한 정보제공, 돌봄 기술 훈련, 환자와의 의사소통 방법에 관한 교육 등과 같은 일반적인 개입은 돌봄 제공자의 대처역량을 향상시키는 데 도움이 된다. 장기적 단계long-term phase에서는 돌봄 제공자와 환자 간 관계의 재정립, 역할 전환에 따른 적응 등과 같이 '뉴 노멀'에 대처하기 위한 개입이 요구된다. 이렇듯 돌봄 제공자에 대한 심리사회적 개입은 가족의 취약성 수준과 치료궤적 등을 고려하여 접근될 필요가 있다.

암 환자 돌봄 제공자에 대한 개입에 관한 체계적 문헌고찰에 따르면, 강한 근거를 갖춘 추천할 만한 개입, 효과성 연구가 충분하지 않지만 효과적일 것으로 기대하는 개입, 좀 더 효과성 연구가 더 필요한 개입 등으로 구분하여 제시된 바 있다. 첫째, 추천할 만한 개입으로는 인지행동적 개입, 심리교육 개입, 지지적 개입이 있고, 둘째, 효과적일 것으로 기대되는 개입으로는 돌봄 제공자 훈련 및 기술 교육, 부부치료, 의사결정지지, 마음챙김 스트레스 완화, 다요소 개입, 완화돌봄이 있었다. 셋째, 효과성 연구가 좀 더 필요한 개입으로는 예술치료, 운동, 표현적 글쓰기, 감정노출, 일기 쓰기, 가족 중심 애도치료, 건강전문가 개입, 마사지, 아로마테라피, 명상 등이 있다.

1) 돌봄 제공자 대상 추천 가능한 심리사회적 개입

효과성 연구 결과에 근거하여 암 환자 돌봄 제공자 대상 추천이 가능한 심리사회적 개입은 인지행동적 개입cognitive-behavioral interventions, 심리교육 개입psycho-education intervention, 지지적 개입supportive care intervention 등 3가지가 있었다.

첫째, 인지행동적 개입은 부정적 사고나 신념, 행동에 대한 통찰을 통해 인지체계를 긍정적으로 전환하는 것을 목표로 하며, 이러한 개입은 개인 혹은 집단 등의 방식이 모두 활용 가능하다. 또한 그 방식에 있어서도 대면 상담, 전화 및 원격 상담 등의 방식 모두 가능하다. 돌봄 제공자는 암의 특성 상 높은 불확실성으로 인해 자신이 치료 과정을 통제하기 어렵다는 인식을 갖게 되며, 이는 죄책감을 유발하게 된다. 즉, 자신이 완벽하게 상황을 통제해야 한다는 일종의 부정적 사고와 신념이 죄책감과 관련되는데, 이러한 완벽주의적 사고(왜곡된 신념체계)를 전환하는 것이 정신적 건강의 증진에 기여하는 것으로 보고되고 있다.

둘째, 심리교육 개입은 상담이나 지지 등과 같은 활동과 정보제공을 중심으로 한 교육이 결합된 활동으로 돌봄 제공자를 대상으로 진행될 수도 있고, 환자-돌봄 제공자가 함께 참여하는 방식으로 진행될 수도 있으며, 개별 대상 혹은 집단 대상으로도 진행될 수 있다. 돌봄 제공자가 참여하는 방식의 이러한 교육 프로그램은 정보 획득을 통해 불확실성과 무망감을 낮추고 다른 환자 및 돌봄 제공자와의 유대 등을 통해 정서적 지지를 획득하는 이득이 있다.

셋째, 지지적 개입은 돌봄 제공자 간에 라포를 구축하여 자신의 감정을 안전한 공간에서 표현하도록 하거나 구체적인 문제해결의 기술을 학습할 수 있도록 하는 활동을 의미하며, 이는 전문가가 주도하는 방식의 구조화된 접근에서부터 자조모임에 이르는 비공식적 방식까지 다양하게 접근 가능하다.

2) 돌봄 제공자에게 효과적일 것으로 기대되는 심리사회적 개입

위의 추천 가능한 3가지의 심리사회적 개입에 비해 효과성 연구의 결과는 충분하지 않지만, 선행 연구에서 그 효과성이 어느 정도 확인되었기에 효과적일 것이라고 기대되는 심리사회적 개입으로는 돌봄 제공자 훈련 및 기술 교육caregiver training and skill development, 부부치료couples therapy, 의사결정 지지decision support/ decision aids, 마음챙김 스트레스 완화mindfulness-based stress reduction; MBSR, 다요소 개입multicomponent intervention, 완화돌봄palliative care 등이 있다.

첫째, 돌봄 제공자 훈련 및 기술교육은 돌봄 제공자에게 암과 관련한 다양한 대처의 지식을 향상시키고 돌봄 제공자의 역할 수행에 필요한 기술을 교육하는 것을 의미한다. 위의 심리교육 개입에 비해 지식 혹은 기술에 초점을 맞춘다는 특성이 있으며, 이는 돌봄 제공자의 돌봄 역량 향상에 기여할 것으로 기대된다. 둘째, 부부 치료는 전문적인 상담가에 의해 제공되며 커플 간의 대인 관계와 그 과정을 증진하는 것에 초점을 둔다. 부부 치료는 갈등적인 관계에서 친밀성을 회복하는 데 기여할 수 있는 것으로 기대된다. 셋째, 의사결정 지지 개입은 환자의 건강 증진을 위해 환자와 돌봄 제공자 간의 의사결정을 원조하는 활동이다. 다양한 치료계획에 관하여 환자와 돌봄 제공자 사이에 의견의 불일치가 발생할 수 있고 이는 갈등으로 이어질 수 있는데 이를 해소하기 위해 중재하게 되며, 상호 의사소통을 촉진함으로써 합의에 이르도록 한다. 그 방법으로는 비디오나 워크북 등과 같은 매체도 활용될 수 있다. 넷째, 마음챙김 스트레스 완화 요법MBSR은 훈련된 전문가가 명상, 몸 인식body awareness, 요가 등의 다양한 방법을 활용하여 현재 자신의 마음과 감정 등을 알아차리도록 하여 스트레스를 완화하는 요법이며, 이러한 개입은 보호자의 불안과 분노 등을 완화하여 건강 증진에 기여할 수 있을 것으로 기대된다. 다섯째, 다요소 개입은 다양한 개입을 결합한 방식으로 교육, 지지, 심리치료, 휴식치료 등이 혼합될 수 있다. 여섯째, 완화돌봄은 환자와 가족의 삶의 질 증진을 위해 신체적, 심리사회적, 영적 디스트레스를 감소시키는 다양한 개입에 해당한다.

참고문헌

1. 최권호. 소아암 경험자 및 보호자의 취약성과 치료궤적 기반 심리사회적 서비스 요구. 보건사회연구. 2018;38(2):417-51.
2. Berg CA, Upchurch R. A developmental-contextual model of couples coping with chronic illness across the adult life span. Psychol Bulletin. 2007;133(6):920-54.
3. Goren A, Gilloteau I, Lees M, daCosta DiBonaventura M. Quantifying the burden of informal caregiving for patients with cancer in Europe. Supp Care in Cancer. 2014;22:1637-46.
4. Hagedoorn M, Sanderman R, Bolks HN, Tuinstra J, Coyne JC. Distress in couples coping with cancer: a meta-analysis and critical review of role and gender effects. Psychol Bulletin. 2008;134(1):1-30.
5. Jadalla A, Ginex P, Coleman M, Vrabel M, Bevans M. Family Caregiver Strain and Burden: A Systematic Review of Evidence-Based Interventions When Caring for Patients With Cancer. Clin J of Onc Nurs. 2020;24(1):31-50.
6. Kent EE, Mollica MA, Buckenmaier S, Smith AW. The characteristics of informal cancer caregivers in the United States. Paper presented at: Seminars in Onc Nurs. 2019.
7. Kim Y, Kashy DA, Kaw CK, Smith T, Spillers RL. Sampling in population-based cancer caregivers research. Qual of Life Res. 2009;18:981-9.
8. Kim Y, Spillers RL, Hall DL. Quality of life of family caregivers 5 years after a relative's cancer diagnosis: follow - up of the national quality of life survey for caregivers. Psycho - Oncology. 2012;21(3):273-81.
9. Kim Y, Spillers RL. Quality of life of family caregivers at 2 years after a relative's cancer diagnosis. Psycho - Oncology. 2010;19(4):431-40.
10. Nijboer C, Tempelaar R, Triemstra M, van den Bos GA, Sanderman R. The role of social and psychologic resources in caregiving of cancer patients. Cancer. 2001;91(5):1029-39.
11. Pai AL, Patiño-Fernández AM, Mcsherry M. The Psychosocial Assessment Tool (PAT2. 0): Psychometric properties of a screener for psychosocial distress in families of children newly diagnosed with cancer. J of Ped Psychology. 2007;33(1):50 – 62.
12. Romito F, Goldzweig G, Cormio C, Hagedoorn M, Andersen BL. Informal caregiving for cancer patients. Cancer. 2013;119:2160-9.
13. Sharpe L, Butow P, Smith C, McConnell D, Clarke S. The relationship between available support, unmet needs and caregiver burden in patients with advanced cancer and their carers. Psycho - Oncology: Journal of the Psychological, Soc and Behav Dimen of Cancer. 2005;14(2):102-14.
14. Thana K, Lehto R, Sikorskii A, Wyatt G. Informal caregiver burden for solid tumour cancer patients: a review and future directions. Psychol & Health. 2021;36(12):1514-35.
15. Van Houtven CH, Ramsey SD, Hornbrook MC, Atienza AA, Ryn M. Economic burden for informal caregivers of lung and colorectal cancer patients. The oncologist. 2010;15(8):883-93.
16. van Ryn M, Sanders S, Kahn K, et al. Objective burden, resources, and other stressors among informal cancer caregivers: a hidden quality issue?. Psychooncology. 2011;20(1):44-52.
17. Weitzner M, Jacobsen P, Wagner H, Friedland J, Cox C. The Caregiver Quality of Life Index – Cancer (CQOLC) Scale: development and validation of an instrument to measure quality of life of the family caregiver of patients with cancer. Qual of Life Res. 1999;8(1):55-63.

18. Wenrich MD, Curtis JR, Ambrozy DA, Carline JD, Shannon SE, Ramsey PG. Dying patients' need for emotional support and personalized care from physicians: perspectives of patients with terminal illness, families, and health care providers. J of Pain and Symptom Mgmt. 2003;25(3):236-46.

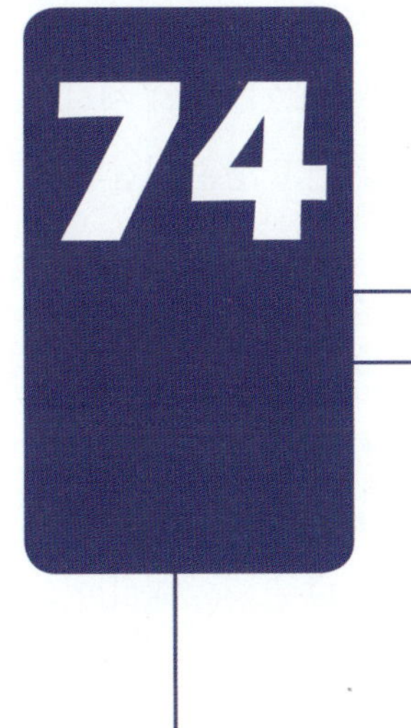

암 환자 배우자의 심리사회적 적응과 개입

임정원

1. 암 환자 배우자의 돌봄 경험과 대처

암 치료를 하는 동안 암 환자 및 배우자는 치료 부작용을 관리하고, 치료, 가족, 그리고 일 사이의 균형을 맞추면서 그들의 변화된 역할에 적응하기 시작한다. 암 환자와 배우자는 다양한 스트레스를 받는 동안 서로 소통하고 정서적으로 지원하며, 문제를 해결하는 방법에 대해 서로 확인할 필요가 있다. 치료 기간에 따라 암 환자와 배우자는 생각보다 오래 지속되는 치료현실에 직면하기도 한다. 항암 치료가 종료된 이후 생존의 기간으로 넘어간 시점에서 암 생존자와 배우자의 디스트레스 수준은 초기 6개월까지는 매우 높다가 이후에 점차 줄어드는 것으로 알려져 있다. 암 환자와 배우자가 생존의 단계로 다시 돌아감에 따라 어떤 배우자들은 암 발생 전에 그들이 가졌던 관계 구조로 다시 돌아가기를 원하는 경우도 있다. 이처럼 환자와 배우자가 그들간의 관계를 재조정하려는 시도는 자칫 기대와 타이밍이 적절하지 않아 갈등을 유발할 수도 있고, 개인적인 변화와 급진적인 변화를 현재와 미래의 관계로 통합할 수 있는 기회가 될 수도 있다.

1) 암 환자 배우자의 생-심리-사회적 스트레스와 대처

암 환자와 배우자 그리고 커플들이 암에 적응하는 데 어려움을 주는 것으로는 신체적, 심리적, 사회적 스트레스 요인이 있고, 이를 생-심리-사회적 스트레스라고 한다. 이 장에서는 암 환자, 배우자, 커플들이 경험하는 생-심리-사회적 스트레스에 대해 제시한다.

(1) 신체적 스트레스

의학 기술의 발전에도 불구하고, 암 환자들은 다양한 치료와 관련된 부작용(예: 수면, 고통, 피로 등)을 경험하기 때문에 치료 부작용은 스트레스의 주요 원인이 된다. 또한, 항암 치료는 성적 기능에 영향을 주기 때문에 환자 및 배우자의 주요한 스트레스가 되기도 한다. 특히, 대부분의 환자가 진단받을 당시에는 치료의 급박함으로 인해 생식력 보존에 대한 우선성보다는 치료를 통해 삶의 연장에 우선 순위를 둔다. 따라서 항암 치료를 종료하고 생존 기간의 단계로 들어 갔을 때 이와 관련된 갈등을 겪기도 한다.

많은 배우자들은 음주, 잘못된 식습관, 줄어든 운동 등 건강하지 못한 스트레스 관리 행동으로 인해 약화된 신체적 기능을 경험하게 된다. 실제 배우자들은 암 환자만큼 수면이 줄어들고 피로감이 증가하는 것으로 보고되고 있다. 이처럼 나빠진 신체 건강 상태는 건강하지 못한 행동패턴, 증가된 돌봄 시간과 많아진 스트레스, 암으로 인해 변화된 커플 간의 역동 때문일 수 있다.

암 환자와 배우자는 종종 수술 유형, 항암치료 방법, 대안치료의 사용 등과 같은 치료와 관련된 결정을 내리기 위해 다양한 정보들을 탐색하고 확인할 필요가 있다. 암 환자와 배우자가 어떤 결정을 할지 동의하지 않은 상황이라면 결정을 내려야 하는 시점에서 상당한 어려움을 경험할 수도 있다. 또한, 암 환자와 배우자가 암 이외의 다른 활동으로 의미 있는 시간을 보내고자 할 때 암 환자가 지켜야 할 신체적 지침은 그들의 에너지를 소진시킬 수도 있다.

(2) 심리적 스트레스

암의 심리적 영향력은 잘 알려져 있다. 많은 암 환자들은 자신의 질환으로 인해 자기가 사랑하는 다른 가족에게 부담감을 줄 수 있다는 생각 때문에 상당한 스트레스를 경험하는 것으로 보고되고 있다. 또한, 재발에 대한 공포도 장기적으로 그들의 정신건강에 영향을 준다. 암 치료 때문에 나타나는 신체적 변화는 자존감을 낮추고, 고립된 생활을 야기하며, 우울증을 증가시킬 수 있다.

암 환자가 이처럼 많은 스트레스를 경험하게 될 때 배우자는 암 환자의 증가하는 요구들을 들어주며 그들의 감정을 정서적으로 지지해 줄 것을 기대 받게 된다. 일반적으로 이러한 상황에서 배우자들은 무기력함을 느끼게 되고 긍정성을 유지하면서 감정을 관리하도록 내적인 압력을 받는 것으로 알려져 있다. 한 연구는 배우자가 경험하는 가장 큰 문제 다섯 개 중 세 개는 불안과 공포감, 미래에 대한 근심, 정서를 관리하는 것 등의 심리사회적 문제와 관련된 것이었다. 다른 연구 또한, 배우자들은 암 환자의 진단 이후 거의 10년 동안 불안감을 계속 경험하고 있다는 것을 보여주었다.

암 환자와 배우자가 암과 관련된 상황을 어떻게 경험하고 이에 대한 스트레스를 어떻게 대처하는지는 성별에 따라 상당한 차이가 있다. 이러한 차이는 때로는 하나의 도전이 될 수 있지만 한편으로는 기회가 될 수도 있다. 남성의 일반적인 대처 성향은 타인과 자기 자신을 보호하고, 대화를 통한 자기성찰적 문제해결을 사용하며, 감정반응의 전향적 처리보다는 회고적 처리를 사용한다는 점이다. 반대로, 여성의 일반적인 대처 성향은 다른 사람들과 실시간으로 토론을 하고, 문제를 해결하거나 두려움을 처리하기 위해 연락을 한다는 점이다. 암 환자와 배우자가 이와 같은 대처방식에서 서로 차이가 있다는 것을 경험할 경우, 일반적으로 방어, 혼란, 불신, 좌절 등을 경험하게 된다. 따라서 암 환자와 배우자가 성별에 따라 대처 방식이 서로 다를 수 있음을 인식하고, 그들에게 도움이 되는 것과 도움이 되지 않는 것이 무엇인지를 서로 소통할 수 있도록 도와주는 것이 필요하다. 이는 암 환자와 배우자가 서로의 대처방식에 대한 이해를 증가시킬 수 있고, 대처에서의 차이가 부정적이라는 인식을 조정하는 중요한 기회가 될 수 있다.

(3) 사회적 스트레스

암 환자와 배우자는 관계에서의 역할과 책임성 등에서 갑작스러운 변화를 경험하게 된다. 이러한 역할 변화는 환자들에게 삶의 목적과 의미를 다시 생각하도록 하며, 때로는 실질적인 위기 상황을 만들기도 한다. 마찬가지로, 배우자는 과거 배우자로서의 역할과 돌봄에 따른 책임감 사이에서 균형을 맞추기 위한 적응의 시간이 필요하다. 새롭게 부과된 역할과 책임감으로 자신의 사회 생활 및 관심사를 단절하기도 하고, 사회적 고립감을 느끼게 될 수도 있다. 실제, 암 진단을 처음 받았을 때는 가족과 친구들이 상당한 관심을 보이며 지지적인 경우가 많다. 하지만, 시간이 지날수록 이러한 지지는 줄어들게 된다. 물론, 기대하지 않은 사람으로부터 또는 새로운 사람의 등장 등 다른 지지체계가 나타날 수도 있다.

암 환자와 배우자는 자녀의 나이와 상관없이, 암이 그들의 자녀에게 미치는 영향력에 대해 상당한 관심을 갖는다. 따라서 그들은 암 진단 이후 자녀에게 스트레스를 주지 않으면서, 정상적인 생활을 유지하고, 죽음에 대해 차분하게 이야기하는 등의 소통 방식에 상당한 관심이 있다. 이를 위해서는 효과적인 대처 방식을 하나의 롤모델로 삼고, 개방적이고 정직한 의사소통에 참여하며, 감정적으로 서로를 지지하고, 도움을 요청하는 것이 필요하다.

2) 암 환자 배우자의 부부적응

결혼 생활 전반에 대한 주관적인 감정과 태도를 나타내는 용어인 부부적응은 암 환자에게 중요한 의미를 지닌다. 실제 배우자의 진단과 투병은 환자 본인뿐만 아니라 배우자에게도 상당한 스트레스를 주며, 이는 결혼의 질과 안전성에서도 영향을 미칠 수 있다. 한편 암과 같은 중대한 질병을 겪으면서 부부 간의 지지적인 행동은 암을 적응해 나가고 극복하는 데 중요한 요인으로 작용할 수도 있다. 부부적응이 환자의 적응과 생존에 미치는 영향을 조사한 연구에 따르면, 부부 간의 불화는 암 환자의 적응에 부정적인 영향을 미치고, 안정적인 결혼 관계는 암 환자의 생존율을 높이는 데 긍정적인 효과가 있음을 발견하였다. 또한, 결혼관계에서의 디스트레스는 환자의 심리상태에 부정적 영향을 미치고, 더딘 치료경과와 부정적인 치료결과를 가져오는 것으로 조사되었다.

최근에는 부부적응을 보다 면밀하게 조사하기 위해서는 가족 구성체로서의 부부 역동성을 고려해야 한다는 움직임이 일고 있다. Holmberg 외(2001)는 유방암 환자와 배우자를 대상으로 질적 연구를 수행했는데, 연구 결과, 암 진단 이후 부부 간에 의사소통과 갈등을 해결하는 방식에 변화가 생겼으며, 부부관계에 문제가 있는 환자의 경우 변화된 환경에 적응하는 데 상당한 어려움을 겪었음을 확인하였다. 또한, 암 환자가 제공하는 지지에 대해 배우자가 만족하는 수준이 낮을수록 암 환자는 더 높은 디스트레스를 보인다는 연구 결과도 있으며, 암 환자와 배우자가 상대방에 대해 긍정적인 태도를 보일 경우, 그들의 심리적 적응 상태는 더 긍정적으로 변화됨을 확인하기도 하였다.

한편, 암 환자와 배우자는 부부적응에 있어 서로 다른 반응을 보인다는 연구 결과도 있다. 즉, 암 환자는 결혼 만족 수준에서 시간에 따른 변화를 보이지 않는 반면, 배우자는 심각한 디스트레스를 경험하면서 시간 경과에 따라 결혼 관계에 대한 불만족이 증가하였음을 보고하였다. 이처럼 부부적응에 서로 다른 반응을 보이는 경우, 이에 영향을 미치는 요인들을 파악하거나 완화할 수 있는 방안을 제시하는 것은 중요하다. 한 연구에서는 암 환자 배우자의 돌봄 부담이 그들의 부부적응에 부정적으로 영향을 미쳤으나, 사회적 지지가 조절효과를 나타냄으로써 배우자의 돌봄 부담의 영향력이 최소화되는 것을 확인하였다. 즉, 암 환자 배우자의 돌봄 부담을 완화하기 위한 방안으로 간병휴가제도, 보호자 교육, 심리정서적 지지 상담 등 다양한 제도와 지지체계 활용을 통한 개입이 필요할 것으로 보인다.

2. 암 환자 배우자를 위한 심리사회적 개입과 중재

1) 암 환자 배우자를 위한 심리사회적 개입과 중재

암이 환자뿐만 아니라 그들의 배우자 그리고 환자와 배우자 간의 관계에 상당한 영향을 준다는 인식이 증가함에 따라 암 환자와 배우자, 즉 커플을 위한 심리사회적 개입 중재 프로그램을 개발하고 그 효과성을 검증하는 데 많은 관심이 생기고 있다. 암 환자와 배우자를 위한 커플 기반 개입과 중재는 심리교육과 더불어 다양한 형태의 기술 훈련이 포함된다. 즉, 암과 돌봄 제공에 관한 정보, 자기관리 기술, 스트레스 관리, 돌봄 과업에 관한 훈련, 의사소통 기술 훈련, 커플 대처 등의 관계 강화 기술 등이 이에 해당한다. 이러한 다양한 형태의 기술 훈련을 바탕으로 인지행동치료, 교육, 대인관계 상담, 행동기반 결혼 치료, 정서기반 치료 등을 수행하고 있으며, 이러한 개입은 행동치료자, 심리학자, 정신건강 전문가, 사회복지사 등이 수행하고 있다.

암 환자 배우자를 대상으로 하는 메타분석에서는 이러한 중재 프로그램이 그들의 대처 능력, 삶의 질, 의사소통, 성 기능, 자존감 등을 향상시키고, 배우자의 돌봄 부담을 줄이는 데 영향을 줄 수 있음을 제시하였다. 예를 들면, Northouse 외(2010)가 수행한 메타분석에서는 암 환자 배우자를 위한 중재 프로그램은 기존의 암 환자 프로그램과 비교해서 암 환자 배우자의 불안감을 감소하고, 신체적 기능을 향상시키며, 가족과 결혼 관계를 향상시키는 데 매우 효과적이었음을 제시하였다. 또한, 메타분석을 통해 중재 프로그램 수행 방법을 분석한 결과, 중재 프로그램의 회기 수와 개입 시간을 증가시킬 때 암 환자 배우자의 대처 능력은 더 효과적이었던 것으로 나타났다. Harding와 Higginson(2003)는 암 환자 배우자를 대상으로 중재 프로그램을 수행할 때 개입 방법에 따라 결과가 달라질 수 있음을 제시하였다. 즉, 문제해결 기술, 감정 표현, 통증 관리 교육을 제공할 경우, 배우자 중심의 개별 중재 프로그램이 효과적임을 확인하였다. 또한, 암 환자 배우자만을 대상으로 하는 집단 중재 프로그램은 환자 대상의 집단 중재 프로그램과 유사하였는데, 이 경우 정보 교환, 경험 공유, 자기 효능감 증진 등에 효과적인 것으로 나타났다. 한편, 수행된 중재 프로그램을 통해 통증 관리 이외에 배우자가 환자에게 신체적인 도움을 제공할 수 있는 능력을 향상시키지는 못했음을 언급하였다.

2) 커플 기반 심리사회적 개입과 중재

암 환자 또는 배우자를 대상으로 각각 진행한 중재 프로그램은 질병에 대한 대처와 적응력을 향상하는 데 긍정적인 효과가 있는 것으로 나타났다. 하지만, 암 환자와 배우자를 하나의 단위인 커플로 보고 커플의 효과성을 검증한 중재 프로그램은 상대적으로 부족한 편이다. 그럼에도 암 환자와 배우자 대상의 커플 중재 프로그램을 중심으로 연구 결과를 통합해서 문헌을 체계적으로 검토한 연구들이 있다. 예를 들면, McLean와 Jones(2007)는 말기 암 환자 및 그들의 배우자를 대상으로 디스트레스 관리를 목적으로 커플 기반 중재 프로그램을 수행한 연구들에 대한 체계적 문헌검토를 수행하였다. 그 결과, 커플 기반 중재 프로그램은 말기 암 환자와 그들의 배우자가 디스트레스를 관리하는 데 효과적이었음을 확인하였다. Scott and Kayser(2009)는 여성 암 환자의 여성성과 신체상을 강화하기 위한 커플 기반 중재 프로그램을 수행한 연구들에 대한 체계적 문헌 검토를 수행하였다. 연구 결과를 통해, 혼자서 중재 프로그램에 참여하는 것보다 커플이 함께 중재 프로그램에 참여할 때 더 큰 효과가 나타남을 제시하였다. 또한, 커플 기반의 중재 프로그램이 여성성과 신체상을 강화하는 장기적인 효과도 있음을 확인하였다. Baik와 Adams(2011)는 암 환자를 대상으로 커플 기반 심리사회적 개입 중재 프로그램을 수행했던 14개 연구를 중심으로 체계적 문헌 검토를 수행하였다. 그 결과, 커플 기반 중재 프로그램은 커플들의 적응 능력을 유의미하게 향상시켰음을 확인하였다. 또한, Hopkinson 외(2012)는 암 환자를 위한 증상 관리와 건강행동에 대한 커플 기반 중재 프로그램의 효과성을 검증하였다. 이 연구에서는 커플 기반 중재 프로그램은 암 환자뿐만 아니라 배우자도 암에 대한 적응력을 향상시킬 수 있으며, 심리사회적 스트레스를 낮출 수 있음을 제시하였다. Regand 외(2012)는 커플 기반 중재 프로그램을 수행한 총 23개의 연구를 검토하고, 각 개입의 효과성을 확인하였다. 이 연구에서는 커플 기반 중재 프로그램이 커플 간의 의사소통, 심리사회적 디스트레스, 관계 기능을 향상시키는 데 매우 효과적이었음을 확인하였다. 반면 신체적 디스트레스와 사회적응을 향상하는 데에는 커플 기반 중재 프로그램이 효과적이지 않은 것으로 나타났다. 이 연구에서 소개된 중재 프로그램은 대부분 암 환자와 배우자의 소통능력을 향상시키거나 커플 내에서 암 진단에 대한 이해력을 향상시키는 데 초점을 둔 것으로 확인되었다.

이러한 커플 기반의 중재 프로그램은 대부분 대면 상담을 통해 이루어지거나 전화를 통해 이루어지는 것으로 나타났다. 대면 상담의 경우, 상담가가 환자의 집을 방문하거나 환자가 병원이나 클리닉으로 상담가를 방문하면서 이루어지는 형태로 진행되었다. 이 외에 집단 형태나 비디오 회의를 활용하거나 웹 기반의 접근을 통해 중재 프로그램을 수행하는 경우는 거의 없는 것으로 조사되었다. 또한, 커플 기반 중재 프로그램은 매뉴얼과 같은 자료를 활용해서 수행되었으며, 중재를 통해 가르친 기술을 강화하기 위한 하나의 방법으로 오디오나 비디오를 사용하는 경우도 있는 것으로 나타났다. 중재 프로그램의 다수는 평균 6회기 동안 이루어졌으며, 1회기부터 16회기까지, 시간은 20분에서 120분까지 프로그램에 따라 매우 다양하게 진행된 것으로 조사되었다. 또한, 수행된 프로그램의 대부분은 효과성 비교를 위해 통제집단을 설정하는 비교 연구를 수행하였다.

일반적으로 커플 기반 중재 프로그램의 다수는 심리사회적 접근, 디스트레스 관리, 증상 관리, 건강행동 등을 다루기 위한 목적으로 수행되고 있다. 그럼에도 불구하고 커플 기반 중재 프로그램에서는 배우자의 역할로 크게 두 가지 형태 중 하나를 수행할 것을 요구하고 있다. 첫 번째는 암 생존자에게 학습과 대처 기술을 촉진할 수 있도록 배우자가 코치나 보조자로서 역할을 수행하는 것이다. 때로는 '배우자 지원'으로 설명되는 이 접근에서는 배우자의 역할을 암 환자를 지원하는 것으로 개념화하고 있다. 두 번째는 환자와 배우자는 하나의 가족 구성체이자 단위unit로서 함께 기능한다는 것에 초점을 두는 접근이다. 따라서 암 환자뿐만 아니라 배우자의 욕구와 관심도 함께 다루면서 배우자가 적극적으로 중재 프로그램에 관여하도록 하는 것이다. 따라서 배우자의 역할을 지원자로서 설정할 것인지, 적극적인 활동가로서 설정할 것인지, 어떤 역할이 커플 간의 역동성과 적응력에 더 긍정적인 효과를 주는지 파악하는 것은 중요할 것이다.

참고문헌

1. Baik OM, Adams KB. Improving the well-being of couples facing cancer: A review of couples-based psychosocial interventions. J Marital Fam Ther. 2011;37:250–66.
2. Couper J, Bloch S, Love A, Macvean M, Duchesne GM, Kissane D. Psychosocial adjustment of female partners of men with prostate cancer: a review of the literature. Psychooncology. 2006;15(11):937-53.
3. Harding R, Higginson IJ. What is the best way to help caregivers in cancer and palliative care? A systematic review of interventions and their effectiveness. Palliat Med. 2003:17:63–74.
4. Hopkinson JB, Brown JC, Okamoto I, Addington-Hall JM. The effectiveness of patient-family carer (couple) intervention for the management of symptoms and other health-related problems in people affected by cancer: A systematic literature search and narrative review. J Pain Symptom Manage. 2012;43:111–42.
5. Manne SL, Kashy DA, Zaider T, Kissane D, Lee D, Kim IY, et al. Couple-focused interventions for men with localized prostate cancer and their spouses: A randomized clinical trial. The British Journal of Health Psychology. 2019;24:396-418.
6. McLean LM, Jones JM. A review of distress and its management in couples facing end-of-life cancer. Psycho-Oncology. 2007;16:603–16.
7. Northouse LL, Katapodi MC, Song L, Zhang L, Mood DW. Interventions with family caregivers of cancer patients: Meta-analysis of randomized trials. CA Cancer J Clin 2010:60:317–339.
8. Regan TW, Lambert SD, Girgis A, Kelly B, Kayser K, Turner J. Do couple-based interventions make a difference for couples affected by cancer?: A systematic review. BMC Cancer. 2012:12:279.
9. Scott JL, Kayser K. A review of couple-based interventions for enhancing women's sexual adjustment and body image after cancer. Cancer J. 2009;15(1):48–56

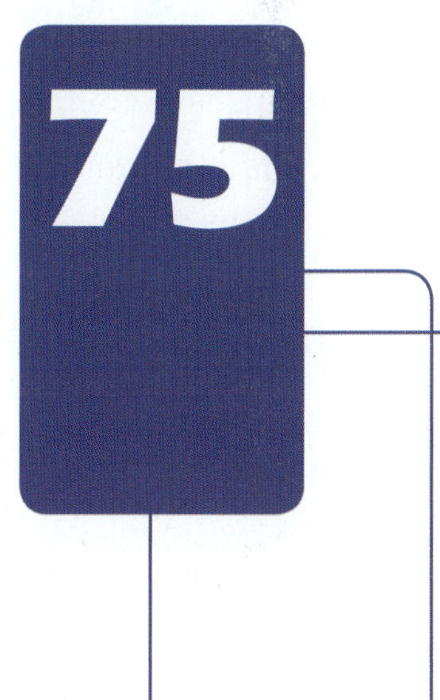

암 환자를 자녀로 둔 부모의 어려움과 개입

김민아

1. 암 환자 부모의 돌봄 경험과 어려움

1) 심리적 스트레스

암 환자를 자녀로 둔 부모들은 자녀의 암 진단 및 치료과정에서 매우 심각한 스트레스를 겪고 외상후 스트레스를 경험하기도 한다. 자녀가 생명을 위협하는 질병을 진단받았다는 것 자체만으로 큰 충격을 받게 될 뿐 아니라, 이후 수년에 걸쳐 장기간 자녀의 양육과 돌봄, 치료 지원을 담당하면서 다양한 스트레스가 누적된다. 특히, 이들은 아픈 자녀의 돌봄을 위해 가정 내에서 부모로서의 역할이 바뀔 뿐만 아니라, 직장생활이나 경제적 상황의 변화 또한 수반되기 때문에 스트레스가 가중되기 쉽다. 주로 부부 중 한 명이 생계유지를 위해 직장생활을 지속하고, 다른 한 명이 자녀의 암 치료와 돌봄을 담당하게 되는데, 배우자의 도움을 받지 못하는 경우 돌봄 스트레스가 더욱 커질 수밖에 없다. 이처럼 자녀가 암 치료를 받는 기간 동안 부모들은 사회적 활동이나 휴식 시간을 갖는 것에 대해 죄책감을 느끼며 자녀의 돌봄에서 물리적, 정신적으로 벗어나는 시간을 매우 제한적으로 갖게 된다.

이들의 스트레스는 교육 수준, 경제적 수준, 사회적 지지의 정도와 같은 부모 요인이나 자녀의 치료 유형이나 치료 기간 등과 같은 자녀 요인에 영향을 받는다. 특히 돌봄 스트레스는 자녀의 치료 궤적에 따라 변화하는데, 주로 암 진단 초기에 돌봄 스트레스가 높아졌다가 시간이 지남에 따라 감소하는 경향이 있었다. 암 환자의 부모들이 겪는 돌봄 스트레스는 우울이나 불안 등을 가져오는 중요한 요인이 되기 때문에 자녀의 치료 궤적에 따라 변화하는 부모의 돌봄 스트레스를 파악하고 정신건강 문제의 예방을 위해 노력해야 한다.

2) 양육 방식의 변화

암 환자의 부모들은 자녀가 암을 진단받은 이후 앞으로 자녀를 어떻게 양육해야 할지에 대해 고민하며, 기존과는 다른 양육 방식을 경험한다. 이들은 자녀가 암 진단 이후에도 발달단계에 적합한 과업을 여전히 잘 수행할 수 있도록 지원해야 하는 동시에, 암 치료를 잘 받을 수 있도록 지원하는 역할도 수행해야 하기 때문이다. Kim et al.(2020)의 연구에서는 암 환자 자녀를 둔 한국 어머니들의 다양한 양육 방식 변화에 대해 보고하였다. 이들은 자녀의 암 진단 이후 자녀의 건강에 대한 걱정과 불안을 갖게 되면서 자녀가 스스로 할 수 있는 활동의 범위와 경계를 짓는 데 혼란을 겪었다. 또한, 자녀를 잘 돌보지 못하였다는 죄책감을 느끼기도 하였고, 암을 진단받기 이전보다 더 많은 관심과 돌봄을 제공하면서 과도한 통제와 보호를 하는 양육 방식으로 변하였다.

또한, 학령기 자녀를 둔 부모의 경우, 주로 학업에 대한 강조를 많이 하였던 이전과 달리, 학업보다는 자녀의 휴식과 안정에 많은 집중을 하게 된다. 많은 부모들이 자녀가 발달단계에 따라 수행해야 하는 다양한 과업들을 이어가는 과정에서 스스로 스트레스를 조절할 수 있을지 걱정하였고, 스트레스가 자녀의 건강에 부정적인 영향을 미칠 것을 우려하였다. 특히 자녀가 암 치료 과정에서 신체적, 정신적으로 고통받는 것을 종종 목격하게 되는 부모들은 자녀의 고통을 보상하기 위해 자녀가 원하는 것을 과도하게 허용하는 양육 방식을 갖기도 하였다. 한편으로는 자녀가 암 치료에 순응하도록 하기 위해 위협적이고 통제적인 방식으로 자녀를 양육한다고 보고되었다.

부모들의 양육 방식은 자녀의 성장과 발달에 중요한 영향을 미친다. 그러나 과도한 통제를 사용하거나 허용적인 양육 방식은 장기적으로는 자녀의 올바른 성장을 방해할 수 있다. 따라서 부모들은 어떠한 가치를 양육의 우선순위로 두어야 하는지에 대해 고민할 필요가 있고, 암 환자 자녀의 건강을 도모하면서도 성장을 지원할 수 있는 양육 방식을 찾기 위한 노력을 수행해야 한다.

3) 부부 관계에서의 갈등

자녀의 암 진단과 치료라는 공동의 목표를 갖게 된 부부는 가정 내에서의 역할 변화를 겪으며 부부 관계에서도 갈등을 경험한다. 이들의 갈등은 가족의 자녀 돌봄 상황이나 치료 궤적에 따라 양상이 다를 수 있지만, 주로 자녀의 치료에 우선순위를 두면서 부부 간의 문제나 갈등을 해결할 기회를 갖지 못하기 때문이다.

Yi et al.(2021)은 암 환자를 자녀로 둔 한국 어머니들의 관점에서 부부 간의 갈등에 대해 보고 하였다. 이들은 자녀의 치료를 위해 부부가 물리적으로 떨어져 살게 되면서 함께 하는 시간이 줄어들게 되고, 정서적으로도 멀어지는 경험을 하였다. 또한, 각자의 입장을 서로 이해해 주지 못하여 원망이나 분노의 감정을 느끼게 된다고 보고하였다. 한편, Kim et al.(2018)은 아버지의 관점에서 부부 간의 관계를 보고하였는데, 업무에서 받는 스트레스 이외에도 직장생활로 인해 아픈 자녀의 돌봄에 참여가 부족하여 배우자와 갈등이 잦다고 보고하였다. 아버지들은 주로 자녀 돌봄과 업무 사이에서 균형을 맞추기 위해 노력했지만, 부부 간에 소통이 줄어들고 관계가 소홀해지면서 어려움을 겪었다고 하였다. 그러나 두 연구에서 모두 부부들은 자녀의 암 치료라는 힘든 여정을 함께 경험하면서 새로운 신뢰관계를 형성하고 갈등을 해결하기 위한 노력을 수행한다고 보고하여 부부 관계에서 갈등을 해결하기 위한 노력이 중요함을 시사하였다.

4) 형제자매 돌봄

암 환자를 자녀로 둔 부모들은 자녀의 암 치료 기간 동안 다른 형제자매에 대한 돌봄도 함께 수행해야 하기 때문에 어려움을 겪는다. 주로 부부 중 한 명이 암 치료를 받는 자녀와 병원에서 거주하면서 주 돌봄 제공자의 역할을 수행하는 한편, 다른 한 명은 생계의 역할을 담당하며 집에서 형제자매를 돌보는 역할로 구분된다. 이러한 역할의 구분으로 인해 주로 아픈 자녀의 주 돌봄 제공자 역할을 수행하는 부모의 입장에서는 다른 자녀와 물리적으로 떨어져서 생활하거나 정서적인 지지를 교환할 수 있는 기회가 줄어들게 된다. 또는 조부모 및 친척들이 아프지 않은 형제자매를 돌보는 경우, 형제자매들은 가정 내에서 소외감을 느끼거나 부모의 돌봄이나 관심을 충분히 받지 못한다고 생각할 수 있다. 이로 인해 부모들은 형제자매에 대한 미안함과 죄책감을 느끼게 되고, 아픈 자녀의 치료에 집중하면서도 형제자매들이 소외감을 느끼지 않도록 노력한다.

2. 암 환자 부모에 대한 심리사회적 개입

1) 스트레스 대처 훈련

암을 진단받은 자녀의 부모들은 자녀 양육과정에서 보편적으로 경험하는 심리적 스트레스뿐만 아니라 자녀의 암 진단과 치료와 관련한 스트레스가 가중되어 때로는 통제가 불가능할 정도의 어려움을 겪기도 한다. 자녀의 돌봄과 치료를 주로 담당하는 부모들이 스트레스에 건강하게 대처하는 것은 궁극적으로 자녀의 건강과 삶의 질을 도모하는 데 매우 중요하다. 따라서, 이들이 스트레스를 대처하는 역량을 강화하는 개입이 유용할 수 있다. 이를 통해 부모들은 자녀의 치료로 인한 스트레스 상황에 잘 대처하고 장기적으로는 반복되는 문제를 해결하는 역량이 강화됨으로써 암 치료를 받는 자녀의 회복과 심리사회적 적응을 도모할 수 있다.

문제해결기술훈련problem solving skills training은 인지행동적 접근방식에 기반하여 개인이 스트레스적 환경에 대처하기 위한 최상의 전략을 찾도록 지원함으로써 다양한 문제를 해결하는 데 효과적인 것으로 보고된다. Sahler 외(2002)는 미국의 국립보건원National Health Institute의 지원을 받아 이러한 문제해결치료의 접근을 적용하여 소아청소년암 환자 부모의 스트레스 완화와 문제해결 역량 강화를 도모하는 Bright IDEAS 문제해결기술훈련을 개발하였다. 이 훈련은 암을 막 진단받은 아동청소년의 부모를 위해 개발되었으나, 점차 장기 암 생존자의 부모뿐 아니라 암 이외의 만성적인 건강문제를 가진 다양한 환자 및 보호자에게 확대 적용되고 있다.

구조화된 문제해결기술훈련 프로그램인 Bright IDEAS는 그 동안 수많은 암 환자 부모를 대상으로 한 무선통제연구 결과를 통해 이들의 문제해결기술을 증진시킬 뿐 아니라 부정적인 감정과 외상후 스트레스 증상이 감소하는 효과가 있는 것으로 보고되었다. 이 프로그램은 창의적이고 낙관적인 사고bright를 바탕으로 5가지 절차인 'IDEAS' Identify (문제를 파악하기), Define (가능한 모든 해결책을 확인하고 정의하기), Evaluate (해결방법들을 평가하고 가장 좋은 해결방법을 선택하기), Act (선택한 방법을 실행에 옮기기), See (선택한 방법이 효과적인지 확인하기)를 수행하여 문제를 해결하는 방법을 훈련시킨다.

국내에서는 김민아와 장이츠(2023)가 소아청소년암 생존자 어머니 14명을 대상으로 한국적 상황에 맞게 적용한 Bright IDEAS 문제해결기술훈련 개입을 5회기에 걸쳐 제공한 결과, 이들의 우울 증상, 외상후 스트레스, 양육 스트레스가 유의미하게 감소하였음을 확인하였다. 또한, 이 개입에 참여한 어머니들은 그동안 자녀의 돌봄에만 집중하느라 소홀하였던 자신에 대한 이해가 증진되었고, 잘못된 문제해결 방식에서 벗어나, 보다 긍정적이고 합리적인 사고에 기반하여 스트레스적 상황을 해결하게 됨으로써 전반적인 삶의 질이 증가하였다고 보고하였다. 이러한 개입을 통해 암 환자를 자녀로 둔 부모들의 스트레스가 완화되고 궁극적으로는 가족구성원 모두의 삶이 개선될 수 있을 것으로 기대된다.

2) 지지네트워크 형성

암 환자의 부모들은 자녀 양육의 주된 돌봄 제공자이자 암 치료 과정에서 중요한 의사결정자 및 조력자로서 마주하는 어려움들을 해소하기 위해 지지네트워크를 이용할 수 있다. 김민아 외(2016)의 연구에서 암 환자 자녀의 부모들은 비슷한 경험을 먼저 한 부모들과 상호작용을 하며 자녀의 치료나 양육과 관련한 정보적 지지 및 정서적 지지를 교환할 수 있는 멘토링이나 지지모임에 참여하기를 원하였다. 특히, 자녀의 진단명이나 연령, 치료 방법이나 치료 상태 등에 따라 부모들의 경험이 매우 다를 수 있기 때문에 비슷한 정보와 경험을 공유할 수 있는 부모들과 지지네트워크를 형성할 수 있는 기회가 있기를 바랐다.

암 환자의 부모들이 겪는 어려움은 다른 사람들이 공감하기 어려운 독특한 경험이기 때문에 비슷한 경험을 먼저 한 동료들의 지지와 공감은 더욱 특별하게 작용한다. 이들은 의료 전문가들로부터 제한된 정보를 얻는 경우가 많기 때문에 지지네트워크를 통해 암 치료 과정에 대한 구체적인 정보를 얻을 수 있으며, 자녀들이 치료 과정에서 공통적으로 경험할 수 있는 학교 적응 및 진로, 양육 방식 등에 대한 조언을 받을 수 있다. 뿐만 아니라, 이들은 자녀의 불확실한 미래에 대한 두려움에 대해 서로 이야기를 나누면서 안정감을 갖기도 하고 연대감과 소속감을 공유하면서 긍정적인 정서적 변화를 경험할 수 있다. 다만 이러한 경험들은 주관적이고 각 가족의 역동에 따라 다를 수 있기 때문에 모든 부모들에게 획일적으로 적용될 수 없다는 것을 기억해야 하며 조화로운 상호작용을 위한 구성원 모두의 노력이 요구된다.

참고문헌

1. 김민아, 이재희, 김수현. 소아암 환아 부모의 자녀양육 지원에 대한 서비스 욕구. 보건사회연구. 2016;36(2):544-80.
2. 김민아, 장이츠. 소아청소년암 생존자 어머니의 Bright IDEAS 문제해결기술훈련 개입의 실행과 평가-혼합연구방법론의 적용. 한국가족복지학. 2023;70(4):5-37.
3. Kim MA, Yi J, Sang J, Kim SH, Heo I. Experiences of Korean mothers of children with cancer: A Photovoice study. J Psychosoc Oncol. 2017;35(2):128-47.
4. Kim MA, Yi J, Sang J, Molloy J. The impact of a child's cancer on the father's relationship with his spouse in Korea. J Child Fam Stud. 2018;27(1):166-75.
5. Kim MA, Yi J, Wilford A, Kim S. Parenting changes of mothers of a child with cancer. J Fam Issues. 2020;41(4):460-82.
6. Sahler OJZ, Fairclough DL, Phipps S, Mulhern RK, Dolgin MJ, Noll RB, et al. Using problem-solving skills training to reduce nega-

tive affectivity in mothers of children with newly diagnosed cancer: report of a multisite randomized trial. J Consul Clin Psychol. 2005;73(2):272.

7. Sahler OJZ, Varni JW, Fairclough DL, Butler RW, Noll RB, Dolgin MJ, et al. Problem-solving skills training for mothers of children with newly diagnosed cancer: A randomized trial. J Dev Behav Pediatr. 2002;23(2):77-86.

8. Sulkers E, Tissing WJ, Brinksma A, Roodbol PF, Kamps WA, Stewart RE, et al. Providing care to a child with cancer: A longitudinal study on the course, predictors, and impact of caregiving stress during the first year after diagnosis. Psycho-Oncol. 2015;24(3):318-24.

9. Yi J, Kim MA, Byrne KA, Kim SH. Marital conflicts as perceived by mothers of a child with cancer in Korea. J Soc Serv Res. 2021;47(6):763-75.

10. Yi J, Kim MA, Sang J, Kwan. How does social life change for fathers of children with cancer? Sage Open. 2022.

PART 15

암 생존자 건강

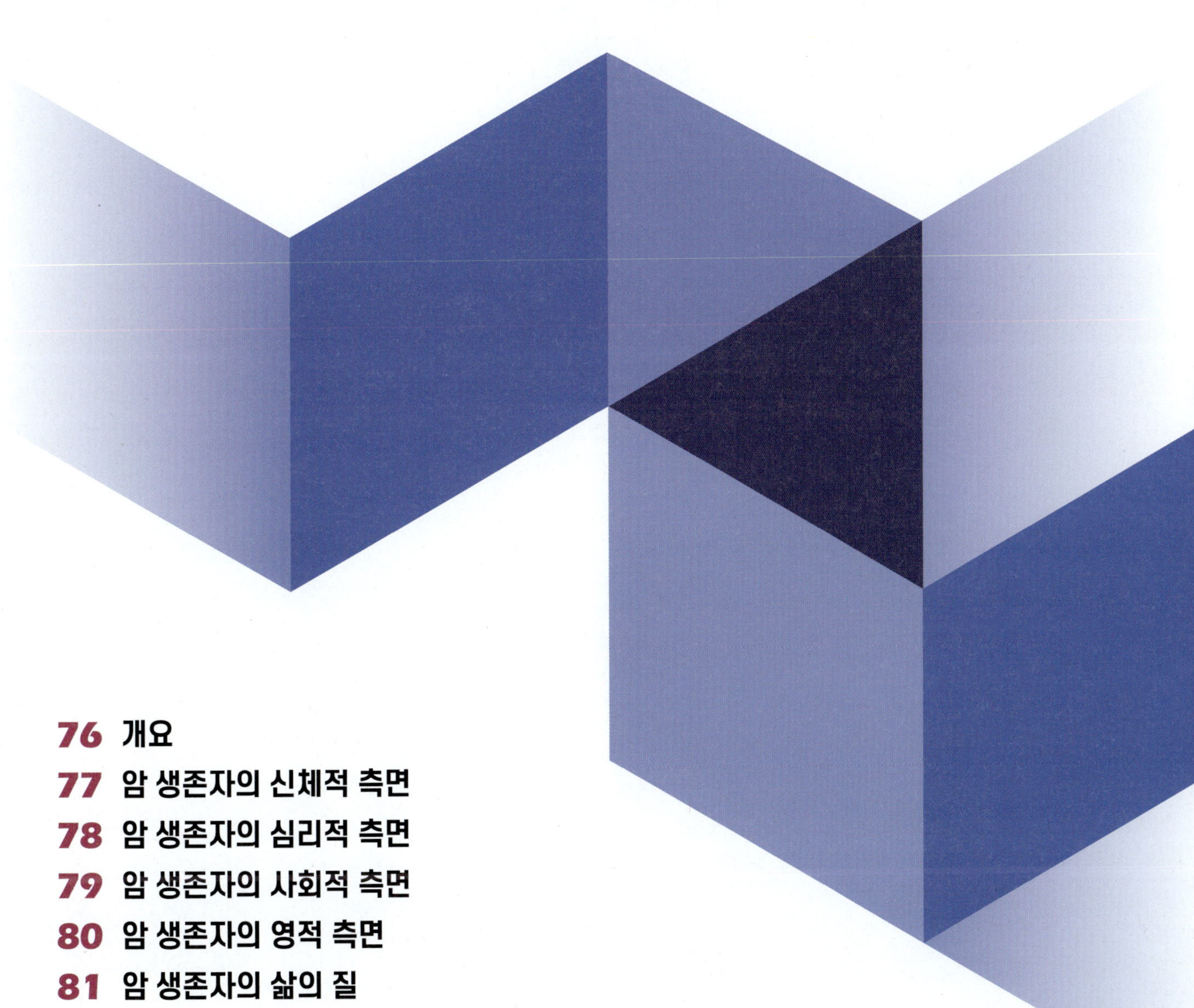

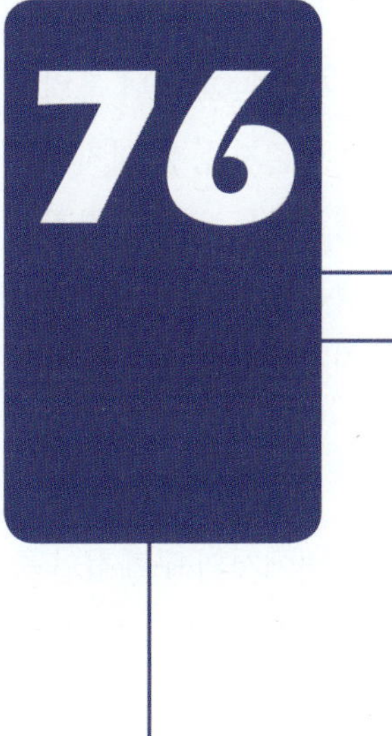

개요

성지현, 임정원

암 진단 기법 및 효과적인 치료 방법의 도입으로 암은 더 이상 치료할 수 없는 질병이 아닌 생존 또는 완치 가능한 질환으로 인식되고 있다. 이에 암 환자 치료와 더불어 암 생존자의 건강에 많은 관심을 갖고 있다. 국가암정보센터(2023)에 따르면 최근 5년간(2017-2021년) 발생한 암 환자의 5년 상대생존율은 72.1%로 10명 중 7명 이상은 5년 이상 생존하는 것으로 추정되고 있다. 이러한 수치는 1993-1995년에 기록된 5년 상대생존율 42.9%와 비교하여 약 30% 가까이 상승하였음을 보여준다. 이처럼 암 생존율이 높아지면서, 치료 후 일상생활로 복귀하는 암 생존자의 수도 급격하게 증가하고 있다. 하지만 암 생존자는 치료가 끝난 이후에도 신체적 부작용뿐만 아니라 정신적 후유증, 이차 암에 대한 불안, 질병에 대한 불확실성, 직업 복귀 등 다양한 심리사회적 어려움을 경험하고 있는 것으로 알려져 있다.

이와 같은 암 생존자의 건강관리에 대한 문제가 처음 제기된 시점은 1996년으로, 미국의 비영리단체인 National Coalition for Cancer Survivorship (NCCS)이 암 생존자에게 필수적으로 제공해야 하는 돌봄의 12가지 원칙을 제시하면서부터이다. 이는 암 생존자와 관련된 현황 파악, 권고사항 마련, 삶의 질 향상 대책 등을 수립하는 계기가 되었다. 본격적으로 암 생존자의 건강관리가 중요한 전환점을 맞이한 시점은 2005년으로, 이 때 Institute of Medicine (IOM; 2006)은 'From Cancer Patient to Cancer Survivor: Lost in Transition'라는 보고서를 발표하였다. 특히, 이 보고서에서는 암 생존자는 신체적·심리사회적 부적응, 사회·경제적 어려움, 삶의 질 저하 등 다양한 신체적, 심리적, 사회적 문제가 야기될 수 있기 때문에 그들을 위한 체계적이고 구체적인 건강관리 방안을 만들어야 한다고 언급하면서, 이를 '암 생존자 건강 관리 계획survivorship care plans; SCPs'이라고 명명하였다. IOM에서 제시한 암 생존자 건강 관리 계획에는 1) 의학(부작용, 재발 등), 2) 건강증진(식습관, 운동 등), 3) 심리사회(우울, 불안 등), 4) 정보 제공 등의 영역이 포함되어 있으며, 암 치료 이후 다학제 팀 접근에 의한 다양한 정보 제공을 통해 암 생존자의 삶의 질 향상에 기여해야 됨을 언급하고 있다. 현재 미국에서는 암 생존자 건강관리 계획을 적극적으로 실현하기 위해 정부 차원에서의 노력과 함께 민간 기관에서도 암 생존자들을 위한 구체적인 돌봄 지침을 마련하고 있으며, 지침에 기반한 다양한 연구도 수행되고 있다.

한편, 우리나라에서 항암치료를 마친 암 생존자의 건강관리에 본격적으로 관심을 갖게 된 시점은 2010년 국립암센터 국가암 관리 사업본부에서 암 생존자 대상의 통합지지서비스를 제공하면서부터이다. 암 생존자 통합 지지서비스는 2017년 시범사업을 거쳐 현재 암 생존자통합지지센터의 형태로 운영 중에 있으며, 암 생존자를 위한 통합지지체계를 구축하고 지역사회 의료자원연계 등을 시행하는 것을 목적으로 하고 있다. 현재 암 생존자 통합 지지서비스는 국립암센터를 중앙암생존자통합지지센터로 지정하고 전국 13개소에 권역암 생존자통합지지센터를 설치하여 암 생존자와 가족을 위한 신체-심리-생활 등의 통합적 지지 프로그램을 제공하고 지역사회 연계 서비스 등을 제공하고 있다.

본 장에서는 암 생존자가 암 치료를 종료한 이후 갖게 되는 신체적, 심리적, 사회적, 영적 측면에서의 구체적인 증상과 경험 등을 확인하였다. 또한, 암 생존자의 삶의 질과 관련된 성과 연구와 삶의 질을 향상시키기 위한 중재연구를 체계적 문헌고찰과 메타분석 결과를 중심으로 제시하였다.

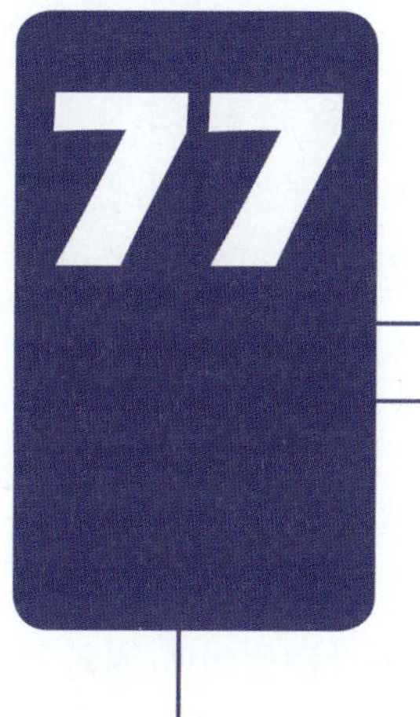

암 생존자 신체적 측면

성지현, 양은주

1. 암 생존자의 기능 저하와 재활

모든 암의 생존율은 암 진단과 치료의 발전에 따라 지속적으로 향상되어 우리나라 국가암등록 통계에 따르면 2017-2021년 진단받은 암 환자의 5년 상대생존율은 72.1%로, 이제 암은 보다 장기적인 관점에서 양질의 삶을 목표로 하는 만성질환으로 암 생존자 관리 및 포괄적인 3차 예방에 대한 필요성이 강조되고 있다. 최근 암 치료는 수술, 항암화학요법, 방사선치료, 표적치료 및 면역항암치료 등으로 더욱 복잡해지고 개별화되고 있으며, 치료 기간도 장기화됨에 따라 암 생존자는 암 치료에 따르는 다양한 수준의 기능적 변화 및 증상을 경험하는 것으로 알려져 있다.

암 재활은 암 치료의 전주기에서 암 자체 또는 암 치료로 인한 신체조직의 손상에 의한 암 관련 장애cancer related impairment 및 기능 장애functional impairment를 평가하고 최적의 신체적·심리적·사회적 상태로 향상시켜 이를 유지할 수 있도록 치료하는 의료적 과정이다. 이에 암 생존자에게 흔한 암 관련 기능적 변화 및 암 재활 치료법, 암 재활 시 위기관리 등에 대해 살펴보고자 한다.

1) 암 생존자의 기능적 변화

암 관련 기능적 변화는 암의 종류 및 치료법에 관계없이 경험하는 공통적인 문제 또는 암의 종류, 치료 방법에 따라 특수하게 발생할 수 있는 문제가 있다.

(1) 암 생존자에서 흔한 공통적인 기능적 변화 및 증상

암 생존자에서 암의 종류 및 치료법에 상관없이 공통적으로 가장 흔하게 보고되는 기능적 변화 및 증상은 피로, 통증, 말초신경병과 손발 저림, 일상활동 수행능력 저하 또는 전신의 허약감, 림프부종 등이며 이는 최종적으로 부동 증후군immobilization syndrome을 초래할 수 있다. 최근 우리나라에서 시행된 암 생존자의 증상 및 도움 요구도 조사에서도 피로가 37.9%로 가장 높았고, 다음으로 통증, 팔과 다리의 부종, 몸이 저리고 쑤시는 증상이 37.5%, 일상생활 및 보행 등의 신체기능 회복, 삼킴 장애 회복 등에서 도움이 필요한 경우가 36.8%였다. 미국의 경우, 소아암 생존자 중 최대 20%, 성인기에 암을 진단받은 암 생존자 중 53%는 신체의 기능적 손상이 있는 것으로 나타났으며, 이는 암 생존자의 삶의 질 및 역할에 부정적 영향을 미치는 것으로 확인되었다.

① 통증

암 생존자의 통증에서 특징적인 점은 특정 수술 또는 치료와 관련하여 발생빈도가 현저히 높다는 것이며, 치료 후 발생하는 통증 증후군이다. 유방암 수술, 개흉술, 변형된 경부림프절제거술, 사지절단술, 신장절제술 등 특정 암의 근치적 수술 후 통증 발생 빈도가 현저하게 높으며, 유방 수술 후 통증 증후군, 개흉수술 통증 증후군 등이 발생한다. 이는 암 종류별 통증 발생 빈도에 관한 최근의 체계적 문헌고찰에서도 두경부암, 폐암, 유방암 수술 후 만성 통증 발생 빈도가 현저하게 높고, 통증의 강도 또한 중등도 또는 중증 이상이었다. 암 치료방법 중 방사선 치료, 항암화학요법 치료, 호르몬 치료 등으로 발생하는 통증에는 방사선 유도 신경총병증radiation induced plexopathy, 항암화학요법 관련 말초신경병증chemotherapy induced peripheral neuropathy, 아로마타제 저해제 관련 근골격계 증후군aromatase inhibitor musculo-skeletal syndrome 등이 해당된다.

유방 수술 후 통증 증후군post-mastectomy pain syndrome은 유방암 수술 후 유방, 흉곽, 겨드랑이, 어깨, 팔 부위에서 움직임으로 악화되는 통증이 3개월 이상 지속되는 것을 의미하며, 유방암 수술 여성의 25-50% 이상이 경험한다. 40세 이하의 젊은 여성, 액와 림프절 곽청술, 보조적 방사선치료 또는 액와 림프절 방사선 치료가 유방 수술 후 통증증후군 발생의 위험인자로 알려져 있다.

개흉수술 통증 증후군post thoracotomy pain syndrome은 만성늑간통chronic intercostal pain이라는 용어로 사용되기도 하며, 개흉술 후 2개월 이상 절개 부위, 특히 등에서부터 앞가슴 쪽으로 통증이 지속되는 상태를 의미하며, 대상자는 주로 저린감, 마비된 것 같은 느낌, 쏘는 듯한 느낌, 어깨로 방사되는 통증 양상을 호소한다. 개흉술을 시행한 대상자의 11-80% 에서 개흉수술 통증 증후군과 같은 만성적인 통증을 경험하는 것으로 알려져 있다. 진통제, 항경련제, 항우울제 등의 약물 병용투여, 신경차단술 등을 시행하지만 만족할 만한 통증 완화 효과가 보이지 않는 경우도 있다.

방사선 유도 신경총병증radiation induced plexopathy은 상지의 어깨 및 하지의 골반 부위에 위치한 신경총이 방사선 치료에 의해 신경학적 손상이 발생하면서 나타나거나 방사선에 의해 유발되는 조직의 섬유화로 신경압박, 축삭손상, 탈수초화가 발생하면서 나타난다. 방사선 치료 종류 후 수년이 지난 후에도 발생가능하며, 수년에 걸쳐 점진적, 단계적으로 악화되는 특징이 있다. 주관적인 감각이상, 감각저하를 첫 증상으로 가장 많이 호소하며, 운동 능력 저하와 함께 근육의 연축 또는 위축이 발생한다. 유방암, 폐암, 두경부암의 경우 상완신경총 발생빈도가 높으며, 방사선치료 방법 및 방사선조사량에 따라 발생빈도의 차이가 있다. 신경총 손상이 있는 경우에는 손목터널증후군과 유사하게 정중신경에서 시작하여 점차 팔로 진행하며 상지 마비가 발생할 수도 있다. 골반 부위에 방사선 조사가 이루어지는 경우 요천골 신경총병증이 발생할 수 있으며, 고환암, 림프종, 서혜부 림프절, 자궁암 및 난소암 치료 후 발생빈도가 높다. 요천골 신경총병증의 경우 상완신경총병증과 달리 운동 결함이 먼저 발생하고, 감각 이상 징후, 근위축이나 연축 등의 증상은 매우 늦게 나타나는 경향이 있다. 방사선 유도 신경총병증 발생의 영향요인으로 총 방사선 조사량(>50 Gy), 신경섬유 비율이 많은 부위의 방사선 조사, 방사선 조사 부위의 중첩, 림프절 절제술(액와, 후복막, 장골의 림프), 신경독성 항암화학요법 병용(시스플라틴, 빈카 알칼로이드, 탁산 등), 척수강 내 메토트렉세이트 치료, 고혈압, 비만, 당뇨, 이상지질혈증 등의 동반질환 등이 해당된다.

신경독성이 있는 항암화학요법을 시행한 이력이 있는 암 생존자에서 항암화학요법 관련 신경병증chemotherapy induced polyneuropathy, 즉 말초신경병성통증이 발생한다. 이는 신경 말단 부위의 감각 신경이 손상되면서 저린 느낌, 무감각, 통증과 작열감 등이 사지에서 먼저 발생하고 감각성 실조가 나타나기도 한다. 암 생존자의 19-39%에서 항암화학요법 관련 신경병증이 발생하며, 특히 플래티넘platinum 계열이나 탁산taxanes 계열, 빈카알칼로이드 계열의 항암화학요법 치료 이력이 있는 경우에서 흔하게 발생한다. 주로 손발 부위를 주로 침범하며, '손발 저림, 시림, 화끈거림, 모래 위를 걷는 느낌, 두꺼운 양말을 신은 듯 감각이 무디고 저하된 느낌, 찌릿하거나 얼얼한 통증' 등의 양상으로 통증을 호소한다. 누적 용량 증가, 장기간의 치료기간, 고용량 항암화학요법 일시주입bolus, 비만, 신체활동부족, 고연령, 당뇨병, 탁산과 플라틴의 병용 요법 등이 항암화학요법 관련 신경병증의 위험요인이다. 항경련제, 항우울제, 진통제 등을 병용한 약물적 치료, 저주파 전기치료, 스트레칭, 균형 운동, 근력, 유산소 운동 등과 같은 비약물적 치료가 도움이 된다.

아로마타제저해제 관련 근골격계 증상aromatase inhibitor musculoskeletal syndrome은 관절통, 근육통, 신경통을 포함하여 근골격계 통증이 특징적으로 발생하며, 관절의 뻣뻣함, 손목터널증후군 증상, 손의 악력 감소 등을 동반한다. 선행연구별로 차이가 있으나 아로마타제 저해제 관련 근골격계 증상은 20-82%에서 경험하는 것으로 보고되며, 복용 시작 후 평균 6주부터 발생하여 지속적으로 증가하는 만성적 특성이 있다. 통증 부위는 손과 손목, 슬관절, 척추 관절, 고관절, 어깨 관절 순으로 다양하나, 손과 손목, 슬관절의 통증이 가장 심한 것으로 알려져 있다. 탁산 계열의 항암화학요법, 항호르몬 치료 과거력, 비만, 흡연, 근골격계 질환 과거력 등이 위험요인이다.

② 피로

피로는 암 여정의 전 주기에 걸쳐 암 환자 및 암 생존자가 경험하는 가장 흔한 증상으로 암 또는 암 치료와 관련된 신체적, 정서적, 인지적인 탈진한 느낌으로, 고통스럽고 지속적인 주관적 감각을 의미한다. 휴식과 수면으로 완화되지 않는 특성이 있으며, 기분, 집중력, 흥미, 관계, 업무 능력, 일상생활 및 삶의 만족도에 부정적인 영향을 미친다. 암 생존자의 50% 이상에서 치료가 필요한 정도의 피로를 경험하는 것으로 알려져 있으며, 항암화학요법 또는 방사선 치료를 받은 경험이 있는 경우 호발하고, 호르몬 치료 또는 면역항암치료에서도 12-37% 정도 발생하는 것으로 보고되고 있다. 암 생존자 피로의 영향요인은 여성, 동시항암화학방사선치료, 불면증, 통증, 우울 등이므로 규칙적인 신체활동, 운동능력향상, 근감소 예방, 수면의 질 향상 등이 피로 완화에 효과적인 중재로 알려져 있으며 다양한 선행 연구 결과를 통해 입증되었다. 적절한 정보제공, 상담, 인지행동치료, 마음챙김 스트레스 중재 등과 같은 심리사회적 중재도 피로 완화에 도움이 될 수 있다.

③ 림프 부종

림프부종의 경우 림프순환의 장애로 인해 팔, 흉곽 부위의 과도한 부종과 단백물질이 축적되어 염증, 섬유화가 초래되는 만성질환으로 유방암, 부인암, 전립선암, 두경부암, 흑색종 생존자에서 흔하게 보고되며, 최근의 체계적 고찰에 의하면 유방암의 경우 21.4% 정도의 발생률을 나타낸다. 일반적으로 사지의 부종과 무거움 등을 호소하며, 관련 요인은 수술, 림프절 방사선 조사, 비만 등이며, 봉와직염 증상인 발열, 홍반, 통증이 있는 경우 즉각적인 임상적 검토 및 치료가 요구된다. 복합림프물리치료인 도수림프배출법, 의료적 압박치료, 운동치료, 피부관리 등을 복합적으로 하는 것이며, 효과가 입증된 표준치료법이다.

부인암에서도 하지의 림프 부종 문제가 발생할 수 있으며, 부인암 환자의 70%까지 유병률을 보이는 것으로 보고되고 있으며, 최근 전향적 연구 결과에 따르면, 부인암 환자의 40-55%가 하지 부종 문제를 미충족 요구로 표현하였다. 하지 림프 부종은 보통 수술 후 6주 후부터 발생하기 시작하며, 시간이 지나면서 증가된다. 부인암 수술 시 15개 이상의 림프절을 제거한 경우에 하지 림프부종 발생의 상대위험도가 18.6배 증가하는 것으로 나타났으며, BMI 35 이상의 고도비만, 동반질환이 3개 이상인 경우, 하지 림프부종의 상대위험도가 증가하는 것으로 나타났다. 그러나 하지 림프 부종의 표준화된 측정 방법 및 명료한 판별 기준이 확립되지 않아 이를 해결하기 위한 노력이 요구된다.

두경부 암과 같이 경부 림프절 절제술을 시행한 경우에는 얼굴과 턱 주변의 림프 부종이 발생할 수 있으며, 이른 아침에 부종이 가장 현저한 것이 특징이다. 두경부암 생존자에서 림프부종은 언어 기능 및 삼킴 기능 저하에도 영향을 미칠 수 있으며, 림프액 배출을 위한 도수마사지, 안면근운동 등이 도움이 될 수 있다.

(2) 암 종류별 기능적 변화 및 증상

암 종류에 따라 특수하게 발생하는 기능적 변화 및 증상은 재활의학적 진단, 평가와 치료를 필요로 하며, 대표적으로 유방암, 부인암, 폐암, 두경부암 등이 해당되며 다양한 재활의학적 접근이 요구된다.

- 유방암에서 가장 흔한 기능적 변화는 어깨 관절의 운동범위 감소를 포함하는 상지의 기능 저하와 가슴 부위, 겨드랑이 부위, 어깨 주변 통증, 손발 저림, 근골격계 통증, 림프부종, 피로 등이다. 상지의 기능저하는 겨드랑이 림프절을 절제한 경우 35%에서, 감시림프절 생검 후에는 16% 정도에서 나타났으며, 수술 후 1년 후에도 26.8% 정도 유병률을 나타냈다. 유방복원술 후에는 견관절 구축이 발생할 수 있으므로 수술 후 적극적인 관절가동범위 운동을 수행하는 것이 중요하다. 또한, 수술 후 시행하는 물리치료와 운동치료가 상지 기능 회복에 긍정적인 효과가 있을 뿐 아니라 림프부종 발생 예방에도 효과적인 것으로 나타났다.
- 부인암, 즉 자궁경부암, 자궁내막암, 난소암 생존자에서 가장 흔한 기능적 변화는 골반저 기능저하pelvic floor dysfunction으로, 방광, 장, 성기능, 근골격계 골반저 기능의 저하를 유발하는 광범위한 상태를 의미한다. 최근의 체계적 문헌고찰에 의하면 자궁경부암 생존자 중 20-25%에서만 골반저 기능이 정상 또는 양호로 확인되었고, 골반저 기능 저하는 광범위하게 발생하고 있음에도 불구하고 부인암 생존자들 사이에서 과소보고될 가능성이 높다고 하였다. 특히, 방광 및 장 기능 저하의 경우, 복압요실금 문제가 가장 흔한 것으로 나타났으며, 긴박요실금urge urinary incontinence 및 복압요실금stress urinary incontinence 발생 빈도가 일반인과 비교하여 34-60% 높고, 중정도에서 심한 정도의 증상을 호소하는 경우가 19% 정도로 보고되고 있다. 골반저 기능 저하는 암 생존자의 일상활동, 사회활동, 성관계 및 기능에도 부정적 영향을 미치는 것으로 나타났다. 골반저 기능 저하와 더불어 나타나는 성적 기능 저하

는 발기부전, 성교통, 관계 변화 등의 문제를 포함하며, 방사선치료, 호르몬치료, 당뇨, 고혈압, 우울 등이 위험요인으로 작용할 수 있다. 골반저 기능저하 관련 평가는 암 생존자가 통증, 성교통dyspareunia, 방광 또는 장의 기능 문제, 근골격계 기능 저하 등을 호소할 때 전문적인 훈련을 받은 전문가에 의해 시행되어야 하며, 포괄적이고 개별화된 재활 계획이 수립되는 것이 무엇보다 가장 핵심적인 요소이다.

- 두경부암 생존자에서 보고되는 기능저하 문제는 신경(척추부신경accessory nerve, 안면신경 등) 손상, 경부-어깨 구축, 림프부종, 말초신경병증, 삼킴장애, 언어장애, 음성장애 등 다양하며, 조기에 적극적인 재활의학적 접근이 요구된다. 특히, 척추부신경 손상은 견관절 기능저하를 유발하며 척추부신경 보존을 하는 수술방법을 선택한 경우에도 약 50% 이상에서 신경 손상이 발생할 수 있는 것으로 알려져 있다. 어깨가 올라가지 않는다, 어깨 주위가 아프다, 어깨가 결린다 등의 증상을 주로 호소하며, 승모근의 마비로 인해 근육의 위약 및 관절 구축, 견갑골의 외측 후방 돌출 등을 초래하므로 이를 예방하기 위한 견관절의 능동적, 능동보조 관절범위운동, 신경근 재훈련, 자세 개선 등이 필요하다. 경부의 방사선 치료를 한 경우에는 경부의 전면과 측면의 연부조직 섬유화가 진행될 수 있으므로 방사선 치료 전부터 가능한 빠른 시기에 경부 가동범위운동을 시작하는 것이 도움이 된다.
- 폐암 또는 식도암 생존자에서 보고되는 기능저하 문제는 개흉 수술 후 발생하는 통증과 호흡기능 저하, 피로, 섭식 및 연하 장애 등이다. 폐암 생존자의 피로 유병률은 최대 90%까지 보고되고 있으며, 호흡곤란을 동반하는 호흡기능 저하는 55-87%, 만성 통증은 50% 이상으로 나타난다. 또한 폐암 생존자의 우울, 불안은 최대 80%까지 보고되었고, 다른 유형의 암 생존자에서보다 3배 더 높은 것으로 나타났다. 우리나라의 폐암 생존자 830명을 대상으로 한 연구에서도 피로 유병률은 42.2%, 우울은 38.9%, 불안은 20.9%였으며 중증의 증상을 나타낸 경우는 우울이 13.7%로 가장 높았다. 피로는 폐암 생존자의 기능적 상태 및 건강 관련 삶의 질을 가장 강력하게 설명하는 요인으로 확인되었다. 폐암 생존자에서 인지 장애와 성기능 장애는 종종 과소보고되는 기능저하 문제이며, 항암화학요법, 전뇌방사선요법과 같은 치료 관련 요인 및 호흡곤란, 피로, 우울, 불안과 같은 신체적, 심리적 증상과 상당한 관련이 있음을 인식하는 것이 중요하다. 폐암 생존자의 경우 폐절제술에 의해 폐혈관이 감소되고, 이로 인한 폐혈압과 우심부전이 발생할 수 있음을 고려해야 하며, 수술 전후 호흡재활이 중요하다. 섭식 및 연하장애의 고위험군은 고연령, 뇌혈관장애 기왕력, 과거 방사선 치료이력 등이다.

(3) 암 재활 요구 또는 중재 효과를 측정하는 도구

암 생존자의 암 재활 서비스 요구 또는 미충족 요구, 암 생존자의 재활 중재 효과의 측정은 대부분 건강 관련 삶의 질, 일상활동 또는 도구일상활동 수행능력, 기능적 이동성, 운동능력, 심폐능력, 삼킴 및 언어능력, 요실금, 성적 기능, 직장 및 일상생활 복귀 등이었다. 2008년부터 2018년까지 출판된 총 1,055개의 논문에서 신체기능에 초점을 맞춰 주제범위 문헌고찰을 한 결과, 암 생존자의 기능수준 및 재활 요구 선별 검사, 효과 평가에서 가장 자주 사용되는 도구는 건강수준 측정도구 SF-36 (Medical Outcomes Study Questionnaire Short Form 36 Health Survey)로 전체 논문의 29%에서 사용하는 것으로 나타났다. 그 다음으로 EORTC-QLQ-C30 (European Organization for Research and Treatment of cancer Quality of Life Questionnaire-Cancer 30)이 자주 사용되고 있었다. 특히, 암 유형에 따라 일차 기능 저하와 이차 기능 저하를 기준으로 일반적인 도구인 SF-36, EORTC-QLQ-30과 특정 기능 저하 기반 측정도구 예를 들어 6분 걷기, 손과 어깨의 기능, 균형, 삼킴장애, 요실금 등의 도구와 결합하여 사용하는 경향을 보였다.

즉, 신체 기능 저하의 선별과 효과 평가에 적용가능한 특이적 도구보다는 일반적인 건강 관련 삶의 질과 같은 도구를 사용하고 있는 실정으로 신체 기능 평가에 대한 표준화되고 통일된 정의 및 평가 방법에 대한 논의가 필요하다. 또한, 전향적 평가 및 모니터링을 통해 암 여정 전 주기에 걸쳐 신체 기능의 자연적인 경과를 정량화 할 필요가 있으며, 암 치료의 원리와 기능저하에 초점을 맞춘 평가 및 대상, 적용시기, 방법, 내용, 결과 평가 변수 등이 구체적으로 제시된 최적화된 임상경로 개발이 요구된다.

2) 암 생존자의 재활

(1) 암 재활의 목적

암 환자에게는 암 자체에 대한 불안이 가장 크지만, 암 자체로 인한, 또는 수술 화학요법 방사선 치료 등 암 치료로 인한 신체 손상에 대한 불안 또한 크다. 최근 암에 대한 지식이 깊어지고, 증상완화와 기능 회복, 직업 복귀 등의 신체-사회적 측면에서 의료와 복지의 요구도가 증가하고 있다. '암과 공존하는 시대'에서 신체와 기능의 유지와 회복을 돕기 위한 재활의 중요성도 높아지고 있다. 암 생존자는 암 자체 혹은 수술, 항암 방사선 치료 등의 치료로 인하여 통증, 피로, 부종 등의 신체 증상뿐만 아니라, 전신 기능이 저하되는 부동 증후군immobilization syndrome, 보행 장애, 상지 기능 장애 등 암 연관 신체적 손상cancer-related impairment과 이로 인한 기능저하functional limitations를 경험하게 된다.

암 생존자의 재활의 목적은 '암과 치료과정에서 받는 신체 손상과 기능 저하를 일으키는 제약에 개입하여 환자가 속한 가정과 사회로 가능한 빨리 복귀할 수 있도록 유도하는 것'이다. 기본적인 재활의 목적은 다른 원인에 의한 장애를 대상으로 하는 재활과 기능 회복이 목표라는 점에서 유사하나, 암 환자의 재활의 경우, 암의 진행으로 인한 기능장애의 악화와 이차적 장애와 생명 예후를 치료 전주기에 걸쳐 고려해야 한다는 점에서 그 특수성이 있다. 재활의 내용은 병기에 따라서 예방, 회복, 지지 및 완화 재활과 같이 크게 4단계로 나눌 수 있다(표 77-1). 모든 단계가 암 재활의 대상으로 진행성 암 환자의 증상 완화 기능 유지뿐 아니라, 예방과 기능 회복도 암 재활의 목표이다.

표 77-1. 암재활 병기별 4단계 분류

예방적preventive 재활	회복적restorative재활	유지적supportive재활	완화적palliative재활
암 진단 후 치료 초기 수술, 방사선 치료, 화학 요법 전후 바로 시행한다. 기능장애는 아직 발생하지 않았으나 그 예방을 목적으로 한다.	치료는 받았지만 기능 저하가 있는 환자의 최대한 기능 회복을 목표로 시행하는 포괄적 치료를 의미한다.	암이 진행하면서 기능장애가 진행되는 환자에게 신속하고 효과적인 수단으로 자기관력 능력이나 이동능력을 증가시킨다. 또한 구축, 근위축, 신체능력저하 등 부동증후군을 예방하는 것도 포함된다.	진행성 암 환자의 요구에 따라 신체적, 정신적, 사회적으로 삶의 질이 높은 생활을 할 수 있도록 통증, 호흡곤란, 부종 등의 증상을 완화하고 구축, 욕창의 예방을 도모한다.

(2) 암 재활의 실제

재활은 신체 손상 회복 관점에서 암 자체가 국소 및 전신에 미치는 영향, 치료의 부작용으로 인한 신체 장애에 따라, 생명예후의 관점에서 환자의 요구에 맞추어 보다 구체적 프로그램을 만들어나가는 전략이 필요하다. 암 치료 계획을 파악하고, 환자의 안정도와 상태의 변화를 예측하면서 재활 계획을 세워야 한다. 환자의 의학적 상태 변화에 따라 초기에 수립한 재활 계획이 변경되는 경우도 종종 일어난다.

재활의료팀은 의사, 간호사, 물리치료사, 작업치료사, 언어치료사, 의지·보조기 기사, 사회사업가, 임상심리사, 임상영양사 등으로 구성된다. 암 치료 중에는 치료로 인한 여러 가지 부작용으로 재활치료가 중단되는 경우도 있으며, 급성기 치료로 되돌아 가는 경우도 있어 질병상태의 변화에 따른 유연한 대응이 필요하다. 따라서 재활 의료진은 암 치료 담당 주치의, 병동 의료진 등과 긴밀하게 의사소통을 하는 것이 중요하다.

수술이 목적인 환자에게는 수술 전부터의 적극적인 치료와 교육이 필요하다. 수술 환자는 수술 자체에 대해서는 물론, 수술 후 신체 기능 손상에 대해 불안한 경우가 많으므로, 수술 전 면담과 교육을 통하여 불안을 감소시킬 수 있으며, 수술 전에 미리 수술 후 재활 치료의 진행이나 필요성을 설명하여 수술 후 기능 장애 발생의 조기 예방 및 초기 대응이 원활하게 이루어질 수 있도록 한다. 암종에 따른 수술 전·후 재활프로그램은 다음과 같다(표 77-2).

표 77-2. 암종별 수술 전후 재활프로그램

폐암, 소화기계 암의 수술 전후 재활
• 폐암 · 식도암의 수술 환자에게 호흡기 합병증을 예방하기 위하여 수술 전후 호흡재활을 시행한다. • 수술 전후 호흡 재활은 금연지도, 복식호흡(심호흡)이나 허핑기침의 연습. 흡인용 호흡치료기의 적용을 수술 전부터 하며, 수술 후 신체 활동을 돕는다. • 식도암 수술 후 연하 장애를 일으키는 경우 연하 재활을 시행한다. • 화학요법이나 방사선 요법을 받는 경우 부동증후군을 예방한다.
여성암의 수술 전후 재활
• 유방암의 경우 수술 후 대흉근 단축 및 어깨 운동 장애나 이차성 장애(유착성 관절낭염, 회전근개 손상)의 예방 및 개선, 액와림프절 절제술 후 림프부종의 예방, 조기 발견과 치료와 교육을 통하여 일상생활 동작을 향상시켜 조기에 사회 복귀를 도모하는 것이다. • 부인암의 경우 골반 내 림프절 절제술 후 림프부종의 예방, 조기발견 및 치료와 교육을 시행한다. 수술 후 보행 패턴의 변화, 하복부 및 내전근 근력 약화, 골반기저기능장애별 맞춤형 근력 강화 및 재활 훈련을 시행한다.
두경부암의 수술 전후 재활
• 두경부암 수술 후에는 구강기관이나 인두, 후두의 해부학적 구조가 크게 변하므로, 재활치료 시에는 두경부 영역의 기능적 해부 및 수술 방법에 대하여 숙지한 후 환자별 기능 장애에 따른 재활 목표를 수립해야 한다. • 두경부암 치료 후 신체 기능 장애에는 설암 등 구강암과 인두암의 경우 구음/연하장애, 후두절제술 후의 발성 장애, 방사선 치료 후의 연하정애 등이 있다. 치료 전 후 조기 재활치료를 통하여 흡인성 폐렴을 예방하고, 원만한 경구 섭취나 의사소통수단을 돕고, 후유장애에 대한 환자의 불안을 줄이고 적절히 대처할 수 있도록 하여 환자의 삶의 질을 향상시킨다. • 경부림프절 절제술 시행 후 부신경 손상으로 승모근 완전마비 또는 불완전마비를 일으키고, 어깨 쳐짐, 익상견갑 등 자세 변화와 견관절 굴곡, 외전의 가동 범위 제한, 어깨의 통증이 발생하고, 이차적 어깨 관절 염증이나 구축으로 진행되어 환자의 삶의 질이 저하될 수 있으므로 재활의 역할이 크다.
뇌종양의 수술 전후 재활
• 원발성, 전이성 뇌종양의 경우 수술 전후의 실어증이나 고차 뇌기능 장애, 운동마비나 실조증 등의 운동 장애, 일상생활동작이나 보행 능력 저하에 대한 재활을 시행한다.
골 연부 종양의 수술 전후 재활
• 보존술 또는 절단술에 따라 수술 전 보조 도구를 활용한 보행 훈련, 수술 후 의지 보조기 제작 및 보행 및 일상생활 동작 훈련을 시행한다. • 원발성 골연부 종양은 수술 전후 화학요법이 시행되므로 수술 후뿐 아니라 수술 전 화학요법 중에도 재활치료 적용 대상이 된다. • 전이성 골종양의 환자는 단순한 기능 회복뿐 아니라, 예후나 전신 상태를 고려하여 목표를 설명하는 것이 중요하다.
혈액암 환자의 재활
• 혈액암은 전신성 종양이므로 치료는 주로 화학요법이나 조혈모세포이식이 시행되며 장기적인 치료 과정 중 부동증후군이 문제가 된다. • 혈액암 재활의 목적은 신체능력의 향상, 부동증후군 예방, 위험관리에 대한 자가 관리 교육, 신경, 근골격계 및 심폐계 기능 평가와 합병증에 대한 대응 및 지지이다.

수술 후나 방사선 또는 항암요법 중인 암 환자에게는 피로감이나 또는 위약감으로 운동 능력이 저하된 경우가 많다. 체력이 저하되는 원인으로는 직접적으로 종양세포나 종양과 관련된 사이토카인에 의한 대사의 항진으로 인한 소진과 함께, 치료의 부작용, 통증, 수면 장애, 정신심리적 요인에 의한 피로감 등이 신체 활동을 제한하여 간접적으로 체력을 저하시키는 경우로 나누어 볼 수 있다. 암 환자 신체 활동 정도는 치료법의 선택, 생명예후, 삶의 질과 관련되어 있기에 적절한 신체 활동을 유지하도록 하는 것이 중요하다. 치료의 부작용이나 영양 상태, 통증과 같이 피로감을 유발하는 요인을 교정하고, 효율적으로 몸을 움직일 수 있도록 자세 및 움직임의 패턴을 재교육하여야 한다. 암의 치료 중, 후의 올바른 자세로 신체 회복력에 적절한 강도의 유산소 운동을 시행하면 근력, 지구력 등 근골격계와 심혈관계 기능을 개선할 수 있으며, 환자의 활동성이나 삶의 질 향상에도 도움이 될 수 있다.

화학요법 시행 중 또는 후에는 중등도의 전신지구력 운동을 정기적으로 하면 심폐기능, 근골격계 기능의 개선뿐 아니라, 피로감 감소, 자신감/자존감 유지, 신체상의 개선, 삶의 질 향상 등의 정신심리적 측면에서 효과가 있다는 연구들이 다수 보고된 바 있다. 체력 증진으로 암성 피로 증상이 호전되고, 일상생활동작이 개선되고 자존감이 향상되며, 활동 범위가 확대되어 사회적 교류가 증가하면서 삶의 질 향상으로 연결되는 선순환 효과가 이어지게 된다. 최근 신체 활동과 운동에 의한 면역기능의 개선이 밝혀지고 있으며, 암 환자 전신지구력 운동을 실시한 연구에서 면역기능의 활성화를 보고한 연구 결과들이 밝혀지고 있다. 면역 세포나 면역인자의 활성화는 암 세포를 억제하여 암의 진행을 억제하는 효과가 있는 외에, 암 치료 부작용을 감소시키는 효과도 보고된 바 있으므로 화학요법 중 또는 후에 암 환자 신체 상태에 맞는 적절한 신체 활동 및 운동을 시행할 수 있도록 한다.

여명이 6개월 미만인 말기암 환자의 경우 재활치료의 목적은 일상생활 동작을 유지하고 개선시켜 환자가 높은 수준의 삶의 질을 영위할 수 있도록 돕는 것이다. 입원 목적에 따라 예후를 월, 주, 일 단위로 인식하여 환자의 필요에 맞추어 적절한 재활 전략을 마련해야 한다. 암 치료 전 건강한 상태에서 치료 과정 중 급격히 변하는 경우가 많으므로 변화 초기에 신속히 대응할 수 있도록 한다.

암 환자는 정신심리적 문제를 함께 가지고 있는 경우가 많다. 재활치료가 심리적 측면에서도 좋은 효과를 가져오는 경우가 많지만, 반대로 재활 치료 중 불안이나 초조감을 표현하거나, 의욕 저하로 치료가 진행되지 않는 경우도 있으므로, 필요에 따라 정신종양학 전문의나 임상심리사와 상담하도록 한다.

(3) 암 재활 시 위험 관리

암 환자의 경우 재활을 진행하면서 효과적으로 기능을 회복시키는 것과 안전하게 위험을 관리하는 것 모두 중요하다. 재활 치료 중 지속적으로 암 환자의 전신상태, 암의 진행 정도, 암 치료의 경과에 대한 고려를 함께 하며 위험을 관리해야 한다. 암 환자의 재활 중지 기준을 인지하여 안전하게 재활할 수 있는지 확인해야 한다(표 77-3).

표 77-3. 암 환자의 재활 중지 기준

1. 혈액소견: 헤모글로빈 7.5 g/dL 이하, 혈소판 50,000/uL 이하, 백혈구 3,000/uL 이하
2. 골피질의 50% 이상 침윤, 골중심부로 향하는 골미란, 대퇴골의 3 cm 이상의 병변 등이 있는 장관골의 전이 소견
3. 내장, 혈관, 척수의 압박
4. 통증, 호흡곤란, 움직임 제한을 유발하는 흉막, 심낭, 복막, 후복막으로의 복수, 흉수 등 저류
5. 두개내압항진, 의식 장애, 중추신경계 압박으로 인한 급성 마비
6. 교정되지 않는 저/고 칼륨혈증, 저나트륨혈증, 저/고 칼슘혈증
7. 교정되지 않는 기립성 저혈압, 160/100 mmHg 이상의 고혈압
8. 110/분 이상의 빈맥, 심실성 부정맥

현실적으로는 중지 기준임에도 불구하고, 필요한 재활 치료를 계속하는 경우도 많은데, 재활 치료 시 운동부하량이나 운동의 종류에 대한 상세한 처방과 주의사항을 명시하고, 치료 시 전신 상태를 주의깊게 관찰하며, 문제가 발생했을 때 주저하지 말고 치료를 중단하도록 한다. 특히 진행성 암 환자의 경우 골전이에 의한 뼈의 취약성뿐 아니라, 심폐기능의 저하, 빈혈, 사지의 근위축 및 근력 저하, 전신지구력 저하 등에 의하여 호흡 곤란 등의 증상 없이 안정 시나 운동 시 산소포화도가 저하되어 있는 경우를 흔히 볼 수 있으므로, 재활 시 치료사는 산소포화도측정기pulse oximetry를 휴대하고, 운동 시 환자의 산소포화도 상태와 심박수를 모니터링하는 것이 필요하다.

(4) 심리적 지지로서의 재활

심리적 측면에서 재활은 심리적인 부분을 직접적으로 접근하는 방법과 신체적 재활을 시행하는 과정에서 심리적인 면을 고려하는 방법 두 가지로 구별해 볼 수 있다. 환자를 이해하기 위하여 신체의 주호소 이외에도 사회적 배경이나 가정에서의 역할, 취미 등의 일상생활에 대한 정보를 확인하여 다양한 활동을 선택할 수 있도록 한다. 이러한 접근에는 환자와의 신뢰관계를 구축하고 환자를 이해하려는 노력이 선행되어야 한다.

암 환자는 암 치료 과정 중 신체적 기능 저하로 겪게 되는 상실감뿐 아니라 직장이나 가정에서의 역할이나 일상생활동작 수행이 어려워지는 것, 스스로 자신의 일을 할 수 없게 되면서 생기는 자립심, 자율성의 상실 등 여러 차원에서의 상실감을 경험한다. 상실감을 최소화시키고, 가능한 범위에서 자립 및 자율성을 경험할 수 있도록 접근한다.

전신 지구력이나 심폐기능 저하가 있는 경우 체력을 소모하지 않도록 동작이 적은 에너지로 가능하도록 효율적인 방법은 제안한다. 상지나 하지 등의 신체 기능 저하가 있는 경우 남아있는 기능을 활용하고 동작을 시행할 수 있는 방법을 교육하거나, 보조기구를 활용하여 스스로 일상생활 동작을 수행할 수 있는 요령을 찾아본다. 암이 진행되어 완화의료로 치료의 목표가 완치가 아닌 증상완화로 변화하는 시기에는 기능 장애가 서서히 진행되어 불안에 쫓길 수 있으므로, 이 시기 상하지 기능 회복을 위한 능동적인 재활에서 증상완화를 위한 수동적 재활로 서서히 변환하여 동작을 할 수 없게 되는 현실에서 상실감을 갖지 않도록 배려하는 것이 중요하다. 부종에 대한 도수 림프 배액술이나 부동에 의한 순환 장애를 개선하기 위한 관절 가동 범위 스트레칭 등은 통증을 완화시킬 수 있으며, 부동 증후군 예방을 목적으로 시행하는 재활을 통하여 날마다 새로운 목표와 성취감을 경험하도록 한다.

가정 내에서의 역할을 감당하지 못하는 점이나, 부모와 형제자매 등의 가족에 대한 부담감을 가지고 있는 경우, 상지기능치료나 작업치료시 목표중심재활goal-oriented rehabilitation로 가족들에게 선물을 만드는 활동을 하거나 가정 내 역할을 전승하는 방법을 검토하여 역할의 전환을 돕도록 하여 사회적 역할의 상실감을 최소화하도록 한다. 스스로 자기 신변의 일을 할 수 없는 상황에서 자립성 자율성이 저하되는 경우, 골전이 등으로 절대 안정이 요구되는 상태에서 스스로 할 수 있는 일이 제한되어 자기 조절이 어려운 경우 작은 부분이라도 스스로 하고 싶은 것을 조절하고 있다는 조종감을 얻을 수 있도록 한다. 성취도를 느낄 수 있는 과제의 난이도와 양을 조정하여 단계화하도록 지지하여 자립. 자율성 상실감을 최소화하도록 한다.

진행성 암, 암의 말기에 가까울수록 신체 기능이 저하되고 우울증이 심화되기 쉽다. 재활을 실시할 때 우울한 정보 처리를 잠재울 수 있고, 부정적인 기억을 상기하는 기회를 줄이고, 긍정적인 경험이 쌓이는 활동을 통하여 체험을 긍정적으로 인지할 수 있도록 돕는다.

그 외 단순한 것, 반복동작이 많은 행동은 일시적으로 과제에 집중하게 되고 주의를 딴 데로 돌려 기분전환이 되는 경우도 있으며, 분노와 슬픔의 감정을 말로 표현할 수 없는 경우에는 재활치료 시 발산할 수 있는 활동들, 예를 들면 '두드리기', '쪼개기', '찌르기' 등 이미지가 있는 작업 치료 소재들이 발산 효과를 만들어 낼 수 있다.

(5) 실존적 신체통합접근으로서의 재활

암 환자의 기능 장애는 신경 마비 또는 근골격계 손상으로 인한 장애와 다르다. 마비 또는 근력 위약, 감각 저하, 심폐능력 저하 등 각 기관 기능 저하의 합으로 기능 장애의 중등도가 결정되지 않는다. 기계론적 인식을 바탕으로 재활 치료의 종류, 강도, 빈도를 처방하고, 증상 완화와 기능 향상을 목표로 재활치료를 설계하는 것 이상으로 치료과정 중 고유한 몸이 세계와 관계 맺는 경험의 왜곡을 다시 교정하여 새로운 건강한 경험을 제공하는 것이 암재활의 목표이다. 암 환자는 암과 암의 치료 과정 중 신체 이미지body image와 신체 도식body schema이 변하며, 암 자체로 몸과 주체를 분리시키고 증상으로 신체 인식이 손상되게 되며, 치료 기간 중 일상세계와 분리되고 의존적 상황 가운데 신체 도식이 손상 받게 된다. 암 재활이란 신체 이미지와 신체 도식을 새롭게 인식하고 몸을 통한 새로운 경험을 제공하여 '이전의 정상적인 몸으로 되돌아감'이 아닌 '현재의 몸에서 새롭게 살아감' 의미로서의 정상성을 환자가 찾을 수 있도록 개입하는 태도로 정의할 수 있다. 증상을 몸을 인식하여 조정할 수 있는 도구로 활용할 수 있도록 하고, 암 치료 이후 변화된 몸의 움직임을 조화롭고 균형감 있게 만들어가도록 패턴을 교육하여 효율적으로 일상생활 동작을 수행할 수 있도록 하는 일련의 과정을 말한다. 조르주 깡길렘이 정의한 '건강은 단순한 가치의 운반자나 담지자가 아니라 가치의 창조자, 정상 규범을 만들 수 있는 존재로 느끼게 하는 존재에 도달하는 방식' 개념을 적용하여 생의 말기까지 정상성을 성취하며 살아갈 수 있도록 하는 모든 개입을 말한다. 생의 말기까지 '최소한의 포기' 상태를 선택할 수 있도록 돕는 태도이다.

참고문헌

1. 츠지 테츠야(양은주 정승현 역). 암재활매뉴얼 임상 전문가용 지침서. 군자출판사; 2019.
2. Delanian S, Lefaix JL, Pradat PF. Radiation-induced neuropathy in cancer survivors. Radiother Oncol. 2012;105(3):273-82.
3. Emery J, Butow P, Lai-Kwon J, Nekhlyudov L, Rynderman M, Jefford M. Management of common clinical problems experienced by survivors of cancer. Lancet. 2022;399(10334):1537−50.
4. Harrington SE, Stout NL, Hile E, Fisher MI, Eden M, Marchese V, et al. Cancer rehabilitation publications (2008-2018) with a focus on physical function: A scoping review. Phys Ther. 2020;100(3):363−415.

5. Hill RE, Wakefield CE, Cohn RJ, Fardell JE, Brierley M-EE, Kothe E, et al. Survivorship care plans in cancer: A meta-analysis and systematic review of care plan outcomes. Oncologist. 2020;25(2):e351–72.
6. Hwang JH, Kim JS. Overview of cancer rehabilitation. J Korean Med Assoc. 2017;60(8);678-684.
7. Jung JY, Lee JM, Kim MS, Shim YM, Zo JI, Yun YH. Comparison of fatigue, depression, and anxiety as factors affecting posttreatment health-related quality of life in lung cancer survivors. Psychooncology. 2018;27(2):465-70.
8. McNeely ML, Campbell K, Ospina M, Rowe BH, Dabbs K, Klassen TP, et al. Exercise interventions for upper-limb dysfunction due to breast cancer treatment. Cochrane Database Syst Rev. 2010;(6):CD005211.
9. Mehnert A. Employment and work-related issues in cancer survivors. Crit Rev Oncol Hematol. 2011;77(2):109–30.
10. Oza S, Badillo SA, Breevoort S, Florendo J. Women's cancer rehabilitation: A review of functional impairments and interventions among breast and gynecologic cancer survivors. Curr Phys Med Rehabil Rep. 2020;8(3):217–28.
11. Rajapakse P. An Update on Survivorship Issues in Lung Cancer Patients. World J Oncol. 2021;12(2-3):45-9.
12. Sleight A, Gerber LH, Marshall TF, Livinski A, Alfano CM, Harrington S, et al. Systematic review of functional outcomes in cancer rehabilitation. Arch Phys Med Rehabil. 2022;103(9):1807–26.
13. Yen JM, Tang N, Tong SI, Chew E. Identifying clinically important functional impairments and rehabilitation needs in cancer survivors and a pilot validation of the Cancer Rehabilitation Questionnaire. J Rehabil Med. 2022;54:jrm00354.
14. Yoshioka H. Rehabilitation for the terminal cancer patient. Am J Phys Med Rehabil. 1994;73(3):199–206.

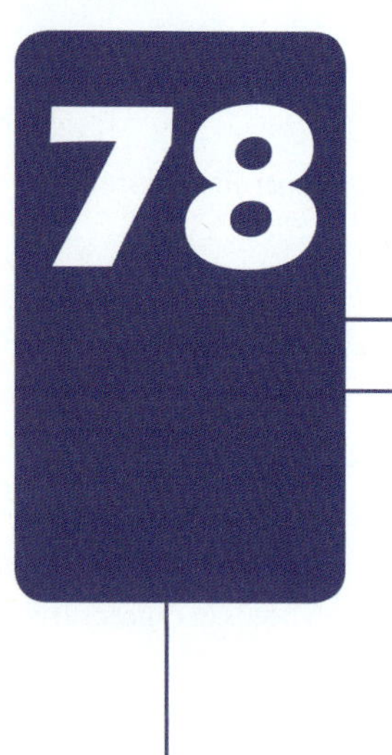

암 생존자의 심리적 측면

유은승

암 생존자들은 적극적인 암 치료가 끝난 후 암 이후 삶으로의 전환을 맞이한다. 수술, 항암화학요법, 방사선치료의 종료는 힘든 시기의 끝을 알리는 신호일 수 있지만, 새로운 도전 과제의 시작을 의미하기도 한다. 이 과정에서 다양한 심리적 어려움을 경험하는데, 그 중에서도 가장 광범위하고 고통스러운 문제 중 하나는 암 재발에 대한 두려움 fear of cancer recurrence, FCR이다.

이 장에서는 암 생존자의 심리적 측면과 어려움을 소개하고자 한다. 여기에는 불안, 우울, 정체감의 변화, 실존적 문제 등이 포함되며, 특히 FCR에 초점을 두어 기술하고자 한다. FCR은 암 재발에 대한 두려움부터 진행에 대한 우려까지 광범위한 불안을 포괄하며, 높은 스트레스, 불안과 우울, 삶의 질의 저하를 초래한다. FCR의 특성과 임상적 양상, 유병률, 발생과 유지 기전에 대한 주요 이론을 소개하고, FCR 관리에 도움이 되는 전략을 제공하고자 한다.

1. 암 생존자의 심리적 문제

암 생존자들의 심리적 여정은 적극적인 암 치료가 끝난 후에도 계속된다. 이 과정에서 다양한 심리적 어려움을 경험하며, 일부는 종종 장기간 지속되면서 암 생존자의 삶의 질과 정신건강에 영향을 미친다. 여러 문헌에서 공통적으로 보고되는 암 생존자의 심리적 문제는 다음과 같다.

1) 암 재발에 대한 두려움

암 생존자들이 직면하는 가장 흔하고 고통스러운 문제 중 하나는 암이 재발할 수 있다는 두려움이다. 이러한 두려움은 재발 가능성에 대한 빈번한 생각, 신체 증상에 대한 과도한 경계, 압도된 불안과 공포로 나타날 수 있다. 암 생존자는 자신의 신체에 암 징후가 나타나는지 지속적으로 모니터링하면서 심각한 심리적 고통을 경험하고, 일상 기능이 손상될 수 있다. 이러한 두려움은 광범위하고 지속적일 수 있으며, 미래에 대한 불안과 걱정을 고조시킨다. 또한 시간이 지나도 안정적으로 유지되고, 심지어 재발의 임상 징후가 없음에도 불구하고 확대되기도 한다.

2) 불안과 우울

적극적인 암 치료가 끝난 후, 많은 암 생존자들이 불안과 우울 수준의 증가를 경험한다. 이는 미래에 대한 불확실성, 재발에 대한 두려움, 생명을 위협하는 질병과 싸운 심리적 고통에서 비롯된다. 이들은 적극적인 치료가 제공한 보호적인 '안전망'을 상실한 것에 압도되어 취약함과 무력감을 느낄 수 있다. 또한 지속적인 의료 관리를 받는 환자에서 치료 후 삶을 헤쳐 나가는 생존자로서의 전환은 고립감과 정서적 고통을 악화시킬 수 있다. 생존자의 불안과 우울은 삶의 저하와 관련이 있으며, 병전의 정상적인 활동을 재개하는 능력을 크게 방해할 수 있다.

암 진단 후 우울증과 불안에 대한 종단 연구는 높은 초기 유병률이 시간이 지남에 따라 천천히 감소한다는 것을 시사한다. 장기 암 생존자의 우울증 유병률은 건강한 대조군과 유사한 것으로 보고된다. 특히 주요 우울증major depression의 발병률은 암 생존자와 일반집단 간에 큰 차이가 없지만, 암 진단을 받은 지 12개월 이내의 암 생존자의 주요 우울증 발병률이 약간 더 높은 경향이 있는 것으로 나타나 치료 후 지속적인 정신건강에 대한 지원이 필요하다. 또한, 50세 전에 발병한 암 생존자는 50세 이후에 발병한 암 생존자에 비해 기분 및 불안 장애에 더 취약하며, 이는 이 집단의 정신건강 문제를 해결하는 것이 중요하다는 점을 강조한다. 반면, 불안장애의 위험은 건강 집단에 비해 암 생존자에게서 유의하게 높은 것으로 보인다. 암 진단 후 10년의 시간에서 불안은 우울보다 더 지속되는 패턴을 보인다.

3) 정체감과 자기개념의 문제

암과 그 치료에 대한 경험은 종종 암 생존자의 자기정체감과 자기개념에 심각한 변화를 가져온다. 암 생존자들은 자신이 더 이상 진단 전의 사람이 아니라는 생각에 어려움을 겪는다. 이러한 정체감의 변화는 치료로 인한 신체적 변화(예: 탈모, 체중변화, 흉터, 기능 상실 등)뿐 아니라 심각한 질병에 직면한 심리적 영향에 의해 영향을 받을 수 있다. 이들은 이전의 자신과 단절감을 느껴 자신감을 잃고 삶의 역할, 목표 및 목적을 재정의하는 데 어려움을 겪을 수 있다. 암 생존자들은 자신의 질병 경험을 자기감sense of self에 통합하는 데 어려움을 겪기 때문에 암 이후의 자기 정체감을 다시 형성하는 것에 어려움을 경험할 수 있다.

4) 사회 및 대인관계의 어려움

일부 암 생존자들은 사회적 네트워크와의 관계가 재통합되는 것에서 어려움을 느낀다. 그들은 자신과 같은 경험을 하지 않은 사람들로부터 동떨어져 고립되거나 오해 받는다고 느낀다. 가족과 친구는 암 이후에 지속되는 심리적, 신체적 어려움을 이해하는 데 한계가 있으며, 이는 암 생존자에게 단절감과 외로움을 느끼게 한다. 또한 자신이 '다르다'고 인식될 것이라는 두려움 때문에, 혹은 더 이상 암 진단 전의 사회적 역할에 자신을 동일시하지 않기 때문에 스스로 사회적 상호작용으로부터 철수된다. 이러한 어려움은 관계를 긴장시키고, 사회적 지원을 감소시키며, 외로움과 고립감을 악화시킬 수 있다.

5) 실존적 고통

암 치료가 끝나면 종종 깊은 실존적 질문과 걱정이 촉발된다. 암 생존자들은 삶의 의미, 죽음, 미래에 대해 고민을 한다. 생명을 위협하는 질병에 대한 직면은 삶의 우선 순위나 가치, 목표에 대한 재평가로 이어진다. 이들은 삶의 목적에 대해 의문을 품고, 삶에서 새로운 의미를 찾고 있는 자신을 발견할 수도 있다. 이러한 실존적 고통은 때로는 심오할 수 있으며, 이는 깊은 불확실성과 내면의 평화를 찾는 데 어려움으로 이어질 수 있다. 그러나 암 이후의 의미를 찾는 것은 심리적 회복 과정의 중요한 측면이 된다.

6) 신체적 및 인지적 증상

적극적 치료가 끝났음에도 불구하고, 많은 암 생존자들이 계속해서 지속적인 신체적 부작용과 신체 증상을 경험한다. 여기에는 만성피로, 통증, 그리고 일상 기능에 심각한 영향을 초래하는 기타 증상들이 포함된다. 또한 항암화학요법이나 방사선 치료의 부작용으로 집중력, 기억력, 전두엽 기능의 저하를 보일 수 있다. 이는 케모브레인chemo-brain이라고 불리기도 한다. 이렇게 암 치료의 장기적 효과와 싸우면서 지속적인 심리적 고통을 느끼게 된다. 이러한 증상들이 지속되면, 질병을 끊임없이 상기시켜 암 생존자가 암 경험에서 완전히 벗어나기 어려울 수 있다.

7) '뉴 노멀New normal'에 대한 적응

암 치료 후 삶으로의 전환은 종종 '뉴 노멀'에 적응하는 것을 필요로 한다. 이러한 적응에는 치료의 장기적인 신체 영향, 외양의 변화, 새로운 일상에 적응해야 할 필요성을 다루는 것이 포함된다. 암 생존자는 이전의 자아와 암 전에 알았던 삶의 상실로 인해 어려움을 겪을 수 있다. 뉴 노멀을 형성하는 과정은 자신의 정체감을 새롭게 정의하고, 일상을 재정립하며, 삶에 참여하는 새로운 방법을 찾는 과정이 포함되기 때문에 어려울 수 있다. 암 생존자들은 이 복잡한 전환을 헤쳐 나가기 위해 새로운 대처 전략을 개발하고, 회복력을 키우며, 지지를 구해야 한다.

2. 암 재발에 대한 두려움

1) 개념

암 재발에 대한 두려움fear of cancer recurrence, FCR은 암의 재발이나 진행에 대한 불안과 걱정을 말한다. 이러한 두려움은 적응적 역할을 할 수 있는 '정상적인' 낮은 수준의 걱정에서부터 빈번하고, 걱정스럽고, 고통스러우며, 기능적 장애를 일으키는 '임상적' 수준까지 연속선상에 존재한다. 암 생존자들은 암 재발에 대한 두려움이 그들의 가장 큰 걱정이며 동시에 자신들의 욕구 중 가장 충족되지 않는 것이라고 보고하는 등 암 생존자들에게 만연한 심리적 문제로 여겨진다. 더욱이 암 치료 기술이 발전하면서 암 생존율이 높아짐에 따라 치료 후 장기 생존하는 사람들이 증가하면서 암 재발에 대한 두려움은 중요한 생존의 문제가 되고 있다.

FCR은 암 진단과 생존에 따른 불확실성과 실존적 위협에 대한 정상적인 반응으로 이해될 수 있지만, 임상적으로 심각한 수준에서는 의료 서비스 이용의 증가, 의료비 증가, 추적관찰 거부, 보완대체요법 이용 증가로 이어지는 등 암 생존자의 치료 결과와 삶의 질에 상당한 영향을 미친다.

2) FCR의 핵심적 특징

FCR은 암 생존자에게 다차원적으로 경험되며 중요한 문제임에도 불구하고, FCR의 차원적, 임상적 정의에 대해서는 여전히 논란이 있다.

Almeida, Elliott, Silva 및 Sales(2019)는 FCR의 질적 연구에 대한 체계적 고찰을 통해 FCR이 매우 다양하게 경험되고 있으며, 적응과 부적응적 반응의 연속선을 따라 확장되는 감정적 경험이라는 것을 확인하였다. 일부에서는 재경험, 회피, 부정적인 생각과 감정, 암 관련 촉발 사건이나 기억과 관련된 각성과 반응을 보이는 등 트라우마와 유사하게 경험하고 있었다.

Mutsaers 외(2016)는 40명의 환자를 대상으로 반구조화된 면접을 실시하여 비임상적인 수준의 FCR과 임상 수준의 FCR을 구별하는 10가지 주요 특징을 확인하였다. 이들의 연구에서 보고된 FCR의 임상적 양상은 다음과 같다.

(1) 죽음과 관련된 생각: 죽음과 임종에 대해 자주 생각함
(2) 외롭다는 느낌: 가족과 친구들의 지지에도 불구하고 고립감을 느낌
(3) 암이 재발할 것이라는 강한 믿음
(4) 불확실성을 견디기 힘듦
(5) 지속적이고 통제할 수 없는 암 관련 생각과 이미지
(6) 일상적이고 반복되는 생각
(7) 30분 이상 지속되는 생각
(8) 시간이 지남에 따라 증가됨
(9) 심각한 정서적 고통을 야기
(10) 일상생활에 부정적인 영향

이어서 이들은 연구자, 의사, 간호사 등 및 관련 의료전문가, 심리학자, 환자 등 전문가 65명 대상으로 암 재발 두려움의 임상적 특징을 도출하기 위한 델파이 연구를 진행하였다. 세 차례에 걸쳐 임상적인 수준의 암 재발 두려움을 진단하는 기준을 평가하여 합의를 이끌어 냈다. 연구에 참여한 전문가들은 질병불안장애나 신체증상장애와 같은 신체 증상 및 관련 장애와는 구별되는 진단 기준 마련이 필요하다는 것에 동의하였다. 전문가들은 임상적 수준의 암 재발 두려움의 핵심 특징을 네 가지로 꼽았는데, 높은 수준의 몰두high levels of preoccupation, 높은 수준의 걱정high levels of worry, 그러한 걱정의 지속that are persistent, 신체 증상에 대한 과경계hypervigilance to bodily symptoms이다. 그리고 이러한 특징이 지속적으로 존재하고 심각한 고통이나 장해를 유발할 때 진단을 고려해야 한다고 제안하였다.

이러한 연구를 종합해보면 일상적인 수준을 넘어서는, 임상적인 수준의 암 재발에 대한 두려움은 그 정도와 심각성, 지속성의 측면에서 모두 심각하여 개인의 고통과 일상 기능의 저하를 초래한다.

3) 유병률과 영향

암 생존자들이 경험하는 암 재발 두려움은 다차원적인 속성을 보이나, 합의된 정의는 아직 부재하다. 이에 FCR을 측정하는 도구도 다양하게 개발되어 사용되고 있다. 130편의 관련 연구에 대한 체계적 문헌 고찰 결과, 평균 73%의 암 생존자가 어느 정도의 FCR을 보고하고(range 39-97%), 평균 49%가 중간에서 높은 수준의 FCR (range 22-87%), 평균 7%가 높은 수준의 FCR (range 0-15%)을 경험하는 것으로 보고된다. 암 환자의 보호자 역시 암 재발의 두려움을 경험하는데, 한 메타분석 결과에 따르면 보호자의 약 48%가 임상적 수준의 FCR을 보인다. 암 진단 시 15세에서 39세였던 청소년 및 젊은 성인adolescence & young adult 암 생존자의 FCR 유병률은 31%에서 85%까지도 보고되고 있다.

이처럼 FCR의 정확한 유병률은 알려지지 않았으며, 추정치 역시 광범위하고 결정적이지 않다. 연구마다 결과가 동질하지 않은 이유 중 하나는 연구에서 사용된 척도가 서로 다르기 때문이다. 이에 Luigjes-Huizer 외(2022)는 암 재발 두려움을 측정하는 데 가장 많이 사용되고 있는 척도인 FCRI-SF (fear of cancer recurrence inventory-short form)를 활용한 13개국, 46편의 연구 데이터를 개별 분석하였다. 그 결과 최종분석에 포함된 9,311명의 응답자 중 58.8%가 FCRI-SR에서 13점 이상으로 중간 수준 이상의 FCR을 보였다. 전문적 개입을 요하는 수준인 22점 이상을 보인 응답자는 전체의 19.2%로 나타났다. 또한 여성과 젊은 응답자에게 FCR이 높았다. 암종에 따른 차이도 보였는데, 폐암과 흑색종 환자가 전반적으로 FCR이 높은 반면, 전립선암 환자에서 FCR이 가장 낮은 수준으로 보고되었다.

FCR은 암 진단 후 다양한 기간에 걸쳐 일관되게 나타나는 것으로 시간이 지나도 지속되는 만성적 문제이다. 정상적인 수준의 FCR은 일시적으로 나타났다 사라지는 경향이 있지만, 높은 수준의 FCR은 비교적 오래 지속되어 개인의 일상생활에 부정적인 영향을 미친다. 높은 수준의 FCR은 미래에 대한 목표나 계획을 제한하고, 무력감과 무망감 등 우울증상과 일반화된 불안을 증폭시킨다. 더불어 건강행동과 기능의 손상을 야기하며, 삶의 질을 떨어뜨린다. FCR이 높아질수록 의료 이용 및 비용이 크게 증가한다. FCR이 높은 암 생존자는 처치를 받기 위해 퇴원하는 것을 거부하고, 예정에 없던 응급실을 방문하거나 보완대체요법을 사용할 가능성이 더 높다. 이렇게 과도하게 의학적인 안심을 구하려는 경향으로 인해 FCR에 대해 근본적인 접근을 하지 못하고, 오히려 전반적인 비용이 증가하는 결과를 초래한다.

한편, 높은 암 재발의 두려움이 암 생존자의 건강과 기능 상태에 부정적인 영향을 미치며, 이는 곧 높은 사망률로 이어질 수 있다는 주장도 제기되고 있다.

4) FCR의 발생과 유지과정

(1) 촉발요인

암 재발의 두려움은 적극적 암 치료가 끝난 후에 오히려 두드러지게 나타난다. 신체의 이상을 자각하거나, 평소와는 다른 신체적 감각을 느낄 때, 넘어지는 등 자신의 행동이 평소와 다르게 느껴질 때, 몸 상태가 좋지 않게 느끼거나 실제로 통증, 피로 등과 같이 신체적 증상이 있을 때 암 재발의 두려움을 촉발하는 요인이 될 수 있다.

이와 더불어 정기검진을 앞두었거나 검사 결과를 기다릴 때, 다른 환자의 재발이나 전이 소식을 접할 때, 암이나 질병에 대한 대화를 하거나, 관련 기사나 방송을 시청할 때, 부고를 듣거나 조문을 갈 때, 자신이 건강 관리에 소홀했다고 느낄 때 주로 경험한다. 또한 암 진단을 받은 날, 수술을 받은 날, 결혼 기념일 등 환자에게 특별하게 기억되는 날이 두려움을 촉발하기도 한다.

한편, 특정한 사건과는 별개로 침습적으로intrusive 불현듯 불안감이 밀려오기도 한다. 보통 침습적으로 떠오르는 생각들은 높은 수준의 암 재발 두려움과 관련이 있으며, 이는 좀더 강박사고적인 특성을 보인다. 즉, 높은 수준의 FCR에서 보이는 침습적 사고는 좀 더 자아 이질적ego-dystonic이며, 이러한 생각을 유발하는 촉발자극을 자각하지 못하는 경우가 많으며, 더 빈번하고 지속적으로 발생한다. 환자들은 이러한 생각에 적절히 대처하지 못하고, 스스로도 두려움이 과도하다고 인식하는 경향이 있다.

(2) 위험요인

암 재발 두려움의 사회인구학적 요인으로, 여성, 낮은 연령, 낮은 교육 및 사회 경제적 수준 등이 관련 있는 것으로 보고된다.

의학적 요인으로, 낮은 생존 추정치, 방사선 치료 및 항암화학요법을 받은 이력, 그리고 통증, 피로, 암 치료 부작용과 같은 신체 증상 등이 위험 요인으로 확인된다. 이 중 치료 종류, 재발 위험도와 같은 예후 지표들과 FCR과의 관련성은 연구마다 상이한 결과를 보고하여 아직 논쟁의 여지가 있다. 특히 재발이나 전이 여부 등 질병의 진행 단계와 FCR과의 관련성 역시 연구마다 다른 결과를 보인다. 즉, 비교적 예후가 좋은 초기 암이라 하더라도 개인에 따라서는 암 재발의 두려움을 크게 경험할 수 있다는 의미이다. 병의 예후와 관련된 객관적 지표들보다는 재발의 위험에 대한 주관적인 인식과 부작용을 비롯한 전반적인 증상 부담이 FCR과 더 관련이 있는 것으로 보인다. 신체적 증상은 생존자들에게 암 진단을 상기시키고, 재발의 징후로 해석되면서 FCR을 증가시킬 수 있다.

한편, 정신장애 역시 FCR의 위험요인 혹은 공병장애로 보고되는데, 외상후 스트레스장애, 범불안장애 및 기타 불안장애, 기분장애, 질병불안장애, 신체증상장애 등이 해당된다.

(3) 심리사회적 요인

심리사회적 요인은 인구사회적 요인이나 의학적 요인보다 훨씬 더 강하게 FCR과 관련이 있다. 이러한 요인은

FCR의 발생과 악화, 유지에 중요한 역할을 하며, 변화가능한 요인modifiable factors으로서 FCR에 관한 개입의 주요 요소가 된다.

먼저, 암 진단 전 상실 경험, 과거 트라우마 사건의 경험 등 암 진단 전의 경험은 개인의 취약성 요소로 작용한다.

2020년까지 출판된 34편의 문헌에 대한 메타분석 결과, 우울, 불안과 같은 부정적 정서 상태, 심리적 고통disress, 회피 행동, 침투적 사고, 반추rumination, 신경증neuroticism 등이 FCR과 정적 상관을 보이는 반면, 사회적 지지, 낙관성, 삶의 질과 웰빙, 자기효능감이 부적 상관이 있는 것으로 보고되었다. 특히, 15세 이상의 암 환자 31,740명의 자료를 포함하는 72편의 연구에 대한 메타분석에서 우울, 불안, 심리적 고통과 FCR의 관련성의 효과크기effect size가 중간medium 정도로 나타나, FCR이 암 환자의 일반적인 정신건강 문제와 관련이 있는 것으로 보인다.

이론적 모델과 경험적 연구를 통해 인지적 요소와 FCR의 관련성이 강조되고 있다. 정서에 대한 정보처리모델information-processing model에 따라, 연구자들은 인지적 편향cognitive bias, 즉 주의편향, 해석편향 및 기억편향이 FCR의 발생과 유지에 기여할 것을 가정한다. 이와 관련하여 축적된 증거들이 많지는 않으나, 암 재발 두려움이 높을수록 암 관련 자극에 주의를 기울이고, 모호한 자극을 위협적으로 해석하거나, 질병과 관련된 것으로 해석하는 경향이 있는 것으로 보인다. 특히 암 관련 자극에 대한 부정적 해석편향이 높을수록 두려움이 높아지며, 이러한 해석편향은 신체증상이나 통증과 FCR 간의 관계를 매개mediate하거나 중재moderate한다. 또한 암 재발 두려움이 높을수록 부정적인 내용을 더 잘 기억하는 경향이 있는 것으로 보인다.

메타인지metacognition는 자신의 인지 과정을 인식하고 통제하며, 성찰하는 능력으로, 흔히 '생각에 대한 생각'으로 설명된다. 일반적으로 부정적인 메타인지는 우울과 불안에 기저하는 것으로 알려져 있다. 암 재발 두려움과 관련하여 걱정에 대한 부정적인 메타인지적 신념belief이 연관성이 높은 것으로 보인다(예: '걱정하는 것은 가치가 있다', '걱정은 위험하다' 등). 이러한 부정적인 메타인지에 관한 개입은 FCR 감소에도 효과적인 것으로 보고된다.

이 밖에도 두려움이나 부정적인 생각에 대한 과도한 통제, 회피, 억압 등 부정적인 대처 패턴, 질병에 대한 불확실성, 불확실성에 대한 부족한 감내력intolerance of uncertainty, 부정적인 신체상, 질병 및 치료에 관한 부정확한 이해와 정보 부족, 의료진과 소통 부재 등이 FCR과 관련이 있다.

5) FCR에 관한 이론적 관점

FCR의 발생과 유지의 기제를 설명하는 이론과 공식들 -상식 모델common sense model, CSM과 질병의 자기조절 모델self-regulation of illness model, Mishel의 질병 불확실성 모델Mishel's uncertainty in illness theory, 인지-처리 공식cognitive-processing formulation을 적용한 모델들, 관계 틀 이론relational frame theory, 메타인지치료meta-cognitive therapy, MCT 등- 은 대부분 인지행동 패러타임에서 도출되었다. 이러한 개념적 모델들이 모두 경험적으로 검증되지는 않았지만, 이들 이론 간의 상당한 공통점이 있다. 대부분의 이론에서 내부 자극(예: 신체 감각)이나 외부 자극(예: 암 환우의 재발 소식)이 FCR 인지 도식 혹은 질병에 대한 기존의 신념이나 표상을 촉발시키고, 이는 차례로 인지적, 정서적 대처 반응에 대한 평가를 야기하는 것으로 가정한다.

최근에는 기존의 여러 이론을 통합한 새로운 모델이 제안되기도 하였다. Fardell 등(2016)은 문헌 고찰을 통해 다양한 이론에서 설명하는 FCR의 요소들을 통합하여 FCR에 관한 새로운 인지 처리 프레임워크를 제시하였다. 이 모델은 FCR의 다측면적인 속성과 FCR의 발생과 유지에 있어 인지 과정과 메타인지의 중요성을 강조한다. 정상적인 반응으로서 FCR의 과정과 FCR이 악화되고 지속되는 과정을 설명하고 있다.

Lebel 외(2018)는 CSM과 질병 불확실성 모델을 결합한 혼합모델mixed model을 제안하고 이를 경험적으로 검증하였다. 특히 이 모델은 경험적으로 검증이 가능한 변화 가능한modifiable 요인 -예컨대, 지각, 해석, 신념 등- 에 초점을 둔다. 이 모델에서는 개인의 질병이나 치료에 있어서 불일치성, 무작위성, 복잡성, 예측 불가능성, 정보 부족이 있을 때 불확실성이 발생한다고 본다. 또한, 암 생존자가 불확실성을 더 많이 경험할수록 촉발 요인(예: 통증)을 재발 위험이 더 높은 지표로 해석할 가능성이 높고, 이는 FCR을 증가시킨다. 또한 FCR에 대한 부적응적인 대처 행동(과도한 신체 확인, 안심 구하기, 회피)은 개인이 걱정의 이점에 대한 긍정적인 신념을 갖고 있거나 불확실성에 대한 감내력이 낮을 때 발생하고 유지된다.

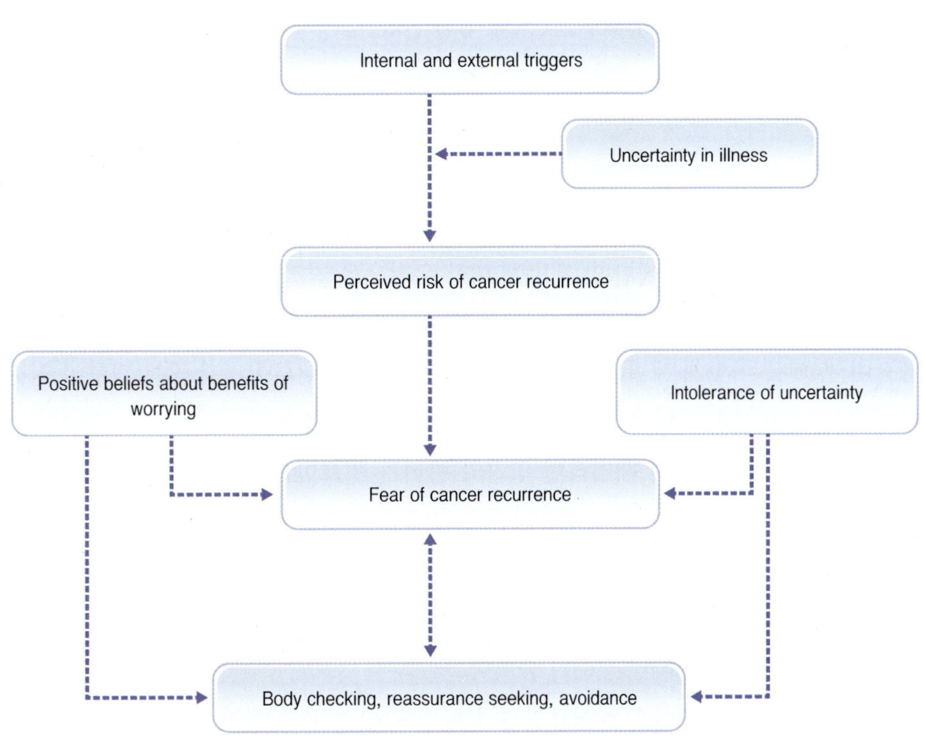

그림 78-1. Lebel 외(2018)의 암 재발 두려움의 혼합 모델(Psycho-Oncology, 2018에서 발췌)

6) 평가 및 진단

FCR에 대한 정의가 연구자마다 다른 까닭에 FCR을 측정하는 평가도구 역시 다양하게 개발되어 왔다. 가장 널리 검증되고 사용되는 자기보고식 설문지는 Fear of Cancer Recurrence Inventory (FCRI)이다. 그밖에 Fear of Progersion Questionnaire-Short Form (FoP-SF), Assessment of Survivor Concerns Scale (ASC), Cancer worry Scale (CSW), Short Form survivor unmet needs survey (SF-suns) 등이 있다.

FCRI는 암 재발 두려움의 심각도, 심리적 고통, 대처 전략, 기능 장해, 촉발요인, 병식, 안심행동을 평가하는 다차원적인 측정도구로, 42문항의 5점 리커트 척도로 구성되어 있다. 최근에는 임상적 수준의 FCR을 판별하는 데 용이하도록 두려움의 심각도를 측정하는 9개의 문항을 추출하여 단축형FCRI-Shor form, FCRI-SF을 개발하였다. 그러나 국제적으로 임상적 수준의 FCR을 진단할 수 있는 골드 스탠다드gold standard가 부재하기 때문에 FCRI-SR의 절단점cutoff score 역시 나라마다 다르게 제시되고 있다. 원저자는 FCRI-SF의 임상적 절단점을 22점으로 제시하고 있으며, 국내 타당화 연구에서 심층 평가를 위한 선별 기준 점수로 16점, 임상적 수준을 판별하기 위한 점수로 22점을 제시하고 있다.

한편, 임상가 평정을 통한 FCR 평가 도구도 개발이 되었는데, Semi-structured Interview on Fear of Cancer Recurrence (SI-FCR)이 대표적이다. FCRI를 개발한 Simard와 Savard(2015)가 개발한 것으로 암 재발의 두려움의 내용, 빈도, 기간, 촉발요인, 정서 반응, 기능적 장해 등을 질문하는 18개의 문항으로 구성되어 있으며, 임상가는 10점 리커트로 평정하게 된다. SI-FCR에서 5점 이상인 경우, 임상적 수준의 FCR을 나타낸다고 보았다. 국내에서도 구조화된 임상적 면접 도구structured clinical interview for the fear of cancer recurrence, SCI-FCR가 개발되었다. 총 30문항으로 구성되어 있으며, FCR의 인지적 측면, 행동적 측면, 촉발요인, FCR에 대한 반응, 일상생활의 영향 등 7가지 측면을 평가한다.

7) FCR의 관리

FCR의 높은 유병률에도 불구하고 임상 현장에서 FCR에 대한 체계적인 평가와 관리 체계는 마련되어 있지 않다. 국내의 경우, 암 생존자들은 진료실에서 암 재발에 대한 두려움을 직접적인 단어를 사용하여 표현하기보다는 신체적, 심리적 불편감으로 표현하는 경향이 있으며, 일부 의료진은 이를 인지하더라도 회피하거나 무관심한 태도로 대응하기도 하였으며, 무엇을 어떻게 해줘야 할지 몰라 적절한 중재가 이루어지지 않는 경향이 있다. 암 생존자들은 FCR에 대해 충분히 도움받지 못하고 있음을 호소한다.

디스트레스와 마찬가지로 FCR 역시 체계적인 평가와 관리가 필요함에도 불구하고, 국내외에서 임상 가이드라인은 아직 마련되어 있지 않다. 최근 들어 가이드라인 개발의 움직임이 보이는데, 유럽종양학회European society for medical oncology, ESMO에서 발표한 성인 암 환자의 불안과 우울증 관리를 위한 임상 실무 가이드라인에 불안 선별 과정에서 FCR을 평가하기 위한 고려 사항이 포함되었다. 호주와 캐나다에서도 FCR 스크리닝, 치료 및 서비스 제공 경로에 관한 내용을 포함하는 FCR 관리 가이드라인을 준비 중이다.

이에 Hall 외(2024)는 최적의 심리사회적 치료를 보장하기 위해 미국 내에서 FCR의 임상적 관리에 대한 가이드라인이 필요하다고 주장하면서 가이드라인에 포함되어야 할 사항들을 기술하였다. 이들은 쉽고 빠르게 FCR을 확인할 수 있도록 간편한 1문항의 선별 도구 사용을 제안하였다. 더불어 임상적으로 높은 수준의 FCR이 3개월 이상 지속되는 경우, 집중적인 치료로 전환하는 일환으로 정신과적 진단을 고려할 수 있다고 하였다. 특히 FCR의 치료와 관련하여, 불안과 우울장애에 대한 근거 기반 치료로서, 비합리적인 두려움에 대한 재구조화reframing, 노출치료, 행동활성화에 초점을 둔 표준적인 CBT는 지속적인 불확실성에 마주하고 있는 생존자에게는 효과가 없을 가능성이 있음을 지적한다. 여기에는 암 재발 추정치를 재구조화하거나, 환자를 두려운 결과에 노출하거나, 일반적인 활동 수준을 높이는 시도 등이 해당된다. 저자들은 불안이나 우울의 전통적인 CBT접근보다는 FCR을 타겟으로 한 치료FCR-targeted treatment를 제공해야 한다고 주장한다. 최근 FCR의 중재에 관한 두 편의 체계적 고찰 및 메타분석 연구에서 FCR 감소에 큰 효과를 보이는 심리적 개입들은 FCR에 가장 효과적인 기술로 초점화되어 있고, 다음을 포함하는 것으로 나타났다. 1) 건강에 대한 불확실성의 재구조화, 2) 걱정시간 조정과 인지적 탈융합 기술, 3) 생리적 감각에 대한 이완 반응과 마음챙김 자각, 4) 재발 위험과 관련된 건강행동(예: 암 검사, 수면, 신체활동, 영양, 흡연) 관리로 이러한 기술들은 일반적인 고통이 아닌 FCR 과정을 직접 타겟으로 삼는다. 또한 이들에게 재발의 위험과 치료의 후기 효과late effects를 교육하는 것 역시 핵심적으로 포함될 요소이다.

한편, 국내의 경우 FCR 중재에 관한 문헌고찰을 통해 근거기반의 암 재발 두려움 관리 가이드라인을 개발한 바 있다. 이 가이드라인에는 단계적 관리 모델stepped care model을 기반으로 암 재발 두려움의 심각도에 따른 관리 알고리듬을 제공한다. 또한 지금까지 개발된 FCR 중재 효과 연구에 대한 체계적 문헌 고찰을 통해 대표적인 중재의 근거 수준을 결정하고, 증상 심각도에 따른 FCR 중재 방법을 제안한다.

FCR 관리를 위해 다양한 중재가 가능하다. FCR에 대한 선별과 타당화와 함께, 질병의 예후, 재발의 증상과 징후, 위험 감소를 위한 행동적 전략, 추적 관찰 일정 등을 맞춤형 정보를 제공할 수 있다. 증상이 심각한 경우에는 정신종양학자에게 의뢰하는 것이 도움이 된다. 정신건강전문가가 제공하는 집중적인 심리치료는 FCR 감소에 효과적이다.

FCR 중재 프로그램 중 대표적인 것은 2017년 호주의 Butow 박사 연구팀에서 개발한 'ConquerFear'이다. ConquerFear는 정신건강전문가가 시행하는 개인 심리치료로, 메타인지치료와 수용전념치료를 기반으로 한 5회기로 구성되어 있다. 이후 원저자를 비롯하여 다른 나라에서도 ConquerFear 프로토콜을 수정한 프로그램의 효과를 검증하고 있다. 집단 프로그램, 온라인 기반의 자기 관리 프로그램iConquerFear, 치료자가 안내하는 therapist guided-iConquerFear (TG-iConquerFear) 등 여러 버전이 개발되고 있다.

이 밖에도 인지적-실존적 재발 두려움 치료 프로그램인 'FORT', 진행성 암 환자를 대상으로 한 'Fear-Less', 간호사가 이끄는 'AFTER' (Adjustment to the Fears, Threats and Expectation of Recurrence) 프로그램, 인지행동치료와 부분적으로 온라인 접근을 혼합한 'SWORD' (Survivors' Worries of Recurrent Disease) 등이 있다.

최근에는 다양한 형태의 온라인 기반 프로그램이 개발되고 있는데, 인지행동적 접근 기반의 텔레코칭 프로그램인 'FoRitude', AFTER 프로그램의 축약형으로, 단회기 30분 전화 개입인 'mini-AFTER' 등이 있다. van Helmondt, Lee, Woezik, Lodder, Vries(2020)이 개발한 CAREST는 인지행동치료와 심리교육을 중심으로 인터넷 기반의 개입인데, 83%의 높은 완수율에도 불구하고 FCR 감소효과는 통제집단과 차이가 없는 것으로 나타났다. 국내에서는 인지행동치료와 수용전념치료기반의 자기관리앱인 'befree'가 개발되어 적용가능성에 대한 평가를 마쳤다. 디지털 기반 개입은 대체로 대면 개입과 비슷한 정도의 효과를 갖는 것으로 보인다.

3. 결론

암 생존자는 적극적 암 치료가 끝난 이후에도 여전히 다양한 심리적 어려움을 경험한다.

암 생존자가 경험하는 심리적 어려움과 증상 양상에 따라 맞춤형 중재가 제공되어야 한다. 이러한 개입에는 종양전문의나 간호사와 같이 종양전문가를 비롯하여 정신건강전문가뿐만 아니라 암 환우, 가족, 그리고 환자 본인에 이르기까지 관련된 모든 이들이 주체가 될 수 있다. 암전문 의료진은 정보 제공과 정서적 지지를 통해 심리적 문제를 예방할 수 있으며, 암 환우와 가족 역시 정서적 지지를 제공하는 중요한 축이 될 수 있다. 또한 최근 개발되고 있는 디지털 기반의 심리적 중재는 암 생존자 스스로 심리적 어려움에 효과적으로 대처하고, 관리하는 데 도움이 될 수 있다. 정신과 전문의나 임상심리학자 등 정신건강전문가는 임상적 수준의 심리적 증상에 효과적으로 개입할 수 있다. 그러나 이렇게 환자를 둘러싼 중다수준적이고 다학제적인 개입이 효과를 나타내기 위해서는, 암 생존자가 다양한 수준에서 경험하는 다양한 심리적 어려움을 효과적으로 개선할 수 있는, 보다 암 환자 특정적인 맞춤형 중재의 개발이 선행될 필요가 있다.

참고문헌

1. 배가령, 안여진, 조주희. 의료진의 암 재발 두려움에 대한 인식과 경험. Asian Oncol Nurs. 2020;20(4):179-88.
2. 유은승. 암생존자의 암 재발 두려움 완화를 위한 확산형 관리 모델 개발. 보건복지부. 2022.
3. Almeida SN, Elliott R, Silva ER, Sales CMD. Fear of cancer recurrence: A qualitative systematic review and meta-synthesis of patients' experiences. Clin Psychol Rev. 2019;68:13–24.
4. Calderon C, Gustems M, Galán-Moral R, Muñoz-Sánchez MM, Ostios-García L, Jiménez-Fonseca P. Fear of recurrence in advanced cancer patients: sociodemographic, clinical, and psychological correlates. Cancers. 2024.
5. Fardell JE, Thewes B, Turner J, Gilchrist J, Sharpe L, Smith A "ben," et al. Fear of cancer recurrence: a theoretical review and novel cognitive processing formulation. J Cancer Surviv. 2016;10(4):663–73.
6. Foster C, Breckons M, Cotterell P, Barbosa D, Calman L, Corner J, et al. Cancer survivors' self-efficacy to self-manage in the year following primary treatment. J Cancer Surviv. 2015;9(1):11–9.
7. Grassi L, Caruso R, Riba MB, Lloyd-Williams M, Kissane D, Rodin G, et al. Anxiety and depression in adult cancer patients: ESMO Clinical Practice Guideline. ESMO Open. 2023;8(2):101155.
8. Hall DL, Luberto CM, Philpotts LL, Song R, Park ER, Yeh GY. Mind-body interventions for fear of cancer recurrence: A systematic review and meta-analysis. Psychooncology. 2018;27(11):2546–58.
9. Hall DL, Wagner LI, Lebel S, Smith AB, Bergerot CD, Park ER. Guidelines needed for the management of fear of cancer recurrence in adult survivors of cancer in the United States: A consensus statement. Cancer. 2024;130(16):2739–42.
10. Hoffman KE, McCarthy EP, Recklitis CJ, Ng AK. Psychological distress in long-term survivors of adult-onset cancer: results from a national survey: Results from a national survey. Arch Intern Med. 2009;169(14):1274–81.
11. Kang N, Yu E-S. Is digital intervention for fear of cancer recurrence beneficial to cancer patients?: A systematic review and meta-analysis. Psychooncology. 2023;32(9):1348–58.
12. Kim SJ, Kang D, Kim IR, Yoon SE, Kim WS, Butow PN, et al. Impact of fear of cancer recurrence on survival among lymphoma patients. Psychooncology. 2020;29(2):364–72.
13. Koch L, Janse L, Brenner H, Arndt V. Fear of recurrence and disease progression in long-term (≥5 years) cancer survivors: a systematic review of quantitative studies. Psycho-Oncology. 2013;22:1–11.
14. Lebel S, Maheu C, Tomei C, Bernstein LJ, Courbasson C, Ferguson S, et al. Towards the validation of a new, blended theoretical model of fear of cancer recurrence. Psychooncology. 2018;27(11):2594–601.
15. Lebel S, Ozakinci G, Humphris G, Mutsaers B, Thewes B, Prins J, et al. From normal response to clinical problem: definition and clinical features of fear of cancer recurrence. Support Care Cancer. 2016;24(8):3265–8.
16. Luigjes-Huizer YL, Tauber NM, Humphris G, Kasparian NA, Lam WWT, Lebel S, et al. What is the prevalence of fear of cancer recurrence in cancer survivors and patients? A systematic review and individual participant data meta-analysis. Psychooncology. 2022;31(6):879–92.
17. Mitchell AJ, Ferguson DW, Gill J, Paul J, Symonds P. Depression and anxiety in long-term cancer survivors compared with spouses and healthy controls: a systematic review and meta-analysis. Lancet Oncol. 2013;14(8):721–32.

18. Mutsaers B, Butow P, Dinkel A, Humphris G, Maheu C, Ozakinci G, et al. Identifying the key characteristics of clinical fear of cancer recurrence: An international Delphi study. Psychooncology. 2020;29(2):430–6.
19. Mutsaers B, Jones G, Rutkowski N, Tomei C, Séguin Leclair C, Petricone-Westwood D, et al. When fear of cancer recurrence becomes a clinical issue: a qualitative analysis of features associated with clinical fear of cancer recurrence. Support Care Cancer. 2016;24(10):4207–18.
20. Podina IR, Todea D, Fodor L-A. Fear of cancer recurrence and mental health: A comprehensive meta-analysis. Psychooncology. 2023;32(10):1503–13.
21. Pradhan P, Sharpe L, Butow P, Coutts-Bain D, Heathcote LC. Does interpretation bias moderate the relationship between pain and fear of cancer recurrence? Health Psychol. 2022;41(11):874–83.
22. Pradhan P, Sharpe L, Butow P. The role of attentional biases in the context of cancer: A systematic review and meta-analysis. Psychooncology. 2021;30(5):649–58.
23. Sharpe L, Turner J, Fardell JE, Thewes B, Smith AB, Gilchrist J, et al. Psychological intervention (ConquerFear) for treating fear of cancer recurrence: mediators and moderators of treatment efficacy. J Cancer Surviv. 2019;13(5):695–702.
24. Simard S, Savard J. Fear of Cancer Recurrence Inventory: development and initial validation of a multidimensional measure of fear of cancer recurrence. Support Care Cancer. 2009;17(3):241–51.
25. Simard S, Savard J. Screening and comorbidity of clinical levels of fear of cancer recurrence. J Cancer Surviv. 2015;9(3):481–91.
26. Simard S, Thewes B, Humphris G, Dixon M, Hayden C, Mireskandari S, et al. Fear of cancer recurrence in adult cancer survivors: a systematic review of quantitative studies. J Cancer Surviv. 2013;7(3):300–22.
27. Simonelli LE, Siegel SD, Duffy NM. Fear of cancer recurrence: a theoretical review and its relevance for clinical presentation and management: Fear of recurrence. Psychooncology. 2017;26(10):1444–54.
28. Stanton AL. Psychosocial concerns and interventions for cancer survivors. J Clin Oncol. 2006;24(32):5132–7.
29. Tauber NM, O'Toole MS, Dinkel A, Galica J, Humphris G, Lebel S, et al. Effect of psychological intervention on fear of cancer recurrence: A systematic review and meta-analysis. J Clin Oncol. 2019;37(31):2899–915.
30. Thewes B, Butow P, Bell ML, Beith J, Stuart-Harris R, Grossi M, et al. Fear of cancer recurrence in young women with a history of early-stage breast cancer: a cross-sectional study of prevalence and association with health behaviours. Support Care Cancer. 2012;20(11):2651–9.
31. Tuman M, Roberts KE, Corner G, Beard C, Fadalla C, Coats T, et al. Interpretation bias in breast cancer survivors experiencing fear of cancer recurrence. Front Psychol. 2021;12:682174.
32. Vandraas K, Reinertsen KV, Smedsland S, Bøhn S, Kiserud C, Falk RS, et al. Fear of cancer recurrence eight years after early-stage breast cancer-results from a national survey. Acta Oncol. 2023;62(6):635–41.
33. Webb K, Sharpe L, Butow P, Dhillon H, Zachariae R, Tauber NM, et al. Caregiver fear of cancer recurrence: A systematic review and meta-analysis of quantitative studies. Psychooncology. 2023;32(8):1173–91.
34. Williams JTW, Pearce A, Smith A "ben." A systematic review of fear of cancer recurrence related healthcare use and intervention cost-effectiveness. Psychooncology. 2021;30(8):1185–95.
35. Yang Y, Cameron J, Humphris G. The relationship between cancer patient's fear of recurrence and radiotherapy: a systematic review and meta-analysis. Psychooncology. 2017;26(6):738–46.
36. Yang Y, Li W, Wen Y, Wang H, Sun H, Liang W, et al. Fear of cancer recurrence in adolescent and young adult cancer survivors: A systematic review of the literature. Psychooncology. 2019;28(4):675–86.
37. Ye L, Ladbury CJ, Tam A, Eustace NJ, Wakabayashi L, Vermeersch J, et al. Incidence of major depression, suicidal ideation, and mental health treatment amongst cancer survivors. Int J Radiat Oncol Biol Phys. 2023;117(2):e272–3. Available from: http://dx.doi.org/10.1016/j.ijrobp.2023.06.1242
38. Zhang X, Sun D, Qin N, Liu M, Jiang N, Li X. Factors correlated with fear of cancer recurrence in cancer survivors: A meta-analysis: A meta-analysis. Cancer Nurs. 2022;45(5):406–15.

암 생존자의 사회적 측면

배가령, 조주희

1. 도입

암 생존자의 사회적 측면은 그들의 전반적인 삶의 질에 중요한 영향을 미치는 요소이다. 암 진단은 개인뿐만 아니라 그들의 가족, 친구, 동료와의 관계에도 깊은 영향을 준다. 암 치료 과정은 신체적, 정신적 변화를 동반하며, 이는 사회적 상호작용에도 변화를 가져온다. 사회적 지지는 치료 과정 중 발생하는 스트레스를 경감시키는 데 중요한 역할을 하는데, 암 생존자들이 겪는 사회적 고립은 그들의 회복 과정에 부정적인 영향을 줄 수 있는 요소이다. 반면, 강력한 사회적 네트워크는 생존자들이 질병과 그 후유증을 극복하는 데 도움을 준다. 이와 같이 사회적 상호작용은 암 생존자의 정서적 안정감을 증진시키며, 이는 전반적인 건강 개선으로 이어진다. 직장과 같은 사회적 환경에서의 지지 역시 생존자의 자신감 회복에 크게 기여하는 요소이다. 따라서 의료인들과 사회적 지원 시스템은 이러한 측면을 인식하고 적극적으로 개입하는 것이 중요한데, 이는 암 생존자들의 삶의 질을 향상시키는 데 결정적인 역할을 한다. 뿐만 아니라 암 생존자가 질병을 극복하고 사회로 복귀하는 데 필수적인 조건이 될 것이다.

2. 암 생존자와 사회적 지지

암 생존자들은 일반인보다 주변 사람들의 관심과 도움, 즉 사회적 지지에 대해 더욱 예민하게 반응하며, 이에 따라 큰 영향을 받는다. 연구에 따르면, 암 생존자의 경우 사회적 지지가 적을수록 우울감이 심해지며, 이는 일반인에 비해 훨씬 가파른 경향을 보인다. 또한, 사회적 지지가 낮을 때의 충격은 암 생존자에게 훨씬 더 큰 것으로 나타나고 여러 면에서 영향을 받기 때문에 신체기능, 정서적 기능, 사회적 기능, 인지기능, 역할 기능 등 삶의 모든 영역에서 사회적 지지가 중요하다. 이러한 맥락에서, 암 생존자의 가족, 친구, 동료, 의료진 등 주변 사람들은 암 생존자에게 더 세심한 주의를 기울이고 적극적으로 지지해야 하며, 이들이 겪는 신체적, 정신적 고통을 완화하기 위해 더 많은 대화를 나누고 정서적으로 돌봐주는 것이 필요하다.

1) 가족, 친구, 동료 등의 지지

암 치료가 끝나면 회복에 시간이 걸린다는 사실을 가족이나 친구, 동료들이 모르는 경우도 있다. 일반적으로 회복 기간은 치료 기간보다 훨씬 길다. 많은 생존자들도 자신이 회복하는 데 필요한 시간을 제대로 인지하지 못했다고 한다. 이로 인해 모두가 실망하거나 걱정하고 좌절감을 느낄 수 있다. 또한, 가족 구성원들은 암 진단과 치료가 가족의 일상적인 생활 방식에 영구적인 변화를 가져왔다는 사실을 잘 인식하지 못할 수 있다. 이러한 변화에 적응하고 새로운 가족 구조를 유지하려면 추가적인 도움이 필요할 수 있다. 많은 생존자들이 가족들의 도움과 사랑 없이는 암을 이겨낼 수 없었다고 하지만 일부 가족들은 암 진단 전부터 있던 문제들이 계속되거나 새로운 문제가 생겨나 기대했던 만큼의 지지를 받지 못할 수도 있다. 뿐만 아니라 모든 가족 구성원이 솔직한 본인의 감정을 표현하거나 암에 대해 이야기하는 것이 어려울 수 있다. 의료진은 치료 후 가족이 적응할 수 있도록 도와줄 다른 전문가의 도움을 제안할 수도 있다.

암 생존자는 회복하는 동안 할 수 있는 일과 기대하지 말아야 할 것을 다른 사람들에게 알리도록 해야한다. 예를 들어, "지금은 체력이 회복되지 않아 예전처럼 집안일을 자주 하지 못할 수도 있어. 가능한 한도 내에서만 일을 하려고 하니 이해해 주길 바라."와 같은 방식으로 자신의 현재 상황과 한계를 분명히 설명해야 한다. 회복 과정 중에는 자신의 체력과 상태에 맞는 일들만을 선택해서 하고, 예전처럼 모든 일을 완벽하게 해내려고 기대하지 않아야 한다. 이러한 변화를 인지하고, 회복을 위해 암 생존자에게 필요한 휴식과 관리를 우선시해야 한다. 이렇게 가족이나 친구들에게 현재 자신의 상황을 솔직하게 전달함으로써, 그들로부터 적절한 이해와 지원을 받을 수 있다. 또한 시간을 갖고 서두르지 말 것을 알려서 시간이 지남에 따라 서서히 암으로 인한 변화에 적응할 수 있도록 해야 할 것이다. 뿐만 아니라 서로에게 솔직하게 대화하는 것만으로도 각자의 필요를 충족시킬 수 있을 것이다.

2) 의료인의 지지

암 생존자에게 의료인의 지지는 치료 과정에서 정서적 안정을 제공하고, 적절한 치료 결정을 돕는 필수적인 요소이다. 의료인의 지지는 환자가 질병에 대해 정확하게 이해하고 관리할 수 있도록 도와주며, 이는 환자의 치료 결과에 긍정적인 영향을 미쳐 회복력을 키우고 장기적인 건강 유지에 중요한 것으로 알려져 있다. 암 관리에 있어서 가족과의 의사소통뿐만 아니라 의료인들과의 소통도 매우 중요하다고 알려져 있는데, 암과 관련된 소통 능력이 향상되면 환자들이 스스로 암을 관리할 수 있는 자신감이 증가하며 궁극적으로 그들의 건강과 정서 상태에 긍정적인 영향을 미친다. 최근에는 환자 중심의 진료와 의사-환자 간의 공동 의사결정에 대한 인식이 높아지고 있어 의료인과 암 생존자 간의 의사소통의 중요성이 더욱 강조되고 있다. 실제로 의사와 환자 간의 소통이 잘 이루어질 때, 환자의 진료 만족도, 심리사회적 적응 및 정신건강 상태가 개선되는 것으로 조사되었다. 따라서 암 생존자에게 의료인의 지지는 필수적이며, 암 생존자가 질병을 효과적으로 관리하고 삶의 질을 유지하는 데 중요한 역할을 한다.

3) 자조 모임Cancer self-help group의 지지

암 생존자 자조 모임은 암 생존자와 그 질병에 영향을 받은 모든 사람들을 위한 모임이다. 자조 모임은 암 생존자가 더 희망적이고 외롭지 않다고 느끼게 해주며, 감정에 대해 이야기하고 이를 처리할 기회를 제공하고, 직장이나 학교에서의 실질적인 문제들을 다루거나 치료의 부작용을 대처하는 데 도움을 주는 등 여러 가지 이점을 제공한다. 많은 사람들이 친구와 가족으로부터 지지를 받지만, 자조 모임에 가입하는 가장 큰 이유는 비슷한 암 경험을 한 다른 사람들과 함께하기 위해서이다. 일부 연구에 따르면 모임에 가입하면 삶의 질과 생존율이 향상되기도 한다고 보고된다.

암 생존자를 위한 자조 모임의 유형은 크게 대면과 비대면으로 나눌 수 있다. 대면 모임은 병원, 지역사회 등 다양한 사람들이 모일 수 있는 곳에서 열리며, 비대면인 온라인 자조 모임은 채팅방, 소셜 미디어, 온라인 커뮤니티 등에서 시간과 공간의 제약 없이 만날 수 있는 장점이 있다. 모든 종류의 암종에 초점을 맞추거나 유방암, 전립선암, 폐암 등 특정 암을 경험한 암 생존자만 가입하기도 한다. 또한 특정 연령, 성별, 문화 등을 가진 자들만 참여할 수 있기도 하며 그들의 가족 구성원을 포함하기도 한다.

자조 모임은 전통적으로 전문가의 도움 없이 운영된다는 인식이 있으나, 실제로는 병원이나 협회 등과 연계하여 협력하면서 전문가들이 적극적으로 참여하는 경우가 많다. 최근에는 자조모임을 공식적인 의료체계의 일부로 간주하며 의료인 등 전문가들의 참여를 더욱 권유하고 있다. 그러나 전문가들의 효율적인 참여를 위해서는 암 생존자의 자조 모임 활동 경험에 대한 구체적인 지식이 필요하다. 특히 자조 모임은 사회문화적 영향을 크게 받는 조직이기 때문에, 구성원들이 가지고 있는 질병과 자조 모임에 대한 기본적인 가정과 의미를 포괄하는 총체적인 접근이 필수적이다.

3. 암 생존자의 직업복귀

기존의 암 관리 패러다임이 치료 성적 향상에 중점을 두었다면, 이제는 장기적 관리 모델로의 전환을 통해 생존자에 대한 집중적 관리가 필요하다는 인식이 확산되고 있다. 일상 생활로의 복귀와 함께 삶의 질을 높이기 위한 직업복귀가 더욱 강조되는데 직업 복귀는 단순히 이전에 하던 일을 다시 시작하는 것만이 아니라, 암 진단 및 치료로 중단되었던 직업으로의 복귀를 의미한다. 이는 경제적 활동을 재개하는 것을 포함하며, 원래의 직장이나 업무뿐만 아니라 다른 업무로의 복귀나 재취업, 창업까지 포함된다.

직업복귀는 암 생존자들이 삶의 새로운 균형을 찾는 데 도움을 주며, 경제적 삶의 질 유지, 자아 실현의 장, 인간관계를 통한 대인 관계 자원 확보, 사회적, 국가적 차원에서 생산 인력 유지 및 확보로 암으로 인한 사회 경제적 손실을 막을 수 있는 다양한 의미를 가진다. 따라서 직업 복귀에 실패하거나 어려움을 겪는 경우, 개인적으로는 정신 건강 문제, 경제적 어려움, 사회적 고립 등 발생 가능성, 사회 경제적으로는 일할 수 있는 인구의 자원 손실과 기회 박탈, 치료 중 일을 하지 못해 발생하는 경제적 손실로 인한 의료비 증가 등의 문제가 야기될 수 있다. 이에 따라 의료진은 이러한 어려움을 인식하고 적절한 지지와 도움을 제공할 수 있어야 한다.

1) 국내외 암 생존자의 직업복귀 현황

암 생존자의 전 세계적 평균 직업복귀율은 2011년 연구에서 63.5%였으며 진단받은 지 12개월에 62%, 24개월에 89%가 복귀한다고 알려져 있다. 2019년 발표된 연구에서 평균 직업복귀율은 약 72%로 추정되며 아시아 지역의 복귀율은 약 57%, 유럽지역은 52%로 나타났다.

유럽 일부 국가에서는 병가를 낸 직원이 복귀할 수 있도록 회사가 관리해야 할 의무가 있으며, 일정 기간이 지난 이후에는 지방자치단체나 정부에서 급여를 지급을 해야 한다. 암을 진단받은 자는 급여를 지급받는 대신 복귀에 대한 적극적인 의지를 보여야하기 때문에 직업재활 프로그램이 많이 활성화 되어 있는 편이기도 하며, 암 생존자를 빨리 복귀 시켜야하는 것이 회사나 국가 손실을 최소화시키는 것이라고 볼 수 있겠다. 미국의 경우 암 생존자가 자신의 권리를 주장할 수 있고, 일터에서 법적보호를 받을 수 있는 다양한 법들이 마련되어 있으며, 미국을 비롯하여 영국, 캐나다, 호주 등에서는 암 치료 이후 성공적으로 활동할 수 있도록 지원하는 직업복귀 지원 온라인 사이트를 통해 권리보호, 업무 조정, 면접 준비, 법률, 보험 문제 등 다양한 정보를 제공하고 있다. 일본은 암 대책 추진 기본계획에 따라 암 생존자들이 직장생활과 증상 관리를 병행할 수 있도록 도움을 주는 상담지원센터를 설립하였으며 지역사회와 재계가 협력하는 모델을 만들기 위해 노력하고 있다.

우리나라에서는 개정된 암 관리법이 2023년부터 시행되면서 암 생존자의 직업복귀의 중요성이 점차 인식되고 있다. 암 생존자통합지지사업에서 암 생존자의 직업복귀에 대한 상담 및 교육이 명시됨에 따라 2020년부터 권역암생존자통합지지센터에서 직업복귀 프로그램이 운영되기 시작했으나 관련 정보와 통합지지체계는 여전히 부족한 상태이다.

국내 암 생존자 대상의 한 연구에 따르면 암 진단 후 6년간의 추적 관찰 결과, 암 생존자의 직업복귀율은 50.5%로 나타났다. 또한, 암 생존자의 실업 위험은 일반 인구집단보다 1.42배 높고, 직업복귀 비율은 1.15배 낮다는 결과가 보고되었다. 우리나라의 근로 문화는 일 중심적이며, 장기간 근로가 당연시되는 경직된 상황이다. 이러한 노동 시장의 불안정성과 함께, 암 생존자는 예전만큼 일을 못할 것이라는 사회적 편견도 존재하기 때문에 더 많은 어려움을 겪을 수도 있다. 또한 암을 진단받은 730명을 대상으로 한 설문조사에서, 29%가 일을 그만둔 것으로 나타났으며, 그중 55%는 암 진단을 받자마자 일을 그만둔 것으로 확인되었다. 많은 환자들이 치료에 전념하기 위해, 또는 치료를 받을 때 일을 할 수 없을 것이라는 생각으로 일을 그만두었다가 이후 재취업에 어려움을 겪는 것이다. 이러한 결과를 통해 암 치료가 끝난 암 생존자뿐만 아니라 암 진단을 받았을 때부터 환자들이 경솔하게 일을 그만두지 않도록 적절한 직업 관련 정보를 제공하는 것이 필요하다는 것을 알 수 있다.

2) 암 생존자의 직업복귀 영향요인

그림 79-1과 같이 암 생존자의 직업복귀에 영향을 주는 요인들은 매우 다양하다. 암종, 병기, 진단시기 등 질병관련

Cancer diagnosis

Medical factors	Mediator variables	Outcome criteria
Disease specific factors - cancer stage (early vs. advanced) - time since diagnosis - disease phase - clinical characteristics - cancer site (e.g. lung, liver cancer, CNS cancers)	**Demographic factors** - age, gender, education, income, ethnicity, marital status, social status **Impairments and health status** - bodily impairments (e.g. pain, fatigue, physical symptoms, exhaustion, disfigurement) - cognitive impairments (e.g. attention, concentration, psychomotor function) - comorbid diseases	**Work-related outcomes** - employment, return to work, continuity of work - work ability - sick leave, length of absence from work - work changes - work productivity - burden at work, perceived job strain - work disabilities - job satisfaction - income levels, earnings - retirement - unemployment, job loss, to quit working - reemployment, time of returning to work - reduction in work hours (full-part-time work) - temporary work, weekly work hours - career changes, promotion
Treatment related factors - surgery (e.g. extensive) - chemotherapy - radiation - medication - treatment intention (curative vs. palliative) - endocrine therapy - multimoda treatment	**Psychosocial factors** - psychological symptoms (e.g. distress, depression, anxiety, feeling useless) - psychological comorbidity - social skills, social support **Motivational factors** - intention to work - work satisfaction - meaning of work **Work-related factors** - type of work, work demands, work sector - level of responsibility - work environment (e.g supportive) - employer accommodation (e.g. flexible working conditions, organization) - relationship with co-workers and managers **Work-related interventions** - counseling, vocational training services - job replacement services - job search assistance - rehabilitation services - continuity of care	**Psychosocial outcomes** - quality of life - psychological well-being - body changes, self-evaluation, life interference social participation - social reintegration - work gratification **Economic outcomes** - economic costs of e.g. decline in work productivity, time of returning to work, early retirement, sick leave, and absence from work

그림 79-1. Employment and work-related issues in cancer survivors (Crit Rev Oncol Hematol, 2011에서 발췌)

요인과 수술, 항암, 방사선, 호르몬 치료 등 치료관련 요인이 있다. 더불어 개개인의 나이, 성별, 교육수준, 월수입, 결혼상태 등 일반적 특성, 신체적 불편감, 인지적 어려움 등의 건강상태, 우울, 불안 등의 심리적 요인, 일을 하는 이유, 업무 만족도, 일의 의미 등 일에 대한 관점, 하는 일의 종류, 업무 환경 등 업무관련 요인, 상담, 직업교육 등의 관련 중재들이 있다.

3) 암 생존자의 직업복귀 관련 중재

암 생존자의 직업복귀와 관련된 중재와 관련된 연구들을 검토하였을 때 절반 이상의 중재가 병원 재활 프로그램으로 진행이 되었고 개별 상담을 통해 적합한 서비스로 안내되거나 다양한 주제의 교육 세션과 병행이 되기도 하였다. 병원 외 프로그램은 퇴원 시 워크북이나 리플릿으로 직업복귀와 관련된 정보와 증상 관리 등에 대한 정보 제공의 형태로 이루어졌다. 직업복귀 중재 전후로 유의미한 직업복귀율을 볼 수 있거나 직업능력, 직업복귀 관련 자기효능감이 향상되었음을 확인할 수 있었다. 또한 삶의 질 및 피로도 개선에 일부 효과가 있는 것으로 나타났다.

직업복귀 중재를 계획할 때 고려해야 할 사항은 다음과 같다.

1. 직업 복귀 개념 정의: 체계적인 리뷰와 함께 연구자들, 보건 기관, 그리고 정부 부처가 암 생존자의 직업복귀를 어떻게 고려하거나 평가하는지에 대한 연구가 이루어져야 한다. 암 진단 후 직업복귀가 무엇을 의미하는지 명확히 정의하기 위해 직업복귀 관련 전문가, 고용주, 암 생존자 등으로 구성된 작업 그룹을 만들어야 한다.
2. 직업복귀 평가 방법 정의: 문헌에서 확인된 결과를 바탕으로 직업복귀를 평가하는 가장 적절한 방법을 정의해야 한다. 직업복귀는 조건에 따라 동일하게 평가되어야 하는지, 아니면 다른 변수를 사용하여 평가해야 하는지 결정해야 한다.
3. 문헌 고찰 및 적절한 변수 고려: 여러 변수(예: 연령, 종양 위치, 사회경제적 지위 등)를 고려해야 한다.
4. 적절한 인력 포함: 의료인 등 건강 관련 전문가, 고용주, 암 환자 또는 생존자, 보건 기관의 대표들을 개입 설계 또는 개입 프로그램에 포함시켜야 한다.
5. 전문가를 위한 개입 프로그램 매뉴얼 작성: 보건 전문가가 중재를 제공할 때 따르는 단계를 자세히 소개하는 매뉴얼을 제공해야 한다. 이는 프로그램에 대해 더 쉽게 소통하고 임상에 적용할 수 있도록 도울 것이다.
6. 프로그램의 효과를 테스트하기 전에 파일럿 테스트를 수행해 보는 것이 좋다.

의료인을 비롯한 건강관련 전문가들은 암 생존자의 직업복귀를 계획하는 데 다양한 방법으로 도움을 줄 수 있다. 이러한 단계들 중 일부는 다른 것들보다 먼저 이루어질 수 있으며, 항상 동일한 순서로 진행되는 것은 아니다. 처음에는 암 생존자의 작업 능력을 예측하고 이해하려는 시도로 시작할 수 있다. 이는 암과 치료의 영향을 고려할 때 생존자의 근로 능력을 결정하는 데 도움을 줄 수 있다. 다음으로, 그들의 근로 능력을 극대화할 수 있는 최선의 방법을 결정하는 데 도움을 주는 것이 좋다. 이는 충분한 회복을 기다린 후 일터로 복귀하거나 재활을 완료하여 기능과 이동성을 향상시키는 것을 의미할 수 있다. 암 생존자의 불확실한 감정 상태, 정상으로 돌아가고자 하는 강한 욕구, 또는 재정적 필요가 직업복귀 결정에 영향을 미칠 수 있으나, 한편 많은 암 생존자들이 직업복귀 시기에 대해 일관성 없는 조언을 자주 받아 준비가 되지 않은 상태에서 일터로 복귀하는 경우도 많은 것으로 알려져 있다.

암 생존자의 현재 능력을 파악한 후에는, 직업 복귀 시 마주칠 수 있는 도전을 평가하고 이를 어떻게 해결할지 결정해야 한다. 암 생존자가 가정과 일터에서 최상의 수준으로 활동을 수행하는 데 필요한 지원을 식별해야 한다. 잠재적인 복귀 성공에 대해 확신이 서지 않는다면, 기능 평가를 위해 다른 전문가에게 의뢰하는 것이 좋을 수 있다. 이러한 단계가 완료되면, 암 생존자와 고용주 또는 인사 전문가, 보건관련 직원 등과 협력하여 공식적인 직업복귀 계획을 진행할 수 있다.

4. 암 생존자의 사회적 인식과 태도

암 진단은 오늘날에도 환자와 그 가족에게 큰 영향을 미치는 중대한 사건이다. 그러나 암에 대한 부정적 인식과 스티그마는 암이 개인에게 미치는 영향을 더욱 심화시키고 회복 과정을 복잡하게 만든다. 사회적 스티그마는 암 생존자들이 겪는 심리적, 사회적 어려움을 가중시키며, 때로는 치료를 받는 데 필요한 지지체계의 접근을 방해하기도 한다.

1) 암 생존자에 대한 사회적 인식

암을 경험한 사람들이 사회에 원활하게 복귀하기 위해서는 일반인의 부정적 인식을 개선하는 것이 필수적인 과제이다. 암 생존자가 소속된 사회 내에서 일상적인 삶을 어떻게 영위하느냐는 대부분 일반인들이 그들을 어떻게 이해하고, 적극적으로 수용하는지에 따라 결정된다. 이러한 사회적 수용성이 암 생존자들의 삶의 질을 높이고, 사회 복귀를 촉진하는 데 중요한 역할을 한다.

한 연구결과에 따르면 우리나라의 암 생존자 직업복귀에 대한 인식은 대체로 부정적으로 나타났다. '통증으로 인해 업무 능력이 저하될 것이다(70.4%)', '집중력과 기억력 저하로 인해 업무 성과가 좋지 않을 것이다(60.9%)', '치료 후 우울증으로 일상 업무가 힘들 것이다(57.0%)', '암을 경험한 사람은 일에 대한 자신감이 부족할 것이다(55.3%).' 등의 문항에서 부정적인 인식을 확인할 수 있었다. 암을 경험한 사람들의 직업복귀에 대한 이러한 부정적인 인식에 영향을 미치는 요인으로는 거주 지역, 월 소득, 간병 경험이 꼽혔다. 특히, 간병 경험이 있는 경우 부정적 태도가 더 높게 나타났는데, 이는 대부분 진단 후 1-2년 내의 집중 치료 기간 동안 간병이 이루어지기 때문이며, 불안이나 우울과 같은 디스트레스에 대한 적절한 지원 서비스나 관리가 이루어지지 않고 남아 있어 암 생존자의 기능 회복 및 사회적 역할, 직업복귀에 대한 부정적 인식이 형성된 것으로 판단된다. 그러나 암을 경험한 동료와 함께 일하는 것에 대한 수용성을 묻는 질문에 대부분의 응답자는 업무 조정이나 근무 조건이 마련된다면 함께 일할 의향이 있다고 답변했다. 이는 정부가 암 생존자의 사회 복귀를 위한 정책을 마련해야 한다는 것을 시사한다. 실제로 '암 환자 동료가 일반인처럼 일할 수 있도록 근무 환경을 조정해야 한다(88.0%)', '암을 경험한 동료의 승진을 지지한다(79.4%)', '직장 내 암 환자 동료를 위한 휴게실을 마련해야 한다(76.4%)', '암을 경험한 동료가 일할 때 일반인과 동등한 승진 기회를 제공해야 한다(73.7%).' 등의 문항에서 긍정적인 응답이 높게 나타났다.

2) 암 스티그마

암에 대한 스티그마는 환자가 자신의 질병으로 인해 거절, 비난, 또는 평가절하 등의 부정적 경험을 겪는 것이다. 의료 기술의 발전과 생존율의 향상에도 불구하고 암에 대한 스티그마는 여전히 흔한 현상이다. 부정적 태도나 차별적 태도는 암 생존자들이 이웃이나 동료들에게 자신의 암 진단을 공개하는 것을 꺼리게하여 암 생존자를 사회로부터 고립시킬 수 있으며, 우울, 높은 디스트레스, 삶의 질 저하를 초래할 수 있다. 한 연구결과에서 암 생존자의 21.7%는 의학 기술의 발전에도 불구하고 암을 치료할 수 없을 것이라고 생각했으며, 19.1%는 암이 완치되더라도 예전처럼 업무를 수행할 수 없을 것이라고 응답했다. 또한, 13.4%는 암 환자를 외모만으로 구분할 수 있다고 생각했다. 뿐만 아니라 암에 대한 편견, 고정관념, 차별은 암 생존자의 실업에 직간접적으로 영향을 미쳤다. 특히 환자 스스로가 암에 대한 부정적인 고정관념이나 회복에 대한 믿음이 부족할 때 일자리를 잃기 쉬웠다. 암을 불치병으로 여기는 환자는 그렇지 않은 환자보다 일자리를 잃을 위험이 3.1배 더 높았으며, 암 생존자에 대한 고정관념을 가진 환자는 일자리 상실 위험이 2.1배 더 높았다. 또한 직장 내에서 차별을 경험한 환자는 그렇지 않은 환자에 비해 일자리를 잃을 가능성이 1.98배까지 증가했다.

암에 대한 스티그마를 해소하기 위해서는 교육, 옹호 활동, 정책 개선 등 다방면에서의 접근이 필요하다. 암을 개인의 잘못이 아닌, 치료 가능하고 관리가 필요한 건강 상태로 인식하는 사회적 분위기를 조성할 수 있는 것이 필요하다. 이러한 노력은 암 생존자들이 보다 개방적으로 자신의 경험을 공유하고 필요한 지원을 받을 수 있는 환경을 마련하는 데 기여할 수 있다.

3) 암 생존자의 사회적 인식 개선 노력

미국에서 1988년 6월 5일을 '암 생존자의 날'로 지정하여 기념행사를 개최하면서 전 세계적으로 6월 첫째 주에 관련 행사를 진행해 왔다. 암을 경험한 사람들의 삶과 회복을 축하하고, 암 생존자들의 용기와 투쟁을 인정하는 데 목적을 둔다. 또한 이 날은 암 생존자들이 겪는 도전과 성취를 사회에 알리고, 암 생존자와 그 가족, 친구들에 대한 지지와 인식을 증진시키는 기회로 활용된다. 전 세계적으로 많은 환자 단체, 병원, 지원 그룹들이 다양한 행사와 활동을 조직하여 암 생존자들의 삶을 기념하고 응원한다. 국내에서는 2019년부터 매년 6월 첫째 주를 암 생존자 주간으로 정해 기념하고 있으며 국립암센터 및 권역암 생존자통합지지센터 등에서 이벤트, 공모전, 전시회 등 다양한 홍보행사와 건강강좌 등을 시행하고 있다.

여러 암종 중 특히 유방암에 대한 올바른 이해와 정기 검진의 중요성을 알리고자 매년 10월을 '유방암 예방의 달'로 정해고 있으며, 핑크리본 캠페인은 국내에서 2005년부터 시작되어 여성 및 의료관련 기관과 기업에서 관련 행사를 진행하고 있다. 유방암 예방 및 조기진단, 건강 수칙에 대한 정보를 얻고, 핑크리본 만들기 행사 등 다양한 참여를 통해 유방암에 대한 인식을 제고하는 시간을 가지고 있다. 뿐만 아니라 온라인 플랫폼을 통해 환자단체와 비영리 단체들이 참여해 다양한 스토리를 공유하고 있으며, 암 생존자 미디어 크리에이터들이 본인의 경험을 나누거나 암 관련 콘텐츠를 업로드하며 세상과 소통하고 대중들의 공감을 불러일으켜 암 생존자에 대한 사회적 공감대 형성과 정서적 지지를 얻기도 한다. 이러한 노력들은 암에 대한 부정적인 인식을 줄이고, 암 생존자들이 사회적으로 완전히 통합될 수 있는 환경을 조성하는 데 기여할 것이다.

5. 암 생존자의 경제적 문제

경제적 문제는 암 생존자에게 중요한 고려 사항이다. 암 진단과 치료로 인해 발생하는 높은 의료비용은 환자와 가족에게 심각한 재정적 부담을 주며, 이는 치료 선택, 생활 패턴, 심리적 웰빙에 영향을 미칠 수 있다. 이런 문제를 해결하고자 우리나라에서는 일부 상병에 대해 건강보험법에서 정한 본인일부부담을 경감해주는 '본인부담 산정특례제'를 통해 진료비 부담이 큰 암과 같은 중증질환자의 보장률을 높이기 노력해왔다. 암 생존자가 겪는 재정적 문제를 항암제의 물리적 독성에 비유한 용어인 재정 독성financial toxicity이라는 용어로 사용되어 다양한 연구가 진행되고 있다. 국내에서 수행된 한 연구에 따르면 물질적, 심리적 재정독성 상태에 처한 암 생존자들의 경우 절반에 가까운 47.2%가 인생에 대한 불확실성을 호소하였으며, 당장 가계에 문제는 없지만 심리적 재정독성을 호소하는 경우에도 불확실성을 호소할 비율이 34.6%로 심리적으로 아무런 부담이 없다고 답한 자와 비교하면 4.9배가 높았다. 이렇게 암이라는 예상치 못한 상황에 처해 경제적 부담이 커지면 미래를 계획하고 준비하는 것을 어렵게하거나, 치료 중단 및 필요한 치료를 받지 못하는 상황이 발생할 수 있다. 따라서 암 생존자의 삶의 질을 유지하고 향상시키기 위해서는 경제적 문제를 해결하는 것이 필수적이며, 이는 치료 접근성을 높이고 장기적인 건강 관리를 가능하게 할 것이다.

1) 원인 및 위험요인

암 진단을 받은 자의 경제적 취약성에 영향을 미치는 여러 요인에는 암 진단을 받은 가구 구성원의 소득 창출 역할(주 수입자, 부 수입자 등), 질병 전 부채 부담, 자산, 질병 관련 비용, 질병과 치료가 근로 능력에 미치는 영향, 환자의 건강 및 장애 보험 조건, 가구 내 다른 구성원의 소득 등이 있으며 이러한 요소들은 장기적인 경제적 어려움의 위험을 결정 짓는다. 또한 경제적 어려움은 증가된 의료비 부담, 소득 감소, 의료 부채, 필수 비용(주거, 식비 등) 지불 어려움, 파산 등으로 측정될 수 있다.

2) 재정적 고통을 줄이기 위한 노력

암 생존자의 재정적 어려움을 줄이기 위해 특별히 설계된 여러 개입 방법이 제안되었으며, 일부는 시행 중에 있으나 이러한 개입이 재정적 고통의 발생률과 심각성, 치료 선택, 삶의 질 또는 생존율에 미치는 영향 등을 평가하는 연구들은 아직 소수인 상태이다.

암 생존자의 재정적 고통을 완화하기 위한 다양한 노력 중 하나로 의료비 투명성을 높이고 가치 기반 가격 책정을 도입하는 방안을 고려할 수 있다. 이는 환자들이 암 치료와 관련된 비용을 보다 명확하게 인식하고, 이에 따른 합리적인 치료 선택을 하도록 도울 수 있다. 가치 기반 가격 책정을 통해 환자들이 높은 가치의 치료를 선택하도록 유도하여 비용 효율성을 높일 수 있다. 한편 국내에서 의료비 부담이 큰 환자를 위해 의료보험의 보장성을 강화하고, 본인 부담금을 줄이는 방안이 필요하며, 건강보험 적용을 확대하여 고가의 항암 치료에 대한 환자 부담을 경감할 수 있다. 또한, 암 생존자와 가족의 경제적 부담을 줄이기 위해 정부와 지자체 차원에서 추가적인 금융 지원 프로그램을 마련할 수 있다. 건강 보험 개혁을 통해 암 생존자가 경제적 부담 없이 치료를 받을 수 있는 환경을 조성하는 것도 중요하다. 치료비 지원 외에도 암 생존자와 가족이 심리적, 사회적으로 안정감을 느낄 수 있도록 지원하는 다양한 프로그램을 개발하고 실행할 필요가 있다. 한편 정부는 사회적 지원을 확대하고, 암 생존자 전용 금융 상담 서비스 등을 제공하여 암 생존자들이 암 진단 후부터 치료가 끝난 후에도 금융 계획을 세울 수 있도록 도와주는 것이 필요하다.

참고문헌

1. Braspenning I, Tamminga S, Frings-Dresen MH, Leensen M, de Boer A, Tikka C et al. Rehabilitation and return to work after cancer—instruments and practices. 2018.
2. Cancer support groups [Internet]. Cancer.gov. 2014 [cited 2024 Oct 15]. Available from: https://www.cancer.gov/about-cancer/coping/adjusting-to-cancer/support-groups
3. Cancerandwork.ca. [cited 2024 Oct 15]. Available from: https://www.cancerandwork.ca/healthcare-providers/returning-to-work-staying-at-work/helping-patients-prepare-for-returning-to-work/
4. Cho J, Smith K, Choi EK, Kim IR, Chang YJ, Park HY, et al. Public attitudes toward cancer and cancer patients: a national survey in Korea. Psycho‐oncology. 2013;22(3):605-13.
5. Choi YJ, Lee WY. Unemployment risk of all employed working-age cancer survivors after cancer diagnosis in South Korea: a retrospective cohort analysis of population-based administrative data. Supportive Care in Cance. 2023;31(2):135.
6. Coreil J, Wilke J, Pintado I. Cultural models of illness and recovery in breast cancer support groups. Qualitative Health Research. 2004;14(7):905-23.
7. de Souza JA, Yap B, Ratain MJ, Daugherty C. User beware: we need more science and less art when measuring financial toxicity in oncology. J Clin Oncol. 2015;33(12):1414-5.
8. Duijts SF, Van Egmond MP, Spelten E, Van Muijen P, Anema JR, van der Beek AJ. Physical and psychosocial problems in cancer survivors beyond return to work: a systematic review. Psycho‐oncology. 2014;23(5):481-92.
9. Family issues after treatment [Internet]. Cancer.gov. 2014 [cited 2024 Oct 15]. Available from: https://www.cancer.gov/about-cancer/coping/survivorship/family-issues
10. Financial toxicity and Cancer Treatment (PDQ®) [Internet]. Cancer.gov. 2016 [cited 2024 Oct 15]. Available from: https://www.cancer.gov/about-cancer/managing-care/track-care-costs/financial-toxicity-hp-pdq
11. Jablotschkin M, Binkowski L, Markovits Hoopii R, Weis J. Benefits and challenges of cancer peer support groups: A systematic review of qualitative studies. European Journal of Cancer Care. 2022;31(6):e13700.
12. Kang D, Bae KR, Kim HY, Ahn Y, Kim N, Shim Y, et al. Changes in working status after cancer diagnosis and socio-demographic, clinical, work-related, and psychological factors associated with it. BMC cancer. 2022;22(1):917.
13. Kang D, Bae KR, Lim J, Kim N, Shim S, Kweon SS, et al. Impact of objective financial burden and subjective financial distress on spiritual well-being and quality of life among working-age cancer survivors. Supportive Care in Cancer. 2022;30(6):4917-26.
14. Lamore K, Dubois T, Rothe U, Leonardi M, Girard I, Manuwald U, et al. Return to Work Interventions for Cancer Survivors: A Systematic Review and a Methodological Critique. International Journal of Environmental Research and Public Health. 2019;16(8):1343.
15. Lee JW, Kim YA, Park JG, Ko YJ, Kim S. The Association Doctor-Patient Communication and Cancer Patients' Satisfaction. Korean Journal of Family Practice. 2017;7(5):731-6.
16. Magsamen-Conrad K, Checton MG, Venetis MK, Greene K. Communication efficacy and couples' cancer management: applying a dyadic appraisal model. Communication Monographs. 2015;82(2):179-200.

17. Mehnert A. Employment and work-related issues in cancer survivors. Critical reviews in oncology/hematolog. 2011;77(2):109-30.
18. Shim HY, Shin JY, Kim JH, Kim SY, Yang HK, Park JH. Negative public attitudes towards cancer survivors returning to work: A nationwide survey in Korea. Cancer Res Treat. 2016;48(2):815–24.
19. Shim S, Kang D, Bae KR, Lee WY, Nam SJ, Sohn TS, et al. Association between cancer stigma and job loss among cancer survivors. Psycho‑oncology. 2021;30(8):1347-55.
20. Stergiou-Kita M, Pritlove C, Holness DL, Kirsh B, van Eerd D, Duncan A, et al. Am I ready to return to work? Assisting cancer survivors to determine work readiness. Journal of Cancer Survivorship. 2016;10,:699-710.
21. Tavan H, Azadi A, Veisani Y. Return to work in cancer patients: a systematic review and meta-analysis. Indian journal of palliative care. 2019;25(1):147.
22. Tucker-Seeley RD, Yabroff KR. Minimizing the "financial toxicity" associated with cancer care: advancing the research agenda. J Natl Cancer Inst. 2016;108(5):djv410.
23. Wells M, Williams B, Firnigl D, Lang H, Coyle J, Kroll T. Supporting 'work‑related goals' rather than 'return to work'after cancer? A systematic review and meta‑synthesis of 25 qualitative studies. Psycho‑oncology. 2013;22(6):1208-19.
24. Yi M, Ryu YM, Hwang E. The experience of self-help group activities among women with breast cancer in Korea. Korean J Adult Nurs. 2014;26(4):466.
25. Yoo H, Shin DW, Jeong A, Kim SY, Yang H-K, Kim JS, et al. Perceived social support and its impact on depression and health-related quality of life: a comparison between cancer patients and general population. Jpn J Clin Oncol. 2017;47(8):728–34.
26. Zafar SY, Abernethy AP. Financial toxicity, Part I: a new name for a growing problem. Oncology (Williston Park). 2013;27(2):80–1, 149.

암 생존자의 영적 측면

배가령, 조주희

1. 도입

1) 영적 건강Spiritual health

영적 건강은 신체적, 심리적, 사회적 건강과 상호작용하며, 전체적인 웰빙을 유지하는 데 필수적인 요소이다. 영적 건강은 개인의 내면과 외부 세계와의 연결성, 삶의 의미와 목적, 그리고 인간 경험의 핵심 부분으로서 인식되는 영성을 포함한다. 이 개념은 전통적인 종교적 접근부터 종교를 초월한 인간주의적 관점까지 다양한 해석을 포함할 수 있으며, 영적 건강은 개인의 전반적인 건강과 웰빙의 근본적인 차원으로 간주된다.

대부분의 암 환자들은 진단이나 예후에 관계없이 영적인 문제나 종교적 문제에 대해 의료진과 이야기하는 것을 선호하는 것으로 보인다. 한 연구에 따르면 외래를 방문하는 암 환자의 20-35%가 종교 및 영적 자원에 대한 욕구, 삶의 의미를 찾는 것에 대해 이야기 나누는 것에 대한 도움, 희망을 찾는 것에 대한 도움, 죽음과 죽어감에 대해 이야기하는 것, 마음의 평화를 찾는 것에 대한 요구를 표현했다. 이러한 요구들은 단순한 대화를 넘어, 암 환자의 전반적인 웰빙을 향상시키는 데 중요한 역할을 한다. 따라서 의료진은 환자의 영적 건강 요구를 민감하게 인식하고, 이를 치료 계획에 반영하는 것이 필수적이다.

2) 암 진단이 영적 건강에 미치는 영향

질병을 진단받으면 존재론적이고 종교적인 질문들과 맞닥뜨리게 된다. 특히 암 진단은 한 사람의 인생을 영구적으로 변화시킬 수 있으며, 의미와 목적에 대한 깊은 성찰을 요구하게 된다. 암 진단 후 환자는 치료 과정에서 심오한 문제들과 마주하게 되며, 불확실성과 어려운 결정을 내려야 하는 상황이 자주 발생한다. 이로 인해 암 환자들은 다른 만성 질환 환자들보다 영성과 관련된 문제들을 더 빈번하게 경험할 수 있다. 특히 암 생존자의 경우, 진단과 예후에 대한 불확실성, 치료 과정에서의 중대한 결정, 증상 개선이나 치유가 불확실한 도전적인 치료방법을 고려해야 하는 상황에서 영적 건강의 중요성이 더욱 부각된다. 따라서 암 생존자의 영적 건강에 대한 요구를 이해하고 이에 적절히 대응하는 것은, 단순히 치료 과정에서의 지원을 넘어, 환자의 전반적인 웰빙을 증진시키고 더 나은 치료 결과를 도출하는 데 중요한 역할을 한다.

2. 영적 건강과 관련된 용어의 정의

암 생존자의 영적 건강을 논의할 때, 영성, 종교, 영적 웰빙, 삶의 의미 등과 더불어 희망, 내적 평화, 용서, 감사, 초월과 같은 요소들도 포함될 수 있다. 이러한 요소들은 질병에 직면해 있음에도 불구하고 완전함과 충족감을 줄 수 있고, 자신, 타인, 자연 또는 더 높은 힘과의 더 깊은 연결감 및 어려운 시기에 힘과 회복력을 제공할 수 있다. 지난 수십 년 동안 의학, 간호학, 사회학, 심리학, 신학과 같은 다양한 분야에서 영성과 건강 사이의 관계에 대해 많은 연구들이 발표되었다. 하지만 아직 영적 건강이나 영성 등에 대한 정의가 전 세계적으로 정립되지 않았고, 건강과 관련된 연구에서 영적 차원에 대한 합의가 이루어지지 않아 다양하게 개념화되어 도출되었다. 따라서 이들이 임상 환경에서 현재 영적 상태를 평가하고 영적 개입의 필요성을 결정하는 데 적합한지 여부는 알려지지 않은 상태이다.

다음은 영적 건강에 가장 많이 논의되는 용어들의 정의이다.

1) 영성Spirituality

현실세계를 초월하여 삶의 의미를 찾는 과정으로, 비물질적인 여러 현상을 포함하며, 신성하고 거룩한 경험과 관련되어 사용하기도 한다. 특히 영성은 암 생존자의 삶의 질에서 신체적, 심리적, 사회적 웰빙과 더불어 핵심 영역 중 하나이다.

2) 종교Religion

흔히 영성과 비슷한 개념으로 쓰이나 동일한 것으로 간주되어서는 안된다. 종교는 주로 조직화된 신앙 체계, 의식, 교리 및 커뮤니티에 초점을 맞추며, 영성은 개인의 내면적 경험이나 삶의 의미, 연결과 초월성에 대한 관계를 탐구하는 더 포괄적이고 개인적인 차원을 다룬다.

3) 영적 웰빙Spiritual well-being, SWB

삶의 질의 측정 가능한 영역으로 나타내는 데 사용된다. 보통 삶의 의미나 목적, 내적 평화와 조화, 신앙에서 얻는 힘과 위안을 의미하지만 아직 구성요소에 대한 다양한 논의가 있으며, 의미, 평화, 신념의 세 가지 요소로 구성되었다고 간주하기도 한다.

4) 삶의 의미Meaning in life

개인적으로 구성되고 문화적으로 기반한 인지체계로, 개인의 활동 및 목표 선택에 영향을 미치며 삶의 목적, 개인적 가치 및 충족감을 부여한다. 또한 삶의 의미를 경험하는 것이 침습적이고 부정적 경험을 초월할 수 있으며, 건강하고 긍정적인 삶을 촉진할 수 있다.

5) 영적 요구Spiritual needs

삶의 의미와 목적 찾기, 암과 같은 질병 경험에서 의미 찾기, 타인, 신, 자연과 연결되기, 종교/영적 수행에 대한 접근성 유지, 영적 웰빙, 죽음과 죽음에 대해 이야기하기, 자신의 삶을 최대한 활용하기, 독립적이고 '정상인'처럼 대우받기 등이 포함될 수 있다.

3. 영적 고통Spiritual distress/suffering

영적 고통은 개인이 자신의 신념 체계, 삶의 의미, 목적, 또는 가치에 대한 근본적인 질문을 갖게 될 때 발생하는 내적 갈등 또는 불편함을 말한다. 이러한 고통은 암과 같은 중대한 질병 진단이나 치료 과정에서 더욱 두드러질 수 있는데, 자신의 신념 체계가 흔들리거나, 삶의 의미를 재정립해야 하는 상황에 직면할 때 깊은 심리적 고통이나 고뇌로 이어질 수 있다. 특히 우울증, 불안, 무기력감과 같은 심리적 증상과 깊이 연관될 수 있으며, 자신의 삶에서 목적이나 의미를 찾지 못할 때 더 악화될 수 있다. 만약, 암 생존자가 "왜 나에게 이런 일이 일어났는가?"라는 질문에 대해 답을 찾지 못할 때 삶의 무의미함을 느끼며 심리적 위축을 경험할 수 있기 때문에 이 상황에서 적절한 심리적 지원이 이루어지지 않으면, 암 생존자의 전반적인 정신 건강에 부정적인 영향을 미칠 수 있다.

1) 진단 및 치료과정에서 영적 고통

암 환자가 진단을 받고 치료하는 과정에서 겪는 영적 고통은 개인에 따라 다를 수 있다. 암 환자의 73%가 적어도 한 가지 이상의 영적 요구가 있다고 하였으며, 새로 암 진단을 받고 재발한 암 환자의 40%가 상당한 수준의 영적 고통을 겪는 것으로 나타났다. 이렇게 많은 환자들이 자신의 삶과 죽음에 대해 근본적인 질문을 하게 되며, 불확실성과 두려움을 경험할 수 있다. 이러한 상황에서 의미와 목적, 자신과 우주와의 연결성에 대한 심층적인 고민이 발생할 수 있으며, 이는 종종 영적인 탐색이나 위기로 이어진다. 일부 암 환자의 경우 영적 고통이 신체적 증상보다 더 큰 문제일 수도 있다고 하며, 영성과 관련 있는 분노와 자존감 저하도 보고되기도 한다. 따라서 암 진단 및 치료과정에서 영적인 고통을 파악하는 것은 암 환자의 삶의 질 개선을 포함한 건강에 중요한 영향을 미칠 수 있다.

2) 치료 후 영적 고통

암 치료를 마친 후 많은 암 생존자들은 우울증, 불안, 두려움과 같은 정서적 반응을 겪게 된다. 이러한 정서적 반응은 생존자가 자신의 삶, 질병과의 싸움, 그리고 미래에 대해 심오한 영적 질문을 하게 만들 수 있다. 예를 들어, 우울증과 불안은 개인이 삶의 의미와 목적을 상실하게 느끼게 하며, 이는 영적 고통으로 이어질 수 있다. 또한, 두려움은 사람들이 죽음과 존재의 불확실성에 대해 더 깊이 고민하게 만들어 영적인 탐색이나 위기로 발전할 수 있다. 이 과정에서 암 생존자들은 신체적 회복을 넘어 정서적, 영적 안정을 찾기 위한 지원이 필요하게 된다. 의료인을 비롯한 심리 전문가들은 이러한 정서적 문제들이 영적 고통과 어떻게 연결되는지를 이해하고, 적절한 영적 치료나 지원을 제공함으로써 암 생존자들이 전체적인 회복을 경험할 수 있도록 도와야 한다. 이는 암 생존자가 자신의 삶을 재평가하고 새로운 의미와 목적을 발견하는 데 중요한 역할을 할 수 있다.

4. 영적 건강의 평가와 지원

1) 영적 건강 평가의 중요성

미국종합암네트워크는 암 치료 연속성에서 '일반적이고 정상적인 취약성, 슬픔, 두려움부터 우울, 불안, 공황, 사회적 고립, 실존적 영적 위기와 같은 장애가 되는 문제'까지 확장될 수 있는 영적 건강의 범위를 언급하고 있다. 영적 건강 평가는 암 치료의 필수 요소이며, 환자를 전인격체로 돌보고 존중하는 데 본질적인 의미가 있다. 의료진이 환자의 영적 건강과 관련 요구를 평가하는 것은 환자와의 신뢰를 구축할 뿐만 아니라, 환자의 개인적인 신념이나 가치를 반영하여 치료 계획을 세우는 데 중요한 역할을 한다. 영적인 부분이 제대로 다루어지지 않으면 환자의 치료 결과가 나빠지고, 환자가 치료 지침을 따르지 않을 수 있으며, 효과적인 대처 메커니즘을 찾지 못할 수 있다. 또한, 치료의 질에 대한 평가와 치료에 대한 만족도가 저하될 수 있다.

2) 영적 건강 평가 도구의 종류 및 특성

영적 건강 평가는 환자의 종교적 또는 영적인 신념이 암 치료와 대처 과정에 미치는 영향을 이해하기 위한 필수적인 도구이다. 이 과정을 통해 의료진은 환자의 신념이 암 진단과 치료 결정에 어떻게 영향을 미치는지를 더 깊이 이해할 수 있다. 의료진은 환자가 직접 영적 문제를 언급하기를 기다리기보다는, 능동적으로 대화를 시도하거나 설문지 등의 평가 도구를 활용하여 환자의 영적 요구를 파악해야 한다.

환자의 영적 요구를 평가하기 위해 다양한 척도들이 제공될 수 있다. 이들 도구는 환자가 직접 작성할 수 있다는 이점이 있지만, 대체로 연구 목적으로 개발되었기 때문에 임상적 평가에 얼마나 적합한지에 대해서는 논의가 필요하다. 각 도구는 종교적 참여나 영적 안녕, 또는 불안의 초기 수준을 파악하고, 주제에 대한 탐색을 돕는 데 유용하다. 하지만 많은 도구가 신을 믿는 것을 전제로 하고 있기 때문에, 무신론자나 불가지론자를 평가할 때는 적절한 도구를 선택하는 것이 중요하다. 또한 평가 도구를 선택하기 전에 평가의 초점(종교적 실천 또는 영적 안녕/고통), 평가의 목적(예: 고통 선별, 치료의 일부로서 모든 환자 평가), 평가 방식(예: 심층 면담, 설문), 평가의 타당성(예: 환자 부담) 등을 확인해야 한다.

영적 건강의 측정을 위해 자주 사용되는 도구로는 만성질환 치료 기능 평가-영적 웰빙 척도functional assessment of chronic illness therapy—spiritual well-being scale, FACIT-sp, 영적 웰빙 척도spiritual well-being scale, SWBS, 영적 참여와 신념척도spiritual involvement and beliefs scale, SIBS, 영적 관점 척도spiritual perspective scale, SPS 등이 있다. 특히 FACIT-sp의 하위척도meaning/peace는 웰빙을 직접 언급하는 항목이 많기 때문에, FACIT-sp에서 높은 점수를 받는 것이 웰빙이 높은 것과 관련 있다는 것이 다수의 연구를 통해 확인되었다.

또한 유럽암연구치료기구European organisation for research and treatment of cancer, EORTC가 개발한 영적 웰빙 설문지spiritual well-being questionnaire, EORTC QLQ-SWB32로 암 환자의 영적웰빙을 측정할 수 있는데, 자신과 타인, 더 큰 존재, 존재론적 문제 등 여러 영역에서 관계의 질을 평가하며, 삶의 질과 유의한 상관관계를 보여준다. 이 도구는 연구와 임상에서 모두 유효하게 검증되었고 암 환자 및 암 환자가 아닌 사람 모두에게 영적 웰빙을 다루는 것이 중요함을 강조한다.

3) 영적 건강 대처 전략의 다양성

암 생존자들은 다양한 방식으로 영적 고통에 대처한다. 일부는 종교적 신앙을 통해 위안을 얻고, 신앙 공동체의 지원을 통해 심리적 안정감을 찾는다. 다른 이들은 명상, 요가, 또는 자연과의 교감을 통해 내적 평화를 추구하기도 한다. 이러한 영적 건강과 관련된 대처 전략들은 암 생존자의 신념 체계, 문화적 배경, 그리고 개인적 경험에 따라 크게 달라질 수 있다. 따라서 의료진은 그들의 영적 대처 방식을 존중하고, 이를 치료 계획에 통합할 필요가 있다. 암 생존자가 자신의 영적 대처 전략을 발견하고 강화할 수 있도록 돕는 것이 중요하며, 이를 위해 영적 상담가나 종교 지도자와의 협력이 필요할 수 있다.

또한 암 생존자의 영적 고통을 효과적으로 관리하기 위해서는 다학제적 접근이 필수적이다. 이는 의료인, 심리학자, 사회복지사, 영적 상담가 등 다양한 전문가들이 협력하여 환자의 영적 요구를 충족시키는 것을 의미한다. 이러한 팀 접근은 전인적 치료를 받을 수 있도록 하며, 치료 결과를 최적화하는 데 기여할 수 있다. 또한, 다학제 팀은 환자의 영적 대처 방식을 탐구하고, 이를 기반으로 암 생존자의 고통을 완화하는 맞춤형 치료 계획을 세울 수 있다. 특히, 종교적 또는 영적 지지가 부족한 자에게는 정서적 지원과 함께 영적 대처 전략을 제시하는 것이 중요할 것이다.

5. 영적 건강 지원 시 윤리적 고려사항

암 생존자의 영적 건강 지원에서 가장 중요한 윤리적 고려사항 중 하나는 암 생존자의 자율성을 존중하는 것이다. 이는 암 생존자의 신념과 가치관을 존중하고, 치료 과정에서 어떻게 반영될지를 논의하는 것을 포함한다. 의료진은 암 생존자의 영적 요구에 대해 민감하게 반응해야 하며, 원하는 만큼의 영적 지원을 제공해야 한다. 또한, 암 생존자가 영적 지원을 거부할 경우, 이를 존중하는 것도 중요한 윤리적 원칙이다.

암 생존자의 영적 요구는 문화적 배경에 깊이 뿌리박고 있다. 의료진은 다양한 문화적 맥락에서 암 생존자의 영적 요구를 이해하고, 이에 적절하게 대응할 수 있는 능력을 갖추어야 한다. 암 생존자의 문화적 신념과 관습을 존중하고, 영적 돌봄에 어떻게 반영될 수 있는지를 고려하는 것을 포함한다. 뿐만 아니라 의료진은 암 생존자의 영적 건강 요구를 지원하면서도, 자신의 종교적 신념을 강요하지 않도록 주의해야 한다. 암 생존자가 자신의 종교적 신념과 가치관을 표현할 수 있도록 하되 자신의 결정을 존중받을 수 있도록 해야 하며, 의료진은 종교적 중립성을 유지해야 한다. 이는 암 생존자와의 신뢰 관계를 유지하고, 치료 과정에서 자신의 신념을 자유롭게 표현할 수 있도록 돕는 데 중요한 역할을 한다.

6. 결론

이 챕터를 통해 우리는 암 생존자들이 겪는 영적 건강의 중요성을 다각도로 살펴보았다. 영적 건강은 개인이 내면적 평화와 삶의 목적을 느끼는 데 중요한 역할을 하며, 특히 암과 같은 중대한 질병을 경험하는 동안 개인의 회복력과 삶의 질에 긍정적인 영향을 미칠 수 있다. 또한 암 생존자들에게 심리적 안정감을 제공하고, 질병과의 싸움에서 중요한 지지력이 될 수 있다. 따라서 암 생존자들이 겪는 영적 고통의 심각성과 이를 해소하기 위한 다양한 접근법이 요구되므로 의료인 및 심리전문가들은 환자의 영적, 종교적 필요를 이해하고 존중하는 것이 중요하며, 이는 전체적인 치료 과정에서 환자의 만족도를 높이고 더 나은 회복을 돕는 방법 중 하나가 될 것이다.

참고문헌

1. Astrow AB, Wexler A, Texeira K, He MK, Sulmasy DP. Is failure to meet spiritual needs associated with cancer patients' perceptions of quality of care and their satisfaction with care?. J Clin Oncol. 2007;25(36):5753-57.
2. Canada AL, Murphy PE, Fitchett G, Peterman AH, Schover LR. A 3-factor model for the FACIT-Sp. Psychooncology. 2008;17(9):908-16.
3. Cobb M, Puchalski C, Rumbold B. Oxford textbook of spirituality in healthcare. OUP Oxford; 2012.
4. Cohen SR, Mount BM, Tomas JJ, Mount LF. Existential well-being is an important determinant of quality of life: Evidence from the McGill quality of life questionnaire. Cancer: Interdisciplinary International Journal of the American Cancer Society. 1996;77(3):576-86.
5. Ellison CW. Spiritual Well-being: Conceptualization and measurement. J Psychol Theol. 1983;11(4):330-8.
6. Ferrell BR, Grant M, Funk B, Garcia N, Otis-Green S, Schaffner ML. Quality of life in breast cancer. Cancer Pract. 1996;4(6):331-40.

다. 암 생존자의 삶의 질 평가연구는 국가별, 암 종별로 매우 다양하다. 본 장에서는 암 생존자의 삶의 질을 조사한 메타분석 결과를 바탕으로 암 생존자의 삶의 질에 대한 전반적인 사항을 제시하고자 한다.

암 생존자의 삶의 질을 조사한 총 64편의 논문을 대상으로 메타분석을 수행한 연구(Firkins 외, 2020)에 따르면, 암 생존자 삶의 질 연구는 유럽(62%)에서 가장 많이 이루어졌고 그 다음은 북미(22%), 아시아(11%), 호주(3%) 순이었다. 삶의 질 연구가 가장 많이 이루어진 암종은 유방암(31%)이었고, 그 다음은 대장암(14%), 두경부암(8%), 전립선암(6%) 및 폐암(6%) 순이었다. 암종이 혼합된 연구는 12%를 차지하였다. 연구대상자의 연령은 45-80세 범위였고, 평균 61세였으며, 암 진단 후 경과기간은 평균 6년이었다. 연구에 사용된 삶의 질 측정도구는 European Organization of Research and Treatment for Cancer Quality of Life Questionnaire Core-30 (EORTC QLQ-C30) (45%)과 Short Form-36 (SF-36) (42%)이 가장 많이 사용되고 있었고 Functional Assessment for Cancer Treatment (FACT)는 6%를 차지했다. 메타분석 결과, 암 생존자의 전반적 삶의 질뿐만 아니라 신체적, 정서적, 사회적 영역 모두 일반인에 비해 삶의 질 수준이 낮은 것으로 나타났으며, 국가, 암종, 연령, 진단 후 경과시간에 따른 유의미한 차이는 나타나지 않았다. 즉, 암 진단을 받은 후 평균 6년이 경과했는데도 암 생존자들의 삶의 질은 여전히 낮았으며, 특히 신체적 역할 영역에서는 매우 심각한 것으로 나타났다. 이는 암 치료가 끝나더라도 암 생존자의 삶의 질을 정기적으로 평가할 필요가 있고 암 생존자의 신체적 역할기능을 높일 수 있는 중재 프로그램이 시급히 마련될 필요가 있음을 시사한다.

Firkins 외(2020)의 메타분석에서는 삶의 질의 전반적인 수준을 확인한 반면, 삶의 질 관련요인을 도출하는 데 의미있는 결과를 제시하지는 못했다. 현재 많은 선행 연구자들은 암 생존자의 삶의 질에 영향을 미치는 요인들을 규명하기 위해 다양한 분석을 시도해 왔다. 특히, 암의 치료적 특성이 암 생존자의 삶의 질에 미치는 영향력에 대한 연구들을 주목할 필요가 있다. 예를 들어, Korfage 외(2005)는 전립선암 치료방법에 따른 암 생존자의 삶의 질 차이를 비교하였는데, 수술을 받은 경우보다 방사선치료를 한 경우 삶의 질이 현저히 낮다고 보고하였다. Mandelblatt 외(2003)는 유방보존술과 방사선 병합치료, 유방 전절제술, 그리고 유방보존술의 3가지 치료방법에 따른 유방암 생존자의 삶의 질을 비교한 결과, 유방보존술만 받은 경우가 나머지 집단들에 비해 삶의 질이 더 낮다고 보고하였다. 반면, Thong 외(2011)는 직장암 생존자의 삶의 질을 연구하였는데 치료방법에 따른 삶의 질의 차이가 발견되지 않았다고 보고하였다. 이는 치료방법이 암 생존자의 삶의 질을 이해하는 데 중요한 고려사항이지만, 암종마다 그 영향력이 다를 수 있으므로 추가적인 연구가 필요함을 시사한다.

독일에서는 암을 만성질환으로 간주하고, 암 이후의 장기적 영향력에 대한 연구를 지속적으로 수행하고 있다. Arndt 외(2017)는 대규모 암 환자 등록부를 구축한 후, 유방암, 대장암, 전립선암 진단을 받고 5년 이상 경과한 암 생존자 6,952명의 삶의 질을 암 병력이 없는 일반 인구 1,878명과 비교하여 그 결과를 발표하였다. 연구자들은 암 진단 후 5-9년이 경과한 자를 '장기 생존자'로, 10년 이상 경과한 자를 '초장기 생존자'로 명명하고 이들의 삶의 질을 각각 일반인과 비교하였다. 연구결과, 암 생존자들의 전반적인 삶의 질은 일반인과 비슷한 수준이었지만, 신체적 기능, 역할기능, 정서적 기능, 인지기능, 사회적 기능은 일반인보다 낮았으며 수면장애, 피로, 호흡곤란, 변비, 설사와 같은 증상 문제가 많이 나타나는 것으로 보고되었다. 또한, 건강문제로 인한 재정적 어려움도 일반인에 비해 더 큰 것으로 나타났다. 삶의 질 저하는 10년 이상 지속되었으며 특히, 젊은 연령대(50세 미만)에서 그 영향이 큰 것으로 보고되었다. 따라서 이 연구는 암 생존자의 삶의 질은 장기적인 관점에서 평가할 필요가 있으며, 50세 미만의 젊은 암 생존자의 삶의 질 개선에 더 많은 관심을 기울여야 함을 시사하고 있다.

국내 암 생존자의 삶의 질에 관한 연구는 2000년대 초반부터 본격적으로 보고되기 시작했다. 국내 유방암 생존자 1,933명을 대상으로 발표한 연구를 시작으로 자궁경부암, 폐암, 갑상선암 등에서 삶의 질 연구에 대한 결과 보고가 이어졌다. 이 연구들을 종합해보면, 암 생존자의 삶의 질은 암 병력이 없는 일반인에 비해 낮았으며, 특히 사회적 기능 점수는 일반인에 비해 많이 낮았는데 이는 모든 연구 결과에서 공통적으로 나타났다. 또한 피로, 수면장애, 호흡곤란, 기침 등의 증상 점수 및 건강문제로 인한 재정적 어려움 점수는 일반인에 비해 유의미하게 높았다. 국내에서 이루어진 위암 생존자 대상의 삶의 질 연구에서는 일반인과의 비교분석은 이루어지지 않았지만, 암 치료방법에 따른 삶의 질을 비교하였다. 그 결과, 수술종류나 항암화학요법 여부가 위암 생존자의 삶의 질에 영향을 미치지는 않는 것으로 조사되었다.

최근 Kim 외(2023)는 국내 암 생존자의 삶의 질 관련 요인에 관한 총 31편의 논문을 대상으로 메타분석을 수행하였다. 그 결과, 월수입 등의 경제적 수준이 낮을수록 피로, 불안, 우울과 같은 증상이 나타날수록 암 생존자의 삶의 질은 낮아지는 것으로 조사되었다. 한편, 자기효능감과 사회적 지지는 삶의 질과 정적인 상관관계를 보여주었는데, 이는 자기효능감이 높고 사회적 지지를 많이 받을수록 삶의 질이 높아질 수 있음을 의미한다. 효과크기가 작지만 교육수준, 직업, 암 병기, 진단 후 경과기간도 삶의 질과 유의미한 관련성을 보여주었다. 즉, 이 연구에서는 국내 암 생존자 중 교육수준이 낮은 자, 경제적 수준이 낮은 자, 암 병기가 높은 자, 암 유병기간이 짧은 자는 삶의 질 저하가 예상되는 위험군으로 인식할 필요가 있고, 국내 암 생존자의 삶의 질 향상을 위해 자기효능감을 높이고 사회적 지지를 강화할 수 있는 중재전략이 마련되어야 함을 시사한다.

암 생존자의 삶의 질에 대한 종적 관찰 연구는 비용과 시간이 많이 들고 연구를 지속하는 데 어려움이 따르지만, 암 생존자들의 삶의 질 변화 양상을 이해하고 관심 가설의 인과관계를 확보하는 데 유용하다. Tran 외(2022)는 국내 유방암 코호트를 이용하여 암 생존자의 삶의 질을 15년 장기 관찰한 결과를 보고하였다. 2004년부터 2006년까지 모집한 298명의 유방암 생존자 코호트 중 246명이 생존했고 124명이 장기관찰 연구에 참여하였다. 삶의 질 변화양상을 살펴보면, 신체적, 역할, 정서적, 인지, 사회적 기능은 치료 기간 동안 급격히 악화되었지만 점차 개선되기 시작하여 암 진단 후 3년째부터 안정화되는 양상을 보였다. 특히 신체적, 역할, 정서적, 사회적 기능에서 통계적으로 유의미한 회복 양상을 나타냈다. 암 관련 증상문제는 진단 첫 해에 높은 빈도를 보이다가 그 이후 점차 감소되었지만, 피로, 통증, 수면장애는 장기생존 기간에도 지속되는 양상을 보였다. 이 연구는 암 생존자를 대상으로 장기 부작용에 대한 체계적인 모니터링이 지속적으로 필요하고, 피로, 통증, 수면장애 관리를 위한 중재 프로그램이 적극적으로 제공될 필요가 있음을 시사한다. 단, Tran 외(2022)의 연구는 유방암 생존자로부터 도출된 결과이므로 모든 암종으로 확대 적용하기는 어렵다는 점에서 해석에 주의를 요한다.

2. 암 생존자의 삶의 질에 대한 중재연구

암 생존자의 삶의 질을 향상시키기 위한 전략은 다양한 연구 결과를 통해 제안되고 있는데, 그 중 근거가 확보된 중재 프로그램으로는 건강한 생활습관healthy lifestyle, 증상관리symptom management, 심리교육psychoeducation, 동료지지peer support, 재활rehabilitation, 및 자기관리 지지self-management support 등이 있다. 본 장에서는 많은 연구 결과를 통해 근거가 확보되어 있는 생활습관 중재와 심리적 중재의 효과에 대해 알아본다.

Leske 외(2023)는 암 생존자를 대상으로 건강한 생활습관 중재 프로그램의 효과성을 조사하면서 정신건강 관련 요소의 포함 여부가 실제 암 생존자의 삶의 질에 어떤 영향을 미치는지를 확인하고자 하였다. 일반적으로 생활습관 중재는 신체활동과 영양, 그리고 체중관리 등을 포함하지만 최근 정신건강 영역도 함께 포함될 필요가 있음이 제안되면서 무작위 대조군 실험설계randomized controlled trial, RCT를 활용해 생활습관 중재를 수행한 88편의 논문에 대한 체계적 문헌고찰을 수행하였다. 총 88편 중 메타분석이 가능했던 논문은 66편이었으며, 연구대상자의 평균 나이는 57.9세, 평균 진단 후 경과기간은 23.5개월이었다. 연구가 가장 많이 수행된 국가는 미국(n=27), 캐나다(n=11), 호주(n=9), 스페인(n=6) 순이었다. 삶의 질 측정도구는 FACT (n=33)가 가장 많이 사용되었고 그 다음이 EORTC QLQ-C30 (n=25), SF-36 (n=23) 순이었다.

분석에 포함된 중재는 총 110개였고, 그 중 가장 많이 차지한 중재는 신체활동 중재(n=107)였다. 구체적으로는 유산소 운동(n=22), 근력운동(n=7), 유산소와 근력운동의 병합(n=34), 요가(n=4) 등이 활용되었다. 이 외에 특정한 유형을 지정하지 않고 운동량을 늘리는 것을 목표로 한 중재가 25건 있었다. 영양 중재의 경우, 총 35개가 있었는데 대부분 체중감량을 위한 칼로리 제한, 특정 식품군 제한을 목표로 하는 중재였고 칼로리 섭취를 증가시키는 중재가 6건 있었다. 지중해식 식단 또는 항염식단과 같은 특정 식단을 이용한 중재가 2건 있었다. 110개 중재 중 정신건강 요소를 포함시킨 중재는 19건으로 17.3%를 차지했다. 여기에 포함된 중재로는 인지행동치료, 마음챙김 기반 스트레스 감소mindfulness-based stress reduction, MBSR, 심리교육, 스트레스 관리, 정신적 적응, 명상 등이 있었다.

66편에 대한 메타분석 결과, 생활습관 중재는 암 생존자의 삶의 질을 유의미하게 개선시키는 것으로 나타났지만 효과크기는 작은 수준이었다. 또한, 하위집단 분석을 통해 중재기간, 제공 방식, 전달 방식에 따른 효과 차이를 추가적으로 조사하였다. 그 결과, 12주 이하의 짧은 중재가 13주 이상의 중재와 비교해서 더 좋은 삶의 질을 보여주었고, 개별 또는 집단을 통한 대면 전달방식이 온라인 또는 모바일 앱 등의 비대면 전달방식보다 삶의 질에 미치는 효과가 더 컸다. 마지막으로 이 연구의 주요 목적이었던 정신건강 요소의 포함 여부를 조사한 결과, 정신건강 요소가 포함된 경우와 포함되지 않은 경우, 통계적으로 유의미한 차이는 없는 것으로 나타났다. 이 연구에서는 건강한 생활습관은 암 생존자의 삶의 질을 향상시키는 데 기여할 수 있으므로 신체활동 증가, 건강식이 등을 적극 권장할 필요가 있음을 제시하고 있다.

Torre-Luque 외(2016)는 암 환자 및 암 생존자를 대상으로 심리적 중재가 그들의 삶의 질에 미치는 효과를 살펴본 78개의 논문을 분석하였다. 이 논문에 포함된 심리적 중재로는 심리교육, 지지집단, 대처기술훈련, 심리치료psychotherapy 등이 있다. 이 연구에서는 치료를 받고 있는 암 환자와 치료가 끝난 암 생존자를 구분해서 조사했는데, 암 환자에 비해 암 생존자가 심리적 중재 효과가 더 큰 것으로 나타났다. 암 생존자는 치료 후 신체적, 정신적 후유증에 시달리고 중요한 상황적 변화(실직, 가정에서의 역할 변화 등)로 인해 적응을 해야 하는데 이때 심리적 중재가 도움이 됐으며, 암 생존자의 삶의 질 개선에도 기여한 것으로 보인다. 한편, 암 치료를 받고 있는 환자에게도 심리적 중재가 중요한 역할을 하고 있는 것으로 나타났다. 한 연구에서는 암 치료 중 심리적 중재를 보조적으로 실시할 경우, 그렇지 않은 경우에 비해 암 환자의 삶의 질이 상당히 좋아짐을 확인하였다. 즉, 암 치료 중 적극적인 심리중재는 암 환자의 삶의 질 개선에 도움을 줄 수 있음을 시사한다.

한편, Faller 외(2013)는 정신종양 중재psycho-oncologic interventions의 효과를 검증한 실험연구 198편에 대한 체계적 문헌고찰과 메타분석을 수행했다. 검토한 논문의 54%는 미국에서 수행된 연구이며, 39%가 유방암 환자를 대상으로 진행되었고, 연구대상자의 평균 나이는 54세였다. 이 연구에서 수행된 중재 유형으로는 심리교육, 심리치료(대처기술훈련, 인지행동치료, 지지적-표현적 요법), 이완훈련, 정보제공 등이 있다. 분석에 포함된 중재 유형 중, 심리치료가 52%(개별 26%, 집단 21%, 부부 5%)로 가장 많이 활용되었고, 그 다음은 이완훈련 22%, 심리교육 10%, 정보제공 12%, 기타 6% 등의 순으로 나타났다. 중재제공자는 간호사가 가장 많았고(40%), 그 다음이 심리학자(37%), 사회복지사(16%) 순이었다. 대부분의 중재는 병원 외래에서 대면으로 제공되었으며, 평균 6회기로 6주 정도 진행된 것으로 나타났다. 이 연구의 메타분석 결과, 개별 심리치료, 집단 심리치료, 심리교육, 이완훈련은 암 생존자의 삶의 질을 유의하게 개선하는 것으로 나타났다. 이완훈련은 중재 직후까지 단기효과를 보여준 반면 다른 중재들은 중재 후 6개월까지 장기효과를 보여준 것으로 확인되었다. 또한, 대상자 등록 당시 디스트레스 수준이 높은 대상자를 선별하여 등록한 연구는 그렇지 않은 연구에 비해 더 큰 효과가 있는 것으로 나타났다. 이처럼 건강한 생활습관 중재와 심리적 중재는 암 생존자의 삶의 질을 향상시킬 수 있는 근거기반 전략이라고 할 수 있다. 이 외에 암 생존자의 삶의 질에 영향을 줄 수 있는 다른 중재에 대한 근거기반 연구도 지속적으로 수행될 필요가 있다.

참고문헌

1. Ahn SH, Park BW, Noh DY, Nam SJ, Lee ES, Lee MK, et al. Health-related quality of life in disease-free survivors of breast cancer with the general population. Ann Oncol. 2007;18(1):173-82.
2. Arndt V, Koch-Gallenkamp L, Jansen L, Bertram H, Eberle A, Holleczek B, et al. Quality of life in long-term and very long-term cancer survivors versus population controls in Germany. Acta Oncol. 2017;56(2):190-7.
3. Bae JM, Kim S, Kim YW, Ryu KW, Lee JH, Noh JH, et al. Health-related quality of life among disease-free stomach cancer survivors in Korea. Qual Life Res. 2006;15(10):1587-96.
4. Lachenbruch PA, Cohen J. Statistical Power Analysis for the Behavioral Sciences. 2nd ed. J Am Stat Assoc. 1989;84(408):1096.
5. de la Torre-Luque A, Gambara H, López E, Cruzado JA. Psychological treatments to improve quality of life in cancer contexts: A meta-analysis. Int J Clin Health Psychol. 2016;16(2):211–9.
6. Faller H, Schuler M, Richard M, Heckl U, Weis J, Küffner R. Effects of psycho-oncologic interventions on emotional distress and quality of life in adult patients with cancer: systematic review and meta-analysis. J Clin Oncol. 2013;31(6):782-93.
7. Firkins J, Hansen L, Driessnack M, Dieckmann N. Quality of life in "chronic" cancer survivors: a meta-analysis. J Cancer Surviv. 2020;14(4):504-17.
8. Kim SH, Choe YH, Choi J, Park JY, Yi E. Factors associated with quality of life among posttreatment cancer survivors in Korea: A meta-analysis. Cancer Nurs [Internet]. 2023; Available from: http://dx.doi.org/10.1097/NCC.0000000000001273
9. Korfage IJ, Essink-Bot ML, Borsboom GJ, Madalinska JB, Kirkels WJ, Habbema JD, et al. Five-year follow-up of health-related quality of life after primary treatment of localized prostate cancer. Int J Cancer. 2005;116(2):291-6.
10. Lee JI, Kim SH, Tan AH, Kim HK, Jang HW, Hur KY, et al. Decreased health-related quality of life in disease-free survivors of differentiated thyroid cancer in Korea. Health Qual Life Outcomes. 2010;8:101.
11. Leske M, Galanis C, Koczwara B, Beatty L. A meta-analysis of healthy lifestyle interventions addressing quality of life of cancer survivors in the post treatment phase. J Cancer Surviv [Internet]. 2024; Available from: http://dx.doi.org/10.1007/s11764-023-01514-x
12. Mandelblatt JS, Edge SB, Meropol NJ, Senie R, Tsangaris T, Grey L, et al. Predictors of long-term outcomes in older breast cancer survivors: perceptions versus patterns of care. J Clin Oncol. 2003;21(5):855-63.
13. Park SY, Bae DS, Nam JH, Park CT, Cho CH, Lee JM, et al. Quality of life and sexual problems in disease-free survivors of cervical cancer compared with the general population. Cancer. 2007;15;110(12):2716-25.

14. Thong MS, Mols F, Lemmens VE, Rutten HJ, Roukema JA, Martijn H, et al. Impact of preoperative radiotherapy on general and disease-specific health status of rectal cancer survivors: a population-based study. Int J Radiat Oncol Biol Phys. 2011;81(3):e49-58.
15. Tran TXM, Jung SY, Lee EG, Cho H, Cho J, Lee E, et al. Long-term trajectory of postoperative health-related quality of life in young breast cancer patients: a 15-year follow-up study. J Cancer Surviv. 2023;17(5):1416-26.
16. Yun YH, Kim YA, Min YH, Chang YJ, Lee J, Kim MS, et al. Health-related quality of life in disease-free survivors of surgically treated lung cancer compared with the general population. Ann Surg. 2012;255(5):1000-7.

PART 16

호스피스완화의료와 정신종양학

82 개요

조성진

정신종양학과 호스피스완화의료 두 분야는 상호 긴밀하며 많은 정신종양학 전문가들이 호스피스완화의료에도 매진하고 있다. 말기 환자와 가족의 고통 감소 및 삶의 질 향상을 위한 호스피스완화의료의 기본 철학은 정신종양학의 기본 사명과도 일맥상통한다. 특히, 암 환자와 관련해서는 정신종양학의 연속선상에 호스피스완화의료가 있으므로 두 분야의 협력을 통해 양측이 함께 발전해 나가야 한다.

세계 각국은 서로 다른 문화, 역사, 제도를 바탕으로 호스피스완화의료를 발전시켜왔고, 이에 발맞추어 정책, 법률, 제도를 정비해왔다. 우리나라 역시 오래전부터 호스피스완화의료를 수행해왔고 정신종양학의 경우 호스피스완화의료의 발전경로를 5-10년 후에 따라가는 과정을 밟아왔는데 국내외 모두 비슷한 상황이었다. 결국, 호스피스완화의료가 먼저 정착되면서 정신종양학이 동반 발전해온 것이다.

특히 관련 법률과 정책, 제도 등의 분야에서도 호스피스완화의료가 발전되어 온 과정과 유사하게 정신종양학의 체계들이 더욱 갖춰지고 있다. 역사적으로 호스피스가 먼저 시작되었던 배경과 두 분야의 연속성을 고려할 때 당연한 현상이라 하겠다. 향후에도 두 분야가 더욱 긴밀히 협력하면서 상호보완적인 역할을 공고히 하도록 해야 한다.

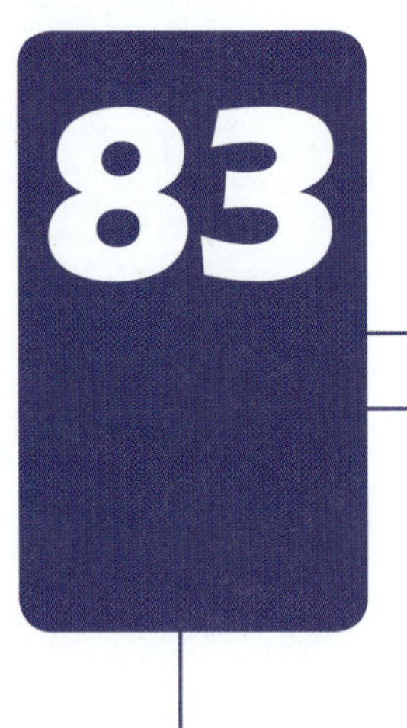

정신종양학과 호스피스완화의료

조성진

1. 호스피스완화의료

1) 호스피스완화의료의 개념 및 발전

(1) 호스피스완화의료 정의 및 개념

호스피스hospice는 보건의료전문가 및 사목자에 의해 제공되는 의료적, 심리사회적, 영적 지원인 말기돌봄end-of-life care을 말한다. 세계보건기구WHO는 2002년 완화의료palliative care에 대해 "생명을 위협하는 질환을 가진 환자와 가족의 삶의 질을 향상시키기 위한 접근으로, 통증 등 신체적, 심리사회적, 영적인 문제를 치료하고 조기에 평가하여 고통을 완화시켜주고 예방하는 것을 목적으로 한다."고 강조하였다. 한국의 호스피스는 1965년에 시작된 후 발전을 거듭해왔으며, 1998년에는 한국호스피스완화의료학회가 창립되었다. 국내에서는 주로 말기 암 환자 대상의 완화의료를 '호스피스완화의료'라는 용어로 사용하고 있으며, 바람직하게도 점차 그 대상이 확대되고 있다.

(2) 호스피스완화의료 개념의 발전

완화의료가 질환의 진단 이후부터 임종시까지 제공되어야 하며 완치적 치료와 병행되어야 한다는 방향으로 발전하였다. 이와 관련하여 세계보건기구WHO는 2014년 '전주기적 통합적 돌봄으로써 완화의료 제공의 강화strengthening of palliative care as a component of comprehensive care throughout the life course'를 역설하였다. 세계완화의료연합WPCA도, 완화의료는 "생명 위협적 질환뿐 아니라 만성질환에서도 필요하고, 예후에 따른 제한을 두지 않으며, 일차의료뿐만 아니라 모든 단계에서 제공되어야 하고, 하나의 의료형태가 아니라 병원, 가정, 호스피스기관 등 다양한 곳에서 제공되어야 한다."라고 강조하였다.

2) 호스피스완화의료의 특징

첫째, 통증과 여러 신체증상 및 총체적 고통을 완화시킨다. 둘째, 삶을 긍정하되 죽음은 자연적인 과정으로 여긴다. 셋째, 인위적으로 죽음을 앞당기거나 지연시키지 않는다. 넷째, 환자의 심리적, 영적 문제를 포괄하여 총체적 돌봄을 제공한다. 다섯째, 환자가 임종할 때까지 능동적으로 살 수 있도록 지지한다. 여섯째, 환자의 유병과 사별기간 동안 가족을 지원하고 돕는다. 일곱째, 질환의 경과에 긍정적 영향을 주고 삶의 질을 향상시킨다. 여덟째, 다학제팀 접근을 한다. 아홉째, 질병의 초기에 완화적 치료와 함께 적용할 수 있다.

3) 호스피스완화의료의 운영

운영 범위는 통증 및 신체증상 돌봄, 정신신체증상 조절, 심리사회적 개입, 영적 돌봄, 임종 돌봄, 사별 돌봄, 의사소통 및 교육, 윤리적 법적 측면의 개입 등 다양하다. 다학제팀 접근을 기본으로 하며 타 부서, 지역사회 기관, 타 지역 자원들과의 연계도 필요하다. 호스피스의 유형에는 '병동형, 자문형, 가정형, 독립시설형, 낮돌봄, 외래, 휴식돌봄' 등이 있다.

2. 정신종양학과 호스피스완화의료의 협력

1) 정신종양학의 철학과 개념

정신종양학은 정신적, 사회적 요인들이 암 발생과 경과 및 예후에 미치는 영향들과, 역으로 암으로 인한 환자와 가족의 정신사회적 고통과 여파에 대해 연구하고 도움과 진료를 수행하는 분야로서 암 예방부터 치료과정, 재활에 이르기까지 그 영역이 넓다. 선진국에서는 오래전부터 암 환자와 가족에 대한 총체적, 심리사회적 측면까지 포괄하는 의료를 수행해 왔으며, 우리나라에서도 2014년에 '한국정신종양학회'가 창립되어 10년 동안 많은 성과를 이룩하여 왔다.

2) 정신종양학과 호스피스완화의료의 공통점

두 분야는 철학적 배경과 기본적 사명 및 실제 운용에서도 많은 공통점을 갖고 있다. 예컨대, 환자와 가족의 삶의 질 향상, 총체적 도움, 심리사회적 측면, 암 환자 대상, 다학제팀 운영, 가족개입 등이다. 실제로 호스피스완화의료에서 심리사회적, 정신의학적 측면은 매우 중요하다. 특히 말기환자 심리, 임종기간 심리, 암 치료과정 여파, 가족문제, 사회경제적 요소, 기존의 정신질환 악화 등과 관련된 심리사회적 고통과 정신의학적 증상들이 대표적인 공통적 측면들이다.

3) 정신종양학과 호스피스완화의료의 차이점

호스피스완화의료에서는 암 외에도 말기질환인 일부 내과질환, 후천성 면역결핍증AIDS, 장기부전, 중증 신경계질환, 노인질환 등을 대상으로 한다. 즉, 정신종양학에서는 모든 단계의 암 환자 및 암 예방, 암 재활 분야를 포함하지만 호스피스에서는 일정기간 내로 임종이 예견되는 진행 및 말기 암 환자를 대상으로 한다. 그러므로 호스피스에서는 임종, 영적 측면, 사별가족, 윤리적 법적 측면 등이 더 부각되며 사목자 및 자원봉사자의 참여가 더 강조된다.

4) 인접 분야와의 협력 과제

(1) 노인의학, 노인정신의학(노인호스피스 관련)

한국에서는 20여 년 전부터 노인전문병원, 노인요양병원, 효자병원, 치매병원 등에서 호스피스를 표방하는 의료를 수행해오고 있다. 호스피스에서는 암 외에 노인성 질환, 신경계 질환, 중증 질환도 대상으로 하며, 실제로 노인 말기환자들이 많기에 그 역할이 더 중요해지고 있다. 호스피스와 밀접한 노인의학, 노인정신의학의 이론과 경험들이 호스피스에 접목되면 더욱 효율적인 서비스가 가능하게 될 것이다.

(2) 소아의학, 소아정신의학(소아호스피스 관련)

소아호스피스에서도 소아의 심리사회적, 정신의학적 문제가 중요하게 대두된다. 특히 질환특성과 연령에 따라 성장 및 발달단계가 다르며 이를 기초로 접근하고 도와주어야 하기 때문에 소아정신의학적 이론과 경험이 필수적이다. 결국 소아정신의학에서의 기본적인 발달이론과 개념들은 물론 실제적인 치료방법들이 호스피스에 적용되면 많은 도움을 받을 수 있다.

3. 호스피스완화의료의 정신종양학적 측면

1) 말기 환자와 가족의 심리사회적, 총제적 고통

의학의 발달로 임종기간이 늘어감에 따라 말기 환자의 총제적 고통이 더욱 증가하고 있다. 말기 암 환자는 극심한 심리적 고통과 다양한 정신과적 증상을 겪는다. 호스피스에서 심리사회적 측면은 대단히 중요하며 일부에서는 신체 질환 자체보다 삶의 질을 더욱 저하시킨다. 실제 호스피스의 주요 영역인 신체·정신·종교·사회경제·가족·문화 등 모든 측면에는 심리사회적 요소가 깊이 관련된다.

첫째, 신체적 고통과 관련하여 통증 및 신체증상과 기능장애가 심각하다. 둘째, 심리적 고통과 관련하여 심한 불안, 우울, 섬망 등 정신증상들도 겪는다. 셋째, 사회적 고통과 관련하여 사회적 지위 및 경제능력 상실, 사회적 고립이 가중된다. 넷째, 가족적 측면과 관련하여 가족갈등, 가족부담이 악화된다. 다섯째, 영적 고통과 관련하여 실존 및 삶과 죽음의 의미, 신의 존재와 죄의식 등의 주제가 동반될 수밖에 없다.

총체적 고통의 악화요인들은 암 특징, 환자특성, 통증, 신체증상, 사회경제적 상황, 문화적 요인, 영적 측면, 가족 요인 등에 있어서의 부정적 측면들이다. 즉, 다른 측면의 고통이 정신증상을 악화시키고 역으로 정신증상 역시 다른 고통을 강화시키며 치료에 반응 없는 신체증상이나 통증으로 나타날 수 있다. 결국 정신증상과 신체증상이 상호작용하면서 임종기 환자의 삶의 질을 더욱 떨어뜨리므로 이러한 악순환이 반복되지 않도록 해야 한다. 한편 말기 환자의 가족이나 주위에서 감당해야 하는 정신적 고통 역시 심각하므로 간과되어서는 안 된다.

2) 호스피스 환자의 정신의학적 문제들

호스피스와 정신의학의 철학과 내용은 중첩되는데 삶의 질 향상, 총체적 도움, 다학적 접근, 가족치료, 심리사회적 지지 등이다. 호스피스 환자에서 정신과적 증상 및 질환의 공존비율은 매우 높다. 예를 들어 암 환자심리, 임종심리, 치료과정, 기질적 요인, 가족문제, 사회경제적 요소, 재발 및 재치료기 등의 문제와 관련된 정신증상들이다.

실제로 말기 환자 대부분은 정신의학적 증상을 겪는데, 불안장애는 85%, 우울장애는 80%, 기질성 정신장애는 85%, 통증은 65% 이상 발현된다. 호스피스 영역인 신체, 정신, 사회경제, 가족, 문화 측면 모두에는 정신적 요소가 깊이 관련된다. 결국 호스피스의 질을 높이고 환자와 가족의 고통감소 및 삶의 질 향상을 위한 정신의학적 개입은 필연적이다.

3) 호스피스 주요 측면에 대한 정신종양학적 개입

첫째, 신체적 측면이다. 특히 통증은 '과거 경험, 현재 심리사회적 상태, 환자의 해석'에 의한 최종감각이므로 정신의학적 개입을 통해 더 도움받는다. 마약성 진통제 역시 신경정신계 약물이며 다른 정신약물도 보조진통제로서 통증 조절에 매우 유용하다. 결국 정신과적 약물 및 개입에 의해 더욱 효율적인 통증조절이 가능하다. 소화기, 호흡기 문제 등 다양한 신체증상들 역시 대부분 정신상태와 상호 관련되므로 정신의학적 개입으로 많이 호전된다. 둘째, 심리적 측면이다. 이는 호스피스에서 큰 부분을 차지하며 또한 정신의학 고유의 영역이기도 하다. 셋째, 사회경제적 측면이다. 이에 대해 다학제적 팀접근은 당연하고 이미 활발히 이루어지고 있다. 넷째, 가족 측면인데, 호스피스에서는 가족 모델 및 역동을 기초로 적극적인 가족지지를 수행하고 있다. 다섯째, 영적 측면인데, 호스피스에서는 임종을 전제로 하기 때문에 영적, 종교적 측면이 매우 중요하며 이에 대한 지지도 필요하다

4) 호스피스에서의 정신의학적 개입 과제

위와 같이 호스피스의 모든 영역에서 정신의학적 개입이 필수적인데 그동안 체계적 개입이 부족했다. 결국 호스피스의 질을 높이고 환자의 고통경감 및 삶의 질 향상을 위한 정신의학적 도움은 필연적이다. 향후에는 정신과 의사의 호스피스 참여, 적극적인 정신과 자문 및 치료, 말기환자의 정신증상에 대한 재인식과 관심, 정신과적 경험과 지식 공유, 정신과 의사들의 자각, 정신과 자문의와 호스피스팀간 의사소통 등이 더욱 요구된다. 특히, 말기 및 임종기 환자들의 정신의학적 문제들을 스크리닝하고 조절하는 도구개발과 보급을 위해 정신종양학 전체분야 전문가들의

통합된 노력과 학문적 협조가 필요하다.

참고문헌

1. 완화의학 교과서: 정신과적 증상. 한국호스피스완화의료학회. 서울: 군자출판사; 2005. p.391-433.
2. 조성진. 호스피스완화의료에서 정신의학적 증상 조절. 한국호스피스완화의료학회지. 2005;8:308-19.
3. 조성진, 권신영. 자살사고를 보이는 암환자에 대한 실제적 개입. 한국호스피스완화의료학회지. 2003;6:58-64.
4. 조성진. 호스피스에서 심리학적 연구방향. 한국호스피스완화의료학회지. 2004;8:47-59.
5. 조성진. 정신의학과 호스피스완화의료. 한국호스피스완화의료학회지. 2007;14:13-25.
6. Cho S. Psychiatric disorders of terminal patients with cancer in comprehensive cancer center. In: The 6th Asia Pacific Hospice Palliative Conference. 2005. p. 198-9.

84 정신의학적 증상에 대한 개입

박혜윤

1. 우울

1) 역학과 위험요인

말기에서 우울은 환자의 삶의 질에 큰 영향을 미치는 흔한 정신증상이다. 진행기 암 환자의 5-20%가량이 주요우울장애에 해당하고, 이외 15-20%는 주요우울장애에 미치지 않는 정도의 우울이 있는 것으로 보고된다. 우울은 통증과 같은 괴로운 신체적 고통을 가중시키고 치료 순응도와 암의 진행에도 부정적인 영향을 미칠 수 있다. 우울은 환자의 디스트레스뿐만 아니라 가족, 의료진과의 디스트레스에도 영향을 준다. 우울은 자살에 중요한 위험인자로 알려져 있고 전이암이나 말기 환자에서 빨리 죽고 싶은 욕구desire for hastened death와 살려는 의지will to live에 영향을 주는 요인이다.

진행기나 말기 암 환자에서 우울증은 다양한 영역의 위험요인을 갖는다(표 84-1). 이 시기에는 환자의 신체적 기능이 급격이 쇠약해지고 여러 합병증이 나타나므로 신체적 요인이 미치는 영향은 크다. 또한 질환의 회복을 기대할 수 없고 말기 통보 등 자신의 가까워진 죽음을 자각하면서 실존적, 영적 고통이 커지기 때문에 정신적 요인도 중요하다. 이외 젊은 나이, 어린 자녀의 부모, 정신과적 과거력 등 개인적인 요인, 경제적인 문제나 사회적 지지 기반 등 사회경제적인 요인도 우울증 발생에 영향을 줄 수 있다.

표 84-1. 진행기/말기 암 환자에서 우울증의 위험요인

신체적	정신적	개인적	사회경제적
조절되지 않는 통증 특정 암종: 췌장, 유방, 폐, 뇌전이 등 일부 약물: 스테로이드, 오피오이드 등	실존적, 영적 고통 무망감 죄책감	젊은 나이 어린 자녀가 있음 정신과적 과거력: 우울증, 자살시도, 알코올 남용 등 우울증의 가족력	경제적 문제 사회 지지 기반이 약한 경우 (독거, 가족 간 갈등 등)

2) 평가

환자가 보이는 우울감이 모두 임상적인 개입을 필요로 하는 문제는 아니다. 우울은 정상적인 기분 반응으로써 슬픔, 신체적 문제로 인한 의욕 저하, 적응 장애, 주요 우울 장애까지 증상의 심각도와 종류에 따라 다양한 범위에 있다. 따라서 환자에게 우울감, 의욕저하 등이 있어 우울증이 의심될 때 임상적으로 유의미한 우울증인지 평가해야 한다.

말기 암 환자에서 우울증을 진단할 때에는 우선 조절되지 않는 신체 증상 등 우울감을 일으킬 수 있는 의학적 문제가 있는지 평가해야 한다. 심한 통증이나 지속적인 호흡곤란이 있으면 우울이 생기기 쉬우며, 괴로운 신체 증상이 잘 조절되면 호전되는 경우도 많다. 저나트륨혈증이나 저혈당, 전신감염, 피로나 허약감을 일으키는 항암제의 사용이 원인이 되기도 한다.

주요우울장애의 진단 기준에 따라 평가할 때에는 정신운동성 지체, 체중 혹은 식욕의 변화, 불면, 피로와 같은 우울증의 신체증상vegetative symptom이 암이나 합병증, 쇠약으로 인하여 나타날 수 있다는 점을 유의해야 한다. 환자의 의학적 상태로 우울증의 신체증상이 나타나는 경우에는 무가치감, 과도한 죄책감, 자살사고 등 심리증상이 동반되어 있는지가 중요한 감별점이 된다.

우울증을 진단할 때에는 정상적인 기분 반응으로써 슬픔이나 절망감, 의학적 상태에 의한 우울증, 적응장애, 사기저하demoralization, 저활성형 섬망 등과 감별해야 한다. 통상적인 슬픔이나 절망은 우울증에서 보이는 현저하고 지속적인 감정의 변화와 달리 일시적이며 상황에 따라 쉽게 회복되고, 일상생활에 미치는 영향이 적다. 의학적 상태에 의한 우울증은 환자의 우울증을 직접적으로 일으킬 수 있는 의학적 원인이 있으면서 우울감이나 흥미 감소 중 하나의 증상이 있으면 진단할 수 있다. 흔한 원인으로 저혈당, 저나트륨혈증, 부신피질기능저하증, 영양 결핍, 스테로이드나 오피오이드 등이 있다.

적응장애는 최근 스트레스성 사건 이후에 일상생활에 영향을 줄 정도의 우울감을 겪고 있지만 주요우울장애의 진단 기준에 부합하지 않을 때 고려하는데, 말기에서는 암의 진행과 같은 나쁜 소식의 통보, 마비나 시력 상실 등 병과 관련된 스트레스성 사건과 관련하여 흔히 볼 수 있다.

사기저하demoralization 증후군은 DMS-5의 진단기준에 해당하지 않지만 진행기 암 환자에서 자주 접하는 문제이다. 삶의 의미와 목적에 대한 상실감, 무망감, 상황을 극복하고자 동기의 부족 등이 주증상으로, 우울증과 비교하여 과도한 죄책감이 동반되지 않고 감정의 반응성emotional reactivity이 유지된다.

고령이나 기질성 뇌질환이 있는 환자에서 의욕의 떨어지고 정신행동지체가 동반되어 있을 경우 저활성형 섬망과 감별해야 하는데, 주의력의 결핍과 지남력을 비롯한 인지기능 저하, 수면-각성 주기의 변화 등이 있을 때 섬망을 진단하게 된다.

3) 중재

말기 환자의 우울증도 개선될 수 있기 때문에 제한된 시간을 고려하여 적극적으로 개입해야 한다. 암 환자의 우울증 치료 원칙과 유사하나, 기대수명과 완화의료 등 환자가 받고 있는 여러 의료서비스를 통합적으로 고려하여 치료 계획을 수립한다. 말기 환자들은 다양한 종류의 신체적, 심리적, 사회적, 영적 고통을 겪고 있기 때문에 영역들 간의 상호 영향을 평가하고 그에 맞는 서비스 제공이 필요하다. 예를 들어, 통증이 심한 상태에서 우울을 호소한다면 적극적인 통증 조절을 받는 계획이 함께 진행되어야 효과적으로 치료될 수 있다. 가족 갈등이 심하다면 가족에 대한 중재와 소통을 병행하는 것이 도움이 된다.

우울증에 대한 개입 방법은 우울증의 중증도와 환자의 의학적 상태와 선호도를 고려하여 선택하는데, 다른 암 환자와 마찬가지로 크게 약물치료와 정신사회적 치료로 나누어진다. 모든 말기 환자에게 적절한 완화의료와 우울증에 대한 정신사회적 교육이 필수적으로 제공되어야 한다.

중등도 이상의 우울증에 대해서는 약물치료를 고려할 수 있다. 암 환자 우울증 약물치료 원칙을 참고하되, 말기에서는 연하 문제로 환자들의 투약 경로가 제한되는 경우가 더 흔하다는 점, 시간이 제한되어 있어 우울증이 가급적 빨리 호전되어야 하지만 임상 상태에 따라 곧 임종기로 접어들어 말기 섬망이 나타날 수 있다는 점을 고려해야 한다. 말기 환자들은 다른 신체질환 상태와 비교하여 간기능과 신장기능이 떨어져 있고, 체중과 단백질 감소로 약물의 분포 용적이 감소되고, 진통제, 항생제, 항암제 등 다른 약제들을 사용하고 있는 경우가 많아서 적은 용량에도 부작용이 나타날 수 있어 주의가 필요하며, 특히 노인이나 뇌전이가 있는 경우에는 섬망의 발생에 유의하여야 한다.

선택적세로토닌재흡수억제제selective serotonin reuptake inhibitor 중에서는 escitalopram, sertraline 등이 부작용과 약물 상호작용이 적어서 많이 쓰인다. 신경병성 통증이 함께 있다면 duloxetine, venlafaxine, 삼환계 항우울제를 선택할 수 있다. 여명이 얼마 남지 않아 빠른 효과가 필요하거나 마약성 진통제 사용으로 인한 졸림이나 주의집중력 저하가 있을 때는 methylphenidate와 같은 정신자극제도 고려할 수 있으나, 근거가 제한적이며, 섬망이나 불안, 초조 등의 부작용에 유의해야 한다.

말기 환자들에게 많이 쓰이는 심리적 중재로 의미기반치료meaning-based intervention, 존엄치료dignity therapy, 내러티브 치료narrative therapy, 예술치료art therapy 등이 있다. 심리적 중재는 환자가 주로 호소하는 심리적 문제의 종류와 신체의 상태, 여건과 선호도를 종합적으로 고려하여 선택한다. 신체적으로 많이 쇠약해질수록 유연하고 부담스럽지 않은 방식이 선호된다. 특별한 종류의 심리적 중재를 제공하지 않더라도 말기 환자와 신뢰 관계를 구축하여 환자가 심리적으로 안전하고 존중받는 여건에서 자신의 우울과 절망감, 죽음이나 주변 사람들에 대한 생각을 진솔하게 표현하고 있는 그대로 받아들여질 수 있도록 지지하는 것이 중요하다.

2. 불안

1) 역학과 위험요인

불안은 말기 환자가 겪는 괴로움 중 흔한 정신증상이다. 진행기 혹은 말기 암 환자에서 불안은 15%에서 28%로 보고되고 있고, 메타 분석에서 불안장애의 유병률이 14%로 나타났다. 여성, 젊은 나이, 수행 상태의 저하, 지지적 관계의 취약 등이 위험요인으로 알려져 있다. 불안은 제대로 다루어지지 않으면 환자들의 고통이 심화되고 치료를 어렵게 만든다. 불안은 환자-의사 관계에도 부정적으로 영향을 주어서 환자가 의사에게 적절한 정보를 얻어서 결정하기 어렵게 한다.

불안의 증상은 정서 증상뿐만 아니라 인지 증상, 신체 증상, 행동 증상으로 나타날 수 있다. 정서 증상으로는 두려움, 공포, 압박감 등이 있고, 인지 증상으로 걱정, 우유부단함, 결정하기 어려움, 강박적 사고 등이 있다. 불안의 신체 증상으로 구역, 어지러움, 가슴 두근거림, 숨쉬기 어렵거나 숨가쁨, 손발 저림, 소화불량, 설사, 땀 등 다양한 증상이 전신에 걸쳐 나타날 수 있고, 특히 신체 증상은 다른 신체적 원인에 의한 것으로 오인되기 쉽다. 회피, 초조, 가만히 있기 어려움 등은 불안의 행동 증상으로 흔히 나타난다.

2) 평가

불안은 우울과 마찬가지로 일시적인 걱정과 두려움과 같은 정상적인 감정부터 지속적이고 심각한 불안이나 공황발작에 이르는 연속선 상에서 파악해야 하며, 다양한 원인에 의해서 발생한다. 말기에서 겪는 흔한 신체적, 사회적, 실존적/영적, 치료 관련 문제들이 원인이 될 수 있고, 임상에서는 복합적으로 작용해서 나타나는 경우가 많다(표 84-2).

표 84-2. 불안의 흔한 원인

신체적	사회적	치료 관련	실존적/영적
호흡기 문제: 호흡곤란, 저산소증, 피로, 허약감 조절되지 않는 통증이나 다른 증상 불면 저혈당 패혈증, 열, 고혈압 중추신경계암 약(스테로이드, 마약성진통제, 약물이나 물질 금단, 약물 부작용) 섬망	고립 사회적 지지의 부족 가족에 대한 염려 가족/대인관계 갈등	경제적 걱정 병원이나 치료에 대한 두려움 예후에 대한 걱정 정보의 부족	종교적 의심과 신앙의 상실 역할 상실 목적 상실 희망 없음 인지저하애 대한 두려움 독립성 상실에 대한 두려움 죽음에 대한 두려움 죄책감/회한

불안은 적응적 문제, 질환이나 치료에 의해 발생한 문제, 이전에 갖고 있던 불안장애의 악화에서 올 수 있다. 말기 상황에서 진단이나 예후에 대한 고지, 힘든 치료나 입원 등 치료 상의 어려움이나 쇠약해진 신체 기능 등이 스트레스

성 사건이 되어 불안이 심해지는 경우에는 적응장애를 고려해 볼 수 있다. 치료에 대한 결정과 경제적인 문제, 가족에 대한 부담이나 염려 등도 불안의 원인이 될 수 있다. 특히 임종에 가까워지면서 죽음이나 고립, 의존, 사랑하는 사람과의 분리, 죄책감 등 실존적/영적 문제로 인한 불안도 심해질 수 있다는 점을 염두에 두어야 한다.

질환이나 치료와 관련된 신체적인 원인도 불안의 흔한 원인이다. 저산소증, 호흡곤란, 저혈당, 패혈증, 조절되지 않는 괴로운 증상은 불안을 일으키기 쉽다. 탈수, 폐색전증, 전해질 불균형은 임종과정에서 흔한 불안 유발 요인이다. 스테로이드나 항정신병약물, 항구토제 등의 약의 부작용으로 혹은 오피오이드나 벤조디아제핀 약물을 갑자기 중단할 경우에도 불안이 나타날 수 있다. 기존에 폐쇄공포증이나 공황장애 등이 있었던 경우 말기에 입원, 치료 부작용, 신체 움직임 제한 등으로 기왕증이 악화되기도 한다. 말기 환자들의 경우 섬망이 잘 생기기 때문에 특히 노인이나 장기부전이 동반된 경우에는 섬망을 감별진단해야 한다.

3) 중재

불안에 대한 중재는 우울과 유사하다. 불안의 심각도와 환자의 의학적 상태와 선호도를 고려하여 선택하는데, 약물치료와 정신사회적 치료로 나누어진다. 심한 통증이나 호흡곤란 등 불안을 일으키는 신체적인 원인이 뚜렷하게 있을 경우 이에 대한 치료를 우선 시행한다. 호흡곤란과 관련된 불안은 오피오이드를 사용하면서 함께 좋아지기도 한다. 불안이 지속적일 경우에 세로토닌 계열의 항우울제를 시작할 수 있는데, 여명과 위장관계 상태를 고려하여 결정한다. 불면이 동반되어 있을 경우에는 trazodone, mirtazapine과 같이 진정 효과가 있는 약제도 선호된다. 빠른 시간 안에 불안을 조절해야 할 경우에는 벤조디아제핀 계열 약물이 효과적이며, 약물의 대사가 원활하지 않은 경우가 많아서 작용 시간이 짧은 약물이 선호된다. 섬망이나 호흡저하, 과다진정의 부작용이 잘 나타나기 때문에 신중하게 고려하여 선택해야 한다. 섬망의 위험성이 크고 불면, 구역, 통증 등이 동반되어 있을 경우에는 quetiapine, olanzapine 등 비정형 항정신병약제도 선택할 수 있다.

비약물적 중재에는 지지정신치료, 행동치료, 의미기반치료, 인지행동치료가 있다. 말기의 경우에는 짧은 시간에 쉽게 활용할 수 있도록 유연하게 기법들을 활용하는 것이 중요하다. 이완, 유도 심상, 최면 등은 말기 환자에서도 침상에서 부담스럽지 않게 쉽게 적용할 수 있는 유용한 치료 방법이다.

3. 섬망

1) 역학과 위험요인

섬망은 말기에서 흔히 겪는 가장 심각한 정신증상으로 환자와 가족, 의료진 모두에게 큰 부담을 준다. 완화의료 세팅에서 19-85%의 환자들이 겪는 것으로 추정되고, 임종기에 들어서면 임종 과정의 하나로 많은 환자들이 섬망을 겪는데 이를 말기 섬망terminal delirium이라고 한다. 신체적 상태가 회복될 가능성이 적은 말기 환자에서 섬망에 대한 중재는 어렵지만, 이러한 경우에도 섬망 환자들의 33%가 호전된다고 하기 때문에 섬망에 대한 적절한 개입이 중요하다.

섬망의 발생은 선행요인과 촉발요인의 상호작용으로 설명하는데, 말기 환자들은 낮은 수행 능력과 영양결핍, 신기능을 비롯한 주요장기기능의 저하 등 이미 여러 선행요인을 갖고 있는 경우가 많다. 흔한 촉발요인으로는 감염과 저산소증, 탈수, 변비, 요저류, 약물 변화를 들 수 있다. 약물 변화는 임상에서 자주 발견하는 가역적인 요인이므로 주의 깊게 살펴보는 것이 좋다. 합병증이나 증상 조절을 위하여 여러 종류의 약물을 쓰고 있는 경우가 많으며, 특히 오피오이드, 벤조디아제핀, 항콜린성 약물, 항히스타민제, 스테로이드, 항구토제 등의 약물의 변화 양상과 섬망의 발생 관계를 면밀하게 조사한다. 이외에 고칼슘혈증과 고혈당, 저혈당, 저나트륨혈증, 고나트륨혈증 등의 전해질/내분비계 이상, 빈혈 등도 비교적 흔한 가역적 요인이다. 뇌전이나 비경련성 간질중첩 등 중추신경계 이상이나 주요장기부전이 촉발요인이 되는 경우에는 회복이 어려운 경우가 많다.

2) 평가

섬망의 진단은 DSM-5 또는 ICD-10 진단 기준을 따르며, 섬망의 조기 발견을 위하여 선별도구를 활용할 수 있다. 완화의료 세팅에서 타당화가 되어 있는 선별도구로 Confusion Assessment Method (CAM), Memorial Delirium Assessment Scale (MDAS), Delirium Rating Scale-Revised-98 (DRS-R-98)이 있다. 섬망의 원인인자를 파악하기 위해 약물을 포함한 의무기록을 검토하고, 신체 검진을 시행한다. 감염이나 전해질 수치 확인을 위한 혈액검사를 비롯하여 의심되는 원인에 따라 흉부X선촬영, 산소포화도 검사, 뇌영상검사나 뇌척수액검사, 뇌파 등을 시행할 수 있다. 말기 환자에서는 검사 시행에 더 큰 부담과 위험이 따르기 때문에 검사의 이익과 부담을 엄격히 검토하여 결정하도록 한다.

3) 중재

섬망의 중재는 현재 돌봄의 목적과 섬망의 회복가능성, 환자와 가족이 겪는 고통과 선호도 등을 고려하여 계획한다. 말기/임종기에는 환자의 고통 경감을 치료의 목적으로 하는 경우가 많다. 이 경우에는 가능한 진단과 검사에 따른 부담을 줄여주고 환자가 섬망으로 인한 괴로움을 최소화할 수 있도록 치료를 계획한다.

중재에는 가역적 원인 인자의 교정, 안전 확보, 교육과 지지 제공, 증상 조절이 포함된다. 환자와 가족에게 섬망과 환자의 상태에 대한 교육을 제공하는 것은 환자의 불안을 줄이고 가족의 당혹감과 불필요한 죄책감을 덜어주면서 환자를 잘 돌볼 수 있도록 도와줄 수 있다. 특히 환자가 가족에게 분노나 욕설 같은 공격적인 언행을 보일 때 가족이 섬망의 원인과 증상에 대해 정확하게 아는 것은 가족이 질 높은 간병을 제공하고 환자와 친밀한 관계를 유지하는 데 큰 도움이 된다. 환자의 질환 악화에 따라 섬망이 회복되지 않을 수 있기 때문에 가족의 상실감을 지지하고 적응을 돕는 것도 필요하다.

완화의료 세팅에서도 섬망의 비약물적 중재인 다요소예방전략multicomponent prevention strategies은 중요하다. 규칙적인 지남력 제공, 친숙한 사람의 간병과 가족 방문, 신체 활동과 인지 활동, 소음이나 밤중 불빛 등 과도한 자극 줄이기, 적정 수면 환경 조성, 영양 공급, 대소변 관리, 안경이나 보청기 제공 등이 포함된다. 아울러 낙상 방지를 비롯한 환자의 보호 및 가족과 치료진의 안전 확보도 중요하다. 환자가 중대한 치료 장치의 제거나 심한 공격적 행동을 보일 때 제한적으로 신체 강박을 할 수 있으나, 신체 강박은 그 자체로 섬망의 악화요인이 되기 때문에 제한적으로 실시해야 한다.

섬망의 약물적 중재는 공격적 행동의 조절, 수면, 환각이나 망상 등의 정신증 증상을 조절할 때 주로 사용되며 과활성형 섬망에서 유용하다. 현재까지 섬망의 치료에 미국식품의약국Food and Drug Administration의 승인을 획득한 약제는 없다. 다른 신체질환에서와 마찬가지로 완화의료 세팅에서도 항정신병약물이 자주 사용된다. haloperidol은 일차 약제로 사용되는 경우가 많으며, 경구뿐만 아니라 정맥이나 근육 주사 경로로 투약이 가능하여 경구 섭취가 어려워지는 말기나 임종기 환자에게서 유용하게 사용된다. 임종기 환자에게 정맥 수액공급을 잘 하지 않는 해외의 완화의료병동에서는 이 약을 피하로 투여하기도 한다.

경구 복용이 가능한 경우에는 quetiapine, olanzapine, risperidone 등의 비정형 항정신병약물도 흔히 쓰인다. quetiapine, olanzapine은 진정효과가 좋아서 불면 문제가 있을 경우에 선택한다. 진전이나 정좌불능증 등 추체외로 증상과 진정, 입마름과 변비 등의 항콜린성 부작용, 혈압 저하나 QTc 연장 등 심혈관계 부작용 등을 관찰하며 사용한다. 노인, 주요 장기기능저하, 뇌병변이 있거나 극도로 쇠약해진 환자에게서 용량과 부작용에 더욱 주의하면서 사용해야 한다. 유의해야 할 것은 항정신병약물의 임상적 활용에 비해서 이에 대한 근거 수준은 낮다는 점이다. 완화의료를 받는 환자들을 대상으로 Agar 외의 연구에서 risperidone, haloperidol을 복용한 경우가 위약을 복용한 경우보다 행동 문제와 추체외로 부작용이 더 많은 것으로 보고하였다.

말기 섬망 환자에서 항정신병약제를 사용할 경우에는 조절하고자 하는 증상과 기대되는 효과, 부담과 위험성을 잘 평가하여야 한다. 알코올이나 벤조디아제핀계열 약물의 금단이 의심되거나 혹은 항정신병약물로 행동 조절 및 진정 효과가 떨어질 때에는 벤조디아제핀 병용도 고려하며 lorazepam이 가장 많이 쓰인다. Hui 외에서 시행한 연구에서 haloperidol과 lorazepam을 병합하여 투약하는 것이 haloperidol 단독 사용과 비교하여 초조를 빠르게 감소시켰다. 저활동성 섬망의 경우는 과활동성 섬망보다 약물 중재의 근거가 더 부족하기 때문에 신중하게 결정하여야 하며, 말기/임종기 환자에서는 환각 등 환자의 고통이 크고 약물로 인한 이익이 명백할 것으로 예상되는 증상이 있을 때를 제외하고 약물치료가 잘 고려되지 않는다.

4) 말기 섬망Terminal delirium

임종 과정에서 말기 섬망으로 인한 초조, 흥분, 공격성의 조절은 매우 중요하다. 경구투약이 어려운 경우가 대부분이기 때문에 haloperidol 혹은 haloperidol과 lorazepam 병합요법으로 조절한다. 이러한 투약에도 잘 조절되지 않고 환자의 행동 문제가 심각할 경우 midazolam이나 propofol 같은 진정제의 지속적인 투약 즉, 완화적 진정palliative sedation 등도 고려하게 된다. 완화적 진정은 말기 진정이라고 불리기도 하는데, 임종이 수일 이내로 예상될 때 섬망이나 통증 등의 심각한 증상을 조절하기 위해 적용된다. 주로 임종할 때까지 지속적으로 시행하지만, 심한 증상을 보이거나 밤에만 간헐적으로 시행하는 경우도 있다.

완화적 진정을 고려할 때에 임종이 임박한 시점이 많고, 환자가 의사소통이 가능한 수준으로 의식을 다시 회복하지 못할 가능성도 크기 때문에, 진정 이후에는 환자와 가족이 의미있는 소통을 할 수 있는 기회가 없을 수 있다는 점을 고려해야 한다. 따라서 진정의 이익과 위험성과 환자/가족의 가치와 바램, 고통의 심각성 등을 당사자들과 충분히 상의하여 결정하여야 한다. 진정을 시행하기 전에 가족들에게 예기 애도를 다루고 임종 준비를 할 수 있도록 충분한 지지를 제공한다.

참고문헌

1. Agar MR, Lawlor PG, Quinn S, Draper B, Caplan GA, Rowett D, et al. Efficacy of oral risperidone, haloperidol, or placebo for symptoms of delirium among patients in palliative care: A randomized clinical trial. JAMA Intern Med. 2017;177(1):34–42.
2. Block SD. Assessing and Managing Depression in the Terminally ill Patient. Ann Intern Med. 2000;132:209-18.
3. Block SD. Perspectives on care at the close of life. Psychological considerations, growth, and transcendence at the end of life: the art of the possible. JAMA. 2001;285(22):2898-905.
4. Bush SH, Lawlor PG, Ryan K, Centeno C, Lucchesi M, Kanji S, et al. Delirium in adult cancer patients: ESMO Clinical Practice Guidelines. Ann Oncol. 2018;29(Suppl 4):iv143-iv165.
5. Cherny N, Fallon M, Kaasa S, Portenoy R, Currow D. The Oxford Textbook of Palliative Medicine. New York: Oxford University Press; 2015.
6. Edelstein A, Alici Y, Breitbart W, Chochinov HM. Chapter 39 Palliative care. In: Levenson JL editor, The American Psychiatric Association Publishing Textbook of Psychosomatic Medicine and Consultation-liaison Psychiatry. 3th ed. Washington DC: American Psychiatric Association Publishing; 2018.
7. Fairman N, Hirst JM, Irwin SA. Clinical Manual of Palliative Care Psychiatry. Arlington: American Psychiatric Association Publishing; 2016.
8. Grassi L, Caraceni A, Mitchell AJ, Nanni MG, Berardi MA, Caruso R, et al. Management of delirium in palliative care: a review. Curr Psychiatry Rep. 2015;17(3):550.
9. Hui D, Frisbee-Hume S, Wilson A, Dibaj SS, Nguyen T, De La Cruz M, et al. Effect of lorazepam with haloperidol vs haloperidol alone on agitated delirium in patients with advanced cancer receiving palliative care: A randomized clinical trial: A randomized clinical trial. JAMA. 2017;318(11):1047–56.
10. Kissane DW, Clarke DM, Street AF. Demoralization syndrome--a relevant psychiatric diagnosis for palliative care. J Palliat Care. 2001;17(1):12-21.
11. Wilson KG, Chochinov HM, Skirko MG, Allard P, Chary S, Gagnon PR, et al. Depression and anxiety disorders in palliative cancer care. J Pain Symptom Manage. 2007;33(2):118-29.

85 통증에 대한 정신종양학적 개입

조성진

1. 진행 및 말기 암 환자의 통증

대부분의 진행 및 말기 암 환자들은 심한 통증을 겪는다. 전체 진행 암 환자의 70% 이상에서 심각한 통증을 호소하며, 이 중 상당 부분은 조절되지 않고uncontrolled 지속되고refractory, 재발되는recurrent 통증을 호소한다. 실제로 심한 통증 때문에 다른 신체증상들도 심해지고 정신증상들도 더 악화된다. 따라서 호스피스완화의료 영역에서는 '통증'을 5번째 활력징후vital sign로 부르고 있다. 이와 유사하게 정신종양학에서는 '디스트레스distress'를 6번째 활력징후로 부른다.

전체 암성 통증의 70-80% 정도는 조절되며, 나머지는 조절되기 어려운 경우들이다. 암성 통증의 다른 유형인 체성통somatic pain, 내장통visceral pain에 비해 신경병성 통증neuropathic pain은 통상적으로 사용되는 마약성 진통제opioid analgesics에도 잘 반응하지 않는다. 따라서 추가적인 보조약물들이 사용되어야 한다. 그 보조진통제adjuvant analgesics가 바로 신경정신계 약물이다. 하지만 이처럼 유용한 보조진통제의 처방률은 세계적으로도 한국에서도 10% 정도에 불과하다. 결국 말기 암 환자에서 추가적인 조절이 가능한 통증 문제들이 제대로 관리되지 못하고 있다.

보조적 정신약물 조절 외에도 정신치료적 개입, 심리사회적 개입, 침습적 방법 및 시술 등을 통해 통증 조절의 성공률이 더 높아진다. 특히 정신의학적 개입에 의한 보조적 정신약물치료와 정신치료, 인지행동요법에 의해 통증 조절의 비율이 10-20% 이상 상승하며 이는 진행 및 말기 암 환자에서 더 두드러진다.

말기 암 환자에서 통증이 있을 때 정신질환이 더 동반된다. 정신질환 진단을 받은 환자의 40%에서 심각한 통증이 있고 반대의 경우 역시 20%이다. 조절되지 않는 통증은 심리적 고통, 삶의 질 저하, 기분장애 등을 악화시켜 자살위험성도 높인다. 호스피스완화의료에서 6번째 활력징후인 통증에 대한 총체적 개입방법으로는 정신약물, 정신치료,

인지행동, 마취통증의학적 개입, 방사선치료, 신경자극, 재활 등이 활용된다.

2. 통증의 다학제적, 정신종양학적 측면

통증은 단순한 통각이 아니라 성격, 정서, 인지, 행동, 사회관계 등을 포함하는 다차원적 개념이다. 따라서 진행 및 말기 암 환자의 통증은 다학제적, 정신종양학적 접근을 필요로 하며 정신의학적 개입 역시 중요하다. 즉, 심리사회적 고통 등 다양한 요소가 통증 강도에 중요한 역할을 한다. 결국 암성 통증에 대한 신체적, 정신적 치료가 동시에 이루어져야 한다.

우울·불안 등 심리적 요소는 통증을 악화시키고 통증 역시 심리적 고통을 강화시킨다. 특히 말기 통증 환자의 심리적 고통은 처음에는 통증의 결과로 판단되기도 한다. 실제로 많은 경우에서 통증조절은 정신증상을 호전시킨다. 개인의 성격 특징 역시 통증에 대한 인식, 믿음과 표현에도 영향을 미치는데 대개 외향적 성격에서는 통증을 덜 느낀다. 통증을 암의 진행으로 믿는 경우에도 더 강한 통증을 경험한다. 즉, 통증의 의미에 대한 믿음이 전이 부위보다 통증정도를 더 잘 예측하는 요소가 될 수 있다. 일상생활 장애 역시 통증을 강화시킨다. 개인적 혹은 사회적 능력에 대한 부정적 사고도 통증 강도를 높인다. 종교적 믿음을 가진 환자들은 통증을 덜 느끼는 경향이 있다.

한편, 통증역치를 저하시켜 통증을 강화시키는 요소들은 불편, 불면, 피로, 불안, 공포, 분노, 우울, 슬픔, 지루함, 내향성, 정신적 고립감, 사회적 고립 등이다. 반대로 통증완화 요소들은 다른 신체증상 완화, 수면, 휴식, 동정, 이해, 친밀함, 기분전환 활동, 불안 감소, 기분 향상 등이다. 결국 개인의 비적응적 대처전략, 자기유용성 결여, 치료실패, 병의 진행에 대한 고통 등이 통증강도를 높인다.

3. 말기 암성 통증 조절의 원칙과 실제

1) 통증조절의 원칙 및 세계보건기구WHO 권고안

통증조절의 출발점은 정확한 평가assessment이다. 즉, 통증에 대한 자세한 분석을 통해 통증 조절의 방향을 잡은 후에 통증 조절 전략을 세워야 한다. 먼저, 'PQRST' 평가가 중요한데, P(촉진 혹은 악화 요인precipitation or aggravating factors), Q (통증의 질quality), R (통증 완화relief measures), R (위치region), S (통증의 정도severity), T (시점/기간/양상Timing) 등을 나타낸다.

특히, 통증강도를 잘 평가해야 하는데 이를 위해서 다양한 통증 사정척도들이 활용되고 있다. 가장 일반적으로 사용되는 숫자평가 척도numeric rating scale, NRS, 소아환자에게 주로 사용되는 얼굴통증 척도Wong-Baker faces pain rating scale, WBFPRS 및 의사소통이 어려운 환자에게 사용가능한 FLACC (Face, Leg, Activity, Consolability) 등이다.

아울러, 암 자체의 특성, 암성 통증의 특징, 암의 진행 정도, 다른 신체증상들, 정신의학적 문제들, 심리사회적 문제들을 종합 평가하여 통증에 대해 총체적으로 판단한다. 한편, 세계보건기구에서는 통증 조절의 단계를 쉽게 도식화하여 홍보해왔다(그림 85-1).

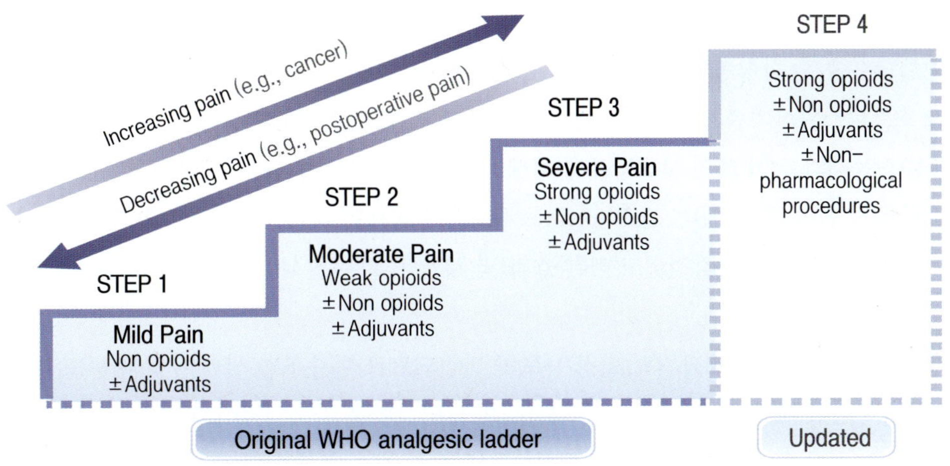

그림 85-1. SPRINGER. Opioids in Pain (통증에 사용되는 오피오이드)

그림에서 3단계까지는 세계보건기구 권고안에 따르는 '통증조절 진통제 사다리'이다. 이후 4단계는 추가된 내용이다. 중요한 점은, 모든 단계에서 보조적 진통제adjuvant analgesics 사용이 권고되고 있다는 사실이다. 이러한 보조진통제 대부분이 바로 정신신경계 약물psychotropic agents이다. 그러나 실제에 있어 보조적 진통제 사용 비율은 매우 낮다. 이는 통증 조절의 성공률을 높일 수 있는 한 가지 방법을 제대로 활용하지 못하고 있는 현실을 반영한다.

결국, 1단계부터 4단계까지 모든 단계에서 적합한 보조진통제 사용이 적극 시행되어야 한다. 한편 4단계에서 활용되는 비약물학적 개입방법들이 더 확대되고 있다는 사실은 매우 고무적이다. 결론적으로 가장 부족한 부분인 보조진통제에 대한 인식, 학습, 경험들이 더 공유되어 실제 임상현장에서 통증, 특히 말기 통증 조절에 적용되어야 한다.

2) 보조적 정신약물치료

위에서 강조했듯이 신경정신계 약물들은 보조진통제로서 진행 및 말기 암 통증조절에 매우 효과적이다. 또한 이들은 불안, 우울, 불면, 섬망 등을 직접 조절하여 통증 조절에 도움됨은 물론 간접적인 진통효과와 마약성 진통제 강화효과도 가지고 있다.

(1) 항우울제Anti-depressants

다양한 항우울제들이 암 통증을 포함하는 만성 통증 증후군에서 유용한 보조 진통제로 사용되고 있다. 이들 대부분은 약물 고유의 항우울, 항불안, 진정유도, 수면조절 등의 효과를 통해 간접적으로 통증조절 및 동반 신체증상들의 조절에 매우 효과적이다. 그중 일부는 직접적인 진통작용도 갖고 있어 통증 조절분야에서 그 역할이 더욱 커지고 있다.

① 삼환계 항우울제Tricyclic anti-depressants, TCA

암 통증과 신경병성 통증 등에 보조진통제로 매우 효과적이며 항우울 효과, 마약성 진통제 강화효과, 직접적인 진통효과가 있다. 오래 전부터 amitriptyline이 많이 연구되었으며 다양한 만성통증, 신경병성 통증, 동통장애 등에 효과적이다. 실제로 절단수술 후 환상통, 당뇨병성 통증, 신경손상에 의한 통증 등 여러 통증 영역에서 유용하게 처방되고 있다. 하지만 호스피스완화의료 영역에서는 신체기능의 제한점으로 인해 그 활용이 부족한 편이다. imipramine은 모르핀 등 마약성 진통제와 같이 쓰면 상승작용에 의해 소량에서도 강력한 진통효과를 나타내므로 신체상태가 적응증이 되는 경우 좋은 방법이 될 수 있다. amitriptyline에 효과가 적으면 다른 TCA를 고려하는데 각각 다르게 반응하기 때문이다. 이들의 진통효과는 즉각적이고 빠른 효과(몇 시간 혹은 며칠 내)와 지속적 효과(4-6 주 후 최고)로 나눠어진다.

TCA의 진통효과 역시 항우울 효과처럼 혈청 농도와 관련되므로 통증조절 실패는 낮은 농도 때문일 수 있다. 전신적인 의학적 상태general medical condition 및 다른 약물들의 투약상황을 자세히 참고하면서 효과를 볼 때까지 추가 조절할 수 있다. 용량은, 처음에는 적게 시작하고 특히 전신의학적 상태에 유의하며 이후 2-4일마다 천천히 증량하여 통증과 부작용을 자주 평가하면서 효과가 있을 때까지 조절한다. 보조진통제로서의 최대 효과는 2-6주 정도 연속투여 시 나타난다. 암 환자에서는 약물 대사장애 때문에 종종 낮은 용량에서도 반응한다.

약물 선택은 주로 부작용 특성, 의학적 문제, 우울 양상, 과거 항우울제 반응 등에 의한다. 불면이 통증과 우울을 악화시킬 때는 진정유도 항우울제들이 유용하다. 공통적으로 항콜린 성질에 주의한다. 특히 이미 마약성 진통제를 투여 중인 경우 정신상태(인지기능 등)를 잘 평가하여 항콜린 작용에 의한 정신상태 악화, 혼돈, 섬망 등의 부작용 가능성에 주의해야 한다.

② 2세대, 3세대 및 차세대2nd, 3rd, new generation 항우울제

삼환계 항우울제 이후의 약물들과 차세대 항우울제들 중 일부는 우울, 불안, 불면을 개선함으로써 통증 조절에 도움되지만, 일부는 직접 혹은 간접 진통효과도 갖는다. 특히 선택적 세로토닌 재흡수 억제제SSRI, 세로토닌-노르에피네프린 재흡수 억제제SNRI, 세로토닌-길항제 재흡수 억제제SARI 계열 약물들은 일반적인 통증 및 암성 통증에도 효과적이다.

paroxetine은 신경병성 통증에도 효과가 있으며 암통증 보조제로도 활용된다. venlafaxine은 간접적으로 진통작용이 강하다는 결과들이 보고되고 있다. duloxetine은 통증조절 분야에서 매우 선호되는 약물인데, 간접적인 작용 외에 직접적인 진통효과도 보이므로 신경계, 근섬유계, 골관절계, 위장관계 통증 등 다양한 영역에서 처방되고 있다. 따라서 지속되는 통증으로 인해 우울, 불안이 동반되는 경우 자주 선호되곤 한다. 특히 내과계열, 외과계열 등 여러 진료과에서 자주 사용되고 있으며, 호스피스완화의료 영역에서도 점차 그 역할이 확대되고 있다. nefazodone은 opioid 수용체에 직접 작용하여 진통효과를 나타내며 다양한 임상영역에서 통증 조절에 유용하다.

(2) 정신자극제Psycho-stimulants

정신자극제는 마약성 진통제에 의한 과도한 진정을 감소시키고 강력한 보조 진통제 역할도 한다. 실제로 유용한 항우울제인 동시에 진통제이기도 하다. methylphenidate는 마약성 진통제의 효과를 강화시키며 그 부작용을 역전시

키는 작용도 있다. 따라서 호스피스완화의료 영역에서 매우 흔한 마약성 진통제에 의한 혼돈 및 섬망을 호전시킬 수 있다. 한편 정신자극제의 일반적 부작용인 과도한 자극, 불안, 불면, 정신증 등에 유의한다.

(3) 신경이완제Neuroleptics (항정신병제제Anti-psychotics)

다양한 신경이완제들이 간접 혹은 직접적인 진통효과를 갖는다. 이들은 극심한 불안, 초조에도 효과가 있어 이로 인해 악화되는 통증 조절에도 유용하다. haloperidol은 다양한 경우에서 암 통증의 진통보조제로 유용하며 특히 마약성 진통제의 흔한 부작용을 역전시켜 섬망, 혼돈 등을 조절하고 뇌기능 회복에도 도움된다. 따라서 호스피스완화의료 영역에서 대부분 처방되고 있는 마약성 진통제 관련 문제들을 조절하는 데 유용하다. pimozide는 소량에서 신경병성 통증에도 직접적인 효과가 있다.

(4) 항불안제Anti-anxiety drugs, Anxiolytics

항불안제 역시 직접 혹은 간접 진통효과를 갖는다. 특히 불안에 의해 통증이 악화되는 경우가 매우 흔하므로 불안 자체를 경감시키면 통증 역시 더 잘 조절된다. benzodiazepine은 직접 진통효과는 증명되지 않았지만 훌륭한 보조진통제이며 통증으로 인한 불안 및 통증을 유발시키는 불안증상을 개선한다. alprazolam은 경미한 항우울 효과도 있고 환상통 혹은 신경병성 통증에도 효과가 있어 자주 처방되고 있다. clonazepam은 오래전부터 불안은 물론 통증과 경련 등 신경근육계 관련 증상들에 대해 자주 처방되어 왔다. 특히 찌르는 듯한 혹은 베이는 듯한 신경병성 통증, 경련성 두통, 수술 후 신경통 등에 진통효과가 탁월하여 여러 진료과에서 자주 처방되고 있다. 동일 계열에서 가장 긴 반감기를 가지므로 호스피스완화의료 영역에서 제한되기도 하지만 활용할 수 있는 여지는 많다. 결국 다양한 정신질환과 통증 모두에 유용한 약물이다. hydroxyzine은 진통효과와 항불안 효과도 있으므로 통증이 있는 불안한 암 환자에 유용하며 몰핀의 진통효과와 비슷하기도 하고 몰핀과 같이 쓰면 추가 진통효과도 보인다.

(5) 위약Placebo

위약반응은 흔하고 이때의 진통작용은 내인성 오피오이드endogenous opioids에 의한다. 그러나 실제적인 통증과 심인성 통증을 구별하기 위해 위약반응을 이용해서는 안된다. 대개 특정한 경우 단기간만 위약이 효과적이며 암 통증 조절에서는 권고되지 않는다.

3) 정신치료

(1) 개요 및 방법

통증에 대한 정신치료적 개입은 다양하고 유용하다(표 85-1). 통증을 증가시키는 불안, 우울에 대한 정신치료 역시 효과적이다. 암 통증에 대한 정신치료는 대개 비분석적이고 최근의 이슈에 초점을 맞추며 병식을 포함할 수도 있다.

표 85-1. 진행 및 말기 암 환자 통증에 대한 정신치료

목표 - 지지제공(연속적), 지식제공(정보), 교육(통증, 약물, 기타 조절방법),
새로운 대응기술(이완, 인지대처, 진통제 사용, 자기관찰, 평가, 의사소통)
형태 - 개인(지지적, 위기개입), 가족(환자, 가족 단위),
그룹(경험 공유, 성공적 대처전략 규명)

치료자는 환자의 과거 강점을 강조하고 이전의 성공적 대처전략을 지지하며 새로운 대응기술을 안내한다. 의사소통 기술은 특히 통증 문제가 있을 때 환자와 가족 모두에게 매우 중요하다. 임종기 환자 역시 죽음과 통증에 대해 이야기하고 질문하고 싶어한다. 통증은 지지적 관심과 상호관계 속에서 자유롭게 다루어져야 한다. 임종과정에서의 인지·언어장애에 의해 정신치료가 제한받게 되는데 이 시점에서 정신치료의 초점을 가족개입으로 옮긴다.

(2) 가족 및 지지그룹의 이슈(통증조절 vs. 의사소통)

말기 환자의 의식상태는 가족 및 지지그룹의 주요 공통관심사이다. 그런데 통증조절 시도는 종종 진정을 동반하고 의사소통을 제한할 수 있기에 갈등의 원천이 된다. 일부 가족은 평온과 의식 사이의 균형에 대해 반대하기도 한다. 따라서 환자와 가족의 선호도를 명료화해서 갈등이 줄어들게 하고 임종기 사별 관련 작업이 시작되도록 한다.

통증조절을 위한 그룹치료 개입은 경험을 공유하고 성공적 대응전략을 규명하는 유용한 수단이다. 환자는 그룹에 참가할 만큼 신체적으로 편안하고 토의를 할 만큼 인지능력이 있어야 한다. 특히 가족 구성원의 그룹 참여는 바람직하다. 지지그룹에서는 통증을 가지고 생활하는 실제적·실존적인 문제에 초점을 맞춘다.

(3) 교육(통증 평가, 통증 조절, 진통제 문제)

통증은 주관적 경험이므로 환자가 자신의 통증을 의료진에게 정확히 표현하고 치료에 적극적으로 참여할 때 효과적으로 조절된다. 따라서 환자와 가족을 대상으로 '통증관련 교육'을 반드시 시행해야 한다. 실제로 교육을 통해 환자의 약물순응도가 높아졌으며 마약성 진통제에 대한 오해도 줄었고 통증의 정도도 낮아졌다. 대부분의 환자와 가족들은 마약성 진통제에 대한 편견을 갖고 있다. 진통제를 마약이라고 오해하면서 마약의존, 마약중독에 대한 많은 두려움을 갖고 있다. 그러다 보니 진통제가 충분히 사용되어야 하는 경우에도 그렇지 못해 통증조절이 안 되는 경우가 매우 흔하다. 이와는 반대로 과도하게 진통제를 요구하는 경우들도 있는데, 진통 이외의 효과 때문에 반복적으로 진통제 처방이나 증량을 요구하기도 한다. 따라서 약물에 대한 교육과 의사소통이 꼭 필요하다.

교육의 내용에는 통증관리의 개요와 원칙, 마약성 약물에 대한 오해 교정, 약물을 이용한 통증 조절법, 비약물적 통증 조절법 등이 포함되어야 한다. 특히 마약성 진통제는 마약이 아니며, 신체적 금단증상이 동반되는 약물의존도 드물고, 강한 심리적 의존까지 포함하는 약물중독도 거의 없으며, 진통제 부작용들을 효율적으로 조절할 수 있다는 사실 등에 대해 쉽고 친절하게 의학적으로 잘 설명해야 한다. 또한 통증지속에 대한 설명, 치료반응 결여에 대한 설명도 필요하다. 아울러 환자와 가족들이 유사한 동료집단을 만날 수 있도록 배려하고 정보도 제공해야 한다.

4) 인지행동요법

(1) 개요

환자의 인지와 사고과정을 변화시킴으로써 통증을 조절한다. 통증에 대한 민감성, 느낌, 반응을 변화시키고 통증 조절에 대한 통제감과 자기효능감을 증진시켜 환자가 통증치료에 적극 참여하도록 돕는다. 인지치료와 행동치료가 있으며 두 가지를 병용하기도 한다. 인지치료는 통증에 대한 환자의 생각을 변화시키는 방법이다. 행동치료는 통증에 대한 대처기술을 개발시키거나 통증에 대한 반응을 수정하도록 도와주는 방법이다. 중등도 이상의 통증에서는 약물과 함께 보조적으로 시행한다. 때때로 전문적인 인지행동 치료나 정신치료가 필요하다.

(2) 종류와 원칙

인지행동요법은 부작용이 없기 때문에 부작용이 많은 약물치료에 보충으로 적용되므로 완화의료에서 선호된다. 통증에 대한 인지행동 요법들(표 85-2)은 다학적 관점에서 수행되어야 한다.

표 85-2. 암 환자 통증에 유용한 인지행동 요법들

정신교육 – 예비 정보, 정보제공, 자기 모니터링
이완 – 수동적 호흡, 점진적 근육 이완
주의분산 – 초점 맞추기, 조절된 상상, 인지적 분산, 행동 분산
병합 요법(이완과 분산) – 상상과 함께 수동적/점진적 이완, 체계적 탈감작, 명상, 최면, 바이오피드백, 음악치료
인지 요법 – 인지왜곡 교정, 인지 재구성
행동 요법 – 모델링, 점진적 과업 조절, 우발사건 조절, 행동 리허설

일단 환자와 치료동맹을 맺고서 일반적인 교육·평가를 한다. 평가항목에는 의학상태, 통증정도와 기간, 신체능력, 인지기능, 의식수준, 과거경험, 환자의 희망 정도 등이 있다. 이어서 인지행동 전략을 선택하고 준비과정에 들어간다. 가장 기본적인 행동요법은 자기 모니터링인데 자신의 비기능적 반응을 알아차리고 조절할 수 있도록 한다. 행동적 개입은 시술관련 암통증, 만성 암 통증 조절에 효과적인데 통증을 잠시 유예하거나 통증의 악순환을 중단시킨다.

중등도 통증은 불안, 공포, 예기 오심과 구토 등의 경우와 유사한 행동요법에 효과적으로 조절된다. 즉, 행동요법은 생리적 통증반응, 반응적 통증행동, 조작된 통증행동 등을 수정함으로써 대처능력을 높인다.

(3) 환자 선택 및 제한점

이상적인 대상자는 경미한 중등도 통증, 치료의 이익이 예견되는 경우이다. 혼돈상태는 집중력 저하 때문에 제한되지만 때로는 경미한 인지장애에도 적용되며 이때는 치료자가 더 적극적인 역할을 한다. 의료진은 통증에 대한 비약물적 개입의 유용성에 대해 알아야 하며 전문가에게 잘 의뢰해야 한다.

(4) 내용과 방법

인지요법은 자동사고에 초점을 맞춘다. 비기능적 자동사고dysfunctional automatic thought는 기저의 가정과 믿음을 반영한다. 통증에 대한 부정적 사고는 통증강도, 심리적 고통, 기능활동 장애 등과 연관된다. 통증을 악화시키는 자동사고의 예는 "나의 통증은 줄어들지 않을 거야. 통증이 활동을 제한하기 때문에 나는 완전히 무기력하다." 등이다. 따라서 사고과정을 재구성함으로써 비기능적 자동사고와 기저의 믿음을 변경하여 통증에 대한 새로운 관점의 합리적 반응이 일어나도록 한다. 아울러 적응적인 대응전략을 갖고 예기 공포반응을 피하고 문제를 해결할 수 있도록 한다.

행동요법 중 이완요법은 근육긴장과 교감신경 흥분을 감소시켜 직접 통증을 완화시킨다. 분산 혹은 주의전환은 통증에 대한 지각을 감소시킨다. 음악치료, 체계적 탈감작, 점진적 과정 조절, 우발사건 조절, 바이오피드백 등도 통증조절에 유용하다.

참고문헌

1. 조성진. 암환자와 가족에 대한 정신의학적, 심리사회적 개입. 신경정신의학. 2007;46:430-46.
2. 호스피스완화의료 상급자 이러닝 교육자료. 국립암센터. 2013.
3. Beauchamp TL, Childress JF. Principles of biomedical ethics. 7th ed. Oxford:Oxford University Press; 2013.
4. Chochinov HN, Holland JC. Bereavement. In: Holland JC, Rowland JH, editors. Handbook of psycho-oncology: Psychological care of the patients with cancer. New York: Oxford University Press; 1989. p.612-27.
5. Geoffrey H, Nathan I, Nicholas A. Marie F, Stein K, Russell K. Oxford textbook of palliative medicine. 4th ed. Oxford:Oxford University Press; 2010.
6. Razavi D, Stiefel F. Common psychiatric disorders in cancer patients. I and II. Support Care Cancer. 1994;2:223-32, 233-7.
7. Watson M, Lucas C, Hoy A, Wells J. Oxford handbook of palliative care. 2nd ed. Oxford:Oxford University Press; 2009.

86 어려운 신체증상들에 대한 정신종양학적 개입

조성진

진행 및 말기 암 환자들은 여러 가지 고통스러운 신체증상들을 겪을 수밖에 없다. 특히 조절하기 어려운 문제들 때문에 고통이 심해지고 삶의 질이 더욱 저하된다. 실제로 말기환자의 70% 이상에서 통증 외 세 가지 이상의 고통스러운 신체증상을 겪는다. 이들 신체 증상들은 드러나지 않은 채로 심각하고도 지속되는 고통을 유발한다. 말기 암 환자이니까 당연히 신체적으로 힘든 증상들이 동반될 거라는 선입견은 바뀌어야 한다.

특히 조절되지 않는, 어려운 신체증상들은 자주 정신의학적 문제와 심리사회적 고통을 초래·악화시키며 역으로 이들 역시 신체증상의 악화에 기여한다. 따라서 어려운 신체증상들에 대한 추가적인 정신의학적 개입과 치료가 매우 중요하다. 정신의학적 개입을 통해 직접 신체증상을 개선시킴은 물론 정신증상 완화를 통해 간접적으로도 신체증상 호전에 기여할 수 있다. 말기 환자에서 지속적으로 심한 고통을 초래하는 어려운 신체증상들에 대한 정신의학적 치료와 개입을 기술한다.

1. 식욕부진Anorexia과 체중감소Weight loss

식욕부진과 체중감소는 말기 환자에서 매우 흔한 문제이다. 이들은 주로 신체의학적 요인들로 설명되지만 심리적·정신의학적 요인도 중요한 역할을 한다. 가장 흔한 요인은 불안, 우울, 조건화된 음식혐오conditioned food aversion 등이다.

치료의 시작은 가역적 요인의 규명과 교정이다. 일단 특정 요인들이 교정되더라도 환경조작 등의 추가적인 개입이 필요하다. 마약성 진통제 등 약물에 의한 오심이 식욕부진의 주요인으로 판명될 때는 진토제만으로 증상을 완전히 조절할 수 없다. 자주 기호음식을 주고 영양보충, 수액보충을 통해 체중감소를 역전시킨다. 아울러 정신의학적 도움이 함께 이루어져야 한다.

정신약물(항우울제, 항불안제 등)은 심한 우울 및 불안에 의해 악화되는 식욕부진인 경우에 반드시 필요하다. 이완훈련과 행동요법은 조건화된 오심과 구토에 매우 유용하며, 감각이 양호하고 집중할 수 있다면 진행 및 말기 암 환자에게도 적용된다. 행동개입은 여러 식이장애(식욕부진, 연하곤란, 오심, 구토 등) 치료에 잘 이용된다. 깊은 복식호흡, 자기암시, 진행 이완, 상상을 통한 이완 등을 통해 체중증가와 수행호전이 가능하다. 조건화된 어려움(식이곤란, 연하곤란 등)과 오심은 체계적 탈감작으로 조절될 수 있다. 최면 및 제안 요법 등은 주로 소아에서 사용되어왔고 식욕개선과 체중증가에 도움이 된다.

식욕부진과 체중감소는 임상에서 아주 흔하며 대부분의 말기환자들이 겪고 있다. 기존의 신체의학적 조절약물 외에 정신의학적 약물들과 다양한 심리적·정신의학적 개입을 통해 호전되도록 보다 적극적인 주의를 기울여야 한다. 말기환자의 식욕개선 및 체중회복에 효과가 있는 약물들에 대해서는 아래의 '오심과 구토' 편에서 언급한다.

2. 무기력, 허약Asthenia, 악액질Cachexia

기력, 활력, 의욕, 기분 등의 저하는 말기 암 환자에서 매우 흔한 문제들이다. 이들은 주로 신체의학적인 상황이 악화되면서 초래된다. 전반적인 허약과 신체적·정신적 피로가 흔하게 동반되며 진행 및 말기 암 환자의 60-70%에서 보이는데 말기로 갈수록 그 비율이 더욱 증가되어 임종기에 이르면 거의 모든 환자에서 나타난다. 말기 질환과 관련되는 다양한 요인에 의해 발생하기 때문에 일부에서만 치료적, 가역적 요인이 규명되고 교정될 수 있다. 역학적 요인들로써 영양부족, 감염, 심한 빈혈, 대사 이상, 약물에 대한 반응 등이 있다. 일부 환자들은 화학요법과 방사선 치료에 의한 일시적·가역적인 심한 무기력을 죽음의 임박한 신호로 느끼기도 한다.

한편, 임종기 환자의 무기력에서는 정신적 요소의 역할이 신체적 요소보다는 적다. 그러나 정신적 무기력은 소진된 가족에 의해 자주 악화되고 우울증의 신호로도 나타날 수 있다. 결국 심리적·정신의학적 치료 역시 중요하며 환자와 가족 교육을 포함해야 한다. 환자가 무기력에 대해 두려워하며 심각한 예후에 대해 왜곡된 개념을 갖고 있을 때는 지지적 관계를 통한 도움과 안내가 가장 중요하다. 이 과정에서 인지행동적·정신치료적 접근을 통해 무기력은 어느 정도 개선될 수 있다. 정신약물치료는 일부 정립되어 왔고 점차 그 사용이 확대되고 있다. 물론 신체의학적 상황으로 인해 조절과 개선에 한계가 있을 수밖에 없다. 부작용이 적고 자극개선 효과가 좋은 항우울제가 도움될 수 있으며, 스테로이드는 기분, 식욕 등에 영향을 주지만 오랜 사용은 허약과 정신증상을 악화시킬 수 있으므로 주의한다. 정신자극제psychostimulants는 우울증뿐 아니라 허약과 무기력 상태에서 에너지, 식욕, 표현, 활동을 개선시킬 수 있으므로 실제로 호스피스완화의료 영역에서 유용한 약물이며, 소량으로 시작하여 천천히 증량하도록 한다.

3. 오심과 구토Nausea and vomiting

오심과 구토 및 이로 인해 동반되는 식욕저하, 식사량 저하, 체중감소 등은 진행 및 말기 암 환자에서 흔한 문제이고 반복되는 고통의 원인이기도 하다. 진행 암 환자의 50%에서 경험하며 말기로 갈수록 더 증가한다. 가장 흔한 이유는 항암화학요법, 소화기 폐쇄, 방사선치료, 약물요인, 독소, 대사이상 등이다. 실제 임상에서 항암으로 인한 오심과 구토인 CINV (Chemotherapy-induced Nausea and Vomiting)와 자주 맞닥뜨리게 된다. 이 외에도 완화의료 분야에서 오심과 구토는 흔하고 중요한 문제로 부각되고 있다.

치료적, 완화적 항암화학요법에 의해 초래된 심한 오심과 구토에 조건화된 결과 환자들은 항암치료를 예견만 해도 심한 오심을 호소한다. 실제로 많은 환자들이 항암화학요법에 민감해하며 공포반응을 갖고 심지어 입원에 대한 조건반사conditioned response로서 오심과 구토를 반복적으로 호소한다. 이로 인해 계획된 치료일정을 수행하지 못하는 경우도 빈발한다. 이러한 예기anticipatory 오심과 구토의 유병률은 최소한 33%이다. 이를 더욱 조장하는 요인들은 치료 후 오심과 구토의 심각도(정도, 기간, 빈도), 오심과 구토의 증가 양상, 구토유발가능 약물(cisplatinum 등) 혹은 화학치료와 다른 치료와의 병합 등이다. 이들은 실제 임상에서 흔하며 환자의 가장 긴급한 호소와 고통 중 하나가 되기도 한다. 이로 인해 치료에 차질이 생기고 환자와 가족은 물론 의료진조차도 당황하고 어려워할 때가 많다.

오심과 구토에 대해서는 신체의학적 약물치료 외에 여러 가지의 정신의학적 방법들이 활용될 수 있다. 진토제는 화학요법에 의해 유발되는 오심과 구토 조절에 주요한 방법이지만 일부 진토제는 도파민 차단작용에 의한 부작용으로 추체외로 증상extrapyramidal symptom을 초래한다. 좌불안석증akathisia이 흔한데 심한 내부적 안절부절못함과 외부적 초조로 나타나고 자주 불안증과 혼동되며 종종 다른 추체외로 증상(진전과 경직)과 동반된다. 이에 대한 치료는 진토제 용량 감소, 도파민 차단 외의 약물로 변경benzodiazepine, ondansetron, 항콜린 약물 추가 등이다. 벤조다이아제핀의 경우 빨리 시작하고 짧게 작용하는 약물이 예기 오심과 구토 조절에 도움되는데 화학요법 전 alprazolam 소량이 효과적이고 lorazepam 역시 유용하다. 따라서 항암화학요법을 전후하여 정규처방에 활용되기도 하는데, 미국과 유럽의 처방률이 한국보다 높다.

통상적으로 처방되는 항구토제, 식욕개선제 외에 특히 주목받는 약물은 mirtazapine 제제이다. 특히 CINV를 심하게 호소하는 경우 좋은 효과를 나타낸다. 또한 CINV 이외의 원인들에 의한 식욕부진, 체중감소, 오심, 구토의 경우에도 mirtazapine 제제가 유용하므로 완화의료 영역에서 점차 더 활용되고 있다. 진정, 수면효과가 있기 때문에 소량부터 시작하면 오심, 구토는 물론 수면장애, 기력저하 등에도 많은 도움이 될 수 있다.

인지행동요법에 의한 예기 오심과 구토 조절 역시 매우 유용하다. 상상에 의한 이완훈련, 비디오게임, 주의분산(특히 소아에서), 체계적 탈감작 등이 활용된다. 이러한 방법에 익숙한 전문 의료진이 항암화학요법 및 완화의료적 방법에 의해 발생, 진행, 악화된 오심과 구토 조절에 도움을 주고 환자들의 삶의 질을 현저히 개선시킬 수 있다.

참고문헌

1. 조성진. 암환자와 가족에 대한 정신의학적, 심리사회적 개입. 신경정신의학 2007;46:430-46.
2. 호스피스완화의료 상급자 이러닝 교육자료. 국립암센터. 2013.
3. Beauchamp TL, Childress JF. Principles of biomedical ethics. 7th ed. Oxford:Oxford University Press; 2013.
4. Chochinov HN, Holland JC. Bereavement. In: Holland JC, Rowland JH, editors. Handbook of psycho-oncology: Psychological care of the patients with cancer. New York: Oxford University Press;1989.p.612-27.
5. Geoffrey H, Nathan I. Nicholas A. Marie F, Stein K, Russell K. Oxford textbook of palliative medicine. 4th ed. Oxford:Oxford

University Press;2010.
6. Razavi D and Stiefel F. Common psychiatric disorders in cancer patients. I and II. Support Care Cancer, 1994;2:223-32, 233-7.
7. Watson M, Lucas C, Hoy A, Wells J. Oxford handbook of palliative care, 2nd ed. Oxford:Oxford University Press; 2009.

말기 및 임종기 환자와의 의사소통

김선영

말기 및 임종기 환자와의 의사소통은 일반적인 의료 환경에서의 의사소통과는 다른 특수성을 지니고 있다. 환자가 호소하는 고통은 신체적 고통과 정신적 고통을 양분하기 어려운 경우가 많고, 서로 간에 영향을 주고받는다. 따라서, 임종기 환자와 대화하는 의료인이 자신의 직업 전문성과 관련된 주제만을 다루려 한다면 환자의 고통을 이해하고 중재하기 어렵다.

이때 의료진이 유념해야 할 것은, 환자와 가족이 의사소통의 주체로서 존엄성을 유지할 수 있도록 도와주는 것이다. 환자는 자신이 원하는 대화와 원치 않은 대화를 선택할 수 있어야 하며, 민감한 문제를 논의할 의료진을 선택할 수 있어야 한다. 또한 대화의 과정에서 환자는 '곧 죽을 사람'이 아닌 '임종 과정을 경험하고 있는 사람'으로 대해져야 한다. 치료자는 죽음과 미래에 대한 환자의 양가적인 태도를 수용해야 하며, '살아있는' 환자의 '죽음'을 기정 사실화하여 말하는 것을 경계해야 한다.

환자가 호소하는 신체적 혹은 심리적 고통에 대한 적극적 관심을 보이며 경청하고, 이를 중재하기 위해 의료진이 치료를 지속하겠음을 표현하여 주는 것이 도움이 된다. 환자가 호소하는 내용이 나의 전문 분야가 아니더라도, 이를 경청하고 돌봄 팀과 논의하여 해당 분야의 전문가에게 환자의 고통을 전달할 수 있도록 하는, 다시 말해 중재자의 역할을 기꺼이 수행해야 한다.

환자가 다가오는 죽음 혹은 실존적 고통 등의 민감한 주제를 논하기 위해서는 상담자와 환자 간의 신뢰 관계가 필수적이다. 상식적으로, 임종을 앞둔 환자가 난생 처음 만난 상담자에게 실존적 고통을 논하는 것은 한계가 있을 수밖에 없다. 따라서 심리 상담은 임종이 가까운 시점에 이뤄지는 것보다 가급적 환자에게 시간적 혹은 체력적 여유가 있는 시점에서부터 미리 시작되는 것이 바람직하다. 다시 말해, 가급적 조기부터, 동일한 상담자가 꾸준히 환자와의 신뢰 관계를 유지하는 것이 매우 중요하다. 이를 위해서는 각 개인의 노력도 중요하지만, 이보다는 의료 서비스를 제공하는 시스템이 개선될 필요가 있다. 환자의 암 치료에 집중하는 것뿐 아니라, 환자의 삶의 질 관리에도 넉넉한 자원을 배분할 수 있도록 기관과 국가가 노력해야 한다.

1. 효율적 의사소통의 장애물

많은 의료진들이 말기 환자와의 의사소통에 어려움을 겪는데 이는 다양한 요인이 관련된다. 일단 환자측 요인으로는, 환자가 자신의 고통을 어쩔 수 없는 것으로 받아들이거나 말을 해도 도움 받을 수 없다고 생각하는 경우이다. 일부 환자에서는 바쁜 의료진을 붙들고 자신의 문제를 이야기 하는 것을 부담스러워 하는 경우도 있다. 어떤 환자는 자신의 상태를 알고 싶어 하면서도, 나쁜 소식을 들을 까봐 두려워하는 양가적인 모습을 보인다. 본인의 질병과 관련된 나쁜 소식을 전해 듣거나 듣지 않을 권한이 모두 환자에게 있으므로, 치료진은 대화를 진행함에 앞서 먼저 환자의 선택을 확인할 필요가 있다.

한편, 치료자의 태도가 의사소통을 방해하는 경우도 있다. 예를 들면, 치료자가 환자가 원하고 필요로 하는 것이 무엇인지 이미 알고 있다고 생각하는 것이다. 이 경우, 치료진은 환자 개개인의 요구를 탐색하고 중재하기 보다는 자신의 관점에서 환자의 고통을 예상하고 중재한다.

환자가 의료진과 대화하려 해도, 의료진이 대화를 피하는 경우가 있다. 이는 의료진이 환자와의 대화에 대해 충분한 지식과 경험이 없는 경우, 혹은 죽음 등의 민감한 대화가 환자와 가족에게 정서적 스트레스를 더할까봐 두려워하는 경우이다. 다시 말해, 환자가 민감한 대화 주제로 인해 감정적 반응을 보일 경우, 이를 어떻게 다룰 지 염려되어 피한다.

한편, 의료인의 소진은 의사소통을 방해하는 또다른 주요 원인이다. 정신적으로 소진된 의료인은 환자의 고통에 공감하기 어렵고, 정서적 불편감이 예견되는 대화를 피하고자 한다. 따라서 말기 환자를 돌보는 의료진이 소진되지 않도록 기관은 주의와 관심을 기울일 필요가 있다.

의료진이 환자와의 대화를 피하려 하는 경우, 다양한 회피 전략을 사용하게 된다. 예를 들면 환자가 호소하는 고통을 '다들 그렇다'라고 일반화 및 정상화normalization 하며 대충 넘어가거나 환자와의 충분한 대화 없이 '금방 좋아질 것이니 걱정 마라'고 얼른 안심시키며 대화를 종결시키는 것이다. 한편, 일부 의료진은 환자와의 대화 중 불편한 주제를 피해 은근슬쩍 대화 주제를 바꾸기도 하는데 이는 의식적 혹은 비의식적으로 일어난다. 예를 들면, 척추 전이가 악화되어 걷지 못하는 것에 대한 심적 고통을 얘기하는 환자에게, 마비로 인한 다리 저림은 처방약을 먹고 호전되었냐고 물어보는 경우이다. 이와 함께 의료진은 환자의 요구보다는 자신이 더 잘 다룰 수 있는 것 같은 주제에만 집중하여 대화의 시간을 할애하기도 한다.

비단 완화의료의 상황이 아니더라도 죽음을 논하는 것은 부담스러운 일이다. 하지만, 임종기의 환자는 한정된 여명을 가지고 있으며, 그 시간 중 맑은 의식 상태에서 대화할 수 있는 시간은 더욱 적다. 따라서, 의료진은 환자가 대화를 요청할 때 이를 피하지 말고 적극적으로 경청해야 한다.

2. 말기 및 임종기 환자와의 의사소통에서 어려운 주제들

1) 실존적 고통

실존적 고통은 환자가 자신의 삶에서 가치와 의미를 확인하지 못하고, 앞으로 남은 시간의 의미와 목적을 잃어버리게 될 때 발생한다. 환자는 이 상황에서 벗어날 수 없다는 주관적 무력감을 느끼며, 자신의 삶이 의미 없고 앞으로 이룰 수 있는 것(목표)도 없다고 생각한다. 그 결과 환자는 희망을 잃고 낙심하게 되는데, 이 상태를 의학적으로 사기저하demoralization라고 표현한다. 임상에서 사기 저하를 경험하는 환자들은 종종 '나아질 것이 없다.' '희망이 없다.' '죽을 날만 기다리는 것 아니냐' 라고 표현한다. 또한 의미도 목적도 없는 시간을 고통받으며 지속하는 것에 대해 회의하게 된다. 결국, 사기저하가 진행되면 환자들은 '어서 빨리 죽었으면' 하고 바라게 되는 데, 이를 의학적으로는 빠른 죽음을 소망함desire to hastened death, DHD라고 정의한다. 빠른 죽음에 대한 소망은 넓은 의미의 개념으로 안락사 요구, 자살 생각 등을 내포한다. 치료자는 사기저하를 호소하는 환자와의 대화에서 환자가 지나온 삶의 의미와 목표를 회고해 볼 수 있도록 격려할 필요가 있다. 이를 통해 환자가 가져온 삶의 목표를 현실에 맞게 수정하고, 그 목표를 향한 작은 성취를 이룰 수 있도록 지속적으로 격려해야 한다.

2) 죽음

임종을 앞둔 환자들은 신뢰할 수 있는 의료진에게 간혹 자신의 기대 여명, 혹은 자신이 죽게 되는 것인지를 묻는다. 의료진은 이러한 질문에 난감함을 느낄 수 있으나, 일단 환자가 왜 이런 것을 묻는지를 먼저 파악해 보아야 한다. 예를 들어, 환자가 아직은 아니라는 위안을 받고 싶어 하는 것인지, 자신의 상태가 왜 안 좋은 지 물어보는 것인지, 혹은 죽음을 준비할 시간을 예측하고 계획하려는 것인지 등이다. 동일한 질문이라도, 그 질문의 의도가 환자에 따라 다르기 때문에 의료진이 획일적인 답변으로 접근하는 것은 바람직하지 않다.

환자가 아직은 아니라는 위안을 받고 싶어 한다면, 이는 환자의 '부정' 심리와 관련되어 있거나 환자의 불안감을 반영하는 것이다. 만약 환자가 자신의 상태를 좀더 이해하고자 물어본다면, 먼저 환자가 현재 어떻게 이해하고 있는지 되물어볼 필요가 있다. 그 결과, 환자가 임종 과정에 있음을 충분히 예측하고 있다면, 이를 확인해 주는 내용의 대화로 연결될 수 있을 것이다. 허나, 만약 환자가 전혀 이를 예측하지 못하고 있거나 혹은 부정하고 있다면 이후의 대화는 SPIKES 등 나쁜 소식 전하기의 절차에 따라 매우 조심스럽게 진행되어야 한다.

만약, 환자가 죽음을 준비할 시간을 예측하고자 물어보는 것이라면, 평균적인 기대 여명의 범위를 설명해 줄 수 있다. 이때 치료자는, 이러한 기대치는 절대적인 수치가 아니며 개인에 따라 차이가 클 수 있음을 반드시 설명해야 한다. 환자가 임종의 시간을 준비할 수 있도록, 임종이 가까워질 때 나타나는 징후와 예상되는 상황을 교육해 주는 것 역시 이러한 경우 도움될 수 있다.

3) 희망

임종이 가까움을 이미 알고 있는 환자가 '저에게 희망이 있나요?' 라고 물어볼 때 의료진은 당혹감을 느낄 수 있다. 이는 임상 현장에서 '희망'의 의미가 '완치' 혹은 '생존'에 국한된 것으로 이해되기 때문이다. 희망의 의미를 이렇듯 국한시키는 것은 환자와 가족, 그리고 의료진 모두에서 공통적으로 나타나는 현상이다. 따라서 '희망'의 의미가 완치와 생존에만 국한되는 것이 아니며, 일상에서 가능한 소소한 바램에도 그 의미가 있음을 환자에게 교육하는 것은 별로 효과가 없다. 그보다는 환자가 '희망'에 대해 묻는 이유를 들어보고, 그 내면에 존재하는 감정들, 예를 들면 불확실성에 대한 고통, 죽음에 대한 불안 등에 대해 논의하는 편이 낫다. 이보다 근본적으로는, 환자가 말기 암 상태이더라도 가능한 삶의 목표를 추구하는 과정을 계속 이행할 수 있도록 평소에 격려 되어야 한다. 이는 환자가 일상의 작은 희망들과 삶의 의지를 유지하는 데 매우 중요하다.

4) 부정

말기 암 환자들이 자신의 상태를 전해 듣고서도 부정하거나, 본인의 상태를 실제보다 훨씬 경하게 여기고 있는 경우는 드물지 않다. 어떤 환자들은 불과 이틀 전에 말기 상태로 진행하였음을 듣고서도, 식사를 잘하고 운동을 하면 항암치료를 다시 시작할 수 있을 거라 말한다. 이러한 부정이 환자나 가족에게 심각한 문제를 일으키지 않는 한, 환자의 부정은 존중될 필요가 있다. 왜냐하면, 환자의 부정은 환자가 견디기에 너무 힘든 진실을 방어하기 위한 것이기 때문이다. 다만, 의사가 환자의 부정을 부추기거나 거짓된 희망을 부추겨서는 안된다.

부정의 극단적인 예는 처음 진단 시 다발성 전이가 발견된 말기 암 환자가 자신의 진단명을 전해 듣는 것을 거부하는 경우이다. 의료진이 나쁜 소식 전하기의 원칙에 따라 말기 암 상태를 전달하고자 하여도 환자는 자신의 상태에 대해 알기를 거부한다. 실제로 임상에서는 이런 일이 일어나는데, 시간이 지속될수록 환자뿐 아니라 가족, 의료진 역시 난감함 혹은 윤리적 갈등을 느끼게 된다. 필요하다면, 의료진은 환자에게 왜 자신의 병에 대해 알기를 거부하는지 물어볼 수 있다. 그 결과 환자가 자신을 방어하고자 부정하는 것이라면 환자의 최종적 선택이 존중될 필요가 있다. 다만, 환자의 부정을 수용해 주는 것이 환자의 치료를 포기하는 것을 의미하는 것은 아니다. 의료진은 환자의 부정을 존중하되, 그 안에서 환자의 고통을 줄이고 삶의 질을 높이기 위해 최선을 다해야 한다.

5) 담합

의사소통의 또다른 난제는 '담합'이다. 예를 들면, 가족들은 환자를 보호하기 위해 다가오는 죽음 등 두려운 얘기를 꺼내지 않거나, 심지어 의료진 에게도 해당 주제를 환자에게 언급하지 않도록 부탁한다. 환자는 가족의 눈치를 보아 죽음 혹은 그와 관련된 두려움에 대해 얘기하면 가족이 힘들어할 것을 염려한다. 결국 환자와 가족은 서로를 위해 암묵적으로 해당 주제를 회피하기로 약속하게 된다. 이러한 담합이 발생하면 환자와 가족은 다가오는 죽음에 대해 충분한 논의를 하기 힘들어지고, 이로 인해 고통과 단절을 경험할 수 있다. 일단 담합이 인지되면 의료진은 담합이 발생한 이유와 그 영향을 탐색해 볼 필요가 있다. 만약 이로 인해 환자와 가족의 고통이 가중되고 있다면, 의료진은 가족 간의 의사소통을 격려하여 담합이 서로를 보호하려는 목적에 부합하지 않음을 알려 줄 필요가 있다.

참고문헌

1. 암 환자 삶의 질 향상을 위한 디스트레스 관리 권고안 개발. 국립암센터. 2009.
2. 김선영. 정신신체의학. 2판. Chapter 19, 임종과 애도. 군자출판사; 2022. p. 295-316.
3. Cremens MC, Robinson DM, Brenner K, Thomas H, Brendel RW. Massachusetts General Hospital Handbook of General Hospital Psychiatry. 7th ed. Chapter 46, Care at the end of life. Elsvier; 2017. p. 513-9.
4. David Kuhl. Handbook of psychiatry in palliative medicine. 2nd ed. Chapter 10. What dying people want. New York: Oxford University Press; 2009. p. 141-56.
5. Edelstein A, Alici Y, Breitbart W, Chochinov HA. Textbook of Psychosomatic Medicine and Consultation-liaison Psychiatry Revised Edition. Chapter 39, Palliative care. Arlington, VA, American Psychiatric Publishing; 2018. p. 1297-334.
6. Maguire P, Weiner JS. Handbook of psychiatry in palliative medicine. 2nd ed. Chapter 11, Communication with terminally ill patients and their families. New York: Oxford University Press. 2009. p. 157-71.

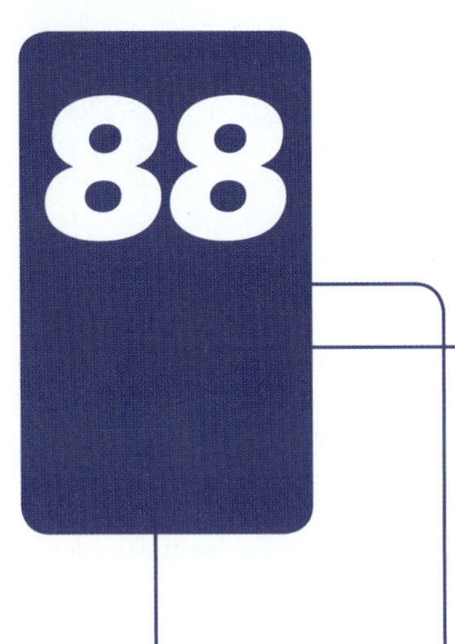

사별가족 지지와 개입

조성진

1. 사별 가족의 슬픔과 애도

1) 관련 개념들

사별가족의 슬픔은 상실에 대한 고통이자 정상적인 반응으로서 개인에 따라 다양하며 정신적, 신체적, 인지적, 행동적 반응을 포함한다. 애도는 슬픔을 표현하는 양식으로서 역동적이고 시간에 따라 변화하며 사회문화적 맥락 속에서 경험되는 다차원적 개념이다. 사별은 죽음으로 사람을 상실한 후 보편적이면서도 개인마다의 독특하고 다양한 경험과 변화를 겪는 과정이다.

2) 관련 이론들의 발전

(1) 슬픔, 애도 관련 이론들

John Bowlby는 사랑하는 사람을 상실하는 것이 인간이 겪는 가장 강력한 고통이라고 했다. Collin Parkes는 Numbness, Searching, Depression, Recovery 등 4단계 이론을 주장했다. William Worden은 4가지 과제를 역설했는데, 상실이라는 현실 수용, 슬픔의 고통 경험, 새로운 환경에 적응, 감정적 재정립 등이다. 이러한 모델들에서는 특히 '단계, 시기, 과제'를 강조한다. 또한, 감정을 표현하기, 애착을 그대로 놓아두기, 인생의 변화를 수용하기, 점차적인 회복을 인정하기, 정상적 행동으로 돌아오기 등을 공통적으로 역설한다.

(2) 위 이론들에 대한 비판과 도전

위 이론들에 대한 비판들이 발전되어왔다. 위 이론의 '단계'들이 보편적이거나 예측 가능하지도 않고 적응과정 자체가 복잡하다는 회의들이다. 또한 임종한 가족으로부터 정신적 에너지를 회수하는 것이 성공적인 애도에 필수라는 가정에 대한 의문, 애도에는 감정 외에 인지과정이 포함된다는 점, 애도는 보편적 증후군인 동시에 성별 문화 종교 특징들을 포함한다는 점, 개개인의 정체감 및 상실효과에 대해 더 인식하게 된다는 점, 상실의 유형과 과정이 사회문화적 맥락에 의해 그 초점이 넓어진다는 점 등이 비판의 근거들이다.

(3) 관련 이론들의 확장과 발전

① 주목받았던 이론들

이후 주요한 이론들은 Dual process model (Stroebe and Schut 1999), Continuing bonds (Klass, Silverman, Nickman 1996), Gender difference (Martin and Doka 2000), Narrative and meaning making (Neimeyer 2001), A different way of visualising grief (Tonkin 1995), Disenfranchised grief (Doka 1989) 등이었다. 이 중 다양한 문화권에서 공통적으로 인정받아온 '이중과정 모델Dual process model'을 아래에 추가 설명한다.

② 이중과정 모델Dual process model

가장 대표적인 '이중과정 모델'에서는 사별에 대한 대처 및 상실 자체를 다루는 것에 초점을 두는 방식과 새로운 삶에 적응하기 위한 회복에 초점을 맞추는 방식, 두 가지를 구분하여 설명한다. 즉, 사별이란 두 방식이 순환하는 역동적 과정이라고 소개한다. 사별과 관련되는 생각으로 슬픔에 빠지는 상황과, 한편 긍정적으로 생각하려는 상황이 순환적으로 반복된다는 것이다. 따라서 사별은 기나긴 혼란과 슬픔, 노력의 과정들을 반복적으로 겪으면서 점차 적응해가는 과정이라는 것이다(그림 88-1).

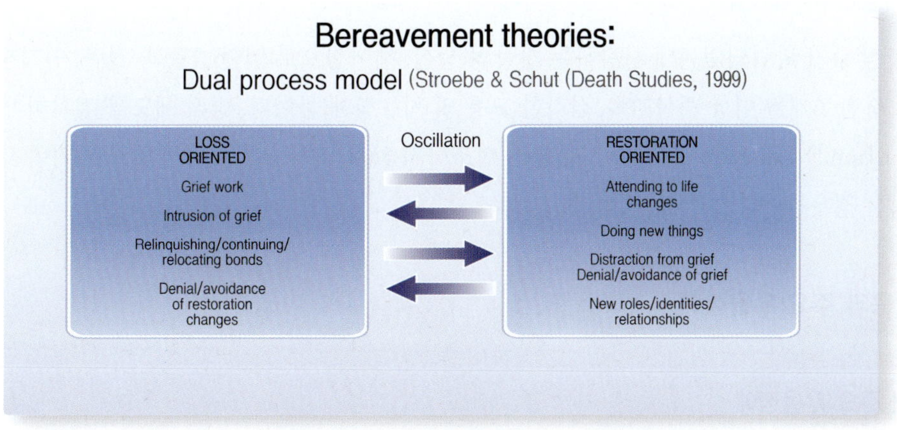

그림 88-1. Dual Process Model, 이중과정 모델

2. 사별가족 지지와 치료적 개입

1) 사별가족의 총체적 고통

(1) 말기환자, 임종환자 가족의 고통

호스피스완화의료에서는 임종이 일정기간(대개 6개월) 내로 예견되는 환자를 대상으로 한다. 따라서 사별가족에 대한 지지와 개입이 매우 중요한 부분을 차지한다. 한편, 말기 환자의 가족들은 신체적, 심리적, 사회경제적, 영적 측면에서 총체적인 고통을 겪으며 환자들의 심리사회적 반응단계와 유사한 상태를 경험한다. 가족들의 불안은 환자가 호소하는 증상과 의학적 문제가 심할수록 증가한다. 특히 환자의 임종시기에 가족들의 정신증상 빈도가 더 높아지는데 불안 50%, 우울 40%, 수면장애 50%, 체중감소 30%이다. 말기 환자의 가족은 무력감, 절망감, 소외감, 죄책감도 자주 느낄 수밖에 없다.

(2) 사별가족의 반응

급성 슬픔반응은 점차로 감소되는데 대략 6개월에서 1년 정도 지나면 어느 정도 회복 가능하다. 특별히 처음 몇 주 동안은 사별 가족에 대한 집중적인 지지가 필요하다. 사별과정에서 가족의 반응은 몇 단계를 거치게 된다. 첫째 예견된 슬픔의 단계, 둘째 충격의 단계, 셋째 고통을 직면하는 단계, 넷째 회복의 단계이다. 이 단계들은 순서대로 진행되지도 않고 모두에게 적용되지도 않지만 대체로 이런 과정으로 진행된다. 사별가족이 상실의 아픔을 이겨내기 위한 과제들은 사별이라는 현실 인정, 사별로 인한 고통 경험, 사별 후 새로운 환경에 적응, 새로운 삶 재구축 등인데 이 과제들을 수행하는 데 수개월에서 수년이 걸릴 수 있다.

2) 병적 사별반응

(1) 병적 슬픔Complicated grief, CG

2006년에 진단범주가 확립되었는데 사랑하는 사람의 상실, 헤어짐으로 인한 슬픔과 절규, 인지적 감정적 행동적 증상들을 심하게 경험, 6개월 이상 증상지속, 심각한 고통 및 기능장애 등이다. 병적 애도를 정확하게 예측할 수 있는 단일 요인은 'Poor Family Cohesion'인데, 즉 가족들이 협조하지 않고 의사소통을 하지 않으며 가족 내에 갈등해결 기술이 존재하지 않는 경우들이다.

(2) 병적 애도반응과 주요 우울장애

① 정상적 슬픔과 주요 우울장애

환자 임종 후 사별가족의 반응은 대단히 중요하다. 대개 급성 슬픔반응은 점차로 감소하는데 한두 달 만에 식사, 수개월 후면 기능회복, 6개월에서 일 년 정도 지나면 어느 정도 회복이 가능하다. 그러나 종종 정상적 슬픔의 범주를 넘는 심한 경우들이 있다. 사별가족의 병적 슬픔과 비정상적 애도반응은 주요 우울장애로 이어지므로 주의해야 한다(표 88-1).

표 88-1. 사별가족에서 정상적 슬픔과 주요우울장애의 구별

	정상적 슬픔	주요 우울장애
증상 경과	심한 증상이 1-2개월 이내	그 이상 지속
자살 사고	대개 없음	종종 혹은 흔하게 있음
정신 증상	일시적인 망자의 모습, 목소리	지속적인 우울성 망상
감정 증상	정상적 감정 사이에 혼재, 기분변화 가능	우울한 기분만 지속
자기 비난	망자 혹은 치료와 관계된 내용	주로 자기에게 초점
감정표출 반응	시간에 따라 호전	변화 없거나 악화
망자와 동일시	정상적 범주	비정상적 과잉 동일시
주위 관계	공감과 동정 유발	대인관계 회피, 불안정 유발
시간 경과	대개 6개월 이내	1년 이상 지속, 악화 가능
주위 격려	반응함	무반응, 사회적 접촉 회피

② 병적 애도반응의 추가 특징들

무가치함에 대한 병적 집착, 현저한 정신운동 지체, 현저한 기능장애 지속, 생존자 감정("죽는 게 낫다." "같이 죽었어야 했다.")을 벗어나는 자살사고, 부적절한 환각, 과잉 동일시(죽은 사람과 똑같이 죽어가고 있다고 믿음), 정신증(지속적으로 복잡한 목소리를 들음, 죽은 사람이 살아있다는 믿음), 죽은 사람의 유품에 대한 과도한 집착과 사용 등이다.

③ 병적 애도반응의 위험 요인들

어린 환자, 너무 짧거나 길었던 유병기간, 심했던 외모변화, 심한 고통, 갑작스럽고 충격적인 임종, 환자와 양가적 혹은 적대적 관계, 환자에게 많은 의존, 가족의 질병, 주변의 지지 부재, 격리되었던 환자, 심한 책임감, 충격적 상실 경력 등이다. 또한 지연된 슬픔delayed grief, 금지된 슬픔inhibited grief, 만성적인 슬픔chronic grief도 중요한 위험요인이다.

3) 가족지지 원칙과 정신종양학적 개입

(1) 임종기 및 사별 후 가족 지지의 원칙

임종기 및 사별 후 가족치료에서는 가족역동 모델과 가족구조 모델을 기초로 개입한다. 주요 가족문제로는 기존의 가족갈등, 가족 포기, 가족 소진 등이다. 특히 임종기를 거치면서 이러한 문제들이 악화된다. 기존의 가족갈등이 강화될 때는 상호 험담과 논쟁보다 외부 스트레스에 직면하는 것에 초점을 두도록 안내한다. 가족들도 소진되면서 환자에 대한 양가감정과 죄책감을 더욱 가지므로 서로 간 감정을 솔직하게 이야기하도록 하며 가능한 한 명의 가족이 계속 환자 곁에 있으면서 안심시키도록 지지·격려한다.

의료진은 가족들이 환자의 질병상태에 대해 느끼는 것과 가족들의 삶에 미치는 영향 등에 대해 상담함으로써 고

통을 덜어줄 수 있다. 즉, 신체적·정신적 증상들과 죽음 및 죽어가는 과정에 대한 잘못된 믿음에 대해 설명해주며 가족들의 고민과 두려움을 표현하게 함으로써 합리적인 희망을 주고 그들이 느끼는 소외감과 괴리감을 덜어줄 수 있다.

가족에 대한 교육도 중요하다. 가족들은 질환의 경과에 대한 정보와 환자를 간호하고 정신적으로 지지하는 법에 대해 교육받아야 하며 또한 그러기를 원한다. 가족이 심하게 지치거나 우울하면 환자를 지지할 수 없으므로 말기 및 임종기 환자의 가족이 정신적으로도 고난을 견딜 수 있어야 한다. 한편, 가족그룹 및 지지그룹은 환자에 대한 정보제공과 설명에 있어 교육적 기능도 수행하며 이완요법 등과 대처기술에 대한 교육적 역할도 할 수 있다.

사별 후 가족들이 변화된 상황에 잘 대처할 수 있도록 지지하기 위해서는 가족의 특징과 기능 및 요구를 이해해야 한다. 즉, 환자 임종 전후 시기에 가족들의 요구에 대해 지지하고, 가족기능 평가 시에 구성원 역할과 전체 응집력, 문화적 종교적 영적 측면, 의사소통 유형, 사회경제적 측면 등을 잘 파악하도록 한다.

실제 '사별가족 지지원칙'들은 다음과 같다. 가족의 장점과 능동적 대처방식을 북돋워주고, 가족기능이 촉진되는 패턴을 만들도록 하고, 가족이 의사소통을 하면서 갈등해결 기술을 발전시키도록 돕고, 실제적인 문제들에 집중하도록 안내하고, 가족들이 사별 후 변화된 상황에서의 책임을 수용하도록 격려한다.

(2) 정신의학적 치료와 정신종양학적 개입

일반적으로 정신약물치료는 정상 슬픔의 범주에서는 수행되지 않는다. 하지만 사별가족의 비정상적 애도반응과 주요 우울장애의 경우에는 적극적인 약물치료 및 정신치료가 수행되어야 한다. 특히 사별가족의 우울이 진행되어 자살가능성이 있는 경우에는 적극 대처하도록 한다. 호스피스완화의료에서는 정기적인 사별가족모임과 모니터링을 통해 위험 그룹을 파악하고 적극적으로 대처하고 있다. 심한 경우에는 반드시 정신의학적 진료와 평가 및 개입조절이 필요하다. 결국 정기적으로 가족의 병적 애도반응 예방과 사회적응 및 정신건강 증진을 위해 사별가족 지지를 해야 하며 신체적, 심리사회적, 영적인 고통에 총체적으로 개입할 수 있는 다학제팀의 노력과 협조가 중요하다.

참고문헌

1. 한국호스피스완화의료학회. 완화의학: 정신과적 증상. 서울: 군자출판사; 2005. p.391-433.
2. 호스피스완화의료 상급자 이러닝 교육자료. 국립암센터. 2013.
3. 조성진. 정신의학과 호스피스완화의료. 한국호스피스완화의료학회지. 2007;14:13-25.
4. Billings JA, Block S. Depression. J Palliative Care; 1995;11:48-54.
5. Breitbart W. Psychiatric complications of cancer. In: Brain MC, Carbone PP, eds. Current Therapy in Hematology Oncology-3. Toronto and Philadelphia: B.C. Decker Inc; 1988. p. 268-74.
6. Lynch ME. The assessment and prevalence of affective disorders in advanced cancer. J Palliative Care; 1995;11:10-8.
7. Massie MJ, Gagnon P, Holland JC. Depression and suicide in patients with cancer. J Pain Symptom Manage. 1994;9(5):325-40.
8. Massie MJ, Holland JC. Depression and the cancer patient. Journal of Clinical Psychiatry; 1990;51:12-7.
9. Seongjin Cho. Psychiatric disorders of terminal patients with cancer in comprehensive cancer center. The 6th Asia Pacific Hospice Palliative Conference. 2005;198-9.

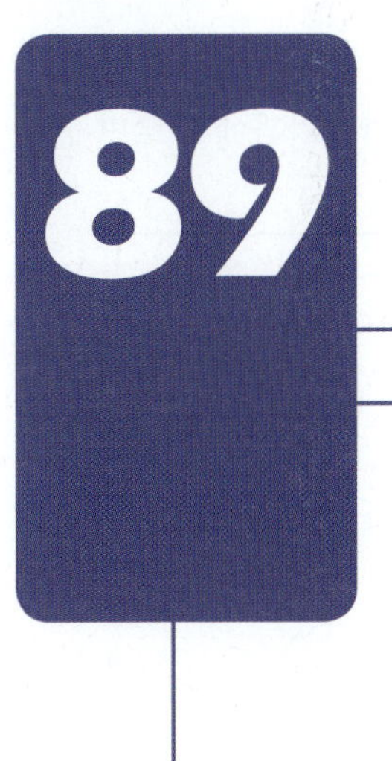

제도적, 윤리적 측면의 과제들

박혜윤

환자들을 돌보는 모든 의료적 행위는 윤리적 고려 속에서 이루어져야 하지만, 특히 질병이 심각해지거나 회복의 가능성이 없는 말기 상황에서는 그 중요성이 더욱 커진다. 말기로 갈수록 환자들은 취약해지고 치료의 선택지가 좁아지고 치료에 따른 부담이 높아지기 때문에 환자가 무엇을 원하는지 그 의사를 존중하고, 환자에게 해가 되지 않으면서 도움을 줄 수 있는 치료와 돌봄을 제공하는 윤리적인 원칙에 따라 치료 결정을 해야 한다. 말기에는 완치 혹은 생명연장을 목표로 하는 이전 시기와 달리 많은 경우 치료의 목표가 고통 경감과 평안함으로 달라진다. 그에 따라 언제까지 암 치료를 할 것인가, 심폐소생술이나 인공호흡기, 혈액투석 등 연명의료를 어떻게 할 것인가, 어디에서 임종할 것인가와 같은 어려운 결정을 해야 하며, 환자의 고통을 총체적으로 돌보고 평안한 임종을 할 수 있도록 돕는 완화의료도 필요하다.

이러한 생애말기 돌봄의 모습은 그 사회에서 갖춘 법률과 제도에 따라서 현저히 달라진다. 한국에서는 다른 의료영역에 비하여 이 분야의 제도적, 법적 시스템이 늦게 갖추어졌다고 할 수 있다. 2003년 암관리법이 제정되면서 국가의 말기암 환자 관리 책임이 처음으로 명시되었고, 2008년 암 환자완화의료기관 지정, 2011년 암관리법에서 호스피스·완화의료(이하 호스피스) 이용에 관한 사항을 구체적으로 포함하도록 개정되면서 본격화되기 시작했다. 2015년에 호스피스에 대한 건강 보험이 적용되었고, 2016년에 가정형 호스피스 시범사업을 시작했다. 연명의료결정에 관한 법원 판결과 사회적 논의 끝에 2016년「호스피스·완화의료 및 임종단계에 있는 환자의 연명의료결정에 관한 법률(이하 연명의료결정법)」이 제정되고 2018년부터 시행되면서, 연명의료결정과 호스피스에 대한 법적인 틀이 마련되었다. 이것이 현재 한국의 생애말기 돌봄에서 가장 큰 영향을 미치는 법과 제도라고 할 수 있다. 이번 장에서는 한국의 생애말기돌봄의 제도에 대해서 살펴보고 자주 접하는 윤리적 측면에 대해서 다룬다.

1. 연명의료결정제도

연명의료결정법에 따른 연명의료결정제도는 치료에 대한 이익보다 부담이 상회하는 경우가 많아지는 생애 말기에 환자의 의사를 존중하여 연명의료를 하지 않을 수 있도록 법제화한 것이다. 국립연명의료관리기관에 따르면 연명

■ 호스피스·완화의료 및 임종과정에 있는 환자의 연명의료결정에 관한 법률 시행규칙 [별지 제1호서식] <개정 2023. 7. 31.>

연명의료계획서

※ 색상이 어두운 부분은 작성하지 않으며, [ ]에는 해당되는 곳에 √ 표를 합니다. (앞쪽)

등록번호		※ 등록번호는 의료기관에서 부여합니다.
환자	성명	주민등록번호
	주소	
	전화번호	
	환자 상태 [ ] 말기환자	[ ] 임종과정에 있는 환자
담당의사	성명	면허번호
	소속 의료기관	
호스피스 이용	[ ] 이용 의향이 있음	[ ] 이용 의향이 없음
담당의사 설명사항 확인	설명 사항	1. 환자의 질병 상태와 치료방법에 관한 사항 2. 연명의료의 시행방법 및 연명의료중단등결정에 관한 사항 3. 호스피스의 선택 및 이용에 관한 사항 4. 연명의료계획서의 작성·등록·보관 및 통보에 관한 사항 5. 연명의료계획서의 변경·철회 및 그에 따른 조치에 관한 사항 6. 의료기관윤리위원회의 이용에 관한 사항
	확인 방법	위의 사항을 설명 받고 이해했음을 확인하며, 임종과정에 있다는 의학적 판단을 받은 경우 연명의료를 시행하지 않거나 중단하는 것에 동의 합니다. [ ] 서명 또는 기명날인 년 월 일 성명 (서명 또는 인) [ ] 녹화 [ ] 녹취 ※ 법정대리인 년 월 일 성명 (서명 또는 인) (환자가 미성년자인 경우에만 해당합니다)
환자 사망 전 열람허용 여부	[ ] 열람 가능 [ ] 열람 거부	[ ] 그 밖의 의견

「호스피스·완화의료 및 임종과정에 있는 환자의 연명의료결정에 관한 법률」 제10조 및 같은 법 시행규칙 제3조에 따라 위와 같이 연명의료계획서를 작성합니다.

년 월 일

담당의사 (서명 또는 인)

그림 89-1. 연명의료결정법에 따른 사전연명의료계획에서 사용되는 문서

의료결정제도의 목적은 '연명의료를 받지 않을 수 있는 기준과 절차를 정립함으로써 환자가 존엄하게 삶을 마무리할 수 있도록 하는 것'이며, '사전연명의료의향서와 연명의료계획서를 통해 의학적으로도 무의미하고 환자도 원치 않는 연명의료는 시행하지 않을 수 있도록 하고, 환자에 대한 연명의료 시행 여부를 결정할 책임이 가족에게 넘겨져 가족들이 심리적·사회적 부담을 갖지 않도록 보호하고자 하는 것'이다. 법에 따르면 연명의료결정제도는 사전연명의료계획을 하는 단계와 연명의료결정을 이행하는 두 과정으로 나누어져 있다.

1) 사전연명의료계획: 연명의료에 관한 사전 결정

사전연명의료계획은 환자가 미래에 자신의 의사를 밝힐 수 없을 때를 대비하여 미리 연명의료에 관하여 의사결정을 하고 그것을 문서화하는 과정을 말하며, 학술적으로 널리 사용되는 개념인 '사전돌봄계획advance care planning'으로 불리우는 과정을 법제화한 것이다. 연명의료결정법에서는 사전연명의료의향서와 연명의료계획서라는 두 가지 종류로 환자의 사전 의사결정에 대한 문서화가 가능하며, 법적인 효력을 가진다(그림 89-1). 사전연명의료의향서는 19세 이상 성인이면 누구나 작성할 수 있고, 연명의료계획서는 말기 혹은 임종기 진단을 의사 2인에게서 받은 환자가 작성할 수 있다(표 89-1). 이 문서를 작성하면 법령에서 정한 연명의료에 관하여 시행하지 않거나 시행 중지를 원한다고 밝힌 것으로 간주하게 된다. 말기에 호스피스를 이용할지에 대한 여부도 결정할 수 있게 되어 있다. 사전연명의료의향서는 보건복지부가 지정한 사전연명의료의향서 등록기관에서 자격을 갖춘 상담사에게 설명을 듣고 작성할 수 있다. 연명의료계획서는 환자의 요청에 의해 담당의사가 작성하며, 작성한 문서는 의료기관윤리위원회를 등록한 의료기관에서 등록하도록 되어 있다. 관련 기관에 대한 정보는 국립연명의료관리기관 홈페이지(http://lst.go.kr)에서 확인할 수 있다.

표 89-1. 사전연명의료의향서와 연명의료계획서의 비교

	사전연명의료의향서	연명의료계획서
대상	19세 이상의 성인	말기환자 또는 임종과정에 있는 환자
작성	본인이 직접	환자의 요청에 의해 담당의사가 작성
설명의무	상담사	담당의사
등록	보건복지부 지정 사전연명의료의향서 등록기관	의료기관윤리위원회를 등록한 의료기관

2) 연명의료결정의 이행: 연명의료의 유보 및 중단

연명의료결정의 이행은 치료에 대한 이익을 기대하기 어렵다고 판단되는 연명의료를 시행하지 않거나(유보) 시행 중인 연명의료를 '중단'하는 것을 일컫는다. 연명의료계획서는 말기부터 작성할 수 있으나, 연명의료결정을 이행하는 것은 임종기에만 가능하다(표 89-2). 환자의 상태가 임종과정에 있다고 판단되면 연명의료에 관하여 중지 결정을 할 수 있는데, 연명의료결정법상 연명의료란 '임종과정에 있는 환자에게 하는 심폐소생술, 혈액 투석, 항암제 투

여, 인공호흡기 착용 및 그 밖에 의학적 시술로서 치료효과 없이 임종과정의 기간만을 연장하는 것'을 뜻한다. 연명의료 시술의 종류는 법적으로 심폐소생술, 혈액 투석, 항암제 투여, 인공호흡기 착용, 체외생명 유지술, 수혈, 혈압상승제 투여가 포함되며, 시행령에 따라 추가될 수 있다. 세부적으로 어떠한 연명의료를 중지할 것인가는 의사, 환자, 환자가족 등이 치료의 효과와 부담 등을 고려하여 환자의 최선의 이익에 근거하여 결정하게 된다.

표 89-2. 연명의료결정법에 따른 말기와 임종기의 구분

	말기 환자	임종과정에 있는 환자
대상질병	질병 제한 없음	질병 제한 없음
상태	적극적인 치료에도 불구하고 근원적인 회복의 가능성이 없고 점차 증상이 악화되어 수개월 이내에 사망할 것으로 예상	회생의 가능성이 없고, 치료에도 불구하고 회복되지 아니하며, 급속도로 증상이 악화되어 사망이 임박한 상태
확인	• 임상적 증상 • 다른 질병 또는 질환의 존재 여부 • 약물 투여 또는 시술 등에 따른 개선 정도 • 종전의 진료 경과 • 다른 진료 방법의 가능 여부를 종합적으로 고려하여 담당의사와 해당 분야 전문의 1인이 진단	담당의사와 해당 분야 전문의 1인이 판단

사전연명의료의향서나 연명의료계획서로 연명의료를 받지 않겠다는 의사를 문서화했다고 하더라도, 연명의료를 유보하거나 중단하려면 법적으로 정해진 다음의 절차를 준수해야 한다(그림 89-2).

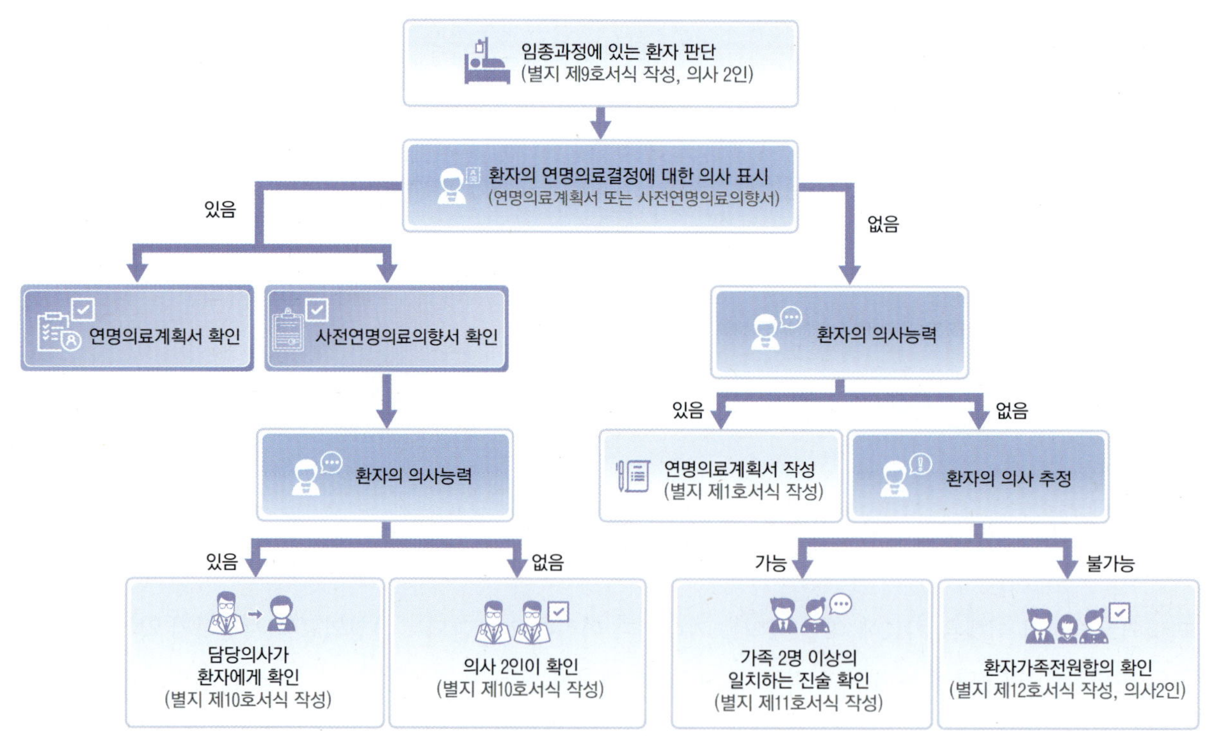

그림 89-2. 연명의료결정법에 따른 연명의료의 유보 혹은 중단 과정(출처: 국립연명의료관리기관 홈페이지)

- 임종과정 판단: 의료기관윤리위원회가 설치된 의료기관에서 담당의사와 전문의 1인에 의해 임종과정에 있다는 판단을 받아야 하는데, 법에서 회생의 가능성이 없고, 치료에도 불구하고 회복되지 않으며 급속도로 증상이 악화되어 사망에 임박한 상태로 규정하고 있다. 만일 말기환자가 호스피스전문기관에 있는 경우는 담당의사 1인이 판단할 수 있다.
- 환자 또는 환자 가족의 결정 확인: 환자 또는 환자가족이 환자에 대한 연명의료를 원치 않는다는 의사를 표시하고 이를 환자가 의사표현 할 수 있을 때에는 담당의사가, 표현할 수 없을 때에는 담당의사와 전문의 1인이 확인해야 한다. 사전연명의료의향서나 연명의료계획서가 있을 때에는 환자의 연명의료결정에 대한 의사로 간주하여 이를 따른다. 문서화된 의사가 없을 경우 가족 2명 이상이 환자의 의사를 추정할 수 있는 일치하는 진술이 있을 경우에는 이를 따르고 추정할 수 없을 경우 환자가족의 전원 합의에 따라 연명의료를 중지할 수 있다.
- 연명의료의 유보 또는 중단: 해당 환자에 대한 시술이 치료 효과가 없다는 의학적 판단과 환자도 더 이상 치료를 원치 않는다는 요건이 동시에 갖추어지면 연명의료를 유보하거나 중단한다.

3) 연명의료결정제도의 현황과 앞으로의 과제

사전연명의료계획과 연명의료결정 이행은 연명의료결정법이 도입된 이래 꾸준히 증가되어 누적 통계로 2024년 2월 기준으로 사전연명의료의향서 등록자는 220만 명, 연명의료계획서 등록자가 13만 명을 넘어섰고, 연명의료결정법을 통해 연명의료를 중지한 사람이 34만 명이 넘는다. 19세 이상 인구 중 4.9%가 사전연명의료의향서를 작성하였는데, 고령층에서 그 비율이 높아 70대의 22%, 80대의 16% 이상이 작성하였다. 가족에 의한 결정이 아닌 사전연명의료의향서나 연명의료계획서를 통하여 환자가 결정한 비율이 제도 시행 초기 32.5%에서 2023년 45.1%까지 증가하였다.

이와 같이 연명의료결정법은 짧은 기간에 한국의 연명의료결정제도를 크게 바꾸었지만, 여전히 해결해야 하는 과제가 있다.

연명의료결정법상 임종과정에 있는 환자에게만 적용할 수 있어서 말기 상태나, 지속적 식물 상태 등 임종기가 아닌 환자가 연명의료를 원치 않는 다른 상황에서 연명의료 결정을 할 수 없다는 한계가 있다. 국립연명의료관리기관에 따르면 뇌사 상태의 환자도 연명의료를 중단할 수 있는 요건이 아니라고 보고 있어, 타인을 위한 장기이식 기증 시에는 법적으로 뇌사를 죽음으로 인정하지만 같은 상태를 연명의료를 중지할 수 있는 시기로는 보고 있지 않아 윤리적인 균형도 맞지 않다. 이는 자신이 원하지 않는 치료에 대한 거부라는 환자의 기본적인 권리 즉, 자기결정권에 관한 사안이기도 한데, 환자의 뜻과 관계없이 환자의 질병의 단계만으로 가능성 자체를 차단한 것은 향후 보완이 필요하다.

또한, 임종기와 말기를 구분하는 것이 임상적으로 쉽지 않다. 연명의료결정법의 임종기와 말기는 법적으로 정의한 구분이기 때문에 이를 임상적으로 적용하는 것은 또다른 어려움을 만들고 있다. 특히 질병의 경과 상 임종기를 예측하기 어려운 장기부전이나 신경학적 질환, 여러 만성 질환이 중첩되어 있어 종합적으로 판단해야 할 때 임종기 판단이 어렵고, 이 때문에 연명의료결정이 늦게 이루어져 환자의 평안한 임종에 실제적으로 큰 도움이 되지 못하기도 한다.

환자가 사전연명의료계획을 하지 않았을 때, 여전히 혈연 가족이 대신 의사결정을 하도록 되어 있는 점도 문제이다. 1인 가구가 급증하고 있어 혈연 가족이 없는 사람 혹은 혈연 가족이 있더라도 환자에 대해서 잘 알지 못하는 경우가 늘고 있어 시대적인 변화에 맞지 않는다. 사전연명의료계획에서 혈연 가족이 아니더라도 환자가 자기의 뜻을 대변해 주기를 원하는 사람을 대리인으로 정할 수 있도록 하는 것이 합리적인 대안이 될 수 있다. 무연고자의 경우에는 연명의료 중지를 할 수 있는 대상에서 제외되어 있어 환자에게 이익이 되지 않는다고 하더라도 사망하기 전까지 연명의료를 중단할 수 없어 존엄한 임종을 맞이할 권리의 보편성 측면에서 볼 때도 문제이다. 이러한 경우 의료기관윤리위원회의 판단이나 신속한 법적 대리인의 지정 등 환자의 이익을 적극적으로 보호하면서 사회에서 수용할 수 있는 대안이 필요하다.

2. 호스피스·완화의료 제도

호스피스의 법적 근거와 제도적 틀은 연명의료결정법에 명시되어 있다. 법에서 호스피스는 '말기환자로 진단을 받은 환자 또는 임종과정에 있는 환자와 그 가족에게 통증과 증상의 완화 등을 포함한 신체적, 심리사회적, 영적 영역에 대한 종합적인 평가와 치료를 목적으로 하는 의료'로 정의하고 있다. 호스피스는 의사·간호사·사회복지사 등으로 구성된 전문팀이 말기환자의 통증 및 증상을 적극적으로 조절하고 환자와 가족의 심리적·사회적·영적 고통을 경감시켜 삶의 질을 향상시키는 것을 목표로 하는 의료이다. 호스피스에서 제공하는 주요 서비스는 돌봄계획 수립과 증상 완화, 임종관리, 사별가족 돌봄, 자원 연계 등 다양하다. 연명의료결정법상 호스피스를 받을 수 있는 질환의 종류가 한정되어 있다. 처음 제정되었을 때 암, 후천성면역결핍증, 만성 폐쇄성 호흡기질환, 만성 간경화로 정하였는데, 이후 만성호흡부전이 추가되었다. 향후 보건복지부령으로 확대할 수 있지만, 현재의 법률상으로 신경계질환이나 치매, 만성신부전, 심부전 등 다른 질환의 경우 말기라고 하더라도 호스피스 대상에 해당하지 않는다.

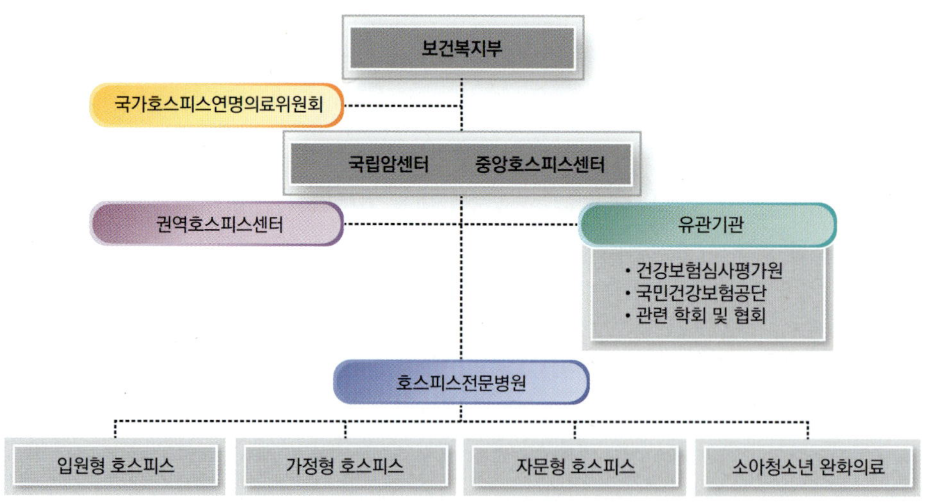

그림 89-3. 한국의 호스피스·완화의료 기관 체계(출처: 보건복지부/중앙호스피스센터, 「2022 국가 호스피스·완화의료 연례보고서」)

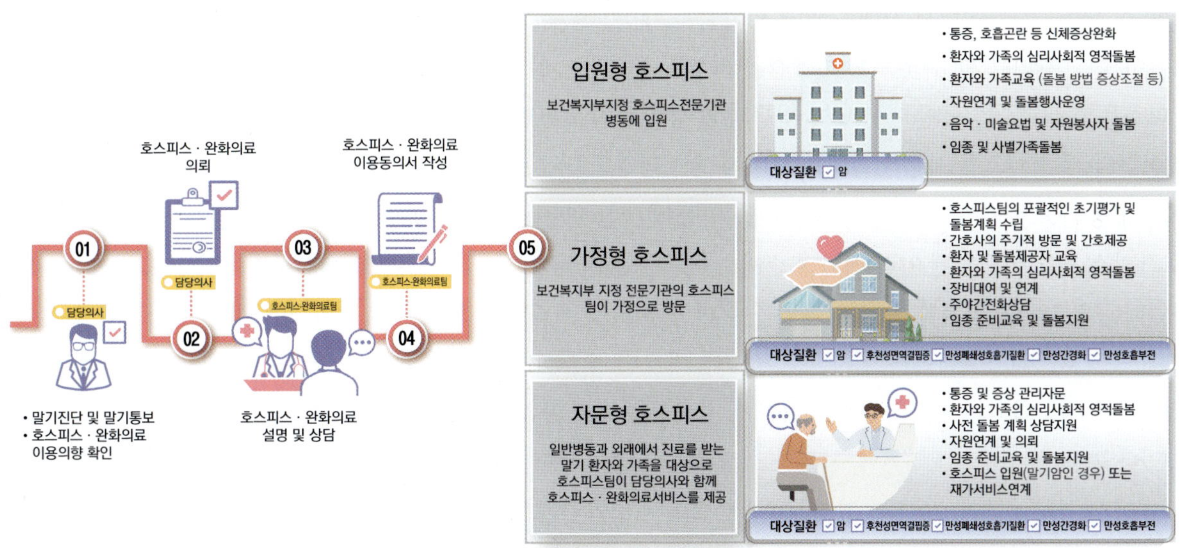

그림 89-4. 호스피스·완화의료 이용 절차와 서비스 형태
(출처: 보건복지부/중앙호스피스센터, 「말기환자와 가족을 위한 호스피스완화의료 안내」)

한국의 호스피스 기관은 중앙호스피스센터, 권역호스피스센터, 호스피스 서비스를 직접 제공하는 호스피스 전문병원으로 구성되어 있다(그림 89-3). 호스피스 서비스는 성인 환자의 경우 입원형, 가정형, 자문형의 세 가지 형태로 제공되고 소아청소년의 경우 소아청소년 완화의료 서비스(2022년 기준 10개 기관)가 별도로 제공되고 있다(그림 89-4). 입원형 호스피스에서는 보건복지부에서 지정한 호스피스전문기관의 호스피스 병동 입원서비스를 제공한다.

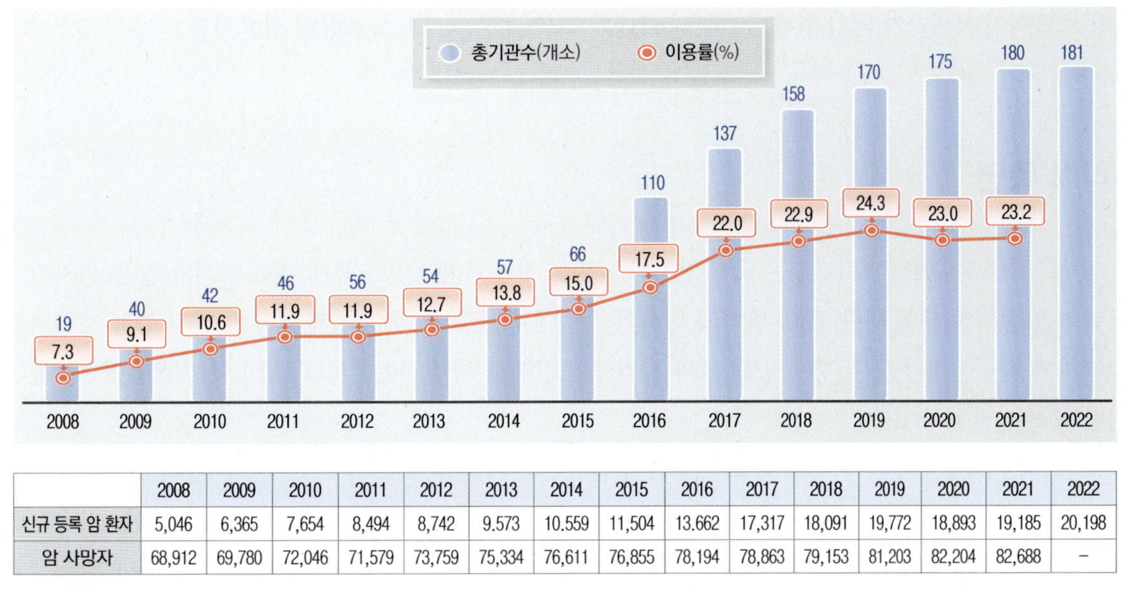

	2008	2009	2010	2011	2012	2013	2014	2015	2016	2017	2018	2019	2020	2021	2022
신규 등록 암 환자	5,046	6,365	7,654	8,494	8,742	9.573	10.559	11,504	13.662	17,317	18,091	19,772	18,893	19,185	20,198
암 사망자	68,912	69,780	72,046	71,579	73,759	75,334	76,611	76,855	78,194	78,863	79,153	81,203	82,204	82,688	–

1) 기관(개소수): 호스피스전문기관 (입원형/가정형/자문형)+소아청소년완화의료 시범사업기관+ 요양병원 호스피스 시범사업기관
2) 이용률(%) 연간 호스피스 신규 이용 암 환자 수 / 암 사망자 수 X100
3) 2022년 이용률은 2022년 동계청 사망원인통계 공개시점(2023년 10~11월)에 따라 산출 예정

그림 89-5. 연도별 호스피스 이용 변화(출처: 보건복지부/중앙호스피스센터, 「2022 국가 호스피스·완화의료 연례보고서」)

가정형 호스피스는 가정에서 지내는 말기 환자들을 대상으로 호스피스 팀이 가정으로 방문하여 서비스를 제공하고 가정에서 증상 관리를 할 수 있도록 주야간 전화상담을 하고 가능할 경우 재택에서 임종할 수 있도록 돕는다. 자문형 호스피스는 호스피스 병동이 아닌 일반 병동과 외래에서 진료를 받고 있는 말기 환자들을 대상으로 호스피스 서비스를 제공한다. 호스피스를 이용하고자 하는 환자들은 담당의사와 관련 분야 전문의 1인에게 말기 진단을 받고 호스피스 이용에 동의를 하면 받을 수 있다. 호스피스 이용에 대한 의향은 사전연명의료계획에서 미리 밝힐 수 있다.

호스피스 제도가 도입된 이래 매년 호스피스 신규 이용자들이 증가하여 2008년 5,046명에서 2022년에는 20,266명이었다(그림 89-5). 환자와 말기/임종돌봄에 대한 논의를 꺼리는 문화에서 호스피스에 대한 부정적인 인식이 높았으나, 중앙호스피스센터에서 실시하는 조사에 따르면 호스피스에 대한 인식과 만족도는 해마다 상승하고 있다. 2000년대에 제도화되기 시작하였지만 빠르게 발전하여 호스피스가 국민들이 필요로 하는 통상적인 서비스로 자리잡고 있다고 할 수 있다.

앞에서 언급하였듯이, 2018년 연명의료결정법에서 비암질환을 포함하였으나 여전히 호스피스 이용자의 99%가 암 환자이고, 그마저도 암으로 사망하는 환자의 약 23%만이 호스피스를 이용했다. 2024년 입원형 호스피스 병상수는 1,657개, 자문형 호스피스를 제공하는 기관은 42개, 가정형 호스피스를 제공하는 기관수는 39개이다. 한국에서 2022년 기준 한해 37만 명이 사망하고, 이중 28만 명이 의료기관에서 사망하는 현실을 고려할 때 호스피스 인프라의 확대는 시급한 상황이다. 또한, 호스피스 동의 후 사망 전까지 서비스 이용 기간은 여전히 27일밖에 되지 않는다. 좀 더 이른 시기에 완화의료에 대한 논의를 해서 환자들이 편안한 말기를 보내고 임종을 맞을 수 있도록 하는 것이 필요하다. 가정형 호스피스에 대한 요구가 크나 인프라가 따라가지 못하여 이에 대한 보강도 필요하다. 세계적인 기준으로 볼 때 세계보건기구나 미국, 영국, 캐나다, 일본 등 여러 나라에서 완화의료 대상은 생명을 위협하는 중증질환과 만성질환으로 규정하고 있고, 세부 질환을 나누고 있지 않아 현재 암 환자에게 자원이 집중되어 있는 한국에서도 완화의료가 보편적인 서비스가 되기 위해서 질환의 확대와 그에 걸맞는 서비스 제공이 필요하다.

3. 윤리적 측면

말기 돌봄과 치료에 대한 의사결정은 말기 환자와 가족이 겪는 총체적인 고통에 대한 이해와 완화, 환자가 원하는 말기 돌봄과 임종의 형태에 대한 고려, 환자의 의사와 존엄에 대한 존중, 환자에게 필요한 말기 돌봄 제공의 형평성 등을 고려하여 이루어져야 한다. 한 사람의 생과 사의 갈림길에서 해야 하는 의사결정이기 때문에 관련자들의 부담이 크지만 여러 어려움이 있다.

첫째, 환자와 가족, 의사 간에 치료 목표와 방법에 관하여 논의가 부족하다. 예전보다 개선되고 있으나 환자에게 말기 진단을 알리지 않거나 말기 돌봄에 관하여 논의를 늦게 하는 경우가 여전히 많다. 이 시기에는 시간이 갈수록 환자가 쇠약해지기 때문에 늦어질수록 환자가 의사결정에 참여할 수 없는 가능성이 높아진다. 둘째, 앞에서 설명했듯이 법적 제도가 어떻게 되어 있는지에 따라서 환자가 이용할 수 있는 선택지가 매우 달라지는데, 한국에서는 선택할 수 있는 범위가 좁아 실제로 환자의 자기결정권과 존엄한 임종을 실현하기가 쉽지 않다. 말기에 인공호흡기 치료를 원치 않는다고 하더라도 임종기 진단이 내려지지 않으면 법적으로 환자가 이를 거부하기가 어렵다. 또한 과거보다 많이 개선되었지만 여전히 호스피스의 인프라가 매우 부족하기 때문에, 환자가 호스피스를 원하더라도 적절한 시기에 이용하지 못할 가능성이 있으며 호스피스 대상 질환이 아닐 경우에는 전혀 고려할 수 없기 때문에 환자의 선택지가 매우 좁아지게 된다. 세 번째로 의학적 판단의 불확실성이 매우 크다는 점이다. 말기로 갈수록 환자의 회복가능성이 떨어지지만 환자의 임종기를 예측하는 것은 여전히 어렵다. 따라서 환자의 의학적 상태가 악화되었을 특정 시점에 고려하는 치료가 환자에게 얼마나 도움이 될지 의학적으로 예측하는 것이 쉽지 않으며, 생존율 이외 신경학적 회복이나 삶의 질과 같은 측면은 더욱 예측하기 어렵다. 네 번째로 환자 측 의사가 불확실한 경우가 많다는 것이다. 환자의 상태가 악화되어서 의사결정능력이 손상되어 있을 경우에는 환자가 무엇을 원했는지 추정을 해야 하는데 이것이 쉽지 않다. 한국에서는 가족이 의사결정을 주로 하게 되는데, 가족의 부담이 크고 때로는 가족이 환자의 뜻을 잘 대변하지 못하기도 한다. 이어서 말기에서 자주 접하는 주요 문제들을 살펴보겠다.

1) 치료의 무의미성Futility

말기에는 환자의 쇠약도가 증가하고 질환이 회복되기 어렵기 때문에 의학적 치료에 대한 이익은 기대하기 어렵거나 불분명하지만 위험과 부담이 증가하기 쉽다. 환자가 감당해야 하는 위험과 부담에 비하여 이익을 기대할 수 없는 상황을 무의미성futility이라고 한다. 무의미를 판단하기 어렵기 때문에 위험/부담 대비 이익이 적절하지 않는 혹은 불균형한 치료disproportionate treatment라는 용어를 쓰기도 한다. 여기서 중요한 것은 특정 치료의 이익이라고 하는 것을 의학적으로만 규정할 수 없다는 것이다. 무엇이 이익인가를 생각할 때 중요한 것이 환자가 생각하는 치료의 목적이다. 환자는 생명 연장보다 증상 조절과 평안한 돌봄을 치료의 목적으로 생각하고 있지만, 의사는 생명 연장을 치료의 목적으로 생각한다면 치료의 이익에 관하여 환자와 의사가 의견을 일치를 이루기가 어렵다.

따라서 특정 치료의 무의미성을 판단하기 위해서는 현단계에서 환자가 무엇을 원하고 어떤 치료의 목적을 가지는지부터 논의해야 한다. 예전에는 통상적인 치료ordinary treatment인지 특수치료extraordinary treatment인지로 나누어서 생각하기도 하였는데 어떤 치료가 통상적인지 특수한지는 맥락에 따라 매우 달라지기 때문에(마취 상황에서의 인공호흡기 적용과 말기환자에서 인공호흡기 적용) 더 이상 특정 치료의 특수성 여부를 판단하지 않고 환자가 놓인 의학적 상태에서 이익과 부담, 위험성 비교 분석을 통해서 치료의 이익을 판단하는 것을 윤리적인 의사결정으로 보고 있다.

치료의 무의미성을 판단할 때는 의학적으로 치료 성공의 확률, 치료의 목적에 부합하는지, 환자의 삶의 질이 받아들여질 만한지 등을 종합적으로 판단하여야 한다. 치료의 목적이나 삶의 질은 환자의 가치나 주관적인 판단이 중요하기 때문에 전문가만의 판단으로 결정하기 어려우며, 환자 및 가족과 함께 의논하여 환자의 바램과 가치에 부합하는 결정(함께 하는 공유의사결정shared decision-making)이 되도록 의사소통이 필요하다.

2) 환자의 의사결정: 자기결정권

환자는 자신의 가치관과 선호에 따라 자신의 치료에 관한 결정을 내릴 수 있는 권리, 즉 자기결정권을 가지고 있으며, 이는 의료윤리에서 자율성 존중의 원칙에 해당한다. 의료 현장에서 자기결정권은 '충분한 설명에 근거한 동의

informed consent'의 형태로 실현된다. 충분한 설명에 근거한 동의에는 다음의 전제 조건이 있다. 즉, 환자는 의사결정능력이 있어야 하며, 환자에게 충분한 정보가 제공되고 환자가 이해해야 하며(정보의 공유), 환자가 외부로부터의 부당한 압력을 받지 않아야 하고(자발성), 환자에게 제공되는 정보는 환자의 진단, 치료나 검사의 성격과 목적, 이익과 위험, 예상되는 결과, 다른 대안의 이익과 위험, 예상되는 결과에 대한 내용을 포함하여야 하고, 환자가 이해할 수 있도록 설명되어야 한다. 말기로 갈수록 환자의 신체적, 심리적 상태가 쇠약해지기 때문에 환자에게 충분한 정보가 제공되기 어렵고 의사결정이 손상되는 경우도 많다.

환자의 의사결정능력은 환자가 적절하게 판단하고 치료의 성격과 위험, 이익, 대안을 이해하고 결정을 내리고 그 이유를 표현할 수 있는 인지적인 능력을 비교적 안정적으로 갖고 있다고 판단될 때 인정된다. 기본적으로 19세 이상의 성인은 의사결정능력이 손상되었다는 평가가 내려지지 않는 한 의사결정능력이 있다고 간주하여야 한다. 환자의 질병이나 외양, 행동 등에 따라 의사결정능력이 없다고 미리 간주하지 않도록 한다. 환자의 결정이 비합리적으로 보이더라도 비합리성 자체만으로 환자의 의사결정능력이 없다고 평가해서는 안 된다. 개인적, 문화적, 종교적 가치와 경험이 결정에 어떠한 영향을 주고 있는지를 함께 파악하면 의사결정 과정을 파악하는 데에 도움이 된다. 의사결정능력 평가는 담당의사가 하게 되지만, 환자 가족, 다른 의사, 간호사, 사회복지사 등 다른 직역의 의견을 참고할 수 있다. 치매, 섬망, 우울증 등 공존질환으로 판단이 어려울 경우 정신건강의학과 전문의의 자문을 구할 수 있다. 의사결정능력을 평가할 때 4요소 모델을 흔히 따른다.

- 관련된 정보를 이해하는 능력understanding: "담당의사가 당신에게 이야기한 것을 나에게 설명해주십시오."
- 자신의 상황에 맞추어 그 정보가 갖는 의미를 평가하는 능력appreciation: "당신이 치료받지 않았을 경우에 어떤 일이 일어날 것이라고 생각하세요?"
- 관련된 정보를 바탕으로 논리적으로 추론하는 능력reasoning: "어떻게 당신은 의사가 권유한 치료를 받아들이거나 거절하기로 결정했나요?"
- 자신의 선택에 관하여 표현 혹은 소통할 수 있는 능력communication: 환자의 상태에 따라 쓰기, 눈깜박임 등으로 표현할 수 있으며 소통을 도울 수 있는 방법을 충분히 제공하여야 한다.

3) 대리 의사결정

환자의 자율성 존중은 중요하지만 현실에서 말기 환자들의 많은 수가 의사결정능력을 갖지 못한다. 따라서 말기에 대리의사결정을 하는 경우가 많다. 하지만 대리의사결정은 환자의 의사를 제대로 반영하기 어려운 문제점을 안고 있어 윤리적인 문제를 가져오는 경우가 많다. 대리인과 환자의 선호도의 일치도가 67%에 불과하다는 연구 결과도 있다.

현재 한국에서는 대리인 지정 제도가 없고 혈연 가족이 대리의사결정을 하는 것이 일반적이다. 연명의료결정법에 따르면 성인의 경우에는 배우자와 직계존비속, 이들이 없을 경우 형제자매가, 미성년자의 경우 친권자가 대리의사결정을 할 수 있게 되어 있다. 하지만 윤리적인 관점에서는 혈연 가족이라고 해서 무조건 대리인의 자격이 있다고 보기는 어려우며, 대리인은 다음의 특정한 조건을 충족해야 한다. 대리인은 의사결정능력이 있어야 하며, 환자의 평소 가치관과 삶, 치료의 선호도에 대해 잘 알고 있어서 환자가 이 상황에서 원했을 것과 일치되는 결정을 내리려고 해야 한다. 또한 환자에 대한 의사결정에서 환자의 이익과 상충되는 이해관계가 없어야 하며, 환자에게 무엇이 최선인가를 고민하면서 환자의 이익을 대변하는 데 충실한 역할을 할 수 있어야 한다.

통상적으로 가족을 대리인으로 인정하는 이유는 함께 삶을 영위하면서 환자의 가치관과 선호도에 대해서 다른 누구보다 잘 알고 있고, 환자를 위한 결정에 충실할 것이라는 관습적인 믿음이 있기 때문이다. 하지만 가족의 형태가 급격히 변화하고 혈연 관계에 있다고 하더라도 따로 거주하거나 오랫동안 왕래하지 않는 가족이 많아지면서, 가족이 적절한 대리의사결정을 하기 어려운 경우가 늘고 있다. 교류나 의사소통의 부족, 임종에 대해 이야기하기 꺼리는 문화 등으로 말기에 가족이 환자가 무엇을 원하는지 알지 못하는 경우가 많다. 또한 치료 결정에서 환자가 무엇을 바랬을 것이고 환자에게 무엇이 최선인지보다 다른 요인에 의해서 영향을 받기도 하는데 대표적인 것이 한국의 효를 중시하는 관습이다. 자녀가 대리인일 때 부모인 환자에게 모든 조치를 다하지 않는 것이 자녀의 도리를 다하지 않고 포기한다는 죄책감이 치료 결정에 크게 작용하기도 한다. 또한 가족 간의 이견이나 갈등이 있을 경우, 조율하기가 쉽지 않다.

대리의사결정을 할 때에는 대리판단substituted judgement과 환자의 최선의 이익best interests을 근거로 하게 된다. 대리판단은 환자가 이전에 자신이 원하는 바를 명시적으로 밝힌 경우에는 그 명시적 의사에 따라서 혹은 그것이 없을 경우에는 이전의 환자의 언행으로 미루어 보아 환자가 원했을 것, 즉 추정적 의사에 따라서 결정하는 것을 일컫는다. 환자가 의사를 밝힌 적이 없거나 추정할 수 없는 경우 환자의 최선의 이익에 따라서 결정하게 된다.

대리인이 의사결정을 할 때에는 대리의사결정의 과정과 근거에 대해서 충분히 알 수 있도록 설명하고 또한 대리인이 겪고 있는 의사결정의 부담과 어려움을 이해하고 공감하면서 적절한 의사결정을 할 수 있도록 지지와 자원을 제공해야 한다.

4) 말기 진정End-of-life sedation, palliative sedation

말기 진정은 임종기에 통상적인 방법으로 증상 조절이 불가능할 때 환자의 극심한 고통을 완화하기 위해(lorazepam, midazolam, propofol 등) 진정제를 투약하여 의식 저하를 통해 환자의 증상을 조절하는 방법이다. 말기 진정에서는 환자의 증상이 완화될 정도로 의식저하를 일으키기 때문에 임종을 앞당기지 않으면서 고통을 완화할 수 있다. 이는 죽음을 의도적으로 유발하기 위한 의사조력자살이나 안락사와는 분명히 구분되는 행위이다. 하지만 임종이 임박한 시기에 환자가 깊은 진정 상태가 되면 이후에 회복하기 어려운 경우가 많아 더 이상 의사소통이 불가능하게 되기 때문에 환자와 가족의 입장에서는 사별과 유사한 이별로 경험하게 된다.

현재까지 연구로는 말기 진정이 임종시기를 단축시킨다고 보기 어렵지만 진정제의 특성상 호흡저하, 혈압저하 등으로 임종시기를 단축시킬 수 있는 가능성은 내포하고 있기 때문에 말기 진정은 신중하게 결정되어야 한다. 의료윤리의 관점에서 말기 진정은 이중효과double effect의 원리에 의해서 윤리적으로 정당화될 수 있기 때문에 이를 충족할 수 있는 다음의 요건을 충분히 검토하고 진행한다면 임종을 앞둔 환자의 고통을 해결할 수 있는 유용한 방법이 될 수 있다.

- 임종기 환자
- 환자의 고통이 매우 큼
- 다른 대안적인 방법들이 모두 효과가 없는 시점
- 말기진정의 의도가 다른 대안적 방법들이 모두 효과가 없는 시점에서 임종 직전의 환자를 편안하게 하기 위함

이라는 것이 관여한 모든 사람들에게 분명함

- 죽음에 이르는 시간을 단축하기 위한 행위가 아님

5) 의사조력자살과 안락사: 의료조력임종

의사조력자살과 안락사는 말기 환자의 극심한 고통을 해결할 수 없을 때 환자가 죽을 수 있도록 하는 행위이다. 적극적 안락사는 환자가 사망에 이르게 하기 위할 목적으로 약물 투입 등의 행위를 직접 하는 것을 의미하여, 의사조력자살은 환자가 스스로 죽을 수 있도록 약제 등을 의사가 제공하는 행위를 뜻한다(표 89-3). 이 두 가지를 합하여 '의료조력임종medically assisted dying'이라는 용어도 사용된다. 나라에 따라 차이가 있어, 네덜란드에서는 둘 다 가능하지만 미국의 일부 주에서는 의사조력자살만 가능하고 적극적 안락사는 불법이다.

표 89-3. 안락사 관련 용어의 정의

용어	뜻	비고	한국의 법률
적극적 안락사 Active euthanasia, mercy killing	환자가 사망에 이르게 하기 위한 목적으로 약물투입 등의 행위를 함		허용되지 않음
의사조력자살 Physician-assisted suicide	환자 스스로 죽을 수 있도록 약제나 정보 등을 의사가 제공함	2022년 '조력존엄사' 법 발의	허용되지 않음
소극적 안락사 Passive euthanasia, mercy dying	고통스러운 임종 과정의 연장을 막기 위해 연명의료를 하지 않음(부작위)	존엄사, 자연사, 무의미한 연명의료중단 등으로 명명되기도 함. 혼란을 줄이기 위하여 안락사 용어를 쓰지 않는 것을 권장함	임종기에 한해 허용(연명의료결정법)

일찍부터 안락사가 합법화되었던 네덜란드, 벨기에, 룩셈부르크와 같은국가 이외 최근 캐나다, 호주, 스페인, 뉴질랜드 등에서도 합법화가 되면서 한국뿐만 아니라 세계적으로 의사조력자살과 안락사에 대한 찬반 논쟁이 확대되고 있다. 우리나라에서도 2022년 연명의료결정법의 개정안으로 말기 환자에게 의사조력자살을 합법화하는 움직임이 있었다. 학계의 반대로 국회 본회의에 상정되지 못하였지만, 한국 사회에 다시 안락사 논쟁을 불러오게 되었고 2023년에 헌법소원이 제기된 상황이다.

안락사는 오랫동안 의료윤리에서 다루어 온 문제이지만, 아직까지 그 정당성에 관해 논란이 많다. 이 문제는 죽음이 개인이 결정할 수 있는 자기결정권의 대상인지, 또한 죽음을 돕는 행위가 사회에서 보편적인 의료서비스로 제공해야 할 대상인지에 관한 근본적인 물음을 내포하고 있다. 또한 죽음을 자기결정권의 대상으로 인정하더라도 안락사가 사회경제적, 문화적 여건 등 다양한 외적 요소에 의해서 취약한 사람들에게 암묵적으로 강요될 수도 있다는 안전성에 대한 우려도 크다. 특히 중증환자나 장애인에 대한 돌봄과 복지 서비스가 충분하지 않은 경우에는 더욱 그러하다.

또한 안락사는 의료인의 역할과 환자-의사 관계에도 커다란 영향을 미칠 수 있다. 환자의 생명을 살리는 것이 직업적 사명인 의료인에게 안락사는 직업정체성의 혼란을 가져올 수 있다. 특히 자살 문제를 다루는 정신건강종사자들에게는 더욱 그러하다. 역사적으로 전례가 없이 평균 수명의 증가와 생명 연장 기술의 발달로 삶과 죽음의 영역의 경계가 모호해지면서 안락사는 더 이상 피해가기 어려운 주제가 되어가고 있어, 한국에서도 이에 대한 충분한 사회적 논의가 필요하겠다. 특히 안락사를 고려하게 되는 핵심 문제인 환자의 고통과 존엄이라는 주제는 정신심리사회적 고통과 깊이 연결되어 있기 때문에 정신종양학에서도 지속적인 관심과 연구가 요구된다.

6) 말기 돌봄에서 윤리적 문제를 어떻게 다룰 것인가

말기 돌봄의 윤리적 문제를 극복하기 위해서는 먼저 의료 현장에서 환자, 가족, 의료진 간의 함께 하는 의사결정이 뿌리내리고 발전되어야 한다. 예전보다 개선되었지만, 여전히 말기 고지나 치료에 관한 결정은 늦게 그리고 충분하지 않은 시간 속에 진행되어 당사자인 환자가 소외되기 쉽다. 또한 의사결정에 갈등 발생시 이에 대한 해결을 지원하는 제도적 장치가 필요하다. 의료기관윤리위원회나 윤리상담, 완화의료상담을 예로 들 수 있다. 좀 더 넓게 말기/임종기 돌봄에 대한 사회적 논의와 지원이 함께 진행되어야 한다. 죽음과 말기 돌봄에 대한 이야기를 금기시하지 않고 사회적으로 이야기할 수 있는 문화, 호스피스나 간병제도 등의 확충으로 현실적인 선택지를 넓히는 것, 그리고 현실적으로 환자의 자기결정권과 존엄을 보장할 수 있는 법적, 제도적 뒷받침도 필요하다. 급속한 고령화로 한국 사회에서 죽음과 말기 돌봄을 어떻게 다룰 것인가는 더 이상 특수한 분야의 문제가 아니라 보편적인 사회 문제가 되고 있다.

참고문헌

1. 2022 국가 호스피스·완화의료 연례보고서. 보건복지부/중앙호스피스센터. 2023.
2. 고윤석, 고수진, 공혜정, 권복규, 권석만, 김도경 외. 죽음학 교실: 삶의 마무리에 대한 의료이야기. 서울:허원북스; 2022.
3. 말기환자와 가족을 위한 호스피스완화의료 안내. 보건복지부/중앙호스피스센터. 2024.
4. 통계를 통해 알아보는 연명의료결정제도. 국립연명의료관리기관. 2024.
5. Appelbaum PS. Clinical practice. Assessment of patients' competence to consent to treatment. N Engl J Med. 2007;357(18):1834-40.
6. Berlinger N, Jennings B, Wolf SM. The Hastings Center Guidelines for Decisions on Life-Sustaining Treatment and Care Near the End of Life. 2nd ed. New York: Oxford University Press; 2013.
7. Bernard L. Decision-making capacity. Resolving Ethical Dilemmas: A Guide for Clinicians. 5th ed. Philadelphia: PA: Lippincott Williams & Wilkins; 2013.
8. Heo DS, Yoo SH, Keam B, Yoo SH, Koh Y. Problems related to the act on decisions on life-sustaining treatment and directions for improvement. J Hosp Palliat Care. 2022;25:1-11.
9. Lee I. South Korea's End-of-Life Care Decisions Act: Law for Better End-of-Life Care. In: Cheung D, Dunn M, editors. Advance Directives Across Asia: A Comparative Socio-Legal Analysis. Cambridge: Cambridge University Press; 2023. p. 57-74.
10. Park HY, Kim MS, Yoo SH, Lee J, Song IG, Jeon SY, et al. For the Universal Right to Access Quality End-of-Life Care in Korea: Broadening Our Perspective After the 2018 Life-Sustaining Treatment Decisions Act. J Korean Med Sci. 2024;39(12):e123.

PART 17

노인 정신종양학

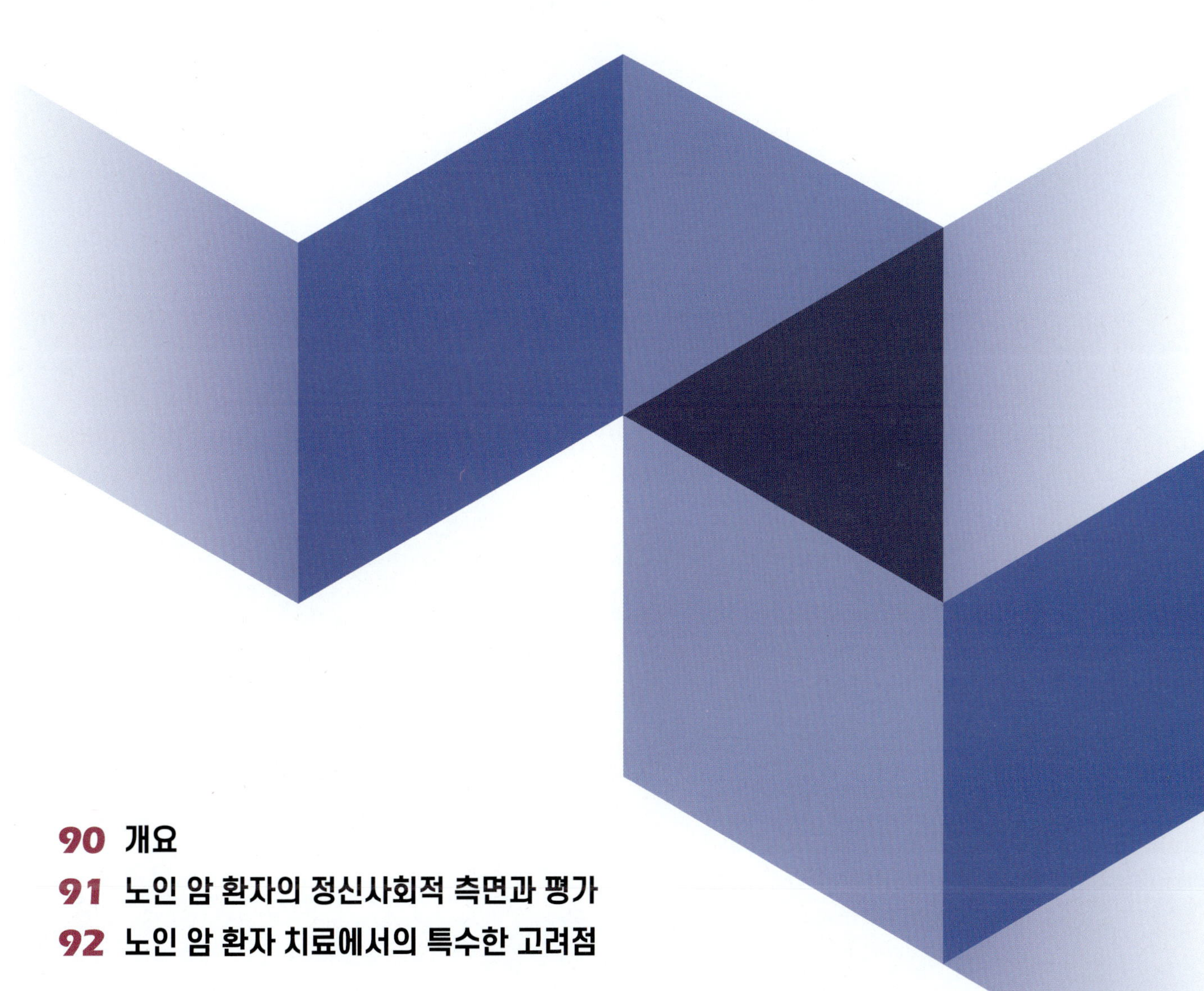

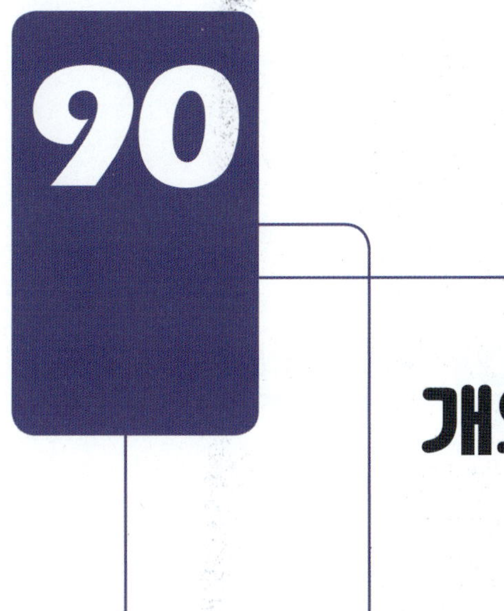

90 개요

강원섭

2021년 중앙암등록본부 통계자료에 따르면, 우리나라 국민들이 기대수명까지 생존할 경우, 암에 걸릴 확률은 38.1%로 보고되었다. 65세 이상의 노인들은 전체 암 진단의 60% 이상을 차지하며, 2040년까지 암 생존자의 73%를 차지할 것으로 예상된다. 65세 이상에서 암 발생률이 높아짐에 따라 노인 암 환자도 증가하는 추세이다. 노인 암 환자는 그 수가 많고 앞으로도 증가할 것으로 예상되기 때문에 이들의 암 치료에 있어 노인 정신종양학의 기본 원칙을 숙지해야 할 필요가 있다. 노인 암 환자들은 기존의 만성질환들을 가지고 있는 경우가 많아 이들에 대해서는 좀 더 종합적인 이해가 필요하다. 노인 암 환자들의 관리는 기대되는 치료 효과가 수명 감소와 스트레스에 대한 내성이 감소하는 이들 인구에서 위험보다 우월한지 평가하는 것이 과제이다. 노인 암 환자들은 항암 치료에 대한 내성이 감소하는 경향을 보이지만, 고령이라는 이유로 삶의 질을 개선하거나 생존 이익을 가져올 수 있는 효과적인 치료를 배제해서는 안된다. 더욱이 기존 연구에서는 건강한 노인 암 환자는 젊은 성인과 마찬가지로 일반적으로 사용되는 항암화학요법을 견딜 수 있음을 시사한다. 노화와 관련된 생리적 변화는 노인 암 환자가 암 치료를 견디는 능력에 영향을 미칠 수 있으며, 치료 의사결정 과정에서 고려되어야 한다. 다학제 팀 관리, 공유 의사결정이 포함된 환자 맞춤형 치료 접근법, 증상 관리에 대한 완화/지지 치료는 노인 암 환자의 암 치료에 필수적인 부분이 되어야 한다. 노인 암 환자들의 정신사회적 측면 및 신체적, 경제적 요인들을 알고 고려하여 개별화된 맞춤형 접근을 하는 것이 삶의 질을 유지하는 데 중요하다. 또한 노인 암 환자들의 인지저하는 질병 과정의 말기에서 종종 발견되는데, 의사소통에 영향을 주어 치료 계획 수립 및 치료 순응도에 지장을 주게 된다. 노인 암 환자들에게는 질병의 전 과정에 걸쳐 다양한 수준의 불안과 우울증이 흔하며, 이는 삶의 질 저하와 관련이 있으며, 암 치료와 반응에 부정적인 영향을 미칠 수 있다. 이 장에서는 노인 암 환자 및 이들의 암 치료와 관련된 다양한 요인들에 대한 평가에 대해 알아보고 노인 암 환자들의 불안 및 우울증 평가와 치료에 대해 다루고자 한다.

노인 암 환자의 정신사회적 측면과 평가

강원섭

1. 노화의 생리적 영향

생물학적 노화에 따른 염증 반응의 증가 및 면역 능력의 저하는 암 발생의 중요한 위험인자로, 암의 진행 과정 및 환자의 치료 반응에 영향을 미치게 된다. 노화에 따른 생리적 반응인 최대 심박수와 심박출량의 감소, 신장으로의 관류 감소, 약물의 신장 배설 감소, 골수 예비력 감소로 인한 골수 억제 및 신체 기능 저하는 항암 치료의 독성 증가 및 치료 반응을 더디게 하는 원인으로 작용할 수 있다. 또한 골다공증 및 균형 감각 저하로 인해 낙상의 위험이 높아지며, 기존의 동반 질환으로 인해 노인 암 환자가 암 치료를 견디기가 어려워질 수 있다. 또한, 노인성 난청, 전도성 청력 상실, 감각 신경성 청력 상실, 메니에르병, 이명 등의 영향으로 청력 장애를 흔히 경험하고, 노안, 백내장, 황반변성, 녹내장, 망막병증, 측두 동맥염, 망막 박리 등의 영향으로 시력 장애를 경험하여 임상의와의 의사소통을 어렵게 만들 수 있다. 청력 저하 및 시력 저하는 의사소통 능력을 저하시켜, 사회적 고립을 촉진하고, 우울증이나 낮은 자존감으로 이어지며, 인지 저하 및 섬망의 위험 요소로 작용하여 삶의 질에 상당한 영향을 미치고, 지시 사항의 이행에도 영향을 주어 약물 순응도에도 부정적인 결과를 초래할 수 있다. 암 치료의 결정을 위해서는 노화에 따른 생리적 변화가 장기에 어떤 영향을 주는지 확인하기 위한 노인 암 환자에 대한 포괄적인 노인 평가가 권장된다.

2. 포괄적인 노인 평가

2024년 개정된 미국 국가 암 종합 네트워크national comprehensive cancer network에 따르면, 노인 암 환자의 외과적, 방사선 및 전신 치료와 관련된 평가뿐만 아니라 인지, 기능 상태, 심리적, 사회적 환경 및 기타 영역에 대한 평가를 권장하고 있다. 포괄적인 노인 평가는 일상생활 기능 및 신체 기능에 대한 평가, 암 치료 중의 독성과 부작용에 대한 환자의 경험, 동반질환 및 다약제 사용, 인지기능 및 의사결정능력에 대한 평가, 심리적인 상태 및 사회적 지지체계, 영양상태 및 노인에게 흔한 섬망, 치매, 우울, 실금 등의 노인 증후군, 의사소통과 정보 등에 대한 평가로 이루어져 있다. 여러 영역의 평가를 통해 노인 암 환자의 객관적인 건강 상태를 평가하며, 이는 전체 예후뿐만 아니라 암 치료를 견딜 수 있는 체력과 능력을 예측하게 된다. 이를 통해 암 치료 중에 진행 상황을 확인하고, 치료가 동반 질환에 어떤 영향을 미칠 수 있는지 논의하고, 장기적인 삶의 질에 대한 영향을 평가하여 환자 및 보호자와의 치료 계획을 고려할 때 중요한 역할을 할 수 있다. 일부 노인 암 환자는 생명을 연장하는 것보다 신체적 편안함, 독립적 생활 기능, 존엄하고 평화로운 죽음과 같은 삶의 질을 더 중요하게 생각할 수 있다는 점에서 노인 암 환자의 치료 결정에는 신중함이 요구된다.

1) 신체 기능에 대한 평가 및 증상 경험

신체 기능이 떨어지면 가족들의 돌봄의 필요성이 증가하여 노인 암 환자의 독립적 일상 활동 수행이 어려울 수 있다. 신체적 기능, 피로 관리, 삶의 질 유지를 위해 노인의 신체 활동이 필요하다. 노인 암 환자의 치료 전 평가를 위해 평소 역할, 보행, 균형 및 낙상 위험, 동반 질환, 정신 상태(우울증, 불안), 인지 상태를 파악한다. 기능 상태와 이동성은 노인 암 환자에서 자가 보고 평가 도구나 객관적 측정을 통해 평가할 수 있는데, 자가 보고 평가 도구에는 집에서 독립성을 유지하는 데 필요한 기본적인 자기 관리 기술(예: 목욕, 화장실 사용)을 측정하는ADLs, 지역사회에서 독립성을 유지하는 데 필요한 복잡한 기술(예: 쇼핑)을 측정하는IADLs, 그리고 지난 6개월 동안의 낙상 횟수가 포함된다. 환자가 팔을 사용하지 않고 안락의자에서 일어나, 평소 속도로 앞으로 3 m를 걸어가서 돌아서 다시 의자에 앉을 때까지 걸리는 시간을 초 단위로 계산하는 간단한 테스트로 이동성을 평가할 수 있고, 낙상 위험을 예측할 수 있다. 치료를 최적화하고 부작용과 기능 상실을 최소화하기 위해 심혈관 운동, 균형 및 보행, 힘과 지구력을 키우기 위한 치료 전 재활치료가 필요할 수 있다. 암 치료 이후에도 암 이전의 기능 상태로 돌아가기 위한 재활치료가 고려되어야 한다. 또한 노인 암 환자들은 치료로 인한 면역억제로 빈혈이나 호중구 감소증에 취약하고, 항암 치료에 따른 통증, 피로, 쇠약, 호흡곤란, 섬망, 메스꺼움, 구토, 우울, 불안, 건조한 피부, 가려움증 등의 증상을 경험하기 쉽다. 노인 암 환자들은 인지기능의 저하로 통증 등 증상의 표현이 어려울 수 있다는 점을 유념해서 확인해야 한다.

2) 동반질환 및 다약제 사용

다양한 연구에 따르면 암종에 따라 다르지만, 암 환자들은 30% 이상이 동반질환을 가지고 있으며 노인 암 환자들의 경우는 더 높은 수준이다. 노인들 사이에서 흔한 동반 질환으로 심혈관 질환, 고혈압, 당뇨병, 신부전, 우울증, 빈혈, 신경변증, 간 및 폐 질환, 골다공증 또는 치매 등이 있다. 동반 질환은 합병증의 위험을 증가시키고, 암의 행동을 수정하거나 증상을 가려 암 진단을 지연시킬 수 있다. 고위험 II기 및 III기 대장암 환자 3,759명을 대상으로 한 무작위 보조화학요법 시험에서 당뇨병 환자는 전체 사망률과 암 재발률이 유의하게 높았다. 국소 또는 국소 진행성 전립선암 환자 5,077명을 대상으로 한 또 다른 연구에서는, 심혈관질환 또는 심근경색의 병력이 있는 환자에서 신보조 호르몬 요법이 전체 사망률 증가와 유의하게 관련이 있음을 보고했다. 동반질환의 심각성은 더 많은 치료 부작용 및 암 단계와 무관하게 생존에 영향을 미칠 수 있다. 암 특이적 치료는 동반 질환의 유형과 심각성을 고려하게 되는데, 만성 폐 질환은 흉부 수술이나 폐에 대한 방사선 치료를 수행하는 능력에 영향을 미칠 수 있으며, 심장 질환은 잠재적인 심독성 약물 사용을 제한하게 된다. 임상의들은 동반 질환이 있는 환자의 경우 치료의 독성과 부작용이 많아질 수 있고, 이러한 환자들에게서 치료가 덜 효과적일 수 있다고 보기에 약제 사용에 대해 우려할 가능성이 있으며, 또한 이러한 환자들 스스로 치료를 거부할 가능성도 높다. 하지만, 많은 연구에서 동반 질환이 있는 환자와 없는 환자 간의 치료 내성에 차이가 없다는 점과 여러 연구에서 동반 질환이 있는 환자들 사이에서 치료의 효과가 입증되었다는 점을 고려할 때, 치료가 얼마나 잘 견뎌질지는 암 치료와 관련된 여러 복잡한 상호작용 요인, 즉 동반 질환의 수, 유형 및 심각성을 포함한 여러 요인에 따라 달라질 수 있다.

노인 암 환자는 동반 질환의 수가 증가함에 따라 이를 치료하기 위한 다수의 약물을 복용하는 경우가 많게 되며, 인지 장애, 기능 제한, 간병인 문제 등이 약물 복용 순응도에 영향을 주게 된다. 다약제 사용은 약물 사용의 증가, 잠재적으로 부적절한 약물 사용, 약물 사용 부족, 그리고 약물 중복 사용으로 정의될 수 있으며, 치료 내성에 영향을 미치고 부작용을 초래할 가능성을 높인다. 또한, 여러 전문의와 주치의 및 기타 관련 건강 전문가들이 치료 과정에 관여하면서, 약물 변경, 복잡한 요법, 치료진 간의 불완전한 정보 전달과 같은 의사소통 문제로 인해 이들은 약물 오류에 특히 취약하여 약물 부작용, 약물 상호작용, 복약 불이행, 낙상 위험 및 입원의 위험이 증가할 수 있다. 따라서, 노인 암 환자의 치료 중, 약물 목록을 검토하고 정기적인 약물 조정을 하는 것이 필요하다. 신장이나 간 기능 저하와 같은 장기 변화로 인해 발생하는 약동학 및 약력학의 변화가 노인 암 환자에서 화학요법 또는 경구 표적 약제를 사용에 있어 부작용의 위험 정도에 기여하게 된다. 그러므로 치료에 대한 순응도 평가와 약물 중복, 적절한 사용, 저렴한 대체 약물의 가용성 및 잠재적 약물 상호작용을 확인하기 위한 정기적인 약물 검토가 필요하다. 특정 약물 또는 고령자에게 권장되지 않는 약물 계열을 사용할 때는 치료 적응증, 치료 기간 및 용량에 대해 신중하게 검토해야 한다.

3) 인지기능 및 심리적 상태

암 치료는 환자로 하여금 치료 방향을 이해하고, 치료 과정을 따르고, 부작용을 인식하고 초기 합병증에 대응하는 과정을 필요로 한다. 노인 암 환자의 인지기능의 저하는 암 치료의 위험과 이점 및 복잡한 치료 계획을 이해하고, 권고사항을 따르거나 치료 계획을 준수하며, 부작용을 보고하는 능력에 영향을 미쳐 효과적인 치료를 어렵게 할 수 있다. 인지 기능이 저하된 암 환자는 기능적 의존성의 위험이 증가하고 우울증 발생률이 높으며 사망 위험이 크다. 탈수, 영양실조, 전해질 불균형과 같은 독성 효과는 노인 환자의 인지 기능 저하 위험을 더욱 증가시킬 수 있다. 3상 연구에서는, 기능 상태와 인지 기능 장애(IADLs와 MMSE로 각각 평가됨)가 전이성 결장직장암을 가진 노인 환자에서 심각한 화학 요법 관련 독성과 입원을 예측하는 요소로 나타났다. 마찬가지로, 급성 골수성 백혈병을 위한 유도 화학 요법을 받는 노인 환자들 사이에서, 인지 및 신체 기능이 저하된 환자의 전체 생존이 유의미하게 짧았다. 65세 이후에는 알츠하이머병 발병 위험이 약 5년마다 두 배로 증가하는데, 노인들에게 있어 치매 및 암 발병 가능성은 동반하여 높아지게 된다. 인지 장애는 치료 지침을 이해하고 기억하는 데 큰 어려움을 초래할 수 있으며, 합병증의 진단이 지연되고, 치료 순응도의 저하를 야기할 수 있다. 인지 기능 저하와 기능적 독립성 상실과의 강한 연관성 때문에 초기 인지 상태 평가가 임상적으로 중요하며, 이는 치료 선택과 투여 방식에 영향을 미치게 된다. 인지 기능의 저하는 피로, 우울증, 불안, 기저 뇌질환, 내분비 기능 장애, 영양 결핍, 알코올 사용 및 항암 치료 자체 등에 의해 초래될 수도 있어 치매가 의심되는 경우, 뇌영상, 신경심리검사, 비타민 B12 결핍 및 갑상선 기능 장애 평가를 포함한 추가 평가가 필요할 수 있으며 특정 약물 계열(항콜린제, 항정신병제, 벤조디아제핀, 코르티코스테로이드 및 오피오이드)의 사용이 인지 기능 저하와 섬망을 야기할 수 있음을 유념해야 한다. 노인 암 환자의 인지 기능에 대한 평가를 통해 의사결정 능력 및 정보를 이해하는 능력, 치료에 참여하는 판단력을 가지고 있는지 여부를 확인해야 한다. 치료 도중 새롭게 나타난 인지기능의 저하는 뇌 전이나 약물 상호작용에 따른 것일 수 있다. Mini Mental Status Examination (MMSE) 나 Montreal Cognitive Assessment (MoCA), Mini-Cog 등의 검사를 통해 인지 능력을 확인할 수 있다.

노인 암 환자에게는 기분장애, 피로, 수면장애 등이 흔히 발생할 수 있다. 우울증과 디스트레스는 각각 약 28%와 41%의 노인 암 환자에서 확인되었으며, 이들은 이동성 및 기능 상태 저하, ADL (일상 생활 활동) 저하, 불충분한 사회적 지원, 인지 기능 저하, 다약제 사용, 다중 질병, 암 관련 통증 등과 연관이 있다. 암 진단과 치료와 관련된 인지적, 정서적, 사회적 고통을 의미하는 디스트레스는 디스트레스 온도계를 통해 측정하여 정서적 어려움을 겪고 있는 노인 암 환자들에게서 이를 감지하는 데 선별 도구로 사용할 수 있다. 우울증을 선별하기 위해 Geriatric Depression Scale (GDS), 및 Patient Health Questionnaire (PHQ-2 및 PHQ-9)는 인지 기능이 없거나 중등도의 인지 저하가 있는 노인 암 환자에게 신뢰할 수 있고 유효한 도구이며 암 관련 피로와 우울증은 자주 함께 발생하므로 피로를 보고하는 환자는 우울증 평가를 받는 것이 도움이 될 수 있다. 치료 과정에서의 충족되지 않은 정서적, 사회적 지원, 조절되지 않는 통증, 합병증, 열악한 신체 상태, 심각한 부작용, 진행된 질병 및 이전의 우울증은 증상의 심각도를 악화시키고 흔히 수술 후 장애 이환율, 사망률, 가족 돌봄의 증가 등의 요인으로 작용하게 된다. 따라서, 인지적, 심리적, 신체적 증상이 노인 암 환자의 삶의 질에 영향을 주며, 이들에게 포괄적인 증상 평가가 중요함을 시사하고 있다.

4) 사회적 지원 및 영양 상태

대개 노인 암 환자들에게 가족 구성원은 주요 보호자로 치료 과정에 개입하게 되고, 주로 치료 과정에 관여하는 가족은 치료 계획 수립에 있어 중요한 참여자로 고려해야 한다. 이들은 환자를 돌보는 과정에서 치료 중 가능성이 있는 부작용과 증상에 주의를 기울이며, 이를 관리하고 보고해야 할 시기를 알 수 있도록 교육이 필요한데, 암 센터가 이들을 지원하고 교육하는 프로그램을 운영하는 것이 도움이 된다.

노인들은 종종 가까운 가족이 없이 혼자 살거나 배우자 및 친구를 잃은 경험이 있어 사회적 지원이 취약해지는 경우가 많다. 사회적 유대의 부족은 노인 암 환자에서 중요한 사망 예측 요인이 되기도 하기 때문에 항암 치료 전에 환자의 생활 조건, 보호자의 존재, 재정 상태 등을 고려한 사회적 지원 수준에 대한 평가가 필요하다. 사회적 지원 수준이 낮은 환자의 경우, 사회복지사에게 의뢰하거나 가정 지원 및 지역사회 자원을 탐색하기 위해 사례 관리를 고려해야 한다. 노인 암 환자의 치료에서는 가정 간호가 환자를 안정시키고 생존율을 높이는 데 도움이 될 수 있다.

영양 결핍 또는 영양실조는 노인 암 환자에서 흔하고 심각한 상태로, 과소 진단되는 경우가 많다. 이는 심각한 혈액 독성 위험 증가, 사망 위험 증가, 화학요법 내성 저하, 암 환자의 입원 기간 연장을 초래한다. 일부 영양실조는 기저 질병에 기인하지만, 대부분의 환자에서는 칼로리 섭취 부족으로 인해 발생한다. 잠재적인 영양 결핍을 평가할 때, 골다공증 및 골절과 관련이 있을 수 있는 비타민 D 결핍에도 특별한 주의를 기울여야 한다. 항암화학요법은 구내염, 설사, 미각 변화, 메스꺼움, 구토 또는 식욕 부진과 같은 부작용을 초래하여 영양에 부정적인 영향을 미칠 수 있다. 70세 이상으로 이전에 치료받지 않은 348명의 암 환자를 대상으로 한 전향적 다기관 연구에서, 영양 상태가 나쁘고 이동성이 저하되었으며 종양이 진행된 것이 화학 요법 시작 후 조기 사망(6개월 미만)을 예측하는 위험 요소로 확인되었다. 따라서, 노인 암 환자의 치료 과정에서 치료 전 영양 상태 불량, 체중 감소 및 근감소증에 대한 평가가 필요하다.

5) 노인 증후군Geriatric syndrome

노인 증후군은 주로 노인, 특히 허약한 노인들에게서 더 자주 확인되는 임상 상태로, 특정한 기저질환만을 원인으로 보기 어렵다. 노화 과정에서 모든 장기 기능의 항상성 예비력이 감소하여 스트레스에 취약해지는데, 이 균형이 깨질 때 보상 능력의 부족에 따른 노인 증후군 증상의 발현이 가능해진다. 암 치료는 잠재적인 생리적 스트레스 요인이며, 이는 노인 증후군을 악화시키거나 촉발할 수 있는데, 일반적인 노인 증후군에는 골다공증 및 낙상, 인지 저하 및 섬망, 우울증, 다약제 복용, 요실금, 빈혈 및 허약 등을 포함한다.

허약은 10% 이상의 체중 감소, 약한 악력, 피로, 느린 보행, 낮은 신체 활동 및 인지 상태 변화를 포함하여 정의할 수 있는데, 허약과 노인 증후군은 나이만으로 정의되지 않는 생리적 저하로, 치료의 스트레스 요인에 적응하고 견딜 수 없기 때문에 부작용과 내성 증가와 관련이 있고, 환자의 부작용 위험을 증가시키며, 낙상, 합병증, 장기 입원 및 사망과도 관련이 있다. 암 환자, 특히 유방암에 대한 화학요법 또는 호르몬 요법을 받는 환자와 전립선암에 대한 호르몬 요법을 받는 환자에서 골다공증 및 이와 관련된 골절 위험 증가는 주요한 고려 사항이다. 골다공증은 적절한 선별검사, 생활 습관 개입 및 치료로 예방할 수 있으며 골다공증 진단은 이중 에너지 X선 흡수계측법DEXA 스캔으로 뼈 밀도를 평가하여 이루어진다. 노인 암 환자는 낙상이 흔하며, 원발성 뇌종양 또는 뇌전이, 이전 낙상 횟수, 우울증의 심각도, 벤조디아제핀 용량 및 암 관련 통증이 독립적인 위험요소로 작용한다. 항암화학요법 주기가 증가함에 따라 낙상 위험이 증가하고, 낙상이 이후 암 치료의 중단이나 종료에 영향을 준다는 연구도 보고된 바 있어 낙상이 이들에게 중요한 문제이며, 이에 대한 평가가 낙상 위험이 있는 환자를 식별하여 예방하는 데 도움이 될 수 있음을 시사한다.

섬망은 짧은 기간(보통 몇 시간에서 며칠)에 걸쳐 주의력과 인지 기능이 급격히 저하되는 상태로, 의식의 혼란과 주의력을 집중, 유지, 또는 전환하는 능력이 감소하는 것이 특징이다. 노인 암 환자에서 흔하고 심각하며 비용이 많이 들고 잘 인식되지 않으며 쉽게 간과되는 문제로, 더 나쁜 임상 결과, 기능 저하, 환자와 의사 간의 의사소통 장애, 입원 기간 연장, 사망 등의 합병증을 초래할 수 있다. 다약제 사용, 탈수, 정신 작용 약물 사용, 신체적 구속과 같은 유발 요인이 섬망을 초래할 수 있으므로 치료 전 섬망 발생 예측을 위한 위험 요인에 대한 평가가 유용할 수 있다.

6) 의사소통과 정보

노인 암 환자들과의 의사소통에 있어서는 청력 저하, 인지 문제, 신체적 및 사회적 기능의 제한이 효과적인 소통을 어렵게 할 수 있으므로, 치료 결정 및 증상 관리, 치료 부작용 보고 등의 영역에서 가족 구성원의 참여가 필요할 수 있다. 많은 노인 암 환자들은 시력, 청력의 저하를 노화의 일부로 경험하게 된다. 이러한 감각 변화는 임상의가 이들과 효과적으로 의사소통하는 것을 어렵게 만들며, 치매나 우울증으로 오해되거나, 혹은 우울증이나 인지기능저하의 발견을 늦추기도 한다. 청력 장애가 있는 노인 암 환자들과의 의사 소통을 위해서는 환자에게 더 가까이 다가가거나, 낮은 톤을 사용하거나, 더 크게 말하는 등의 노력이 필요하다. 노인 암 환자들의 인지 장애는 치료 및 기타 의사 결정과 관련된 의사 소통을 어렵고 복잡하게 만들며, 진정한 치료 동의를 얻는 데에 제한점으로 작용하므로, 임상의는 인지 장애의 영향을 이해하며, 치료 관련 인지 저하 가능성을 다루고, 환자 중심의 암 치료 관련 의사 결정을 촉진할 수 있어야 한다.

3. 노인 암 환자의 포괄적인 치료 및 의사소통의 촉진

노인 암 환자의 치료에서는 암 치료가 건강 유지 및 다른 만성 질환 관리와 통합될 수 있도록 포괄적인 평가를 바탕으로 환자가 표준 암 치료를 견딜 수 있는 능력을 저해할 수 있는 노인 관련 문제가 있는지 여부를 파악해야 한다. 동반 질환, 인지, 심리적, 정서적, 신체적, 사회적 및 재정적 자원과 관련된 세심한 주의와 상세한 개별 평가가 효과적인 맞춤형 치료를 위해 필수적이다. 포괄적인 평가를 위해 삶의 질, 심리사회적 및 신체적 기능, 주관적인 환자 반응 및 환자의 치료 선호도와 암 치료 목표를 확인해야 하며 노인 환자의 증상과 치료 후기 효과를 견딜 의향과 현재 건강 상태 및 동반 질환을 균형 있게 평가해야 한다.

환자의 의사결정 능력은 일반적으로 진단 및 제안된 암 관련 진단 검사 또는 치료 옵션에 대한 관련 정보를 이해하는 능력, 자신의 기본 가치와 현재의 의료 상황을 이해하는 능력, 합리적으로 결정을 내리는 능력, 일관된 선택을 전달하는 능력을 기반으로 평가된다. 노인 암 환자가 이해할 수 있는 방식으로 암 진단 및 암 특이적 치료에 관한 주요 개념과 정보를 전달하는 것이 중요하다. 공유 의사결정 접근법shared decision-making approach은 임상의가 의사 결정 촉진자의 역할을 통해 환자에게 여러 치료 옵션을 제시하고, 환자의 선호도, 생활방식 요소를 논의하면서 최적의 치료 결정을 내릴 수 있도록 돕게 되지만, 노인 암 환자들은 이러한 복잡한 의사결정 과정에 참여할 수 있는 능력이 부족하거나, 치료 결정에 참여하기를 원하는 정도가 개개인에 따라 차이가 많은 특징이 있기 때문에, 이들이 선호하는 의사결정 방식에 대한 논의가 필요하다. 또한, 신체적 및 인지적 취약성을 겪는 노인 암 환자들에게는 의사결정에 있어 가족이나 친구 등의 다른 보호자들이 참여하는 경우가 많다. 환자가 특정 시점에 스스로 결정을 내릴 능력이 없을 때, 이전에 환자가 지명하거나 법이나 규정에 의해 지정된 가족 구성원이 대리 의사결정자로 역할을 하게 되는데, 이때 어려운 결정을 내릴 준비가 되어 있지 않거나 의사가 기능적 결과와 생존에 대한 환자의 예후에 대해 확신이 없는 어려운 상황에서는 대리 의사결정자가 높은 압박 상황에서 결정을 내리고 있다는 점을 인식하는 의사소통의 역할이 매우 중요하다.

참고문헌

1. Aaldriks AA, van der Geest LGM, Giltay EJ, le Cessie S, Portielje JEA, Tanis BC, et al. Frailty and malnutrition predictive of mortality risk in older patients with advanced colorectal cancer receiving chemotherapy. J Geriatr Oncol. 2013;4(3):218-26.
2. Adelman RD, Greene MG, Charon R. The physician- elderly patient- companion triad in the medical encounter: the development of a conceptual framework and research agenda. Gerontologist. 1987;27(6):729-34.
3. Aparicio T, Jouve JL, Teillet L, Gargot D, Subtil F, Brun-Ly VL, et al. Geriatric factors predict chemotherapy feasibility: ancillary results of FFCD 2001-02 phase III study in first-line chemotherapy for metastatic colorectal cancer in elderly patients. J Clin Oncol. 2013;31:1464-70.
4. Balducci L. Management of cancer in the elderly. Oncology (Williston Park). 2006;20(2):135-43; discussion 144, 146, 151-2.
5. Canoui-Poitrine F, Reinald N, Laurent M, Guery E, Caillet P, David J-P, et al. Geriatric assessment findings independently associated with clinical depression in 1092 older patients with cancer: the ELCAPA Cohort Study: Determinants of depression in older patients with cancer. Psychooncology. 2016;25(1):104-11.
6. Chen H, Cantor A, Meyer J, Beth Corcoran M, Grendys E, Cavanaugh D, et al. Can older cancer patients tolerate chemotherapy? A prospective pilot study: A prospective pilot study. Cancer. 2003;97(4):1107-14.
7. Cheng KK, Yeung RMW. Symptom distress in older adults during cancer therapy: impact on performance status and quality of life. J Geriatr Oncol. 2013;4(1):71-7.
8. Ciorba A, Bianchini C, Pelucchi S, Pastore AJC. The impact of hearing loss on the quality of life of elderly adults. Clin Inter Aging. 2012;7:159.
9. Edwards BK, Noone AM, Mariotto AB. Annual report to the nation on the status of cancer, 1975- 2010, featuring prevalence of comorbidity and impact on survival among persons with lung, colorectal, breast, or prostate cancer. Cancer. 2014;120(9):1290-314.
10. Fried LP, Tangen CM, Walston J, Newman AB, Hirsch C, Gottdiener J, et al. Frailty in older adults: evidence for a phenotype. J Gerontol A Biol Sci Med Sci. 2001;56(3):M146-56.
11. Hurria A, Li D, Hansen K, Patil S, Gupta R, Nelson C, et al. Distress in older patients with cancer. J Clin Oncol. 2009;27(26):4346-51.
12. Hurria A, Togawa K, Mohile SG, Owusu C, Klepin HD, Gross CP, et al. Predicting chemotherapy toxicity in older adults with cancer: a prospective multicenter study. J Clin Oncol. 2010;29(25):3457-65.
13. Inouye SK, Westendorp RG, Saczynski JS. Delirium in elderly people. Lancet. 2014;383:911-22.
14. Jacobsen PB, Donovan KA, Weitzner MA. Distinguishing fatigue and depression in patients with cancer. Semin Clin Neuropsychiatry. 2003;8:229-40.
15. Klepin HD, Geiger AM, Tooze JA, Kritchevsky SB, Williamson JD, Pardee TS, et al. Geriatric assessment predicts survival for older adults receiving induction chemotherapy for acute myelogenous leukemia. Blood. 2013;121:4287-94.
16. Lange M, Rigal O, Clarisse B, Giffard B, Sevin E, Barillet M, et al. Cognitive dysfunctions in elderly cancer patients: a new challenge for oncologists. Cancer Treat Rev. 2014;40(6):810-7.
17. Leeds IL, Meyers PM, Enumah ZO, He J, Burkhart RA, Haut ER, et al. Psychosocial risks are independently associated with cancer surgery outcomes in medically comorbid patients. Ann Surg Oncol. 2019;26(4):936-44.
18. Magnuson A, Sattar S, Nightingale G, Saracino R, Skonecki E, Trevino KM. A practical guide to geriatric syndromes in older adults with cancer: A focus on falls, cognition, polypharmacy, and depression. Am Soc Clin Oncol Educ Book. 2019;39(39):e96-109.
19. Mazza D, Mitchell G. Cancer, ageing, multimorbidity and primary care. Eur J Cancer Care (Engl). 2017;26(3):10.1111/ecc.12717.
20. Meyerhardt JA, Catalano PJ, Haller DG, Mayer RJ, Macdonald JS, Benson AB 3rd, et al. Impact of diabetes mellitus on outcomes in patients with colon cancer. J Clin Oncol. 2003;21(3):433-40.
21. Mohile SG, Epstein RM, Hurria A, Heckler CE, Canin B, Culakova E, et al. Communication With Older Patients With Cancer Using Geriatric Assessment: A Cluster- Randomized Clinical Trial From the National Cancer Institute Community Oncology Research Program. JAMA Oncol. 2020;6:196-204.
22. Nanda A, Chen MH, Braccioforte MH. Hormonal therapy use for prostate cancer and mortality in men with coronary artery dis-

easeinduced congestive heart failure or myocardial infarction. JAMA. 2009;302:866–73.
23. Older Adult Oncology v. 1.2024. Plymouth Meeting, PA: National Comprehensive Cancer Network. In: NCCN Clinical Practice Guidelines in Oncology (NCCN Guidelines).
24. Overcash JA, Rivera HR, Jr. Physical performance evaluation of older cancer patients: a preliminary study. Crit Rev Oncol Hematol. 2008;68:233-41.
25. Paillaud E, Canoui- Poitrine F, Varnier G, Anfasi-Ebadi N, Guery E, Saint-Jean O, et al. Preferences about information and decision- making among older patients with and without cancer. Age Ageing. 2017;46(4):665–71.
26. Sarfati D, Koczwara B, Jackson C. The impact of comorbidity on cancer and its treatment. CA Cancer J Clin. 2016;66(4):337–50.
27. Sattar S, Haase K, Kuster S, Puts M, Spoelstra S, Bradley C, et al. Falls in older adults with cancer: an updated systematic review of prevalence, injurious falls, and impact on cancer treatment. Support Care Cancer. 2021;29(1):21–33.
28. Sharma M, Loh KP, Nightingale G, Mohile SG, Holmes HM. Polypharmacy and potentially inappropriate medication use in geriatric oncology. J Geriatr Oncol. 2016;7(5):346–53.
29. Soubeyran P, Fonck M, Blanc-Bisson C, Blanc JF, Ceccaldi J, Mertens C, et al. Predictors of early death risk in older patients treated with first-line chemotherapy for cancer. J Clin Oncol. 2012;30:1829-34.
30. Turner JP, Jamsen KM, Shakib S, Singhal N, Prowse R, Bell JS. Polypharmacy cut-points in older people with cancer: how many medications are too many? Support Care Cancer. 2016;24(4):1831–40.

노인 암 환자 치료에서의 특수한 고려점

강원섭

1. 노인 암 환자의 불안

불안은 인지된 위협에 대한 정상적인 반응으로, 통제하기 어려운 걱정, 안절부절 못함, 집중력 및 수면 장애, 피로, 근육 긴장 등의 특징을 보이는데, 많은 연구가 암 환자들에게서 우울보다 높은 불안의 발생률을 보고하고 있다. 노인 암 환자들은 허약, 동반 질환, 이동성 제한과 같은 나이 관련 신체 변화를 경험하고, 기억력과 처리 속도의 저하 및 가족 및 지인들의 장애와 죽음으로 인해 사회적 관계가 약화되는 것을 흔히 경험하게 된다. 피로와 메스꺼움과 같은 암 증상과 치료 효과는 이러한 노화에 따르는 변화를 더욱 악화시킬 수 있으며, 암 치료와 관련 없는 증상 및 동반 질환이 기능적 제한과 통증, 피로와 같은 증상의 더 강한 예측 요인으로 작용하므로, 노인 암 환자들에게는 개별적인 불안 평가와 치료 접근이 필요하다.

여러 연구에 따르면, 암을 앓고 있는 노인들의 40% 이상이 임상적으로 유의미한 불안을 가지고 있음이 알려졌다. 불안은 시간이 지남에 따라 감소하는 경향이 있지만, 불안 증상은 만성적일 수 있으며, 노인들이 암 치료를 완료한 후에도 존재할 수 있다. 수술 전, 질병이 진행됨에 따라 불안이 증가하는 경우가 많으며, 진행된 암 환자들 사이에서는 조절되지 않는 통증, 고립, 버림받음, 의존에 대한 불안이 고통을 주고, 노인 암 환자들에게 이러한 불안이 다른 문제들과 연관되어 있기 때문에 치료가 필요하다. 불안이 높은 환자들은 피로, 메스꺼움, 통증, 숨가쁨 등의 신체 증상 보고가 더 많고, 사회적 및 인지 기능이 저하되고 삶의 질이 낮으며 이러한 불안이 치료와 의사 결정에 방해가 될 수 있다. 불안이 높은 환자들은 의료진과의 의사소통이 더 어렵고, 치료 준수와 반응이 더 나쁘며, 치료 중단이 더 많고, 입원 기간이 더 길며, 사망 위험이 더 높다. 불안은 환자들이 자신의 예후를 이해하고 치료 결정을 내리는 것과도 관련이 있는데, 불안이 높을수록 암 관련 위험을 과대평가하는 경향을 보이거나 삶의 질을 저하시키는 초기 치료를 더 빨리 시작하기도 한다. 따라서 불안을 더 잘 관리하면 신체 증상을 줄이고, 종양 치료를 개선하며, 환자들이 암의 위협에 대한 감정적 반응이 아니라 의료진의 정보를 바탕으로 신중하게 치료 결정을 내릴 수 있도록 도울 수 있다.

1) 노인 암 환자에서의 불안에 대한 위험 요인 및 불안 평가

암 치료 중 불안이 발생할 위험 요인으로는 불안 장애나 외상의 병력, 진단 시점의 불안, 심한 통증, 기능 제한 등이 있다. 노인 암 환자에서의 불안을 높이는 요인으로는 사회적 지지가 부족하거나, 암과 관련 없는 신체 증상이 많은 경우, 기능 장애가 더 큰 경우, 청각 및 시각 장애, 동반 질환이 많은 경우, 최근의 스트레스 생활 사건 등이 있다. 이러한 위험 요인을 가진 환자들을 대상으로 불안을 선별하면 불안의 조기 발견과 치료를 촉진할 수 있다. 성격 특성 및 대처 방식에 있어 신경증neuroticism이 암 관련 걱정이 크고, 낙관주의optimism가 암 관련 걱정을 낮추며, 부정denial의 대처방식이 높은 불안 수준과 관련 있다는 연구도 있어, 노인 암 환자의 성격 특성과 대처 전략을 평가하는 것이 불안 위험도를 평가하는 데 필요함을 시사하고 있다.

위협에 대한 반응으로서의 불안은 환자들이 문제를 해결하고 행동하도록 동기를 부여함으로써 적응적일 수 있으나, 불안의 심각도가 위협에 비해 과도할 경우, 이는 부적응적이고 문제가 될 수 있다. 노인 암 환자들의 불안 수준이 과도한지 여부를 판단하는 것은 어렵지만 부적응적인 불안을 식별하기 위한 기준으로 불안 증상이 일상 생활 기능을 얼마나 손상시키는지 여부를 들 수 있다. 또한, 노인 암 환자들은 의학적 동반 질환과 허약의 비율이 더 높기 때문에 불안으로 나타날 수 있는 생리적 상태를 고려하는 것이 중요하다. 이러한 생리적 상태로는 통증, 통제되지 않는 피로, 불면증, 호흡 곤란 및 메스꺼움, 섬망, 저산소증 또는 호흡 곤란, 폐색전증, 패혈증, 내분비 이상, 저혈당증, 고칼슘혈증, 갑상선기능항진증, 호르몬 분비 종양, 약물(예: 항구토제, 코르티코스테로이드 또는 기관지 확장제), 알코올 또는 벤조디아제핀 금단 증상을 들 수 있다. 중추 신경계 전이, 크롬친화세포종 및 뇌하수체 미세선종, 췌장암, 폐암과 관련된 호흡 곤란은 불안 장애와 유사한 증상을 보일 수 있다. 이러한 근본적인 신체적 원인을 식별하고 치료하면 불안으로 오진할 가능성과 오진으로 인한 장기적인 영향을 줄일 수 있으며, 불안 관련 증상으로 인한 고통을 줄일 수 있다.

2. 노인 암 환자의 우울

여러 연구들에서 우울증은 노인들에게 더 나쁜 경과와 관련이 있으며, 노인 환자들이 우울 삽화에서 재발과 재발률이 훨씬 더 높다는 것을 보여주고 있다. 노인 암 환자들에게서 우울증의 유병률은 17%에서 28% 사이로 보고된다. 우울 증상의 심각도는 슬픔에서 진정한 주요 우울 삽화에 이르기까지 다양하며, 질병과 관련된 무력감, 불안과 혼합되어 나타나며, 이들의 우울 증상은 삶의 질 저하, 신체 활동의 악화, 대인 관계의 어려움, 그리고 통증의 악화, 암 치료 참여와 치료 순응도에 부정적인 영향을 미치며, 사망률을 높이기도 한다. 노인 암 환자들에게 있어 암 진단 및 치료 과정 자체로 우울한 기분이 드는 것을 당연하게 받아들이는 것이 흔하며, 노화나 암 경험의 불가피한 부분으로 받아들여, 이에 따라 증상을 보고하지 않거나 의료진이 심각도를 저평가 하게 되는 일이 흔하기 때문에 우울 증상을 제때 인지하는 것이 어려운 경우가 많다. 따라서 노인 암 환자들에게서 이러한 우울 증상에 대한 신중한 고려와 평가가 필요하다.

1) 노인 암 환자에서의 우울 장애의 진단

노인 암 환자에서 암 치료에 따른 부작용으로도 볼 수 있는 식욕저하, 불면, 활력저하, 집중력의 저하 등의 증상은 우울증의 일반적인 증상일 수도 있어 구별이 어려울 수 있다. 일반적인 주요 우울 장애의 진단은 최소 2주 동안 대부분의 날, 대부분의 시간 동안 우울한 기분, 흥미 저하 중 하나 이상이 존재하고, 여기에 고통 또는 기능 장애가 동반될 때 가능하다. 주요 우울 장애의 추가 증상은 생물학적 증상(즉, 체중 감소 또는 식욕 변화, 불면증 또는 과다수면, 정신운동 초조 또는 지연)과 인지적 증상(즉, 무가치감 또는 죄책감, 집중력 저하 또는 우유부단, 죽음에 대한 반복적인 생각 또는 자살 생각)으로 나뉜다. 다른 의학적 상태로 인한 우울 장애 진단은 과거 병력, 신체 검사 또는 실험실 결과에서 우울한 기분이 다른 의학적 상태(예: 갑상선기능저하증, 좌측 전두엽 뇌 전이) 또는 사용된 약물(예: 코르티코스테로이드)의 직접적인 병리생리학적 결과라는 증거가 있을 때 내려질 수 있다. 노인 암 환자들의 경우 우울감의 직접적인 표현이 적고 흥미저하의 증상을 더 많이 나타내기 때문에 우울증의 인지가 어려운 경우가 많다. 무쾌감성 우울증은 흥미를 잃고 즐거움을 경험하는 능력이 감소하는 상태로, 신체적 제한에 따른 것과 다르다. 암 치료의 특정 부작용이 아닌 통증과 불편함 등 신체증상으로 우울감이 표현되기도 한다. 대개의 암 환자는 미래에 대한 희망을 표현하게 되는데, 전혀 희망이 없다는 무망감은 우울증의 주요 징후일 수 있다. 수면 문제는 모든 암 환자에게 문제가 될 수 있으나, 자주 깨는 증상이 통증이나 배뇨, 위장장애 등 신체적 문제에 따른 것인지 여부를 확인해야 한다. 신체적 문제에 따른 것이 아닌 잠들기 어려워하거나, 불면에 대한 걱정, 반복적인 생각, 불안의 증상이 동반되면 우울증에서의 불면 증상일 가능성이 높다.

2) 노인 암 환자에서의 우울의 평가

노인 암 환자에게서 우울증은 과소 평가되기 쉽다. 따라서 임상의들은 우울증 선별 측정에서 전통적으로 사용되는 것보다 낮은 컷오프 점수를 채택하여 노인 암 환자들에게서 우울 상태를 인지하는 것이 좋다.

이들에게 우울 증상을 나타나게 할 수 있는 가능한 근본적인 의학적 원인, 기존 약물이 기분에 미치는 영향을 평가해야 한다. 우울 증상을 보이는 노인 암 환자들에서 섬망, 경도 인지 장애, 치매, 슬픔, 적응 장애 등이 고려해야 할 주요 감별 진단이라 할 수 있어, 이들의 우울증 평가에 있어서 인지 기능에 대한 평가가 반드시 필요하다. 노인 암 환자들은 일반 인구보다 자살의 위험이 증가하고, 실제 자살로 이어지는 확률이 높아, 자살에 대한 행동계획과 이를 실현하려는 의도를 가진 자살 위험을 식별하기 위한 평가가 필요하다. 과거 자살 시도 경력 및 우울증의 가족력, 불안 또는 다른 정신질환이나 정신건강의학과 입원 병력은 자살 위험을 증가시키게 된다. 섬망이나 인지장애, 뇌종양/전이가 충동 조절과 억제력 저하로 인해 자살 위험을 높일 수 있으므로, 이러한 위험요인을 가진 환자들은 주의 깊은 관찰이 필요하며 부정적인 견해와 자살 생각의 악화를 유발하는 통증이나, 피로, 불안 등 삶의 질을 저해하는 상태를 치료하는 것이 중요하다.

3. 노인 암 환자의 불안과 우울에 대한 정신치료

노인 암 환자들에게는 일반적으로 지시적이고 구조화된 방식, 예를 들어 인지행동치료와 문제 해결 치료가 덜 지시적인 접근법보다 노인들에게 더 효과적이다. 인지행동치료는 행동 활성화와 이완 운동을 통해 부적응적 사고 패턴을 재구성하는 데 중점을 두며, 문제해결치료는 문제 해결 능력을 향상시켜 더 효과적인 대처 방법을 개발하는 데 초점을 맞춘다. 노인 암 환자들에게는 이동성 및 기능의 변화, 암 치료 일정, 체력의 저하 및 통증의 증가 등 다양한 변수가 있어 오랜 시간 정신치료에 집중할 수 없는 점을 고려하여 전통적인 정신치료의 방법은 조정될 수도 있다. 인지행동치료는 2에서 10회기의 시간 제한적인 문제 중심의 정신치료로, 고통을 증가시키는 생각과 행동을 바꾸는 것을 목표로 한다. 가장 많이 연구된 정신치료 형태 중 하나로, 약물치료와 비교하여 더 큰 효과를 보이기도 하고, 탈락률이 낮고 장기적인 이점이 있는 것으로 여겨진다. 노인 암 환자들에게서 다약제 사용이 흔하며, 정신약물의 부작용률이 높다는 점을 고려할 때 이들에게 인지행동치료는 정서적 고통을 줄이고 삶의 질을 향상시킬 수 있는 유용하게 적용될 수 있다.

4. 노인 암 환자의 불안과 우울에 대한 정신약물치료

노인 암 환자들에게 항우울제, 벤조디아제핀, 항정신병 약물의 사용에는 신중함이 요구된다. 벤조디아제핀은 지속적이고 강렬한 불안과 공황 발작에 효과적으로 불안 치료에 1차 치료제로 사용되며 초조 감소, 수면 시작 및 불면증 개선, 과민성 감소, 화학요법으로 인한 메스꺼움 감소, 근육 이완 향상의 효과가 있다. 하지만, 이들 약물은 과진정, 집중력 저하, 건망증, 어지러움 등을 유발하여 보행, 운전, 집중, 작업에 문제를 일으킬 수 있고 낙상 및 기타 사고의 가능성을 높일 수 있다. 또한, 벤조디아제핀은 남용 가능성이 있어 모든 환자와 의존성, 내성, 중독의 차이를 논의하고 환자의 동반 물질 사용 또는 남용에 유의하는 것이 중요하다. 따라서 노인 암 환자의 경우, 항우울제와 같은 대체 약물이 불안에 대한 초기 치료로 더 적합할 수 있다. 벤조디아제핀 등의 항불안제 사용에 있어서는, 환자의 허약 상태에 따라 낮은 용량으로 시작하고, 약물 간 상호 작용 및 간, 신장, 심장 기능을 평가하고, 용량을 점진적으로 증가시키며, 부작용을 면밀히 관찰해야 한다. 약물 사용 전후의 간 기능 등 혈액학적 검사 및 인지 기능을 평가하여 약물의 영향을 평가하는 것이 중요하다. 심각한 불안 증상을 보일 때, 저용량의 항정신병 약물의 사용이 가능하나, 기저 치매가 있는 환자에게서 사망률 증가와 심혈관 및 뇌혈관 사건의 위험 보고가 있으므로, 약물의 위험과 이점을 신중히 고려해야 한다.

노인 암 환자에게 자주 사용되는 항우울제로는 선택적 세로토닌 재흡수 억제제SSRIs인 설트랄린, 플루옥세틴, 에스시탈로프람, 시탈로프람; 세로토닌 및 노르에피네프린 재흡수 억제제SNRIs인 벤라팍신과 둘록세틴, 그리고 도파민 재흡수 억제제인 부프로피온을 들 수 있다. 이들에게 삼환계 항우울제와 같이 항콜린성 부작용이 있는 항우울제는 진정, 혼란, 요정체, 낙상 등의 위험을 증가시키기 때문에, 노인 암 환자들의 치료에서는 사용하지 않는 것이 좋다. 항우울제의 선택은 일반적인 우울증 치료와 같이 가지고 있는 증상에 따라 결정될 수 있는데, 수면이 어려운 환자에게는 진정작용이 있는 항우울제를 사용하거나, 식욕이 저하된 환자에게는 식욕 증가의 작용이 있는 미르타자핀 등의 약물이 도움이 될 수 있다. 항우울제의 일반적인 부작용으로는 위장 장애, 주간 나른함, 불안 또는 초조, 불면증, 성욕 저하 등이 있는데, 약물을 낮은 용량으로 시작하고 치료 용량까지 천천히 증량함으로써 피할 수 있다. 드문 경우지만 더 심각한 부작용으로는 부적절한 항이뇨 호르몬 분비 증후군SIADH이 있으며, 이는 노인 암 환자들에게서 자주 보고되는 의학적 응급 상황으로 신중한 모니터링이 요구된다.

우울 증상의 개선 효과는 2주 이상의 복용 이후 나타날 수 있는데, 한 가지 약물에 효과가 부족할 때에는 다른 항우울제로의 교체나 추가 등을 시도할 수 있으므로, 환자로 하여금 치료가 효과가 없다고 조기 중단하지 않도록 교육이 필요하다. 항우울제를 중단할 때는 통증, 불쾌감, 독감 유사 증상, 어지러움 등을 나타내는 중단 증후군을 예방하기 위해 며칠 또는 몇 주에 걸쳐 서서히 줄이는 것이 필요하다. 중단 증후군의 증상을 완화하기 위해 플루옥세틴과 같은 장기 작용 SSRI를 대체하거나, 로라제팜이나 클로나제팜과 같은 벤조디아제핀의 단기 처방을 고려할 수 있다. 메틸페니데이트 등의 정신자극제는 우울증과 피로 증상뿐만 아니라 집중력 저하와 노인 암 환자의 다른 약물의 진정 부작용을 치료할 수 있다. 정신자극제는 저용량으로 시작하여 천천히 증량하는데, 부작용으로는 불안, 과민성, 수면 장애가 있을 수 있으며, 이러한 약물은 발작 또는 심장 부정맥 병력이 있는 환자에게는 상대적으로 금기 사항이다.

참고문헌

1. Alexopoulos GS, Borson S, Cuthbert BN, Devanand DP, Mulsant BH, Olin JT, et al. Assessment of late life depression. Biol Psychiatry. 2002;52(3):164–74.
2. Bluethmann SM, Mariotto AB, Rowland JH. Anticipating the "silver tsunami": prevalence trajectories and comorbidity burden among older cancer survivors in the United States. Cancer Epidemiol Biomarkers Prevent. 2016;25(7):1029–36.
3. Canoui-Poitrine F, Reinald N, Laurent M, Guery E, Caillet P, David JP, et al. Geriatric assessment findings independently associated with clinical depression in 1092 older patients with cancer: the ELCAPA Cohort Study: Determinants of depression in older patients with cancer. Psychooncology. 2016;25(1):104–11.
4. Chan CMH, Wan Ahmad WA, Yusof MMD, Ho G-F, Krupat E. Effects of depression and anxiety on mortality in a mixed cancer group: a longitudinal approach using standardised diagnostic interviews: Depression and anxiety on cancer mortality. Psychooncology. 2015;24(6):718–25.
5. Deimling GT, Kahana B, Bowman KF, Schaefer ML. Cancer survivorship and psychological distress in later life. Psychooncology. 2002;11(6):479–94.
6. Deimling GT, Wagner LJ, Bowman KF, Sterns S, Kercher K, Kahana B. Coping among older- adult, long- term cancer survivors. Psycho- Oncology. 2006;15(2):143–59.
7. Endicott J. Measurement of depression in patients with cancer. Cancer. 1984;53(10 Suppl):2243–9.
8. Fiske A, Wetherell JL, Gatz M. Depression in older adults. Annu Rev Clin Psychol. 2009;5(1):363–89.
9. Greer JA, Traeger L, Bemis H. A pilot randomized controlled trial of brief cognitive- behavioral therapy for anxiety in patients with terminal cancer. The Oncologist. 2012;17(10):1337–45.
10. Horney DJ, Smith HE, McGurk M, Weinman J, Herold J, Altman K, et al. Associations between quality of life, coping styles, optimism, and anxiety and depression in pretreatment patients with head and neck cancer. Head Neck. 2011;33(1):65–71.
11. Koenig HG, George LK, Peterson BL, Pieper CF. Depression in medically ill hospitalized older adults: prevalence, characteristics, and course of symptoms according to six diagnostic schemes. Am J Psychiatry. 1997;154(10):1376–83.
12. Luppa M, Sikorski C, Luck T. Age- and gender- specific prevalence of depression in latest- life- systematic review and meta-analysis. J Affect Disord. 2012;136(3):212–21.
13. Misono S, Weiss NS, Fann JR, Redman M, Yueh B. Incidence of suicide in persons with cancer. J Clin Oncol. 2008;26(29):4731–8.

14. Mitchell AJ, Ferguson DW, Gill J, Paul J, Symonds P. Depression and anxiety in long- term cancer survivors compared with spouses and healthy controls: a systematic review and meta- analysis. Lancet Oncol. 2013;14(8):721-32.
15. Nelson CJ, Balk EM, Roth AJ. Distress, anxiety, depression, and emotional well- being in African- American men with prostate cancer. Psychooncology. 2010;19(10):1052-60.
16. Partridge A, Adloff K, Blood E, Dees EC, Kaelin C, Golshan M, et al. Risk perceptions and psychosocial outcomes of women with ductal carcinoma in situ: longitudinal results from a cohort study. J Natl Cancer Inst. 2008;100(4):243-51.
17. Prieto JM, Blanch J, Atala J. Psychiatric morbidity and impact on hospital length of stay among hematologic cancer patients receiving stem- cell transplantation. J Clin Oncol. 2002;20(7):1907-17.
18. Saracino RM, Rosenfeld B, Nelson CJ. Performance of four diagnostic approaches to depression in adults with cancer. Gen Hosp Psychiatry. 2018;51:90-5.
19. Saracino RM, Rosenfeld B, Nelson CJ. Towards a new conceptualization of depression in older adult cancer patients: a review of the literature. Aging Ment Health. 2016;20(12):1230-42.
20. Stark DP, House A. Anxiety in cancer patients. Br J Cancer. 2000;83(10):1261-7.
21. Unutzer J, Park. Strategies to improve the management of depression in primary care. Prim Care. 2012;39(2):415-31.
22. Winell J, Roth AJ. Psychiatric assessment and symptom management in elderly cancer patients. Oncology (Williston Park). 2005;19(11):1479-90; discussion 1492, 1497, 1501-7.
23. Zhang X, Sun M, Liu S, Leung CH, Pang L, Popat UR, et al. Risk factors for falls in older patients with cancer. BMJ Support Palliat Care. 2018;8(1):34-7.

PART 18

소아 정신종양학

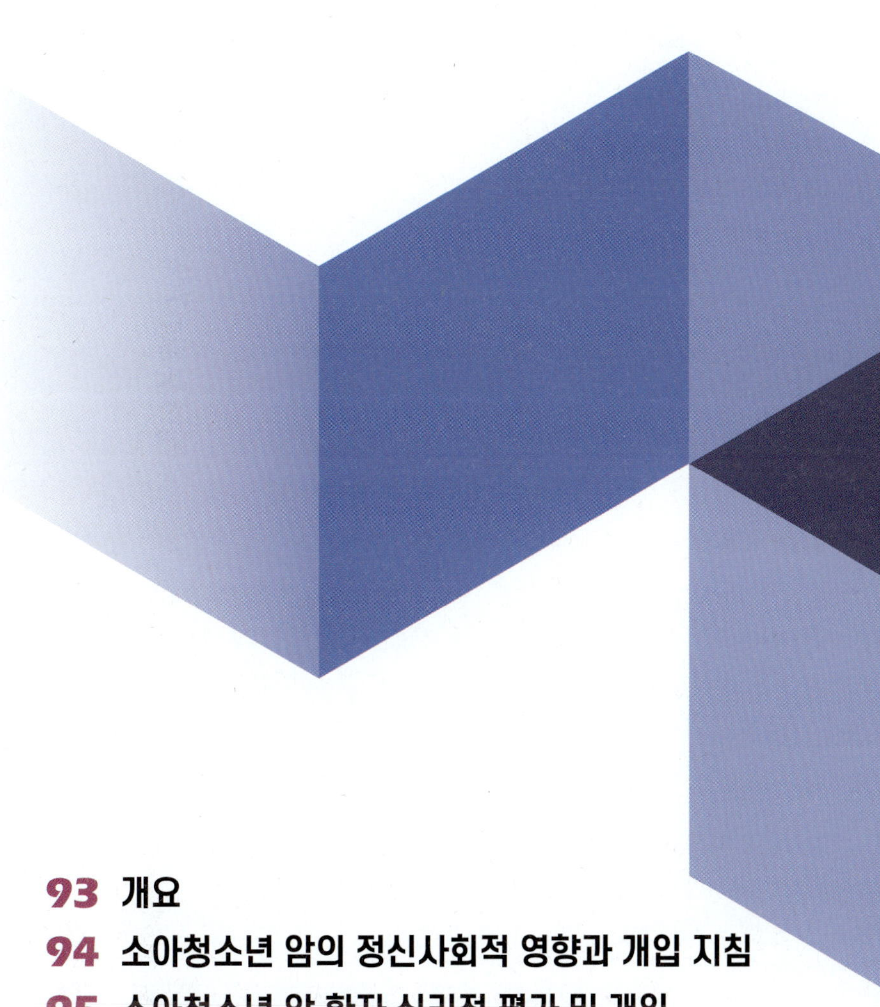

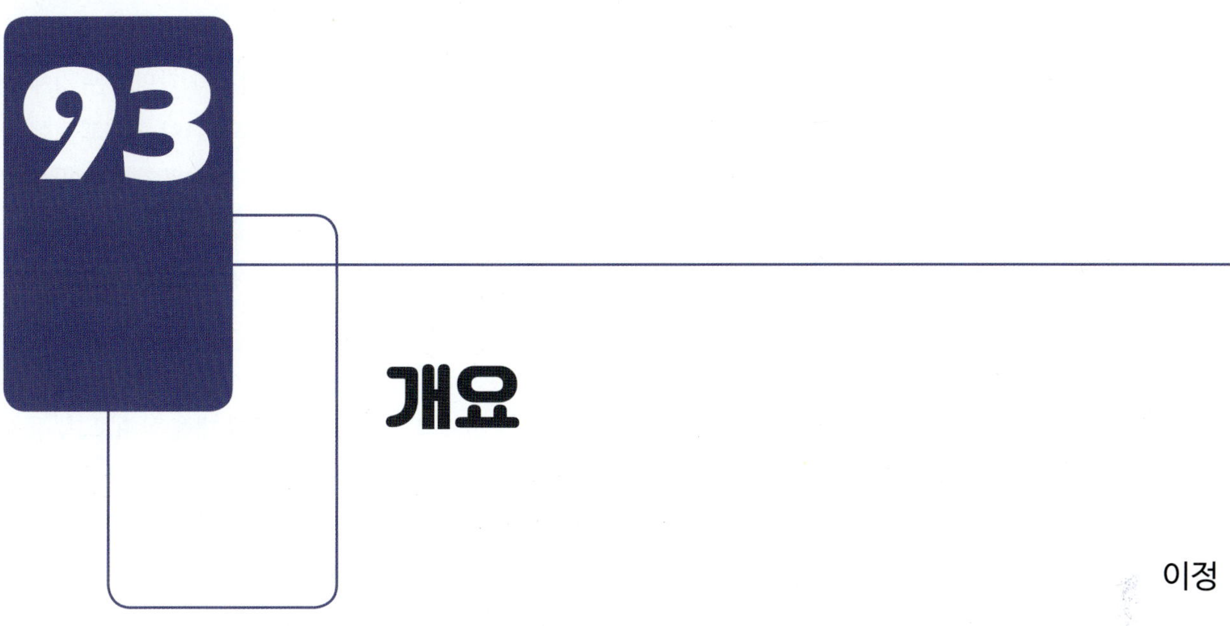

93 개요

이정

소아암의 발생 빈도는 인구 10만 명당 약 13-14명으로 국내에서는 매해 1,200-1,300명의 소아청소년이 소아암 진단을 받고 있다. 지난 50여 년간 소아암의 생존율이 현저하게 향상되어 최근 소아암의 5년 생존율은 80%에 해당한다. 생존율이 향상되며 아동청소년 시기에 암 치료 경험을 한 생존자의 장기적 정신사회적 영향에 대한 관심이 모아졌고 이들 생존자의 정신사회적 건강에 대한 장기추적 연구 결과들이 축적되었다. 이러한 연구 결과들은 암과 그 치료가 아동과 그 가족에게 여러 가지 심리사회적 영향을 미치는 매우 어려운 경험이라는 사실을 분명하게 보여주며 이들에 대한 적절한 정신사회적 개입의 필요성을 강조하고 있다. 본 장에서는 소아암 진단과 치료 경험의 정신사회적 영향을 살펴보고 이에 대한 적절한 평가와 개입 방향에 대해 다음과 같이 알아보고자 한다.

94장 '소아청소년 암의 정신사회적 영향과 개입지침'에서는 아동청소년 시기 암 경험이 아동과 가족에게 미치는 정신사회적 영향에 대해 암 진단 및 치료과정(진단, 적극적 치료기간, 치료종결 시점)별로 살펴보고, 치료 종결 이후 생존자들을 대상으로 한 연구 결과들을 바탕으로 암 경험의 장기적인 정신사회적 영향에 대해 살펴본다. 또한 아동청소년 시기의 암 경험이 아동의 인지기능에 미치는 장기적 영향에 대해 살펴보고, 신경인지 손상의 위험요인과 정기적인 모니터링 필요성에 대해 알아본다. 그리고 아동의 부모에게 미치는 정신사회적 영향에 대해서도 함께 살펴본다. 후반부에는 암에 걸린 아동과 그 가족들을 위한 전반적인 정신사회적 평가 및 개입에 대한 해외의 표준지침을 소개하고 아동청소년의 발달 단계의 특성에 대한 이해를 바탕으로 한 적절한 개입방향에 대해 보다 구체적으로 안내한다.

95장 '소아청소년 암 환자 심리적 평가 및 개입'에서는 소아암 환자와 치료 종결 이후 생존자를 대상으로 심리평가 시 고려해야 할 점으로 진단된 암의 종류, 환자의 연령, 암 경험 중에서의 시점(치료 중 혹은 치료 종결 후 시점)에 대해 설명하였다. 그리고 소아청소년 암 경험자와 보호자에게 사용가능한, 국내에서 표준화된 심리평가 도구를 제시하고 이러한 도구의 선정과 사용 시 주의해야 할 점에 대해 안내하였다. 다음으로는 소아청소년 암 경험자를 대상으로 심리적 개입을 할 때 암 환자의 특성을 주의를 기울여야 할 부분에 대해 자세하게 기술하고 마지막으로 보호자에 대한 심리 개입의 필요성에 대해 알아본다.

96장 '소아청소년 암 경험자 사회복귀 지원'에서는 사회복지 영역에서 소아청소년 암 경험자가 직면하는 경제적 어려움과 학교 복귀 와 교육지원, 사회적 관계 증진과 사회적 낙인 완화에 대해 다룬다. 우선 소아암 치료과정에서 가족이 직면하는 경제적 어려움과 이에 대한 국내의 지원체계에 대해 소개한다. 다음으로는 소아암 경험자의 학교 복귀 및 적응의 어려움에 대해 살펴 본 후 치료 중 학업 유지를 위한 건강장애 제도를 소개하고 소아암 경험자의 학업 복귀를 지원하기 위한 바람직한 방향에 대해 설명한다. 이어서 소아암 경험자가 겪는 사회적 관계 형성에서의 어려움과 이에 대한 개입에 대해 설명하고 마지막으로 소아암 생존자가 경험하는 사회적 낙인 경험과 이를 완화하기 위한 대처방안에 대해 살펴본다.

97장 '소아청소년 완화의료'에서는 소아청소년 암 환자를 대상으로 한 완화의료의 필요성에 대해 살펴보고, 생애말기 심리사회적 돌봄에 대해 다룬다. 소아청소년 암 환자는 성인에 비해 생존율이 높다 하더라도, 진단 시점부터 완화의료 개입을 통해 통증 등의 증상 관리와 의사결정 지원에 대한 지원이 필요하다. 소아완화의료의 영역 중에서 사전의료계획 수립에 대해 살펴보며 소아청소년 환자와의 의사소통에 대해 보다 자세히 다룬다. 다음 생애말기 심리사회적 돌봄에 대해서는 발달 단계에 따른 죽음에 대한 이해에 대해 다루고 생애말기 아동과 가족에 대한 심리지원에서 고려해야 할 원칙들에 대해 설명한다.

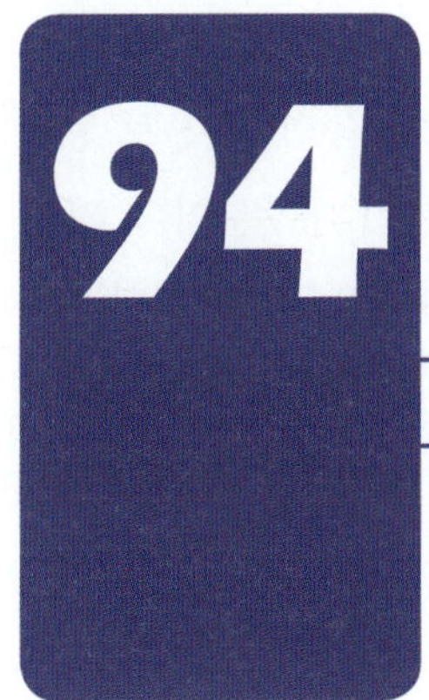

소아청소년 암의 정신사회적 영향과 개입 지침

이정

소아청소년 암(이하 소아암) 발생 빈도는 인구 10만 명당 약 13-14명으로 국내에서는 매해 1,200-1,300명의 소아청소년이 암 진단을 받고 있다. 소아암 가운데 가장 많이 발생하는 질환은 백혈병으로 전체 소아암의 약 30%를 차지하며, 그 다음으로는 뇌종양, 악성림프종의 순서로 많이 발생한다. 소아암의 생존율은 1970년대 이전에는 25% 미만이었으나, 최근 소아암의 5년 생존율은 80% 정도로 현저하게 향상되었다. 생존율이 증가함에 따라 암 진단과 치료 경험이 아동의 심리와 인지기능에 미치는 영향과 소아암 생존자의 장기적인 정신사회적 예후에 대해 관심이 모아지며 이에 대한 적절한 평가와 개입의 중요성이 점차 강조되고 있다.

1. 소아청소년 암이 정신건강에 미치는 영향

1) 정신사회적 영향: 소아 암 진단 및 치료과정

소아청소년 시기의 암 진단과 치료 과정, 치료 종결 후 생존기, 혹은 암으로 인한 생애말기까지의 여정 동안, 환자와 가족들은 암과 치료 과정이 주는 삶의 변화에 적절하게 대처coping해야 하는 심리적 과제를 마주한다. 대부분의 소아암 환자와 그 가족들이 이러한 과정에 효과적으로 대처하지만, 상당수의 환자와 부모들이 진단 시점, 치료과정 중, 그리고 치료 종결 후에도 임상적인 수준의 심리적 고통을 경험한다. 암 치료의 전 과정을 관통하는 심리적 영향이 있으나 각 치료 단계에서의 고유한 요소들도 있다. 따라서 진단, 적극적 치료, 치료 종결 후 단계별로 정신사회적 영향에 대해 살펴보려 한다.

(1) 암 진단

진단 기간은 아동이 증상이 생긴 시점부터 암 진단을 받기까지의 시점을 말하며 아동과 부모에게 극도의 스트레스를 초래한다. 많은 환자들이 초기에는 비교적 경미한 증상(예: 두통, 피로, 구역감)만을 보이기 때문에 암 진단은 예상치 못한 충격적인 경험으로 다가온다. 초기 검사에서 암이 유력한 진단이라는 설명을 들은 후, 최종진단으로 정확한 암의 종류, 예상되는 치료와 예후를 알기까지 추가적으로 침습적인 검사들이 이어지는 경우가 대부분이다. 많은 부모들은 최종진단이 내려지기까지의 기간을 암 치료 전체 여정 중 가장 고통스러운 시기 중 하나라고 보고한다.

소아청소년 암 진단과 치료 기간 중에 심리적 반응에 대한 여러 연구와 체계적 문헌고찰에 따르면 대부분의 환자와 가족에서 암 진단 시점에 발생한 심리적 고통은 3-6개월 후에는 줄어들지만, 일부 10-30%의 가족들은 장기적인 심리적 후유증을 겪는 것으로 보고되었다.

(2) 적극적 치료기간

암에 대한 적극적인 치료는 보통 1-3년에 걸리는 과정이다. 암 치료 과정은 환자뿐만 아니라 보호자, 형제자매를 포함한 모든 가족 구성원에게 일상의 변화, 재정적 비용 부담, 예측치 못하는 사건들의 발생, 아동의 사망 가능성에 직면하도록 하며 이러한 변화들에 대한 상당한 적응을 요구한다. 따라서 암 치료 과정에 대한 환자의 심리적 적응과 대처에는 부모와 가족의 정신사회적 기능이 함께 영향을 미친다.

소아청소년은 성인과 달리 연령에 따라 정신사회적, 인지적 발달과업을 이루어가는 시기로, 수개월에서 수년에 이르는 항암치료는 발달과업의 달성에 영향을 미친다. 특히 암 치료 기간 상당수의 환자들이 정규 학교 과정을 다니지 못하여 중요한 학업 및 사회적 경험의 기회를 놓치게 되는데, 이로 인해 일부는 치료 종결 이후 일상복귀 과정에 상당한 어려움을 겪는다. 따라서 환자들이 암 치료기간에도 적절한 학업과 또래 경험을 유지할 수 있도록 지원해야 한다.

(3) 치료 종결 이후

암 치료의 종결은 환자와 가족들에게 기다려 온 목표가 실현되었다는 점에서 축하하며 기쁜 일이지만 동시에 환자와 가족들에게 새로운 고민과 심리적 적응이 필요한 시점이다. 점차 병원에 방문하는 빈도가 줄어들며 암 치료 과정이라는 구조화되고 정해진 일과에서 벗어나 다시 가정과 학교에서의 일상을 복귀하는 과정은 환자와 가족들에게 새로운 변화와 도전을 요하는 일이기 때문이다. 치료가 종결된 직후 대부분의 아동들은 구조화되지 않은 가정의 일상으로 복귀하게 되는데 가정에서의 규칙적인 일과를 형성하는 과정에서 환자와 보호자 사이에 갈등이 빚어지는 경우도 있다. 또한 치료과정에서 주 양육자였던 보호자가 치료 종결 후 직장에 복귀하는 경우 아동은 항암치료로 인한 고통이 없어진 것은 기쁘지만 주 양육자의 변경은 원치 않는 것일 수도 있다. 또한 학교 복귀 과정에서 아동과 청소년은 치료로 인한 학습 공백과 또래 관계에서의 미숙함으로 학교 생활에서 좌절감과 당혹감을 경험할 수 있다. 특히 일부 학령기 아동과 청소년에서 암 치료 기간 동안 '암 환자'로서의 역할 정체성이 형성되는 경우가 있는데, 이러한 경우 치료 종결 후 더 이상 자신이 특별하게 대우받지 못하고 주위 사람들로부터 우대받지 못하는 상황에 적응하기 어려워하기도 한다. 적지 않은 환자와 가족들이 치료 종결 후 정상 생활로의 이행 과정에서 어려움을 호소하며, 정신종양학 전문가는 이러한 가족들의 경험을 인정하고 정상화normalization하며 가족들이 일상으로 건강하게 복귀하기 위한 전략을 세워갈 수 있도록 지원해야 한다.

2) 정신사회적 영향: 소아암 생존자의 장기 정신사회적 예후

소아암 생존율이 향상되며 지난 30여 년간 북미, 유럽을 중심으로 소아청소년 시기에 암 치료 경험이 있는 생존자의 정신사회적 건강에 대한 연구 결과들이 축적되었다. 2000년대 초반까지는 단일 기관 혹은 단면 연구형태로 암 경험자가 겪는 심리적 부적응에 초점을 맞춘 연구 결과들이 주로 보고되었으나 2000년대 이후 대규모, 전향적 코호트 연구들은 대부분의 소아청소년 암 생존자들이 정신사회적으로 건강하게 성장한다는 결과를 일관되게 보고하고 있다. 그리고 동시에 일부 생존자들은 상당한 스트레스와 장기간의 심리적 어려움을 호소하며 낮은 삶의 질을 보인다는 점 또한 일관되게 보고되고 있다. 따라서 장기적 정신사회적 악영향을 초래하는 위험인자(표 94-1)를 확인하고, 소아암 생존자를 대상으로 정신건강문제에 대한 장기적인 추적과 감시가 필요하다.

표 94-1. 소아암 생존자에서 정신사회적 고통 발생 위험을 높이는 요인

분류	
환자 요인	여성, 정신질환 가족력, 낮은 가구 소득, 낮은 학력(특히 학교 중퇴), 무직, 미혼 등 사회적 교류 부족, 부족한 사회적 지원, 주관적 건강인식(열악하게 인식된 신체 건강)
암/치료 요인	뇌종양, 중추신경계 대상 수술 및 방사선 치료, 조혈모세포 이식
병전/공존 질환	만성 통증, 흉터 또는 신체 기형, 영구적인 탈모, 발병 전 학습 또는 정서적 어려움, 수면/피로 문제, 물질 남용

주요 심리증상 별로 나누어 주요 연구결과들을 정리하면 다음과 같다.

(1) 전반적인 디스트레스General distress

최근 문헌고찰에 따르면 약 6%에서 30%의 소아암 생존자들이 디스트레스 증상을 보고하였다. 생존자들은 긍정적인 기분과 자존감이 감소하고 수면 장애와 문제 행동이 증가했다고 보고하였는데 효과 크기는 전반적으로 작거나 중간 정도였다. 약 4,000명의 소아암 생존자들이 참여한 대규모 연구childhood cancer survivor study, CCSS에 따르면 생존자들의 약 2/3는 부모 보고 심리행동척도에서 특별한 행동, 사회적, 정서적 증상은 확인되지 않았다. 그러나 약 16%는 외현화 행동 문제(예: 공격적 또는 반사회적 행동)의 증가를 보였고, 9%는 내현화 문제(예: 우울, 불안 또는 사회적 위축 증상)의 증가를 보였으며, 5%는 형제자매와 비교했을 때 전반적인 심리증상(내현적 및 외현적 모두)의 증가를 경험하였다. 이러한 심리적 고통은 두개내 방사선 치료를 받은 경우, 중추 신경계 종양 생존자, 여성, 미혼, 암 치료의 후기 부작용을 자가 보고한 생존자, 부모의 심리적 고통이 상당하였던 경우에서 발생 위험이 높아지는 것으로 보고되었다.

또한 심리적 문제를 동반한 암 생존자는 무분별한 흡연이나 음주와 같은 위험한 건강행태를 더 많이 보인다고 알려져 소아암 생존자의 심리적 문제는 결국 신체적 건강 예후에도 악영향을 초래할 수 있다.

(2) 우울Depression과 자살 사고Suicidal ideation

소아암 생존자의 우울증 및 기타 기분 장애의 유병률은 2%에서 40%로 다양하게 보고되었는데 일반인구집단과 비교하였을 때 우울증 발생 위험이 높아지지만 효과 크기는 크지 않다. 뇌종양, 신체적 후기 효과(예: 심장, 내분비 또는 폐질환), 통증, 낮은 교육수준, 미혼, 우울증 가족력이 있는 경우, 과거 기분장애 병력이 있는 경우 등에서 우울증 발생 위험이 증가하였다. 추가적으로 항우울제 사용 여부를 조사한 연구결과, 소아 암 생존자들이 일반 인구보다 항우울제를 처방받을 가능성이 더 높은 것으로 확인되었는데, 조혈모세포 이식 치료를 받은 경우와 사지에 발생한 고형 종양으로 치료받은 생존자에서 항우울제 투약 가능성이 높아졌다.

또한 소아청소년 암 생존자 중 일부에서 그들의 형제와 비교하였을 때 자살 사고 보고의 증가를 보였는데 이와 관련된 인자는 주관적인 건강 인식survivor reported health, 암 관련 통증, 우울, 뇌종양 여부, 경련, 미혼, 과거 우울증 병력 등이었다. 그리고 자살 사고는 우울 증상과 별개의 위험인자를 가진다는 보고들이 있어 소아암 생존자에서 자살 사고는 우울감과 구분되는 별도의 정신사회적 문제임이 시사된다. 따라서 소아암 생존자 진료 시 우울감과 별개로, 자살사고 유무에 대한 확인이 필요하다.

(3) 불안Anxiety

소아암 생존자들 사이에서 불안의 유병률은 1%에서 27%로 보고되어 생존자의 형제 자매 및 일반 인구 집단에 비해 불안 증상이 더 증가하는 것으로 확인되었다. 특히 여성, 신체적 후기 효과 또는 통증을 가진 경우, 낮은 교육수준, 무직, 낮은 가계 수입이 위험인자로 작용하며 불안장애의 발병과 지속에 영향을 주었다.

불안증상은 치료 종결 후 경과에 따라 달라지는 양상을 보이는데, 치료가 끝난 직후 생존자들은 더 많은 불안을 경험했다고 보고하며 이는 치료 후 2-3년 후에 대부분 감소한다. 소아청소년들은 학교에 복귀할 때 더 높은 불안을 경험할 수 있으며, 이는 학교 복귀에 방해가 될 수 있다. 연구에 따르면 치료 후 시간이 지남에 따라 사회적 불안이 증가할 수 있으며, 이는 특히 생존자가 주관적으로 인식하는 질병의 영향과 열악한 신체 이미지와 관련이 있다. 또한, 청소년 생존자들은 다양한 심리 증상 중 불안 증상을 경험할 위험이 특히 높은 것으로 알려져 있다. 주목할 것은 암 생존자가 주관적으로 보고하는 건강문제가 많을수록 정신사회적 기능이 떨어지는 반면에 의료전문가가 실제 우려하는 건강 문제는 생존자의 정신사회적 건강과 무관하였다는 점이다. 이는 실제 신체적 건강 상태보다, 생존자가 자신의 건강에 대해 주관적으로 어떻게 인식survivor-centered health beliefs하는지가 현재 불안, 심리적 증상에 더 큰 영향을 미침을 시사한다.

(4) 외상 후 스트레스 장애 및 증상Post-traumatic stress symptom, PTSS

기존 연구 대부분이 기능 상의 장애를 고려하지 않고 외상후스트레스증상PTSS만으로 외상후 스트레스장애PTSD를 정의한 경우가 많아 암 생존자에서 외상후 스트레스장애post traumatic disorder 발병 위험이 더 높은지에 대해서는 논란이 있다. 연구마다 비일관적인 정의로 인해 외상후 스트레스장애PTSD 진단의 유병률은 1%에서 18%까지 다양하게 보고되었으며, 중증 외상후스트레스증상의 유병률은 12.5-40.0%, 경증 외상후스트레스 증상의 유병률은 64.3-71.0%로 보고되었다. 외상후 스트레스장애 및 증상 발생의 위험인자는 여성, 낮은 교육수준, 미혼, 무직, 강도높은 치료 여부, 재발, 주관적인 건강 인식 등이었다. 또한 사회 문화적 배경과 무관하게 여러 나라 연구들에서 가족 기능이 암 생존자의 외상후 스트레스 증상 및 불안 증상에 발병에 중요하게 작용하는 요소임이 확인되었다.

(5) 회복탄력성Resilience 심리적 성장Positive growth

기존에는 암 경험이 미치는 부적 영향에 대한 관심과 연구결과들이 주로 나왔지만 최근에는 암 경험이 암 생존자의 심리에 미치는 긍정적 영향의 가능성에 대한 관심 또한 증가하고 있다. 암 경험을 한 대부분의 생존자는 심리적으로 양호한 수준을 보이며, 많은 생존자들이 소아암 경험 이후 자존감 증가, 좋은 행동 습관, 정신사회적 강인함 등 긍정적인 결과를 보고한다.

따라서 소아암 경험자를 대상으로 회복탄력성과 관련된 인자에 대한 연구가 진행되고 있으며 동시에 어떤 개입이 외상후성장post traumatic growth을 촉진시킬 수 있을지에 대한 연구들이 주목을 받고 있다. 회복탄력성과 관련된 인자로는 긍정적인 사회적 관계 유지, 낙관주의, 백혈병(뇌종양, 고형암에 비교해), 암 경험에 적절한 의미 부여 여부 등이었다.

이상의 결과를 바탕으로 볼 때, 어린 시절 암 경험을 한 생존자들은 대부분 이후 심리적으로 양호한 상태를 보이나, 일부 암 생존자에서는 상당한 심리적 고통을 가지고 있다. 따라서 소아암 생존자의 심리적 문제를 조기에 발견할 수 있도록 주기적으로 정신사회적 건강에 대한 평가가 이루어져야 한다. Children's oncology group에서 제시한 long-term follow-up guideline에서는 모든 소아암 생존자에게 매년 우울, 불안, 외상 후 스트레스 증상, 자살 사고 여부를 포함한 심리적 상태에 대한 평가를 시행하고, 필요시 적절한 개입을 시행하도록 제시하고 있다.

3) 신경인지기능Neurocognitive functioning

소아암 생존자들은 질병과 치료로 인해 이차적으로 신경인지 손상을 겪을 위험이 있다. 소아암 환자 중 신경인지 기능에 대한 모니터링과 평가가 반드시 필요한 경우는 1) 뇌종양, 2) 중추신경계 대상 치료를 받은 경우이다.

뇌종양 또는 중추신경계 대상 치료를 받은 아동은 이로 인해 뇌 발달에 즉각적인 영향과 장기적인 후유증을 모두 경험한다. 뇌종양과 중주신경계 대상 치료는 뇌의 피질 및 피질하 경로에 악영향을 초래할 가능성이 있는데, 이는 진단 시 아동의 연령(즉각적인 영향을 받는 뇌 발달 시점)에 따라, 치료의 유형 및 강도(신경외과적 수술, 방사선 치료, 항암치료)에 따라 달라지며 진단 시 나이가 어릴수록, 두개내 방사선치료cranial radiation therapy를 받은 경우 장기적인 신경인지 후유증이 발생할 위험이 높아진다.

뇌종양과 중추신경계 대상 치료를 받은 경우 주로 영향을 받는 신경인지 기능은 다음과 같다: 일반 지능, 주의력, 기억력, 언어, 집행 기능(예: 억제 제어, 작업 기억, 인지적 유연성), 신경 감각 기능, 지각 처리, 처리 속도. 이 중에서도 특히 처리속도, 집행기능, 기억력 및 주의력에서 손상이 자주 관찰된다. 또한 소아 뇌종양 환자들에 대한 장기추적연구 결과, 이러한 인기기능 손상은 치료 후 해가 갈수록 점점 더 악화되는 것으로 확인되었다.

소아 뇌종양 생존자에서 장기적 신경인지결함에 대한 가장 두드러진 위험인자로는 높은 용량의 두개내 방사선치료, 더 많은 범위의 뇌 영역에 대한 방사선 조사, 진단 시 어린 나이 등이 포함된다. 또한, 여성, 폐쇄성 수두증, 후두와 증후군posterior fossa syndrome 및 경련이 신경인지 손상의 위험 요인으로 확인되었다. 두개내 방사선치료 후 신경인지결함 위험은 용량 의존적으로 증가하지만, 조사 용량보다도 환자의 연령이 중요하여, 영유아의 경우 낮은 방사선 용량에서도 신경인지 손상 위험이 높아지는 것으로 알려져 있다. 다행인 점은 치료 기술의 발전으로 인해 건강한 뇌 조직에 대한 조사 용량과 목표 용적이 크게 감소하였다는 점이다. 방사선치료 중 양성자 치료는 정상 뇌 조직에 대한 방사선 용량 노출을 최소화할 수 있다. 최근 연구들에서 양성자 치료를 받은 경우 기존의 방사선치료보다 신경인지 기능에 미치는 부작용이 감소하는 결과가 보고되고 있으나 이에 대해서는 보다 장기적인 추적 연구 데이터가 모아질 필요가 있다.

일부 소아 백혈병 생존자의 경우에도 신경인지기능에 손상을 보일 위험이 높아지는 것으로 보고되었다. 역사적으로 과거에는 소아 급성 림프구성 백혈병acute lymphoblastic leukemia, ALL 치료에서 중추신경계 재발을 막기 위해 예방 목적으로 두개내 방사선치료 시행하였는데, 이러한 경우 장기적 후유증으로 신경인지손상이 발생하는 것이 밝혀졌다. 따라서 현재는 표준위험standard risk 환자군에게는 두개내 방사선치료를 시행하지 않고 대신 methotrexate, cytarabine 등의 항암제를 정맥 및 척수 강내 주사하는 방식으로 예방하고 있으며 이를 통해 신경인지후유증으로 낮출 수 있었다. 그런데 두개내 방사선치료를 받지 않은 소아백혈병 생존자의 경우에도 일반인구집단에 비해 인지기능의 문제를 보일 위험이 높다. 항암치료만으로 치료받은 소아백혈병 생존자들에 대한 종단추적연구에 따르면 많은 생존자들이 치료 종결 시점에 주의력 문제를 보이며, 진단 후 5년 이상이 지나면서 집행기능과 처리속도 영역에서의 결함을 보였고 이러한 인지기능문제는 methotrexate의 노출량과 척수강내 항암 횟수와 연관성이 있는 것으로 확인되었다.

소아암과 치료로 인한 신경인지손상은 암 경험자들의 암 치료과정에 대한 심리적 적응에 악영향을 미치고, 치료 종결 후 복귀과정에서 학습 능력, 사회 적응에 어려움을 초래하여 생존자의 일상 기능에 상당한 영향을 미칠 수 있다. 최근 메타분석에 따르면 소아암 생존자들은 암에 걸리지 않은 동급생에 비해 고등교육을 마칠 가능성이 낮고, 특수교육서비스를 필요로 할 가능성이 높았다. 또한 뇌종양 혹은 중추신경계 치료를 받은 생존자에서 신경인지 결함을 보이는 경우 대학졸업, 고용, 성인기 독립 가능성이 감소하는 것으로 나타났다.

따라서 소아암 생존자 중 뇌종양, 두개내 방사선치료, 혹은 신경계독성을 가진 항암제(예. methotrexate, cytarabine) 치료를 받은 경우에는 치료 종결 후 시점에 지능평가를 포함한 객관적인 신경인지평가를 시행하고 이후 매년 학업성취도, 주의력 및 기억력 증상을 확인하여 변화가 생겼을 경우, 보다 자세한 신경인지평가를 시행해야 한다. 그리고 평가결과에 따라 필요시 적절한 약물치료(주의력문제에 대해 methylphenidate와 같은 psychostimulants 처방), 인지치료, 특수교육지원 연계가 필요하다.

4) 부모

부모는 자녀가 암 진단을 받았을 때 높은 수준의 디스트레스distress를 경험한다. 진단 후 시간이 지남에 따라 부모의 전반적인 디스트레스는 감소하는 경향이 있지만, 일부 부모들에서는 장기적으로 디스트레스가 지속된다. 특히 진단 직후와 초기 치료 중에 높은 수준의 디스트레스, 비적응적 대처, 적응 어려움을 경험한 부모에서 심리적 고통과 문제가 지속될 위험이 높아진다.

치료가 끝나면 부모는 안도감과 같은 긍정적인 감정을 주로 느끼지만 동시에 불확실성이 증가하며 걱정과 불안이 늘어날 수 있다. 부모는 향후 재발 가능성, 자녀의 건강, 사회 생활, 불임 가능성 등에 대해 걱정한다. 일부에서는 높은 수준의 불안, 분노, 죄책감을 느끼고 스스로를 책망하기도 한다.

일부 부모는 자녀의 암 치료 경험 이후 외상후스트레스 증상을 경험하기도 한다. 부모들의 PTSD의 동시 유병률은 6%에서 30%로 추정되며, 평생 유병률은 27%에서 54%로, 일반 인구의 부모보다 높다. 외상후스트레스 증상은 소아암 생존자 본인보다 부모에게 더 빈번하게 나타나며, 환자의 모에게서 부에 비해 더 많이 나타난다. 추가적인 위험 요인은 낮은 사회적 지원, 가족 기능의 문제, 과거 다른 외상 경험이 있는 경우이다. 외상후스트레스 증상에는 부모가 주관적으로 경험한 암 진단 및 치료의 심각성이 관련성을 보였던 반면에, 객관적인 심각성은 관련을 보이지 않았다. 또한 부모 중 한 사람에게 외상후스트레스 증상을 보이는 경우 다른 보호자도 외상후스트레스 증상을 보일 가능성이 높았고, 부모의 증상은 아동의 외상후스트레스 증상과도 높은 관련성을 보였다. 따라서 소아암을 가진 소아청소년에 대한 정신사회적 중재는 환자뿐만 아니라 부모와 형제를 포함한 가족 전체에 대한 개입이 필요하다.

마지막으로 생존자들과 마찬가지로 부모들도 외상 후 심리적 성장을 보고한다. 외상후 심리적 성장 또한 환자의 부에 비해 모가 관계 개선과 가치관 변화와 같은 긍정적인 경험을 더 보고하는 것으로 확인되었다. 그리고 암 치료 경험을 한 아동과 가족의 적응에 대한 전향적 추적 연구들을 살펴보면, 상당수의 아동과 부모가 가족단위로서 응집력과 적응력을 유지하고 긍정적인 의사소통 과정을 경험할 뿐만 아니라 가족의 지지가 향상되는 것으로 나타났다.

2. 소아청소년암에 대한 정신사회적 평가 및 개입 지침

앞서 기술하였듯 소아 암과 치료 과정이 진단 시점부터 종결 이후 생존자 시점에 이르기까지 아동과 가족에게 미치는 중요한 정신사회적 영향에 대해 충분히 연구되고 알려짐에 따라 미국에서는 Psychosocial Standards of Care Project for Childhood Cancer (PSCPCC)를 통해 암에 걸린 아동과 그 가족들을 위한 정신사회적 개입의 근거 및 합의 기반 지침을 2015년에 제시하였다(표 94-2). 이 가이드라인은 소아과, 정신과학, 심리학, 사회복지 분야의 다학제적 전문가 그룹과 환자와 가족 당사자 등의 참여로 4년에 걸쳐 개발되었는데, 심리와 인지기능에 대한 평가와 경제적 상황에 대한 사정, 환자와 가족에 대한 정신사회적 개입, 생존자에 대한 추적관리, 완화의료, 사별 후 애도 지원에 이르기까지 광범위한 영역을 포괄하고 있어 병원 이외에 관련 기관에서도 중요한 지침으로 활용되고 있다. 유럽에서도 각 국가의 의료체계에 부합하는 소아암에 대한 정신사회적 평가 및 개입에 대한 표준 지침을 개발하여 활용하고 있는 추세이다.

표 94-2. PSCPCC가 제시한 암을 가진 아동과 가족에 대한 정신사회적 평가 및 개입 지침

지침	근거의 질	권고의 강도
1. 암에 걸린 아동과 그 가족 구성원들은 정신사회적 건강에 대한 체계적인 평가를 정기적으로 받아야 한다.	High	Strong
2. 뇌종양 환자와 암 치료로 인한 인지기능의 손상을 가질 위험이 높은 환자들은 치료 중 및 치료 후에 인지기능에 대한 정기적인 모니터링을 받아야 한다.	High	Strong
3. 소아청소년 암의 장기 생존자들은 다음 항목들에 대해 매년 정신사회적 평가를 받아야 한다: 1) 교육 및 직업, 사회적 대인 관계에서의 어려움; 2) 고통, 불안 및 우울 증상; 3) 건강 위험 행동	Moderate to High	Strong
청소년 및 청년 생존자와 그 부모는 치료 종결 시점에 앞으로 전생애에 걸친 추적 관찰이 지속적으로 필요함에 대해 안내를 받아야 하며, 이러한 안내는 각 추적 방문 시마다 반복되어야 한다.	Low to Moderate	Strong
4. 암에 걸린 아동과 그 가족은 암의 전 과정(진단부터 치료종결, 생존 혹은 생애말기)에서 정신사회적 지원과 개입에 쉽게 접근할 수 있어야 하며, 필요할 경우 정신과 연계도 가능해야 한다.	High	Strong
5. 소아암 환자 가족은 암 치료 중 재정적 부담을 짊어질 위험이 높으며, 이는 가족의 삶의 질과 부모의 정서적 건강에 부정적인 영향을 미칠 수 있다. • 진단 시점 모든 가족들은 사회경제적 상황에 대한 평가를 받아야 한다. 평가의 범위는 치료 중 재정적 곤란의 위험인자를 포함해야 하며, 여기에는 기존의 소득수준과 경제적 어려움, 한부모 가정 여부, 치료기관과의 주거지 거리, 예상되는 장기/집중치료 계획, 부모의 고용상태가 포함된다. • 평가 결과에 따라 재정 상담 및 지원 자원(정부 및 민간 자선 지원 포함)에 대한 맞춤형 추천이 제공되어야 한다. • 암 치료의 전 과정에 걸친 지속적인 재평가와 개입이 이루어져야 한다.	Moderate	Strong
6. 보호자의 정신건강 요구에 대해 진단 초기부터 지속적인 평가가 이루어질 필요가 있다. 부모와 아동을 포함한 가족 전체의 복지를 향상시키기 위해 부모에 대한 적절한 개입이 이루어져야 한다.	Moderate	Strong
7. 암에 걸린 아동과 그 가족 구성원들은 질병, 치료, 급성 및 장기 효과, 입원, 처치, 정신사회적 적응과 관련된 심리교육, 정보 및 사전 안내를 제공받아야 한다. 이러한 안내는 환자와 가족의 개별적인 필요와 선호에 맞춰 조정되어야 하며 암 치료의 전 과정에 걸쳐 제공되어야 한다.	Moderate	Strong
8. 암에 걸린 아동은 발달 단계에 맞는 침습적 의료시술에 대한 사전 안내를 제공받아야 한다. 모든 아동은 침습적 의료 시술에 대해 심리적 개입을 제공받아야 한다.	Low High	Strong Strong
9. 암에 걸린 아동은 암 치료 중과 생존기에 사회적 활동의 기회를 제공받아야 하며, 이는 발달 수준, 사회적 활동에 대한 선호도 및 건강 상태 등 암 경험자의 개별적 특성을 신중히 고려하여 이루어져야 한다.	Moderate	Strong
10. 암에 걸린 아동들의 형제자매는 정신사회적으로 취약한 집단으로 적절한 심리지원을 제공받아야 한다. 부모들은 형제자매들의 심리적 요구를 미리 예측하고 만족시켜줄 수 있는 방법들에 대해 적절한 조언을 받아야 한다.	Moderate	Strong
11. 부모와 협력을 통해, 암 진단을 받은 학령기 아동은 치료 중 학업 지속과 적절한 학교 복귀를 위한 지원을 받아야 한다. 이를 위해 학교관계자에게 환자의 암 진단과 치료, 학교 생활 미치는 영향 및 학교 생활에 대한 권고사항에 대한 정보가 제공되어야 한다. 소아암 다학제 팀은 환자/가족, 학교 및 의료팀과의 의사소통을 중재할 지식과 기술을 갖춘 팀원을 지정해야 한다.	Moderate	Strong
12. 치료의 순응도는 정기적으로 평가되고 치료 전반에 걸쳐 모니터링되어야 한다.	Moderate	Strong

지침	근거의 질	권고의 강도
13. 암에 걸린 아동은 질병 상태와 상관없이 질병 과정 전반에 걸쳐 고통을 줄이기 위해 완화 의료를 제공받아야 한다. 필요할 경우, 아동과 가족은 발달 단계에 맞는 임종 간호(사별 후 애도지원 포함)를 제공받아야 한다.	Moderate	Strong
14. 아동이 사망한 경우, 의료팀의 일원이 가족에게 연락하여 가족의 심리적 상황과 요구를 파악하여 지속적인 돌봄을 제공하고, 애도 지원 자원을 연결해야 한다.	Moderate	Strong
15. 효과적인 환자 및 가족 중심의 치료를 위해서는 의료진 및 정신보건인력, 환자 및 가족 간의 개방적이고 존중하는 의사소통과 협력이 필수적이다. 정신보건인력은 소아 종양 치료 환경에 필수 팀원으로 통합되어 환자 치료 회진 및 회의에 참여해야 한다.	Moderate	Strong
정신보건인력은 소아암 환자의 의료 기록에 접근할 수 있어야 하며, 정신보건인력의 평가내용과 기록은 환자의 치료계획에 대한 논의를 위해 환자/가족/의료진들과 공유되어야 한다. 정신보건인력은 기록을 작성할 때, 근무하는 병원의 의무기록규정, 직업 윤리와 법률규정을 따라야 한다.	Low	Strong
정신보건인력은 암에 걸린 아동들과 그 가족에게 발달 단계에 맞는 평가와 치료를 제공하기 위해 전문 교육과 훈련을 받아야 하며, 해당 분야에서 자격을 갖추어야 한다. 중증 만성 질환을 앓는 아동과 함께 일한 경험이 중요하며, 지속적인 지도감독과 동료 지원도 필수적이다.	Low	Low

이러한 지침들은 공통적으로 1) 암 진단 및 치료과정, 생존 또는 사별에 이르기까지의 전 과정에 걸친 정신사회적 서비스, 2) 아동의 발달 연령을 고려한 적절한 정신사회적 평가와 개입, 3) 부모와 형제자매 등을 포함한 가족 전체에 대한 돌봄family centered care, 4) 아동의 학업 유지와 복귀, 사회적 관계망을 유지할 수 있도록 하는 지원하는 서비스의 중요성을 강조한다.

정신종양학 전문가는 소아암 환자와 가족들에 대해 생물-정신-사회적biopsychosocial 평가를 시행하고 이를 바탕으로 이들의 회복탄력성을 향상시키는 효과적인 개입 방향을 수립한다. 정신종양학 전문가는 아동의 발달 연령에 따른 신체질환에 대한 적응과 대처 방식에 주의를 기울이며 가족과 종양을 치료하는 의료진 사이의 명확하고 효과적인 의사소통을 촉진하는 동시에 심리행동문제, 인지기능 손상, 정신사회적 적응에 개입하는 역할을 맡는다.

3. 발달단계에 따른 암 질환에 대한 심리적 반응과 개입 방향

아동은 연령에 따라 성장 발달상의 많은 변화를 거친다. 아동은 각 발달 시기마다 중요한 인지 및 정신사회적 발달 과업을 이루어 가게 되는데, 암과 투병하는 아동은 이러한 발달 과업을 이루어가는 동시에 암 진단과 치료과정에 심리적으로 적응해가야 하는 난관에 봉착한다. 따라서 아동의 적응을 효과적으로 도와주기 위해서는 발달 단계에 따른 신체 질환에 대한 심리적 반응에 대한 충분한 이해가 필요하다.

1) 영아기(출생-만 1세)

생후 첫 해는 아동의 감정 발달에 중요한 시기이다. 이 시기에 아동은 주요 양육자와의 관계를 통해 애착, 신뢰, 안정감을 형성한다. 암 치료 동안 발생하는 통증, 낯선 상황과 사람에 대한 노출, 정상적인 일상의 중단은 이러한 발달 과제를 달성하는 과정에 상당한 영향을 미칠 수 있다. 영아는 생후 첫 해 동안 여러 경험을 통해 스스로를 달래는 자기진정기술self-soothing skills을 개발한다. 영아는 종종 수유/빨기를 통해 진정되기 때문에, 스트레스 상황에서 모유 수유, 젖병 수유, 또는 노리개 젖꼭지를 통해 빨 기회를 제공하는 것이 아이에게 안정감을 줄 수 있다. 또한, 입원이나 잦은 외래진료와 같은 치료 과정에도 부모가 영아에게 규칙적인 일과를 제공하는 것이 필요한데, 규칙적인 일과를 통해 아이에게 일관성과 예측 가능성을 제공할 수 있기 때문이다. 영아는 주 양육자의 정서와 행동에서 보이는 신호에 예민하게 반응하기 때문에, 영아에 대한 심리지원에서는 주 양육자가 암 치료 과정에서 심리적으로 잘 적응할 수 있도록 돕는 것이 특히 중요하다. 마지막으로 부모에게 치료 중에도 영아기 정상적인 발달을 촉진하는 활동들에 아이와 함께 참여할 수 있도록 정보를 제공하고 교육하는 것이 필요하다. 이러한 활동에는 아이와 얼굴을 맞대고 상호작용하기, 옹알이에 반응하고 책을 읽어주기, 운동발달을 촉진하는 장난감을 가지고 놀기 등이 포함된다. 이러한 영아와의 놀이활동은 아이의 발달을 도울 뿐만 아니라, 가족이 삶에 대한 주도권과 통제감을 느낄 수 있게 해준다.

2) 걸음마기/학령전기(만 2세-5세)

피아제Piaget의 인지발달에 따르면 만 2-5세의 아동은 전조작기preoperational stage에 해당한다. 이 시기의 인지발달은 자기중심적egocentric, 마술적magical 사고, 그리고 단순 연합 논리associative logic로 특징지어진다. 이 연령대의 아동은 물활론적 믿음animism(물체도 생명을 가지고 행동을 할 수 있다는 믿음), 인공론적 믿음artificialism(번개와 같은 자연현상이 인간의 행동에 기인할 수 있다는 믿음), 전환적 추론transductive reasoning(두 개의 관련 없는 사건들 사이에 관계가 있다고 믿음)을 통해 사건의 원인을 설명하려고 하는데, 이러한 사고방식은 이 시기의 아동이 질병을 이해하는 방식에 영향을 미쳐 자신이 한 일이나 생각 때문에 질병이 발생하였다는 오해를 할 수 있다.

따라서 이 연령대의 아동에게는 질병과 치료에 대해 단순하고 일관된 설명을 제공하는 것이 좋다. 여기에는 질병의 정확한 명칭과 치료에 대한 기본적인 정보, 그리고 질병과 치료 과정이 아동의 일상에 미치는 예상되는 영향에 대한 구체적인 내용이 포함되어야 한다. 이 연령대의 아동에게 질환에 대해 설명할 때 병을 은유하는 쉬운 표현(예: 백혈병을 '나쁜 세포'로 지칭하거나, 뇌종양을 '혹'으로 표현하는 경우)을 사용할 수 있으나, 이 경우에도 구체적인 병명을 알려준 후 이해를 돕기 위해 이러한 표현을 사용하는 것이 혼란을 피할 수 있다. 예를 들어 "백혈병이라는 병에 걸려서 지금 피곤함을 느끼는 거야. 백혈병은 제대로 일을 하지 못하는 이상한 모양의 백혈구가 너무 많아져서 문제가 생기는 거야. 그 이상한 백혈구를 백혈병 세포라고 해. 그 백혈병 세포를 없애는 특별한 약인 항암치료를 받으러 병원에 한 달간 있어야 해. 병원에 있는 동안 엄마가 너와 함께 지낼 거야. 아빠와 형도 주말마다 만날 수 있어. 우리는 이전처럼 토요일마다 온 가족이 함께 보드게임을 할 거야."라는 설명이 필요하다. 그리고 반드시 아동에게 자신이 한 행동이나 말, 생각 때문에 암이 발생한 것이 아님을 설명해주는 것이 필요하다. 그렇지 않으면 이 시기의 아동은 자기중심적 사고와 전환적 추론을 통해 "내가 동생을 때려서 병에 걸렸어"와 같은 생각을 할 수 있다. 또한 만 4세에 가까워질수록 호기심이 많아지기 시작하는 나이이기 때문에 부모는 아동이 암과 치료에 대해 많은 질문을 할 수 있음을 예상하고 적절한 답변을 준비할 필요가 있다.

정신사회적 발달 측면에서 이 시기의 아동은 자율성autonomy과 주도성initiative을 발달시키게 되는데, 의학적 치료 상황은 아동에게 선택권 없이 받아들여야 하는 검사와 처치가 대부분이기 때문에 부모는 특히 이 시기의 아동을 다루기가 어렵다고 느낄 수 있다. 이러한 경우 가능한 범위에서 아동에게 선택의 기회를 제공하여(예: 빨간색 약과 파란색 약 중에 어떤 약부터 먹을까?) 아동이 치료상황에서도 자율성과 통제감을 느낄 수 있도록 하는 것이 도움이 된다. 그러나 이때 선택의 여지가 있을 때에만 선택의 기회를 주어야 한다는 점에 주의해야 한다(예: '약을 먹고 싶니?'와 같은 질문은 피해야 함). 또한 부모는 아동에게 훈육을 통해 일관된 규칙과 적절한 한계를 설정하여 이를 따르도록 격려해야 하며, 일관된 규칙과 부모의 태도는 아동에게 안정감을 제공하는 데 기여한다.

마지막으로 2세에서 5세 사이의 아동은 놀이를 통해 창의성, 문제해결, 그리고 대처와 관련된 적응기술을 발달시킨다. 놀이는 아동의 삶에서 필수적이며 자연스러운 부분이기 때문에 암 치료 과정에서도 아동들에게 적절한 놀이활동을 유지하게 함으로써 질환의 여러 측면에 적응하고 대처할 수 있도록 도울 수 있다. 신체질환을 가진 아동을 대상으로 한 여러 연구에서 적절한 놀이치료 개입을 통해 병원에 대한 두려움을 줄이고 불안을 예방하며, 심지어 통증의 객관적 지표에도 영향을 미칠 수 있음이 확인되었다.

3) 학령기 (만 6세-12세)

학령기 아동은 구체적조작기concrete operational stage로 기본적 논리체계를 획득함으로써 자신과 타인/외부세계를 구분하여 상대방의 관점을 고려하는 능력을 발달시킨다. 이 시기의 사고 특성은 여전히 구체적인 것에 머무르기 때문에 직접적, 물리적 관찰을 통해 원인과 결과를 추론할 수 있으나 아직 추상적이고 연역적인 사고과정에는 이르지 못한다. 학령기 아동은 이전에 '암'이라는 단어를 들었을 수 있으며 이에 대한 어떤 판단과 생각을 가지고 있을 수 있기 때문에, 학령기 아동에게 암 진단에 대해 설명할 때에는 그들에게 암이 무엇이고, 암의 원인에 대해 어떻게 이해하고 있는지 물어보는 것이 필요하다. 이를 통해 아동이 잘못된 인식을 가지고 있다면 바로 교정해줄 수 있다. 그리고 학령기 아동들도 여전히 자기중심적으로 암의 원인에 대해 오해할 수 있기 때문에 암이 아동의 행동으로 인한 것이 아니며, 아동의 잘못에 대한 벌이 아니라는 점을 분명히 알려주는 것이 중요하다. 아동에 따라 자신의 질병에 대한 정보를 얼마나 알고 싶은지, 의료적 논의에 참여하려는 욕구, 의사 결정과정에서의 역할이 각각 다를 수 있으므로 부모와 상의하여 아동의 특성과 가족의 문화를 고려한 개별 접근이 필요하다.

학령기 아동은 사회적 측면에서는 또래와 자신을 비교하여 사회적 위계를 형성하기 시작하고, 또래와의 우정을 키우며 소속감을 느끼고자 하는 욕구가 증가한다. 학교는 학령기 아동에게 학업을 익히는 것뿐 아니라 또래와의 상호작용을 통해 사회적 관계를 탐색하고 발전시키는 데 중요한 역할을 한다. 그런데 이 시기에 암 치료는 많은 경우 아동의 학교 생활에 상당한 지장을 초래하게 되기 때문에, 치료 과정에서도 학령기 아동이 학업을 유지하고 또래관계 경험을 할 수 있는 기회를 가질 수 있도록 지원하는 것이 필요하다.

4) 청소년기

청소년기부터 인지적으로 형식적 조작기formal operations에 들어가는데, 12세 이상부터 성인이 될 때까지 청소년은 추상적 사고와 복잡한 추론능력을 습득하게 된다. 이러한 청소년기의 인지 발달은 질환의 적응 측면에서 장단점을 동시에 가진다. 청소년들은 추상적 사고 능력의 발달로 질환의 예후와 치료의 잠재적 결과, 위험과 이익의 균형, 미래의 합병증, 죽음의 개념을 이해할 수 있다. 따라서 청소년은 미래에 대한 과도한 예기불안과 두려움을 느낄 수 있다는 약점을 지니는 반면에, 동시에 이러한 두려움을 다룰 수 있는 인지적 대처 기술을 다양하게 발달시킬 수 있는 가능성을 가진다는 측면은 강점을 가진다. 청소년과 암 진단, 치료 및 예후에 대해 논의할 때에는 그들의 지적 수준에 맞추고 발달 중인 추상적 사고 능력을 존중해야 한다.

정신사회적으로 청소년 시기는 부모로부터 점차 독립하여 자아정체성을 확립해가는 시기이다. 하지만 암에 걸린 청소년은 독립성과 개별적 주체임을 주장하는 자연스러운 시기임에도, 암 진단과 치료 과정에서 이러한 정상적인 개별화 과정이 중단되고, 부모와 의료진의 선택에 따르는 수동적인 역할로 내몰릴 수 있다. 이러한 과정에서 청소년 환자는 자신의 주체성을 침해당한다고 느끼며 다양한 심리적 반응을 보이게 된다. 어떤 경우에는 무력감에 퇴행하여 과도하게 의존하는 모습을 보일 수도 있고, 반대로 통제감과 자율성을 침해받는 것에 대한 저항으로 치료에 순응하지 않고 거부하는 행동을 보이는 경우도 있다. 더욱이 청소년 시기에는 2차 성징과 함께 외모와 신체상에 대한 관심이 많아지는데 암 치료로 인한 탈모 등의 외모 변화는 청소년의 자존감에 상당한 영향을 미친다. 많은 청소년들이 자신의 정체성을 투영하려는 과정에서 자신이 '암 환자' 또는 '아픈 아이'로 생각되지 않기를 원하며 "그냥 정상적이고 싶어요!"라고 자주 보고한다. 때로는 '정상적인' 청소년이 될 수 없는 것에 대한 좌절을 상쇄하기 위해 건강한 다른 청소년들과 비슷하게 보이고 싶어서, 혹은 암을 앓고 있는 현실에서 일시적으로 벗어나기 위해 위험을 감수하는 행동, 예를 들어 약물을 복용하지 않거나 감염 예방 수칙을 위반하는 등의 치료 비순응 행동을 보일 수 있다.

따라서 암에 걸린 청소년에게 주요 정신사회적 도전 과제는 암과 별개로 정체성을 계속 발전시키고, 독립적이고 주체적인 개인으로 성장하는 것이다. 이러한 청소년의 인지적, 정신사회적 발달을 인정하고 방해하지 않도록 미국 소아과 학회American Academy of Pediatrics와 청소년 의학 학회Society of Adolescent Medicine는 질환을 가진 청소년들이 자신의 건강관리 적극적으로 참여하도록 권장하며, 만 12세부터 부모와 분리한 의학적 면담을 진행하여 그들의 비판적 사고를 촉진하고 자신의 질환과 건강 상태에 대해 주체적이고 독립적으로 관리하도록 장려한다. 연구에 따르면, 의료진이 청소년의 주체성을 인정하고 의학적 정보 제공과 의사 결정 과정에 청소년을 포함시킬 경우, 청소년은 자신의 암 치료에 더 큰 효능감, 회복력, 편안함을 느끼며, 치료 계획을 더 잘 따른다.

주의해야 할 점은 청소년들은 개별화 과정을 통해 독립을 이루어가는 성장 과정에 있지만, 여전히 완벽한 의사결정 능력을 가진 자율적인 성인은 아니라는 점이다. 그들에게는 의료진과 부모의 지도가 필요하며, 자신이 단독으로 관리하는 것이 아니라, 보호자와 함께 스스로 관리에 참여할 수 있도록 일부의 자율성을 보장받는 것이어야 한다. 이러한 과정에서 청소년에게 제공할 자율성의 정도는 환자의 개별적인 특성과 기질, 가족의 특성에 따라 다르게 접근하여야 한다. 청소년의 자율성을 보장하는 첫 단계로 청소년에게 자신의 암과 예후, 치료계획에 대해 얼마나 자세히 알고 논의에 참여하고 싶은지 직접 질문하는 것이 도움이 되는데, 이를 통해 청소년이 스스로 자신의 자율성을 어느 정도로 보장받길 원하는지 표현할 수 있는 기회를 제공한다. 청소년들의 자율성을 존중하고 자신들의 건강 관리에 참여시키며 권한을 부여하는 것은 청소년 시기의 역할 혼란과 치료 비순응과 같은 문제 행동을 완화하는 데 도움이 된다. 이에 더해 암을 가진 청소년들에게 비슷한 치료경험이 있는 또래 자조그룹을 연결해 주는 것도 또래관계 형성을 통해 소속감과 유대감을 느낄 수 있도록 하여 그들의 청소년기 개별화 과정을 지원할 수 있다.

정신종양학 전문가는 발달 시기에 따른 일반적인 아동과 청소년의 특성을 주지하며, 동시에 각 아동의 특수성과 가족의 문화를 함께 고려해야 함을 잊지 말아야 한다. 오랜 기간 암 투병생활을 한 아동의 경우 치료 과정에서 그들만의 고유한 인지적, 정신사회적 발달 특성을 보이며 이는 부모의 양육 태도와 양방향의 상호관련성을 가지게 된다. 따라서 정신종양학 전문가는 아동의 특성과 아동을 둘러싼 부모와 가족이라는 환경에 대한 개별적인 이해를 바탕으로 적절한 개입 방향을 수립할 수 있어야 한다.

참고문헌

1. Annett RD, Patel SK, Phipps S. Monitoring and Assessment of Neuropsychological Outcomes as a Standard of Care in Pediatric Oncology. Pediatr Blood Cancer. 2015;62 Suppl 5:S460-513.
2. Berkman AM, Robert RS, Roth M, Askins MA. A review of psychological symptoms and post-traumatic growth among adolescent and young adult survivors of childhood cancer. J Health Psychol. 2022;27:990-1005.
3. Bitsko MJ, Cohen D, Dillon R, Harvey J, Krull K, Klosky JL. Psychosocial Late Effects in Pediatric Cancer Survivors: A Report From the Children's Oncology Group. Pediatr Blood Cancer. 2016;63:337-43.
4. Brown KL, Fairclough D, Noll RB, Barrera M, Kupst MJ, Gartstein MA, et al. Emotional Well-Being of Pediatric Brain Tumor Survivors and Comparison Peers: Perspectives From Children and Their Parents. J Pediatr Psychol. 2023;48:166-75.
5. Kazak AE, Abrams AN, Banks J, Christofferson J, DiDonato S, Grootenhuis MA, et al. Psychosocial Assessment as a Standard of Care in Pediatric Cancer. Pediatr Blood Cancer. 2015;62 Suppl 5:S426-59.
6. Landier W, Bhatia S, Eshelman DA, Forte KJ, Sweeney T, Hester AL, et al. Development of risk-based guidelines for pediatric cancer survivors: the Children's Oncology Group Long-Term Follow-Up Guidelines from the Children's Oncology Group Late Effects Committee and Nursing Discipline. J Clin Oncol. 2004;22:4979-90.
7. Long-Term Follow-Up Guidelines for Survivors of Childhood, Adolescent and Young Adult Cancers, Version 6.0. Monrovia, CA: Children's Oncology Group. 2023.
8. Lown EA, Phillips F, Schwartz LA, Rosenberg AR, Jones B. Psychosocial Follow-Up in Survivorship as a Standard of Care in Pediatric Oncology. Pediatr Blood Cancer. 2015;62 Suppl 5:S514-84.
9. Marchak JG, Christen S, Mulder RL, Baust K, Blom JMC, Brinkman TM, et al. Recommendations for the surveillance of mental health problems in childhood, adolescent, and young adult cancer survivors: a report from the International Late Effects of Childhood Cancer Guideline Harmonization Group. Lancet Oncol. 2022;23:e184-e96.
10. Michel G, Brinkman TM, Wakefield CE, Grootenhuis M. Psychological outcomes, health-related quality of life, and neurocognitive functioning in survivors of childhood cancer and their parents. Pediatr Clin North Am. 2020;67(6):1103–34.
11. Myers RM, Balsamo L, Lu X, Devidas M, Hunger SP, Carroll WL, et al. A prospective study of anxiety, depression, and behavioral changes in the first year after a diagnosis of childhood acute lymphoblastic leukemia: a report from the Children's Oncology Group: A report from the Children's Oncology Group. Cancer. 2014;120(9):1417–25.
12. Steele AC, Mullins LL, Mullins AJ, Muriel AC. Psychosocial interventions and therapeutic support as a standard of care in pediatric oncology: Psychosocial interventions and therapeutic support. Pediatr Blood Cancer. 2015;62 Suppl 5(S5):S585-618.
13. Wiener L, Kazak AE, Noll RB, Patenaude AF, Kupst MJ. Standards for the psychosocial care of children with cancer and their families: An introduction to the special issue: Pediatric psychosocial standards of care. Pediatr Blood Cancer. 2015;62 Suppl 5(S5):S419-24.

소아청소년 암 환자 심리적 평가 및 개입

정경미

1. 심리적 평가

소아청소년 암 환자의 경우, 질병 자체의 심각성 때문에 우울이나 불안 등 정신적인 어려움을 경험할 수 있을 뿐 아니라, 치료 과정이 수반하는 부작용과 통증에 대한 관리, 그리고 치료 완료 후에는 학교 및 가정으로의 적응이라는 다양한 정신사회적인 문제를 경험하게 된다. 적시에 심리적 개입을 통해 정신사회적인 문제가 정신장애로 발전되지 않게 대비하는 것이 중요하므로, 이를 위한 적절한 심리적인 평가가 제공될 필요가 있다. 그러나, 심리적인 평가 도구의 선택을 위해선 암이라는 신체적 질환의 특성 그리고 소아청소년의 발달적인 측면 등을 모두 고려할 필요가 있다.

첫째, 암은 종류에 따라 완치율, 치료 과정, 그리고 후유증 등에서 차이가 나고, 이로 인해 심리적인 영향이 다르게 나타날 수 있으므로, 이를 고려한 심리 평가가 필요하다. 소아청소년 암 환자의 경우, 일반적으로는 적응과 정서적 문제의 유무 등 정서적인 측면에 대한 평가가 진행된다. 하지만, 예를 들어, 가장 심각한 후유증을 가져올 수 있는 뇌종양의 경우, 인지적 손상이 나타날 수 있으므로, 정서뿐 아니라 인지적 능력에 대한 평가가 수반되어야 한다.

둘째, 소아청소년암의 경우, 발병시기가 신생아부터 청소년까지 그 연령대가 매우 넓은데, 이 시기는 인지 정서 사회성 등 모든 측면에서 발달을 하는 시기이므로, 암 진단과 치료가 소아청소년에게 미치는 영향은 연령에 따라 다르게 나타날 수 있다. 예를 들어, 영유아에서 소아기까지는 암의 진단이 뭘 의미하는지 그 심각도나 후유증 및 생존율에 대해 이해할 수 있는 정도의 인지적 발달이 이루어지지 않으므로, 암의 진단과 관련된 심리적인 영향은 상대적으로 적다. 하지만, 청소년의 경우, 병식이나 후유증 및 생존율에 대해 이해할 수 있는 인지적 발달이 이루어진 단계이므로 그 영향이 클 수 있다. 또한, 대다수의 심리검사가 스스로의 증상에 대해 인지하고 답변하는 자기보고식 검사인데, 자기보고를 신뢰성 있게 하기 위해서는 어느 정도 수준까지의 언어 및 인지적 능력이 요구된다. 따라서, 발병 시기에 따라 평가도구가 달라질 수밖에 없다. 영유아 및 아동기는 제한된 언어적 및 인지적 능력으로 인해 자기보고가 불가능하거나 신뢰할 수 없으므로 주로 부모보고에 의존할 수밖에 없다. 반면, 청소년기의 경우 자기보고가 가능하지만, 가정 및 학교에서 부모 및 교사들의 보호 아래 기능하므로 자기보고와 부모/타인 보고를 병행해서 실시하는 것이 일반적이다.

셋째, 암은 치사율이 높은 질환이다 보니 치료의 목표는 완치이다. 이런 이유로 암 치료 과정에서는 일부 암 진단과 심각한 정신적인 어려움을 보여 의뢰되는 경우를 제외하고는 환아나 보호자들이 정신사회적 문제의 예방하는 평가나 개입에 큰 관심을 보이는 경우는 드물다. 오히려, 심리적인 평가나 개입을 번거롭게 여기는 경우도 흔치 않게 볼 수 있다. 실제로 환아와 보호자들이 정신사회적 문제에 관심을 가지는 시점은 치료가 끝나고 학교 및 가정으로의 재적응이 일어나는 시기이다. 따라서 소아청소년 암 환자의 심리적 평가는 대부분 암 치료가 끝나고 난 후 생존자의 적응 및 심리상태를 평가하는 데 보다 집중된다. 비록 어떤 시점이던 동일한 심리평가도구를 사용하지만, 시점에 따라 암 환자들의 심리적 어려움이나 보호자들의 요구가 다르므로 그에 따른 적절한 도구를 선택하는 것이 필요하다.

표 95-1과 표 95-2는 국내 소아청소년 암 환자 및 보호자에게 사용가능한 심리평가도구를 정리해 놓은 것이다. 대다수의 도구는 암 치료가 진행 중인 환자뿐 아니라 암 치료가 완료된 생존자들에게도 공통적으로 사용될 수 있으며, 이들 도구는 거의 대부분 해외에서 개발된 도구이나 국내에서 표준화된 것이므로 즉각적인 사용에 문제가 없다. 다만, 이 표에 포함되지 않은 도구가 필요한 경우, 표준화된 도구를 찾고 저작권을 확인해서 사용하는 것이 필요하다.

심리평가도구를 선정할 때에는 다음과 같은 점을 고려해 의사결정할 것을 권한다. 첫째, 소아청소년 암 환자의 심리적 문제는 대부분 암 진단과 치료로 인한 2차적인 것이므로 먼저 간단한 선별평가도구를 이용해 심리적 문제 유무를 평가하고, 문제가 있을 경우, 심층평가로 진행할 것을 권한다. 이는 평가에 소요되는 시간과 비용, 그리고 전문가의 노력을 최소화하는 가장 효율적인 방법이다. 추가적으로 심층평가에는 다양한 측면의 문제를 종합적으로 평가할 수 있는 소아청소년 문제행동평가도구(예: 아동행동평가척도Child Behavior Checklist, CBCL)를 포함할 것을 권한다. 이 척도에서 문제가 관찰되는 경우, 해당 영역에 대한 특수 척도를 실시하는 것이 좋다. 둘째, 평가 대상자의 연령 및 특징을 고려하여 평가도구를 선택해야 하는 것이 필요하다. 연령이 어린 경우, 자기보고가 정확하지 않기 때문에 소아의 자기보고도구는 거의 개발되지 않았으므로 주로 부모보고에 의존해야 한다. 청소년의 경우, 우울 불안 등 정서문제에 대해서는 자기보고가 더 정확하지만, 공격, 부주의 등 외현적 문제에 대해서는 보호자 보고가 더 정확하다고 알려져 있다. 또한, 소아 청소년의 경우, 어려움의 정도나 어려움을 보이는 장소가 다소 상이할 수 있으므로 다양한 정보원(예: 부모 교사 등)으로부터 정보를 수집하는 것이 권장된다. 셋째, 평가도구 선정 시 검사도구에 따라 비용이 발생할 수 있고, 일부 도구는 추가적인 사용 허가가 필요함을 인지해야 한다. 예를 들어, 아동행동평가척도CBCL, 부모스트레스척도parenting stress index, PSI, 백 우울척도Beck depression inventory II, BDI-II는 구입 후 사용이 가능하며, 아동기 삶의 질 척도 PedQL은 개발 및 관리 웹사이트를 통해 사용허가가 필요한지 확인한 후 사용해야 한다. 연구목적인 경우 무료 사용이 가능하나 대량으로 임상적으로 사용 시 구입 후 사용해야 할 경우도 있다. 조건마다 다르므로 꼼꼼한 확인이 필요하다.

표 95-1. 소아청소년 대상 권고되는 심리평가 도구

	자가보고형Self-report	보호자 평정형Parent-report
만 5세 이하	없음	• 삶의 질 척도 일반 부모보고용PedsQL - Generic Core Scales - Parent Proxy • 아동행동평가척도 유아동Child Behavior Checklist, CBCL 1.5-5 years old
만 6-10세	• 디스트레스 온도계Distress Thermometer, DT • 삶의 질 척도 일반 자기보고용PedsQL - Generic Core Acales - Self-report • 아동 사건충격척도Child Impact of an Event Scale, C-IES • 자기존중감 척도Self-esteem Scale	• 삶의 질 척도 일반 부모보고용PedsQL - Generic Core Scales - Parent Proxy • 아동행동평가척도- 아동청소년용Child Behavior Checklist, CBCL 6-18 years old
만 11-18세	• 디스트레스 온도계Distress Thermometer, DT • 삶의 질 척도 일반 자기보고용PedsQL - Generic Core Acales - Self-report • 아동 사건충격척도Child Impact of an Event Scale, C-IES • 자기존중감 척도Self-esteem Scale • 아동문제행동척도 - 청소년 자기보고용Child Behavior Checklist Youth Self Report, YSR • 아동 우울 척도Child Depression Inventory, CDI • 아동 불안척도-개정판Revised Children's Manifest Anxiety Scale, RCMAS	• 삶의 질 척도 일반 부모보고용PedsQL- generic core scales -Parent Proxy • 아동행동평가척도- 아동청소년용Child Behavior Checklist, CBCL 6-18 years old
만 19세 이상	• 디스트레스 온도계Distress Thermometer, DT • 삶의 질 척도 일반 자기보고용PedsQL- Generic Core Acales - Self-report • 사건충격척도Child Impact of an Event Scale, C-IES • 자기존중감 척도Self-esteem Scale • 벡 우울 척도Beck Depression Inventory, BDI • 상태-특성 불안 척도State-Trait Anxiety Inventory, STAI • 대처행동척도Ways of Coping Checklist • 지각된 사회지지척도Perceived Social Support	없음

표 95-2. 보호자 대상 권고되는 심리평가 도구

- 디스트레스 온도계Distress Thermometer, DT
- 사건충격척도Impact of Event Ccale, IES
- 벡 우울 척도Beck Depression Inventory, BDI
- 상태-특성 불안 척도State-Trait Anxiety Inventory, STAI
- 부모양육스트레스 척도- 4판Parenting Stress Index - Short Form, PSI-SF-IV
- 대처행동척도Ways of Coping Checklist
- 지각된 사회지지척도Perceived Social Support
- 결혼만족도Marital Satisfaction Inventory, MSI

2. 심리적 개입

심리적인 어려움에 개입 방법의 선택 기준이나 개입 서비스 제공방법 등은 암 진단과 관계없이 동일하다. 하지만, 소아청소년 암 환자의 심리적 문제는 암 진단 및 치료로 인한 2차적인 경우가 일반적이라는 점과 암 환자의 특성을 고려할 필요가 있다. 이를 구체적으로 살펴보면 다음과 같다.

첫째, 근거기반개입/치료evidene-based treatment가 최우선으로 선택되어야 한다. 연구를 통해 효과적이라고 반복 증명된 근거기반치료에 대한 인식이 분명하게 자리잡은 신체적 장애와는 달리, 정신장애는 상당히 다양한 보완 및 대체 요법들이 큰 거부감 없이 치료방법으로 받아들여지고 있다. 더군다나 치사율이 상대적으로 높은 암의 경우, 보완 및 대체요법에 대한 수용성이 높은 편이다. 다행스럽게도 국외는 물론 국내에서도 암 환자를 위한 보완 및 대체요법에 대한 가이드라인이 발표되었는데, 심리적 어려움에 대한 대체보완요법으로 가장 추천되는 방법은 인지행동치료Cognitive Behavioral Therapy, CBT이다. CBT는 우울, 불안 등 다수의 정신장애에 대한 근거기반치료이며, 암 환자를 대상으로 수행된 다수의 무선통제연구에서 효과성이 증명된 치료방법이다. CBT가 오직 유일한 방법은 아니지만, 가장 처음에 고려되어야 할 근거기반개입임을 인지할 필요가 있다. 실제로 국내외로 공공기관 및 학회에서 제시한 가이드라인에서도 CBT를 첫 번째 고려할 치료방법으로 권고하고 있다. 그러나, CBT는 생각을 바꾸는 작업을 요하므로 어느 정도 수준 이상의 언어와 인지능력을 요한다. 따라서, 어린 아동에게나 인지적인 문제가 있는 경우 실행하기 어려우며 다른 대안 개입을 찾아야 하는데, 연구가 많지 않아 선택의 폭이 넓지 않다는 제한점이 있다.

둘째, 심리적인 문제가 암 진단과 치료 등 실제적인 사건에서 기인하는 경우 2차적으로 분류하는데, 2차적인 심리적 어려움은 그 어려움을 가져온 사건이 사라지면 저절로 개선되는 경우가 많다. 따라서 1차적인 문제인 암 치료가 진행되는 상태, 즉, 1차적인 문제가 해결되지 않은 상태에서, 환자들 혹은 보호자들은 2차적인 어려움에 대해 인식하기도 어렵고 이를 위한 액션을 취하기는 더더욱 어렵다. 섣부른 접근은 오히려 심리적 개입에 대한 부정적인 태도를 만들어 정작 도움이 필요한 시기에 도움을 거부하게 만들 수 있다. 암의 치료과정에 있는 소아청소년암의 심리적 상태를 조사한 연구들은 많지는 않지만, 이들의 심리적 어려움이 일시적인 경우가 많고 심각한 정신장애로 발전하는 비율이 높지 않음을 보고한다. 따라서 암 치료과정에 있는 소아청소년 환자에 대해 심리적 개입의 시기와 정도를 결정할 때 다소 보수적인 입장을 취할 것을 권한다.

셋째, 소아청소년 환자들과 부모들의 심리적 문제에 대한 관심과 도움 추구는 암 치료가 진행되는 치료기간보다는 암 치료가 끝난 후 사회에 적응하면서 높아진다. 특히, 최근 소아청소년암 치료 성적이 향상되며 암을 예후가 나쁜 어느 한 시기의 특정 질환보다는 아동 생애 전반에 걸쳐 위협적인 결과를 초래할 수 있는 질환, 그리고 고통스러운 치료 과정과 부작용을 이기고 사회에 성공적으로 재적응이 요구되는 만성질환으로 인식하게 됨에 따라, 소아청소년암 생존자들에 대한 심리적 개입에 대한 관심과 요구가 높아지고 있다.

대체적으로 생존자들이 진단과 치료 초기에 많은 심리적 어려움이 있으나, 시간이 지남에 따라 문제점은 사라져 정상 발달하는 아이들과 차이가 없음을 보고하였다. 그러나 소아·청소년암 생존자들의 심리·사회적 적응은 표면적으로는 문제가 없어 보이지만 세부적인 영역에서 잠재적인 문제를 가질 수 있음도 보고되고 있다. 일부(5-20%)는 외상 후 장애 증상을 보고하였고 학교복귀의 어려움, 낮은 학업 성취, 구직의 어려움, 제한된 또래 및 사회 관계, 가족관계, 낮은 자존감 및 자아 정체감 등 세밀한 영역에서 문제가 있다고 보고하고 있다. 또한 Langeveld 외(2002)의 체계적 고찰에 의하면 소아·청소년암 생존자는 심리검사에 의해 정신병리로 지적될 만한 문제나 정신 기능면의 문제를 호소하지는 않았으나, 낮은 소득과 직업의 문제, 낮은 결혼율과 출산율, 자녀가 자신과 같은 질병이나 건강상 문제를 앓을 수 있다는 두려움 등의 특징적 문제를 지적하였다.

마지막으로, 소아청소년의 심리적 개입에서 보호자의 관여는 당연한 동시에 필수적이다. 그런데 소아청소년 암 환자의 경우 보호자, 특히 부모는 몇 가지 독특한 경험을 하므로, 개입 시 이에 대한 고려가 필요하다. 먼저, 자녀들의 암 진단이 유전된 것으로 생각하고 이에 대해 죄책감을 가지는 경우를 흔하게 볼 수 있다. 이러한 죄책감은 부모가 소아청소년들을 과보호하게 만들어 추가적인 문제를 일으키기도 하며, 또한 부모 스스로에게는 심리적인 문제를 유발할 수 있다. 먼저 보호자는 소아청소년들에게 예민하고 허용적인 양육 태도를 가지게 되는데, 주로 소아청소년들이 보이는 작은 변화에도 걱정하고 문제시하며, 이들이 불쾌한 감정을 보이거나 거부를 표시하면 그게 무엇이든 중단한다. 이런 양육태도는 오히려 소아청소년들이 반항적인 행동을 하게 하거나 자기관리 능력 등 발달과정에서 학습해야 할 것들을 제대로 학습하지 못하게 하여, 아동이나 청소년이 학교 등 일상생활에 적응하게 어렵게 만들 뿐 아니라, 특히 청소년기에는 부모-자녀에 큰 갈등을 초래할 수 있다. 한편, 부모들의 죄책감은 암 진단으로 인한 경제적 및 돌봄에 있어서의 부담과 맞물려 부모에게 심리적인 어려움을 초래하기도 한다. 실제로 소아청소년 암 환자의 부모들이 우울증과 불안장애 등 정신장애 유병률이 일반 성인집단에 비해 높게 보고되고 있다.

따라서 소아청소년에 대한 개입을 할 때에는 소아청소년을 둘러싼 가족환경 특히 보호자의 심리적 상황과 양육태도를 파악하고 이에 대한 적절한 개입이 병행되어야 한다. 비록 보호자의 심리적 어려움이 자녀의 암 발병과 치료에서 시작되는 2차적인 증상이지만, 보호자의 심리적 어려움에 대한 개입도 일반적인 심리적 어려움에 대한 개입과 다르지 않다. 인지행동치료를 비롯해 보호자가 보이는 심리적 어려움의 종류에 따라 근거기반개입을 찾아 적용할 것을 권한다.

참고문헌

1. 박선남, 문영임, 박호란, 최선희. 백혈병 환아 어머니의 불안정도. 아동간호학회지. 1998;4(2):286-93.
2. 박성희. 암의 심리치료. 心理硏究. 1988;26:25-30.
3. 박승현. 환아의 질병특성에 따른 불안에 대한 탐색적 연구. 아동간호학회지. 1996;2:19-27.
4. 박훈기, 박희순, 김용은, 서홍관, 김창엽, 황인홍, 외. 질병이 가족에게 미치는 영향에 관한 연구 - 백혈병 환아의 부모에 대한 GHQ및 Family APGAR 결과를 중심으로. 大韓家庭醫學會. 1990;11:1-11.
5. 신희영, 최지은, 조수철, 안효섭, 황용승, 연경모 외. 장기간 생존한 급성 림프구성백혈병 환아에서의 예방적 중추신경계 치료가 신경정신기능에 미치는 영향. 대한암학회지. 1995;27:303-15.
6. 신희영. 소아 · 청소년암 장기 생존자를 위한 후유증 관리를 위한 연구. 암정복추진기획단. 2006.
7. 심미경, 손선영. 치료 중인 암환아와 치료 종료 암환아의 사회심리적 적응에 관한 비교 연구. 아동간호학회지. 2003;9:85-95.
8. 오가실, 심미경, 손선영. 소아암 환아의 건강문제와 사회심리적 적응. 대한간호학회지. 2003;33:293-300.
9. 오경자, 이혜련, 홍강의, 하은혜. K-CBCL 아동·청소년 행동평가척도. 중앙 성연구소. 1997.
10. 이경화, 고진영. 종합자아개념검사. 서울: 학지사; 2006.
11. 최자윤, 유일영. 소아암 환자의 초기 진단단계의 간호중재 프로토콜 개발. 대한아동간호학회. 2002.
12. 추연화, 김경희. 항암화학요법에 관한 개별교육이 암 환자의 삶의 질에 미치는 효과. 종양간호학회지. 2004;4(2):103-9.
13. 탁영란, 윤이화, 전영신, 안지연. 소아암 환아 가족이 인지한 사회적 지지가 적응에 미치는 영향. 아동간호학회지. 2003;9:9-17.

14. Achenbach TM. Manual for the Child Behavior Checklist/4-18 and 1991 Profile. Burlington; 1991.
15. Aslett H, Levitt G, Richardson A, Gibson F. A review of long-term follow-up for survivors of childhood cancer. Eur J Cancer [Internet]. 2007;43(12):1781–90.
16. Beck JS. Cognitive behavior therapy: Basics and beyond. Guilford Publications; 2020.
17. Blaauwbroek R, Groenier KH, Kamps WA, Meyboom-de Jong B, Postma A. Late effects in adult survivors of childhood cancer: the need for life-long follow-up. Ann Oncol. 2007;18(11):1898–902.
18. Boman K, Bodegård G. Psychological long-term coping with experience of disease and treatment in childhood cancer survivors. Acta Paediatr. 1995;84(12):1395–402.
19. Daniels S. Cognitive behavior therapy for patients with cancer. J Adv Pract Oncol. 2015;6(1):54–6.
20. Delatt CA, Meadows AT. Long-term follow-up of cancer survivors. Journal of Pediatric Hemato-concology. 2002;21:463–5.
21. Eiser C, Eiser JR. Mothers' ratings of quality of life in childhood cancer: Initial optimism predicts improvement over time. Psychol Health. 2007;22(5):535–43.
22. Friedman DL, Meadows AT. Late effects of childhood cancer therapy. Pediatr Clin North Am. 2002;49(5):1083–106.
23. Goodwin DAJ, Boggs SR, Graham-Pole J. Development and validation of the pediatric oncology quality of life scale. Psychol Assess. 1994;6(4):321–8.
24. Grossarth-Maticek R, Eysenck HJ, Boyle GJ, Heep J, Costa SD, Diel IJ. Interaction of psychosocial and physical risk factors in the causation of mammary cancer, and its prevention through psychological methods of treatment. J Clin Psychol. 2000;56(1):33-50.
25. Hord J, Feig S, Crouch G, Hale G, Mueller B, Werner E. Standards for pediatric cancer centers. Pediatrics. 2014;134(2):410-4.
26. Hudson MM, Mertens AC, Yasui Y, Hobbie W, Chen H, Gurney JG, et al. Health status of adult long-term survivors of childhood cancer: a report from the Childhood Cancer Survivor Study. Jama. 2003;290(12):1583-92.
27. Kazak AE, Barakat LP, Meeske K; Christakis, Dimitri, Meadows AT, et al. Posttraumatic Stress, Family Functioning, and social support in survivors of childhood leukemia and their mothers and fathers. Journal of consulting and clinical psychology. 1997;65:120-9.
28. Kazak AE, Deatrick JA, Scialla MA, Sandler E, Madden RE, Barakat LP. Implementation of family psychosocial risk assessment in pediatric cancer with the Psychosocial Assessment Tool (PAT): study protocol for a cluster-randomized comparative effectiveness trial. Implement Sci. 2020;15(1):60.
29. Kazak AE, Derosa BW, Schwartz LA, Hobbie W, Carlson C, Ittenbach RF, et al. Psychological outcomes and health beliefs in adolescent and young adultsurvivors of childhood cancer and controls. Journalof Clinical Oncology. 2010;28(12):2002–7.
30. Kazak AE. R. B. The integration of psychology in pediatric oncology research and practice: collaboration to improve care and outcomes for children and families. American Psychologist. 2015;70(2):146–58.
31. Kelly C, Ghazi F, Caldwell K. Psychological distress of cancer and clinical trial participation: a review of the literature. European Journal of Cancer Care. 2002;11(1):6-15.
32. Koocher GP, Malley O. The Damocles Syndrome: Psychosocial Consequences of Surviving Childhood Cancer. New York, NY: McGraw Hill; 1981.
33. Langeveld NE, Stam H, Grootenhuis MA, Last BF. Quality of life in young adult survivors of childhood cancer. Support Care Cancer [Internet]. 2002;10(8):579–600.
34. Lee-Jones C, Humphris G, Dixon R, Hatcher MB. Fear of Cancer Recurrence ; A Literature Review and Proposed Cognitive Formulation to Explain Exacerbation of Recurrence Fears. Psycho-Oncology. 1997;6:95–105.
35. Lee Y-L, Santacroce SJ. Posttraumatic stress in long-term young adult survivors of childhood cancer: a questionnaire survey. Int J Nurs Stud. 2007;44(8):1406–17.
36. Madan-Swain A, Brown RT, Sexson SB, Baldwin K, Pais R, Ragab A. Adolescent cancer survivors. Psychosocial and familial adaptation. Psychosomatics. 1994;35(5):453–9.
37. Maurice-Stam H, Oort FJ, Last BF, Brons PPT, Caron HN, Grootenhuis MA. School-aged children after the end of successful treatment of non-central nervous system cancer: longitudinal assessment of health-related quality of life, anxiety and coping. Eur J Can-

cer Care (Engl). 2009;18(4):401–10.

38. McGregor LM, Metzger ML, Sanders R, Santana VM. Pediatric cancers in the new millennium: dramatic progress, new challenges. Oncology (Williston Park). 2007;21(7):809–20; discussion 820, 823–4.

39. Nagarajan R, Clohisy DR, Neglia JP, Yasui Y, Mitby PA, Sklar C, et al. Function and quality-of-life of survivors of pelvic and lower extremity osteosarcoma and Ewing's sarcoma: the Childhood Cancer Survivor Study. Br J Cancer. 2004;91(11):1858–65.

40. Nathan PC, Ness KK, Greenberg ML, Hudson M, Wolden S, Davidoff A, et al. Health-related quality of life in adult survivors of childhood Wilms tumor or neuroblastoma: A report from the childhood cancer survivor study. Pediatr Blood Cancer. 2007;49(5):704–15.

41. Natta MB, Richardson CC, Schulman JL, Lavigne JV, Das L. Family Coping with Pediatric Leukemia: Ten Years After Treatment1. Journal of Pediatric Psychology. 1995;20(5):601–17.

42. Noll RB, Gartstein MA, Vannatta K, Correll J, Bukowski WM, Davies WH. Social, emotional, and behavioral functioning of children with cancer. Pediatrics. 1999;103(1):71–8.

43. Oeffinger KC, Mertens AC, Sklar CA, Kawashima T, Hudson MM, Meadows AT, et al. Chronic health conditions in adult survivors of childhood cancer. N Engl J Med. 2006;355(15):1572–82.

44. PDQ Supportive and Palliative Care Editorial Board. Pediatric supportive care (PDQ®): Health professional version. In: PDQ Cancer Information Summaries. Bethesda (MD): National Cancer Institute (US); 2002.

45. Pedrosa MF, Pedrosa F, Lins MM, Pontes Neto NT, Falbo GH. Non-Hodgkin's lymphoma in childhood: clinical and epidemiological characteristics and survival analysis at a single center in Northeast Brazil. J Pediatr (Rio J). 2007;83(6):547–54.

46. Radcliffe J, Bennett D, Kazak AE, Foley B, Phillips PC. Adjustment in childhood brain tumor survival: child, mother, and teacher report. J Pediatr Psychol. 1996;21(4):529–39.

47. Reynolds CR, Richmond BO. "What I think and feel: A Revised measure of children's manifest anxiety." Journal of Abnormal Psychology. 1978;6(2):271–80.

48. Robinson KE, Kuttesch JF, Champion JE, Andreotti CF, Hipp DW, Bettis A, et al. A quantitative meta-analysis of neurocognitive sequelae in survivors of pediatric brain tumors. Pediatr Blood Cancer. 2010;55(3):525-31.

49. Robison LL, Mertens AC, Boice JD, Breslow NE, Donaldson SS, Green DM, et al. Study design and cohort characteristics of the Childhood Cancer Survivor Study: a multi-institutional collaborative project. Med Pediatr Oncol. 2002;38(4):229–39.

50. Rutter MM, Rose SR. Long-term endocrine sequelae of childhood cancer. Curr Opin Pediatr. 2007;19(4):480-7.

51. Sawyer SM, Blair S, Bowes G. Chronic illness in adolescents: transfer or transition to adult services?. J Paediatr Child Health. 1997;33(2):88-90.

52. Semple CJ, McCance T. Parents' experience of cancer who have young children: a literature review. Cancer nursing. 2010;33(2):110-8.

53. Shankar S, Robison L, Jenney MEM, Rockwood TH, Wu E, Feusner J, et al. Health-related quality of life in young survivors of childhood cancer using the Minneapolis-Manchester Quality of Life-Youth Form. Pediatrics. 2005;115(2):435–42.

54. Shaw AK, Morrison HI, Speechley KN, Maunsell E, Barrera M, Schanzer D, et al. The Late effects study: Design and subject representativeness of a Canadian, multicentre study of late effects of childhood cancer. Chronic Diseases in Canada. 2004;25:3–4.

55. Simms S, Kazak AE, Golomb V, Goldwein J, Bunin N. Cognitive, Behavioral, and Social Outcome in Survivors of Childhood Stem Cell Transplantation. Journal of Pediatric Hematology/ Oncology. 2002;24(2):115-9.

56. Snyder DK. Multidimensional assessment of marital satisfaction. Journal of Marriage and the Family. 1979;41:813-23.

57. Taylor A, Hawkins M, Griffiths A, Davies H, Douglas C, Jenney M, et al. Long-term follow-up of survivors of childhood cancer in the UK: Childhood Cancer Survivors: Long-Term UK Follow-Up. Pediatr Blood Cancer. 2004;42(2):161–8.

58. Van Heck GL. Personality and physical health: toward an ecological approach to health-related personality research. Eur J Pers. 1997;11(5):415–43.

59. Viscomi S, Pastore G, Mosso ML, Terracini B, Madon E, Magnani C, et al. Population-based analysis of survival after childhood cancer diagnosed during 1970-1998: A report from the Childhood Cancer Registry of Piedmont, Italy. Italy Haematologica. 2003;88:974–82.

60. Webb SM, Badia X. Quality of life in growth hormone deficiency and acromegaly. Endocrinol Metab Clin North Am. 2007;36(1):221–32.
61. Wolfe-Christensen C, Mullins LL, Scott JG, McNall-Knapp RY. Persistent psychosocial problems in children who develop posterior fossa syndrome after medulloblastoma resection. Pediatr Blood Cancer. 2007;49(5):723–6.
62. Yi SM, Eun HJ. A study of reliability and validity on the Korean version of impact of event scale. J Korean Neuropsychiatr Assoc. 1999;38(3):501–13.
63. Zeltzer LK, Lu Q, Leisenring W, Tsao JCI, Recklitis C, Armstrong G, et al. Psychosocial outcomes and health-related quality of life in adult childhood cancer survivors: a report from the childhood cancer survivor study. Cancer Epidemiol Biomarkers Prev. 2008;17(2):435–46.

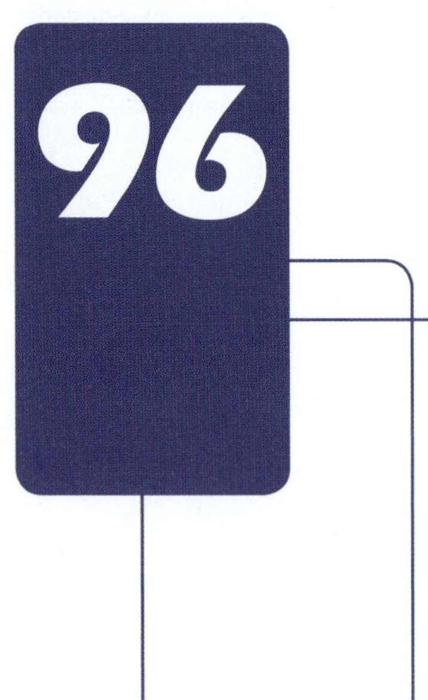

소아청소년암 경험자 사회복귀 지원 - 학교 및 직업복귀

최권호, 김민아

1. 경제적 어려움 지원

1) 경제적 어려움

소아청소년암의 진단과 치료는 심각한 가족 사건에 해당하며, 이는 암 경험자뿐만 아니라 가족 전반에 영향을 미치게 된다. 암으로 인한 정신사회적 영향과 관련하여 주로 심리정서적, 정신적 결과들이 보고되었지만, 재정적 부담이나 영향 등에 관한 연구는 상대적으로 충분히 이뤄져 있지 않다. 소아청소년암으로 인한 어려움은 크게 직접적 의료비의 부담과 비의료적 비용부담 등으로 구분하여 살펴볼 수 있다. 직접적 의료비의 부담은 입원과 외래 치료과정에서 발생하는 직접적인 의료비용뿐만 아니라 직접적인 암 치료가 종료된 이후 신체 및 정신적인 후기효과late effects의 의료적 개입이 요구될 때 발생하는 의료비를 포함한다. 비의료적 비용으로는 치료 목적으로 통원을 위해 소요되는 교통비나 숙박비, 생활비 등이 있고, 자녀 돌봄을 위해 보호자가 소득활동을 축소함에 따라 발생하는 소득감소 등과 같은 기회비용이 있다. 직접적 의료비 부담은 각 국가마다 의료비 보장정책이 달라서 어느 정도의 사회적 비용이 발생하는지 추계하는 것이 어렵다. 그러나 미국 NCI (National Cancer Institute)의 보고자료에 의하면, 2009년 한 해 소아청소년암 환자의 1년 평균 직접 의료비 지출 규모는 약 $40,400으로 다른 소아청소년질환other pediatric conditions이 평균 $8,100인 것에 비해 약 5배가량 높은 수준임을 고려할 때, 타 질환에 비해 재정적 부담이 큰 편이라고 할 수 있다.

소아청소년암의 치료는 타 암 치료에 비해 기대여명이 길고 생존자가 사회구성원으로서 경제활동에 참여할 가능성이 높다는 점에서 비용효과적cost-effective하지만, 치료에 소요되는 비용부담으로 재정적 독성financial toxicity 수준이 높다. 재정적 부담은 가족의 장기적인 사회경제적 지위socioeconomic status를 낮출 수 있고, 보호자의 우울증상 발현에 영향을 미친다. 또한 치료기간 중 보호자는 돌봄 부담으로 인해 자신의 직업적 성취를 달성하지 못하는 기회비용이 발생할 수 있는데, 예를 들어 직업능력의 감소, 경력과 관련한 인적 네트워크의 손실, 교육훈련 기회의 감소, 승진 제약과 같은 경력 부채career liability가 발생할 수 있고, 이는 생애 전반의 소득감소로 이어질 수 있다. 남성보다 여성의 자녀 돌봄 부담이 더 큰 현실에서 경력부채는 남성보다 여성에게 더 큰 부담으로 작동되는 경향이 있다.

비의료적 재정 부담에 관한 연구는 상대적으로 부족한 편이다. 암 돌봄으로 인한 보호자의 임금 감소와 같은 기회비용을 포함한 비의료적 비용 지출로 약 26%가량의 가구소득 감소가 발생한다고 보고될 만큼 숨겨진 비용hidden financial costs는 무시할 수 없는 수준이다. 대표적인 비의료적 재정지출은 교통이나 숙박이지만 그 외에도 형제자매 돌봄을 위한 지출(베이비시터 고용 등), 가사 비용(가사도우미 활용 등), 고용 관련 비용(무급 휴가 사용, 임금의 감소), 보호자의 상담 비용, 법률 서비스 이용 비용 등과 같이 광범위한 영역에서 잘 드러나지 않는 비용이 발생한다. 이러한 비의료적 재정지출은 가처분 소득의 감소를 가져오게 되며, 이는 생계에 필요한 기본적인 지출을 감소시켜 가족 전반의 삶의 질에 부정적 영향을 미치게 된다.

경제적 부담은 중저소득 국가middle and low-income countries의 소아암 치료에 더 큰 부정적 영향을 미친다. 50여 년간 고소득 국가의 소아청소년암 5년 상대생존율은 80% 가까이 향상하였고, 이들의 재정적 부담에 관한 논의가 주로 이뤄졌던 반면, 전 세계 90% 가까운 소아청소년암 아동이 거주하는 중저소득 국가의 소아청소년암의 재정적 독성에 관한 연구는 거의 이뤄지지 못하였다. 이에 지구적 차원에서 정책 향상과 민간 기구의 재정지원 등을 포함한 적극적 노력이 요구된다.

2) 경제적 어려움에 대한 지원

소아청소년암의 재정적 부담을 완화하고 이로 인한 중장기적 부정적 영향을 상쇄하기 위한 다양한 지원이 이뤄지고 있다. 경제적 어려움에 대한 지원은 정부의 의료비 보장성 강화 정책과 재정 지원 프로그램, 또한 민간 비영리단체의 지원 프로그램 등으로 구성되어 있다. 정부의 의료비 보장성 강화 정책은 국가마다 관련 제도와 정책이 상이하여 일반화하기 어렵다. 본고에서는 사회보험으로 건강보장체계를 운영하는 한국 사례를 중심으로 논의하고자 한다.

한국의 의료보장은 사회보험체계로 운영되고 있고, 건강보험 가입자는 의료비에서 급여 항목 중 대부분은 공단이 부담하고, 급여 항목 중 본인부담금 일부, 그리고 비급여 등이 의료비 중 본인부담금에 해당한다. 한국의 건강보험 보장성에 관한 문제는 주로 전체 발생 의료비 중 자부담의 비중(급여 중 본인부담 + 비급여 본인부담의 비중)이 큰 것, 특히 비급여 항목의 부담이 큰 것을 중심으로 논의되고 있다. 이러한 의료비 보장성의 문제를 해결하기 위해 정부는 암 환자 의료비 지원사업 일환으로 소아청소년암 환자 지원사업을 추진 중이다. 의료급여 수급권자는 소아청소년암 환자 정부지원의 당연 대상이 되며, 건강보험 가입자는 소득 기준에 따라 지원기준에 적합할 경우, 2024년 기준 연간 최대 3,000만원까지 지원하고 있다. 민간 부문에서도 경제적 어려움에 대한 다양한 지원 프로그램을 운영 중이다. 한국에서 소아청소년암의 건강보험보장성이 충분하지 않았던 90년대부터 민간 모금을 통해 경제적 어려움에 대한 지원 프로그램이 다양하게 운영되었다. 이러한 민간 모금을 통해 성장하였던 한국의 민간 비영리단체로는 한국백혈병소아암협회와 한국백혈병어린이재단 등이 있으며, 이러한 민간단체에서는 지속적으로 민간모금을 통한 의료비 지원사업을 수행하고 있다.

비의료적 비용에 대한 지원 역시 다각도로 이뤄지고 있다. 공공부문에서 비의료적 비용에 대한 직접적 지원 프로그램이 마련된 것은 없으나, 소아청소년암 관련 의료서비스를 제공받기 어려운 지자체에서는 환자의 항공료 및 교통비 지원 프로그램을 운영하고 있기도 하다. 지방 거주 환자의 숙박지원 프로그램(쉼터 프로그램)도 2000년대부터 비영리민간단체를 중심으로 제공되고 있다. 숙박지원 프로그램은 무료 혹은 저렴한 비용으로 일시 거주를 지원하고 있어 경제적 부담을 완화하는 데 도움이 되고 있다. 그 외에도 소아청소년암 학생의 교육에 대한 현금(장학금) 및 현물과 서비스(교재 지원, 교육 프로그램 지원) 등을 통해 교육비 부담을 완화하도록 하고 있으며, 소아청소년암 경험자의 자립지원 프로그램을 통해 이들의 치료 종료 이후 진로와 소득활동 지원을 도모하고 있다.

2. 학교복귀 및 교육지원

1) 학교복귀 및 적응의 어려움과 교육적 성취

소아청소년암 경험자의 학교복귀 및 적응은 이들의 건강한 성장을 위해 매우 중요하다. 특히 아동기의 학교 교육 경험은 성인기 사회경제적인 성취 수준과 생애 전반의 건강에도 직접적인 영향을 미칠 수 있다는 점에서 이들의 치료기간 중 교육이 중단없이 지속되도록 해야 하고, 치료종료 이후 학교환경에 안정적으로 복귀하고 적응하도록 할 필요가 있다. 그러나 치료 중인 소아청소년암 아동은 타 만성질환 아동에 비해 항암화학요법이나 방사선요법, 조혈모세포이식 등과 같은 치료로 인해 학교 결석률이 높은 편이다. 치료로 인해 학교생활의 제약은 이들의 학업성취수준을 낮출 뿐만 아니라 또래 및 교사와의 의미 있는 사회화 과정을 제약한다는 점에서 생애 전반에 걸쳐 부정적 영향을 미친다. 소아청소년암 경험자의 학교 출석률은 이들의 신체적 기능이며, 인지기능 손상을 유발할 수 있는 중추신경계종양 아동은 결석률이 높은 것으로 보고된다.

소아청소년암 경험자의 학교 적응의 어려움에 영향을 미치는 요인으로는 암 경험자의 신체상 변화와 그로 인한 차별경험, 보호자의 과도한 보호, 학교의 지원체계 미비 등이 있다. 소아청소년암 치료 종료 이후 이들의 신체상body image의 변화는 학교 부적응의 원인으로 작용한다. 예를 들어 목 부위와 같이 노출된 신체의 수술자국, 탈모, 저성장 등과 같은 외모의 변화는 또래의 놀림 대상이 되기에 학교 생활에서 위축을 가져오게 된다. 치료과정 및 종료 이후 보호자의 불안은 소아청소년암 생존자의 학교복귀와 적응을 가로막는 요인이 된다. 학교의 준비 부족 역시 소아청소년암 경험자의 적응을 가로막는 요인이다. 교사와 또래의 소아청소년암에 대한 이해 부족과 편견, 체육활동이나 급식 등과 같은 준비 부족, 이동의 불편함, 개별 맞춤형 교육제공의 부족 등은 소아청소년암 경험자의 학교복귀를 가로막는다.

소아청소년암 경험자의 교육성취 수준에 관한 11개 고소득 국가의 인구기반 조사연구에 기반한 메타분석 결과, 각 국가별 의무교육 이수에서는 유의한 차이가 확인되지 않으나 고등교육일수록 소아청소년암 경험자의 성취수준이 일반 인구집단에 비해 유의하게 낮은 것으로 보고되며, 특히 중추신경계종양 생존자의 교육성취 수준은 다른 소아청소년암 경험자에 비해 낮은 것으로 확인된다. 이러한 낮은 교육성취 수준은 생애 전반의 인적 자본형성에 부정적 영향을 미친다. 소아청소년암 경험자의 성인기 이후의 높은 직업적 불안정성, 낮은 혼인율과 높은 이혼율 등도 교육수준과 관련이 있는 것으로 보고된다.

2) 학교복귀 및 적응, 교육지원

소아청소년암 아동의 학교복귀 및 적응, 교육지원은 정책 및 제도적 차원과 프로그램 차원으로 구분하여 살펴볼 필요가 있다. 우선, 정책 및 제도적 차원으로는 한국에서 「장애인 등에 대한 특수교육법(이하 특수교육법)」에 근거한 건강장애 아동에 대한 특수교육 지원정책이 있다. 건강장애 개념은 2005년 특수교육법(당시 특수교육진흥법) 개정에 따라 도입되었다. 소아청소년암 장기생존율이 증가하며 이들의 학교생활과 교육성취에 관한 이슈가 대두되었고, 이에 따라 2005년 소아청소년암을 비롯하여 3개월 이상의 학업 결손이 발생할 수 있는 이들을 대상으로 특수교육적 권리를 인정하게 되었다. 서구 선진국에서는 1980년대부터 꾸준히 이들의 학교복귀 및 적응의 이슈가 대두되었고, 미국에서는 2001년 「낙오학생방지법no child left behind, NCL」법이 제정되며 소아청소년암을 비롯한 모든 학생들이 학교에서 최소한의 교육적 성취를 달성하는 것을 지원하도록 하였고, 이에 따라 소아청소년암 학생의 개별 맞춤형 학습지도 계획의 수립individualized educational plan, IEP과 지원방안이 모색되었다. 특수교육법에 건강장애 개념이 도입된 것은 소아청소년암 학생의 특수교육적 권리를 법적으로 인정하게 되었다는 점에서 의의가 있다. 본 법에서는 '만성질환으로 인하여 3개월 이상의 장기입원 또는 통원치료 등 계속적인 의료적 지원이 필요하여 학교생활 및 학업수행에 어려움이 있는 사람'으로 건강장애학생을 정의하고 있으며, 법률에 근거하여 각 교육청과 학교에서는 학교생활 및 학업지원을 수행하도록 하고 있다. 구체적으로 학업의 결손을 예방하기 위해 병원 내 학급(병원학교) 운영과 지원을 통해 소아청소년암 학생의 원적학교 출석을 인정하도록 하고 있고, 온라인 사이버 학습과정을 운영하여 결석을 최소화하도록 하고 있다. 그러나 소아청소년암 학생의 학교생활을 실질적으로 지원하기 위한 구체적 서비스는 다소 부족한 상황이다.

학교생활을 지원하기 위해서는 소아청소년암 학생, 보호자, 교사 및 또래 등 4가지 각 체계의 준비가 필요하다. 소아청소년암 학생은 학교생활에 필요한 다양한 사회적 규칙을 사전에 학습하고 또래관계를 원활하게 하기 위한 대인관계의 기술을 준비할 필요가 있고, 보호자는 학교생활에 대한 정보와 지식을 습득하고 소아청소년암 학생을 과도하게 보호하거나 혹은 방임하지 않도록 해야 한다. 학교 내에서 담임 교사 등과 같이 학교 생활을 밀접하게 지도해야 하는 이들은 소아청소년암에 대한 기초적인 정보를 이해하고 있어야 하며, 보건 교사와 상담 교사, 체육 교사 등 학생 생활과 밀접하게 관련된 교사들은 학생의 지도에 필요한 사항에 대해 병원 및 의료진과 밀접하게 소통할 수 있어야 한다. 소아청소년암 학생의 원만한 학교 적응을 위해서는 학급 내 또래는 소아청소년암 학생을 수용할 수 있는 준비가 되어야 한다. 발달수준에 맞는 소아청소년암에 관한 기초적인 지식이 학급 내 또래에게 제공되어야 한다. 이와 관련하여 소아청소년암 학생에 대한 치료기간 중 개별 상담과 학교복귀 지원, 부모상담, 교사에 대한 교육 프로그램 운영, 또래교육 등이 학교복귀를 위해 제공되어야 하며, 학교와 병원 간 긴밀한 소통의 체계가 마련될 필요가 있다. 한국에서 소아청소년암 학생을 대상으로 한 학교생활 지원 프로그램은 공공부문에서 제공되기보다 개별 병원이나 민간 비영리단체를 중심으로 이뤄지고 있는 편이다. 실질적인 소아청소년암 아동의 학교적응을 지원하기 위한 프로그램이 보다 확대될 필요가 있다.

위와 같은 프로그램들은 주로 의무교육과정에서 적용되고 있다 보니 비의무교육과정(고등학교 교육)이나 고등교육(대학 교육 이상)의 교육적 성취를 제고하기 위한 지원 역시 필요하다. 고등교육 성취는 생애 전반의 소득과 사회경제적 지위, 나아가 건강수준에도 영향을 미치므로 소아청소년암 경험자의 고등교육에서의 성취 수준을 제고하기 위한 노력도 다각도로 요구된다. 민간 비영리단체를 중심으로 한국에서 소아청소년암 학생의 검정고시 지원이 이뤄지고 있고, 대안교육 프로그램도 제공되고 있다. 또한 일부 대학에서는 소아청소년암 학생에 대한 특례입학제도를 운영하여 이들에 대한 소수자 우대정책을 운영하고 있기도 하다.

소아청소년암 학생에 대한 학교복귀 및 교육성취를 제고하기 위해서는 학교-병원 간 연계서비스liaison service가 강화되어야 하며, 학업결손을 예방하는 차원을 넘어서 소아청소년암 학생의 생활을 실질적으로 지원하기 위한 구체적 서비스가 개발될 필요가 있다. 현재 개별 병원이나 민간 비영리단체 차원에서 이뤄지고 있는 프로그램을 넘어서 이를 정책 차원으로 확장할 필요가 있을 것이다.

3. 사회적 관계 증진

1) 사회적 관계 형성의 어려움

소아청소년암의 진단과 치료 경험은 이들이 사회적으로 상호작용을 맺는 관계의 질과 성인기 이후의 삶에서 중요한 사회적 기능에 영향을 미친다. 소아청소년암 경험자들은 암 치료를 받기 위해 오랜 시간 학교를 다니지 못하고 가정과 병원에서 가족들과 제한적인 상호작용만 하며 지내게 된다. 또한 치료 과정에서 면역력이 저하되어 감염 위험이 높은 사회적 활동을 피하고 사회로부터 고립된 채 생활하는 경우가 많다. 그렇기 때문에 자신의 암 병력이나 치료 경험을 알지 못하는 낯선 환경에서 사회적 관계를 형성하는 것에 어려움을 느낀다. 특히, 새로운 사회적 관계를 형성할 때 소아청소년암 경험자에 대한 편견과 차별을 걱정하여 암 병력을 공개하기를 꺼리게 되고, 자신의 암 경험을 이해하고 지지하는 사람들만 선택적으로 상호작용하면서 제한적인 사회적 관계를 갖게 되는 경우가 많다.

더욱이, 소아청소년암을 진단받은 이후 성인 초기에 접어드는 시기는 신체적, 정서적으로 친밀한 관계를 탐색하는 발달단계적 과업을 마주하기 때문에 어려움이 가중될 수 있다. 일부 소아청소년암 경험자들은 또래들과 비슷하게 사회관계나 이성관계를 맺지만, 치료 유형과 강도에 따라 장기적인 사회적 관계를 맺는 데 어려움이 있을 수 있다고 보고되었다. 소아청소년암의 진단과 치료의 영향으로 이성과 친밀한 관계를 형성하고 유지하는 데 어려움을 겪을 수 있고, 결혼이나 직장생활 내 관계에서 독특한 고민을 겪을 수 있다. 구체적으로 소아청소년암 경험자들은 이성관계를 형성하는 과정에서 암 치료의 부작용 및 후기효과로 인해 자신의 신체상에 대해 부정적으로 인식하여 위축되고 자신감이 낮아질 수 있다. 또한, 자신의 암 병력을 상대방에게 공개하는 시기와 범위에 대해 끊임없이 고민하고 자신의 생식력과 미래 자녀의 건강에 대해 막연하게 걱정하기도 한다. 국내 소아청소년암 경험자들을 대상으로 한 실증적 연구에서도 이성관계 및 결혼에 대해 비관적인 시각을 갖거나, 정확한 정보에 근거하지 않은 출산에 대한 걱정이 보고된 바 있다.

한편, 소아청소년암 경험자들의 친밀한 사회적 관계를 나타내는 결혼과 이혼과 관련한 장기적인 지표들에 대해 여러 국가에서 다양한 결과들이 보고되었다. 미국의 한 연구에 따르면, 소아청소년암 경험자들은 형제자매와 비교하여 결혼을 하지 않는 경향이 높았고 그 중 중추신경 종양 경험자들이 그러한 경향이 높았다. 또한, 방사선 치료 여부나 신체기능의 저하 등과 같은 외적 요인이 결혼하지 않는 상태를 예측하는 중요한 요인으로 보고되었다. 일본에서 수행된 연구에서도 비슷한 결과가 보고되었고, 덴마크에서도 소아청소년암 경험자는 낮은 동거율을 보였다. 이러한 연구들은 소아청소년암 경험자들이 아동청소년기 동안 충분한 사회적 상호작용의 기회를 갖지 못한 것이 성인기 이후에 친밀한 관계를 형성하고 유지하는데 어려움을 겪게 할 수 있다는 것을 보여준다.

2) 사회적 관계 증진을 위한 개입

소아청소년암 경험자들이 건강한 사회적 관계를 형성하고 삶의 질을 도모하기 위해서는 치료 중 또는 치료 종결 이후 다양한 사람들과 사회적 관계를 맺을 수 있는 환경과 기회를 지속적으로 제공하고, 안전한 환경에서 긍정적인 상호작용을 경험할 수 있는 장을 마련하는 것이 필요하다. 중요한 것은 사회적 상호작용의 유형이나 욕구에 대한 선호가 당사자의 의료적 특성과 발달단계에 따라 다를 수 있으므로 획일적인 개입보다는 개별화된 접근이 이루어져야 한다는 것이다.

먼저, 집중적인 암 치료를 받고 있는 중에는 병원 환경 내에서 이루어지는 조직화된 프로그램이나 다학제적 의료진 및 또래들이 함께 하는 캠프 등을 통해 사회적 상호작용이 이루어지는 환경에 적응할 수 있도록 지원해야 한다. 특히 이 시기에는 사회적 상호작용이 가장 제한되는 시기이기 때문에 안전한 환경에서 사회적 기술을 습득할 수 있는 기회가 필요하다. 캠프는 암에 대한 지식을 높이고 동료들과 우정을 쌓으면서 사회적 고립감을 줄이고 자아 개념을 강화할 수 있다는 점에서 적절한 개입이다. 국외에서는 소아청소년암 경험자들의 연령이나 치료 상태, 진단명 등에 따라 다양한 형태로 캠프가 운영되어 왔다. 소아청소년암 경험자들은 병원 환경에서 벗어나 외부 활동을 하며 즐거운 시간을 보낼 기회를 얻고 또래 경험자들과 함께 어울리며 자연스럽게 사회성을 습득할 수 있다. 국내에서도 일부 병원에서는 정기적으로 소아청소년암 경험자들을 위한 캠프를 운영하고 있고, 지역사회 비영리민간단체에서는 가족구성원들을 모두 포함하는 가족 단위의 캠프를 개최하고 있다.

또한, 지지모임은 치료를 받는 것뿐만 아니라 치료가 종결된 이후에도 친구들과 대면 접촉이 제한적인 소아청소년암 경험자들에게 비슷한 경험을 한 또래와의 교류 경험을 제공할 수 있다는 점에서 매우 필요한 개입이다. 소아청소년암 경험자들은 지지모임에 참여하여 차별이나 편견에 대한 두려움을 갖지 않은 채 동료 암 경험자들과 자연스럽게 상호작용을 하면서 정서적 지지와 공감을 받으며 소속감을 느낄 수 있다. 과거에는 주로 대면 모임의 형태로 지지모임이 운영되었지만, 최근에는 온라인 커뮤니티나 SNS를 활용한 온라인 지지모임이 사회적 지지를 교환하는 장으로 활용되고 있다. 이러한 형태의 지지모임은 시간적, 지역적 제약을 초월할 수 있는 효율적인 방법으로 활발하게 운영되고 있다. 하지만, 구성원들 간 라포가 충분히 형성되기 어렵고 지지적인 정서적 교류가 이루어지기 어려워 오히려 불안감이 증폭될 수 있다는 한계를 갖는다. 한편, 국내에서 소아청소년암 경험자들을 위한 지지모임은 병원 차원에서 자체적으로 조직되거나 지역사회 비영리민간단체에서 구조화된 프로그램으로 운영되고 있으며, 구성원들의 활동을 촉진하기 위한 전문가의 역할이 강조되고 있다. 한 연구에서 소아청소년암 경험자들은 지지모임에 대해 다양한 욕구를 보고하였다. 이들은 지지모임이 단순히 투병 경험을 공유하고 사회적 상호작용을 하는 것을 넘어서 의미 있는 활동을 함께 하는 매개체가 되기를 원하였고 비슷한 경험을 공유할 수 있는 소규모 형태로 구성되기를 원하였다. 실제로 최근 국내에서 운영되고 있는 소아청소년암 자조모임은 암 경험자에 대한 옹호활동과 자원봉사와 같은 친사회적 활동을 포함하는 경우가 많으며, 이러한 활동에 참여함으로써 자신의 가치를 확인하고, 사회성을 증진시키는 결과로 이어질 수 있다고 보고되었다.

그 외에도 지역사회에서는 소아청소년암 경험자들이 다양한 공동체 속에서 사회성을 증진할 수 있는 활동과 프로그램을 개발하여 제공하고 있다. 예를 들어 한 기관에서는 소아청소년암을 경험한 또래 친구들을 정기적으로 만나 자치회의나 리더십 활동에 참여하면서 사회 기술을 높이는 프로그램을 운영하고 있다. 길게는 수년 동안 사회적 상호작용의 기회를 갖지 못한 소아청소년암 경험자들이 단기간에 사회성을 증진시키는 것은 어렵다. 따라서, 지속적으로 사회성을 훈련하는 교육 프로그램을 제공하는 것이 중요하다. 또한, 소아청소년암 경험자들은 진단명, 진단 시기, 연령에 따라 공감대 형성의 정도가 다를 수 있기 때문에 진단명이나 건강 상태가 비슷한 수준의 구성원들이 집단 활동에 참여할 수 있도록 고려하는 것이 필요하다.

4. 사회적 낙인 완화

1) 사회적 낙인 경험과 영향

소아청소년암 경험자들은 종종 사회적 낙인을 마주한다. 한 연구에 따르면 국내 소아청소년암 경험자들은 학교나 직장에서 친구나 동료로부터 탈모와 같이 달라진 외모에 대해 놀림을 받거나 아무 이유 없이 괴롭힘을 당하였다. 또한, 암 치료가 종결된 이후에도 여전히 암 환자 또는 암 경험자 라는 이유로 편견과 모욕을 경험하기도 하였다. 소아청소년암의 생존율이 높아졌지만, 여전히 많은 사람들이 암을 죽음과 바로 연결시켜 건강 회복이 어렵다고 생각하였고, 암이 전염된다는 잘못된 정보로 인해 피하거나 거리두기를 하였다. 취업 시나 직장 생활에서는 암 치료의 부작용이나 후기효과가 있어 업무의 생산성이 낮을 것이라는 편견과 차별을 겪기도 하였다. 특히 소아청소년암 병력으로 인해 군 면제를 받은 대부분의 남자 암 경험자들은 취업을 위한 면접이나 사회적 관계에서 군 면제 사유로 암 병력을 공개할 수밖에 없는 상황에 종종 마주하였다. 이러한 과정에서 중요한 발달과업을 수행하지 못한 사람이라는 부정적인 시선을 받게 되는 어려움을 겪기도 하였다. 소아청소년암 경험자에 대한 사회적 편견과 고정관념은 국외에서도 보고되었다. 국외에서는 소아청소년암 경험자들이 사교성이나 인지적 능력이 낮다는 고정관념을 갖고 있거나, 오히려 암을 이겨낸 긍정적이고 영웅적인 측면이 지나치게 강조되어 또래와는 다른 부담감을 가져오기도 하였다.

이러한 사회적 낙인은 소아청소년암 경험자들에게 큰 심리적 스트레스로 작용한다. 이들은 자신에 대한 편견과 부정적 시선을 내면화 하여 스스로를 비난하거나 수치스럽게 생각하여 자신에 대한 부정적인 생각이 강화될 수 있기 때문이다. 따라서 사회적 낙인을 피하기 위해 자신의 암 병력을 숨기거나 자신에게 지지적인 관계에서만 암 병력을 선택적으로 공개하는 등의 대처 방법을 선택하기도 한다. 이러한 선택적 사회 관계는 사회적 낙인을 피할 수 있지만, 궁극적으로는 이들에게 필요한 도움을 요청할 수 있는 인적 자원과 사회적 네트워크가 제한되는 결과로 이어질 수 있어 성인기 이후의 삶의 질에 장기적으로 영향을 미칠 수 있다.

2) 낙인 대처 및 개입

소아청소년암 경험자들은 사회적 낙인으로 인해 심리적인 스트레스를 느끼고 자신에 대한 부정적인 인식을 갖게 되므로 낙인에 대처하고 낙인의 부정적인 영향을 완화하기 위한 개입을 제공받는 것이 중요하다. 먼저, 장기적으로는 소아청소년암과 암 경험자에 대한 교육을 통해 사회 전반에 걸쳐 있는 잘못된 정보와 고정관념을 해소하는 노력이 이루어져야 한다. 국가 차원에서는 미디어나 SNS를 활용하여 소아청소년암 경험자들에 대한 인식을 증진시키는 홍보물을 제작하고 배포하고 있다. 또한, 지역사회 차원에서는 다양한 민간기관에서 소아청소년암 경험자가 소속된 학교나 기관에 방문하여 또래 친구나 동료들에게 소아청소년암에 대한 교육을 제공하고 있다. 한편, 사회적 인식을 변화하는 것은 장기적으로 많은 노력과 시간이 소요되기 때문에, 낙인에 건강하게 대처함으로써 부정적인 영향을 완화할 수 있는 개입이나 서비스도 소아청소년암 경험자들에게 매우 필요하다. 예를 들어, 소아청소년암 경험자들이 암 경험자로서 정체성을 숨기거나 창피해 하지 않고 자유롭게 이야기하면서 정서적인 지지를 받는 경험을 할 수 있는 활동을 제공할 수 있다. 이러한 활동을 통해 소아청소년암 경험자들은 스스로에 대한 긍정적인 인식을 갖고 자아존중감을 높임으로써 사회적 낙인의 부정적인 영향을 완화할 수 있다. 최근에는 소아청소년암 경험자들이 직접 자신의 투병 경험을 알리고, 투병 과정에서 발견한 삶의 긍정적인 측면이나 성장 경험을 대중에게 공유함으로써 소아청소년암 경험자에 대한 대중의 부정적인 인식을 적극적으로 변화시키고 암 경험자들의 권리를 찾는 옹호활동도 이루어지고 있다. 이처럼 당사자들의 생생한 경험을 공유하는 것은 암 경험자의 어려움이나 부정적인 영향에 집중되어 있는 사회적 인식을 변화시킬 수 있는 강력한 방법이 될 수 있다는 점에서 유용하다.

참고문헌

1. 김민아, 이재희, 김정수. 소아암 완치자의 사회적 낙인 경험과 심리사회적 반응에 관한 질적 연구. 정신보건과 사회사업. 2014;42(2):121-50.
2. 김민아, 이재희. 소아암 완치자의 삶의 질 향상을 위한 서비스 욕구. 아동간호학회지. 2012;18(1):19-28.
3. 김민아, 최권호, 유정원. 소아청소년암 대상 심리사회 서비스 제공 현황: 병원 및 지역사회 복지 서비스 제공자의 관점. 보건사회연구. 2021;41(3):130-59.
4. 남석인, 최권호. 소아암 아동청소년의 학교복귀 및 적응 어려움, 기존 서비스의 한계와 대안. 한국사회복지조사연구. 2013;38:181-215.
5. 최권호, 김수현, 남석인. 혼합방법론을 활용한 소아암 아동청소년의 교육 및 학교적응 서비스 욕구 탐색. 청소년 문화포럼. 2015;44:125-55.
6. SEER cancer statistics review, 1975-2009 - previous version - SEER cancer statistics review [Internet]. SEER. [cited 2024 Oct 16]. Available from: http://seer.cancer.gov/archive/csr/1975_2009_pops09/
7. Bhakta N, Force LM, Allemani C, Atun R, Bray F, Coleman MP, et al. Childhood cancer burden: a review of global estimates. Lancet Oncol. 2019;20(1):e42–53.
8. Boman KK, Bodegård G. Life after cancer in childhood: social adjustment and educational and vocational status of young-adult survivors. J Pediatr Hematol Oncol. 2004;26(6):354–62.
9. Christiansen HL, Bingen K, Hoag JA, Karst JS, Velúzquez-Martin B, Barakat LP. Providing children and adolescents opportunities for social interaction as a standard of care in pediatric oncology: Social interactions standard in pediatric cancer. Pediatr Blood Cancer. 2015;62 Suppl 5(S5):S724-49.

10. Cohn RJ, Goodenough B, Foreman T, Suneson J. Hidden financial costs in treatment for childhood cancer: an Australian study of lifestyle implications for families absorbing out-of-pocket expenses. J Pediatr Hematol Oncol. 2003;25(11):854-63.
11. Creswell PD, Wisk LE, Litzelman K, Allchin A, Witt WP. Parental depressive symptoms and childhood cancer: the importance of financial difficulties. Support Care Cancer. 2014;22(2):503–11.
12. Crook B, Love B. Examining the light and dark of an online young adult cancer support community. Qual Health Res. 2017;27(6):938–48.
13. Dama E, Maule MM, Mosso ML, Alessi D, Ghisleni M, Pivetta E, et al. Life after childhood cancer: Marriage and offspring in adult long-term survivors-a population-based study in the Piedmont region. Italy European Journal of Cancer Prevention. 2009;425–30.
14. Frobisher C, Lancashire ER, Winter DL, Jenkinson HC, Hawkins MM; British Childhood Cancer Survivor Study. Long-term population-based marriage rates among adult survivors of childhood cancer in Britain. Int J Cancer. 2007;121(4):846-855.
15. Ishida Y, Honda M, Kamibeppu K, Ozono S, Okamura J, Asami K, et al. Social outcomes and quality of life of childhood cancer survivors in Japan: a cross-sectional study on marriage, education, employment and health-related QOL (SF-36). Int J Hematol. 2011;93(5):633–44.
16. Janson C, Leisenring W, Cox C, Termuhlen AM, Mertens AC, Whitton JA, et al. Predictors of marriage and divorce in adult survivors of childhood cancers: a report from the Childhood Cancer Survivor Study. Cancer Epidemiol Biomarkers Prev. 2009;18(10):2626–35.
17. Kim MA, Yi J. Life after cancer: how does public stigma increase psychological distress of childhood cancer survivors? Int J Nurs Stud. 2014;51(12):1605–14.
18. Koch SV, Kejs AMT, Engholm G, Møller H, Johansen C, Schmiegelow K. Marriage and divorce among childhood cancer survivors. J Pediatr Hematol Oncol. 2011;33(7):500–5.
19. Lehmann V, Gerhardt CA, Baust K, Kaatsch P, Hagedoorn M, Tuinman MA. Psychosexual development and sexual functioning in young adult survivors of childhood cancer. J Sex Med. 2022;19(11):1644–54.
20. Martiniuk A, Silva M, Amylon M, Barr R. Camp programs for children with cancer and their families: review of research progress over the past decade: Camp Programs for Children With Cancer. Pediatr Blood Cancer. 2014;61(5):778–87.
21. Pahl DA, Wieder MS, Steinberg DM. Social isolation and connection in adolescents with cancer and survivors of childhood cancer: A systematic review. J Adolesc. 2021;87(1):15–27.
22. Pelletier W, Bona K. Assessment of financial burden as a standard of care in pediatric oncology: Assessment of financial burden in pediatric oncology. Pediatr Blood Cancer. 2015;62 Suppl 5(S5):S619-31.
23. Pini SS, Jones H, Gardner PH. What effect does a cancer diagnosis have on the educational engagement and school life of teenagers? A systematic review. Psycho‐Oncology. 2012;21(7):685-94.
24. Prevatt FF, Heffer RW, Lowe PA. A review of school reintegration programs for children with cancer. Journal of school psychology. 2000;38(5):447-67.
25. Roser K, Erdmann F, Michel G, Winther JF, Mader L. The impact of childhood cancer on parents' socio-economic situation-A systematic review. Psychooncology. 2019;28(6):1207-26.
26. Saatci D, Thomas A, Botting B, Sutcliffe AG. Educational attainment in childhood cancer survivors: a meta-analysis. Arch Dis Child. 2020;105(4):339–46.
27. Shaw SR, McCabe PC. Hospital‐to‐school transition for children with chronic illness: Meeting the new challenges of an evolving health care system. Psychol Sch. 2008;45(1):74–87.
28. Thompson AL, Long KA, Marsland AL. Impact of childhood cancer on emerging adult survivors' romantic relationships: a qualitative account. J Sex Med. 2013;10 Suppl 1(Supplement_1):65–73.
29. Warner EL, Kirchhoff AC, Nam GE, Fluchel M. Financial burden of pediatric cancer for patients and their families. J Oncol Pract. 2015;11(1):12–8.
30. Wu YP, Prout K, Roberts MC, Parikshak S, Amylon MD. Assessing experiences of children who attended a camp for children with cancer and their siblings: A preliminary study. Child Youth Care Forum. 2011;40(2):121–33.

31. Yi J, Kim MA, An S. The experiences of Korean young adult survivors of childhood cancer: A photovoice study: A photovoice study. Qual Health Res. 2016;26(8):1044–54.
32. Yi J, Kim MA, Sang J. Worries of childhood cancer survivors in young adulthood. Eur J Oncol Nurs. 2016;21:113–9.

97 소아청소년 완화의료

이정

소아청소년 완화의료(이하 소아완화의료)는 생명을 위협하는 질환을 가진 소아청소년 환자와 그 가족을 대상으로 심리사회적, 영적 고통을 예방 및 완화하는 포괄적인 돌봄을 제공하여 그들의 삶의 질을 향상하는 것을 목표로 한다. 세계보건기구world health organization는 연령, 진단명, 장소 등의 제한 없이 질 높은 소아완화의료를 받을 권리를 보장하는 것이 곧 소아청소년의 건강에 대한 인권을 보장하는 것이라고 강조하였다.

정신종양학 전문가와 완화의료 전문가는 삶의 질을 강조하고 심리사회적 영적 돌봄을 제공하는데 공통된 전문 지식을 가지며 단계적 개입 접근법으로 서로 긴밀하게 협력할 수 있다. 예를 들어 정신종양학 전문가는 특히 복잡하거나 심각한 정신과적 문제(예: 우울증, 불안, 섬망)를 가진 환자의 경우 혹은 복잡한 가족 역동을 가진 가족에 대한 개입이 필요한 경우에 정신과적 전문 지식을 바탕으로 적절한 심리사회적 평가와 치료적 접근을 제공할 수 있다.

1. 소아청소년 암과 완화의료

소아청소년 암 환자를 대상으로 완화 의료는 암의 진행단계와 상관없이 치료의 모든 단계에서 적용되는 표준 치료로 여겨진다. 완화의료를 조기에 통합하는 표준 지침은 모든 소아청소년 암 환자와 가족에게 암 치료 과정 전반에서 심리적, 영적인 요소를 아우르는 통합적 돌봄을 지원하기 위해 중요하다. 미국 소아과 학회American academy of pediatrics는 "소아완화의료는 생명을 위협하는 질환의 진단 시 소개되고, 질병의 경과 동안 지속되며, 결과가 치료로 끝나든 사망으로 끝나든 계속 제공되어야 한다"고 강조한다.

소아 청소년 암 환자에게 완화의료는 다음과 같은 의료 서비스를 제공한다.

- **삶의 질 향상**: 완화 치료는 신체적 증상뿐만 아니라 정서적, 사회적, 영적 고통을 줄여 환자의 전반적인 삶의 질을 향상시킨다.
- **증상 관리**: 통증, 피로, 구역감 등의 증상을 효과적으로 관리하여 환자가 치료 과정에서 가능한 한 편안하게 지낼 수 있도록 한다.
- **심리사회적 지원**: 환자와 가족이 질병과 치료 과정에서 겪는 심리적, 사회적 어려움을 지원하여 정신적 안녕을 도모한다.
- **가족 중심 치료**: 환자뿐만 아니라 가족 전체의 삶의 질을 고려하며, 가족 구성원이 함께 치료 과정에 참여하고 지원을 받을 수 있도록 한다.
- **의사결정 지원**: 사전의료계획 수립 과정을 통해 환자와 가족이 암 치료과정에서 치료적 선택권에 대해 이해하고 자신에게 맞는 최선의 결정을 내릴 수 있도록 지원한다.

소아청소년 암 환자와 그 가족의 삶의 질은 양질의 완화의료 지원(온정적이고 정직한 의사소통, 증상 완화, 심리사회적 돌봄 등)을 통해 그들의 고통을 예방하고 완화함으로써 향상될 수 있다.

2. 소아청소년 암 환자에서의 사전의료계획 수립

1) 사전의료계획 수립 Advanced care planning

사전의료계획 수립은 가족과 의료진이 환자의 현재 그리고 앞으로 예상되는 건강 상태와 관련하여 어떤 치료와 돌봄을 받기를 원하는지, 치료와 돌봄의 목적을 무엇으로 할지에 대해 논의하는 과정 전반을 의미한다. 사전의료계획을 수립함으로써 전반적인 돌봄의 목표와 환자에게 제공할 (또는 제공하지 않을) 치료와 처치를 미리 논의하게 되는데, 이를 통해 현재뿐만 아니라 향후 질환이 급격히 악화되는 경우, 어떤 돌봄과 치료를 제공할지 판단하는 기준을 마련하게 된다.

사전의료계획 수립을 위한 논의 과정은 단 한번으로 끝나는 경우는 드물고, 여러 차례의 면담을 통해 시간에 따라 변화하고 발전해 가는 소통의 과정이다. 사전의료계획 수립을 위한 논의 과정은 시간에 따라 변화하고 발전하며, 첫 면담에서 의사결정이 이루어지는 경우는 거의 없다. 여러 차례의 소통 속에서 의료진은 가족에게 환자의 상태와 예후, 다양한 의학 중재 시 예상되는 이익과 부담에 대한 정보들을 공유한다. 그리고 가족은 의료진에게 가족이 중요시하는 가치, 목표, 희망, 그리고 연명의료 처치 각각에 대한 선호도와 의향에 대한 정보를 공유한다. 의료진과 가족들은 '함께 하는 의사결정shared decision making'을 통해 치료와 돌봄의 목표를 설정하고 특정 의료중재들에 대한 시행 여부를 결정한다.

2) 소아청소년을 위한 사전의료계획 수립과정의 특징

소아청소년을 위한 사전의료계획 수립과정은 의료진과 부모(혹은 법적 친권자)가 참여하여야 하며, 소아청소년 환자의 참여 여부는 발달 연령, 의학적 상태, 본인이 참여하길 원하는지 여부에 따라 달라질 수 있다. 따라서 사전의료계획 수립 시에는 소아청소년 환자 본인의 의사를 어떤 방식으로 확인할 것인지, 논의에 얼마나 참여시킬지에 대한 고민과 결정이 필요하다. 중요한 것은 아동의 치료에 대한 결정능력이 제한된다고 판단하여 의사결정과정에 참여를 제한하는 경우에도 당사자인 아동의 선호도와 희망이 논의에 반영되어야 한다는 점이다. 아동은 질환과 치료에 대한 생각과 감정을 자신의 발달 수준에 맞는 방법으로 표현할 수 있으며, 의료진과 부모는 환자의 최선의 이익이 무엇인지 판단할 때 이러한 정보를 최대한 활용해야 한다. 따라서 환자를 가장 잘 이해하고 있을 보호자와 긴밀하게 논의하는 것은 성인에서보다 훨씬 중요한 의미를 가진다.

소아청소년 환자의 경우 환자의 상태가 급격히 악화되는 시점에 부모가 환자와 함께 있는 경우가 대부분이기 때문에 의료진이 보호자와 바로 논의가 가능한 경우가 많다. 그럼에도 사전의료계획에 대한 논의는 소아청소년 환자의 상태가 안정적인 시점에, 가능한 미리 향후 치료와 돌봄에 대한 논의를 진행하는 것이 필요하다. 왜냐하면 환자의 상태가 급격하게 악화되는 상황에 놓이면 부모는 감정적으로 격앙되어 차분하게 생각하고 판단하는 것이 어렵기 때문이다. 연구에 따르면 부모들은 응급 상황 이전에 미리 의료진과 임종과 관련된 논의가 이루어진 경우, 암 말기의 자녀에 대해 심폐소생술을 시행하지 않기로 결정할 가능성이 더 높았다. 따라서 환자의 상태가 비교적 안정적인 상황에서 논의를 시작함으로써 가족이 향후 치료에 관해 어떤 선호도를 가지고 있는지 미리 확인해 두는 것이 필요하다.

마지막으로 법적인 차이점도 존재한다. 2016년 2월 제정된 「호스피스 완화의료 및 임종과정에 있는 환자의 연명의료결정에 관한 법률」(약칭: 연명의료결정법)을 통해 19세 이상의 성인은 자신의 연명의료중단 등 결정이나 호스피스 이용에 관한 의사를 '사전연명의료의향서'에 작성할 수 있게 되었으나 19세 미만의 소아청소년 환자에 대한 사전의료계획은 법적으로 명시화되어 있지 않다. 이로 인해 소아청소년 환자의 경우 연명의료결정을 할 수 있는 시기를 임종기로 제한하여 소아청소년 환자에서 사전의료계획 수립 과정에 장애물로 작용하고 있다. 향후 현장의 필요와 해외의 진료지침을 고려할 때 이 부분에 대한 법적 개선이 필요하다.

3) 소아청소년 암 환자와 말기 진단/예후에 대한 의사소통

암에 걸린 아동과 청소년에게 말기 진단/예후를 공개하는 것은 의료진과 부모에게 여러 고민과 어려움을 불러 일으키게 한다. 미국을 중심으로 한 역사적 문헌을 검토해 보면 1950년대에 이후 관련된 논문들이 출판되기 시작하였는데 초반에는 아이들에게는 안 좋은 예후에 대해 말하지 않는 '보호적인' 접근 방식을 권장하며 아이들을 나쁜 소식의 충격으로부터 보호해야 한다고 여겼다. 그러나 1960년대 후반에 이르러, 점점 더 많은 임상의와 연구자들이 더 '개방적인' 접근 방식을 권장하기 시작하였고 이 접근 방식에서는 아동과 청소년들에게 암과 치료과정에 대해 알려야 한다 주장하며 그 내용에는 말기 상황과 예후에 대한 것도 포함되었다. 이러한 접근의 근거는 아동과 청소년들은 자신의 몸의 변화를 직접 느끼며 건강에 심각한 문제가 발생하였음을 이미 알아채기 때문에 부모나 의료진이 비밀에 부치기 위해 상당한 노력을 기울여도 결국 탄로나는 경우가 많다는 점, 아동 혹은 청소년이 암과 예후에 대한 대화에 소극적인 경우 이에 대해 관심이 없는 것이 아니라 어떻게 소통해야 할지 모르거나 두려움 때문에 회피하는 경우도 있다는 것, 정직하고 열린 의사소통이 이루어질 때 아동이 가진 심리적 어려움 또한 솔직하게 이야기할 수 있게 되고 이를 통해 아동에 대한 보다 원활한 심리적 돌봄이 가능해진다는 점이었다. 결국 1980년대 후반에 이르러서는 소아 진료에서 예후 공개에 대한 권장 접근 방식은 '절대 말하지 말라'에서 '항상 말하라' 방식으로 크게 변화하였다. 그러나 최근에는 소아 진료에서 예후 공개의 복잡성에 대한 인식이 높아지고 있다. 현재 소아 진료에서 예후 공개에 대한 원칙은 단순한 '흑백' 권고가 아니라 아동과 가족의 상황에 따라 개별화된 접근이 중요하다 강조한다. 대부분의 어려운 질문과 마찬가지로, 의료진은 사례별로 상충하는 요소들을 균형 있게 고려해야 한다. 아동과 청소년에게 말기 예후에 대한 의사소통 시 고려해야 할 사항과 적절한 접근방식에 대해 표 97-1에 정리하였다.

표 97-1. 아동과 청소년에게 예후를 공개할 때의 고려 사항 및 권장 접근 방식

고려사항	권장 접근 방식
희망과 예후	
진단과 예후 사이의 커져가는 간극	부모와 환자에게 그들의 희망에 대해 물어보고, "또 어떤 희망이 있나요?"라고 물으며 여러 가지 희망을 확인한다. 주목할 점은, 치료에 대한 지속적인 희망이 곧 말기 예후를 부정하거나 이해하지 못하는 것을 의미하는 것은 아니라는 점이다.
예후 공개에서의 희망의 역할	부모에게 부정적인 정보를 반복적으로 강조하기보다는, 그들의 희망, 두려움, 인식된 의무, 그리고 기대에 대해 다루는 것이 더 유익할 수 있다.
임상시험에 대한 치료적 오판 (치료적 오판: 환자가 가족이 임상시험의 목적을 오해하여 시험이 개인의 치료를 목적으로 한다고 잘못 인식하는 현상)	임상 시험의 장점과 함께 잠재적인 위험성과 부작용에 대해 설명하여 균형 있는 정보를 제공한다. 부모에게 임상시험의 이점이 무엇이라 생각하는지 물어봄으로써 치료적 오판을 가지고 있는지 확인한다.
환자와 부모의 현실적인 기대와 비현실적인 기대의 구분	환자와 부모가 가진 비현실적 기대에 대해 "불가능하다. 비현실적이다" 라고 직면할 경우 오히려 반감을 불러일으킬 수 있다. 이런 경우 "우리도 그런 '기적'이 일어나길 바란다"라는 표현을 통해 라포를 깨뜨리지 않으며 비현실적인 바람이라는 점을 전달할 수 있다.
개별 환자 고려사항	
개별 환자의 고유한 필요	환자에게 어떤 질문이든 안전하게 할 수 있다는 것을 안심시키고, 필요한 경우 부모가 없는 상태에서 환자가 논의할 기회를 제공한다. 개방형 질문을 사용한다. 예를 들어, "너를 아프게 하고 있는 게 무엇인지 알고 있는 것을 말해 줄 수 있나요?"라고 물어 환자가 가진 질환에 대한 정보와 인식을 확인한다.
나이, 발달 수준, 질병 경험	환자가 정보를 더 많이 혹은 더 적게 설명해 주길 원하는지에 대한 신호를 주의 깊게 알아차리고 이를 활용한다. 예를 들어, "아무래도 당신은 자신의 질병에 대해 몇 가지 질문이 있을 것처럼 들리네요." 또는 "가장 걱정되는 것이 무엇인지 이야기해 주실 수 있을까요?"와 같은 방식으로 물어볼 수 있다. 청소년의 경우 직접 환자에게 질환과 예후에 대해 얼마나 자세하게 알고 싶은지 물어볼 수 있다.

환자의 의사소통 신호에 대한 인식	환자에게 어떻게 의사소통하기를 원하는지 물어본다(예: 부모와 의료진 중 누구가 정보를 설명해 주길 원하는지; 글로 된 자료, 그림, 동영상 중 어떤 것을 선호하는지). 어린 아이들은 종종 놀이를 통해 비언어적으로 의사소통하며, 이는 그들이 상호작용하기에 가장 편안한 방법일 수 있음을 알아야 한다. 아이가 무엇을 이해하고 있는지 평가하고 대화를 열기 위해 다양한 도구가 존재하는데, 예를 들어, 'My Wishes', 'This Is My World', 'Shop Talk', 'Hear My Voice' 등이 있으며 국내에는 '나만의 정원'이 있다.
가족에 대한 고려사항	
가족의 문화적 특성	부모에게 가족 내에서 결정이 어떻게 이루어지는지, 그리고 예후 공개에 대한 선호를 묻는다. 부모에게 자녀가 무엇을 알고 있거나 이해하고 있을 것이라고 생각하는지 묻는다. 아동들이 보여주는 질환에 인식을 나타내는 신호들에 대한 예를 제공한다.
가족의 의사소통 방식	부모에게 자녀와 예후에 대한 주제를 어떻게 꺼내야 할지에 대한 지침을 제공한다.
부모의 바람과 환자의 의사소통 요구 사이에 갈등이 있는 경우	부모가 자녀에게 정보를 공개하는 것을 반대할 때는 '셔틀 외교shuttle diplomacy' 방식을 사용한다. 셔틀외교는 적절한 중재자가 양쪽 당사자 사이를 오가며 대화를 조율하고 타협점을 찾는 방식으로 이러한 접근법은 모든 당사자가 자신의 목소리를 낼 수 있도록 하며, 부모의 신념, 이해, 그리고 두려움을 더 깊이 이해할 수 있는 기회를 제공한다.
시간에 따른 변화	부모와 아동의 입장은 시간에 따라 변화할 수 있다는 점을 명심한다. 치료 과정 전반에 걸쳐 부모와 아동의 의사소통 선호도를 재검토한다. 부모가 '좋은 부모'라는 인식을 가질 수 있도록 지원한다.
의료팀에 대한 고려사항	
전달 방식(누가 말하는지, 무엇을 말하는지, 어떻게 공유하는지 등)	소통의 목적을 고려하여 전달방식을 결정한다. 환자가 아직 준비되지 않은 논의를 강요하지 않으면서, 사적이고 조용하며 안전한 의사소통 분위기를 조성하도록 노력해야 한다. 부모와 아이의 의견을 경청하여, 이러한 민감한 논의를 이끌어 갈 수 있도록 돕는다. 의사소통에 있어 '팀' 접근 방식을 취하는 것이 좋다. 예를 들어, 아동에게 정보를 공개하는 주체가 부모, 의사, 심리사회전문가, 또는 신뢰받는 간호사 중에 누가 좋을지 개방적으로 접근한다.
의료진의 역량	의료진이 어려운 대화를 나누는 데 필요한 훈련이 부족하거나 이러한 대화를 나누는 것에 불편함을 느낄 수 있다. 이로 인해 민감한 주제를 다루는 과정에서 효과적인 의사소통이 어려울 수 있다.
의료진의 정서적 소진	의료진이 반복적으로 어려운 소식을 아이들과 그 가족에게 전달해야 하는 상황은 정서적으로 매우 부담될 수 있다. 따라서 의료진이 자신의 정신적, 영적 건강을 관리하는 자기 관리self-care의 중요성도 강조되어야 한다. 의료진이 직무 스트레스를 관리하는 것은 장기적으로 환자들에게 더 나은 돌봄을 제공하는 데 도움이 된다.

4) 소아청소년 암 환자와 사전의료계획 수립

암 진단 후 처음으로 가족과 치료 및 예후에 대해 논의하는 시점에 이러한 사전의료계획 논의 과정에 대해 안내하고 돌봄 목표에 대한 주제를 언급하는 것이 필요하다. 이를 통해 부모, 환자와 신뢰를 쌓을 수 있고 이 주제가 안전하게 논의될 수 있다는 인상을 주게 되어 앞으로 사전의료계획 수립과정을 계속하고 발전시키는 것이 수월해질 수 있다. 그리고 암 진단 후 항암 치료 과정 중에는 급성 질환으로 인한 입원, 건강 악화, 치료 합병증, 암의 진행 시점에 사전의료계획에 대해 다시 논의할 기회를 찾을 수 있다. 소아청소년 암 환자를 대상으로 사전의료계획 수립 논의가 가능한 미리 시작될수록, 암 치료 과정에서 침습적인 치료를 받는 것을 줄이고 가족의 후회가 적게 남는 것과 관련이 있다 보고되었다.

암에 걸린 아동과 청소년들은 자신의 질환이 무엇인지, 특히 그 예후에 대해 이야기하고 싶어할 수 있으며, 이러한 대화에 의료진이 참여하는 것이 아이들과 부모에게 중요하다. 암으로 자녀를 사별한 부모들을 대상으로 한 연구에 따르면, 아이들은 누군가 알려주지 않았더라도 종종 자신들의 임박한 죽음을 인식하였으며, 자녀와 죽음에 대해 이야기한 147명의 부모 중 누구도 이 중요한 대화를 나눈 것을 후회하지 않았다. 특히 청소년 암 환자와 생존자들은 정신사회적 지원에 더해 치료과정에서 정직하고 존중하는 의사소통을 원하는 경우가 많다. 부모들 또한 정확하고 이해하기 쉬운 의사소통이 가족에게 유익하다고 인식하는데, 사별한 부모들을 대상으로 한 횡단면 조사에서도 부모가 환자와 명확하고 온정적인 의사소통이 이루어졌다고 느끼는 경우 사별 후 보호자의 정신사회적 상태가 보다 양호한 것으로 확인되었다. 이러한 결과들은 암의 진단 시점, 그리고 이후 암이 진행됨에 따라 지속적인 의사소통 지원의 중요성을 강조한다.

장기적, 다기관 성인 암 환자 코호트 연구에 따르면, 암 환자들은 임종 돌봄에 대해 자신의 선호를 임상의와 논의할 기회를 가졌을 때, 자신의 선호에 부합하는 임종 돌봄을 받을 가능성이 더 높다는 결과가 나왔다. 소아암 환자에서도 마찬가지로, 가족 중심의 사전의료계획은 환자들이 가족이 필요할 때 적절한 결정을 내릴 수 있기를 바라는 마음을 강화하고, 환자들이 생애말기 돌봄에 대한 다양한 선택에 대한 이해를 높이며, 무의미한 치료를 받지 않을 가능성과 가족이 자녀의 바람을 존중할 수 있는 능력을 향상시킨다. 암에 걸린 청소년들은 사전의료계획 논의 과정에 대해 자신들이 참여하기에 적절하고 유용하며 도움이 된다고 묘사했다. 환자와 가족, 의료팀 간의 효과적인 의사소통은 환자와 가족의 생애말기와 임종기 돌봄에 대한 선호 사항(예: 사망 장소)들이 실제 돌봄에 반영될 수 있도록 하는 데 필수적이다.

암을 가진 아동과 가족을 대상으로 사전의료계획 논의 과정이 적절하게 이루어지면 아래와 같은 기대 효과를 가진다.

- 암을 가진 아동과 가족이 겪는 고통을 경감시킨다.
- 가족이 생애말기에 가정이나, 호스피스기관과 같은 보다 편안한 돌봄 환경을 선택할 수 있는 기회를 제공한다.
- 가족에게 임종기를 미리 준비할 수 있도록 하여 사별로 인한 외상을 경감시킨다.
- 의료진의 의사소통 기술을 향상시키고, 의료진으로 하여금 환자에게 최선의 돌봄을 제공하였음을 보다 명확하게 느끼게 하여, 환자를 돌보는 보람과 만족감을 키울 수 있다.

3. 생애말기 심리사회적 돌봄

암 말기란 항암 치료가 더 이상 치료의 가능성을 제공하지 않는 것으로 판단되어, 적극적인 치료에도 암이 악화되어 수개월 내로 사망할 것으로 예상되는 상태를 의미한다. 이 시점에서 치료와 돌봄의 목표는 편안함과 고통완화를 최우선comfort care으로 하며, 가족 구성원이 아동의 죽음을 준비하는 과정을 지원하는 것으로 변화한다.

소아암에서 갑작스러운 죽음은 비교적 드물지만, 골수 이식과 같은 공격적인 항암 치료 과정에서는 발생할 수 있다. 많은 환자들이 병원에서 사망하지만 환자와 가족의 바람에 따라 완화의료와 가정 호스피스 지원을 통해 말기 단계에서 집에서 돌봄을 제공받는 것도 가능해지고 있다. 병원에서 사망하는 경우에도 임종기의 아동과 가족을 위해 1인실을 제공하거나 가정과 같은 분위기를 조성하는 전문적인 완화의료 병동이나 애도실을 제공하려는 노력도 이루어지고 있다.

1) 발달단계에 따른 죽음에 대한 이해

아동의 생애말기, 그리고 임종과정에서 아동과 가족을 적절하게 지원하기 위해서는 아동의 인지발달 단계에 따른 죽음에 대한 개념과 이해 수준을 고려할 필요가 있다.

죽음 개념에 대한 이해수준은 죽음의 4가지 특성인 보편성Universality(모든 생물은 죽는다), 비가역성Irreversibility(죽음은 돌이킬 수 없다), 비기능성Finality, Nonfunctionality(사망 시 모든 신체 기능이 멈춘다), 인과성Causality(죽음에 이르게 하는 생물학적 원인이 있다)에 대해 얼마나 이해하고 있는지를 살펴 확인하는데 아동은 인지적 발달단계에 따라 다른 죽음에 대한 이해도를 보인다.

0-2세 감각운동기sensorimotor stage의 아동은 죽음에 대한 이해가 거의 없으며 단순히 보호자와의 분리되는 것 정도로 이해한다. 2-6세 전조작기preoperational stage의 아동은 죽음에 대한 인식을 발전시키기 시작하지만, 죽음의 보편성, 비가역성에 대한 이해가 부족하여 죽음을 가역적이거나 일시적인 것으로 여기는 경우가 흔하다. 또한 이 시기 아동은 인과성에 대한 이해가 부족하여 죽음을 의인화하거나 벌이라고 여길 수 있으며 관련된 마술적 사고를 가질 수 있다. 예를 들어, 자신이 생각하거나 행동한 것과 우연히 시점이 겹친 부정적인 사건에 대해 자신이 책임이 있다고 느낄 수 있다. 6-12세 구체적조작기concrete operations stage의 아동은 더욱 구체화된 사고를 가지기 시작하며 인과관계에 대해 이해할 수 있기 때문에 죽음의 객관적인 원인을 이해할 수 있다. 또한 이들은 죽음의 비가역성과 비기능성의 개념을 갖기 시작하여 죽음은 돌이킬 수 없으며 죽음 이후 신체 기능이 완전히 멈춘다는 것을 이해하기 시작한다. 하지만 여전히 보편성에 대한 이해가 부족하여 자신의 죽음에 대해서는 정확한 이해를 가지기 어렵다. 형식적조작기formal operational stage에 이르는 청소년이 되면 추상적인 추론 능력이 발달하며 죽음의 4가지 특성을 이해하여 죽음에 대한 인식이 성인과 유사해진다. 또한 청소년은 사후세계와 같은 실존적 질문에 자신만의 생각을 가질 수 있다. 하지만 대부분의 청소년들은 일반적으로 자신의 죽음을 먼 미래에 있을 것이라 생각한다.

또한 주의를 기울여야 할 점은 아동의 연령이 중요한 인자로 작용하나, 개인의 인지발달 속도와 선행 경험에 따라 각각의 아동은 개별화된 죽음에 대한 이해와 애도반응을 보인다는 점이다. 생명을 위협하는 질환을 앓고 있는 아동들은 종종 같은 나이의 건강한 또래들에 비해 죽음에 대해 더 깊은 이해를 가지고 있다. 따라서 치료자는 사별을 경험한 아동 혹은 죽음에 직면한 아동과 면담할 때에는 해당 아동이 죽음의 보편성, 비가역성, 비기능성, 인과성이라는 4가지 특성에 대해 각각 어떻게 이해하고 있는지 살피고 이에 따른 심리적 반응을 살펴야 한다.

2) 아동의 생애말기에 대한 가족의 반응

부모에게 자녀의 죽음은 자녀가 자신보다 오래 살 것이라는 당연하다는 일반적인 기대를 저버리는 충격으로 다가온다. 자녀의 죽음에 대한 부모의 반응은 정상적이거나 정상의 변형부터 일상에 상당한 지장을 초래하는 병리적 수준에 이르기까지 다양한 스펙트럼에 걸쳐 나타난다. 가족 구성원들은 깊고 지속적인 슬픔, 죄책감, 신체증상, 수면장애, 분노와 같은 증상은 물론, 심각한 가족 기능의 문제와 부부 갈등을 경험할 수 있다. 일부의 부모는 자신의 힘겨운 애도과정 속에서 다른 살아 있는 자녀(임종한 아동의 형제)들을 살필 겨를이 없는 경우도 있으며 이로 인해 남겨진 자녀는 정서적 고립감과 버림받은 기분을 느낄 수 있다. 형제자매들도 아동의 생애말기와 임종 과정에서 강한 영향을 받아 신체적 증상, 분리 불안, 학교 공포증, 학업 성적 저하 등의 증상을 보일 수 있다.

3) 생애말기 아동과 가족에 대한 심리지원

생애말기의 아동과 가족들에 대한 심리적 지원 시 염두에 두어야 할 원칙은 다음과 같다.

(1) '애도'에 대해 '과정'으로 설명하기

애도는 일반적으로 몇 주에서 몇 달, 몇 년에 걸쳐 일어날 수 있는 일련의 과정이다. 애도의 과정을 ① 충격과 부정, ② 분노와 고통, ③ 우울과 회복 등의 일련의 단계로 나누기도 하지만, 애도의 과정은 반드시 순차적인 것이 아니며 순서와 상관없이 혼재되어 경험되거나 이미 지나간 단계가 다시 찾아오는 경우도 흔하다. 상실을 경험한 사람은 애도의 과정 속에서 상실을 현실로 받아들이는 것, 상실로 인한 고통을 충분히 경험하는 것, 고인이 없는 삶에 적응하는 것, 고인과의 관계를 재배치하고 자신의 삶을 이어 나가는 것과 같은 중요한 심리적 과제들을 이행하며 회복과 재건을 이루어 나간다. 어린 아동들 또한 애도의 과정을 겪으며 자신의 방식으로 애도 과정 속의 감정들을 소화해 나간다(예: 어린아이는 한순간 울다가도 어느새 다시 놀기 시작할 수 있다). 치료자는 부모들이 애도과정 속에서 자신 스스로를 돌보며 동시에 다른 자녀들을 살필 수 있도록 지원해야 한다.

(2) 개방적이고 정직한 태도를 유지하기.

부모와 의료진은 생명을 위협하는 질환을 가진 아동, 혹은 그들의 형제자매와 대화할 때 질환과 죽음에 대한 이해도를 고려하여 가능한 솔직하고 열려 있는 대화를 하는 것이 바람직하다. 일부 부모는 아이들이 너무 어리기 때문에 죽음에 대해 듣는 것이 너무 고통스럽고 걱정을 증가시킬 수 있다고 우려할 수 있다. 그러나 일반적으로 아동과 청소년은 부모와 의료진의 대화를 엿듣거나 그들의 표정과 행동을 통해 무슨 일이 일어나고 있는지 눈치를 채거나 의심하고 있으며, 오히려 본인에게 무언가 숨기는 것이 있다는 것에 대해 소외감을 느끼거나 혼자 고민하며 상황에 대한 오해를 쌓아 가기도 한다. 따라서 개방적이고 정직한 소통은 아동을 소외시키지 않고 대화에 참여할 수 있도록 하며 아동으로 하여금 비합리적인 걱정을 바로잡고 솔직하게 자신의 감정을 표현하고 처리할 수 있는 기회를 제공한다. 정신종양학 전문가는 부모에게 환자나 형제자매와 질환과 죽음에 대해 열린 소통을 하는 목적은 이들이 느낄 슬픔을 처리할 수 있는 기회를 제공하고 가족 구성원 간의 숨김없는 소통을 통해 가족 내에서 보다 견고한 지원을 받을 수 있도록 하기 위함이라는 점을 설명할 수 있다.

(3) 연령에 맞게 대응하기

앞서 기술하였듯이, 죽음에 대한 이해와 애도에 대한 표현은 아이의 발달 수준에 따라 달라진다. 정신종양학 전문가는 가족에게 아이의 발달 수준과 죽음에 대한 예상 반응에 대해 교육하고 그에 맞춘 적절한 심리적 돌봄 방법에 대해 안내할 수 있다.

(4) 질환과 죽음에 대해 설명하기

정신종양학 전문가는 가족과 의료진이 아동의 발달 연령과 인지적 수준에 맞게 설명할 수 있도록 도울 수 있다. 예를 들어, 죽음의 비기능성을 이해못한 어린 아동이 죽은 형제가 화장 과정에서 아플까 봐 두려워한다면, 죽음을 '몸이 더 이상 작동하지 않아 통증을 느끼지 않는 상태'라는 점을 분명하게 알려주는 것이 필요하다. 과거의 상실 경험(예: 다른 가족 구성원이나 애완동물의 죽음)을 활용하는 것도 도움이 될 수 있다.

특히 어린 아동에게 죽음을 '잠드는 것과 같다'와 같은 완곡한 설명은 피해야 하는데, 어린 아동들은 이러한 비유를 문자 그대로 받아들이게 되어 죽은 이가 악몽이나 꿈 속에 갇히게 되는 것이라 착각을 하거나, 자신도 잠이 들면 죽은 이처럼 다시 깨어나지 못할까 봐 두려워할 수 있다. 마찬가지로 '죽을 때 아프지 않을 거야'와 같은 지킬 수 없는 약속을 하는 것도 도움이 되지 않는데, 만에 하나 임종기에 아동이 통증이나 불편한 증상을 겪게 될 때 아동들을 더 두렵게 만들 수 있다.

부모들은 답을 정확히 모르는 질문에 억지로 위안을 주려는 선의의 거짓말을 하기보다, 아동을 안심시키고 위로하는 구체적인 용어를 사용하는 것이 더 효과적이다. 예를 들면 "죽을 때 아플까요?"라는 질문에 대해 "아프지 않을 거야"라고 말하는 대신, "엄마(아빠)가 너와 계속 함께 있으면서 편안하게 해줄 거고, 만약 통증이 생기면 의사선생님들이 그 통증을 줄여줄 거야"라고 대답하는 것이 더 효과적이다.

(5) 삶에 대한 자율성과 통제감을 유지할 수 있도록 지원하기

아동들은 생애말기에도 자신이 안전하고 편안하게 돌봄을 받으며 어느 정도의 삶에 대한 통제권을 가질 수 있길 바란다. 부모들이 흔히 걱정하는 것과 달리 아동들은 부정적인 치료결과나 안 좋은 예후에 대해 알게 되더라도 희망을 유지할 수 있다. 생애말기의 아동들 또한, 생애말기의 성인들처럼, 자신의 죽음이 임박하다는 것을 알게 되었을 때 종종 익숙한 물건을 곁에 두고 싶어하거나 좋아하는 활동을 할 수 있길 원하며, 사랑하는 사람들과 함께 하길 바란다. 청소년들, 심지어 보다 어린 아동들조차도 자신이 아끼는 물건이 어떻게 되는지 궁금해하거나, 자신이 어떻게 기억되길 바라는지에 대해 이야기하기도 한다. 일부 아동들과 청소년들은 자신의 장례식에 대한 바람을 이야기하고 장례식에 일부를 계획하고 싶어하는 경우도 있다. 이러한 의미 만들기 과정은 죽음을 앞둔 아동들에게 통제감을 제공하며 이는 안심과 위안을 제공할 수 있다.

해외의 'Voicing My Choices', '5 Wishes', 국내의 '나만의 정원'과 같은 아동, 청소년을 위한 사전의료계획 도구들은 이러한 어려운 논의와 의미 만들기 과정을 도와주는 훌륭한 수단이다. 아동은 이러한 책자 안에 내용들을 채워가며 자연스럽게 자신의 희망과 욕구를 표현할 수 있다.

(6) 감정을 표현하는 것은 정상적이며 도움이 된다는 점 기억하기

아동과 청소년들이 생애 말기에 겪는 다양한 감정들을 적절하게 표현할 수 있도록 격려하고 지원해야 한다. 아동들은 자신에게 익숙한 매체와 활동을 통해 자신의 감정을 표현하며, 여기에는 그림 그리기, 글쓰기/일기쓰기, 블로그 작성, 녹음과 동영상 남기기, 대화하기 등의 활동이 포함된다.

또한 부모들에게 부모 자신의 슬픔과 분노를 아이들에게 보여주는 것이 괜찮다는 점을 알려주는 것이 도움이 된다. 아이들이 부모의 애도과정을 지켜보는 것은, 상실을 다루는 방법을 배우는 경험의 일부이다. 반면에, 부모가 그러한 감정을 지나치게 숨기고 철회하면 아동은 두려움과 함께 또다른 상실을 경험할 수 있다. 대신 자녀와의 열린 소통 속에서 부모가 자신이 경험하는 슬픔과 분노의 감정을 적절한 방식으로 자녀에게 보여주고 함께 위로하는 시간을 가지게 되면 아동은 부모가 슬픔과 상실에 대처하는 방법을 모델링 할 수 있는 기회를 얻는다.

치료자는 아동과 가족들이 생애말기, 임종기, 그리고 사별 이후에 서로의 감정들을 적절하게 표현하고 소통하는 과정을 지원해야 한다. 미술 활동과 같은 창조적인 표현활동은 아동뿐만 아니라 가족들에게도 치료적인 효과가 있는 것으로 나타났으며, 이는 생애말기 뿐만 아니라 사별 이후 애도 과정에도 도움이 된다. 생애말기 아동들에게 이러한 표현활동은 가장 강력한 불안완화제 중 하나로 작용하며, 사별 이후 가족들에게 아동이 남긴 작품들은 귀중한 유산이 되어 남겨진다. 아동이 남긴 유산들은 가족들에게 사별 후 슬픔과 고통 속에서도 위로와 평온함을 제공해줄 수 있다.

(7) 행동 변화에 주의하기

앞서 형제자매에 대해 언급했듯이, 애도과정에서 행동의 변화는 흔한 일이다. 치료자는 부모에게 가능한 한 일상적인 가족 일과와 규칙을 유지할 것을 권장하고 형제자매의 학교 및 일상 생활 속에서의 행동 변화에 주의를 기울이도록 안내해야 한다. 또한 부모가 임종을 앞둔 자녀를 돌보는 과정에서 형제자매가 배제되거나 방임되지 않도록 다른 가족, 친척, 지인의 지원을 받는 방안도 제안해줄 수 있다.

(8) 장례식 논의하기

장례식은 가족 구성원들이 서로 연결되고 애도할 기회를 제공하며, 어린 아이들도 이 과정에 참여할 수 있다. 어린 아동이 장례과정에 참여할 때에는 아동의 곁에 아동이 평소 편하게 여기는 사람이 늘 함께하는 것이 도움이 되며 미리 장례 과정에 어떤 방식으로 참여할 지 준비하고 구조화하는 것이 좋다. 예를 들어 아동이 장례식장 머무르는 시간을 미리 정하거나, 중간에 아동에게 개인 시간을 허용하거나, 아이가 할 수 있는 무언가를 가져오게 하는 것(색칠놀이, 만들기 활동)이 포함될 수 있다.

(9) 사별 후 관리

사별 후 가족들은 치료 중 가족들이 신뢰하고 의지해 온 의료팀의 지원 상실과 같은 2차적인 상실로 인해 더욱 힘겨워 할 수 있다. 일부 부모는 자녀의 사망 직후에 갑작스럽게 병원과 의료진으로부터 연락이 끊기는 것을 버림받은 것으로 느낀다. 부모들은 종종 자녀를 돌보았던 의료진과의 연락을 원하며, 이는 가족이 지역사회로 돌아가는 과정에서 도움이 될 수 있다. 따라서 소아완화의료팀의 일원이 자녀의 사망 후 유가족에게 전화를 걸어 가족의 필요를 평가하고 그들과 자녀가 잊히지 않았음을 알리는 것이 필요하다. 또한 이 과정을 통해 복합 애도complicated grief 반응을 보이는 가족을 확인하여 지역사회에서 애도지원이 가능한 치료 기관을 연결해줄 수 있다.

참고문헌

1. Brand S, Wolfe J, Samsel C. The Impact of Cancer and its Treatment on the Growth and Development of the Pediatric Patient. Curr Pediatr Rev. 2017;13:24-33.
2. Feudtner C. Collaborative communication in pediatric palliative care: a foundation for problem-solving and decision-making. Pediatr Clin North Am. 2007 Oct;54(5):583-607.
3. Lichtenthal WG, Sweeney CR, Roberts KE, Corner GW, Donovan LA, Prigerson HG, et al. Bereavement Follow-Up After the Death of a Child as a Standard of Care in Pediatric Oncology. Pediatr Blood Cancer. 2015;62 Suppl 5:S834-69.
4. Lyon ME, Jacobs S, Briggs L, Cheng YI, Wang J. Family-centered advance care planning for teens with cancer. JAMA Pediatr. 2013;167(5):460-7.
5. Shaw RJ, DeMaso DR. Clinical Manual of Pediatric Consultation-Liaison Psychiatry. Chapter 13. Pediatric Cancer, Stem Cell Transplantation, and Palliative Care. Wachinton, DC: American Psychiatric Association Publishing; 2020. pp.347-70.
6. Sisk BA, Bluebond-Langner M, Wiener L, Mack J, Wolfe J. Prognostic disclosures to children: A historical perspective. Pediatrics. 2016;138(3).
7. Steele AC, Mullins LL, Mullins AJ, Muriel AC. Psychosocial Interventions and Therapeutic Support as a Standard of Care in Pediatric Oncology. Pediatr Blood Cancer. 2015;62 Suppl 5:S585-618.
8. Weaver MS, Heinze KE, Kelly KP, Wiener L, Casey RL, Bell CJ, et al. Palliative care as a standard of care in pediatric oncology: Palliative care as a standard of care. Pediatr Blood Cancer. 2015;62(S5):S829–33.
9. Wiener L, Kazak AE, Noll RB, Patenaude AF, Kupst MJ. Standards for the Psychosocial Care of Children With Cancer and Their Families: An Introduction to the Special Issue. Pediatr Blood Cancer. 2015;62 Suppl 5:S419-24.

PART 19
종양전문가의 정신사회적 건강

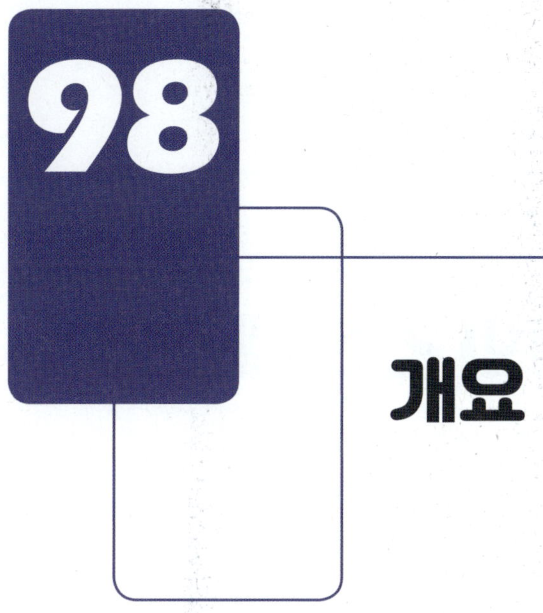

98 개요

김정현

암 환자를 치료하는 종양전문가는 고유의 직무 스트레스로 인해 다른 직업군에 비해 직무소진 burnout, 불안, 우울증의 높은 유병률을 겪고 있다. 보고에 따르면, 종양전문가의 직무소진의 유병률은 32%에서 78%에 이르며, 특히 코로나 팬데믹 기간을 포함한 지난 10년간 전 세계적으로 급격한 증가 추세를 보였다. 이러한 높은 직무소진 비율의 주된 원인은 과중한 업무량, 시간적 압박감, 일과 휴식의 불균형, 끊임없는 전자차트 기록 등 문서 작업, 항암치료와 수술 등 암 치료로 인한 환자의 심각한 부작용에 대한 정신적 부담, 연속적인 의사 결정과 인지적 과부하, 자주 발생하는 나쁜 소식전달의 정신적 스트레스, 생사의 기로에서 제기되는 윤리적 갈등과 실존적 문제, 환자의 자살 및 섬망 대처, 그리고 환자의 사망으로 인한 상실감과 애도 등 수많은 정신적 스트레스 요인에 항시 노출되어 있기 때문이다.

세계보건기구World Health Organization, WHO는 직무소진 burnout을 만성적인 직무 스트레스가 성공적으로 관리되지 않을 때 발생하는 증후군으로 정의하였다. 직무소진은 스트레스나 우울증과는 달리 업무 환경 개선이나 직무 변경 등을 통해 해결될 수 있다. 그러나 장기간 방치할 경우 심혈관 질환, 뇌혈관 질환, 대사증후군 등 신체 건강 문제뿐만 아니라 우울증, 불안, 불면증, 알코올 남용, 자살 등과 같은 심각한 정신 건강 문제를 초래할 수 있다.

종양전문가의 직무소진과 스트레스는 전문가 개인의 건강뿐만 아니라 환자 치료의 질에도 영향을 미친다. 직무소진의 수준이 높은 의료진은 의사-환자 관계, 제공하는 의료의 질, 의학적 오류의 발생 가능성, 의사결정 능력, 환자에 대한 공감능력 등 여러 면에서 부정적인 영향을 받을 수 있다. 이러한 부정적인 영향은 결과적으로 치료 만족도와 의료진에 대한 신뢰도를 떨어뜨려 환자의 치료에 대한 순응도를 감소시키게 된다. 따라서 종양전문가의 직무소진과 스트레스 관리는 매우 중요하며, 현 상황을 파악하고 효과적인 개인적 및 조직적 개입법을 실제 현장에서 적용하는 것이 필수적이다.

종양전문가의 스트레스와 직무소진

정석훈

암을 진단받고 치료하는 과정은 무척이나 힘든 경험이다. 그리고 환자의 진단 및 치료 과정에 함께하는 의료진들 역시 환자와 고통을 함께 하는 시간 동안 정신적 육체적 소진을 경험하게 된다. 한국의 의료체계는 수혜자를 대상으로 하여 급여가 지급되는 방식이므로, 환자를 돌보는 가족이나 의료진에 대한 의학적 지지를 해당 환자에게 청구하는 것은 가능하지가 않다. 이를 해결하기 위하여 여러 의료기관에서는 후원을 통해 별도 기금을 마련하여 환자 보호자에 대한 심리적 지지 체계를 구축하는 방식을 시도하고 있다. 그러나 환자 보호자에 대한 사회적 지지체계조차도 제대로 이뤄지지 않고 있는 상황에서, 의료진의 소진에 대한 지지체계를 구축하는 것은 더욱 더 요원하다. 소수의 의료기관에서 후원을 통해 마련된 기금으로 의료진 소진을 해결하고는 있으나, 이마저도 지속적으로 이뤄지는 사례는 손에 꼽을 정도이다. 의료진이 소진될수록 환자의 진단 및 치료에 미치는 악영향이 클 것이므로, 의료진의 소진에 대해 사회와 국가가 관심을 갖고 체계를 구축하는 것이 절실하다 하겠다.

1. 직무 스트레스와 직무소진 burnout

직무 스트레스란 근로자가 직무와 관련하여 겪게 되는 신체적 또는 정서적 반응을 말한다. 직무스트레스에 영향을 미치는 요소는 다양한데, 근로자의 능력이나 자원, 근무 환경, 업무의 부담, 의사결정 과정에서의 문제점들, 직장 내 소속원들과의 갈등, 직무의 안정성 및 보상 체계, 조직의 문화 등이 관련이 된다. 의료인의 업무는 환자에게 전문적 의료서비스를 제공하는 것이며 이는 환자의 건강과 직결되는 문제이므로 업무 수행 시 정신적, 신체적 에너지를 많이 소모하게 된다. 업무를 위하여 쌓아야 할 지식, 실기뿐 아니라, 과도한 업무, 고위험에 노출될 수밖에 없는 업무 환경, 부족한 인적 및 물적 자원, 환자 및 보호자를 대면하여 치료를 진행하는 과정에서 겪게 되는 심리적 부담감, 주변 동료들과의 의사소통 문제 등 타 직종 대비 상대적으로 직무 스트레스가 높은 것으로 잘 알려져 있다.

특히 종양전문가의 스트레스는 다른 의료진들에 비해서도 더 높은 편이다. 암 환자들은 암을 진단받고 치료하는 과정에서 끊임없이 신체적 고통을 겪게 되며, 불확실한 상황에 대한 걱정과 죽음에 대한 두려움, 외로움, 절망감, 우울, 불안 등의 정서적인 어려움도 겪게 된다. 암 환자를 돌보는 의료인 입장에서는 암 환자들이 경험하는 신체적 고통을 해결해야 하고, 암 환자와 보호자들의 정서적 호소들, 때로는 반복되는 요구와 감정 섞인 반응들까지 감내해야 할 경우가 있다. 이러한 스트레스들은 개인의 발전에 도움이 되는 긍정적인 스트레스(유스트레스eustress)로 작용하기보다는 소진과 정서적 어려움을 야기하는 부정적인 스트레스(디스트레스distress)로 작용하는 경우가 흔하다. 스트레스에 대한 개인의 반응은 개인이 스트레스를 받아들이는 태도, 대처 전략, 성격 특성 및 소질, 지지적인 업무 환경, 원활한 의사소통 유무에 따라 달라진다. 그러나 디스트레스가 지속될수록 의료인은 신체적, 정서적 피로감을 호소하게 되고, 의욕 상실, 부정적 감정, 직무 태만, 잦은 결근, 업무 능력 저하 등과 같은 직무소진을 경험한다. 그리고 이는 결과적으로 의료인에 환자에 대해 제공하는 의료 서비스의 질적 저하를 초래하게 된다.

직무소진 burnout은 1970년대 중반 심리학자 Herbert Freudenberger가 설명한 것으로, 개인이 대처할 수 있는 범위를 초과하는 업무 스트레스로 인해 신체적, 정신적 고통이 발생하는 상태를 말한다. Burnout이라는 용어는 그 이전에도 사용은 되고 있었는데, 1961년 Graham Greene의 소설 “A Burnt-Out Case”의 제목이기도 했으며, 이 소설에서는 나병 환자와 일하는 의사의 힘겨움을 묘사하기도 했었다. 이후 Christina Maslach는 1980년대 소진을 정서적 소진emotional exhaustion, 이인화 depersonalization, 개인의 성취감personal accomplishment 등 세 가지 요소로 설명하였다. 암 환자를 돌보는 의료진에서 소진은 대략 25-35%로 높게 보고되고 있는데, 젊은 연령, 짧은 진료 경력, 미혼 등이 직무소진 발생과 관련된 요인들로 파악되고 있다. 성별의 경우, 직무소진의 영향과 이를 처리하는 방식에 있어서 남녀 간의 차이가 있는 것으로 보고되고 있다. 예를 들어, 여성은 초기에 소진을 더 자주 경험하고 이후에는 감정적 허무감 및 무의욕을 경험하지만, 남성의 경우에는 처음에는 허무감을 경험한 이후 소진 양상을 보인다. 강박적 성향, 대인기피증, A형 성격 등 성격 특성도 직무소진의 위험 인자로 알려져 있다.

직무소진이 지속될 경우, 의료진은 면역력 저하, 위장관계증상, 고혈압, 두통 등 신체적 건강과 우울증, 약물 남용, 자살 생각 등 정신과적 건강에 위해가 발생할 수 있다. 그리고 의료진의 건강상 위해는 환자에게 의료 서비스를 제공하는 데 있어 지장을 초래한다. 따라서, 의료인의 직무스트레스와 직무소진을 줄여주는 것은 의료인 스스로뿐 아니라 의료인이 의료를 제공하는 환자를 위해서도 중요한 일이다. 사회와 의료기관은 종양학 분야에 종사하는 의료인들이 정신적, 심리적 지지를 받을 수 있는 체계를 구축해야 하며, 그들이 신체적, 정신적으로 안정된 상태에서 최상의 의료 서비스를 환자에게 제공할 수 있도록 지원해야 한다.

2. 종양전문가의 직무소진에 관련된 여러 정신건강의학적 측면들

1) 애도반응

종양전문가의 직무소진에 영향을 미치는 중요한 요소로 환자의 사망을 들 수 있다. 의료행위는 기본적으로 환자의 갑작스러운 사망을 겪을 위험성을 내포하기는 하지만, 종양전문가에게는 오랜 시간 치료를 함께 해온 환자가 언젠가는 사망할 수 있다는 사실을 받아들이는 것이 심적 어려움으로 다가온다. 그러나 한편으로는, 미리 예견되어 있는 사망보다는 갑작스러운 사망이 더 당혹스럽고 심리적 외상으로 다가올 수도 있다. 때로는 환자의 예기치 않은 사망이, 때로는 환자의 고통스러운 사망이, 때로는 예정이 되어 있는 사망이, 때로는 많은 환자의 사망을 반복적으로 경험하는 것이, 때로는 환자가 본인의 사망이 임박한 것을 알고 있는 상태를 보고 있는 것이 더 스트레스가 될 수 있다.

단순히 종양학 분야 의료진이 복합 애도반응complicated grief이 더 높다고만 볼 수는 없다. 말기 암 환자를 주로 케어하는 호스피스 전문 간호사들이 일반 종양학 간호사들보다 환자의 사망 기간 동안 동료들과 환자의 사망에 대한 슬픔을 나눌 수 있는 기회가 더 많아 스트레스를 덜 받는 환경이 조성된다는 보고는, 결국 환자의 사망 자체보다는 이와 관련된 애도반응을 얼마나 잘 관리하는지가 의료인의 스트레스에 더 중요한 영향을 미치는 요소라고 볼 수 있다. 환자의 사망 자체보다는 근무 환경의 암울한 분위기, 환자의 사망에 대해 동료들과 함께 슬픔을 나눌 수 있는 지지적 분위기, 복합 애도반응을 해결할 수 있는 시간을 가질 수 있는지 여부가 더 중요한 요소일 수 있다는 의미이다. 의료인의 해소되지 않은 애도반응이 지속될 경우 직무 스트레스뿐 아니라 우울증 발생에도 영향을 미쳐 업무효율성을 저해하고, 반복되는 고통스러운 상황으로부터 회피하기 위하여 업무를 소홀히 하거나 이직을 선택하는 등, 결과적으로 암 환자에게도 부정적인 영향을 미치는 상황이 된다. 따라서, 업무 강도의 조정, 환경적 요소의 조정 등과 함께 개인이 힘든 상황을 잘 극복할 수 있도록 도움을 주는 지지체계의 구축이 필요하다.

2) 주요우울장애

우울증은 기분 저하, 흥미 저하, 무의욕, 집중력 및 기억력 저하, 부정적인 생각과 자살 생각 등을 호소하는 정신질환이다. 직무 스트레스로 인한 소진이 지속되다 보면 주요우울장애가 발생할 수도 있겠으나, 우울증과 소진은 엄연히 별개의 영역이다. 현재 처해 있는 환경이나 작업 조건이 개선되면 소진 증상은 호전될 수도 있으나, 주요우울장애가 발생한 경우는 단순히 환경 개선만으로는 증상 호전이 어려울 수 있다. 암 환자를 케어하는 의료진들은 소진과 우울증에 동시에 취약한 직군이다. 직무와 관련된 소진이 오랜 기간 지속되다 보면 심장 질환, 뇌졸중, 비만 등 신체적 건강의 이상, 혹은 우울증, 불안, 약물 남용 및 자살 등의 정신건강의 이상을 겪기도 한다.

우울증의 경우, 일시적인 우울증상인지, 주요우울장애의 진단 기준을 만족하는 수준인지를 평가하는 것이 중요하다. 주요우울장애는 우울증상이 2주 이상 꾸준히 지속되고 일상생활 기능의 저하가 동반되는 경우에 진단내리게 된다. 주요우울장애를 겪는 경우에는 특히 자살의 위험성이 증가하게 되므로 좀 더 면밀한 대처가 필요하다. 기본적으로 의료인들은 과도한 업무와 여러 가지 스트레스들 때문에 우울증이 발생할 소지가 있지만, 종양학 분야에 종사하는 의료진들은 암 진행으로 생명이 위태로운 상태에 놓여있는 환자를 대하기 때문에 더 극심한 스트레스 상황에 높이게 된다. 우울증은 의욕을 저하시켜 업무 수행을 저해한다. 이는 의료인에게는 진료 및 간호의 질을 떨어뜨릴 수 있는 심각한 문제이며 결과적으로 환자에게 적절한 의료를 제공하는 데 지장을 준다.

또한 우울증을 심하게 겪는 의료진의 경우 자살의 위험성이 증가한다는 것도 반드시 고려하여야 한다. 일반적으로 의료인의 자살률이 다른 전문직군보다 높다는 것은 잘 알려져 있다. 남성 의사의 자살률은 일반 인구의 1.41배이며, 여성 의사의 자살률은 일반 인구의 2.27배로 보고되었다. 의사들의 경우, 우울증에 대한 치료를 제대로 하지 않은 채 동반되는 불안 및 불면증에 대해 자가 치료를 하면서 버틸 때 자살위험성이 증가하는 것으로 알려졌다. 특히 주변 동료에게 자신이 우울증을 앓고 있고 자살 생각을 하고 있다는 것을 알리기를 꺼리기 때문에 적극적인 치료가 이뤄지지 않는 경향이 있다. 의료진들 스스로가 자신의 정신건강에 대해 관심을 갖고 적극적으로 대처할 필요가 있으며, 우리 사회도 의료인의 정신건강에 대해 편향되지 않은 시각으로 바라볼 필요가 있다.

3) 외상후 스트레스장애Post-traumatic stress disorder, PTSD

PTSD는 정신적으로 충격을 받을만한 정신적 외상을 경험한 이후, 외상에 대한 재경험, 과각성, 회피 등의 증상을 보이는 정신질환이다. 의료진에서 PTSD 유병률은 매우 높게 나타나는 편인데, 8.5-20.8%의 유병률이 보고되고 있다. 환자의 갑작스러운 사망을 겪는 경우 PTSD의 증상이 유발된다. 특히나 암 환자를 케어하는 과정은 감정적으로 고통스럽다. 암 환자를 케어하는 과정에서 마주치는 갑작스럽고 당혹스러운 사건들이 의료진에게는 트라우마로 작용할 수 있다. 예를 들어, 환자의 사망이 큰 트라우마로 작용한 경우, 해당 의료진은 환자의 사망과 관련된 장소를 피하거나 의료행위를 시행하는 것을 꺼리게 된다. 환자 사망과 관련된 내용의 꿈을 반복적으로 꾸고, 쉽게 예민해지고 짜증을 많이 내는 등 심적인 곤란을 겪는다. 의료진의 PTSD는 환자의 사망 및 질병의 악화에 의해서도 발생할 수 있으나, 환자나 보호자로부터의 비난이나 공격으로 인해서도 발생할 수 있다. 예를 들어, 환자로부터 심한 비난이나 공격을 받은 의료진은 비슷한 연령대의 환자들을 만날 때마다 깜짝깜짝 놀라거나 긴장을 하고, 머릿속에서 비난받은 상황에 대한 생각을 반복적으로 하며, 출근하는 것을 꺼리게 된다.

PTSD는 의료행위 시 의학적 결정에 오류를 범할 가능성을 높이는 것으로 알려져 있다. 겁이 나고 긴장을 하게 되고 집중력이 저하되기 때문에 의학적 술기를 시행할 시에도 실수를 할 가능성이 높아진다. 결국 PTSD는 환자에 대한 의료 서비스의 질적 저하를 초래하므로, 심적 트라우마를 경험한 의료진에 대한 심리적 지지체계를 구축할 필요가 있다.

4) 불면증

일반적으로 의료진은 수면에 곤란을 겪는 경우가 매우 흔하다. 교대근무를 하는 간호사의 경우, 교대근무 자체가 불면증을 발생시키는 원인이기도 하며, 의료기관에서 근무하는 동안 겪게 되는 극심한 스트레스와 우울감, 업무 부담 등이 불면증을 유발한다. 종양학 분야에 종사하는 의료진 역시 수면부족에 시달린다. 반복되는 격무, 환자의 사망과 관련된 스트레스, 중요한 판단과 결정을 끊임없이 내려야 하는 상황, 항암제 투여 등 위험한 물질을 다루는 업무의 특성 등이 불면증 및 수면장애를 야기한다. 성인의 경우 7-8시간의 수면을 권장하지만, 의료진은 일반 수면에 미치지 못하는 평균 6.5시간의 수면만 취한다는 연구가 있다. 전공의는 야간 당직 업무를 수행하는 동안 숙면을 취하지 못한다. 야간에 중요한 결정을 반복해서 내려야 하는 상황에서, 수면부족은 자칫 잘못된 결정을 내려 환자에게 위해를 가할 수 있는 상황을 만들 수 있다. 또한 불규칙한 식습관과 반복된 스트레스로 인한 체중증가는 폐쇄성 수면무호흡증을 유발하고, 이는 주간의 졸림과 피로감을 가중시킨다.

불면증이 지속되는 경우 기분 변화, 주간의 졸림 증가, 집중력 장애, 피로감 등이 발생한다. 집중력이 감소하면 의학적 결정을 내릴 때 오류를 범할 가능성이 높아진다. 체르노빌 원자로 폭발이나 보팔 가스 누출 사고 등 역사상 발생한 커다란 재난들이 야간업무 중에 발생한 경우가 많았던 것은 수면부족이 단지 개인의 문제로 끝나지 않을 수 있음을 입증한다. 의료진의 근무 시간을 단축하고 휴식시간을 늘리는 것은 의료진의 수면부족으로 인해 환자에게 가해질 수도 있는 위해를 예방하는 데 매우 중요하다.

이처럼 종양학 분야에 종사하는 의료인들은 반복되는 격무와 고위험 의료행위, 악화되는 환자 상태, 환자 및 보호자의 감정적 호소를 감내해야 하는 상황 등 높은 직무 스트레스를 겪는 상황에 처해 있다. 반복된 스트레스로 인한 직무소진과 이와 동반될 수 있는 여러 정신건강의학적 질환들은 결과적으로 환자에게 제공하는 의료 서비스의 질적 저하를 초래한다. 따라서 의료인의 신체적 정신적 건강을 적절하게 유지하여 환자에게 적절한 의료서비스가 제공될 수 있도록 하는 지지체계 구축에 사회적 관심이 필요하다.

참고문헌

1. Alabi RO, Hietanen P, Elmusrati M, Youssef O, Almangush A, Mäkitie AA. Mitigating burnout in an oncological unit: A scoping review. Front Public Health. 2021;9:677915.
2. Albuquerque J, Tulk S. Physician suicide. CMAJ. 2019;191(18):E505.
3. Breitbart W, Butow P, Jacobsen P, Lam W, Lam W, Lazenby M, Loscalzo M, et al. Psycho-Oncology. 4th ed. Oxford University Press; 2021.
4. Chernyshev OY. Sleep deprivation and its consequences. Continuum (Minneap Minn). 2023;29(4):1234–52.
5. Erami E, Taghadosi M. Factors Contributing to Grief Experience Among Oncology Nurses: A Qualitative Study. Semin Oncol Nurs. 2023;39(5):151472.
6. Martin CV, Joyce-McCoach J, Peddle M, East CE. Sleep deprivation and medication administration errors in registered nurses-A scoping review. J Clin Nurs. 2024;33(3):859-73.
7. Medisauskaite A, Kamau C. Prevalence of oncologists in distress: Systematic review and meta-analysis. Psychooncology. 2017;26(11):1732-40.
8. Murali K, Makker V, Lynch J, Banerjee S. From Burnout to Resilience: An Update for Oncologists. Am Soc Clin Oncol Educ Book. 2018;38:862-72.
9. Oldenburger E, De Roo ML. Burnout of healthcare professionals in supportive and palliative care: a summary of recent literature. Curr Opin Support Palliat Care. 2023;17(1):77-83.
10. Robertson N, Perry A. Institutionally based health care workers' exposure to traumatogenic events: systematic review of PTSD presentation. J Trauma Stress. 2010 Jun;23(3):417-20.
11. Sendler DJ, Rutkowska A, Makara-Studzinska M. How the exposure to trauma has hindered physicians' capacity to heal: Prevalence of PTSD among healthcare workers. The European Journal of Psychiatry. 2016;30(4):321–34.
12. Shanafelt T, Dyrbye L. Oncologist burnout: causes, consequences, and responses. J Clin Oncol. 2012;30(11):1235-41.

종양전문가의 정신건강관리

김정현

1. 종양전문가의 심리적 회복탄력성 향상의 중요성

심리적 회복탄력성은 인간이 역경에 맞서고, 극복하며, 그 과정에서 강인해지는 능력을 강조하는 다면적 이론이다. 이 이론은 발달심리학 분야에서 열악한 환경과 학대를 겪은 아동들이 어떻게 번영하는지를 연구하면서 발전하였으며, 트라우마를 경험한 군인과 같은 생존자 집단에도 적용되었다. 최근 연구는 회복탄력성을 단순한 역경의 극복에서 벗어나, 강점과 승리, 그리고 개인 역량 증진에 초점을 맞추어 개인 맞춤형 개입을 개발하는 방향으로 진화하고 있다.

회복탄력성은 환경적, 신경학적, 사회적, 문화적 요인들과 밀접하게 관련되어 있음에도 불구하고, 심리생물학적 관점에서는 스트레스에 대한 생리학적으로 긍정적인 적응으로 여겨진다. 이러한 생리적 반응은 자율신경계와 중추신경계의 조절을 통해 이루어지며, 스트레스 호르몬인 코티솔과 신경펩타이드 Y의 감소는 교감신경계의 활동을 줄이고 스트레스 반응을 완화한다. 세로토닌, 도파민, 옥시토신과 같은 신경전달물질의 조절은 회복탄력성과 연관되어 있다. 행복이나 낙관주의 등 긍정적인 감정도 회복탄력성 발달에 중요한 역할을 한다. 스트레스 상황에 효과적으로 대처하는 능력은 유전적인 소질로 보일 수 있지만, 학습하고 숙달할 수 있는 기술이다. 하지만 기존의 다양한 과학적 근거에도 불구하고 회복탄력성의 복잡성으로 인해 이를 적절히 설명하고 정의하는 방법에 대해 여전히 의문이 있다.

회복탄력성에 관한 정의와 연구는 계속 발전하고 있으며, 대부분의 연구자들은 역경과 긍정적인 적응이 동시에 필요하다는 것에 동의한다. 회복탄력성은 일상의 사소한 스트레스 요인부터 중요한 인생 사건에 이르기까지 역경에 대한 긍정적인 반응이다. Southwick과 같은 저명한 회복탄력성 전문가는 회복탄력성이 스트레스 과정에서 발휘되는 다양한 심리적 특성에 의해 영향을 받는다고 주장한다. 이러한 심리적 특성은 역경과 일상적인 스트레스 상황에서의 인내력, 변혁적인 긍정적 성장, 수용력, 그리고 삶의 의미에 대한 깊은 인식과 이어진다. 그러나 환경과의 상호작용은 회복탄력성의 발현에 결정적인 역할을 한다. 예를 들어, 일부 임상의는 직무 스트레스에는 적응하지 못하면서도 개인적인 삶에서는 성공적으로 적응할 수 있다. 이는 회복탄력성이 상황에 따라 달라질 수 있음을 시사한다.

회복탄력성은 직무소진을 예방하기 위한 핵심적인 보호 요인이다. Christine Maslach는 직무소진은 개인의 태도, 자기 평가, 타인 평가를 포함한 개인과 조직간의 상호작용의 결과라고 하였다. 또한, 개인의 통제감, 헌신, 그리고 자기효능감을 증진시키는 것이 직무소진으로부터 개인을 보호한다는 것을 발견했다. 응집력a sense of coherence, 번영, 강인함(헌신, 통제력 등), 낙관주의, 정서적 역량, 학습된 자원 활용, 자기효능감, 통제력, 스태미나 등 회복탄력성과 관련된 몇 가지 핵심 정서적 인성 변수가 직무소진에 대한 잠재적 취약성을 최소화한다. 이러한 자원을 유지하고 활성화하는 능력은 스트레스 요인과 역경에 직접 대처하는 데 필요한 능동적인 대처 양식으로 이어진다. 독일의 연구에서 Zwack과 Schweitzer는 의사들이 선배로부터 배운 건강 증진 전략을 통해 스트레스가 많은 환경에서도 긍정적인 적응력을 유지하는 방법을 확인했다. 이러한 전략에는 직업적 성취감fulfillment, 행동 실천behavioral practice(여가 활동, 근무 시간 제한, 전문성 개발 활동 등), 태도 변화(수용과 긍정적인 업무 노력에 대한 관심 등) 세 가지가 주였다. 결론적으로, 의료진은 스트레스가 많은 업무 환경에도 불구하고, 회복탄력성을 촉진하기 위해 필요한 긍정적인 대처전략에 필요한 자원을 활성화할 수 있다.

2. 공감

공감은 종종 동정이나 연민과 혼동되지만, 이들과는 명확히 구별되는 중요한 개념이다. 공감은 회복탄력성과 관련이 있다. 공감은 환자의 관점을 이해하고 그들의 감정을 공유하려는 인지적 및 정서적 노력을 포함한다. 이는 동정이나 연민과 달리 자아와 타인 사이의 명확한 구분을 유지하며, 환자와 의료진 간의 치료적 동맹을 강화하는 데 중요한 역할을 한다. 반면, 동정은 개인의 감정을 자극하며, 연민은 환자뿐만 아니라 넓은 범위의 사람들에 대한 일반적인 감정적 관심을 의미한다.

공감은 환자가 의료진이 자신의 말을 충분히 경청하고 있다고 느끼게 함으로써, 환자와 의료진 사이의 깊은 연결성을 촉진한다. 이러한 연결성은 임상경험에 활력을 불어넣으며, 환자의 치료결과를 개선하는 데 중요한 역할을 한다. 공감은 환자의 감정을 느끼려고 하는 것이 아니라 그들의 관점을 더 명확하게 이해하고자 하는 노력을 통해, 환자의 경험과 감정을 더욱 깊게 이해하려는 의도에서 비롯된다. 공감적인 접근은 종양전문가에게 보호적인 효과를 제공할 수 있다. 종양전문가가 환자의 감정을 단순히 공유하는 것이 목적이 아니라, 공유된 감정을 자양분 삼아 환자에 대한 깊은 이해를 얻고자 할 때, 이는 직무소진을 예방하고 종양전문가의 정신적 웰빙을 증진시키는 데 기여할 수 있다. 실제로, 공감은 종양전문가의 정서적 스트레스를 줄이고, 의료 행위 중 발생할 수 있는 감정적 소진을 예방하는 중요한 요소로 작용한다. 공감 능력은 습득이 가능하며, 이를 통해 종양전문가는 직무소진을 줄이거나 예방하기 위한 중요한 스킬을 개발할 수 있다. 공감 훈련 프로그램과 워크숍은 의료진이 이러한 능력을 향상시키고, 환자와 보다 깊은 치료적 관계를 형성하는 데 도움을 줄 수 있다. 따라서 공감능력의 개발과 실천은 의료 환경에서 중추적인 역할을 하며, 임상가와 환자 모두에게 이익이 된다.

3. 직무소진 해결을 위한 개인적 및 조직적 개입 방법

직무소진에 대처하기 위한 효과적인 접근법은 개인적 및 조직/시스템적 차원에서의 개입을 모두 포함해야 한다. 이상적으로는 직무 스트레스와 직무소진의 근본 원인을 정확히 파악하고, 이를 종합적인 개입 프로젝트로 통합해야 한다. 현재 이러한 특정 환경에 대한 구체적인 개입 방안은 데이터가 제한적이지만, 직무스트레스와 직무소진을 유발하는 개인 및 직장 내 주요 요인에 있어서는 일관된 몇 가지의 주제가 있다. 또한, 직무소진을 개선하기 위한 개입 방법은 여전히 진화 중이다. 대부분의 직장은 그 요구사항과 문화가 매우 다양하므로, 고유한 직장 내 스트레스 요인을 해결하는 것은 반복적인 과정이 될 것이다. 임상가의 웰니스 증진을 위해서는 스트레스와 직무소진의 원인을 사전에 파악하여 해결하지 않고는 한계가 있다. 이러한 이중적 접근 방식은 직무소진에 대한 근로자와 직장의 기여도를 강조한다.

메타분석에 따르면, 직무소진을 감소시키기 위해 사용된 중재들은 전반적으로 소진율을 54%에서 44%로 감소시켰다. 직무소진의 수준이 높은 상태에서 시작한 경우 개선효과는 더욱 컸다. 소수의 연구에서의 결과이기는 하지만, 구조적/조직적 개입이 더 효과적인 것으로 나타났으며, 근무 시간 개편과 같은 개입은 직접적으로 업무 흐름을 다루지는 않았지만, 실질적인 효과를 보였다. 이는 개입이 실제로 근로자의 피로, 스트레스, 또는 업무 이탈을 유발하는 구체적인 세부사항을 해결할 때 더 큰 효과를 얻을 수 있음을 시사한다. 또한, 리더십의 역할은 매우 중요하다. 충분한 오리엔테이션, 명확한 업무 분담과 권한, 의료진의 휴식과 휴가에 대한 존중, 긍정적인 피드백 제공 등은 의료진의 경쟁력과 자존감 및 자기 돌봄을 증진시키는 대표적인 방법이다. 또한, 종양전문가가 자신이 느끼는 점을 표현할 수 있는 개방적인 의사소통 환경도 환자 돌봄의 개선 등 긍정적 효과가 있음이 보고되었다. 의료의 '팀접근 방식'은 나은 치료의 제공뿐 아니라, 의료팀 내의 사회적 지지 증대, 응집력 유지, 선배 의료인의 멘토링, 격려 등의 좋은 효과가 있다. 직장에서 직무 만족도를 예측할 수 있는 가장 강력한 지표 중의 하나는 개인이 경험하는 사회적 지지 시스템이다.

한편, 종양전문가의 직무소진을 완화하기 위한 개인적 차원의 접근법은 비교적 잘 정립되어 있는 편이다. 일반적으로 스트레스 상황에서 대처하는 방식에 대한 이해와 자각을 증진시켜 스트레스에 역기능적으로 반응하지 않게 해주는 인지적, 행동적, 정서적 대처 기술을 중심으로 한다. 인지적 접근 방식에는 강의나 사례 발표 등을 통해 스트레스 반응과 암환자의 심리적 반응 및 정신 증상에 대한 이해를 높여, 특정 상황에서 자신이 보일 수 있는 반응을 사전에 예측하고 대처하는 능력을 향상시킨다. 행동적 접근 방식으로는 불안 관리 기법 교육, 역할극 등이 있다. 정서적 접근 방식에는 지지 집단, 수련회, 워크숍 등을 통한 경험적 학습과 다양한 형태의 개인 및 집단 상담, 지지적 개입이 있다. 종양전문가는 환자와의 관계에서도 다양하고 어려운 의사소통 문제에 부딪치게 된다. 환자와 가족의 의료에 대한 불만족은 흔히 의사소통과 관련된 이슈 때문에 발생한다. 의료진과의 의사소통이 원활하다면 환자들은 결과가 좋지 않더라도 분노하지 않고 잘 견딜 수 있다는 보고도 있다. 커뮤니케이션 기술에 대한 종양전문가의 자신감 부족과 비효과적인 의사소통은 스트레스를 증가시키고 업무에 대한 만족도를 떨어뜨리며, 정서적 소진을 증가시킨다. 정서적으로 소진이 되면 의사소통은 다시 더욱 악화된다. 의료진의 소진에 대처하는 프로그램에서 커뮤니케이션 기술을 중요시하는 이유이다.

개인적 개입과 관련해서, 종양전문가는 정기적으로 자신의 정신건강 상태를 점검하고, 필요한 조치를 취할 수 있는 자기 관리 계획을 수립하는 것이 좋다. 이 계획에는 정기적인 자기 평가, 스트레스 해소를 위한 정기적인 활동, 필요시 전문가와의 상담 등이 포함될 수 있다. 종양전문가는 자신의 정신건강을 관리함으로써 더 효과적으로 자신의 환자들을 도울 수 있으며, 전문가로서 자신의 일에 대한 만족도와 개인적 웰빙을 향상시킬 수 있다. 개인 차원의 전략으로 충분한 수면, 영양적인 식사, 규칙적인 운동, 취미생활 등 스트레스 관리 기술, 마음챙김명상, 일과 삶의 밸런스 유지가 중요하다. 가족, 친구, 동료들과의 긍정적이고 지지적인 관계를 구축하는 것도 회복탄력성을 향상시키는데 중요하다.

의사들에게 흔한 정신장애와 자살 사고를 줄이기 위한 개입을 검토한 고찰 연구에서는 전반적으로 개입이 효과적이라는 사실이 밝혀졌다. 특히, 개인별 개입보다 집단 개입이 더 효과적인 것으로 나타났다. 다른 유형의 치료 개입에 비해 MBSR과 인지행동치료CBT 기법이 더 많은 이점을 제공했다. 마음챙김 기반 스트레스 감소MBSR 또는 스트레스 관리 개입은 정서적 소진과 비인간화 현상에 더 효과적인 것으로 나타났다.

개입과 관련하여, 여러가지 전략을 조합하는 것이 가장 유망한 접근법일 수 있다. 한 연구에서는, 의사들이 자신의 직무소진 비율을 종합적으로 측정한 후, 스스로 직무소진을 해결하기 위한 행동계획을 수립하고 실행하도록 했다. 이를 통해 직무소진의 해결을 적극적으로 다룰 수 있도록 하여 많은 의사들이 느끼는 자율성의 상실이라는 직무소진의 핵심 원인 중 하나를 구체적으로 해결할 수 있었다. 전자 의무 기록EHR 시스템의 효율성 개선과 같은 기술적 접근도 중요하다. 예를 들어, 중복 없고 사용자에게 부담이 되지 않는 전자의무기록 시스템은 업무의 효율성을 크게 향상시킬 수 있다. 전자의무기록은 변화와 적응이 느릴 수 있으므로, 앱을 사용하여 중복성을 줄이고 워크플로우를 개선하여 의료진이 업무에 집중할 수 있도록 도울 수도 있다. 이 해결책은 비목적적인 행정적 부담이 직무소진을 악화시키는 반면, 대부분의 의료진은 환자와의 업무에서 의미와 목적을 찾기 때문에, 임상/행정 업무 비율을 개선하면 업무 몰입도를 회복할 수 있다는 논리를 활용한다.

직무소진과 스트레스를 해결하는 것은 시스템과 개인의 공동 책임이 되어야 한다. 시스템적으로 정신건강치료에 대한 낙인을 줄이고, 기관 차원에서 직무소진의 문제를 해결하는 것은 종양전문가의 웰빙을 효과적으로 증진하고 장기적인 변화를 가져올 수 있다. 특히 종양학 분야에서는 여러 종류의 개입이 연구되고 있다. 2016년도에 ASCO는 CBT 접근법을 기반으로 종양학 펠로우들의 회복탄력성을 개발하기 위한 파일럿 프로젝트를 시작했다. '발린트' 유형의 프로세스 그룹은 종양학 임상의에게 실행 가능하고 효과적이다. 한 연구에서는, 종양전문가가 근무하는 동안의 경험을 탐색하는 미술 치료가 효과적이라고 보고하였다.

정신종양전문가는 개인 및 조직의 수준에서 스트레스와 직무소진을 해결하는 데 기여할 수 있다. 정신종양전문가는 동료들이 정신과적 평가를 받거나 커뮤니티에서 도움을 구하도록 격려할 수 있다. 동료에게 치료를 제공하는 것은 분명 까다롭고 어려운 일이지만, 비밀을 철저히 보장하며 동료를 존중하는 접근방식이 무엇보다 중요하다. 또한, 직장인 지원 프로그램employee assistance program, EAP이 잘 갖추어져 있어야 한다. 이는 직원들이 개인적이거나 직장 관련 문제를 해결할 수 있도록 다양한 상담 및 지원 서비스를 제공한다. 프로그램은 정신 건강, 법률 상담, 재정 상담 등을 포함하며, 직원의 웰빙과 업무 효율성을 향상시키고자 하는 목적으로 고용주가 비용을 부담하여 제공한다. 직업 및 예방 의학은 직무 스트레스와 직무소진 문제에 본질적으로 주의를 기울이는 분야로, 직무소진을 이해하고 해결하는 데 있어 정신의학적 관점으로 보완할 수 있다. 직무소진 치료 및 예방에 대한 접근 방식은 종종 정신의학적 관점에 대한 충분한 정보 없이 개발되어 왔다. 흥미로운 점은, 교육생들의 직무소진 수준이 거의 개선되지 않은 커뮤니케이션 기술 교육, 연구에 대한 코크란 리뷰에서, 대부분의 개입에 정신과적 개입이 포함되지 않았고, 직무소진이 주요 목표가 아니었다.

또한 정신종양학자는 개인 및 기관 차원에서 직무소진 중재 개발에 핵심적인 전문성을 발휘할 수 있다. 특히, 어려운 환자 및 가족과의 상호작용에서 종양전문가에게 대안적이고 유익한 관점을 제공하는 역할을 할 수 있다. '발린트 그룹' 모임을 통해 정신종양학자는 종양의료진이 환자와 가족과의 깊이 있는 상호작용을 통해 자신의 감정을 더 잘 이해하고, 동료와의 공동체 의식을 강화하는 데 도움을 줄 수 있다. 이러한 집중적인 상호작용은 단순한 불평을 넘어서 의료진이 자신의 감정을 이해하고 처리하는 데 중요한 역할을 하며, 공동체 내에서의 지지를 증진시키는 효과가 있다. 또한, 앞서 언급한 CBT, MBSR 또는 기타 스트레스 감소 기법을 통합한 다양한 직무소진 개입 방법을 통해, 정신종양학자는 직무소진을 예방하고 치료하는 데 필요한 도구를 제공할 수 있다. 조직 차원에서 정신종양학자는 종양전문가 그룹이 직무소진이나 정신건강 문제를 예방하거나 치료하기 위한 시스템 전반의 프로젝트를 수행하도록 지원할 수 있다. 이러한 유형의 구조적 변화는 조직 심리학적 접근법의 이점을 활용하여 조직과 종양학 종양전문가 그룹에 지속적이고 유익한 효과를 가져올 수 있다.

4. 종양전문가의 직무 스트레스와 소진 관리의 향후 방향

종양학 분야에서의 직업적 스트레스와 소진은 전 세계 종양학 커뮤니티와 개별 전문가에게 심각한 도전으로 다가오고 있다. 이 문제에 대한 관점은 단순히 개별 근로자의 인구통계학적 특성이나 개인적 강인함을 강화하는 것에서 벗어나, 근로자의 직장 몰입도와 그 부족에 대한 근본적 이해로 진화하고 있다. 종양전문가는 많은 환자 수, 행정적 요구, 비효율적인 전자의무기록 시스템과 의료 시스템 내의 중복 등의 업무 스트레스를 경험하고, 이러한 의료 시스템 내에서 임종과 임종에 근접한 환자들을 돌보는 과정에서 더욱 심화된다. 성공적인 직무소진 예방 및 관리 이니셔티브는 연구 데이터를 기반으로, 마음챙김, 인지행동치료 원칙을 통합하거나, 조직 수준의 구조적 변화와 상식적인 선험적 정책을 적용하는 방법들이 포함된다. 이러한 접근 방식은 효과적인 직무소진 관리 전략을 안내하는 데 중요한 역할을 한다.

종양학은 본질적으로 스트레스가 많은 분야이며, 현재 의료 시스템의 복잡성과 행정적 부담까지 추가되어 종양전문가의 부담을 가중시키고 있다. 이러한 문제에 대처하기 위해, 조직은 정신종양학의 관점과 의견을 적극적으로 반영하여 창의적인 해결책을 모색해야 한다. 이는 종양전문가의 웰빙을 향상시키고, 환자 치료의 질을 높이는 데 결정적인 기여를 할 수 있다. 향후 종양학 분야에서는 조직 및 개인 차원에서 지속 가능하고 효과적인 스트레스 및 직무소진 관리 전략을 개발하는 데 중점을 두어야 한다. 이는 종양전문가가 직면하는 고유의 도전을 극복하고, 의료 서비스의 전반적인 질을 향상시키는 데 필수적이다. 이와 같은 노력은 종양학 커뮤니티 전체의 건강과 장기적인 지속 가능성을 보장하는 데 중요한 역할을 하게 될 것이다.

참고문헌

1. 정신종양학입문(Introduction to psycho-oncology): 마음과 암, 그 관계를 탐구하는 학문. 국립암센터. 2019.
2. Bar Sela G, Lulav-Grinwald D, Mitnik I. "Balint group" meetings for oncology residents as a tool to improve therapeutic communication skills and reduce burnout level. Journal of cancer education: the official journal of the American Association for Cancer Education. 2012;27(4):786-9.
3. Breitbart W, Butow P, Jacobsen P, Lam W, Lam W, Lazenby M, Loscalzo M, et al. Psycho-Oncology. 4th ed. Oxford University Press; 2021.
4. Gardiner M, Lovell G, Williamson P. Physician you can heal yourself! Cognitive behavioural training reduces stress in GPs. Family practice. 2004;21(5):545-51.
5. Guille C, Zhao Z, Krystal J, Nichols B, Brady K, Sen S. Web-based cognitive behavioral therapy intervention for the prevention of suicidal ideation in medical interns: A randomized clinical trial: A randomized clinical trial. JAMA Psychiatry. 2015;72(12):1192–8.
6. Kalisch R, Müller MB, Tüscher O. A conceptual framework for the neurobiological study of resilience. Behavioral and Brain Sciences. 2015;38:e92.
7. Maslach C, Schaufeli WB, Leiter MP. Job burnout. Annual Review of Psychology. 2001;52:397-422.
8. Russo SJ, Murrough JW, Han MH, Charney DS, Nestler EJ. Neurobiology of resilience. Nature Neuroscience. 2012;15:1475–84.
9. Shanafelt TD, Noseworthy JH. Executive leadership and physician well-being: nine organizational strategies to promote engagement and reduce burnout. Mayo Clinic proceedings. 2017;92(1):129-46.
10. Sinclair S, Beamer K, Hack TF, McClement S, Raffin Bouchal S, Chochinov HM, et al. Sympathy, empathy, and compassion: A grounded theory study of palliative care patients' understandings, experiences, and preferences. Palliat Med. 2017;31(5):437–47.
11. Southwick SM, Bonanno GA, Masten AS, Panter-Brick C, Yehuda R. Resilience definitions, theory, and challenges: interdisciplinary perspectives. European Journal of Psychotraumatology. 2014;5:10.
12. Thirioux B, Birault F, Jaafari N. Empathy is a protective factor of burnout in physicians: New neuro-phenomenological hypotheses regarding empathy and sympathy in care relationship. Front Psychol. 2016;7:763.
13. West CP, Dyrbye LN, Erwin PJ, Shanafelt TD. Interventions to prevent and reduce physician burnout: a systematic review and meta-analysis. Lancet. 2016;388(10057):2272–81.
14. Zwack J, Schweitzer J. If every fifth physician is affected by burnout, what about the other four? Resilience strategies of experienced physicians. Academic medicine. 2013;88(3):382-9.

PART 20
한국 정신종양 분야의 발전과 미래

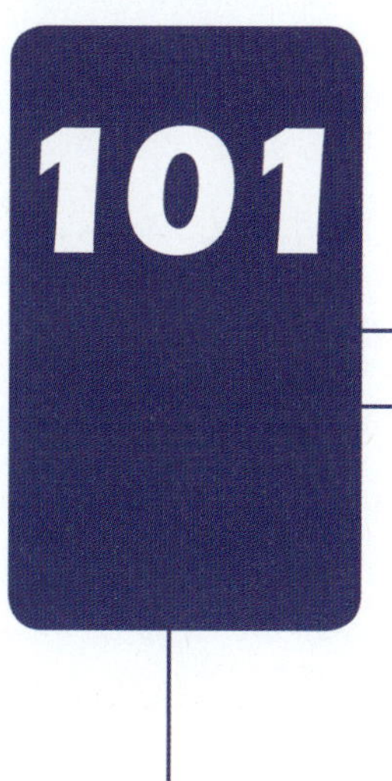

101 개요

조성진

정신종양학psycho-oncology은 'Two Major Psychological Dimensions of Cancer', 즉 정신적, 행동적, 사회적 요인들이 암의 예방, 발생, 경과, 예후에 미치는 영향들과, 역으로 모든 단계의 암으로 인한 환자와 가족과 사회의 정신사회적 고통 및 여파에 대해 포괄적으로 연구하고 진료하고 간호와 돌봄과 지지를 수행하는 분야로서, 암 예방부터 치료, 재활에 이르기까지 그 영역이 매우 넓다.

또한, '질병발생 모델disease model'과 동일한 소위 '생물-정신-사회bio-psycho-social 모델'을 구현하려는 의료적, 과학적, 사회적, 철학적 영역이므로 암의 원인 역시 '생물-정신-사회' 모델로 설명하고, 그 치료에 있어서도 당연히 세 가지 측면이 취합되어야 한다고 본다. 아쉽게도 오랜 기간 '생물'학적 치료(수술, 약물, 방사선)만이 주가 되었고 '정신-사회' 측면은 간과되어 왔는데, 바로 이 부분까지 포함하는 총체적 의료, 케어, 지지가 바로 정신종양학이다.

따라서 단순히 의료적 측면만 발전된다고 해서 정신종양학을 구현할 수는 없고, 여러 분야의 협력과 시너지가 있어야만 수행 가능하다. 실제로, 암 치료 분야와 관련 학문 분야의 동반 성장 및 사회경제적 발전과 사회복지 등 국가 수준의 향상이 담보되어야 포괄적이고 총체적인 정신종양학 구현이 가능하며, 이를 통해 암 환자와 가족의 전인적 삶의 질을 높일 수 있다.

지난 20-30년 동안 우리나라의 암 환자 수는 이전보다 더욱 증가해왔고, 암이 한국인 사망 원인 중 첫 번째를 차지한지도 오래되었다. 이와 관련하여 그동안 한국에서는 암 치료 관련 의료분야가 비약적으로 발전하였으며, 암과 직접 관련되는 정신종양학도 성공적으로 정착, 성장해왔다. 또한, 암 치료 외에 정신종양 분야와 관련되는 '학문, 법률, 제도, 정책, 사회' 측면에서도 괄목할 만한 성과들을 이루었다.

본 파트에서는 거시적인 시각에서 우리나라 정신종양학의 과거를 돌아보고 현재를 평가하며 미래를 조망하는 동시에 미시적인 시각에서 각 영역별 실제 성과들도 간단히 정리하고자 한다.

이어서, 본 교과서 전체의 맥락을 이어가며 앞으로 우리나라에서 정신종양학을 더욱 발전시키기 위한 영역별 발전 전략과 한국 정신종양학의 미래에 대해 기술하고자 한다.

한국 정신종양 분야의 정착과 발전

조성진

1. 한국정신종양학회의 역할과 사명

2005년 출발한 '한국정신종양학연구회'를 모태로 2014년 창립된 '한국정신종양학회'는 한국의 정신종양 분야 태동기에 씨앗을 뿌렸고 지금까지 한국 정신종양학의 정착과 성장을 위해 헌신해왔다.

1) 정신종양 분야의 학문을 발전시켜왔다.

한국정신종양학회는 명실공히 국내 유일의 다학제적 학술단체로서 지난 20년 동안 선진, 통합 학문에 속하는 정신종양학의 학술 영역을 이끌어왔다. 실제로 다양한 학술행사를 통해 스스로의 학문적 역량과 관련 전문가들의 학문적 성숙에 크게 기여해 왔다. 아울러 국내외에 수많은 논문을 발표하였으며 학술지, 전문서적, 안내서, 매뉴얼, 지침서 등을 출간, 번역하여 정신종양학의 현황은 물론, 이들 학술자료를 통해 국내외 학술 분야의 최근 동향과 최신 지견까지 전파하였다.

특히, 국내 암 치료 관련 학술단체들의 행사에도 적극 참여하면서 상호 간 학문적 소통을 통해 우리나라 암 관련 학문 분야의 범위 확장과 수준 향상에도 이바지하였다.

또한 한국을 대표하는 학술단체로서 국제정신종양학회, 국가정신종양학회연맹, 동아시아정신종양학회, 아시아태평양 정신종양학네트워크 등 국제단체들과의 교류와 협력을 통해 한국의 정신종양학을 세계에 알리는 한편 우리 자신의 학문적 수준도 높여왔다.

2) 암 환자와 가족을 위한 임상 분야를 정착, 발전시켜왔다.

한국정신종양학회는 의사, 간호사, 심리학자, 사회복지사, 교육학자, 종양학자, 관련 전공자 등 다학제적 전문가들로 구성되었으며, 이들 각 전문가 영역에서의 임상 분야를 통합적으로 발전시켜왔다. 예컨대, 정신종양학을 구현하는 임상(진료, 치료, 간호, 돌봄, 개입, 교육, 지지)에 필수적인 실제 개입의 기준, 원칙, 표준, 모델, 프로토콜 등을 제작, 홍보, 전파하여 왔다. 이를 통해 각 영역별 임상에서 암 환자와 가족을 위한 실제적 개입이 이루어짐은 물론 각 영역 간 통합적이고도 유기적인 협조체계가 이루어지도록 하였다. 특히 한국 상황에 적용하기 위한 표준모델의 준비 및 정착 과정을 통해 우리나라 암 환자와 가족에게 직접 다가갈 수 있는 치료, 간호, 돌봄을 더욱 가능하게 하였다.

이에 발 맞추어 우리나라의 주요 암 의료기관들에서도 정신종양학 진료 부서들을 운영하면서 임상 일선에서 암 환자와 가족을 위한 정신종양학 구현에 앞장서 왔다. 예컨대, 국립암센터와 원자력병원의 '암 환자 정신건강클리닉', 서울대암병원의 암통합케어센터, 연세암병원의 종양정신과 등이 조직되어 실제 임상에서 암 환자 진료를 선도하며 한국에 적합한 정신종양학 임상모델을 발전시켜 왔다. 결과적으로, 한국정신종양학회 소속 전문가들 스스로 각자 전문 영역의 임상 현장에서 선도적으로 활동함은 물론, 다른 임상가들에게도 실제적인 도움을 주었고 앞으로도 그러할 것이다.

3) 정신종양학 관련 정책, 법률, 제도 분야의 발전에 공헌하였다.

주지의 사실이지만, 각 국가에서 정책적, 법률적, 사회적 뒷받침이 없이는 '정신종양학'을 본격적으로 구현하는 것 자체가 불가능하다. 이러한 지지 시스템이 일정 수준 이상으로 받쳐 주어야만 정신종양 분야의 많은 활동들을 실제로 수행할 수 있기 때문이다.

이와 관련하여 한국정신종양학회는 그동안 기회가 있을 때마다 정부기관 및 관련 단체들과 협력하며 해당 분야 최고의 정통 전문가 집단으로서 한국 정신종양 분야의 진정한 발전을 위해 적극적으로 의견을 제시하고 이를 관철시키기 위해 노력을 다해왔다. 아울러, 국가 암정복기획추진단 주최의 암정복포럼 등의 행사에도 주도적으로 참여하여 우리나라 암 환자의 정신사회적 고통을 경감시키고 삶의 질을 향상시킬 수 있는 방법에 대해 토론하고 대안을 제시하여 왔다.

그 결과 한국 정신종양 분야의 제도적, 법률적, 정책적 측면에서 실로 많은 진전이 있었다.

(이 부분은 103장에서 자세히 다루기로 한다.)

4) 정신종양학의 성장 변화에 발맞추어 모든 분야의 역할을 확대해 왔다.

선진, 통합, 신생 학문 분야에 속하는 정신종양학은 그 특징에 걸맞게 모든 영역에서 빠르게 진화, 발전해 왔다. 따라서 이러한 변화에 적절하게 때로는 선제적으로 대응하는 것 또한 중요한 과업이다. 이와 관련하여 그동안 한국정신종양학회는 각 전문가별, 각 전문영역별로 새로운 길을 개척하며 한국의 정신종양학을 이끌어 왔다.

예컨대, 암 환자 케어와 돌봄의 대상도 점차 확대되어 왔다. 암 진행 단계와 관련하여 암 진단 직후, 암 초기, 적극적 암 치료, 전이, 재발, 진행암, 완치 후(암 경험자, 생존자), 완화의료, 임종시기 등에 따라 개입 대상들도 더욱 확대되었다. 이에 따라 한국정신종양학회에서는 그때마다 해당 대상들에 대한 개입기준 모델과 개입방법들도 꾸준히 제시하여 왔다. 아울러 연령별 대상 확대에 따른 개입 모델의 개발과 홍보전파에도 노력을 기울여왔으며, 특히 갈수록 비중이 더 커지는 노인, 소아청소년 등에 대한 정신종양학 모델도 발전시켜왔다. 환자 이외의 지지 대상자 측면에서도 암 환자 가족의 정신사회적 건강에 대한 개입모델들을 개발하고 이를 실제에 적용해왔다. 또한, 암 의료 영역에 종사하는 종양전문가, 간호진, 정신종양전문가 등의 직무스트레스와 소진 문제에 대해서도 체계적 지지 모델을 만들고 전파하면서 전문가들의 정신사회적 건강도 지지해왔다.

암 의료에서 새로운 진단법과 치료법이 속속 개발되고 있기 때문에 그와 관련된 문제들 역시 정신종양학의 주제로 추가되고 있으므로, 한국정신종양학회에서는 이들을 학문적으로 정립한 후 임상에 적용하고자 노력해왔다. 이렇듯, 한국정신종양학회는 암의 단계 스펙트럼에 따라 예방부터 재활까지, 대상자에 따라, 암 치료법에 따라 전체적인 대상과 범위를 넓히고 발전시키면서 지속적으로 표준모델을 업그레이드해 왔다. 앞서 강조했던 우리나라의 정책, 제도, 법률 변화에 대해서도 적극 대응해 왔음은 물론이다.

5) 한국의 사회문화적 문제점, 제한점 극복에 앞장서 왔다.

한국의 특징적인 역사적, 사회문화적, 의료적 배경에 의해 정신종양 분야에서는 오랫동안 상당한 오류와 편견들이 존재해 왔다. 예컨대, 한국 고유의 문화, 한국 고유의 유사 의료시스템, 한국 국민의 정신건강에 대한 일반적 태도, 한국의 정보통신 시스템, 일부 기관 및 전문가의 잘못된 홍보 등으로 인한 오류들이다. 이는 한국 정신종양학 발전에 큰 문제점, 제한점이 되어왔다. 실제로 정신, 심리, 사회 등의 요인과 암의 상호관계에 대해 우리 국민들이 오랫동안 인식, 판단해 온 내용들 상당수는 부정확하거나 사실과 다른 것들이었다.

이러한 문제들이 심각한 이유는, 암 환자와 가족에게 피해를 주며 암 치료는 물론 정신사회적 고통과 암의 예후에도 부정적 영향을 끼치는 요인으로 작용하고 있기 때문이다. 예컨대, 일반 국민들, 다른 의료진들, 관련 전문가들이 갖고 있는 정신종양 분야 주제들에 대한 선입견과 오해들이 암 환자와 가족을 더 힘들게 하곤 했다. 특히, 한국에서는 과학적, 임상적 근거가 부족한데도 무분별하게 시행되는 유사 의료 관련 행위들이 너무 많고, 심지어 암 치료 결과와 예후를 더 안 좋게 하는 방법들도 암암리에 많이 시행되고 있는 실정이다.

한국정신종양학회는 이러한 사회적 분위기와 문제점에 대해 적극적으로 대응하려고 노력해왔다.

과학적이고 의학적인 근거중심의 개입과 모델을 제시하여 왔으며 근거 없이 부정적인 결과를 초래하는 의료 관련 행위들을 계도하고 교정하는 데 앞장서 왔다. 아울러 정신적, 사회적 요인들과 암의 관계에 대해 환자, 가족, 국민, 전문가들 모두에게 지속적으로 올바른 내용을 안내하고 구체적 대안도 제시하여 왔다. 앞으로도 한국정신종양학회는 우리나라 사회문화적 측면의 문제점과 제한점을 극복하는 데에 지속적으로 노력할 것이다.

6) 암 관련 의료기관, 요양기관, 결사체(협회, 학술단체)를 계몽해왔다.

(위의 5) 역할과도 연관되는데) 이는 넓은 범위의 정신종양 분야에서 우리나라에 난무하는 잘못된 부분들을 한국정신종양학회가 해결하기 위해 중심을 잡으면서 올바른 방향으로 선도, 홍보해 온 역할이다. 즉, 각종 학술단체들에 대해서는 중심을 잡는 역할을, 타 의료진 및 전문가들에 대해서는 올바른 길을 안내하는 역할을, 암 환자와 가족에 대해서는 정확하고 필요한 안내의 역할을, 국민들에 대해서는 암 환자의 삶의 질과 정신사회적 측면에 대한 계몽의 역할을 수행해 온 것이다.

암 관련 통계들이 증명하듯 20여 년 전부터 암과 관련된 모든 분야들이 비약적으로 확대되면서 정신종양학 분야 내용들도 주요 이슈로 부각되었고, 이에 따라 해당 요구들도 증가하여 암의 심리사회적 측면과 관련된 무수한 정보들이 온갖 수단을 통해 유행처럼 선전되어 왔다. 그 중에는 과학적, 의학적, 합리적, 객관적 근거들을 기초로 하는 내용들도 있지만 일부는 전혀 그렇지 못한 주장들이었다. 지푸라기라도 잡는 심정의 암 환자와 가족들이 잘못된 정보들에 노출된 채 오히려 큰 피해와 좌절을 겪고 있는 상황도 많았다.

예컨대, "스트레스가 직접 암을 유발한다. 스트레스만 조절하면 만병이 치료된다. 암 치료가 안 되는 것은 환자 본인이 잘못했기 때문이다. 스트레스 조절하여 면역력을 높이면 암도 치료된다. 수술받으면 암이 더 퍼진다. 항암 치료하면 더 못 살게 된다. 자연에서 마음 치유하면 암이 낫는다…" 등의 주장들이다. 물론 일부 내용에서 약간의 개연성이 있을 수도 있지만 대부분은 극단적이고 잘못된 정보 확장과 오류들이다. 이는 양날의 칼처럼 환자와 가족에게 자책, 부담, 좌절만을 더 전가시키는 결과를 가져오기도 했다. 결국, 한국정신종양학회는 암 환자와 가족은 물론 전문가들이 정신종양 분야와 관련된 잘못된 정보의 홍수로부터 중심을 잡도록 안내하는 한편 잘못하고 있는 단체들을 선도함과 아울러 '근거 없는 의료행위, 해로운 유사 의료행위, 사이비 의료행위'가 근절되도록 역할을 해왔으며 앞으로도 꾸준히 노력할 것이다. 그것이 대한민국 유일의 정통 다학제 전문학회로서의 사명이기도 하다.

2. 정신종양 관련 분야들의 발전과 성숙

정신종양 분야에서는 다양한 전문가들이 다학제적, 다전문가적으로 역할을 분담하여 협력하기에 각 영역들의 성장과 시너지에 의해 더욱 발전할 수 있다. 아울러, 정신종양학은 의료적, 사회경제적 수준에 의해 크게 영향을 받기 때문에 일정 이상이 되어야 정신종양학을 실현할 수 있다. 그동안 한국에서도 정신종양 관련 분야들의 기여에 힘 입어 통합적으로 정신종양학이 발전하였다. 이에 정신종양학 발전의 전제가 되는 영역별 성과들을 간단히 살펴보기로 한다.

1) '종양학', '암 의료'의 성장과 기여

우리나라 정신종양학 발전에 대한 기여에서 가장 먼저 암 치료를 위한 종양학과 암 의료의 발전을 빼놓을 수 없다. 지난 20-30년 동안 종양학을 비롯한 암 관련 의료 분야는 비약적으로 발전하여 왔다. 암 의료가 이룬 성과로 인해 환자의 삶의 질과 정신사회적 건강의 중요성이 더 부각되었고 그 연속선상에서 정신종양학 역시 동반 구현될 수 있었다. 종양학은 앞으로 더 빠른 속도로 발전할 것이다. 특히 기존의 수술, 항암약물, 방사선, 호르몬 치료에 더하여 유전자 기반의 표적치료제 및 면역치료제 등도 더 많이 개발되어 암 완치, 생명연장, 암 예방, 암 정복 등이 점차 가능하게 될 것이다. 그리고 이와 맞물려 정신종양학도 발전적으로 거듭나게 될 것이다.

암 의료를 거시적 측면에서 보면 산업발전 단계처럼 1, 2, 3차로 나눌 수 있다. 정신종양학은 3차 의료 분야라고 할 수 있는데, 생물학적 신체치료 위주의 1차 암 의료가 일정 수준 이상 되어야 3차인 정신종양학의 사명들을 실천할 수 있다. 즉, 1차 의료 분야인 암 치료 방법(수술, 항암약물치료, 방사선치료, 호르몬치료 등)과 완치율이 일정수준 이상이 되어야 2차 및 3차 의료인 암 생존자 재활 및 적응, 암 예방 등 정신종양학의 영역들도 수행할 수 있게 된다. 부연하지만, 암 치료율 자체가 너무 낮아 사망률이 높은 상황에서는 1차 암 의료에 집중할 수밖에 없고 2차, 3차 암 의료(정신종양학)를 수행할 수 있는 대상 자체가 없게 된다. 따라서 아쉽게도 정신종양학은 의료 후진국에서는 제대로 수행할 수 없고 중진국 이상 선진국에서 실현 가능하며 그 질적, 양적 수준 역시 다양할 수밖에 없다. 이와 관련하여 한국의 종양학, 암 의료 수준은 세계 최고이므로 정신종양학 발전을 위한 가장 중요한 전제조건은 이미 확보된 상태이며 앞으로도 충분한 성장 여력이 있다.

2) 정신종양학 관련 학문 분야들의 발전과 기여

부연하지만, 정신종양 분야에서는 의사, 간호사, 심리학자, 사회복지사, 교육전문가, 종양전문가 등이 다학제적으로 함께 참여하고 있다. 정신종양학을 구성하는 이들 전문 분야의 발전과 상호협력이 있었기 때문에 정신종양학이 통합적 학문, 임상 분야로 성장할 수 있었다. 실제로 20여 년 전 우리나라에 본격적으로 정신종양학이 도입된 이후 이들 전문가들이 한국정신종양학회의 다학제적 인적구성의 토대가 되어 헌신해왔다. 각 분야별로 간단히 살펴보고자 한다.

(1) 정신의학

정신의학은 한국 정신종양학의 정착과 발전에 가장 중심적인 기여를 해왔다. 정신의학의 분과인 자문조정정신의학의 확장과 정신신체의학의 발전을 토대로 본격적으로 정신종양학이 성장하게 되었으며 정신종양학의 세부적 기초학문 및 임상파트 역시 정신의학 분과학회들에게서 실제적인 도움을 받아왔다. 한국 정신종양 분야의 정신의학자들은 앞으로도 타 분야 전문가들과의 교류협력을 통해 정신종양학을 한층 더 높은 수준으로 이끌 것이다.

(2) 간호학

간호학은 정신종양학과 관련되는 전문가 인원이 가장 많은 분야이고 두터운 인력층을 형성하고 있다. 오래전부터 종양간호 분야가 발전하면서 종양전문간호사들이 계속 배출되어 활동해왔다. 대한종양간호학회 등에 소속된 전문가들이 한국정신종양학회 초기부터 적극 참여하면서 한국 정신종양 분야의 발전을 견인하였다. 최근에는 호스피스 관련 간호전문가들의 참여도 확대되고 있다. 특히 간호학 전문가들은 암 환자, 가족과 가장 많은 시간을 접하면서 임상 실제의 간호, 간병, 돌봄 영역에서 가장 큰 역할을 해왔다.

(3) 심리학

임상심리학, 상담심리학 등 심리학의 분과 영역에서 암 환자에 대한 심리적 평가와 개입에 관심을 갖고 헌신한 전문가들을 통해 한국 정신종양 분야에 활용되는 중요한 성과들을 이룰 수 있었다. 특히 암 환자와 가족을 위한 다양한 심리평가도구 모델들이 개발되었으며 실제 심리프로그램 및 개입모델도 개발되어 왔고 임상에서 활발히 적용되고 있다. 암 환자를 위한 적극적인 심리치료와 관련하여 인지행동치료, 명상, 존엄치료, 의미중심정신치료, 그룹치료 등 다양한 개입방법들이 개발, 활용되어 임상에서 중요한 역할을 해오고 있다.

(4) 사회복지학

정신종양 분야에서 필수적인 영역이며 한국의 사회복지 수준 향상과 더불어 그동안 많은 성과를 이루었다. 대한의료사회복지사협회, 호스피스사회복지사협회 등의 활동이 활발했던 상황에서 교육기관과 학회의 전문가들이 정신종양학에 헌신하기 시작하면서 한국 정신종양학의 지평이 더 넓어지고 성숙하게 되었다. 앞으로 정신종양학에서의 사회복지 분야는 심리사회 개입프로그램, 복지개입, 직접적인 삶의 질 향상과 관련하여 그 역할이 더 증대될 것이다.

(5) 교육

정신종양 분야에서 암 환자와 가족을 위한 교육프로그램 수행은 필수적이다. 또한 타 의료진, 간호진 등의 전문가들과 일반인들을 대상으로 한 교육프로그램 개발과 전파 역시 중요하다. 그동안 한국에서도 교육 분야에 헌신한 전문가, 기관들에서 다양한 교육프로그램들을 개발, 시행해왔다. 한편, 한국정신종양학회에 교육 전문가들이 참여하면서 한 차원 높은 교육프로그램의 개발, 표준화, 모델 제시, 확장을 위해 적극 노력해왔으며 그 결과 정신종양 교육 분야에서 큰 발전을 이루었다.

(6) 윤리학, 종교학, 철학, 인류학, 예술

정신종양 분야에서는 '삶과 죽음, 임종기 돌봄, 연명치료 결정, 호스피스완화의료, 실존, 인류' 등과 관련되는 윤리적, 종교적, 철학적 주제들이 자주 등장하게 된다. 이와 관련하여 윤리, 종교, 죽음 관련 주제들에 대한 학문적, 다학제적, 통합적 토론들이 열렸고 이를 통해 한국 정신종양학의 외연도 더 확장되고 성숙할 수 있게 되었다. 한편 예술적 표현과 심리치료를 융합하여 발전해 온 예술치료 영역도 정신종양 분야에 활발히 응용되면서 실제적인 기여를 해왔고 그 영역이 확장되고 있다.

3) 정책, 법률, 사회, 경제, 사회복지 측면의 성숙

앞서 강조했듯 정신종양학을 실제 수행하기 위해서는 해당국가의 의료수준, 학문수준은 물론 정책, 법률, 사회경제, 사회복지 수준이 일정 이상 담보되어야 한다. 그동안 우리나라에서 이들 분야들이 지속적으로 성장해왔기에 한국 정신종양학의 발전도 뒷받침할 수 있었다.

(1) 정책 및 법률적 측면

우리나라에서도 많은 성과가 이루어졌다. 정부는 1990년대 이후 현재까지 암 정복을 위한 정책들을 수행해왔다. 국가암관리종합계획으로 1996년 제1기 암정복 10개년계획을 수립하였다. 2000년 국립암센터를 설립하여 국민을 암으로부터 보호하고 암 환자의 삶의 질을 향상시킨다는 사명을 수행하게 하였다. 암 관련 법률도 발전해왔으며, 2003년 암 관리법 제정·공포 이후 개정되어 왔다. 암 생존자들의 사회복귀, 재활 등을 위한 정책과 임종기 환자를 위한 호스피스완화의료 정책들도 추진되어 왔다. 이처럼 정책, 법률 측면에서의 성과는 한국 정신종양 분야에 큰 지원군 역할을 해왔다(다음 103장에서 '정책, 법률, 제도 측면'을 자세히 기술한다).

(2) 사회적 측면

정신종양학 관련하여 지난 20년 동안 우리나라에서는 상당한 사회적 변화와 진전이 있었다. 정신종양학을 뒷받침하기 위해서는 해당 국가의 사회적 측면의 성숙과 지지가 필수적이다. 국민들의 인식 속에 정신종양학에서 추구하는 가치들에 대한 인식과 공유가 필요하기 때문이다. 예컨대, 암 환자 및 임종기 환자들의 삶의 질, 존엄한 죽음, 생존자 재활 등에 대한 사회적 동의와 지지 분위기가 담보되지 않고는 그 주제들을 실제 구현하는 것 자체가 사상누각일 것이다. 즉, 적절한 사회적 배경이나 사회적 수준과 여건이 부족하다면 정신종양학을 구현하는 데 제한이 많다. 따라서 국민들의 인식도 필요하고, 역으로 국민들의 인식을 변화시켜 지지와 동의를 이끌어내고 사회적 합의를 도출해내는 과정도 필요하다. 그래서 지속적인 국민과의 대화, 국민에 대한 홍보를 통해 사회적 인식과 분위기를 더욱 개선, 성숙시켜 나갈 필요가 있다. 이런 점에서 그동안 한국 사회에는 긍정적인 변화들이 있었고 이는 정신종양학의 정착에 기여하였다.

(3) 경제적 측면

우리나라는 비약적인 경제성장에 힘 입어 선진국 대열에 이르게 되었으며, 이를 바탕으로 정신종양학을 구현하기 위한 경제적 토대가 상당히 이루어졌다. 실제로 한국의 정신종양학이 발전해 온 배경에는 경제적 측면도 많은 기여를 했다. 즉, 정신종양학을 실제 구현하기 위해서는 해당 국가의 경제적 수준도 담보되어야 한다. 정신종양학은 선진국의 학문, 임상 분야라는 주장들이 있는데, 개발도상국이나 후진국에서는 의지가 있어도 실제 임상에서 정신종양학의 가치들을 구현하기 어렵다는 뜻이다. 한국은 경제적 측면에서 이를 뒷받침을 할 수 있는 수준에 도달했으며 향후 더욱 효율적인 제도를 통해 정신종양학의 가치를 구현하는 것이 숙제이다.

(4) 사회복지적 측면

지난 20여 년 동안 우리나라에서는 암 환자와 가족을 위한 의료사회 복지제도, 암 환자 지원 복지제도 등이 발전되어 왔다. 실제로 암 환자와 가족의 고통을 줄이고 삶의 질을 향상시키고자 하는 사명을 가진 정신종양학을 수행하기 위해서는 사회복지제도의 정착이 선행되고 실제 복지개입이 필수불가결하다. 한편, 대부분의 암 환자와 가족들은 오랜 기간의 투병으로 인한 의료비 부담과 직장 상실 등으로 인해 경제적 어려움과 재정적 고통을 겪는다. 우리나라에서는 암 환자와 가족을 위한 재정적 지원의 기회와 규모를 지속적으로 확대시켜왔다. 2005년부터 암 환자에게 중증질환 산정특례제도를 적용하였고 2013년부터는 5%만 본인부담으로 하여 재정적 고통도 크게 줄였다. 암과 관련되는 정신과적 문제들에도 산정특례가 적용되었다. 한편, 사회복지제도 중 공공부조 영역에서는 의료급여와 기초생활보장제도를 통해, 사회서비스 측면에서는 돌봄서비스와 간병서비스 등을 통해 암 환자에 대한 지원을 강화해왔다. 특히 우리나라에서는 암 보험, 실손보험을 통해 경제적 부담을 줄이는 방법이 개발되어 왔다. 그럼에도 불구하고 암 투병 과정에서 계속 경제적 고통을 겪을 수밖에 없는 상황이므로, 앞으로 비급여 항목 등에서 사회보험 혜택을 받을 수 있는 해결책들이 더 강구되어야 하겠다.

한국의 암 관련 정책, 법률 및 제도의 발전

이현정

1. 암 관리 종합계획

1) 암 관리 종합계획

우리나라 정부는 국민을 암으로부터 보호하기 위하여 1996년부터 지금까지 네 차례 암 정복을 위한 계획을 수립하여 발표하였다.

제1차 계획은 '암 정복 10개년 계획'으로 1996년부터 2005년까지의 계획을, 제2차 계획은 2006년부터 2015년까지의 계획을 담은 '제2기 암 정복 10개년 계획'이었다. 제3차 계획부터는 5년 단위의 계획으로 수립되어 2016년부터 2020년까지의 제3차 계획을 거쳐, 현재는 2021년부터 2025년까지의 제4차 국가 암 관리종합계획이 수행 중이다.

2) 암 관리법

암 관리의 체계적 추진을 위한 법적 근거를 마련하기 위해『암 관리법』을 제정 및 개정하였다. 2000년 국립암센터법을 제정(`00.1.12.) 및 시행(`00.3.23.)하였고, 2003년 암 관리법을 제정(`03.5.29.) 및 시행(`03.11.30)하여 암 관리 종합계획을 비롯하여 암등록통계사업, 암조기검진사업, 말기암 환자관리사업의 법적근거를 마련하였다.

2007년 암 관리법을 개정 시행하여 암 예방의날, 지역암센터사업, 재가암 환자관리사업, 암 환자 의료비지원사업에 대한 법적 근거를 마련하였으며, 2011년 국립암센터법을 폐지하고 암 관리법을 전부 개정하였다(`11.6.1.).

2016년 연명의료결정법을 제정하고(`16.2.3.), 2017년 암 관리법에서 완화의료사업을 삭제하고 연명의료결정법을 시행하였다('17.7.8.).

2020년 암 관리법을 개정하고('20.4.7.), 2021년 암 관리법을 개정 시행하여 암데이터사업, 암예방사업, 발암요인 관리사업, 암 생존자통합지지사업의 법적 근거를 마련하였다.

이로써 암의 전주기를 포괄하는 근거기반의 국가암 관리사업을 추진하게 되었다.

3) 호스피스완화의료 관련 법률

2002년 '호스피스사업 활성화 추진 대책'을 발표하였고, 2003년부터 '말기암 환자 호스피스 시범사업'을 시행하였으며, 2008년부터 말기암 환자 완화의료 전문기관의 지정을 시작하였다.

2013년에는 '호스피스완화의료 활성화 대책'을 마련하였는데, ① 호스피스완화의료팀제PCT 도입 ② 가정호스피스완화의료제도 신설 ③ 완화의료기관의 병상 확대 등이었다.

2013년 「생명윤리 및 안전에 관한 법률」에 의한 '국가생명윤리위원회' 산하 특별위원회에서 '연명의료 결정에 관한 권고'를 마련하였고 이를 바탕으로 법적 근거를 강화하였다.

2016년에는 '호스피스완화의료 및 임종과정에 있는 환자의 연명의료 결정에 대한 법률'을 제정하였는데, '연명의료'란 임종과정에 있는 환자에게 하는 심폐소생술, 혈액투석, 항암제 투여, 인공호흡기 착용 등 의학적 시술로서 치료효과 없이 임종과정의 기간만을 연장하는 것을 말한다. 이 법률은 '웰다잉법', '존엄사법'으로도 언급되었으며 시범사업을 거쳐 2018년 2월부터 시행되었고 2018년 3월 27일 일부 개정되었으며 더욱 보완되고 있다.

2. 암 생존자통합지지사업

1) 암 생존자통합지지사업의 배경

암 관련 정책에서 정신종양분야가 직접적으로 언급되어 실현된 것은 제3차 암 관리종합계획이 처음이라 볼 수 있다. 제3차 암 관리종합계획에서 추진과제의 6대 분야 중 하나로 생존자 지원 분야가 선정되었고, 이와 관련하여 암 생존자 통합지지체계 구축 및 소아청소년 암 생존자 통합지지체계 구축이 추진과제로 발표되었다.

이는 암 검진 및 치료의 발전으로 암 환자의 생존율이 높아짐에 따라 암 치료 후 삶의 질에 대한 관심이 증가하였으므로 암 생존자들이 겪는 여러 어려움에 대한 지지체계를 마련하기 위함이었다.

이를 위하여 권역별 암 생존자통합지지센터를 운영하여 지역사회 기반의 암 생존자 지지체계를 구축하고자 하였으며, 암 생존자를 대상으로 신체적, 정신심리적, 사회적 영역의 프로그램 및 상담을 받을 수 있도록 인프라를 구축하였다. 이로써 암 생존자의 건강을 증진하고 사회적응 및 복귀를 도와 암 생존자와 가족의 삶의 질을 향상하고자 하였다.

2) 암 생존자통합지지사업 추진 경과

위와 관련하여 2017년 3월 국립암센터에 암 생존자지원과가 신설되었고 2017년 7월부터 암 생존자통합지지센터 시범사업이 시작되어 국립암센터를 비롯한 전국의 지역암센터 지정기관이 권역암 생존자통합지지센터(이하 권역센터)로 지정되어 서비스를 제공하게 되었다.

2017년도에 국립암센터를 비롯한 권역센터 7개소(강원, 경남, 광주전남, 전북, 제주, 충북)가 지정되었고, 2018년에 경기 권역센터, 2019년도에 부산, 대구경북, 대전, 울산 권역센터가 추가로 지정되었다.

2019년에 국립암센터가 중앙암 생존자통합지지센터(이하 중앙센터)로 지정되었고, 소아청소년 암 생존자를 대상으로 하는 시범사업도 국립암센터와 경남, 제주 권역센터에서 시작되었다.

2020년, 인천 권역센터가 추가 지정되어 전국의 모든 지역암센터에 권역센터가 지정되었고, 암 생존자통합지지사업 관련 암 관리법이 개정되어(`20.4.) 해당 사업의 법적근거가 마련되었다. 2022년 충남 지역암센터가 새로 지정되면서 충남 권역센터가 추가 지정되었고, 충북 권역센터가 소아청소년 암 생존자통합지지사업을 같이 수행하게 되었다.

3) 암 생존자통합지지사업과 정신종양학

암 생존자통합지지사업은 암 생존자와 가족의 신체/정신건강 증진을 위한 다양한 프로그램을 포함하는데, 교육 및 홍보, 새로운 일상생활 적응 지원, 역할의 재정립 등에 대한 지원도 한다. 2017년 시범사업 시작부터 권역센터에서는 암 생존자를 대상으로 운영하는 프로그램에 필수적으로 디스트레스 관리를 포함한 정신심리 영역을 포함하도록 하였다.

2019년부터는 각 권역센터에서 다양하게 운영하던 프로그램들의 질 관리를 위하여 표준화된 프로그램을 영역별로 개발해 전국 권역센터가 공통된 내용의 서비스를 제공하도록 하였는데, 2019년 성인 암 생존자 대상의 '암 생존자의 심리지지 프로그램' 3종과 소아청소년 암 생존자 대상의 심리지지 프로그램 및 소아청소년 암 생존자의 부모 대상 심리지지 프로그램을 한국정신종양학회에 위탁하여 개발하였다.

이외에도 수면위생교육, 이완훈련, 암 재발 두려움 관리 등의 프로그램이 성인 암 생존자를 대상으로 운영되고 있고, 소아청소년 대상으로도 암 재발 두려움 관리 프로그램이 개발되어 운영되고 있다.

한국의 정신종양 분야 발전을 위한 의료체계 구축

이광민

암의 모든 과정에서 정신종양의 역할은 필수적이다. 이는 암의 진단과 치료시기 및 이후 생존시기와 완화의료 영역에서 각 상황에 따라 정신사회적 디스트레스를 확인하고 관리하는 것을 포함한다. 이미 우리 사회에서는 암 조기 검진 및 치료 기술의 발달과 늘어나는 평균수명으로 인해 다수의 사람이 일생 중에 암을 경험하고 암을 관리하면서 일상의 삶을 살아가고 있다. 앞으로의 암 관리는 치료 영역에서 삶의 영역 전반으로 확장될 것이다.

다만 암 환자의 다양한 상황에서 미충족 요구를 맞추기 위한 정신종양학적 접근은 간단하지 않다. 정신종양학은 의사와 간호사, 임상심리사, 사회복지사 등 다학제적 접근을 기반으로 한다. 의료진 안에서 다양한 영역에서의 소통 및 협력도 필요하다. 적극적인 치료시기 이후 암 생존자에 대해서는 지역사회 기반의 관리도 고려해야 한다. 그리고 이러한 정신종양학적 관리는 한국의 사회문화 및 의료 환경에 맞는 현실성이 반영되어야 한다.

그간 한국의 정신종양학은 각각의 임상 현장에서 자체적인 정신사회적 관리 서비스를 제공해 왔지만, 이런 복잡한 상황으로 인해 의료전달체계를 포괄하는 체계적이고 통합된 관리는 부족한 부분이 있었다. 한국의 정신종양학이 암 과정 전반에서 필수적인 의료영역으로 정신사회적 관리를 효과적으로 제공하기 위해서는 한국 현실에 맞추어 각 의료전달체계에 맞게 단계별로 구체화된 정신종양 의료체계를 지금부터 고민하고 구축해 나갈 필요가 있다.

1. 정신종양학적 관리 체계 구축과 발전 방향

정신종양학의 의료 영역은 암 환자의 정신사회적 디스트레스를 선별하고 관리하는 것을 암 관리의 기본 영역으로 선언할 만큼 매우 중요하다. 암 환자의 정신건강 관리 필요성을 의료진과 대중이 인식하게 되며, 암을 치료하는 과정뿐 아니라 그 이후 생존 시기까지 정신사회적 관리에 대한 요구가 높아졌다. 이제는 많은 암 병원에서는 암 환자에게 선별 평가를 통해 디스트레스를 확인하고 있다. 그리고 평가 결과 추가적인 관리가 필요할 정도의 정신사회적 디스트레스를 가지고 있는 경우에는 이후 적절한 관리 서비스로 연결되는 과정을 고려하게 된다.

그렇지만 정신종양학 영역에서 디스트레스가 확인된 환자에게 미충족 요구에 대한 의료 서비스를 제공하는 방식은 각 병원마다 다양한 형태의 차이가 있다. 이런 서비스 제공의 차이는 각 병원이 가지는 의료자원이나 인프라, 진료의 영역, 환자 군에 따른 영향을 고려해야 하기 때문에 특정한 표준을 잡기가 어려운 것이 사실이다.

정신종양학적 관리 체계는 크게 3가지 모델로 구분해 볼 수 있다.

첫째로, 암 병원 내에서 암 치료와 함께 정신사회적 관리를 통합적으로 제공하는 방식이다. 암 진단부터 치료, 치료 이후의 생존자 관리와 완화치료까지 모든 관리를 암 병원 내의 인력과 인프라로 환자의 암 단계와 상태에 따라 모두 제공한다. 당연히 정신건강의학과 의료진 및 임상심리사, 사회복지사 등 모든 다학제적 전문가가 정신건강의학과가 아닌 암 병원에 통합되어 소속되어 있다. 모든 암 환자에 대해 암의 모든 과정 동안 정신사회적 디스트레스를 평가하고 각 증상의 정도에 따라 단계적으로 미충족 필요에 대한 관리가 가능하다. 정신종양학 분야에서는 가장 이상적인 형태이긴 하지만 서비스 자원 측면에서 많은 인력과 비용이 드는 방식이기 때문에 일부 대형병원에서나 가능하다. 우리나라뿐 아니라 외국에서도 흔하지 않은 특수형태라고 할 수 있다.

둘째로, 암의 신체적 관리와 정신사회적 관리가 분리되어 있는 형태이다. 대학병원이라면 소화기계 암 및 여성 암 등 암의 종류에 따라 암을 신체적으로 관리하는 센터가 운영되고 별도로 정신종양학적 관리는 정신건강의학과 영역에서 협진 형태로 진료 및 지원을 제공한다. 실제 대다수의 암 병원에서 이러한 형태로 정신사회적 디스트레스를 선별평가하고 평가 정도에 따라 정신건강의학과로 의뢰하여 진료 연계가 이루어 진다. 환자가 별도의 예약을 잡고 정신종양학 서비스를 찾아가는 불편한 구조이다 보니 실제 진료로 이어지는 경우도 적고 연계된 이후에도 지속적인 관리가 미흡할 수 있다는 단점이 있다. 더욱이 정신건강의학과 진료는 여전히 일반 대중에게 부정적으로 인식되어 있어 이러한 진료 연결성이 방해받는다. 정신건강의학과 부서도 일반 정신건강 진료를 중심으로 편성되어 있고 암 환자에게 최적화된 진료 환경도 아니다 보니 암 환자의 정신사회적 관리를 하기에는 인력 및 인프라가 맞지 않는 부분도 있다. 이런 제한점에도 불구하고 의료자원 측면에서 추가적인 부담이 적기 때문에 대다수의 암병원이 이렇게 분리된 방식의 관리 체계를 운영하고 있다.

셋째로, 최근에는 통합된 형태와 분리된 형태의 단점을 보완하는 중간 방식으로 협력형 관리 모델이 언급되고 있다. 협력 모델에서는 암 병원 내에서 기본적인 암 관리 영역으로 정신사회적 관리가 포함되는데, 효율적으로 역할을 구분하기 위해 다학제적 직군들로 구성된다. 기본적으로는 암 병원 내에서 정신종양학적 관리를 전담하는 간호사나 사회복지사가 관련 관리의 매니저로서 전체를 종합적으로 조율하는 중심 역할을 한다. 매니저는 암 병원 내에서 담당하는 모든 암 환자에 대해 디스트레스 선별검사를 주기적으로 실시하면서 정신종양학적 교육이나 지지행동요법 등 근거중심의 기본적인 관리를 수행한다. 그리고 환자의 증상 정도에 따라 필요한 경우에는 추가적인 진료 등을 연결하는 역할을 한다. 정신건강의학과 의사나 임상심리사의 기본 소속은 암 병원과 분리되어 있지만 암 병원 내에 정기적인 일정으로 상주하거나 자신의 소속에서 자문 의뢰 형식으로 진료를 볼 수 있고 심각한 환자의 경우에는 해당과로 환자를 옮겨 직접 관리할 수 있다. 신체적인 암 치료를 담당하는 의료진도 정신건강의학과 의료진과 소통하고 협력하면서 약물 치료나 사례관리 등의 정신사회적 관리에 함께 참여할 수 있다.

다양한 정신사회적 관리 모델 중, 암 병원 내에서 하나로 통합된 형태로 제공되는 모델이 가장 이상적이긴 하지만 자원이 많이 필요하여 현실성이 떨어지고, 분리된 형태는 자원은 가장 적게 소요되지만 관리의 정도가 떨어진다. 그런 점에서 협력 관리형 모델은 자원이나 제공하는 서비스 수준 면에서 가장 효과적인 관리 형태라고 할 수 있다. 정신사회적 관리의 효과적인 제공 형태에 대한 기존 여러 연구를 메타분석한 결과에서도 이러한 협력 관리형 모델이 다양한 암 병원 환경과 암 환자 군에서 효과적이라는 사실이 입증되기도 하였다. 다만 이런 협력 관리형 모델이 체계적으로 갖추어져 실제 임상에서 수행되는 병원이 안타깝게도 국내에는 거의 없다고 할 수 있다. 정신종양 분야의 선진국이라 할 수 있는 미국에서도 일부 소수의 대형 병원에서만 시행 중인 상태이고 향후 협력 관리형 모델의 방향을 정책적으로 수립하고 있는 실정이다.

정신종양 분야에 여러 진료모델이 있고 그 중에서 협력 관리형 모델이 효과적이라고 하지만, 그럼에도 각 병원마다 조직과 상황이 다르기 때문에 관리 모델을 구체적으로 어떻게 적용해야 할지에 대해서는 아직까지 일관적인 기준이 없다. 그런 이유로 미국정신종양학회APOS에서는 2017년에 다학제적 구성으로 짜인 태스크 포스를 결성하였으며, 다양한 암 관련 임상 환경과 자원을 가진 암 병원에서 정신종양학적 진료 모델을 체계적으로 구성하기 위한 기본 원칙을 만들어 2020년에 발표한 바 있다. 해당 보고서에서는 정신종양 서비스를 제공하기 위한 체계에 있어 다음과 같은 3가지 기준을 제시했다.

1. 정신종양학적 관리는 인구 집단의 건강을 위한 핵심 요소로 반드시 고려되어야 하며, 관리 제공에 대한 인구 기반 접근 방식이 필요하다.
2. 정신종양학적 관리는 자원resources과 관리수준aims, 대상범위scope, 이 3가지가 상호 연관된 요인을 고려해 구성해야 한다.
3. 암 병원은 암의 모든 영역에 걸쳐 양질의 정신종양학적 관리를 제공하기 위해 노력해야 한다.

여기서 인구집단의 건강은 해당 지역에서 정신종양 서비스를 제공받을 수 있는 암 환자와 그 가족을 포함한다. 보다 확장된 개념으로는 그 지역에서 활용할 수 있는 1차 병원을 포함한 주변 의료기관 및 의료종사자 등 의료자원까지 고려한다. 이러한 지역사회 인구집단의 상황이 전반적으로 고려되어야 건강 관리의 구체적인 목표로 보다 양질의 관리를 제공하고, 비용을 줄이는 것이 가능하다. 물론 그 구체적인 관리 방식은 근거에 기반해야 한다.

또한 해당 암 병원이 어느 정도의 자원(자본, 인력, 기술, 공간 등)을 가지고 있는가에 따라 해당 인구 집단에서 정신종양학적 관리가 어느 정도의 수준(관리의 폭과 깊이)으로 어느 정도를 대상(대상 인구)으로 삼을 것인가를 결정할 수 있다. 동일한 자본 상황에서 관리 수준이 높아지면 관리 대상은 좁아질 것이고 반대로 관리 수준이 낮아지면 관리 대상은 넓어진다. 따라서 관리의 수준과 대상은 그 병원에 해당하는 인구 집단에서 정신종양학적 측면의 우선순위를 고려하여 설정하는 것이 바람직하다.

정신종양학적 관리의 중요성을 여러 암 병원에서 인식함에 따라 많은 암 병원에서 정신사회적 디스트레스에 대한 선별검사를 기본적으로 진행하게 되었다. 선별검사만으로는 실제적인 정신사회적 관리가 실현되지는 않는다. 중요한 부분은, 디스트레스가 저명하게 확인되었을 때 적절한 정신종양학적 관리가 다음 단계로 연결되어 통합적인 평가가 이루어지고 관리가 지속되어야 한다는 점이다. 그러나 그동안은 이러한 환자 중심의 체계적인 관리가 이루어지기 어려웠다. 정신종양학 서비스로 연결되었다 하더라도 환자가 그 과정을 이해하지 못해 찾아가지 않기도 하고, 찾아갔다 하더라도 여러 관리 과정이 암 치료와 연계되지 않아 중단하는 경우도 많았다. 결국 정신종양학적 관리에서는 디스트레스를 호소하는 환자를 선별하고 관리로 연결하는 체계도 중요하지만, 이후 상황에 따라 정신사회적 미충족 필요 요구를 맞출 수 있는 근거 중심의 서비스를 꾸준히 연결하며 관리를 지속할 수 있는 체계 구축이 필요하다. 바로 그것이 앞으로 나아갈 방향이다.

한편, 많은 사람들이 암을 진단받고 치료하고 그 이후의 삶을 생존자로 살아가고 있다. 그렇기 때문에 암 치료 중에 집중되었던 정신종양학적 관리 역시 그 이후의 통상적인 삶의 환경으로 확장되어야 한다. 따라서 향후 지역사회에서 암 병원과 환자 주변 의료기관 간의 연계는 중요하다. 전반적인 정신종양학적 관리는 암 병원에서 일종의 중심축 역할을 담당해야 하지만, 암 재발에 대한 두려움과 일상회복 및 사회복귀 과정에서의 정서적인 어려움과 같은 일상 영역은 지역사회 자원을 활용하는 것이 환자 입장에서 접근성을 높이며 정신종양 관리를 지속할 수 있는 대안이 된다. 즉, 지역 단위에서 환자의 디스트레스 상태 지표를 표준화하고, 의료전달체계에 따른 의료기관 간 공유를 통해 환자의 디스트레스 상태를 지속적으로 모니터링하는 것이 중요하다.

효과적인 정신종양학적 관리 모델은 1) 암의 여러 과정에서 정신사회적 디스트레스를 빠르게 확인할 수 있어야 하고, 2) 환자가 적합한 관리를, 적합한 시간에, 적합한 장소에서, 적합한 전문가에게 받을 수 있어야 하고, 3) 환자의 암 치료와 기타 지원 치료의 결과 및 삶의 질 정도, 기타 생활 상태 정도, 의료자원의 활용을 추적할 수 있어야 하며, 4) 필요한 경우, 그 상태에 따라 재조정된 개입과 치료가 빠르게 이루어져야 한다. 그런 면에서 단순 의뢰 형식의 기존 정신종양학적 관리 모델은 한계를 가지고 있다.

결국 향후 효과적인 정신종양학적 관리 모델은 사례별로 개별화해 단계적으로 관리할 수 있는 협력 관리형 모델이라 할 수 있다. 대표적인 예로 미국 시애틀 암 관리 연합seattle cancer care alliance에서 운영하는 통합 정신사회종양 프로그램integrated psychosocial oncology program을 들 수 있다. 이 프로그램에서는 임상사회복지사가 각 암 그룹별로 주축 역할을 한다. 선별검사 및 의료진에 의해 의뢰된 환자에게 초기 정신사회적 평가를 시행하고 지속적으로 관리하도록 환자를 레지스트리에 등록한다. 추가적인 관리가 필요한 경우에는 자문을 담당하는 정신건강의학과 의사와 주기적인 사례 미팅을 연결하고, 환자와 암을 치료하는 의료진 간의 정신종양학적 치료가 연계되도록 해야 한다. 이렇게 정신종양학 팀 내에서 주축을 이루는 사회복지사는 문제해결치료, 동기부여상담, 행동활성 등 기본적인 행동치료를 수행할 수 있도록 교육을 받고 경험을 쌓아간다. 임상적으로 필요한 경우에는 이 프로그램과 연계되어 있는 정신건강의학과 의사 및 임상심리사 등 정신종양 치료진에게 보다 집중적인 치료가 가능하도록 치료 접근을 단계적으로 구분해 제공한다.

2. 정신종양학적 관리 체계 구축 과정

정신종양학적 관리 체계를 구축하는 과정은 그 사회 인구 집단의 특성, 자원의 활용도, 의료 제도 등 고려해야 할 요소가 많아 복잡하다. 그렇기에 외국의 효과적인 모델을 우리 사회에 그대로 적용하기에는 어려움이 있다. 한국의 의료제도는 여러 면에서 외국과 다르다. 우리나라에는 의료전달체계가 있으나 그 역할이 모호하게 섞여 있는 상황이다. 특히 암 치료에서는 3차 의료기관 중에서도 대형병원으로의 집중 현상이 큰 편이다. 따라서 국내 정신종양학 진료도 대형 대학병원과 국립암센터, 지방의 대학병원을 거점으로 하는 지역 암 병원 중심으로 이루어져 온 것이 사실이다. 각 3차 의료기관마다 정신사회적 디스트레스 관리가 필요한 암 환자는 많지만 암 병원에 통합된 모델이든 암 병원과 구분된 모델이든 정신종양학적 관리를 수행하기에는 의료자원과 의료제도의 지원이 턱없이 부족하다. 그러한 상황으로 디스트레스가 심해 암 치료진이 의뢰를 하거나 암 환자 스스로 도움을 요청하는 경우 외에는 종합적인 관리가 제대로 이루어지지 못했다. 국가 암 정책에 있어서도, 3차 암관리종합계획부터 암 생존자 관리에 대한 내용이 포함되었고 4차 암 관리 종합계획에는 지역 균등 암 관리에 생존자 관리가 포함되어 각 지역 암 병원마다 암 생존자 통합지지센터가 설립되었지만 아직까지 정신종양학적 관리는 기존 관리 영역에서 크게 달라지지 않았다.

암을 경험한 사람의 수는 국내에서 이미 200만 명을 훌쩍 넘어섰으며, 그 숫자는 평균 수명 상승과 의료기술의 발달로 점점 더 늘어나고 있다. 이에 따라 급성기 암 치료 이후 재발에 대한 두려움이나 일상 및 사회 복귀 과정에서 동반되는 여러 정서적인 어려움에 대한 정신종양학적 관리의 필요성은 더 늘어날 수밖에 없다. 그렇지만 이런 관리까지 할 수 있는 의료자원은 기존의 3차 의료기관에서 의료자원을 더 투자하고 늘리지 않는 한 턱없이 부족하다. 또한 암 경험자의 입장에서 치료를 받았던 3차 의료기관은 접근성 측면에서 불편하고 재발하지 않는 한 추적검사 외에는 자주 방문할 일도 없다. 우리나라 의료 특성상 1차 의료기관 대부분에서 전문의가 진료한다는 사실을 고려할 때, 향후 우리나라의 정신종양학 관리 모델 구축 과정에서 1차 의료기관을 포함한 지역사회 의료전달체계에 따른 네트워크 형태의 관리 모델도 효과적일 수 있다.

앞서 언급했던 의료체계 모델에서는 표본을 정하는 것이 불가능하다. 각각의 인구집단, 의료인력, 인프라, 가용자원, 의료제도와 경제성이 종합적으로 고려되어야 한다. 그렇기에 우리나라 현실에 맞는 정신종양학적 의료체계 모델은 보다 면밀한 조사 및 연구가 수반되며 구축되어야 한다. 따라서 여기에서는 APOS 보고서에서 제시한 원칙에 근거해서 우리나라 현실에 맞게 향후 가능할 수 있는 네트워크 모델의 기준들을 제시하고자 한다.

1. 정신종양적 관리는 지역 거점 암 병원(3차 의료기관)을 중심으로 모든 암 환자에게 기본적인 암 관리의 하나로 제공된다.
2. 모든 암 환자는 신체 활력징후처럼 정기적으로 정신사회적 디스트레스에 대한 선별 검사를 받으며 일정 수준의 이상의 디스트레스 수치가 나오는 경우 병원 전산망에 따라 자동적으로 정신종양학적 관리체계로 연계된다.
3. 정신종양학적 관리체계는 3차 의료기관 내 다학제적 팀으로 구성되고 정신종양학에 대해 체계적 훈련을 받은 간호사가 매니저 역할을 하며 연계된 환자를 조직적으로 관리한다.
4. 매니저는 선별된 환자에게 초기 정신사회적 평가를 하고 이에 따라 파악된 정신사회적 어려움 및 미충족 필요 영역에 따라 기본적인 교육과 지지, 지원을 제공하며 추적 관찰한다.
5. 환자가 암과 관련된 치료를 지속하고 있는 상황에서 정신사회적 어려움이 심한 경우, 매니저는 해당 기관 내의 정신건강의학과 전문의 및 임상심리사가 포함된 정신종양학적 진료팀으로 환자를 연계하고, 필요한 경우 암을 치료하는 의료진과 정신종양학 의료진의 소통을 연결한다.
6. 환자가 암 치료를 마치고 추적관찰 중인 상황에서 정신사회적 어려움이 심한 경우, 팀 매니저는 환자의 의료접근성에 따라 해당 기관 내의 정신건강의학과 전문의 및 임상심리사가 포함된 정신종양학적 진료팀으로 연

계하거나 해당 기관과 연계된 2차 및 1차 의료기관의 정신종양학적 진료팀으로 연계한다.

7. 정신사회적 어려움으로 정신종양학적 진료를 받는 모든 환자는 지역 거점 암 병원의 매니저가 추적 관리하며, 지역 거점 암 병원의 정신종양학 그룹은 정기적으로 정신건강의학과 전문의와 임상심리사가 포함된 다학제적 사례 리뷰 모임을 통해 복잡한 케이스에 대한 논의를 한다.
8. 지역 거점 암병원은 암의 모든 과정에 걸쳐 양질의 정신종양학적 관리가 가능하도록 그 지역 내의 1차, 2차, 3차 의료기관의 정신종양 관리 인력에 대한 정기적인 교육 및 관리를 책임지고, 표준화된 평가 방법과 추적 관찰, 사례관리에 대한 구체적인 방침을 제시하고 수행하며, 해당지역 내에서의 의료 상황에 맞게 정신종양학적 관리체계를 지속적으로 수정 보완해 나가야 한다.

위에서 제시한 내용들은 아직 충분히 연구 검증된 모델의 기준점이 아니므로 실제 우리나라에서 구축할 모델은 향후 본격적인 전문가 논의와 연구를 통해 제시하고 발전시켜야 한다. 더욱이 정신종양학적 관리 체계가 우리나라 의료체계 내에서 정착하고 발전하기 위해서는 의료 수가 등을 포함한 현실화된 정책의 수립 및 반영이 반드시 필요하다.

3. 정신종양 분야에서 의료전달체계(1차, 2차, 3차 기관)의 역할

1) 정신종양학적 진료네트워크 구축과 역할

우리나라에서 기존 정신종양학적 진료는 암을 치료하는 3차 의료기관을 중심으로 지속되어 왔다. 암 진료에 대한 산정특례 적용에 있어서도 기존에는 3차 의료기관에서만 인정을 받고 1차 의료기관에서는 인정받지 못하는 경우가 있었다.

이러한 혼란은 1차 의료기관의 의료진으로 하여금 정신종양학적 진료임에도 산정특례 적용을 하지 않거나 암 환자의 진료 자체를 꺼리게 만들었다. 암을 치료받는 동안에는 3차 의료기관에서 정신종양학적 진료를 받는 것이 접근성 및 의료 연계 측면에서도 편리하지만, 암 치료 이후 집 근처에서 1차 의료기관의 진료를 받고자 해도 어느 병원을 찾아가야 할지 막막하고 산정특례 적용도 되지 않아 진료비에 대한 부담도 가중되었다. 다행히 여러 노력으로 보건복지부나 건강보험공단에서 1차 의료기관에서의 정신종양학적 진료에 대한 산정특례 적용을 명목적으로 인정해 주고 있지만 향후 구체적인 정신종양학적 진료체계 마련을 통해 제도적으로 명문화할 필요가 있다.

향후 정신종양학 영역에서 더욱 중요해지는 생존자 관리를 고려할 때 기존 3차 의료기관 중심의 관리체계에서 1차, 2차 의료기관으로의 체계적인 확장이 필요하다. 통상적인 의료에서 의료전달체계가 환자의 심각도에 따라 1차, 2차, 3차 순으로 단계적으로 올라가는 구조(Down-Top 방식)라면, 정신종양학적 진료체계는 3차 의료기관에서 암 치료를 받고 이후 암의 상황에 따라 일상 생활에서 관리를 받는 식으로 3차, 2차, 1차 순으로 단계적으로 내려가는 구조(Top-Down 방식)이다. 그렇지만 아직까지 이러한 방식의 정신종양학적 관리체계는 시작 단계이기에 1차 및 2차 의료기관이 정신종양학의 영역에서 어떤 역할을 맡아야 하는지 난감한 측면들이 있다. 여기에서는 향후 구축되어야 할 의료전달체계에 따른 정신종양학적 진료 네트워크에서 각 의료기관이 맡아야 할 역할들을 언급하고자 한다. 우리나라의 의료 현실이 외국과 다르고 이러한 진료 네트워크도 아직 시작 단계이므로 향후 추가적인 논의와 연구를 거쳐 우리나라 실정에 맞게 현실적으로 적용할 수 있는 구체적인 역할 지침들을 만들어가야 하겠다.

2) 1차, 2차, 3차 의료기관의 역할

(1) 3차 의료기관

3차 의료기관의 경우, 해당 기관 내에 정신종양학 영역을 정착시키면서 병원 내에서의 연계된 관리 체계를 구축하는 것이 우선된다. 이는 앞서 언급한 협력형 모델을 병원 상황에 맞게 적용하고 수정 발전시키는 것이다. 의료전달체계 네트워크에서는 지방 거점 암센터가 그 지역에서 정신종양학적 관리체계의 구심점이 되어야 한다. 무엇보다 지속적인 인적자원 개발과 교육 훈련을 통해 정신건강의학과 전문의 및 임상심리사, 간호사, 사회복지사 등 다학제적 정신종양 분야 전문인력을 확보해 가는 것이 중요하다. 정기적인 교육 과정을 만드는 것이 이상적이긴 하지만 기관에 따라 현실적인 어려움이 있는 경우에는 국립암센터에서 진행하는 정신종양학 전문과정을 활용하는 것도 가능하다. 이러한 인력 관리는 정신종양학 영역을 1차 및 2차 의료기관으로 확장하는 데에도 중요하다. 이 같은 교육훈련 과정에 참여한 1차, 2차 의료기관을 지역 거점 암센터와 연계하여 암 치료 이후 접근성이 나은 지역 환경에서 진료를 지속하고 싶어 하는 환자에게 해당 의료기관들의 리스트를 제시할 수 있다.

연계된 진료를 위해서는 3차 의료기관에서 정신종양학적 평가 및 진료에 대한 기준을 지역 상황에 맞게 마련해서 제시하고 이와 관련된 의료정보를 종합적으로 취합해 환자의 상태가 변하더라도 그에 맞게 정신종양학적 관리를 지속할 수 있도록 한다. 또한 1차 및 2차 의료기관에서 자체적으로 진료하고 있는 암 환자에 있어서는 해당 기관에서 인프라 부족으로 제공할 수 없는 정신종양 관리를 3차 의료기관으로 연계해 미충족된 영역을 관리할 수 있다. 정신종양학적 진료를 어느 의료기관에서 받고 있더라도 사례관리는 3차 의료기관에서 담당하고 종합하여, 환자의 암 상황이 바뀌어도 연속적인 관리가 가능하도록 한다. 지역사회의 의료 환경 및 인구 집단의 요구에 따라 정신종양학적 관리 체계의 수정 및 발전을 주도하는 것도 3차 의료기관의 역할이다.

(2) 2차 의료기관

정신종양 분야에서 2차 의료기관의 역할은 해당 2차 의료기관 자체가 어떤 진료를 지향하는가에 따라 차이가 난다. 암의 진단 및 치료를 담당하고 있다면 지역 거점 암센터의 정신종양 관리체계와 연계해 기본적인 정신종양학 관리 역할을 하도록 한다. 만약 인력이나 인프라 측면에서 해당 2차 의료기관이 정신 종양학적 관리를 담당할 여력이 부족하다면 3차 의료기관으로 연계해 해당 기관에서 관리하거나 정신종양학적 진료가 가능한 1차 의료기관과도 협력할 수 있다. 이 경우 환자가 여러 병원을 따로 방문하는 것보다는 해당 2차 기관에서 환자의 정보를 3차 의료기관으로 전달하고 환자에게 연결하여 안내하는 것이 바람직하다. 한편, 최근에는 2차 의료기관 중 암 요양병원이 늘어나고 있다. 암을 치료하는 동안 집에서 지내는 것이 부담스러운 경우 입원해서 신체적 관리를 받고자 하는 환자들이 대부분 이러한 병원을 선택한다. 암요양병원이 외국에는 흔하지 않은 우리나라의 특수한 영역이고 대개 3차 의료기관에서 진료를 받는 사이 일시적으로 머무는 기관이므로 아직까지 정신종양학적 관리를 어떻게 연계할 것인지에 대해서는 논의가 부족하다. 대부분의 환자가 암을 치료하는 과정에 있는 만큼, 향후 암요양병원과 3차 의료기관 간의 정신종양학적 연계에 대해서도 현실적인 고민과 논의가 필요하다.

(3) 1차 의료기관

1차 의료기관은 향후 정신종양학적 영역에서 특히 생존자 관리에 있어 주요한 역할을 할 수 있다. 한편으로 1차 정신의료기관에서는 일반 정신의학 영역의 진료가 우선시되기에 정신종양학적 의료 체계와 연계되기 어렵다. 고무적인 것은 최근 정신의학의 진료 영역이 과거 중증정신질환 중심에서 스트레스를 포함한 경증질환으로 확장되면서 1차 정신의료기관에서 의사나 환자 모두 암과 관련된 디스트레스를 관리하기에 보다 적합해진 측면이 있다.

1차 의료기관에서 정신종양학 영역의 진료가 시작되는 방식은 두 가지로 나뉜다. 하나는, 1차 의료기관이 의료의 첨병 역할을 하는 만큼 암 환자 스스로 정신적인 어려움을 호소하며 의원을 찾아갈 수 있다. 이 경우에는 건강검진에서 암이 의심되지만 아직 정밀검사 결과를 모르는 상태에서 심한 불안을 경험하는 상황 등 3차 의료기관의 정신종양 관리에서는 사각지대에 있는 환자도 있다. 암 환자 중 증상이 경미하거나 접근성이 편해서 3차 의료기관을 방문하지 않고 바로 1차 의료기관을 찾아갈 수도 있다. 다른 경우는 3차 의료기관에서 정신종양 진료를 받다가 암 치료가 끝나고 추적검사도 간간이 하는 상황에서, 3차 의료기관 진료가 불편해 집 근처 1차 의료기관으로 연계되는 상황이다. 이 경우에서는 3차 의료기관 진료의 연장선상에서 진료를 이어 나가면 된다. 다만 일반적인 1차 의료기관의 정신건강의학과 전문의는 암과 관련된 여러 상황이 낯설 수밖에 없다. 암 환자의 여러 정서적 상태와 암의 진행 상태에 따른 다양한 내외과적 치료 과정이나 여러 가지 항암제들과 정신약물 간의 상호작용 등에도 익숙하지 않다. 따라서 1차 의료기관에서 정신종양 진료를 수행하기 위해서는 관련된 전문 교육과정을 이수하고 진료 경험을 쌓는 것이 필수적이다.

1차 의료기관에서 정신종양 진료를 할 수 있는 기준을 충족한 경우, 지역 거점 암센터에서 진료 연계 의료기관으로 인증서 등을 제공하고, 공식적인 리스트를 통해 암 환자가 필요한 경우 해당 의원에서 진료받을 수 있도록 홍보도 가능하다. 3차 의료기관에서 지속적인 사례 관리를 하면서, 1차 의료기관에서 정신종양 진료를 받더라도 암의 상황과 디스트레스 상황에 따라 2차 및 3차로 다시 연계하는 것도 가능하다. 이를 위해서는 1차 의료기관에서도 3차 의료기관과 동일한 표준 척도로 환자를 평가하고 관련 정보들을 공유할 수 있는 시스템도 갖춰야 한다. 무엇보다 1차 의료기관에서의 정신종양학적 진료를 확대하기 위해서는 암 환자에 적용되는 산정특례가 1차 의료기관 해당 전문의의 판단에 따라 적용 가능하도록 정식 문서화되는 등 필수적인 제도적 뒷받침도 필요하다.

4. 맺음말

앞으로 암 경험자 수는 증가할 수밖에 없고 더 많은 암 경험자가 일상생활을 살아갈 것이다. 암 관리가 단순 치료에서 삶 전반의 영역으로 확장되면서 그만큼 앞으로 정신종양학적 관리에 대한 수요도 늘어날 것이다. 현재 우리나라도 이미 정신종양 영역의 수요가 관리공급을 초과한 상황이나 앞으로 더욱 악화될 것이다. 결국 기존 정신종양학적 관리 체계로는 암 환자에게 적합한 서비스 제공이 불가능하다. 그렇기에 우리나라 현실에 부합할 수 있는 정신종양학적 관리 체계가 필요하며, 체계적인 인력관리와 인프라 확보를 통해 3차, 2차, 1차 의료기관이 함께 협력하는 네트워크형 체계가 가능한 방식으로 제안된다. 정신종양학적 관리는 단순히 선별검사를 통해 디스트레스를 확인하는 데서 끝나지 않는다. 초기 선별검사 이후 보다 전문적인 필요 영역에 부합하는 추가적인 관리 제공이 필수적이다. 따라서 해당 지역사회에서 의료자원과 관리 정도 및 관리 대상을 균형 있게 설정하고 양질의 정신종양학적 관리가 가능하도록 연계체계를 구축하고 이를 수정, 발전시키기 위해 지속적으로 노력해야 하겠다.

참고문헌

1. 3차 국가암관리 종합계획. 보건복지부. 2016.
2. 4차 국가암관리 종합계획. 보건복지부. 2016.
3. Andersen BL, Dorfman CS. Evidence-based psychosocial treatment in the community: considerations for dissemination and implementation. Psycho-Oncology. 2016;25(5):482-90.
4. Kusch M, Labouvie H, Schiewer V, Talalaev N, Cwik JC, Bussmann S, et al. Integrated, cross-sectoral psycho-oncology (isPO): a new form of care for newly d iagnosed cancer patients in Germany. BMC Health Services Research. 2022;22(1):543.
5. Pirl WF, Greer JA, Gregorio SD, Deshields T, Irwin S, Fasciano K, et al. Framework for planning the delivery of psychosocial oncology services: An American psychosocial oncology society task force report. Psycho-Oncology. 2020;29(12):1982-7.
6. Vaccaro L, Shaw J, Sethi S, Kirsten L, Beatty L, Mitchell G, et al. Barriers and facilitators to community-based psycho-oncology services: A qualitative study of health professionals' attitudes to the feasibility and acceptability of a shared care model. Psycho-oncology. 2019;28(9):1862-70.
7. Zimmermann-Schlegel V, Hartmann M, Sklenarova H, Herzog W, Haun MW. Accessibility, availability, and potential benefits of psycho-oncology services: the perspective of community-based physicians providing cancer survivorship care. The oncologist. 2017;22(6):719-27.

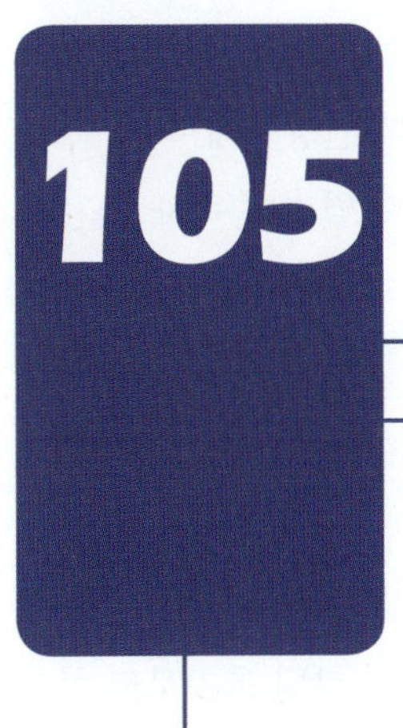

한국 정신종양학의 발전을 위한 분야별 전략

조성진

서론에서 기술했듯 정신종양학은 암의 예방부터 암 치료 과정은 물론 암 치료 이후 재활에 이르기까지 대상 학문, 임상 영역이 매우 넓다. 정신종양학 선진국은 물론 우리나라에서도 암 환자와 가족에 대한 정신사회적 측면까지 취합해서 포괄적이고 질 높은 의료를 수행하고 있다. 향후에도 정신종양학과 관련되거나 연속선상에 있는 여러 분야와의 협력이 적극 필요하다.

1. 정신종양 학술분야 단체들의 역할과 교류

1) 한국정신종양학회의 역할과 사명

앞에서 자세히 기술했듯이 한국정신종양학회는 한국의 정신종양학을 선도하는 정통 전문가들의 '유일무이한 다학제 학회'로서 정신종양 분야에서 정통성과 이니셔티브를 갖고 오랫동안 올바르게 선구자 역할을 해왔다. 실제로 다양한 측면에서 한국 정신종양학을 발전시키며 헌신해왔다. 한국정신종양학회의 역할과 사명에 대해서는 앞부분에서 자세히 기술하였으므로 참고하면 그동안 어떤 노력들을 해왔는지 잘 알 수 있다. 각 역할의 제목들만 부연하면 다음과 같다: 첫째, 정신종양 분야의 학문을 발전시켜왔다. 둘째, 암 환자와 가족을 위한 임상 분야를 정착, 발전시켜왔다. 셋째, 정신종양학 관련 정책, 법률, 제도 분야의 발전에 공헌하였다. 넷째, 정신종양학의 성장 변화에 발맞추어 모든 분야에서의 역할을 확대해왔다. 다섯째, 한국의 사회문화적 문제점, 제한점 극복에 앞장서 왔다. 여섯째, 암 관련 의료기관, 요양기관, 결사체(협회, 학술단체)를 계몽해왔다.

한국의 암 환자와 가족, 한국 정신종양학의 성숙을 위한 이 모든 노력들은, 정신종양학의 진정한 발전 및 학회의 정통성과 전문성을 담보로, 대한민국 정부기관 및 모든 관련 단체와 기관들을 올바른 방향으로 선도하기 위해서라도 필수불가결한 열정의 발로이다. 앞으로도 한국정신종양학회는 한국 정신종양학의 발전을 위해 가장 선두에 서서 그동안 해왔던 사명과 역할들을 더 잘 수행하기 위해 최선의 노력을 다할 것이며, 바로 이러한 연장선에서 본 '교과서'를 집필, 출간하게 되었다. 한국정신종양학회 회원들의 순수한 학문과, 임상적 경험과 공감의 열정이 녹아 있는 이 교과서를 대한민국의 환자, 가족, 국민, 학생, 전문가들에게 바친다.

2) 정신의학

앞서 강조했듯이 정신의학은 우리나라 정신종양학에서 가장 중추적인 역할을 담당하고 있는 분야이다. 실제 정신종양학 전문가들 중에 정신과의사들의 참여와 기여 정도가 가장 크다. 또한 한국정신종양학회 창립 초기부터 현재까지 참여, 헌신해온 전문가들 중에 정신과의사들이 가장 많기도 하다. 향후에도 정신의학 영역들의 도움이 정신종양학의 발전에 매우 중요할 것이다.

특별히 정신종양학에 직접 기여해온 정신신체의학, 자문조정정신의학, 약물정신의학 분야들의 협조는 앞으로도 필수적이다. 앞에서도 강조했듯 이 분야들의 도움으로 정신종양학이 본격적인 궤도에 오르고 더욱 발전할 수 있었다. 향후에도 정신신체의학 등의 전문가들은 한국정신종양학회의 대들보로서 타 분야와 지속적으로 협력하며 한국의 정신종양학을 더욱 발전시켜 나갈 것이다.

이어서, 연령에 따른 두 가지 영역의 역할을 강조한다.

첫째, 소아청소년정신의학 분야이다. 소아청소년암 영역에서도 정신과적 문제가 중요하게 대두된다. 특히 암 치료 과정과 연령에 따라 성장 및 발달단계가 다른데 이를 기초로 접근하기 때문에 소아정신종양학이나 소아호스피스에서는 소아정신의학적 이론과 경험이 필수적이다. 결국 소아정신의학의 발달이론들과 주요개념들은 물론 치료프로그램들이 소아암 환자와 가족에게 실제적인 도움을 준다. 특별히 소아청소년 시기의 암 환자에게 특징적으로 추가되는 문제들은 심각하고 다양한데, 암 및 암 치료 관련 신체증상과 정신증상으로 인해 오심 및 구토, 외모변화, 학교적응문제, 학습장애, 발달장애, 사회기술문제, 부모문제, 가족문제 등이 대두된다. 국내 일부에서도 소아청소년 암 환자들을 대상으로 다양한 심리사회적, 정신의학적 치료와 프로그램을 수행하고 있지만 향후 더욱 활성화되어야 하며 소아청소년정신과 전문의의 협조도 필요하다.

둘째, 노인정신의학 분야이다. 암은 노령인구에서 더 흔하게 발병되므로 암 환자들 대부분은 노인이다. 따라서 노인정신의학과의 연계도 강조된다. 최근 노인전문병원, 노인요양병원, 노인병센터 등의 개념으로 운영되고 있는 기관들에서 정신종양학과 겹치는 의료도 수행하고 있다. 노인정신의학에서는 실제 문제에서 정신종양학적 이론과 경험을 준용하는 경우가 많으므로 노인정신의학의 학문적 이론과 경험들이 취합되면 좀 더 실제적이고 질 높은 정신종양학 구현이 가능하게 될 것이다.

3) 간호학

부연하지만, 간호학 분야는 한국 정신종양학의 발전에 중추적인 역할을 해왔다. 실제 한국의 암 환자 간호 영역에서 가장 많은 역할을 해 온 종양간호학회의 전문가들이 한국정신종양학회에 주도적으로 참여하면서 정신종양 분야의 발전을 위해 크게 헌신해왔다. 앞으로도 종양간호 분야와 정신종양 분야의 동반 성숙이 요구되므로 양쪽에서 활동하는 전문가의 역할은 매우 중요하다. 한편, 정신종양학과 연속선상에서 겹치는 호스피스완화의료 영역 전문 간호사들의 참여도 계속 늘어나고 있으며 향후 정신종양학의 확장과 성숙에 기여할 것으로 보인다. 이들 전문가들 통한 호스피스간호 분야와 정신종양 간호 분야의 동반 발전도 기대된다.

4) 심리학

앞에서 강조했듯이 암 환자와 가족을 위한 심리학적 평가와 개입프로그램 개발을 수행해 온 심리학 전문가들이 한국 정신종양학의 발전에 크게 기여해왔다. 정신종양학에서 중요한 영역인 심리사회적 평가도구 개발, 삶의 질 관련 도구 개발 등 수많은 심리평가 도구들이 이들 전문가를 통해 개발되고 개정되었다. 앞으로도 여러 상황과 요구에 맞게 새로운 심리학적 평가도구들이 개발될 것이다. 또한 그 도구들이 전파되고 전국적으로 표준화되어 유용하게 사용될 것으로 기대된다. 한편, 실제 심리개입 프로그램 및 심리치료 역시 꾸준히 발전하여 왔고 이는 학술이론과 임상 모두에서 중요하다. 심리학자들은 이러한 프로그램 기획, 구성, 운용, 평가에서의 전문가이므로 앞으로도 타 전문가들과의 협력을 통해 정신종양학을 더 풍성하게 해줄 것으로 기대한다.

5) 사회복지학

거듭 강조하지만, 정신종양학의 사명과 역할을 수행하기 위해서는 사회복지 분야의 개입과 지지가 필수적인데, 한국의 사회복지 전문가들 역시 정신종양학의 발전에 기여해왔다. 사회복지의 영역은 넓은데 실제 복지개입부터 프로그램 수행 및 심리사회적 지지까지 다양하다. 따라서 앞으로도 사회복지 전문가들의 도움이 더 필요하다. 아울러 좀 더 이른 시기부터 활발히 활동하고 있는 호스피스사회복지 분야 전문가들의 협력도 요구된다. 그렇게 되면 더 풍성하고 질적으로 수준 높은 정신종양학적 사회복지개입이 가일층 발전할 것이다. 참고로, 미국이나 캐나다 등에서는 정신종양 분야에서 사회복지 전문가들이 참여하는 역할과 비중이 크다. 그들 국가의 역사적, 사회문화적 배경이나 교육수련 제도를 보면 이해가 되는데, 향후 우리나라에서도 국가 수준의 향상과 맞물려 사회복지 분야가 더 성장할 것으로 기대된다.

6) 교육

정신종양 분야에서 교육 파트는 날이 갈수록 더 중요해지고 있다. 암 환자와 가족들이 제대로 알고 대처하도록 돕기 위해서는 교육적 개입이 필수적이기 때문이다. 물론 정신의학, 간호학, 심리학, 사회복지학 등 주요 분야에서 교육 프로그램을 운영해 왔고, 각 기관 및 단체에서도 자체적으로 교육프로그램을 운영하고 있다. 하지만 본격적으로 교육에 집중하면서 환자, 가족, 의료진, 일반인 등을 대상으로 한 전문 교육프로그램 개발과 수행을 하는 부서는 반드시 필요하다. 앞서 언급했듯이 한국에서도 각 기관들에서 교육부서를 운영하고 있지만, 특히 삼성서울병원 암교육센터는 우리나라에서 이 부분을 선도해오면서 다양한 교육프로그램들의 실제 모범모델을 제시해왔다. 앞으로도 교육 분야가 독립된 영역으로써 다른 분야들과 시너지를 내도록 하는 게 필요하다.

7) 윤리, 종교, 철학, 예술

주지의 사실이지만, 정신종양 분야에서는 '윤리적, 종교적, 철학적, 실존적' 이슈들이 자주 등장할 수밖에 없다. 특히 암 치료과정에서 또한 말기 암 환자의 임종과정에서 여러 가지 의료윤리 문제가 등장한다. 예컨대, 삶과 죽음과 관련된 생명윤리 문제들이며 '생명연장치료, 환자의 알 권리, 사전의사결정서, 의미 없는 치료의 중단, 임종통고, 안락사, 장기기증, 연명치료' 등은 중요한 사안들로써 신중한 절차와 합의가 필요하다. 향후에는, 의료윤리 개념과 원칙을 바탕으로 정신종양학 및 호스피스에서의 중요한 윤리적 주제들에 대해 관련 전문가들이 더욱 관심을 갖고 임상현장에서 항시 드러나고 있는 윤리적 갈등과 문제들에 대해 합리적이고 체계적인 접근을 하도록 해야 한다.

이를 위해 윤리, 종교, 철학 분야의 전문가들로부터 지속적으로 자문과 협력을 구할 필요가 있다. 한편, 예술과 심리치료 양자를 전공하고 융합한 전문가들이 예술치료 분야를 발전시켜왔고 정신종양학과 호스피스완화의료 분야에서도 역할을 수행해왔다. 앞으로도 미술, 음악, 무용 등 예술치료 전문가들이 정신종양 전문가들과 교류하면서 더욱 과학적이고 유용한 예술치료 프로그램을 개발, 수행하여 암 환자와 가족들에게 많은 도움이 되기를 기대한다.

2. 정부기관, 공식조직, 자발적 결사체와의 협력 및 국제교류

정신종양 분야에서는 정책, 법률, 제도 측면의 뒷받침이 필수적이므로 정부기관이나 공식조직과의 교류도 중요하다. 또한 환자단체, 학술단체 등 자발적 결사체와의 협력은 물론 국제교류 역시 미래의 정신종양 분야 발전을 위해 꼭 필요하다.

1) 공식적 조직(정부기관, 교육기관, 언론기관)

정신종양학이 발전하기 위해서는 공식조직인 정부기관 및 유관 기관의 뒷받침이 필요하다. 실제로 관련 기관들과의 협조와 지지가 없이는 정신종양학의 가치들을 구현하기 어렵다.

(1) 정부기관과의 연계

보건복지부 질병정책과, 국립암센터 정책부서, 암정복추진기획단 등 정부의 암 관련 기관들의 협조는 정신종양학 발전의 기본 요건이기도 하다. 이들을 통해 정신종양학에 연계되는 암 관련 제도와 정책을 더 발전시켜 나갈 수 있다. 즉, 정부기관들에게 최일선의 상황과 요구를 피드백해 주고 역으로 정부기관의 정책들을 일선에 잘 정착시키도록 하는 역할을 해야 한다.

(2) 교육기관과의 연계

정신종양 분야를 교육하는 대학, 교육부서 등에서 전문분야들에 대한 교육 및 연수가 필요함은 아무리 강조해도 지나치지 않다. 정신종양학은 아직 그 저변이 크게 확대된 상태는 아니며, 교육 과목 및 교육 내용 등도 아직 충분히 정착되지는 않은 단계이다. 한국정신종양학회에서는 지속적으로 학술행사 및 관련 행사들을 통해 미래의 전문가들을 교육하고 훈련시키는 데 힘써왔다. 본 정신종양학 한글판 교과서 역시 향후 교육 측면에 크게 기여할 것이다. 그 동안 우리나라 의료기관들의 교육 부서에서도 정신종양학 내용을 일선에 적용하도록 하는 교육 프로그램을 활발히 운용해왔으며 앞으로도 그 질적, 양적 수준을 높여갈 것으로 기대한다. 이렇게 1차, 2차 교육기관 및 의료기관 등에서 교육과 훈련을 통해 한국의 정신종양학 전문가들을 계속 양성해 나가야 하며, 이를 위해 한국정신종양학회가 최일선에서 노력하고 있다.

(3) 언론기관 및 홍보단체와의 협력

정신종양학의 가치와 철학 전파, 실제 임상 측면 안내, 잘못된 인식과 선입견 개선, 근거 없는 방법들의 교정 등의 역할에서 언론기관은 첨병에 속한다. 실제로 많은 국민들이 암으로 인한 고난을 겪고 있으므로 이들의 정신사회적 고통을 포함한 전체적인 내용들을 잘 홍보하고 올바른 분위기를 조성하는 데 언론기관이 중심을 잡아주어야 한다. 우리나라에서는 특유의 역사적, 문화적, 의료적 배경으로 인해 암 관련 의료 영역에서 너무 많은 왜곡된 정보들이 난무하고 있다. 이들에 대한 해결책과 올바른 길을 제시함에 있어 한국정신종양학회의 역할이 매우 중요하며, 언론 및 홍보기관에서 이 측면을 제대로 다루어 주어야 한다. 그래야 궁극적으로 암 환자와 가족, 일반 국민들이 좀 더 바람직한 길을 갈 수 있게 될 것이다.

2) 암 관련 주요 학술단체와의 교류 협력

우리나라에는 정신종양 분야와 직접 연계되는 단체들이 많이 있다. 암 관련 학술단체들과의 교류는 해당 단체의 전문가들에게 직접적으로 도움을 주는 동시에 정신종양 분야에 대한 홍보와 저변확대의 좋은 기회가 된다.

(1) 암 치료와 직접 관련되는 학술단체들과의 교류, 협력

한국정신종양학회 및 전문가들은 그동안 암 관련 학회의 학술대회, 행사에 적극 참여하면서 교류 협력에 노력을 기울여왔고 앞으로 더 매진할 것이다. 대한암학회는 우리나라 전체의 암 관련 학회를 통합하는 대표단체이므로 가장 큰 비중을 차지한다. 또한 유방암학회, 폐암학회, 대장암학회 등 각 암 종류별 학회와도 추가되는 주제들에 대해 실제적인 상호 협조를 할 수 있다. 아울러 방사선종양학회, 항암요법학회 등 특정한 치료 방법과 관련되는 학술단체와의 교류 역시 필요하며 치료방법 관련 문제들에 대해 실제적인 토론도 할 수 있다. 이를 통해 암 학술단체들의 전문가들이 가장 어려워하는 정신의학적, 심리적, 사회적 문제들에 대해 실제적인 도움을 줄 수 있고, 정신종양학 전문가들 또한 그들의 피드백을 통해 더 성장할 수 있다. 이러한 교류는 궁극적으로 암 환자들을 위한 치료, 지지, 개입, 재활 등 모든 측면에서 실질적인 성과로 이어질 수 있다.

(2) 호스피스완화의료학회와의 협력(Part 16. '호스피스완화의료' 내용 참고)

호스피스는 임종이 일정기간 내로 예견되는 환자와 가족의 신체적, 정신적, 사회적, 영적, 문화적 고통을 경감시키고 그들의 삶의 질이 최대한 향상되도록 도와주면서 임종과정이 존중되도록 하는 총체적인 의료와 케어의 영역이다. 호스피스완화의료와 정신종양학은 매우 긴밀하게 연관되는데, 환자와 가족의 삶의 질 향상, 총체적 도움, 다학제적 접근, 가족치료, 심리사회적 프로그램 등에서 그 철학을 공유한다. 실제로 암의 단계와 관련하여 정신종양학과 호스피스완화의료는 연속선상에서 이어지므로 향후 두 분야의 협력이 더욱 권고된다. 두 학회는 (물론 호스피스완화의료학회는 암 이외의 질환들도 포함하지만) 암 환자와 가족의 총체적 고통경감 및 삶의 질 개선에 헌신한 우리나라 최고 전문가들의 '정통 다학제 학회'이며, 따라서 권위와 정통성을 부여받아 선구자 역할을 해오고 있는 중요한 두 축이다.

3) 암 관련 자발적 결사체(협회, 환자 및 가족 단체, 시민단체)와의 교류

암 환자를 대상으로 자발적으로 조직된 다양한 결사체들이 국내에서 활동하고 있다. 이들은 일차적인 학술단체는 아니지만 학술영역을 포함하여 전반적인 문제들에 대해 관심을 갖고 매우 다양한 활동을 하고 있다.

먼저, 대한암협회는 가장 대표적인 협의단체이며 다양한 인적구성과 사명을 갖고 오랫동안 중심 역할을 해왔다. 이와 비슷한 협회 형태의 결사체들이 우리나라에 많이 존재하면서 다양한 역할을 하고 있으므로 이들과의 교류 역시 앞으로 더 필요할 것이다. 또한, 암 환자들이 많이 이용하고 있고 암 환자들의 일상생활과 의료, 간호 영역에서 점차 그 역할이 커지고 있는 요양병원들의 협의체(요양병원협회)와의 협력도 중요하다. 이러한 협회, 협의체들과의 교류를 통해 정신종양학을 전파함은 물론 어려운 문제들의 해결에도 직접 도움을 줄 수 있다.

아울러, 암 환자단체, 가족단체 등은 자신들의 의지와 합의로 결사체를 조직하여 가장 일선의 고통과 요구를 전하고 있다. 정신종양학 전문학회, 전문가들은 이들에게 정확하고 올바른 의학정보, 간호정보, 사회복지 정보, 고통경감 및 대처 정보 등을 잘 제공해야 한다. 앞으로 이들과의 교류를 확대하면서 정신종양학의 진정한 가치를 구현할 수 있다. 시민단체 역시 국민들의 자발적 의지에 따라 결성되어 암 환자와 가족의 인권, 복지를 위해 앞장서 왔다. 이들의 인식과 요구에 대해서도 귀를 기울이는 한편 역으로 시민단체들에게 정신종양 분야에 대한 올바른 정보를 제공해야 한다.

4) 암 관련 의료 분야(보완대체, 통합, 기능, 영양, 자연치료)와의 교류

이들 분야에서는 정신종양학과 직접 관련되는 주제들을 많이 다루고 홍보하면서 각자의 개념과 입장에서 활발히 활동하고 있다. 이들은 대부분 우리나라에서 아직 정통 의료의 중심에 있지는 않지만 실제로 많은 암 환자와 가족들을 치료, 케어하고 있다. 수많은 환자들이 실제로 직접 경험하고 있는 영역들이며 일부에서는 암 치료 병원에서보다 더 많은 시간 동안 몸담고 있으므로 환자와 가족의 실생활에 미치는 영향은 매우 크다. 우리나라의 역사적, 사회문화적, 의료적 배경과 맞물려 역할이 확대되고 있는 분야들이며 앞으로 정신종양 분야 전문가들의 관심이 필요하다.

(1) 보완대체의학Complementary and alternative medicine, CAM 통합의학

보완대체의학은 말 그대로 정통의학의 일부 한계점들을 보완하고 새로운 관점에서 접근하려는 분야이다. 질병에 대해 신체적 원인만이 아니라 정신적, 사회적, 영적 원인들과의 상호관계 및 전인적 의료의 관점에서 접근하는 분야이다. 보완대체의학에서 추구하는 통합적 관점의 통합의학integrative medicine 개념 역시 의료 영역 내에서 점차 대두되고 있으며 예방적, 포괄적, 전인적, 다학적 개념을 기초로 한다는 점에서 정신종양학과 상통하는 부분이 있다. 물론 보완대체의학에 합리성과 과학성이 담보되어야 긍정적 효과를 얻을 수 있으며 아직까지 관련 연구나 근거, 제도, 법규 등이 미흡한 실정이다.

특히 암과 관련하여 위 두 분야가 연계되며 암 환자와 가족들이 실제에서 많이 접하고 있다. 즉, 보완대체의학은 전통적인 암 치료에 보조적으로 환자의 증상조절을 돕고 삶의 질을 증진하고자 노력하는 분야이며, 우리나라 암 환자의 70%에서 이미 보완대체요법을 병행하고 있고 이 중 30%는 암 치료기간 내내 시도한다. 국내 보완대체의학의 영역과 방법들은 다양하며, 섭생부터 생활관리, 개인 및 집단과 사회프로그램 등이 있고 예술, 운동, 문화, 종교적인 방법들도 응용된다. 예컨대 운동요법을 통해 에너지, 수면, 혈액순환, 림프순환, 면역기능 등이 개선되고 피로, 통증, 우울, 불안 등이 개선된다고 주장한다. 이들 이슈들 일부는 정신종양학의 주제들과도 직접 연관되며 방법론적으로 겹치는 부분도 있다. 특히 한국은 문화, 의료 특성상 다양한 곳에서 보완대체의료가 수행되는데, 가장 중요한 것은 의학적 근거와 과학적 합리성이 담보되어야 한다는 점이며 일부에서 잘못 시도되어 환자에게 피해를 끼치는 사례들이 많아 반드시 주의해야 한다. 바로 이 문제들을 교정하고 올바른 방향으로 안내하는 역할이 정신종양학 전문가들의 몫이다. 이러한 과정을 통해서 보완대체의학의 진정한 발전과 성숙도 가능해질 것이다.

(2) 기능의학Functional medicine

기능의학은 질병의 근본 원인을 식별하고 해결하는 데 중점을 두면서 통합적인 관점에서 접근하는 분야이다. 즉, '개별화된 치료 계획'을 개발하기 위해 환경과 인체의 각 시스템 간의 상호 작용을 기반으로 질병의 '근본 원인'에 초점을 맞추고 있다. 따라서 암이나 난치성 질병 등에 대해 새로운 관점과 접근을 시도하는 데 의학적, 과학적 근거에 기반한 접근을 하고 있다는 점에서 앞으로 발전가능성과 역할이 커지고 있는 분야이다. 최근 우리나라에서도 암 환자에 대한 기능의학 측면의 개입과 조절이 더 활발해지고 있다. 특히 암 환자와 관련하여 다양한 의견들을 제시하고 있으므로 정신종양 전문가들이 관심을 갖고 정신종양 분야에 대해 실제적인 안내와 도움을 줄 수 있을 것으로 기대된다.

(3) 영양의학Nutritional medicine, 비타민치료, 자연치료, 면역치료

정신종양 분야에는 암 환자의 영양 및 생활관리 영역도 포함된다. 우리나라에서는 고유의 사회문화적 배경과 맞물려 암 환자와 가족의 입장에서 영양 측면이 매우 중요하게 인식되어 왔다. 실제로 암 환자들에게 영양제 투여, 영양요법 등이 많이 시행되고 있으며 이들 요법이 암 환자의 심리적, 면역적 측면에 효과가 있다고 홍보되고 있다. 이와 관련하여 영양학의 발전과 국민영양의 향상에 기여하고 있는 한국영양학회 등 영양 관련 결사체와의 소통을 통해 정확하고 근거 있는 영양학적 개입이 되도록 정신종양학적 내용들을 안내할 수 있다.

비타민치료 역시 암 의료 영역에서 관심과 활용도가 갈수록 늘어나고 있다. 아직도 비타민치료 자체와 종류 및 용량의 효과에 대한 찬반논쟁이 많은데, 확실한 학술적, 과학적 근거가 있는 부분에 대해 암 환자에 대한 개입이 허용되어야 하며 의학적 근거자료가 부족한 경우에는 제한되어야 한다. 한편, 우리나라에서는 지난 10여 년 동안 암 환자에게 '자연치료, 면역치료' 등의 명칭으로 개입하는 기관들이 기하급수적으로 늘어났다. 이러한 용어, 치료들이 대중매체, SNS를 통해 매우 확산되었고 이제는 흔하게 시행되고 있다.

부연하지만 이들 치료에서는 정신종양학에서 강조하는 부분들도 자주 홍보하고 있다. 거듭 강조하지만 영양치료, 비타민치료, 자연치료 분야에서도 반드시 과학적, 의학적 근거가 확실하게 담보되는 개입이 이루어져야 한다. 예컨대, '스트레스 조절로 모든 게 치료된다'거나, '면역력을 높이면 완치가 된다'거나, '면역치료가 만병통치약이다'라고 하거나 일부 효과를 과대선전하거나, 일부 결과에 대한 지나친 일반화 등을 통해 오히려 암 환자와 가족에게 피해가 가지 않도록 정통 전문가 학회에서 이들 분야의 활동에도 관심을 갖고 확인하고 안내할 필요가 있다.

5) 국제 교류와 협력

한국정신종양학회 및 관련 전문가 그룹에서는 국제교류에 힘쓰면서 한국의 정신종양 분야를 세계에 알리는 한편 우리 스스로의 성숙도 도모해야 한다.

(1) 국제 학술단체

국제정신종양학회International Psycho-Oncology Society, IPOS, 국가정신종양학회연맹Federation of Psycho-Oncology Societies, FPOS에 한국 대표로 계속 참가, 활동하는 것이 중요하다. 아울러 미국정신종양학회APOS, 유럽정신종양학회EPOS를 비롯한 단체들과의 협력도 필요하다. 아시아 국가들과의 협조도 중요한데 일본정신종양학회JPOS, 중국종양심리학회CPOS, 대만심리종양의학회TPOS, 싱가포르 및 말레이시아 단체 등과도 교류하면서 동아시아정신종양학회를 계승한 아시아태평양 정신종양학네트워크Asia Pacific Psycho-Oncology Network, APPON에 주도적으로 참여하고 이끌어 갈 필요가 있다. 한편, 아시아에서는 한국의 정신종양학 수준이 가장 높다고 볼 수 있다. 일부 영역에서 일본, 홍콩 등이 앞서기도 하지만 정신종양 분야의 전체적인 측면(정책, 제도, 경제, 사회복지, 전문인력, 전국적 수행 등)에서는 한국이 가장 앞서고 있다. 한국 고유의 사회문화적 배경이 정신종양 분야 발전에 제한점이 되기도 했지만 이를 잘 극복하면서 정신종양 분야를 더욱 발전시켜 온 덕택이다. 그만큼 한국에서는 각 분야의 최고 전문가들이 오래전부터 자신의 영역에서 헌신과 노력을 다해왔다. 앞으로도 학술활동, 국제교류 등을 통해 진정한 한국 정신종양 분야의 내용과 수준이 인정받게 되고 이에 힘 입어 아시아는 물론 세계의 정신종양학을 선도해 나갔으면 한다.

(2) 국제 학회지 및 학술관련 사이트

정신종양학, 호스피스완화의료에서 가장 중요한 위치를 차지하는 저널인 'Psycho-Oncology', 'Journal of Psychosocial Oncology', 'Palliative and Supportive Medicine'에 투고하고 참고하면서 '한국정신종양학회지'를 더 발전시켜 학술분야를 선도해야 한다. 또한, 외국의 암 환자와 가족 관련 결사체 및 관련 기관들의 사이트를 참고하여 갈수록 다양해지고 발전해가는 외국의 전문기관 및 단체들의 동향과 역할들을 참고해서 우리가 받아들일 수 있는 부분들은 수용하도록 한다. 아울러 외국의 암 환자 관련 정책과 제도도 참고하여 정신종양학 선진국의 모델을 우리나라 실정에 맞게 접목시키고 이를 정부기관, 관련단체에도 피드백하여 우리나라 암 환자와 가족을 위한 총체적인 지원에 도움이 되도록 한다.

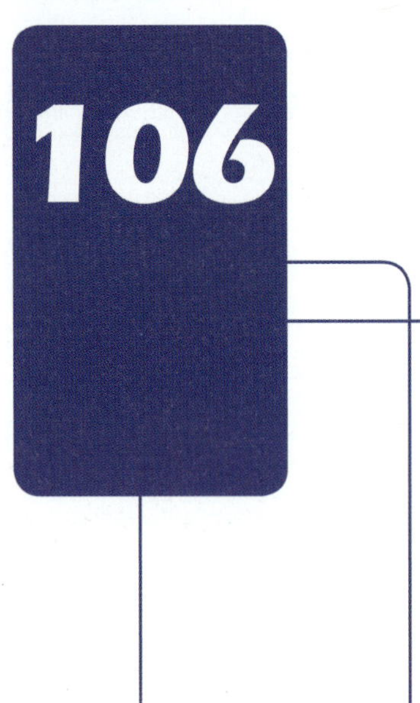

한국 정신종양학의 미래

조성진

1. 한국 정신종양학의 미래

우리나라 정신종양학의 미래는 매우 밝다. 과거로부터의 성과도 훌륭하고 현재의 기반 여건도 충분하고 미래의 발전 가능성도 높다. 앞 부분(102장, 한국 정신종양 분야의 정착과 발전)에서 자세히 기술했듯이 지난 20년 동안 우리나라에서는 '의료, 법률, 제도, 정책, 사회' 분야의 성장과 기여에 힘 입어 정신종양학이 훌륭하게 성장하여 왔다. 국가적으로도 암 관련 의료 및 사회경제적, 복지적 측면의 중요성을 인식하고 많은 노력을 기울여 왔다. 그 결과 한국 정신종양 분야의 발전을 뒷받침하는 '의료적, 정책적, 제도적, 경제적, 사회복지적' 측면들은 매우 발전하였고 '문화적, 사회적' 측면에서도 상당한 긍정적 변화가 있었다.

정신종양학은 '선진국 혹은 발전된 국가에서 가능한 선진, 통합 학문 분야'로 인식되곤 한다. 실제로 해당 국가의 의료적, 사회경제적 수준에 의해 영향을 받는데, 일정 정도 이상의 수준이 담보되고 정책적, 사회적 뒷받침이 있어야 정신종양학을 제대로 구현할 수 있기 때문이다. 예컨대, 개발도상국이나 후진국에서는 사회경제적으로 여력이 없어 정신종양학의 가치와 목표들을 이루어 가기 힘들다. 또한, 암 치료 수준이 낮아 생존자가 드문 상황에서는 '생존자를 위한 재활 프로그램'도 할 수 없다. 따라서 1인당 국민소득 20,000달러 이상이어야 정신종양학을 정착시킬 수 있고 30,000달러 이상이어야 발전시킬 수 있다는 주장이 통용되고 있다. 이와 관련해서도 한국은 이미 충분한 수준에 올라와 있고 아시아에서 최고이며 세계적으로 비교해도 상위권에 속한다. 부연하면, 사회경제적 발전과 사회복지 등 국가수준 향상이 담보되어야 실제로 정신종양학 구현이 가능해지며, 이를 통해 암 환자와 가족의 전인적, 총체적 삶의 질을 높일 수 있다.

결론적으로 한국 정신종양 분야의 하드웨어, 소프트웨어 양자의 인프라는 높은 수준에 있으며 특히 정신종양 분야 전문가들의 양적, 질적 수준이 매우 높다. 이러한 긍정적 토대들을 바탕으로 각 영역들의 전문가들이 협력을 통해 시너지 효과를 내는 한편 한국 고유의 사회문화적, 의료적 배경에 따른 제한점들을 극복해 나간다면 한국 정신종양학의 미래는 밝을 수밖에 없다.

2. 맺음말

한국에서는 2023년에 전체 암 환자수가 200여만 명에 이르렀고, 27만 명의 새로운 암 환자가 발생했으며 8만 명 이상의 암 환자가 사망했다. 한편, 그 전에 암 치료를 받은 후 완치판정을 받은 암 경험자(암 생존자), 현재 투병 중인 모든 암 환자와 가족을 합하면 그 수는 몇 배 이상 증가한다. 결국 우리나라 국민 대부분이 직접, 간접으로 암으로 인한 고통을 겪고 있다. 앞으로 암 환자는 더 늘어날 것이고 암과 관련되는 의료, 정치, 경제, 사회, 문화, 복지 분야의 동반 문제들도 더 대두될 것이다.

정신종양학은 바로 암과 관련된 총체적, 전인적 의료 분야이다. 정신종양학은 정신적, 사회적 요인들이 암의 예방, 발생, 치료, 경과, 예후에 미치는 영향들과, 역으로 모든 단계의 암으로 인한 환자와 가족의 정신사회적 고통에 대해 연구, 진료, 치료, 간호, 돌봄, 개입을 수행하는 분야로서 암 예방부터 재활에 이르기까지 영역이 매우 넓다. 앞으로 한국의 암 환자 수 증가와 함께 사회의 성숙에 따라 정신종양학의 수요는 더욱 증가할 것이며 점차 의료의 중심에 자리잡아가고 있다. 한국의 정신종양학은 짧은 역사에도 불구하고 많은 발전을 이루었고 앞으로 성장 여력도 크다.

모든 질병이 인간에게 고통을 주지만 현재까지 암은 가장 심각한 고난을 초래하는 질환 중 하나이다. 암은 환자와 가족에게 총체적이고 지속적인 고통을 초래하며, 특히 정신의학적, 심리사회적 문제들도 심대하여 이들의 삶의 질을 더욱 저하시킨다. 현실적으로도 암 환자의 대부분은 치료과정에서 일시적 혹은 지속적으로 사회경제적 고통도 경험하는 데 직장을 상실하거나 사회경제적 역할에 크게 제한을 받기도 한다. 결국 우리들 자신과 가족 그리고 주변의 일상에도 큰 영향을 미치고 있다.

결국 암 환자와 가족에 대해 '총체적 고통 경감, 삶의 질 향상, 전인적 치료, 통합적 돌봄, 복지와 재활' 등의 가치를 실현하고자 노력하면서 신체적, 정신적, 사회적 측면까지 지지하는 정신종양학의 구현은 필연적이다. 그리고 그 혜택은 고스란히 암 환자와 가족, 즉 우리 국민과 사회에 돌아올 것이다.

Index

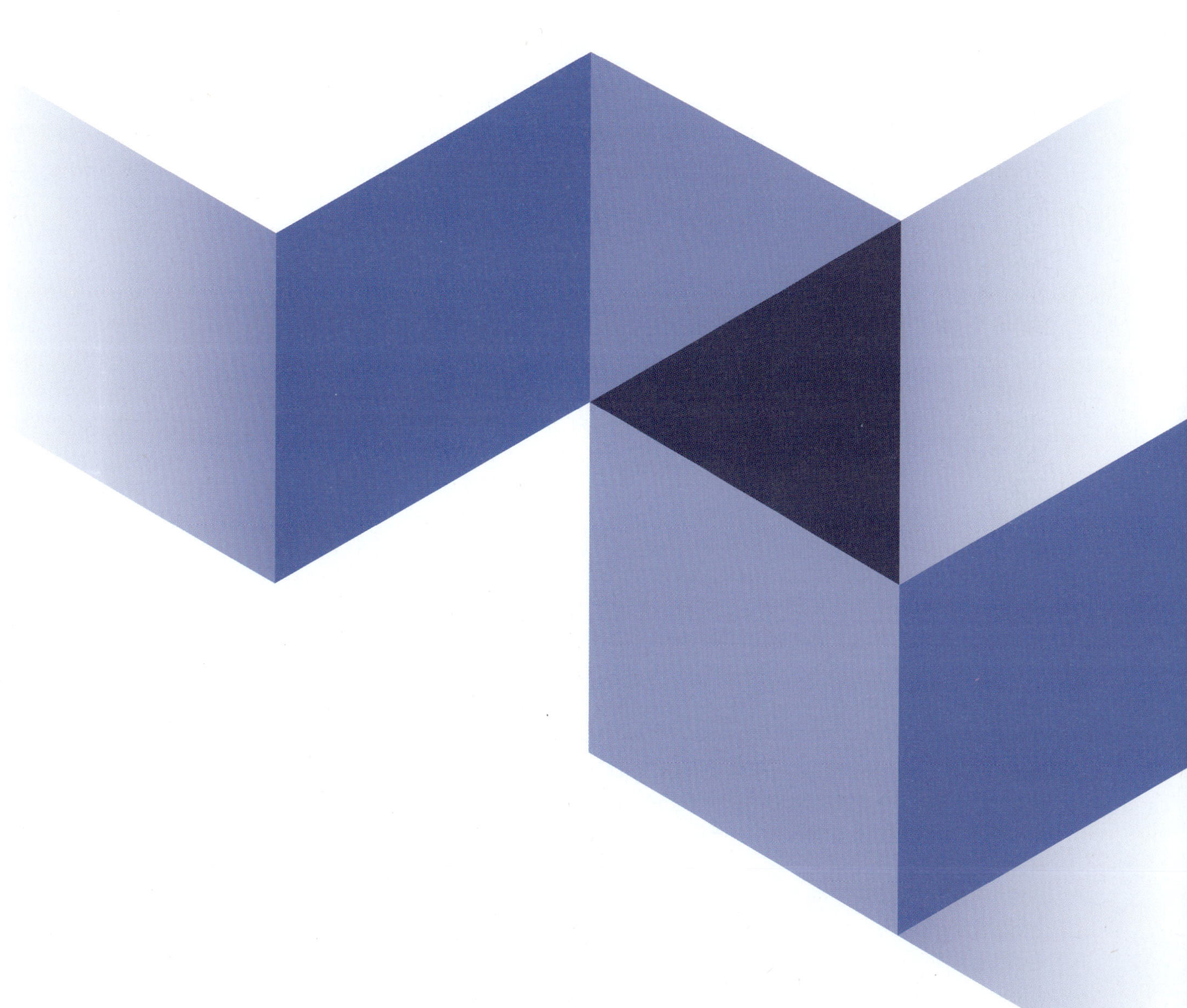

Index

국문 찾아보기

ㄱ

ㄴ

ㄷ

ㄹ

ㅁ

ㅂ

ㅅ

ㅇ

ㅈ

ㅊ

ㅋ

ㅌ

ㅍ

ㅎ

번호

영문 찾아보기

A

B

C

D

E

F

G

H

I

K

L

M

N

O

P

Q

R

S

T

U

V

W

Z